Merrem – Goldhahn

Neurochirurgische Operationen

Merrem – Goldhahn

Neurochirurgische Operationen

Zweite, völlig neu bearbeitete und wesentlich erweiterte Auflage

von Wolf-Eberhard Goldhahn

253 ganzseitige und zweifarbige Tafeln

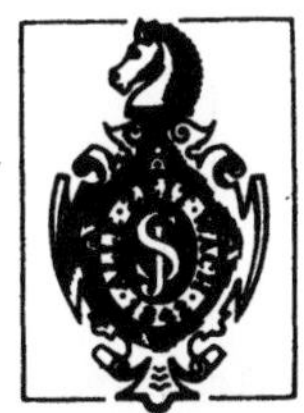

Springer-Verlag
Berlin Heidelberg New York 1981

Dr. sc. med. *Wolf-Eberhard Goldhahn*
Facharzt für Chirurgie und Neurochirurgie,
Oberarzt und Abteilungsleiter an der Neurochirurgischen Klinik des Bereiches Medizin
der Karl-Marx-Universität Leipzig
DDR – 7010 Leipzig

Die Originalausgabe erscheint im Verlag Johann Ambrosius Barth, Leipzig
Vertrieb ausschließlich für die DDR und die sozialistischen Länder
Lizenzausgabe für alle übrigen Länder im Springer-Verlag Berlin Heidelberg New York

ISBN-13: 978-3-642-81581-2 e-ISBN-13: 978-3-642-81580-5
DOI: 10.1007/978-3-642-81580-5

Softcover reprint of the hardcover 1st edition 1981
Gesamtherstellung: Offizin Andersen Nexö, Graphischer Großbetrieb, Leipzig III/18/38
2122/3140-543210
Lizenz-Nr. 285-125/39-2/81

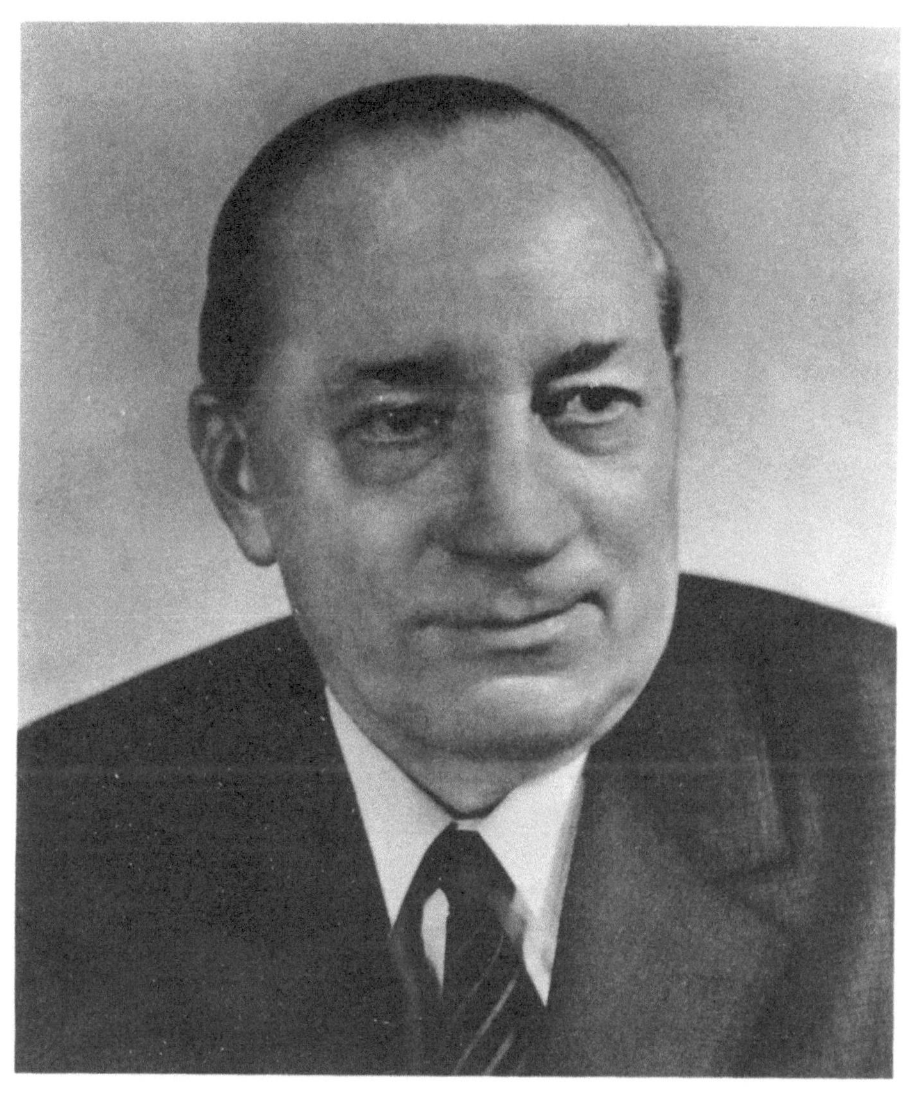

Professor Dr. med. habil. *Georg Merrem*
1908–1971
Gründer und Direktor der Neurochirurgischen Klinik
der Karl-Marx-Universität Leipzig

Vorwort

Die neurochirurgische Operationslehre wurde nach ihrem ersten Erscheinen im Jahre 1966 von Operateuren, Lernenden, Lehrenden und Rezensenten begrüßt. Schon wenige Jahre später zeichnete sich die Notwendigkeit einer umfassenden Erweiterung und Aktualisierung des Buches ab, insbesondere nach dem Aufkommen der Mikroneurochirurgie. Diese neue Dimension operativen Vorgehens hat zu grundlegenden Änderungen der operativen Planung und Taktik geführt; Indikationen erweiterten sich, bislang wenig geübte Zugangswege traten in den Vordergrund, bisher als unvermeidlich angesehene Operationsfolgen wurden stufenweise eliminiert, die operative Belastbarkeit von schwer vorgeschädigten und von sehr alten Kranken wurde durch die begleitenden Errungenschaften der Anästhesie und Intensivmedizin entscheidend verbessert.

Die vorliegende Neuauflage des Buches konnte Professor Dr. *Georg Merrem* nicht mehr betreuen. Der Tod beendete 1971 ein Chirurgenleben, das reich an Mühen und Arbeit, aber auch reich an Erfolgen war. Die von ihm gegründete und über Jahrzehnte geleitete Leipziger Neurochirurgische Universitätsklinik wurde in seinem Sinn fortgeführt, auf den von ihm geprägten Grundlagen konnte weitergebaut werden.

Wie schon im Vorwort zur 1. Auflage betont, fußt diese Operationslehre auf den Prinzipien und Erfahrungen der Leipziger Klinik, erhebt also in keinem Falle den Anspruch auf Vollkommenheit. Dieses Prinzip wurde auch in der 2. Auflage beibehalten. Durch volle Ausnutzung der jeweiligen Textseite wurde gegenüber der 1. Auflage eine Erweiterung und Präzisierung der Schilderung von Operationsphasen angestrebt. Die fremdsprachigen Zusammenfassungen sind zugunsten einer kompletten Übersetzung in der englischsprachigen Auflage fortgelassen worden.

Die Abbildungen, die wiederum vom Autor stammen, sind durch das Einfügen von Farbe in ihrer Plastizität und Aussagekraft verstärkt worden.

An Literatur ist nur eine knappe Auswahl aus den letzten Jahren zitiert. Für den mit der Geschichte seines Fachgebiets verbundenen Operateur sind die Wegbereiter spezieller Eingriffe bekannt; außerdem wurde bereits darauf hingewiesen, daß die ausgewählten Operationsmethoden der in der Leipziger Klinik gebräuchlichen Technik entsprechen, sich also durchaus in bestimmten Phasen von anderen Darstellungen unterscheiden können.

Gewidmet ist diese Arbeit meiner Frau und unseren Kindern Ines, Astrid und Lutz, die auch bei diesem Buch sehr oft aktiv und passiv mitgearbeitet haben.

Dem Verlag Johann Ambrosius Barth danke ich für die hervorragende Ausstattung und Herstellung des Buches.

Leipzig, den 31. 12. 1978

Wolf-Eberhard Goldhahn

Inhaltsverzeichnis

V Operationen in der Sella-Chiasma-Region 195

VI Operationen bei zerebralen Gefäßprozessen 221

I Neurochirurgische Anatomie

Nerven, Arterien und Venen der Kopfhaut

Die Unterteilung der Schichten der Kopfschwarte hat mehrfache chirurgische Bedeutung: Lokalanästhesie, Prädilektionsschichten von Nerven und Gefäßen, unterschiedliche Blutstillungsmethoden, gestielte oder ungestielte osteoplastische Trepanation, Begrenzung subperiostaler Hämatome usw. Unter der eigentlichen Kopfhaut liegen das subkutane Fettgewebe und darunter die Galea aponeurotica. Reichliche Bindegewebsstränge zwischen Hautinnenseite und Galeaoberseite kammern die zwischenliegende Fettschicht; dieses Fett quillt nach der Inzision nicht heraus. Da außerdem die Mehrzahl der Gefäße in dieser Zwischenschicht verläuft, ist schon zu Operationsbeginn mit deutlichen bis erheblichen Blutungen zu rechnen. Auf die entsprechenden Blutstillungsmethoden wird auf S. 78 eingegangen. Nach dem Durchtrennen der Galea aponeurotica, die sich in mehrere Blätter teilen kann und an den Pol- und Seitenflächen des Schädels in die Muskeln übergeht, stellt sich die Verschiebeschicht zwischen Galeainnenseite und Periost dar. In ihr besteht keine Kammerung, so daß sich Hämatome ungehindert ausbreiten können. Das Gegenteil ist zwischen Periost und Knochenaußenseite der Fall. Hier haftet das Periost den Schädelnähten so fest an, daß sich Blutergüsse in engen Grenzen halten. Durch die Verschiebeschicht und durch das Periost hindurch haben die subkutanen Gefäßnetze mehr oder weniger zahlreiche Verbindungen zu den Diploegefäßen. Auch nach dem Stillen der subkutanen Blutungen treten daher beim Abziehen des Weichteillappens immer neue Blutungsquellen zu Tage.

Durch die vorherige Kenntnis des ungefähren Verlaufs von Nerven und Gefäßen ist es möglich, die Verletzung größerer Nerven oder Gefäße zu vermeiden und damit postoperative Wundheilungsstörungen und Neuralgien auszuschalten. Neben den anatomischen Kenntnissen benutzt man die Inspektion der Kopfhaut, um den aktuellen Arterienverlauf zu erkennen. Die wesentlichen arteriellen Gefäße sind an der Stirn: A. frontalis lateralis und medialis aus der A. ophthalmica, an der Schläfen-Scheitel-Gegend: A. temporalis superficialis aus der A. carotis externa und am Hinterhaupt: A. occipitalis aus der A. carotis externa. Die Äste der A. temporalis superficialis verzweigen sich wie die Finger einer Hand, reichen weit nach vorn und hinten und haben untereinander Anastomosen. Obwohl dieser Umstand für eine gute Heilungstendenz von Skalpwunden sorgt, versucht man so zu inzidieren, daß größere Arterienäste geschont werden.

Die Venen pflegen einen den Arterien ähnlichen Verlauf zu nehmen. Insgesamt ist diese Regelmäßigkeit aber geringer als bei den Arterien, eine Tatsache, die auch vom übrigen Körper bekannt ist. Zu beachten sind die Verbindungen zwischen diesem reichen Venennetz und den intrakraniellen Sinus auf dem Weg über die Emissarien.

Auch die Nerven haben einen den Arterien angenäherten Verlauf. An der Stirn handelt es sich um den R. supraorbitalis, also den 1. Ast des N. trigeminus; dessen 2. Ast kommt an der Schläfe noch mit in den Bereich der kraniellen Inzisionen. Einen großen anschließenden Versorgungsbezirk hat der N. auriculotemporalis, der zum 3. Trigeminusast zieht. Hinter dem Ohr beginnen die Versorgungsbezirke der beiden Okzipitalnerven, deren Verlauf zu den Zervikalwurzeln 1 und 2 zu beachten ist; der zentrale Stumpf darf nicht exhairiert werden.

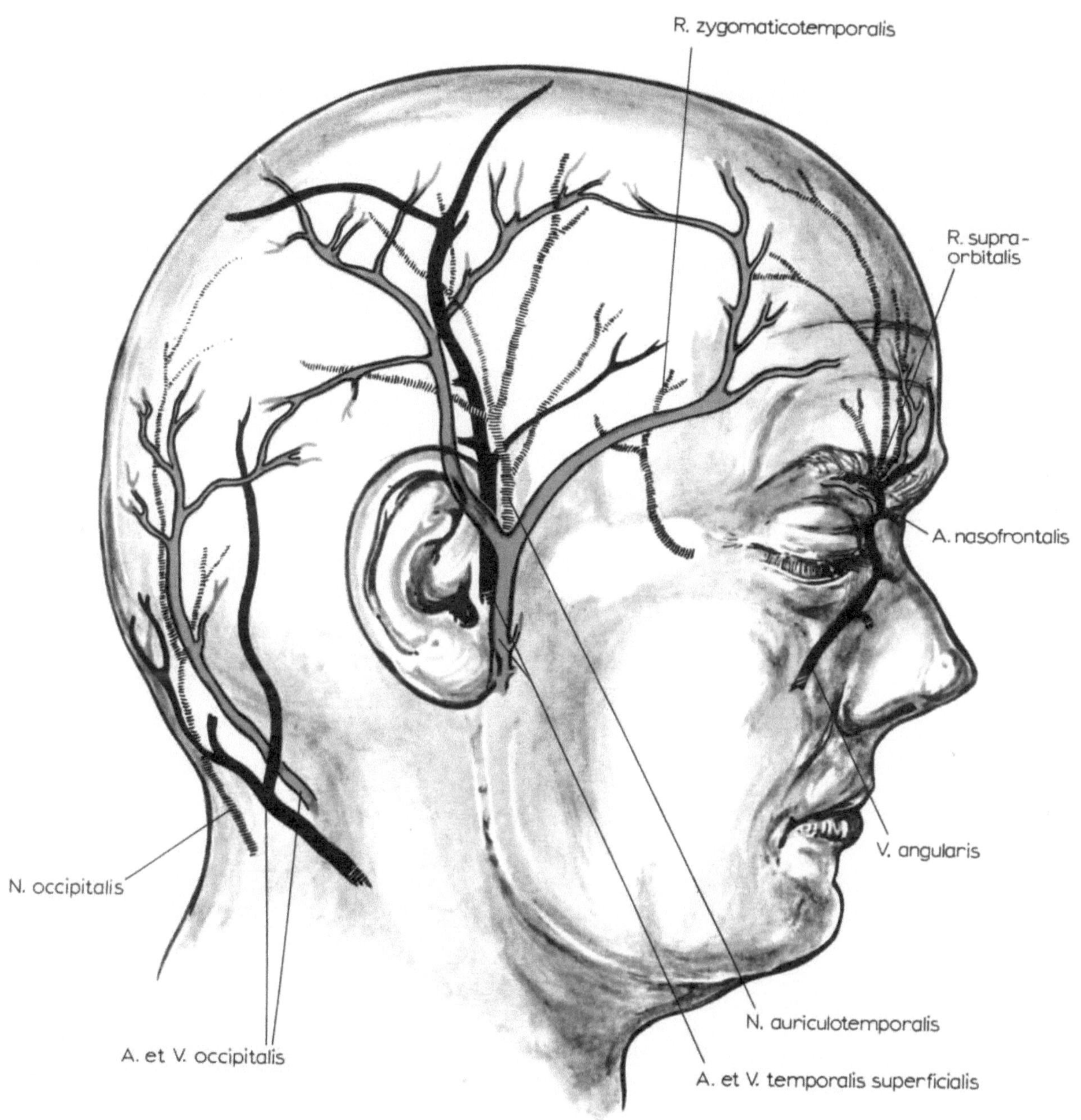
R. zygomaticotemporalis
R. supra-
orbitalis
A. nasofrontalis
V. angularis
N. occipitalis
N. auriculotemporalis
A. et V. occipitalis
A. et V. temporalis superficialis

Gefäße im Knochen-Dura-Niveau

Innerhalb des Schädelknochens wird der Grad der Gefäßversorgung durch die Stärke des Knochens wesentlich beeinflußt. Gegenden, in denen die beiden Tabulae ohne Diploe aufeinander liegen, pflegen auch eine quantitativ mindere Durchblutung aufzuweisen. Dem Operateur fallen im wesentlichen nur die venösen Blutungen ins Auge. Sie stammen aus den Diploevenen, die das extrakranielle Gefäßnetz, das aus der Kopfhaut gespeist wird, mit dem intrakraniellen Venensystem, das in die Sinus mündet, verbindet. Die anatomische Einteilung der Diploevenen gliedert in frontale, zwei temporale und den okzipitalen Bezirk. Chirurgisch wird auf ihren Verlauf keine Rücksicht genommen. Die sichtbar einmündenden Diploevenen an Außen- und Innenseite des Knochens werden allerdings bipolar koaguliert, um Ausrisse aus den Sinus und flächenhafte Unterblutungen in der Kopfhaut möglichst zu vermeiden. *Paccioni*sche Granulationen werden nach Möglichkeit nicht aufgesägt.

Zwischen Knocheninnenseite und Duraoberseite verzweigt sich das baumartige System der Meningealarterien; während deren frontale und okzipitale Äste keine klinische Bedeutung aufweisen, trifft dies für die A. meningea media um so mehr zu. Sie stellt die Hauptquelle epiduraler traumatischer Blutungen, kann den Ablauf der Freilegung des Trigeminusganglions empfindlich stören und diagnostische Hinweise auf das Vorliegen eines aus der A. carotis externa versorgten Tumors geben. Da dieses Gefäß in die Knocheninnenseite zumindest kanalförmig eingepreßt ist, zum Teil aber regelrechte Überdachungen aufweist, ist der optische Befund bei der osteoplastischen Trepanation eindrucksvoll (*unten*). Intraoperative Bedeutung haben die Äste der A. meningea media erst von einem gewissen Kaliber an; ihre kleineren Endäste pflegen ohne besondere Blutstillungsmaßnahmen zu stehen. Im übrigen sind Klipps und Unterbindungen des Gefäßstamms notwendig (S. 78). Nachteilige Folgen auf die Heilung der Durawunde entstehen durch diese Unterbrechungen nicht, da ein reiches Netzwerk für gute Austauschmöglichkeiten sorgt. Einen näheren Einblick in dieses Netzwerk haben *Kerber* und *Newton* (1973) gegeben *(oben)*. Danach ist die Dura kein sehniges, gefäßarmes und stoffwechselarmes Gebilde, sondern verfügt über mehrere Systeme miteinander anastomosierter Gefäßnetze, bei denen die Arterien von ein bis zwei Venen begleitet sind. Möglicherweise spielt auch dieses System eine Rolle in der Autoregulation der Gefäßkomponente innerhalb des intrakraniellen Drucks. Auf jeden Fall erklärt es die bekannte Abwehrkraft der Dura gegenüber dem Durchbruch eitriger Prozesse der Nachbarschaft besser als die Annahme eines nur bradytrophen Gewebes.

Zu den größten Gefäßen innerhalb der Dura zählen allerdings die Blutleiter. Auf sie wird gesondert eingegangen (S. 26).

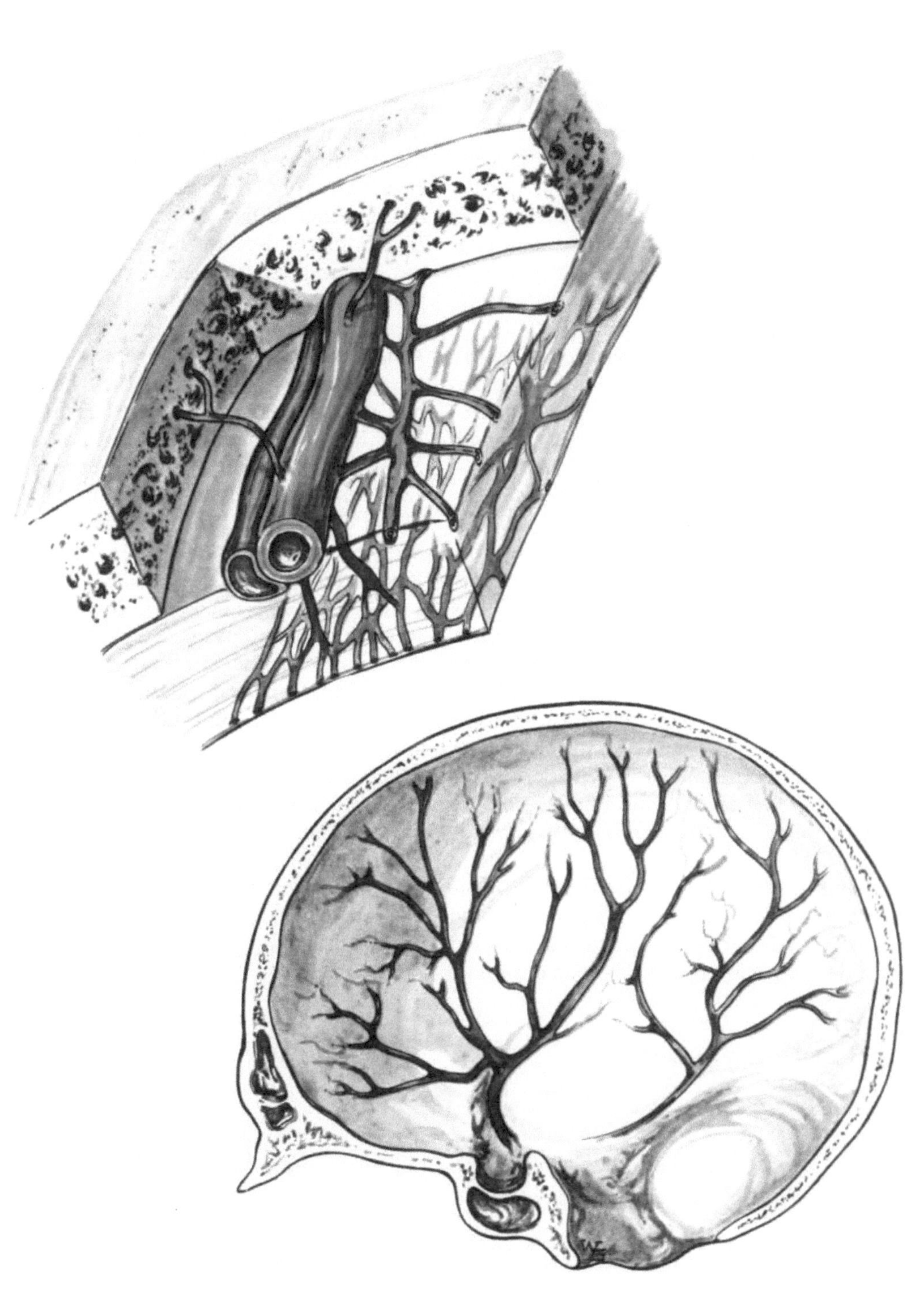

Qualitätsunterschiede von Knochen und Dura

Die verschiedene Stärke von Schädelknochen und Hirnhäuten hat eine neurochirurgische Bedeutung. Es beginnt mit den unterschiedlichen Auswirkungen bei Traumen des Schädels, setzt sich in den unterschiedlichen Anforderungen an die bohrenden und sägenden Instrumente fort und zeigt sich nicht zuletzt in unterschiedlichen Heilungszeiten. Über die Knochenstärke unterrichten Normalwerte aus anatomischen Untersuchungen und vor allem das präoperative Röntgenbild. Auf letzterem wird auch auf die Ausdehnung der verschiedenen Nebenhöhlen geachtet, die ja nicht nur im Frontalbereich operative Bedeutung erlangen können.

Eine recht einheitliche Stärke haben die frontoparietalen Kalottenbereiche. Nach den Seiten nimmt die Knochenstärke ab und die Muskelstärke zu. Die dünnsten Knochenbezirke sind demnach in der vorderen und mittleren Temporalregion und über dem Kleinhirnraum zu erwarten. Bedingt durch die eingelagerten Nebenhöhlen sind auch die basalen Stirnbeinpartien nur von minderer Knochenwandstärke. Im durchscheinenden Licht läßt ein Schädel einige knöcherne Verstrebungen erkennen. Sie ziehen in Stirnmitte nach hochfrontal, vom seitlichen Oberkiefer über die laterale Orbita und das Jochbein nach der seitlichen Haargrenze sowie vom Mastoid nach oben. Zum Teil vereinen und durchflechten sich diese Konstruktionen in den Scheitelbereichen. Analog dem Pfeiler in Stirnmitte findet sich ein ähnliches Gebilde auch median in der Okzipitalschuppe.

Noch auffälliger ist diese Pfeiler-Füllung-Konstruktion an der Schädelbasis. Hier »ruht« die Konstruktion auf der oft außerordentlich festen Struktur der Umrandung des Foramen occipitale magnum. Sie setzt sich median nach hinten, lateral nach den Mastoidpfeilern und frontolateral nach den Keilbeinen fort. Hier gewinnt sie den Anschluß an die senkrechte Struktur des »Molaren«-Pfeilers, der vom Oberkiefer zu Orbita und Jochbein verläuft. Die mittleren und intermediären Anteile des Felsenbeins sind als Konstruktion nicht sehr widerstandsfähig, was sich nicht zuletzt an der häufigen Frakturierung bei Schädelbasisbrüchen zeigt. Bedingt ist dies durch die Hohlkonstruktion um die eingelagerten Anteile des vestibuloakustischen Systems. Die lokale Qualität des Knochens dagegen macht dem Namen Felsenbein alle Ehre, was nicht zuletzt beim Auffräsen anläßlich der Operation von Akustikusneurinomen bemerkt werden kann. Schließlich ist die Basis überall dort recht dünn und brechbar, wo mehrere Knochenöffnungen für Nerven und Gefäße zusammengedrängt sind (Beispiel mittlere Schädelgrube).

Die Gewebsqualität der Dura spielt sowohl in ihrer Festigkeit als auch ihrer Verbindung zum Knochen eine wichtige Rolle. Sie ist an der Basis schlechter vom Knochen zu lösen als an der Kalotteninnenwand, das bedeutet auch eine größere Zerreißlichkeit bei Frakturen und operativen Eingriffen. Von für die Naht recht günstigen Verhältnissen kann man im Frontal-, Temporal- und Parietalbereich sprechen, wobei allerdings erhebliche individuelle und auch erkrankungsbedingte Unterschiede bestehen können. Naht- und Dehnungsfähigkeit der Dura über der hinteren Schädelgrube sind eingeschränkt; auf dem Boden der vorderen Schädelgrube muß man fast immer Plastiken aus der Umgebung machen oder freie Transplantate (Beispiele Galea, Lyodura) verwenden.

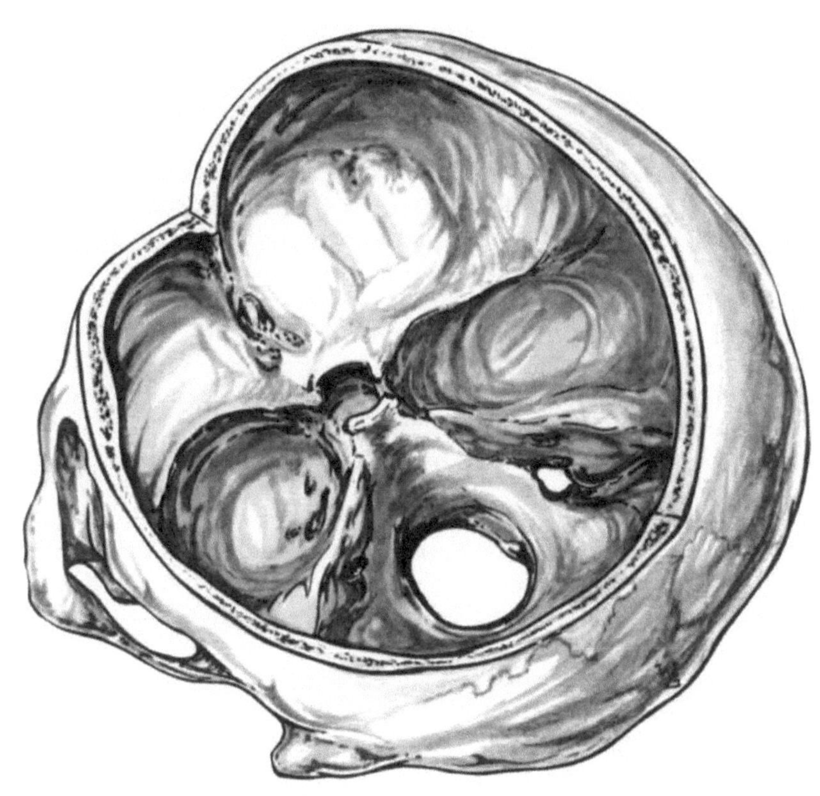

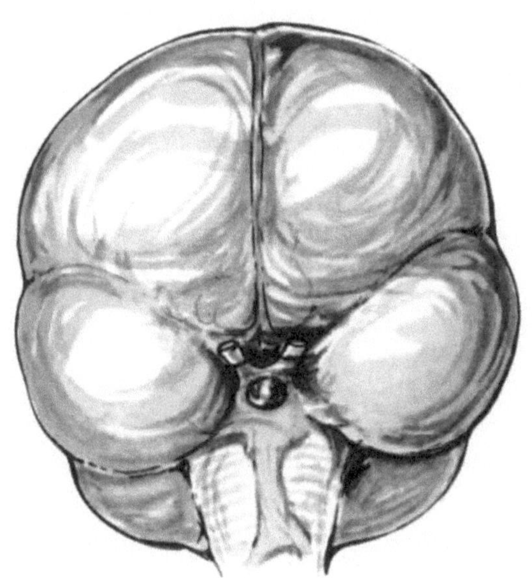

Intrakranielle Gefäße: A. carotis interna, A. vertebralis

Die chirurgische Bedeutung dieser Hirngefäße liegt in ihrer unmittelbaren Nachbarschaft zu typischen neurochirurgischen Operationsfeldern: Sella-Chiasma-Region, Kleinhirnbrückenwinkel usw. Die Beachtung und Schonung der meist verlagerten Hirngefäße steht daher im Vordergrund der taktischen Planung und der Operationsdurchführung.

Die A. carotis interna kommt durch den Canalis caroticus und das Foramen lacerum in den Schädel, zieht extradural und neben dem Klivus nach frontal zum Sinus cavernosus, biegt in S-Form (Karotissyphon) nach oben, passiert neben den vorderen Klinoidfortsätzen die Dura und teilt sich darüber-dahinter in die Aa. cerebri anterior und media. Während ihrer Passage des Felsenbeins und des Bodens der mittleren Schädelgrube kann die A. carotis interna durch Frakturen direkt oder auf dem Umweg über den Ausriß abgehender kleinerer Äste verletzt werden. Gleiches passiert innerhalb des Sinus cavernosus; auch hier sind die Aufspießungen durch Knochensplitter eher die Ausnahme. Folge ist die Fistelbildung zwischen Sinus cavernosus und Karotis (S. 310). Unter den abgehenden Gefäßen spielen die kaliberstarke A. ophthalmica (über deren Äste eine Verbindung zur A. carotis externa besteht) sowie die kleineren, aber funktionell wichtigen Äste zur Hypophyse und über die A. communicans posterior auch zu den Stammhirnbereichen chirurgisch wichtige Rollen. Insbesondere seit Einführung der Mikroneurochirurgie sind die kleineren Gefäße in ihrer oft großen Bedeutung erkennbar geworden.

Von den beiden Endaufzweigungen der Carotis interna (Aa. cerebri anterior und media) steigt die erste in unmittelbare Nähe ihrer gegenseitigen »Schwester« und, mit ihr über die A. communicans anterior verbunden, bogenförmig nach oben; sie gibt Äste nach dem Kaudatum, der Kommissur, dem Zwischenhirn und der Capsula interna ab. Ein stärkerer zu innerer Kapsel und Striatum ziehender Ast (A. recurrens) trägt die Bezeichnung *Heubner*sche Arterie; sie kann bei Präparationen im karotisnahen Sellabereich ins Operationsfeld geraten und Ursache einer nachfolgenden Hemiparese sein. Die A. cerebri media verläuft zwischen Stirn- und Temporallappen am Boden des Sulcus lateralis und gibt auf dieser Strecke eine ganze Reihe von Ästen nach der frontalen und seitlichen Hirnfläche ab. Diese zahlreichen Gefäße machen intraoperative Schwierigkeiten beim Angehen zentraler Gebilde durch den Sulcus lateralis (Beispiel temporale Freilegung von parasellären Tumoren, Präparation von tiefgelegenen Aneurysmen.

Die A. vertebralis *(u)* steigt durch die Foramina transversaria bis zum Atlas, schwenkt nach dorsal und medial und zieht dann auf dem Sulcus arteriae vertebralis nach dem großen Hinterhauptloch. Der Durchtritt durch die Dura erfolgt in Höhe und vor dem Austritt der 1. Zervikalwurzel. Über dem kaudalen Pons erfolgt die Vereinigung mit der gegenseitigen Vertebralis zur A. basilaris. Eine ganze Reihe chirurgisch wichtiger Gefäße entspringen der Basilaris, mitunter auch der Vertebralis. Es beginnt mit den beiden typischen Gefäßen der Operation von Kleinhirnbrückenwinkeltumoren, den Aa. cerebelli inferior anterior und inferior posterior (AICA und PICA). Oberhalb der Trigeminuswurzel folgt die A. cerebelli superior. Es schließt sich über die A. cerebri posterior die Verbindung zum Karotiskreislauf via Circulus arteriosus *(Willis)* an.

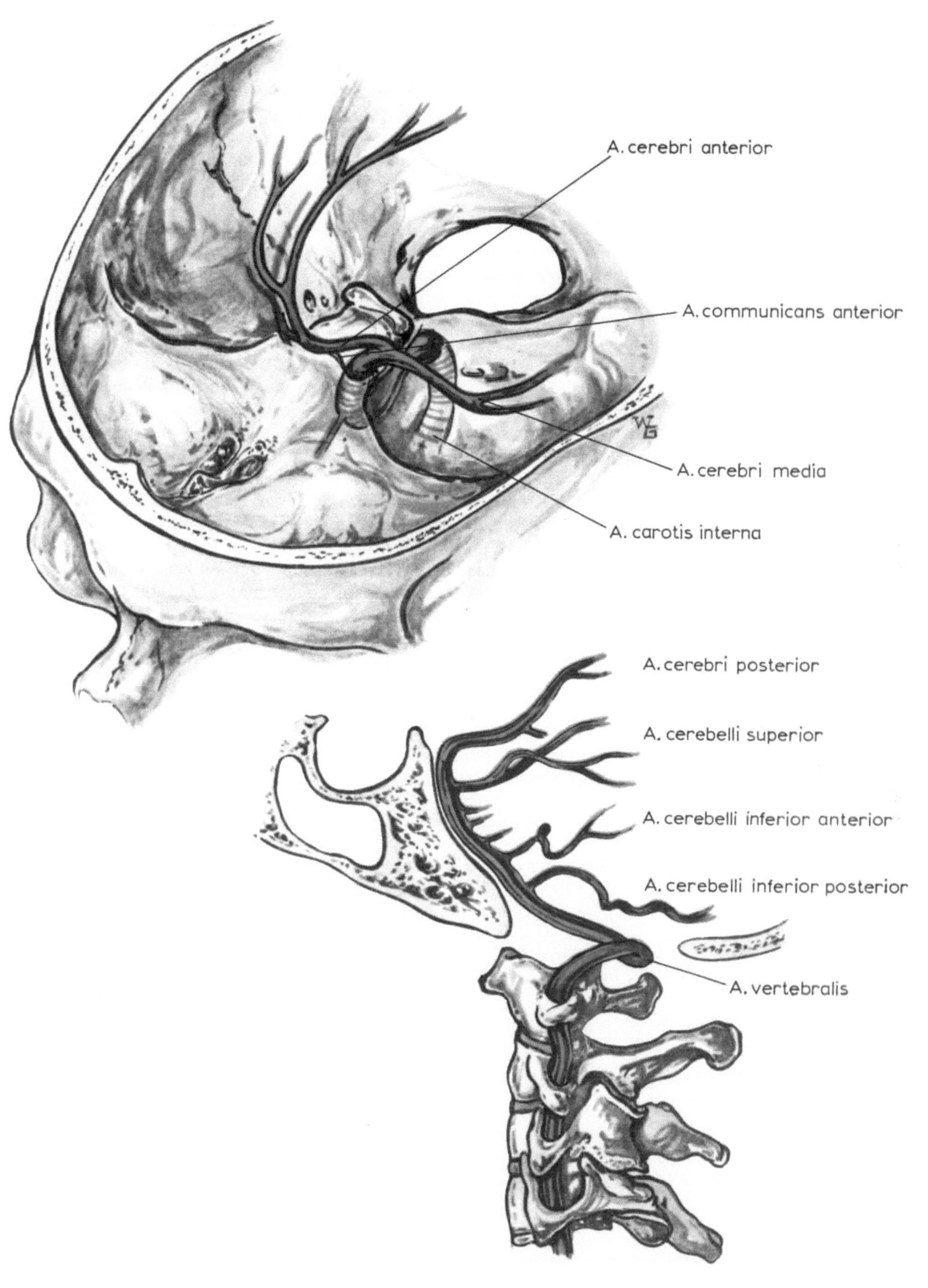
A. cerebri anterior
A. communicans anterior
A. cerebri media
A. carotis interna
A. cerebri posterior
A. cerebelli superior
A. cerebelli inferior anterior
A. cerebelli inferior posterior
A. vertebralis

Intrakranielle Gefäße: Thalamus- und Mittelhirnversorgung

Im oberen Bild sind die aus der A. cerebri media abzweigenden Äste für die Versorgung von Teilen der Stammganglien gezeigt. Speziell handelt es sich um Kaudatum und Putamen. Bekannt ist die A. lenticulostriata, das prädestinierte Gefäß beim typischen Schlaganfall. Für sie wurden in einigen Zentren die stereotaktischen Koordinaten berechnet, um das lokale Hämatom gezielt ablassen zu können. Die Abbildung weist auch auf die leichte Verletzlichkeit dieser Gefäße beim operativen Eindringen in das Temporalmark hin; die Ausfälle tiefliegender Hirnstrukturen nach derartigen Operationen im temporalen Marklager werden damit erklärbar.

Im rechten Bild sind Putamen, Kaudatum und Thalamus in ihrer topografischen Lage dargestellt. Die eng benachbarte Blutversorgung stellt eine zusätzliche Klammer dar. Zuströme kommen sowohl aus dem Gebiet der Carotis interna als auch der Basilaris. Es beginnt mit den Ästen aus den Aa. cerebri anterior und media, speziell also der A. recurrens *(Heubner)* und den Rami striato-capsulares. Die nächste Gruppe geht aus der A. communicans posterior ab. Aus dem Basilaris-Posterior-Gebiet kommen vor allem die Aa. thalamogeniculata, thalamoperforata und chorioidea posterior. Einen besonders ausgedehnten Bogen beschreibt die A. chorioidea anterior.

Ein zunehmendes Interesse haben die Neurochirurgen für Gefäße vor dem Pons und dem verlängerten Mark bekommen. Durch die Mikroneurochirurgie sind viele der kleinen Äste sichtbar und damit schonbar geworden; somit ist ihre Kenntnis operative Notwendigkeit. Vornehmlich für Operationen im Kleinhirnbrückenwinkel, am Klivus sowie an den Aneurysmen im Circulus arteriosus bedarf es der Kenntnis dieser Arterien. Die Basilaris zieht nach ihrer Bildung aus den vereinigten Vertebrales in einer rinnenförmigen Vertiefung auf der Vorderseite des Pons nach oben. Auf diesem Wege werden vor allem die Rr. circumferentes brevis, circumferentes longis und paramedianes abgegeben; man faßt sie auch als Rr. ad pontem zusammen. Sie bildeten die wesentliche Komplikationsquelle bei den Operationen großer Kleinhirnbrückenwinkeltumoren in der Ära vor der optimalen Narkose, Hirndrucksenkung usw. Am oberen Rand des Pons biegt die A. cerebelli superior ab. Danach teilt sich die A. basilaris in die beiden Aa. cerebri posteriores, von denen aus wiederum über die Aa. communicantes posteriores die Verbindungen zu den Aa. cerebri mediae, also zum Stromkreis der A. carotis interna, hergestellt wird. Gleich nach der Teilung der Basilaris ziehen die Rami perforantes posteriores durch den hinteren Teil der Substantia perforata zu den Hirnnervenkernen III und IV, zum Nucleus ruber sowie zur Substantia nigra. Es schließen sich die Aa. thalamoperforatae, die kaudale Hypothalamus- und mediane Thalamusanteile versorgen, an. Durch weitere Äste aus der Posterior und aus der Communicans posterior werden die Vierhügel, Kleinhirnstiele, Teile der Plexus chorioidei und das Pulvinar gespeist. Eingriffe an den Aa. communicans posterior, cerebri posterior und basilaris, etwa bei Aneurysmen dieser Gefäße, bedürfen daher der besonderen Beachtung dieser feinen Äste, und dies ist nur durch den Einsatz der optischen Vergrößerung und der mikroneurochirurgischen Technik möglich.

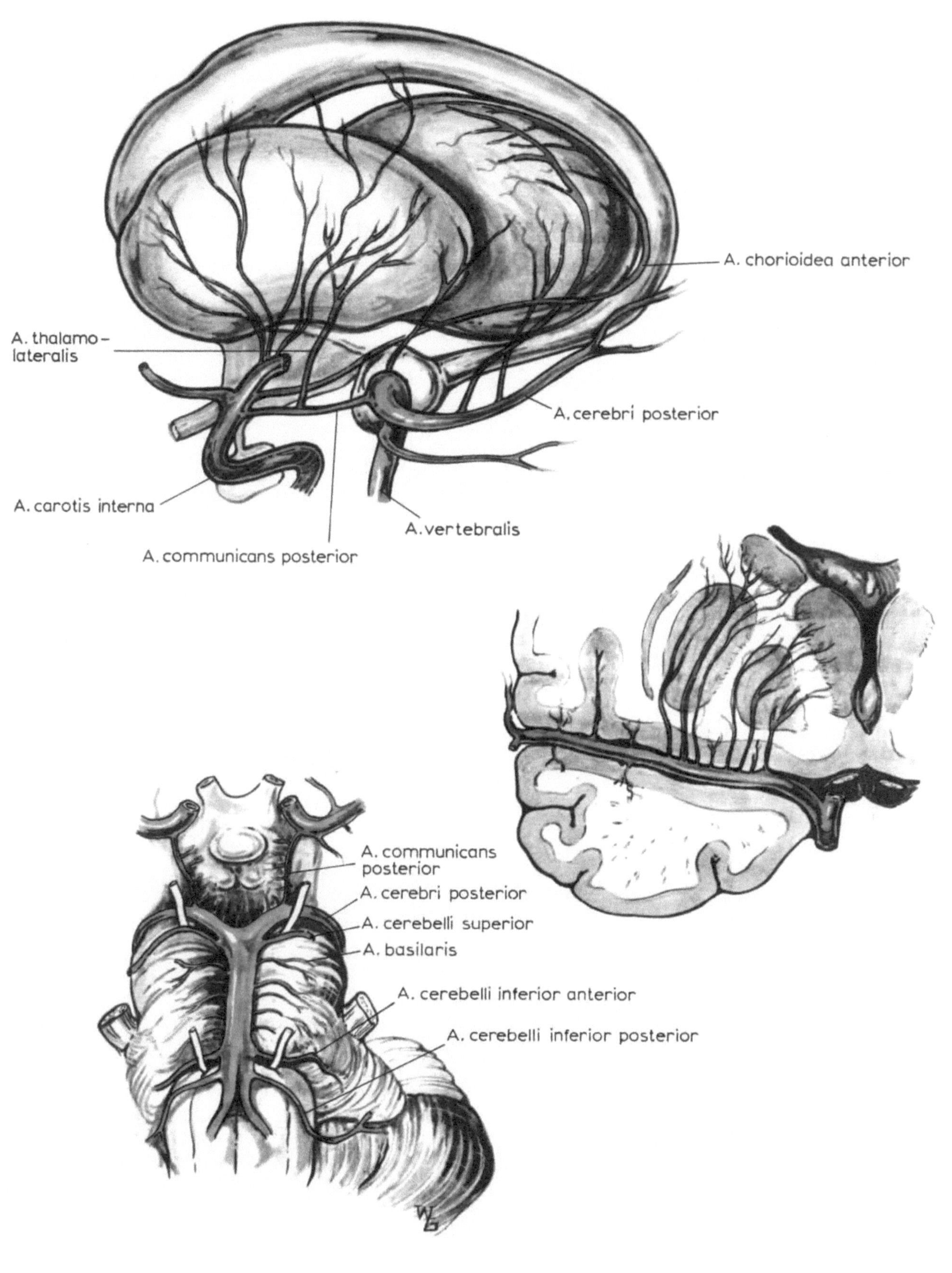
A. chorioidea anterior
A. thalamo-
lateralis
A. cerebri posterior
A. carotis interna
A. vertebralis
A. communicans posterior
A. communicans
posterior
A. cerebri posterior
A. cerebelli superior
A. basilaris
A. cerebelli inferior anterior
A. cerebelli inferior posterior

Hirnsinus

Die Sinus durae matris bilden aufgrund ihrer speziellen Konstruktion und ihrer weitgehenden Monopolstellung einen Schwerpunkt in der Operationstaktik. Die fehlende Muskularis und die Ausspannung zwischen ihren drei Ursprungssepten bedingen einen immer geöffneten Querschnitt; erst die einmündenden Brückenvenen weisen Verschlußmechanismen auf, die ja eine bedeutende Rolle in der Regulation des intrakraniellen Drucks spielen. Jede Sinusverletzung ist damit dauernd für das Ausfließen von Blut und das Ansaugen von Luft geöffnet; sie muß sofort geschlossen werden, zunächst durch den aufgedrückten Finger.

Aufgrund der operativen Erfahrungen bei der Versorgung von Hirnverletzungen ist schon lange bekannt, welche Sinusabschnitte ligiert werden können und welche Abschnitte unbedingt durchgängig bleiben müssen. Diese Ligaturstellen sind in Abbildung *a* gekennzeichnet. Dies bedeutet jedoch nicht, daß prinzipiell und ohne weitere Überlegungen in den angegebenen Gebieten ligiert werden sollte. In jedem Falle ist der Versuch der Kontinuitätserhaltung vorzuziehen und zu versuchen. Nur in dramatischen Situationen erfolgt die sofortige Ligatur. Auf die Möglichkeiten der Versorgung von Sinusverletzungen ist auf S. 280 eingegangen.

Besonders häufig kommt der Sinus sagittalis superior ins Operationsfeld, sei es bei Traumen oder bei Tumoroperationen. Er verläuft in einem flachen Knochensulkus und in der Basis der Falx von der vorderen Schädelbasis bis zum Confluens mit den Sinus transversus und rectus. Gerade an ihm fallen die zahlreichen Brückenvenen auf und operativ besonders ins Gewicht. Die Knochenfurche des Sinus transversus, der fast rechtwinklig am Confluens abgeht, ist deutlich tiefer als die des Sinus sagittalis. Der Sinus sitzt in der Basis des Tentoriums und verläuft bogenförmig und sich leicht senkend bis in Höhe des Mastoids; er nimmt zahlreiche Venen aus okzipitalen Groß- sowie Kleinhirnbereichen auf. Es schließt sich der stark gewundene Sinus sigmoideus an, dessen Knochenfurche tief bis sehr tief ist und der in Höhe des Foramen jugulare in den Bulbus der Vena jugularis übergeht. Er kommt bei den Freilegungen des Kleinhirnbrückenwinkels regelmäßig ins Operationsfeld; insbesondere die in dieser Gegend einmündenden Brückenvenen geben Grund für Ausrisse aus dem Sinus und entsprechende Schwierigkeiten bei der Blutstillung.

Weitere operativ wichtige Sinusbezirke sind die Sinus petrosus superior und inferior, die bei Kleinhirnoperationen sowie bei retroganglionären Trigeminotomien gefährdet sein können.

Der Sinus cavernosus stellt die seitlichen Wände und den Boden der Hypophyse; alle Eingriffe im Sella-Chiasma-Bereich müssen dieses stark gegliederte und teilweise schwammartige Gebilde berücksichtigen. Bekannt ist die spezielle Verletzungsform der Karotis-Sinus cavernosus-Fistel (S. 310).

Der am Innenrand der Falx verlaufende und meist nicht sehr starke Sinus sagittalis inferior nimmt u. a. die V. cerebri magna *(Galen)* auf und mündet in den Sinus rectus, der wiederum sich am Confluens sinuum mit den transversalen und dem oberen sagittalen Sinus vereinigt.

Erwähnenswert sind Variationen der größeren Sinus, die bis zur Aplasie reichen können, sowie schwammartige Durchdringungen ganzer Durapartien mit kleinen bis mittleren Sinusabschnitten. Letzteres kann bei Ausbildung über der infratentoriellen Dura zu einer hochgradigen Erschwerung des operativen Vorgehens führen.

Sinus sagittalis superior
Sinus sagittalis inferior
Sinus cavernosus
V. cerebri magna (Galen)
Sinus petrosus superior
Sinus petrosus inferior
Sinus rectus
Sinus transversus
Sinus occipitalis
Confluens sinuum

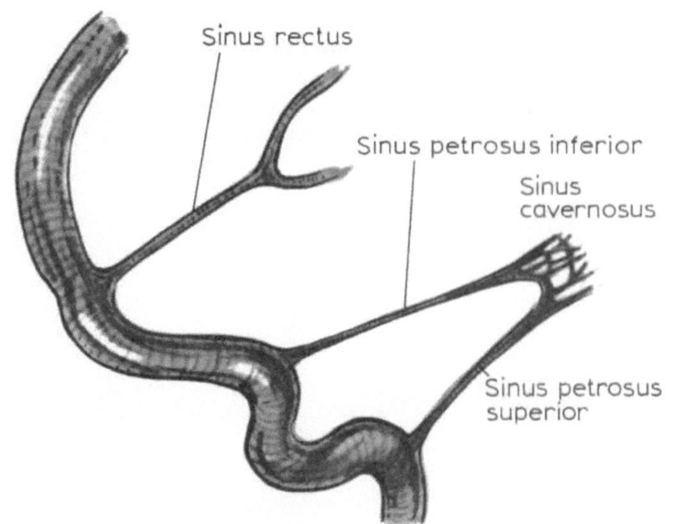

Hirnventrikel und Zisternen

Die intrakraniellen Liquorräume stellen sowohl in der Diagnostik als auch in der Therapie Gebiete besonderer Wichtigkeit dar. Ihre Verlagerung und ihr teilweiser oder völliger Verschluß lassen sich in der Kontrastfüllung ebenso wie im Computertomogramm als wertvolle Lokalisationshilfen verwenden. Liquorableitende Operationen erfordern entsprechende anatomische Kenntnisse ebenso wie die operativen Maßnahmen zur Kontrolle des Liquordrucks.

Die Ventrikel I und II, also die Seitenventrikel, gliedern sich in Vorderhorn, Cella media, Hinterhorn und Unterhorn. In allen Bereichen sind wichtige Hirnstrukturen angelagert oder wenigstens in der Nähe lokalisiert (Beispiele Gefäße, Faserlamellen, Zentren). Diese Nachbarschaft ist auch auf den Schnittbildern der S.31 zu erkennen. Durch die Foramina interventricularia *(Monroe)* stehen die Seitenventrikel mit dem medianen 3. Ventrikel in Verbindung, ein Weg, der auch zur operativen Freilegung kleinerer Tumoren des 3. Ventrikels begangen wird.

Der 3. Ventrikel hat eine flachovale Form, die sich beim Verschlußhydrozephalus kugelförmig erweitert; der Ventrikel nimmt dabei kaum in der Länge, teilweise aber erheblich in der Breite zu. Daher sind nur die Längsmaße als Meßmethode zur Normerfassung brauchbar. Man wählt die Abstände zwischen den Kommissuren oder zwischen dem Foramen interventriculare und der hinteren Kommissur (S. 530). Von diagnostischer Bedeutung sind die verschiedenen Rezessus. Unterhalb der vorderen Kommissur liegt der Recessus opticus; er bedeckt den Optikus. Hinter dem Sehnerv und in Richtung der Hypophyse verlaufend stülpt sich der Recessus infundibuli nach vorn-unten. Es folgt der Anstieg zum Hirnschenkel und der Abstieg nach dem Aquädukteingang. Oberhalb des Aquädukteingangs liegt die Pinealis, eingerahmt von den Recessus pinealis und suprapinealis. Der Aquädukt geht mit einem leichten, nach unten-hinten gerichteten Bogen zum 4. Ventrikel. Er ist normalerweise schlank (1–3 mm) und hat zwei physiologische Engen: in Höhe der vorderen Zweihügel sowie zwischen vorderen und hinteren Zweihügeln.

Der 4. Ventrikel ist ein zeltförmiges Gebilde, dessen Boden um 35 mm lang und 15 – 16 mm breit ist. Dieser Boden, die Rautengrube, weist eine Vielzahl vitaler Zentren auf und spielt deshalb in der Chirurgie der Kleinhirntumoren eine besondere Rolle (S. 258). Der 4. Ventrikel öffnet sich mit zwei Ausgängen nach der Seite (Apertura lateralis ventriculi IV = Foramen *Luschkae*) und einem Ausgang nach unten (Apertura mediana ventriculi IV = Foramen *Magendi*). Alle übrigen Bereiche zählen zu den Zisternen.

Den Anschluß an den 4. Ventrikel bildet die große Hinterhauptzisterne, der Zielpunkt der Subokzipitalpunktion (S. 96). Von ihr aus ziehen sich die Anschlußgebiete der medullären Zisternen nach vorn und nach oben; sie werden durch die pontinen Zisternen fortgesetzt, die wiederum in interpedunkulare Zisternen an der Basis übergehen. Um das Kleinhirn erstrecken sich flachere Zisternen und am Übergang zu den hinteren Zweihügeln findet sich die Cisterna cerebri magna *(Galen)*.

Die diagnostisch so wichtigen Zisternen der Sella-Chiasma-Region weisen starke Untergliederungen auf, die sich durch Luftfüllungen direkt nachweisen lassen.

Die Zisternen des Kleinhirn-Brücken-Winkels schließlich haben für das operative Vorgehen beim Akustikusneurinom ihre besondere Bedeutung, da sie die notwendigen Leitelemente für das Auslösen medianer und rostral entwickelter Tumorteile darstellen.

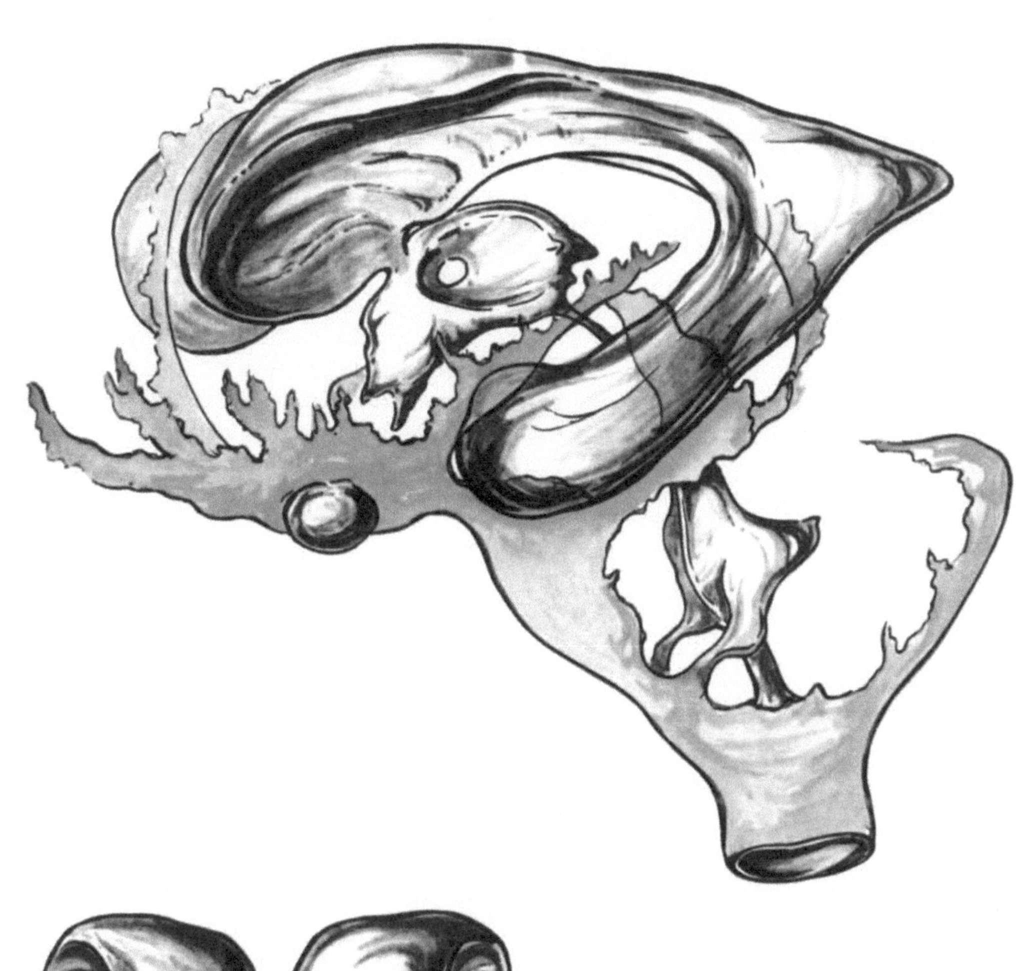

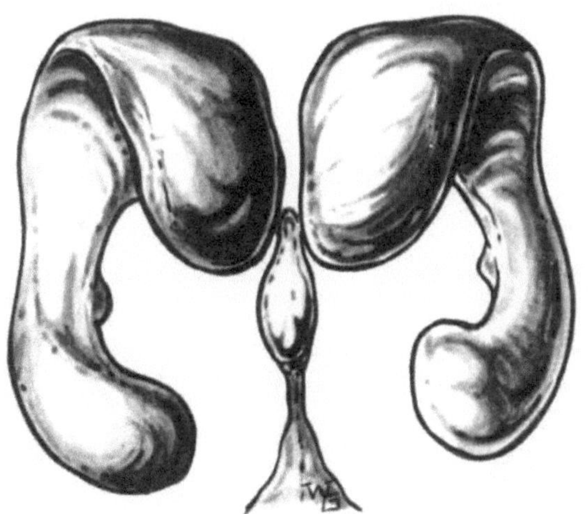

Schnittbilder des Hirns

In der nebenstehenden Tafel sind drei auch neurochirurgisch wichtige Schnittebenen dargestellt und mit den anatomischen Bezeichnungen versehen:

- der Übergang zwischen Vorderhorn und mittleren Anteilen der Seitenventrikel,
- die mittleren Anteile des 3. Ventrikels,
- die hinteren Anteile des 3. Ventrikels, des Plexus chorioideus und Anteile der Unterhörner.

Die engen anatomischen Beziehungen von Stammganglien, Thalamus, innerer und äußerer Kapsel, Sehbahn, Insel usw. lassen sich ohne Mühe ablesen. Nicht erfaßt sind in der Darstellung die Gefäße.

Ebenfalls unberücksichtigt blieben die zum Teil massiven Verschiebungen der Strukturen durch raumfordernde intrakranielle Prozesse. Sie weisen je nach der Lage des Prozesses starke Unterschiede auf und müssen daher im Einzelfall durch die diagnostischen Maßnahmen analysiert werden.

Einer speziellen Beachtung können die Beziehungen zwischen den Seitenventrikeln und dem Balken unterzogen werden; es ergeben sich Hinweise für den Operationsweg bei Tumoren der Ventrikel I–III.

In der mittleren Abbildung läßt sich die unmittelbare Nachbarschaft von Inselstrukturen und Kapselbezirken ablesen.

Eine stärkere Unterteilung der Thalamuskerne wurde nicht gezeigt, da sie nur im Bereich der stereotaktischen Chirurgie eine, dann allerdings ausschlaggebende Bedeutung hat (S. 528).

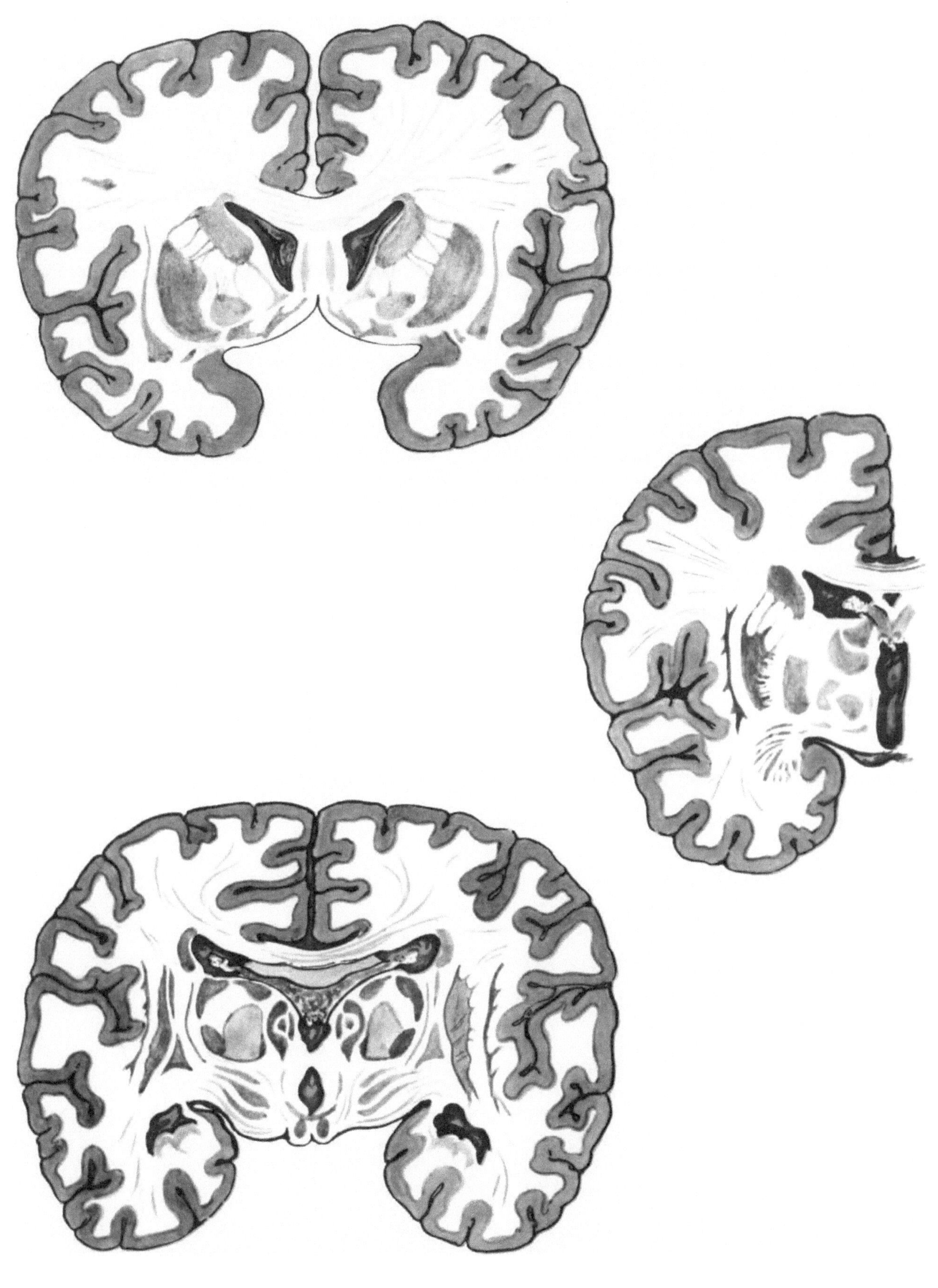

Schnittbilder des Hirnstamms

Die Kenntnis der lokalen anatomischen Verhältnisse im Gebiet des Hirnstamms ist sowohl diagnostisch als auch operativ und postoperativ von hoher Bedeutung. Hier entscheiden kurze Entfernungen über Operabilität ebenso wie über die Prognose. Die neurologische Diagnostik von Funktionsstörungen im Hirntamm kann bei Kenntnis der normalen Verhältnisse zu hoher Perfektion gebracht werden. Durch die gleiche Kenntnis lassen sich posttraumatische Zustandsbilder erklären, und unter der Operation kann der Abbruch des weiteren Vorgehens angezeigt sein.

Die gedankliche Zusammensetzung der Schnittbilder kann aufgrund der so zahlreichen ein- und austretenden Strukturen, der Anhäufung von Kerngebieten neben durchlaufenden Bahnen, den sehr unterschiedlichen lokalen Gefäßversorgungen usw. Schwierigkeiten bereiten. Daher wird in Abbildung *a* zunächst eine plastische Darstellung in Ansicht von seitlich-hinten mit Einzeichnung der ungefähren Lage der Schnittebenen gegeben. Natürlich können raumfordernde Prozesse, wie etwa ausgedehnte Kleinhirnbrückenwinkeltumoren oder Pinealome, erhebliche allgemeine und lokale Verlagerungen dieser normalen Verhältnisse hervorrufen; dies ist im Einzelfall zu berücksichtigen.

In Abbildung *b* verläuft die Schnittrichtung durch die oberen Zweihügel, in Abbildung *c* durch die untere Grenze der unteren Zweihügel und in Abbildung *d* durch das Trigeminuskerngebiet. Prägnante Strukturen der Abbildung *e* sind die Kerngebiete des Abduzens und des Fazialis. Im Schnitt *f* ist die größte Ausdehnung der Olive getroffen; von den Hirnnervenkernen zeigen sich die des Hypoglossus, des Cochlearis und des Trigeminus. Die Kerngebiete des Akzessorius und des Hypoglossus sind in der Schnittebene der Abbildung *g* dargestellt, ebenso wie der weitere Verlauf des Trigeminuskerns. Der letzte Schnitt *(h)* hat an Kerngebieten nur Anteile des Akzessorius und des Trigeminus aufzuweisen. Weitere wichtige Strukturen, die auf den Schnitten zu erkennen sind, bilden die Pyramidenkreuzung, der Zentralkanal, die Formatio reticularis, die Substantia gelatinosa und die auf- und absteigenden Bahnen.

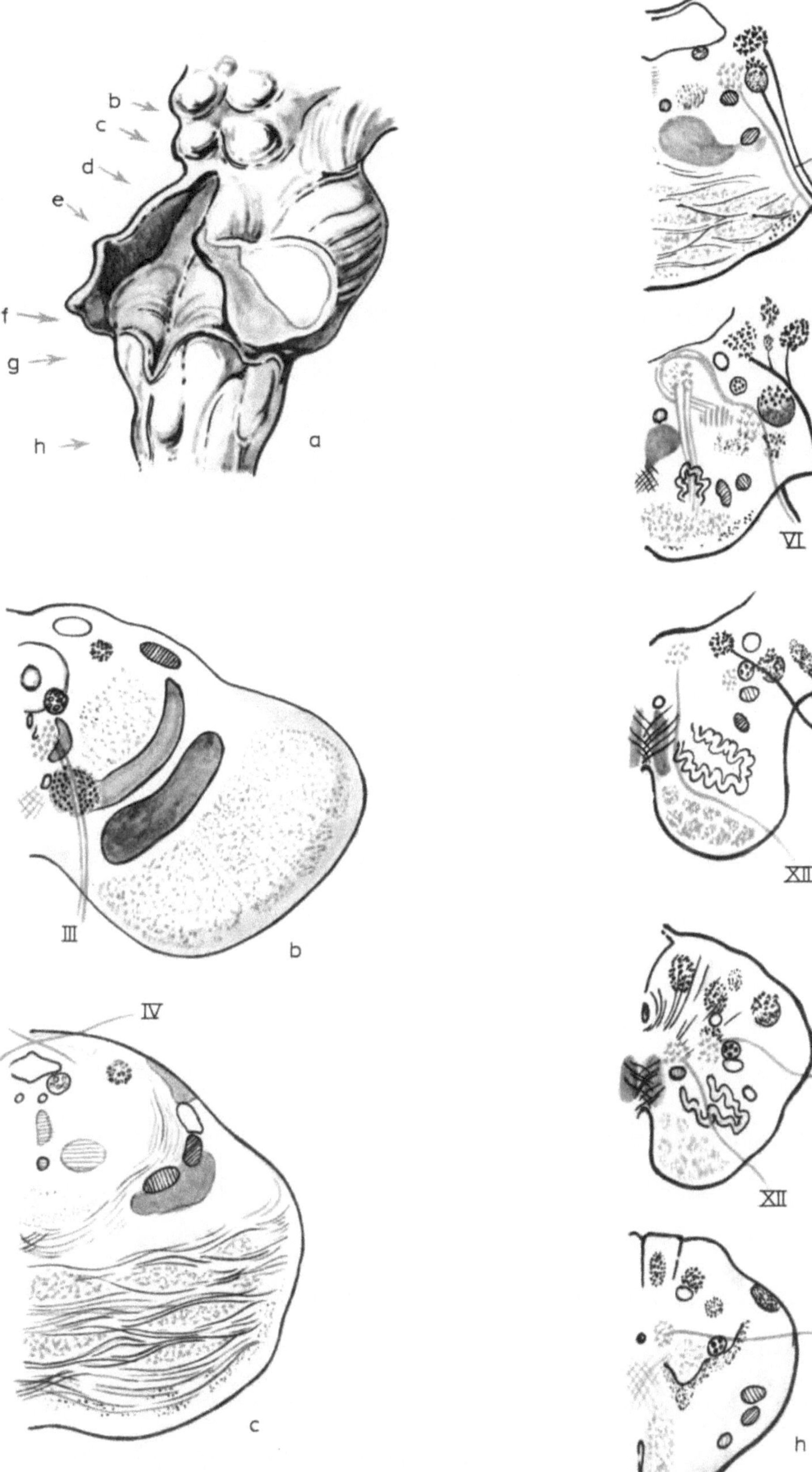

b
c
d
e
f
g
h
a
III
b
IV
c
d
V
VI
e
VIII
X
f
XII
XI
g
XII
XI
h

Schnittbilder des Rückenmarks

Bei der Betrachtung der Rückenmarkquerschnitte fällt als erstes die unterschiedliche Relation zwischen weißer und grauer Substanz auf. Besonders in den lumbalen Bereichen und speziell im Konusgebiet ist das Überwiegen grauer Anteile sehr ins Auge fallend. Im Brustmark ist der Anteil ausgesprochen klein, und das Halsmark liegt dazwischen. Auch die Teile der grauen Substanz sind unterschiedlich stark ausgeprägt; im Brustmark fällt zum Beispiel die nur geringe Entwicklung der vorderen und hinteren Kolumnen auf. Der Zentralkanal ist in jedem Bereich gut erkennbar; seine Rolle im Rahmen der Syringomyelie wurde erst in neuerer Zeit genauer erkannt.

Kenntnisse über die Lage und das Ausmaß der verschiedenen auf- oder absteigenden Rückenmarkbahnen sind nicht nur für die neurologische Diagnostik von außerordentlichem Wert, sondern spielen auch in der Therapie eine wichtige Rolle. Dies trifft für alle am Rückenmark angreifenden Schmerzoperationen ebenso zu wie für die Möglichkeiten der Markverlagerung bei intraspinalen Tumoroperationen. Ein besonders ausgeprägtes Beispiel ist die longitudinale Myelotomie zur Therapie von Schmerz und Spastik bei Querschnittgelähmten.

Eine weitere anatomische Besonderheit ist die somatotopische Gliederung einer ganzen Reihe von Bahnsystemen. Als Beispiel sei der Tractus spinothalamicus genannt, bei dem die jeweils segmenthöheren Anteile sich innen anlagern, so daß bei zervikalen Chordotomien gegen Arm- oder Gesichtsschmerzen tief inzidiert werden muß, also Traktanteile kaudalerer Körperregionen passiert werden.

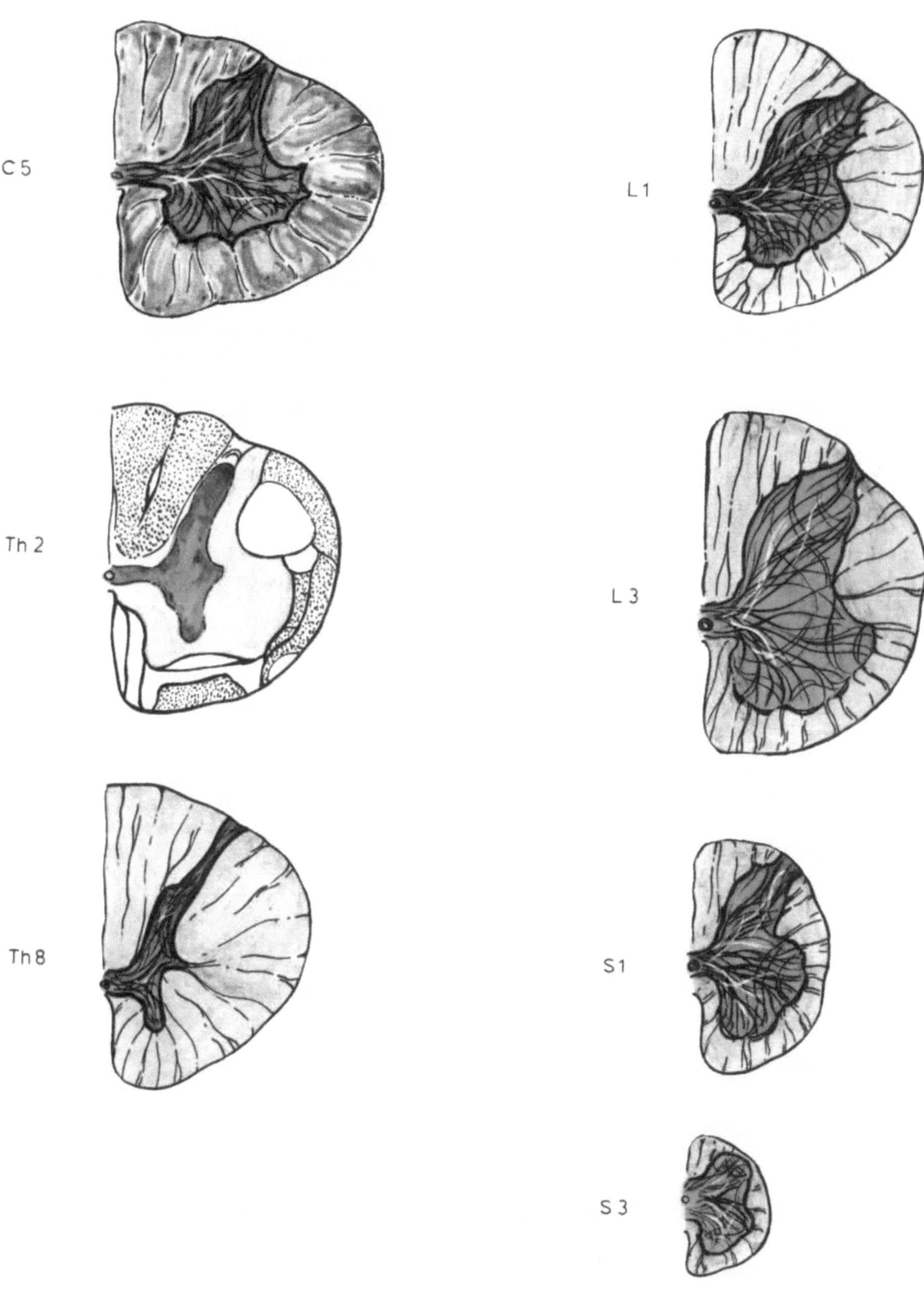
C 5
Th 2
Th 8
L 1
L 3
S 1
S 3

Orbita, Auge, N. opticus, Augenmuskeln und Augenmuskelnerven

Der Knochen der Orbita setzt sich aus Anteilen des Stirnbeins, des Keilbeins, des Ethmoids und Tränenbeins sowie der Maxilla und des Os zygomaticum zusammen. Dementsprechend unterschiedlich sind Wandstärken und Wandkonstruktionen. Neben festen Bezirken finden sich papierdünne Flächen und eine ganze Reihe angrenzender Nebenhöhlen. Hierauf geht Abbildung *a* ein. Die Nähe der Nebenhöhlen begünstigt das Übergreifen entzündlicher und tumoröser Prozesse aus dem Nebenhöhlengebiet nach der Orbita und beeinflußt die Taktik des operativen Vorgehens in diesem Gebiet. Weit nach lateral reichende orbitale Siebbeinzellen können die Versorgung einer frontobasalen Fraktur schwieriger gestalten; ausgeprägte Polypenbildungen in diesen Zellen erschweren das Vorgehen der transethmoidalen Hypophysendarstellung. Daher empfiehlt sich in Zweifelsfällen die röntgenologische Schichtung dieser Bezirke; es lassen sich Frakturen, Fissuren und Ausdehnungen der Siebbeinzellen plastisch erfassen.

In der nächsten Schicht kommt man auf das Periost der Orbita (Periorbita), das für die glatte Auskleidung der mit Knochenöffnungen reichlich versehenen Orbita sorgt. Auf ihm geht zum Beispiel bei der Orbitotomie der tastende Finger vor. Die Fortsetzung dieser Auskleidung geht als Septum orbitale zu den Lidern. Hier versucht man Verletzungen bei den transsphenoidalen Operationen zu vermeiden, um das die Operation störende Vorfallen des feinen Orbitafetts zu verhindern.

Der Augapfel selbst liegt in den vorderen Orbitaanteilen (*b*). Hinter ihm findet sich noch ein 25–30 mm langes Stück des N. opticus. Dieser retrobulbäre Raum erklärt mit seiner Ausdehnung die für die Protrusio bulbi notwendige Größe eines retrobulbären Tumors. Die federnde Einbettung in das orbitale Fett läßt die Differenzierung gegenüber fester sitzenden Retrobulbärtumoren zu (S. 188).

Umgeben ist der Bulbus von den Augenmuskeln und ihren Nerven (*c* und *d*). In den Abbildungen sind lediglich die Ansichten von lateral und von oben dargestellt, da nur sie ins neurochirurgische Operationsfeld kommen. Beim Blick von lateral-oben (*b*) erscheinen der M. rectus superior und der M. rectus lateralis, ersterer vom N. oculomotorius und letzterer vom N. abducens innerviert. Nach Wegnahme des Rectus lateralis (*c*) kommt neben dem Rectus superior auch der Rectus inferior ins Gesichtsfeld, versorgt vom N. oculomotorius.

Beim Blick von oben (*d*), wie er bei der Entdeckelung von Orbitadach und Optikuskanal möglich ist, taucht auch der M. obliquus in den medialen Anteilen des Operationsfeldes auf; seine Innervation erfolgt durch den N. trochlearis.

Die Abbildungen weisen außerdem auf die zutage tretenden Augenmuskelnerven, das reichhaltige Netz von Arterien und Venen, die Lage der Tränendrüse sowie die durchziehenden Trigeminusanteile hin. Die außerordentlich enge Nachbarschaft dieser Strukturen macht auf die Notwendigkeit subtilster Arbeit in der Orbita aufmerksam und erklärt die leicht eintretenden Ausfälle von Augenmuskelnerven nach Traumen und Operationen.

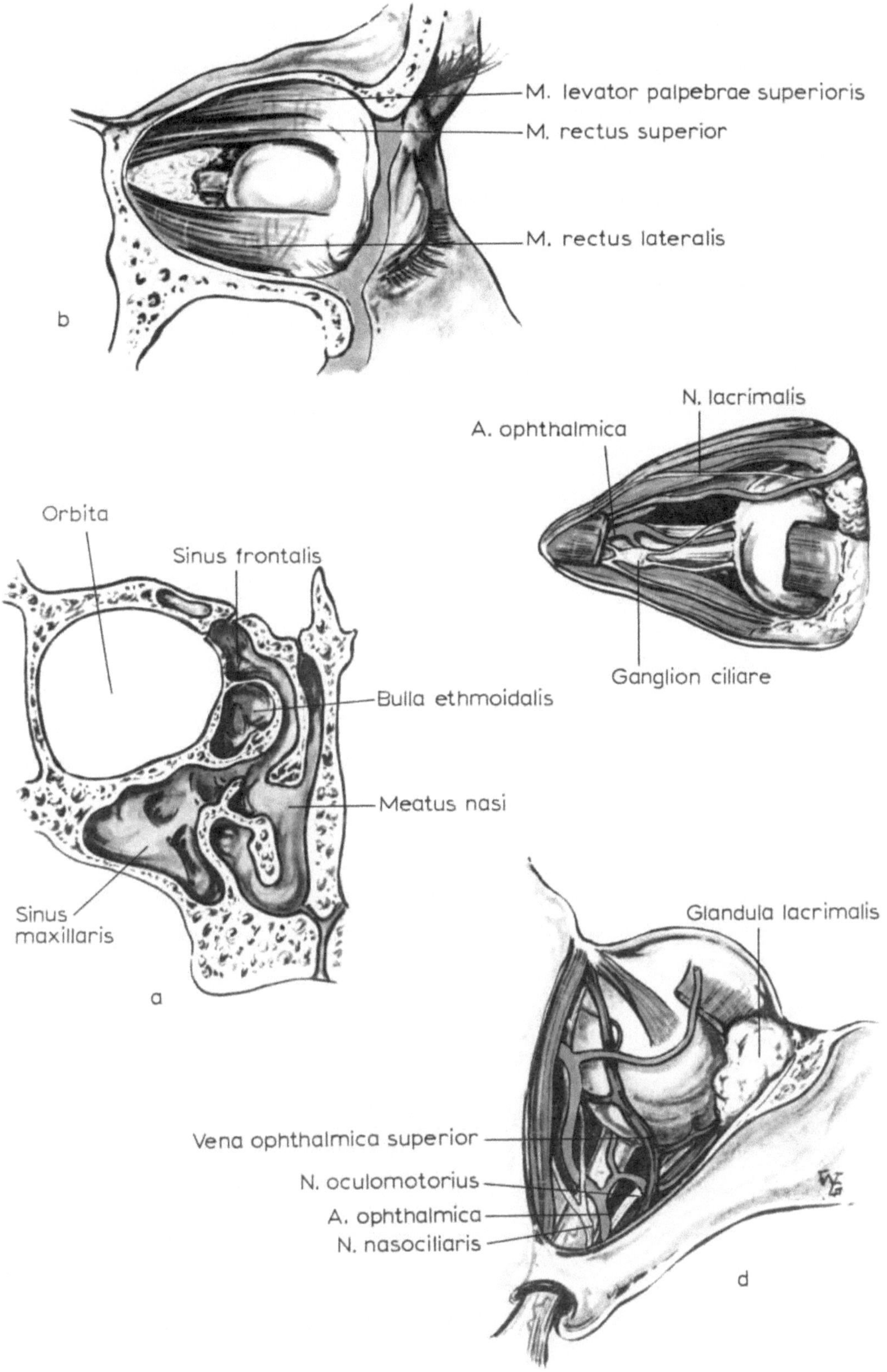

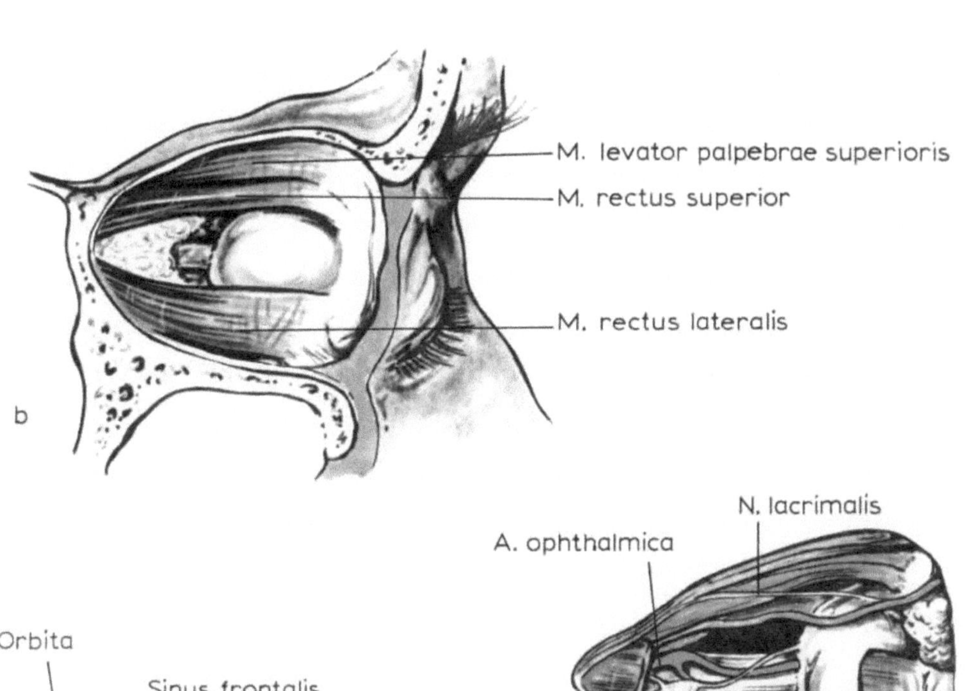

M. levator palpebrae superioris
M. rectus superior
M. rectus lateralis
b
N. lacrimalis
A. ophthalmica
c
Ganglion ciliare
Orbita
Sinus frontalis
Bulla ethmoidalis
Meatus nasi
Sinus maxillaris
a
Glandula lacrimalis
Vena ophthalmica superior
N. oculomotorius
A. ophthalmica
N. nasociliaris
d

Anatomie der Sella-Chiasma-Region

Unter dem Einfluß der Mikroneurochirurgie sind die Kenntnisse zur chirurgischen Anatomie dieser Region in letzter Zeit erheblich größer geworden. Die knöcherne Umkleidung der Hypophyse bildet keinen schüsselförmigen Raum, sondern ist ein sattelförmiges Gebilde (Sella turcica); die Seiten der Hypophyse sind demnach nicht von Knochen, sondern vom Sinus cavernosus umhüllt. Die Ausstülpung der Sella ins Keilbein (*r*) ist sehr verschieden stark ausgeprägt, insbesondere bei den intrasellären Raumforderungen kann dies monströse Ausmaße erreichen. Die Sellavorderwand hat meist eine Stärke um oder unter 1 mm, was für die transsphenoidalen Hypophysenoperationen von Bedeutung ist. Beim Fehlen der Kelbeinhöhle kann sie aber auch mehrere Zentimeter stark sein. Weitere knöcherne Fixpunkte sind die vorderen und hinteren Klinoidfortsätze sowie das Tuberculum sellae, der Ausgangspunkt für Meningiome dieser Region. Allgemein rechnet man mit einer Sellabreite von 10 und einer Sellalänge von 12 mm als Norm.

Der Sinus cavernosus (*o*) hat seine Bedeutung durch die Aufnahme wichtiger Gebilde (A. carotis interna, N. abducens und N. oculomotorius, Trigeminusäste usw.) und sein Auftauchen in den Operationsfeldern typischer neurochirurgischer Operationen. Eine zirkuläre Sinuspartie findet sich immerhin bei 85% der Untersuchten, entsprechende Gefährdungen können eintreten. Durch Gewebszüge ist der Sinus meist erheblich unterkammert; er hat außerdem zahlreiche kleine bis kleinste Gefäßverbindungen zu Strukturen der Umgebung, insbesondere zu Hypothalamus und Hirnstamm.

Die A. carotis interna (*o*) liegt dem Operationsgebiet sowohl beim subfrontalen als auch beim transsphenoidalen Vorgehen direkt an. Da der Normwert von 14 mm Abstand zwischen den Karotisschleifen der beiden Seiten auf Werte bis zu 4 mm heruntergehen und die Hypophyse also regelrecht eingepreßt sein kann, entstehen zusätzliche Gefahren beim operativen Angehen der Hypophyse. Auch die Anteriores und die A. communicans anterior sind unmittelbar benachbart (*u*). Unterhalb des Chiasmas finden sich zahlreiche kleine bis kleinste Arterien, die das Chiasma von unten erreichen, aber auch zu N. opticus, Tractus opticus und vor allem zum Hypothalamus ziehen. Kurz jenseits des hinteren Chiasmarandes kommt man auf die Aa. cerebri posteriores, die A. communicans posterior und auch die A. basilaris (*u*). Das Operationsgebiet ist also von wichtigen Gefäßen regelrecht eingekesselt. Erwähnt seien auch die Aa. hypophyseae superiores und inferiores, deren Äste beim Arbeiten unter dem Mikroskop gut zu Gesicht kommen und deren Ausfall zu erheblichen hypophyseal-hypothalamischen Schäden führt.

Das Diaphragma sellae (*r*) wird von der Mehrzahl der Autoren als oberes von zwei Durablättern betrachtet, deren untere Hälfte die Sella auskleidet. Intra operationem finden sich unterschiedliche Stärken und Ausdehnungen des Diaphragmas. Um den Hypophysenstiel findet sich bei fast 40% der Untersuchten eine erhebliche Öffnung innerhalb des Diaphragmas, was zum Durchlassen der tastenden Kurette anläßlich des transsphenoidalen Vorgehens oder zum Vorbeigleiten eingelegter radioaktiver Seeds führen kann.

Die unterschiedlichen Positionen des Chiasma opticum gegenüber dem Tuberculum opticum sind bekannt. Sie können Erweiterungen und Änderungen des operativen Vorgehens von subfrontal aus bedingen (S. 208).

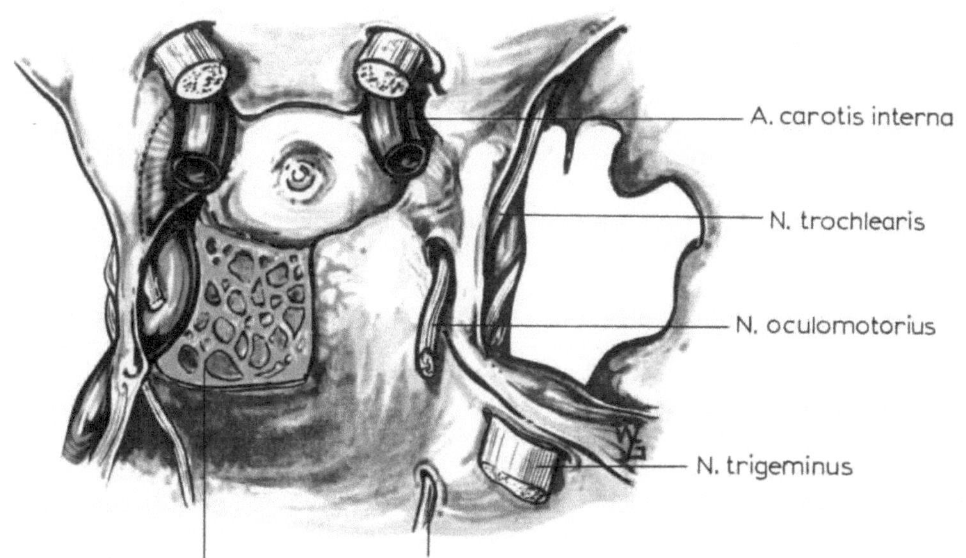
A. carotis interna
N. trochlearis
N. oculomotorius
N. trigeminus
Sinus cavernosus
N. abducens

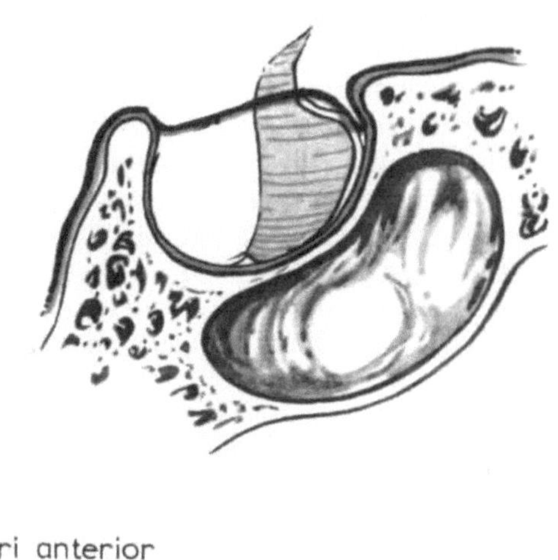

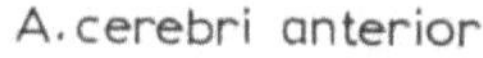

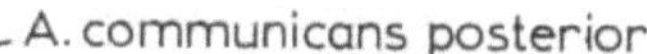
A. cerebri anterior
A. communicans posterior
N. oculomotorius
A. cerebri posterior
A. cerebelli superior
A. basilaris et Rami centrales
Pedunculus cerebri
Substantia nigra
Nucleus ruber
Aquaeductus cerebri
N. trochlearis

Anatomie des Keilbeinflügels

Die knöchernen Verhältnisse der frontalen und temporalen Schädelbasis sind von unterschiedlicher Natur. Die meisten horizontalen Gebiete sind mehr oder weniger dünne Lamellen oder Wände von luftgefüllten Nebenhöhlen. Dazwischen liegen kräftige Streben, wie die Crista galli und der Keilbeinflügel.

Klinisch hat der Keilbeinflügel seine besondere Bedeutung als Sitz der lateralen, der intermediären und der medianen Keilbeinflügelmeningiome. Als histologisch benigne Tumorform wird natürlich stets die operative Entfernung ins Auge gefaßt; praktisch bestehen aber gewichtige lokale Einschränkungen. Des weiteren ist der Keilbeinflügel wichtige Leitstruktur bei den Operationen von Aneurysmen der Karotisäste. Schließlich werden einige Formen von sellanahen Tumoren entlang des Keilbeinflügels angegangen, und Tumoren der mittleren Schädelgrube reichen bis an den Knochenhang heran.

In der Aufsicht (*o*) ist der gebogene und direkt in das Sellazentrum zeigende Verlauf des Keilbeinflügels gut zu erkennen, desgleichen das seitliche Aufsteigen in die vorderen Temporalbereiche. Letztere werden bei den Trepanationen entlang des Keilbeinflügels mitunter abgetragen, ebenso zu hoch aufgewölbte Orbitadächer (S. 230).

In der Mitte ist der mediane Keilbeinflügelbereich mit seinen zahlreichen lebenswichtigen Strukturen in der Ansicht von seitlich-oben dargestellt. Die Sehnerven fallen in der obersten Schicht sofort ins Auge. Die Karotis dagegen ist in wesentlichen Teilen unter den Optici und mehreren Membranen verborgen; hier muß also durch Präparation erst für Übersicht gesorgt werden. Auffallend zahlreich sind die in unmittelbarer Nachbarschaft vorüberziehenden Hirnnerven, von denen der Trigeminus zwar am gewichtigsten, klinisch aber nicht am bedeutendsten ist. Ohne Mühe werden aus dieser Darstellung die Schwierigkeiten klar, die mediane Keilbeinflügelmeningiome der operativen Entfernung entgegensetzen. Immerhin sind einige der Gefäße und Nerven von den Geschwülsten umwachsen; auch die Karotis kann sich auf einem längeren Bereich im Tumor befinden. Diese Gegend gehört daher zu den Prädilektionsstellen für das mikroneurochirurgische Vorgehen mit Spezialinstrumentarium und Operationsmikroskop.

Die Verhältnisse der größeren Arterien gegenüber dem Keilbeinflügel sind im unteren Bild gezeigt. Gut ablesbar ist der knochennahe Verlauf der A. cerebri media und eines Teils ihrer Äste. Auch für Äste der A. cerebri anterior trifft dies zu.

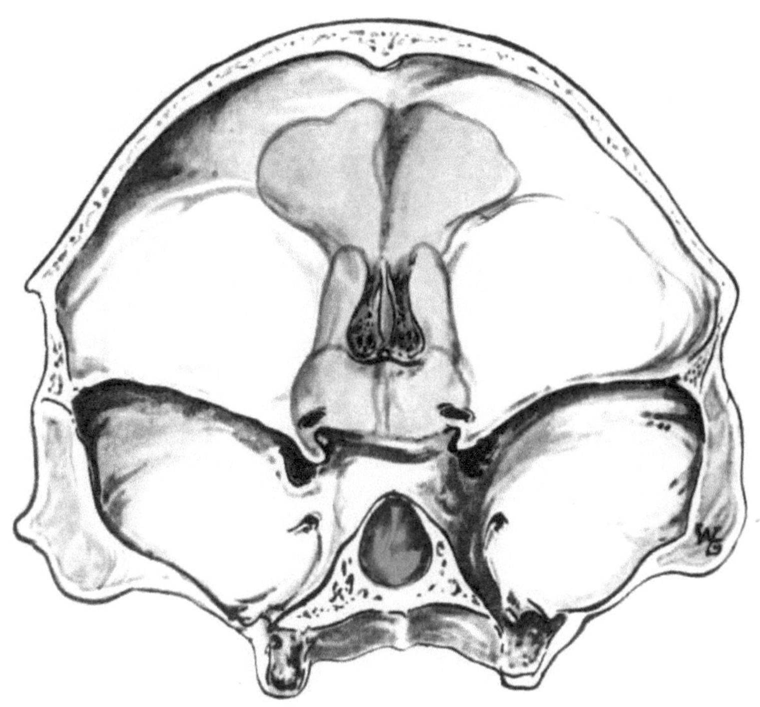

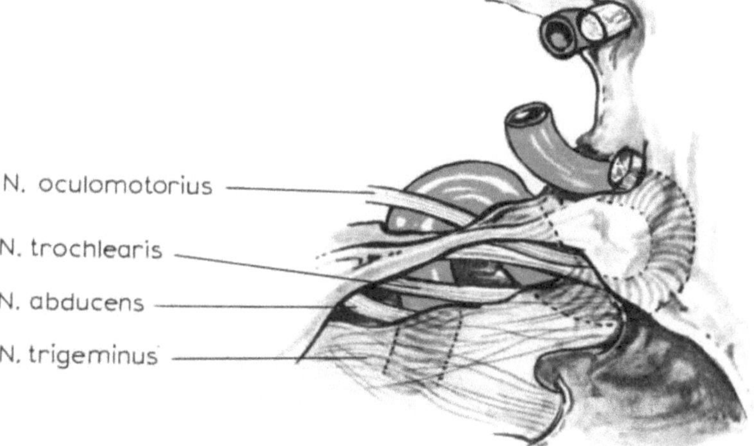
N. oculomotorius
N. trochlearis
N. abducens
N. trigeminus

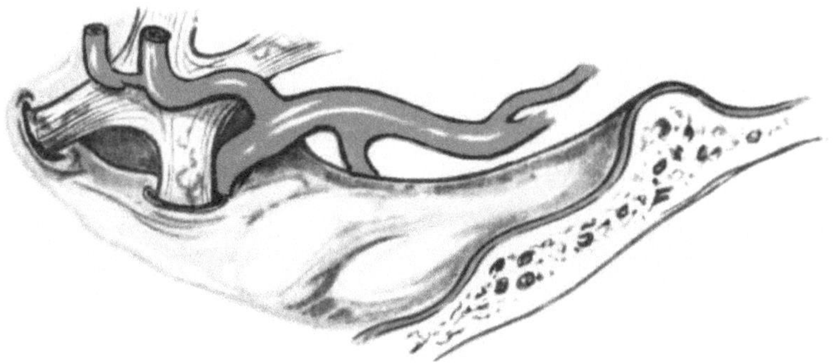

Anatomie von Mittelhirn und Pinealis

Aufgrund seiner allseitigen Deckung durch andere Hirnteile ist das Mittelhirn im Winkel zwischen verlängertem Mark und Zwischenhirn einerseits sehr geschützt, andererseits aber operativ außerordentlich schwer erreichbar. Zahlenmäßig fällt letzteres nicht sehr ins Gewicht, da nur die Pinealistumoren häufiger operativ angegangen werden. Für Diagnostik und Prognose der Schädel-Hirn-Traumen spielt dieser Hirnbereich eine um so größere Rolle.

Die Pinealis (*o*) grenzt nach vorn an den 3. Ventrikel, hat über sich den Balken, direkt hinter sich die Kante des Tentoriumschlitzes und darunter Kleinhirn, Vierhügel und Aquädukt. Seitlich grenzt das Pulvinar an. Weiter benachbart sind Hirnschenkel und Tractus spinotectalis. Die vorgezeichnete Zugangsmöglichkeit liegt entweder zwischen Kleinhirnoberfläche und Tentoriumunterseite oder zwischen Tentoriumoberseite und Okzipitalhirnunterfläche.

Von besonderer operativer Bedeutung ist die Tatsache, daß sich hinter der Pinealis einige wichtige Arterien (A. cerebelli superior), vor allem aber starke Venen befinden: V. cerebri magna, Vv. cerebri internae, V. basalis, Sinus rectus. Die A. chorioidea verläuft laterodorsal und noch lateraler die Aa. cerebri posteriores.

Die Gefäßversorgung dieses Bereichs tritt in der Grube zwischen den Hirnschenkeln ein (Substantia perforata intercruralis) und stammt zum größeren Teil aus der A. cerebri posterior, zum kleineren Teil aus der A. basilaris.

An Zisternen finden sich die Cisternae interpeduncularis, cruralis, ambiens und quadrigemina. Sie stehen in direkter Verbindung mit den Kleinhirnzisternen einerseits und den Zisternen des Sella-Chiasma-Gebiets andererseits.

Die Beziehungen zum Aquaeductus cerebri entstehen besonders bei Tumorbildungen des Mittelhirns.

Sie zeigen sich in positiven Kontrastdarstellungen ebenso wie im Computertomogramm durch Verlagerungen und Stenosierungen des Aquädukts.

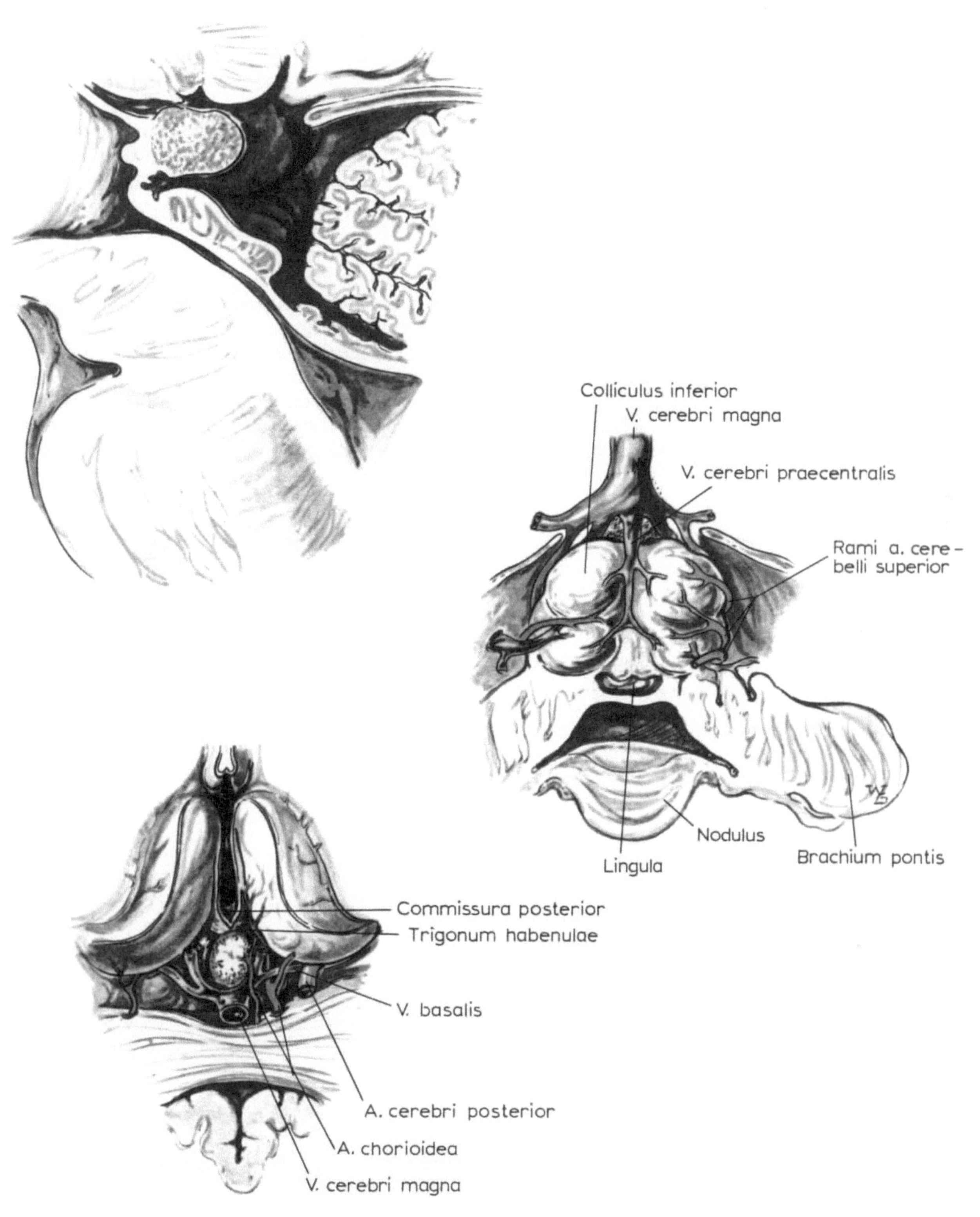
Colliculus inferior
V. cerebri magna
V. cerebri praecentralis
Rami a. cere-
belli superior
Nodulus
Lingula
Brachium pontis
Commissura posterior
Trigonum habenulae
V. basalis
A. cerebri posterior
A. chorioidea
V. cerebri magna

Anatomie der medianen Kleinhirnregion

Die medianen Teile des Kleinhirns (*o*) haben erhebliche operative Bedeutung, teils als primärer Sitz von Tumoren, teils als zu trennende Struktur über dem eigentlichen Tumor. Von rostral nach basal sind es Culmen, Declive, Folium, Tuber, Pyramis, Uvula und Nodulus. Letztere stellen die hauptsächlich bei den medianen Durchtrennungen betroffenen Strukturen dar. Die anschließenden Kleinhirntonsillen sind an sich Ausläufer der beiden Kleinhirnhemisphären; durch mitunter recht feste Adhäsionen untereinander macht ihre Separierung zum Teil operative Schwierigkeiten.

Direkt davor liegt der 4. Ventrikel mit dem angrenzenden, nach vorn-oben ziehenden Velum medullare anterius (*o*), das die Verbindung zu den Vierhügeln herstellt. Im Ventrikel liegen Plexusanteile. Vier wichtige Kerngebiete grenzen an: Nucleus fastigii, etwas mehr seitlich die Nuclei globosus und emboliformis und weiter ins Hemisphärenmark plaziert der große Nucleus dentatus (*r*).

Die arterielle Versorgung kommt von den Aa. vertebrales über die A. basilaris und speist die Kleinhirnunterseite durch die Aa. cerebelli inferiores posteriores (PICA), vordere Hemisphärenteile durch die Aa. cerebelli inferiores anteriores (AICA) und die seitlichen und oberen Hemisphärenteile sowie den Oberwurm durch die Aa. cerebelli superiores (*u*). Ins Blickfeld des Operateurs gelangen zunächst die Aa. cerebelli inferiores posteriores; im unteren Bild ist ihre Topografie dargestellt.

Die beiden anderen Gefäße können zum Teil erheblich verlagert sein und daher unverhofft im Operationsfeld auftauchen, sei es aufgrund anatomischer Anomalien oder durch tumorbedingte Verlagerungen.

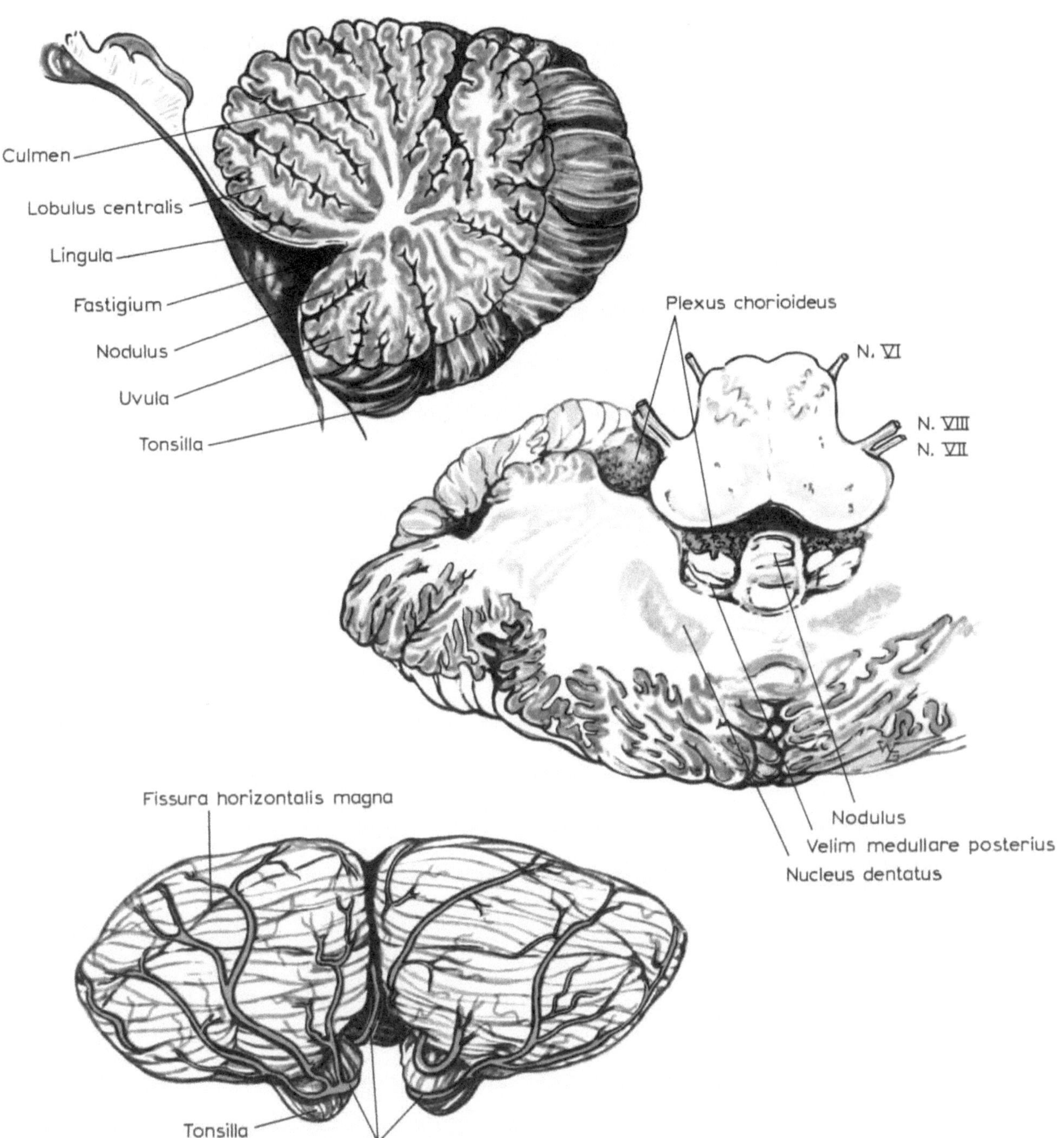
Culmen
Lobulus centralis
Lingula
Fastigium
Nodulus
Uvula
Tonsilla
Plexus chorioideus
N. VI
N. VIII
N. VII
Nodulus
Velim medullare posterius
Nucleus dentatus
Fissura horizontalis magna
Tonsilla
Äste der A. cerebelli inferior posterior

Anatomie des Kleinhirnbrückenwinkels

Die knöcherne Konstruktion des Felsenbeins hat zwar feste Anteile, ist auch in ihrer Knochenqualität auffallend fest, wird aber durch die eingebauten Hohlräume für Nerven, Cochlea, Bogengänge usw. lokal erheblich geschwächt. Die Austrittspunkte der durch Kleinhirnbrückenwinkeltumoren befallenen Nerven sind in drei Etagen angeordnet (*o*). Am Foramen occipitale magnum tritt der Hypoglossus in den Knochen ein. In der nächsthöheren Etage, an der Basis des Felsenbeins, sind die Öffnungen für Glossopharyngeus, Vagus und Akzessorius und im Massiv des Felsenbeins der Porus acusticus internus für die Nn. vestibulo-cochlearis sowie facialis. In der umgekehrten Reihenfolge bekommt man diese Nerven bei der operativen Freilegung von retromastoidal aus zu Gesicht. Operativ wichtig ist auch der Verlauf der Nn. vestibulocochlearis und facialis innerhalb des Felsenbeins und die Beachtung der Lage von Schnecke und Bogengängen.

Unmittelbar angrenzend finden sich Bulbus venae jugularis und der einspeisende Sinus sigmoideus (*r*). Er ist mehr oder weniger ausgeprägt von einer Knochenwand umgeben, wobei diese anatomische Tatsache die Verletzlichkeit des Sinus steigern kann, statt zu schützen. Dies trifft auch für die unregelmäßigen und unterschiedlich stark entwickelten Emissarienvenen zu, die nur durch vorsichtiges Präparieren rechtzeitig versorgt werden können, so daß ihr Ausriß aus dem Sinus vermieden wird.

Die für den Operateur so wichtigen anatomischen Verhältnisse beim Einblick entlang der Felsenbeinkante sieht man unten. Dabei muß natürlich betont werden, daß es sich in diesem Bild um den Normalzustand handelt; bei den ja meist wegen eines Tumors erfolgenden Trepanationen können ausgeprägte Verlagerungen vorkommen, die sich nur mit dem Einsatz der optischen Vergrößerung und des Mikroinstrumentariums genügend schonend klären lassen.

Hinter der abgedrängten (linken) Kleinhirnhemisphäre kommen oben die Nn. vestibulocochlearis und facialis und weiter unten die Nn. glossopharyngeus, vagus und accessorius zum Vorschein. Dazwischen beschreibt die A. cerebelli anterior inferior (AICA) eine unterschiedlich große Schlinge, die bis in den Porus acusticus internus hineinreichen kann. Aus ihr stammt die A. labyrinthi, die auch die Nn. vestibulocochlearis und facialis versorgt; ihre Unterbrechung führt zur Ertaubung. Auch die A. cerebelli posterior inferior ist nicht selten im unteren Operationsfeld zu sehen.

Die engere Analyse des N. facialis läßt die Differenzierung von motorischem und gemischtem (= N. intermedius) Anteil zu. Beim N. vestibulocochlearis erfolgt die Aufsplitterung nicht nur in vestibulären und cochleären Anteil, sondern zusätzlich noch in untere und obere Bereiche (Pars inferior bzw. superior). Die Beurteilung unter dem Operationsmikroskop läßt eine derartige Unterteilung bei nur geringer Nervenalteration erkennen; meist ist die Schädigung der Nerven durch die Geschwulst derart stark, daß die verschiedenen Nervanteile in kleinen bis kleinsten Fäserchen durch die Geschwulst und vor allem durch die Kapsel ziehen, ihre Differenzierung daher müßig bis unmöglich ist.

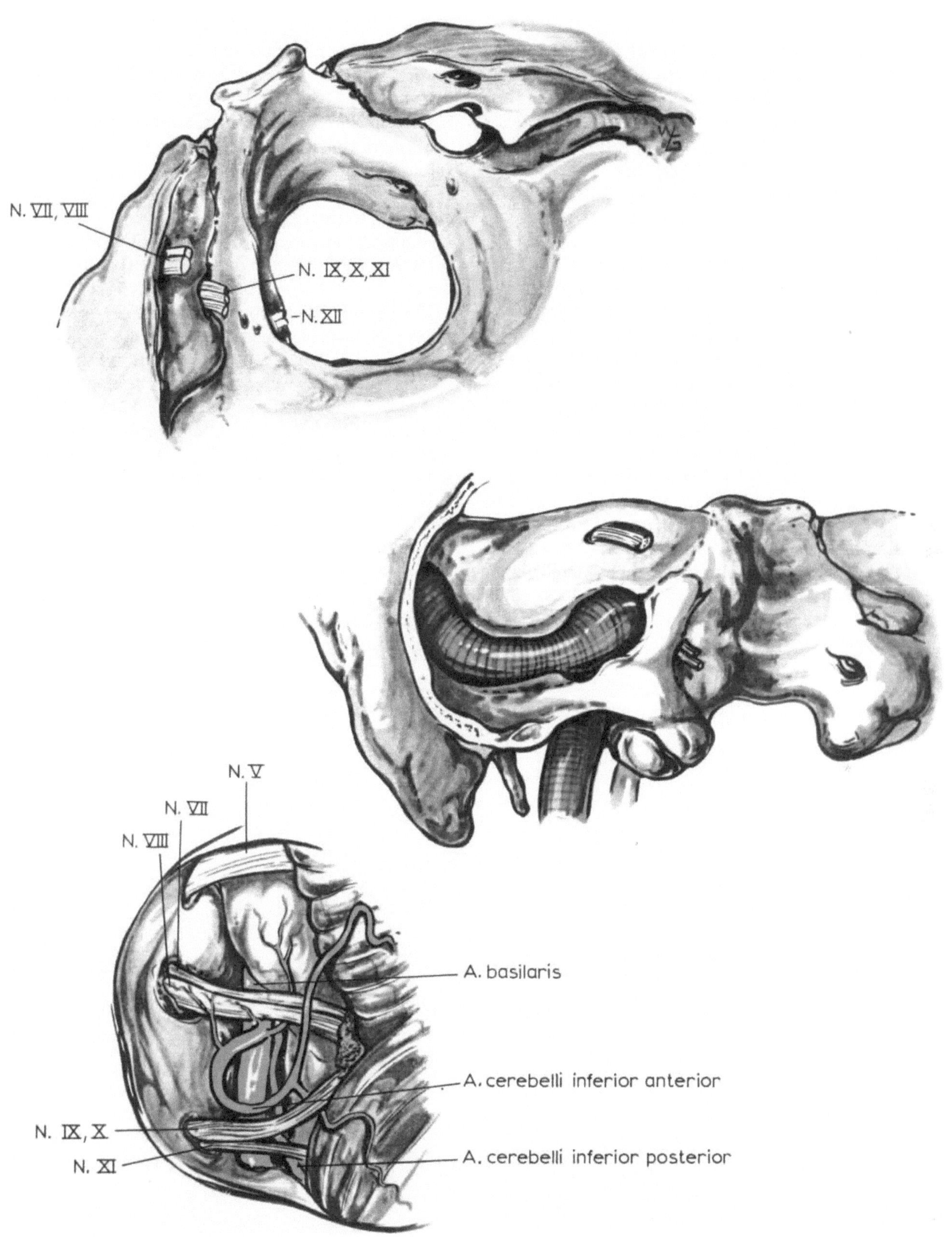
N. VII, VIII
N. IX, X, XI
N. XII
N. V
N. VII
N. VIII
A. basilaris
A. cerebelli inferior anterior
N. IX, X
N. XI
A. cerebelli inferior posterior

Anatomie des spinozerebellaren Übergangs

Aus mehreren Gründen erfolgt hier eine zusätzliche Information: Tumoren dieses Bereichs sind oft histologisch benigne; durch die Kombination von Trepanation und Laminektomie entstehen zusätzliche Probleme; die unmittelbare Nähe lebenswichtiger Strukturen hat zum Einsatz mikrochirurgischer Prinzipien geführt, was eine Erweiterung der anatomischen Kenntnisse zur Folge hatte.

Einen besonders ins Gewicht fallenden Faktor bilden in dieser Gegend die venösen und arteriellen Gefäße, die in besonders großer Anzahl vorhanden sind. Schon in der Haut und in der Muskulatur findet sich eine reiche Durchblutung. Erst recht fällt das venöse Netz im Epiduralraum auf (*o*). Seine Verzweigungen reichen nach den Seiten bis zu den paravertebralen Venen; im allgemeinen werden die austretenden Spinalnerven begleitet. Auch der Verlauf der A. vertebralis muß genau beachtet werden (*o*). Vor und am Eintritt durch das Foramen occipitale magnum kommt die Vertebralis nahe an das Operationsfeld heran; sie kann urplötzlich hinter einem Knochenvorsprung und eingehüllt in Adhäsionen zum Vorschein kommen. Dementsprechend ist sie hier auch gefährdet.

Nach dem Eröffnen der Dura ist ebenfalls wieder eine stattliche Anzahl wichtiger Gefäße zu sehen (*r*). An Arterien sind es vor allem die Schlingen der A. cerebelli inferior posterior sowie die eigentlichen Rückenmarkarterien (A. spinalis posterior). An Venen finden sich neben der V. spinalis posterior mehr oder weniger ausgeprägte Netze, die in die Cisterna cerebellomedullaris hineinreichen. Bei der Subokzipitalpunktion können sie an dieser Stelle angestochen werden.

Das untere Bild gibt einen Hinweis auf die Stärke der bedeckenden Weichteile, die natürlich je nach individueller Ausbildung unterschiedlich ist, also auch noch wesentlich dicker sein kann, als in der Abbildung gezeigt wurde. Je stärker diese bedeckende Weichteilschicht, um so ausgedehnter muß die Länge der Inzision sein. Die unterschiedlichen Knochenformen verlangen auch mehrere Instrumentenformen; neben dem Trepan werden vor allem *Lüer*sche Knochenzangen und Stanzen benötigt. Deutlich ist die unmittelbare Nachbarschaft zwischen Hinterwand des Liquorraums und den medullären Substraten zu sehen. Dementsprechend vorsichtig müssen alle operativen Schritte in dieser Gegend erfolgen.

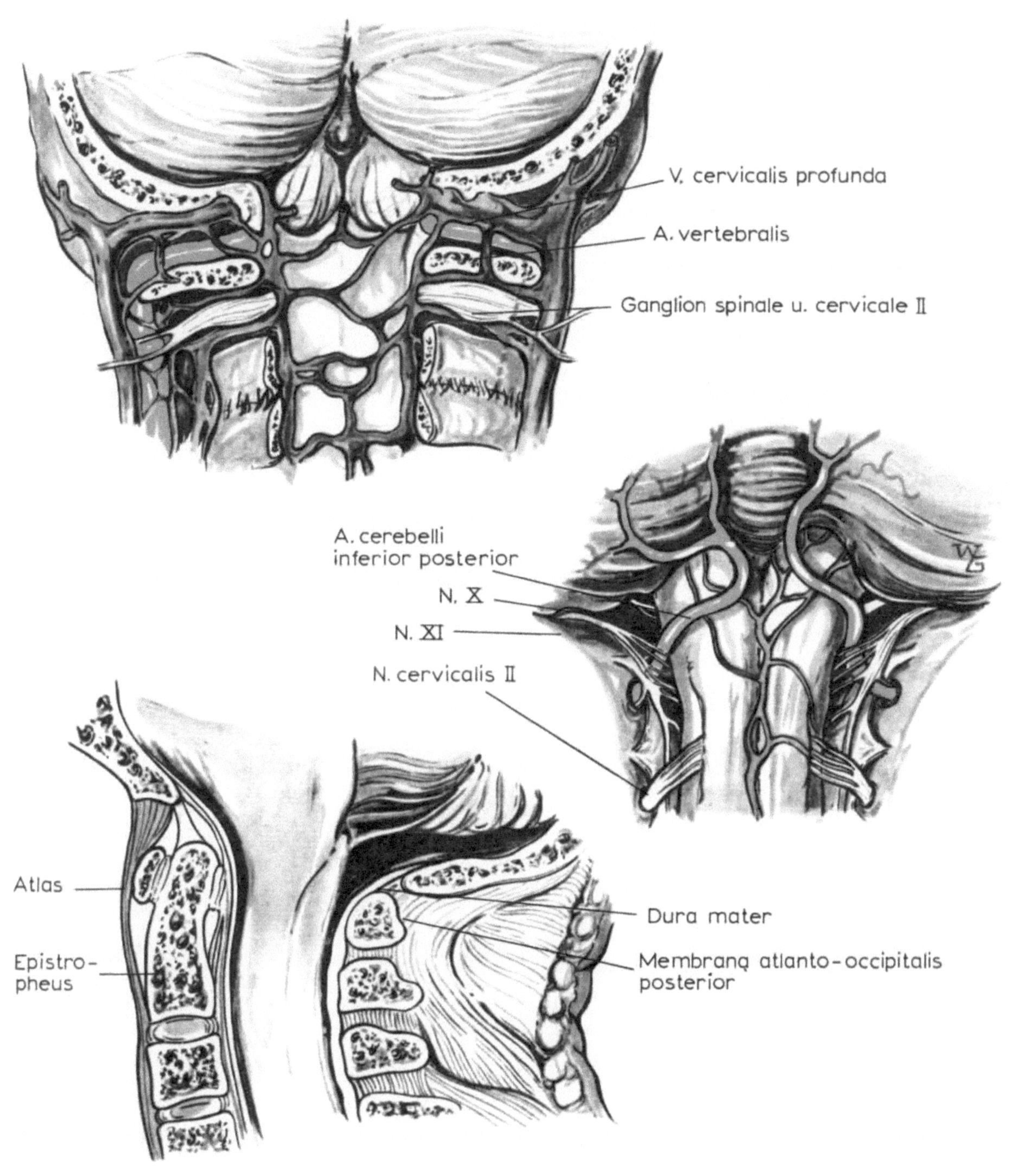

V. cervicalis profunda
A. vertebralis
Ganglion spinale u. cervicale II
A. cerebelli
inferior posterior
N. X
N. XI
N. cervicalis II
Atlas
Epistro-
pheus
Dura mater
Membrana atlanto-occipitalis
posterior

Anatomie von Halswirbelsäule und A. vertebralis

Die äußere Konstruktion der Halswirbelsäule ist in besonders starken Maße an die örtlichen Notwendigkeiten angeglichen. Dies kommt an den Löchern für den Durchtritt der A. vertebralis ebenso zum Vorschein wie an den grabenförmigen Vertiefungen der Querfortsätze für die austretenden Spinalwurzeln (*a*). Diese engen Beziehungen zwischen elastischen und knöchernen Strukturen führen auf der anderen Seite auch zu ausgeprägten lokalen Reizerscheinungen an Mark, Wurzeln und A. vertebralis. Auf den Seiten 426–436 ist auf diese Besonderheiten und die entsprechende operative Therapie eingegangen.

Die Halswirbelkörper selbst haben eine querovale Form, sind breiter als lang und pflegen den nächsttieferen Wirbel etwas zu überlappen. Die konkave Ausprägung der Wirbeloberfläche und -unterfläche ist deutlich, und zwar sowohl in Längs- als auch in Querrichtung. In der Mitte der langen knöchernen Auflage der Spinalwurzeln, also im Querfortsatz, liegt das Foramen transversarium für A. und V. vertebralis und einen Anteil des sympathischen Nervensystems (*b*). Die Dornfortsätze können solid oder zweigeteilt enden; der Atlas läßt einen eigentlichen Dornfortsatz vermissen, hat aber nicht selten ein ausgeprägtes Tuberculum posterius, das deutlich vorsteht. Auf die Sonderkonstruktion von Atlas und Epistropheus braucht nicht näher eingegangen zu werden.

Artikuläre Verbindungen mit den entsprechend vielfältigen Bänderkonstruktionen sind an der Halswirbelsäule sehr ausgeprägt (*a* und *d*) und bedürfen der Erhaltung, um instabile Zustände nach Operationen möglichst gering zu halten. Traumatische Schädigungen dieser Bänder führen zu den therapeutisch aufwendigen Verfahren der Verbolzung und Verdrahtung benachbarter Wirbelabschnitte (S. 438).

Die enge Verbindung zwischen der A. vertebralis und der Halswirbelsäule macht sich ätiologisch, diagnostisch und therapeutisch bemerkbar, sei es durch richtungweisende Symptome oder aber durch zusätzliche Schwierigkeiten bei operativen Freilegungen (S. 434). Die A. vertebralis entspringt aus der A. subclavia und tritt in das Foramen transversarium des 6. Halswirbels ein; seltener können es auch höher gelegene Foramina sein. Innerhalb des intermittierenden Kanals der Foraminae transversariae ist die Arterie recht gut gegen mechanische Verletzungen geschützt. Da sie mit dem Periost der inneren Foramenauskleidung enge Verbindungen hat, ist aber die operative Verletzung in diesem Bereich möglich (S. 434).

Zur arteriellen Versorgung des Rückenmarks (*c*): Während dorsal die Aa. spinales posteriores paarig angelegt sind, erfolgt die ventrale Versorgung lediglich über die median verlaufende A. spinalis anterior. Sie speist ventrale und laterale Bezirke des Rückenmarks einschließlich Teile der Pyramidenbahnen, des lateralen Tractus spinothalamicus und der Vorderhörner. Bei der Freilegung des Halsmarks von vorn (*Cloward*-sche Operation S. 426) ist daher besonders auf diese Arterie und ihre Äste zu achten (*c*).

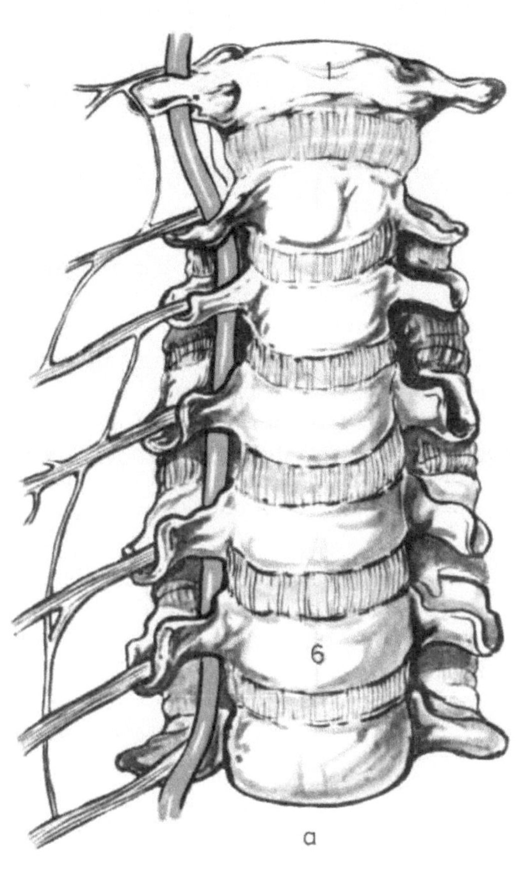
1
6
a

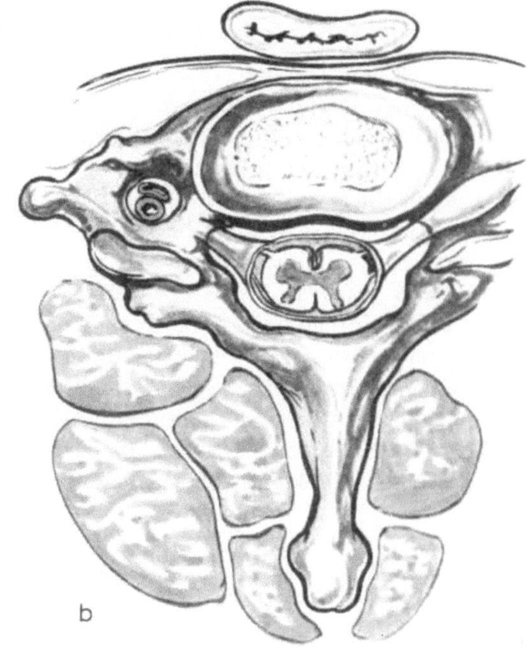
b

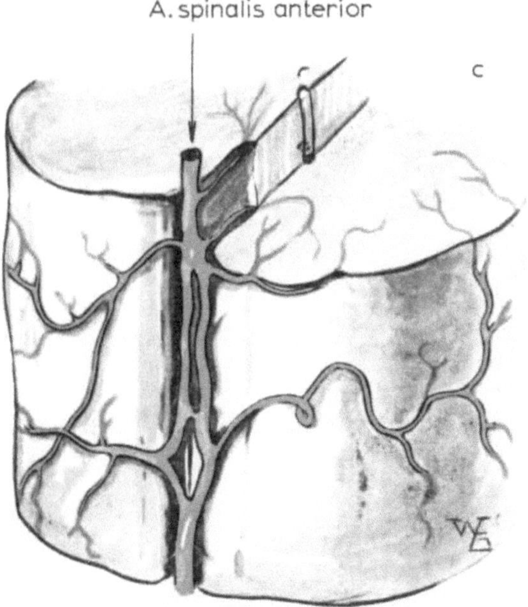
A. spinalis anterior
c

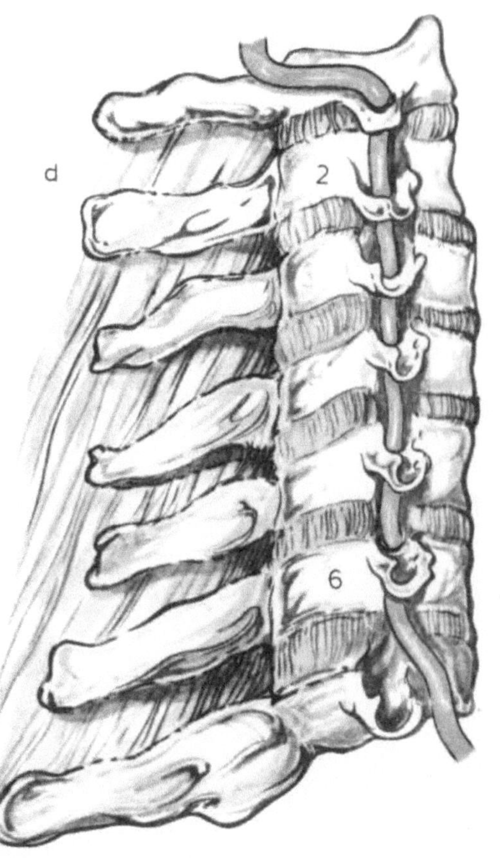
d
2
6

Anatomie von Brustwirbelsäule und Brustmark

Wesentliche Unterschiede zwischen Hals- und Brustwirbeln beziehen sich auf Größe, Form und die Besonderheit der Gelenkflächen für die ansetzenden Rippen. Auch die Gesamtform der Brustwirbelsäule differiert gegenüber den anderen Wirbelsäulenbezirken etwas.

Beim Blick von außen – oben *(oben)* fallen die Artikulationsflächen für die Rippen und die entsprechenden Bänderverbindungen ins Auge. Die doppelte Auflage der Rippen an Wirbelkörper und Querfortsatz spielt bei der Operation von Zwerchsacktumoren eine Rolle (S. 404).

Die Dornfortsätze pflegen sehr kräftig entwickelt zu sein, um eine genügende Auflagefläche für die ansetzenden Muskeln bieten zu können *(rechts)*. Für die operative Freilegung spielt dies eine wichtige Rolle, da mit der Stärke der Muskulatur die Länge der notwendigen Inzision der Weichteile zunimmt.

Nach ihrem Durchtritt durch die Foramina intervertebralia kommen die Spinalwurzeln in engen Kontakt mit den Mediastinalgebilden und der Pleura. Hierbei ist auf die Zwerchsacktumoren hinzuweisen.

Der Verlauf des Sympathikus ist in der unteren Abbildung dargestellt. Die Ganglien liegen im Winkel zwischen seitlichem Wirbelkörper und Rippeninnenfläche.

Hier können sie von dorsal und mit dem besonders eleganten Verfahren der endoskopischen Darstellung nach dem Anlegen eines Pneumothorax erreicht werden (S. 518).

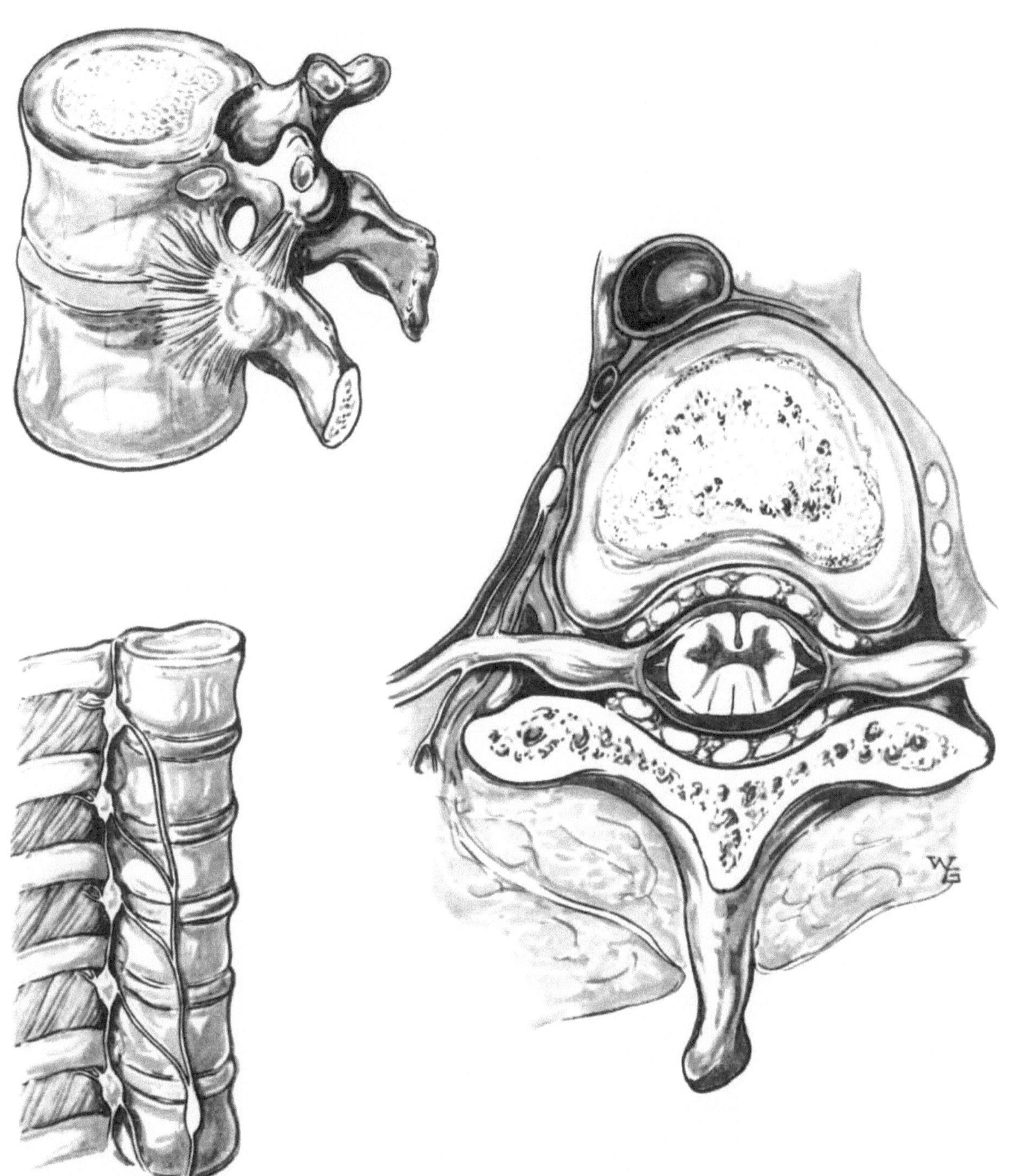

Anatomie von Lendenwirbelsäule und Konus-Kauda-Bereich

Zahlenmäßig am häufigsten von den Wirbelbezirken werden Eingriffe im Gebiet der Lendenwirbelsäule vorgenommen; im Vordergrund stehen dabei die Operationen wegen bestehender Nucleus-pulposus-Prolapse. Seitens der Tumoren handelt es sich um die histologisch und lokal besonderen Konus-Kauda-Tumoren. In der Ansicht von hinten fallen die kräftigen Dornfortsätze und die oberen und die unteren Gelenkfortsätze auf (*l*). Auch deren Basen sind auffallend massiv (*l*). Die Querfortsätze bilden breite und lange Auflagen für die ansetzenden Muskeln.

In der seitlichen Sicht (*r*) ist die kräftige Ausbildung der Wirbelfortsätze ebenfalls auffallend. Die Durchtrittslöcher für die austretenden Spinalnerven sind entsprechend deren Kaliber großdimensioniert und lassen die Prädilektionsstellen für laterale Bandscheibenvorfälle gut erkennen, desgleichen Austrittsrichtung und baldige Verzweigung der Spinalnerven.

Im Querschnittbild (*u*) ist das fast gerade Abgehen der Spinalnerven auffallend, insbesondere im Vergleich mit der nach vorn gerichteten Abgangsrichtung der thorakalen Spinalwurzeln. Der Anteil der neben den Wirbelkörpern liegenden Muskeln ist um ein wesentliches höher als im Brustwirbelsäulenbereich.

Die Lagerung der Kaudafasern (*l*) entspricht in ihrer Form genau der anatomischen Bezeichnung als Pferdeschweif; zentral findet sich das Filum terminale, an Kaliber und Gefäßversorgung von den Spinalwurzelfasern unterschieden. Die Austrittswinkel dieser Wurzeln nehmen in distaler Richtung eine zunehmend spitzwinkligere Form an.

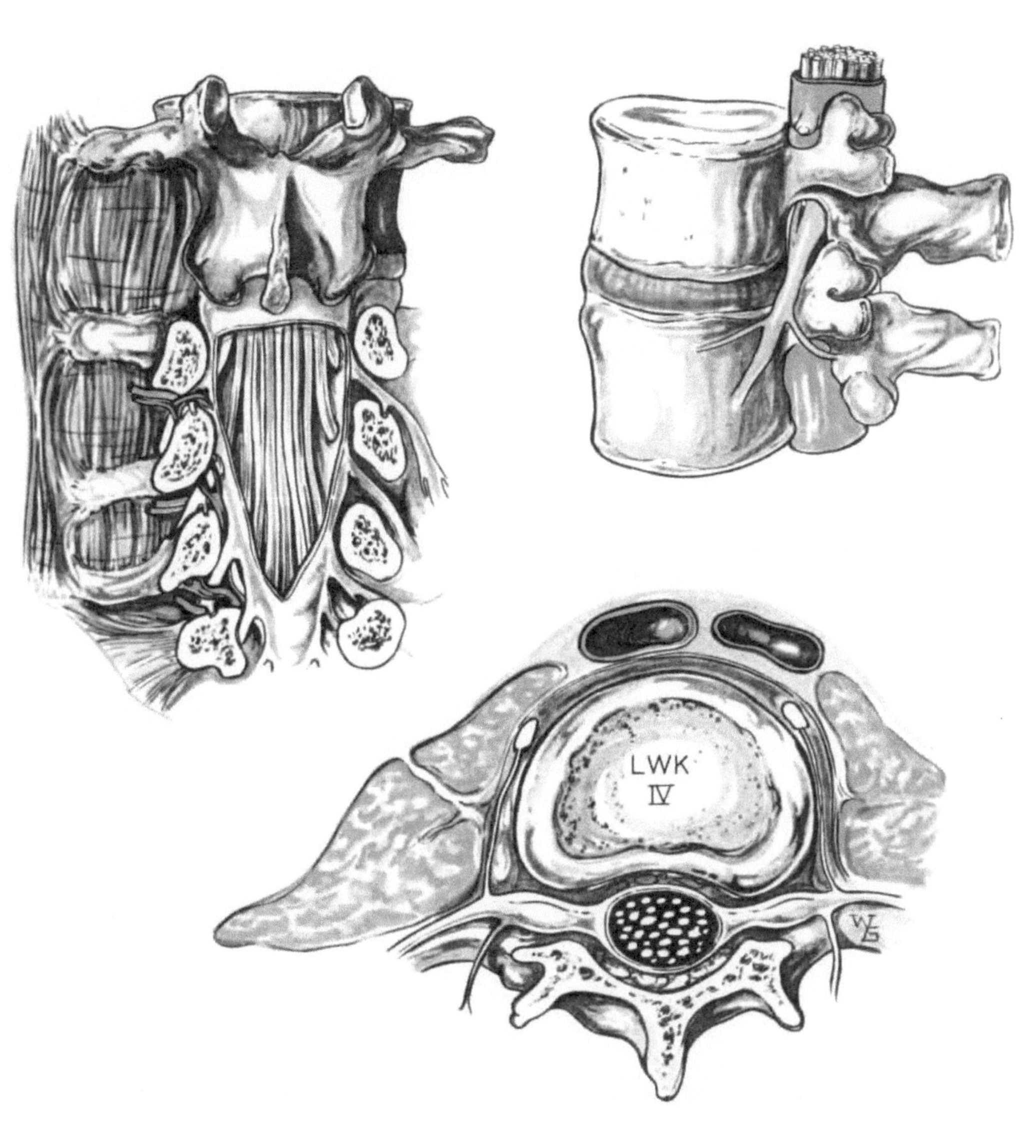

LWK
IV

Spinale Gefäßversorgung

In Abbildung *a* werden die Hauptversorgungsgebiete für das Rückenmark schematisch dargestellt. Man sieht dabei deutlich die Bildung unterschiedlich gut durchbluteter Bezirke mit primär gefährdeten Grenzzonen.

Es beginnt mit zwei Ästen, die aus den beiden Vertebrales kurz vor dem Zusammenfluß zur Basilaris abgehen und am Rückenmark die A. spinalis anterior für dieses Gebiet bilden. Im nächsten Abschnitt, der meist oberhalb von Th 3 beginnt und im wesentlichen das Halsmark versorgt, stammen die Gefäße aus der Subklavia bzw. den Truncus thyreo- und costocervicales. Die anschließenden Teile von Brust- und Lendenmark erhalten ihre Zufuhr über Arterien, die aus der Aorta abgehen; im wesentlichen sind dies Äste der Aa. intercostales, lumbales und sacrales. Die beiderseitigen Rami spinales ziehen mit den Spinalwurzeln durch die Foramina intervertebralia ins Innere des Wirbelkanals und zweigen sich in ventrale und dorsale Wurzeläste auf (*b*). Ein Teil dieser Äste passiert die Dura und versorgt das eigentliche Rückenmark; die anderen dienen der Versorgung von Dura, Spinalganglien und Wurzeln. Sie gehen eine ganze Reihe von Anastomosen untereinander ein. Eine besondere Bezeichnung hat die das Lumbalmark versorgende ventrale Arterie: A. radicularis magna.

Die eigentlichen Spinalarterien (A. spinalis anterior und Aa. spinales posteriores) sind nicht von zervikal bis sakral durchgehende Rohre, sondern Aneinanderreihungen anastomosierter Gefäße, die sich über kürzere Strecken auch aufspalten können. Von ihnen dringen die Äste in die Kommissurenfurchen und die Arteriennetze der sogenannten Vasacorona ins Mark ein; sie stellen Endarterien dar.

Die venöse Drainage von Rückenmark und Wirbelsäule (*c*) wird bei der Freilegung durch Laminektomie und Duraeröffnung klar; die Blutungen können ein beträchtliches Ausmaß erreichen. Daher wurde in Abbildung *c* auf die Darstellung der engen Vermaschung der Venen in der jeweiligen Schicht, aber auch in den Schichten untereinander, besonderer Wert gelegt.

Bei der Benutzung des Operationsmikroskops ist die Zahl und die Verletzlichkeit dieser Gefäße klar zu erkennen. Lediglich der Subduralraum ist gefäßarm und streckenweise fast gefäßfrei. Der Epiduralraum ist dafür um so reicher versorgt.

Schließlich ist in Abbildung *d* am Beispiel des Halsmarks die lokale Anastomosenbildung mit benachbarten größeren Gefäßen (Beispiele A. occipitalis, A. cervicalis ascendens) dargestellt. Sie können im Einzelfall den Ausfall typischer ernährender Gefäße kompensieren, lassen hierfür aber keine generelle Aussage zu.

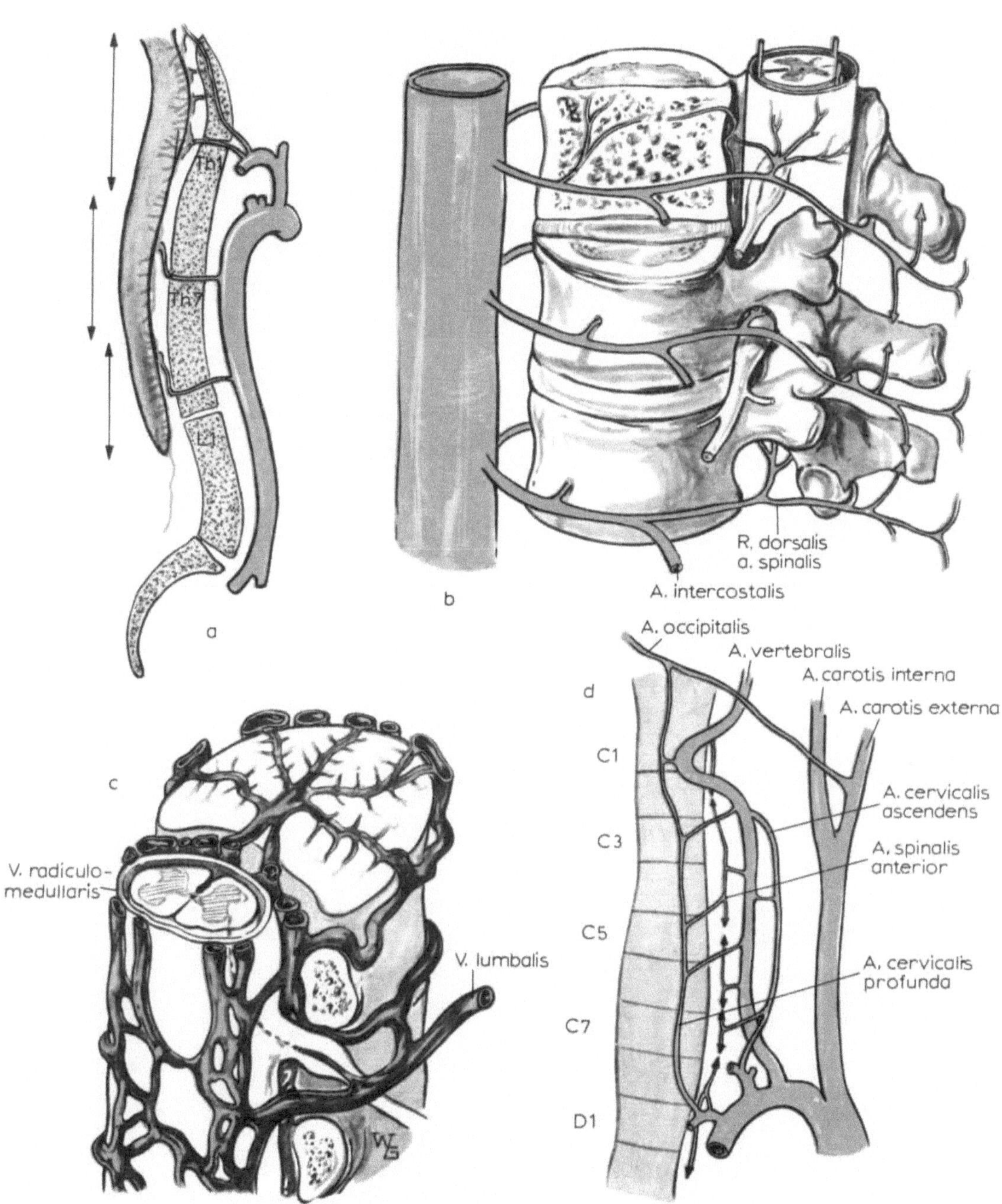

Th1
Th7
L1
a
b
R. dorsalis
a. spinalis
A. intercostalis
c
V. radiculo-
medullaris
V. lumbalis
d
A. occipitalis
A. vertebralis
A. carotis interna
A. carotis externa
C1
C3
C5
C7
D1
A. cervicalis
ascendens
A. spinalis
anterior
A. cervicalis
profunda

II Grundlagen neurochirurgischer Operationen

Lagerung des Patienten zur Hirnoperation I

Für die Lagerung des Patienten zur Hirnoperation sind lokale, allgemeine und anästhesiologische Gesichtspunkte zu berücksichtigen. Die lokalen Forderungen beziehen sich auf die optimale Zugänglichkeit des Operationsgebiets und die allgemeinen auf das Vermeiden zusätzlicher Schäden (Drucklähmungen von Nerven) und Komplikationen (Venenstauung, Luftembolie). Forderungen seitens des Anästhesisten ergeben sich aus dem körperlichen Zustand des Kranken, aus den hämodynamischen Verhältnissen, aus der Überlappung des Arbeitsgebiets mit dem des Operateurs am Kopf und aus den Notwendigkeiten etwaiger Reanimationsmaßnahmen. Je besser das Einvernehmen zwischen Anästhesist und Neurochirurg in diesen Fragen ist, um so leichter wird dem Operateur die Arbeit und um so schonender ist der operative Eingriff für den Patienten. Es wird der jeweils günstigste Kompromiß gesucht.

Entsprechend der Lokalisation des anzugehenden Prozesses kommen

- Rückenlage,
- Bauchlage,
- sitzende Postion oder
- Seitenlage

des Patienten infrage. Während alle Lagerungen besondere Sorgfalt in der Gummiunterpolsterung vorstehender Knochenteile sowie gefährdeter Nervenverläufe erfordern, kommt für die sitzende Position die Forderung nach exakter Fixierung des Kopfes hinzu. Sie ist in der oberen Abbildung für die übliche Art gezeigt: Die Stirn des Kranken wird bei vorgeneigtem Kopf an einen gummigepolsterten Bügel gepreßt und durch vom Bügel über den Hinterkopf wieder zum Bügel geführte Heftpflasterstreifen befestigt. Durch die Änderung des Winkels zwischen Operationstischoberteil und dem Lagerungsbügel lassen sich die gewünschten Abknickungen zur Operation an hinterer Schädelgrube, Halswirbelsäule und oberer Brustwirbelsäule einstellen. Auf die Besonderheiten zur Lagerung für mikrochirurgische Operationen in diesen Bereichen geht die nächste Tafel ein.

Die Anwendungsgebiete der verschiedenen Lagerungen unterscheiden sich in den verschiedenen Zentren und in den Zeiten. So war die sitzende Position für Kleinhirneingriffe über Jahrzehnte von der Bauchlage *(unten)* verdrängt worden. Manche Operateure fürchten den größeren Liquorverlust bei der Operation in sitzender Position, andere begrüßen gerade dieses physikalisch gelenkte Abfließen, das die Saugeranwendung reduziert und kleinere Blutmengen mit fortnimmt. Ohne Zweifel ist die Körperhaltung des Operateurs bei der Operation am sitzenden Patienten angestrengter, und ohne Zweifel macht die »kopfstehende« Anatomie bei der Operation am auf dem Bauch gelagerten Patienten eine Eingewöhnung nötig. Es gibt jedoch kein absolut stichhaltiges Argument, das ein Verwerfen der einen Position für den Kleinhirneingriff zugunsten der anderen zuließe.

Aus den geschilderten Gründen der »natürlichen« Drainage benutzen einige Autoren auch für die Trigeminotomie des Ganglion semilunare die seitlich sitzende Position des Kranken. Hier erscheint uns wiederum der notwendige unterschiedliche Spateldruck auf den Temporallappen für die Operation am rückengelagerten Patienten mit rekliniertem Kopf zu sprechen.

Generell sollte man derartigen physikalischen Überlegungen bei der Lagerung des Kopfes stets Raum lassen. Eine durch die moderne und wirksame Entwässerung sehr unterstützte Volumenminderung des Hirns kann durch Überbeugen des Kopfes und vorangehende Liquorpunktion soweit gebracht werden, daß der zur Darstellung des tiefgelegenen Operationsgebiets noch notwendige Spateldruck auf darübergelegene Hirnteile auf ein Minimum reduziert wird. Beispiele sind die Darstellung der Sella-Chiasma-Region oder des Kleinhirnbrückenwinkels.

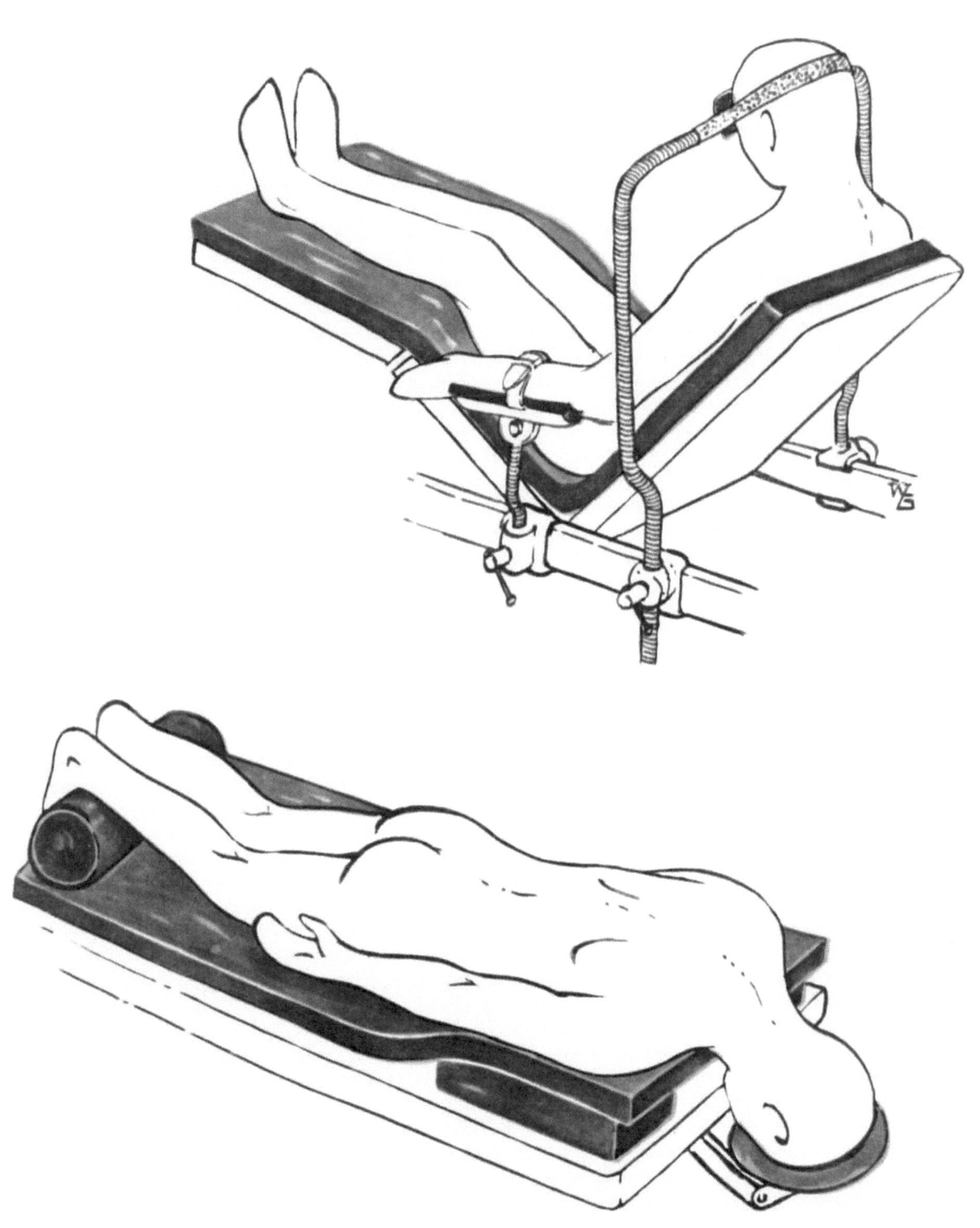

Lagerung des Patienten zur Hirnoperation II

Kaum Schwierigkeiten bereitet die Lagerung zur frontalen oder bifrontalen Trepanation; um so mehr Sorgfalt bedarf diejenige zur parietookzipitalen Freilegung. Hierfür kann die Seitenlage des Patienten angezeigt sein. Bevorzugt wird allerdings die Unterpolsterung der gleichseitigen Schulter- und Schulterblattpartie durch ein keilförmiges Gummikissen *(oben)*, unterstützt durch eine Kippung des Operationstisches zur Gegenseite. Hierfür ist wiederum eine gute Sicherung gegen das seitliche Abrutschen des Patientenkörpers mit Hilfe von Nierenstützen und gepolsterten Riemen nötig.

Die Freilegung eines okzipitalen Prozesses wird aus der Seitenlage oder aber in Bauchlage vorgenommen, um extreme Seitwärtsdrehungen des Kopfes mit den Folgen der venösen Stauung und der Minderung der arteriellen Versorgung unbedingt zu vermeiden.

Das Überkippen des Kopfes nach hinten bzw. zur Gegenseite *(Mitte)* ist eine altbewährte Zusatzeinstellung, die erst während der Operation angewendet wird, also einer gut zu lösenden Sperre der Kopfstütze des Operationstisches bedarf. Bei der Freilegung der Sella-Chiasma-Region von frontotemporal sowie von temporal verbessert sich die Einblickmöglichkeit ohne wesentlichen oder sogar fehlenden Spateldruck grundlegend. Sobald diese Spezialeinstellung nicht mehr benötigt wird, kann der Kopf wieder in die Normallage zurückgebracht werden.

Besondere Forderungen haben sich aus den modernen mikrochirurgischen Operationsmethoden ergeben. Das Ausmaß der optischen Vergrößerung des operativ anzugehenden Objekts (bis 40fach) bedingt wesentlich höhere Ansprüche an die Fixierung des Kopfes des Patienten sowie der Arme und Instrumente des Operateurs. Für den Operateur sind dementsprechende vom Operationstisch abhängige oder unabhängie Armstützen in Gebrauch; der Patientenkopf wird in winkel- oder ringförmige Kopfhalter eingespannt.

Im Prinzip entspricht das technische Vorgehen dem der stereotaktischen Operationen: Mit Hilfe von drei oder vier Dornen, die in die Tabula externa eingeschraubt werden, wird der Kopfhalter am Patientenkopf angebracht und durch stabile Gelenkverbindungen am Operationstisch befestigt. Bei den winkelförmigen Haltern (das untere Bild zeigt das Modell nach *Mayfield-Kees*) kann die Operationsfläche bequemer freigehalten werden. Die ringförmigen Halter sind konstruktiv weniger aufwendig und meist auch leichter. Sie bringen den weiteren Vorteil der beliebigen Halterung von Spateln, Saugern oder Lichtquellen zu beiden Seiten des Operationsfeldes. Unabhängig vom Typ des verwendeten Kopfhalters ist stets zu berücksichtigen, ob voraussichtliche Zusatzinzisionen unter der Operation notwendig werden, wie etwa die Anlage eines ventrikuloatrialen Shunts. Danach ist die Lage des Halters auszurichten und nicht, wie bei der stereotaktischen Operation, nach der möglichst optimalen Mittellinienposition.

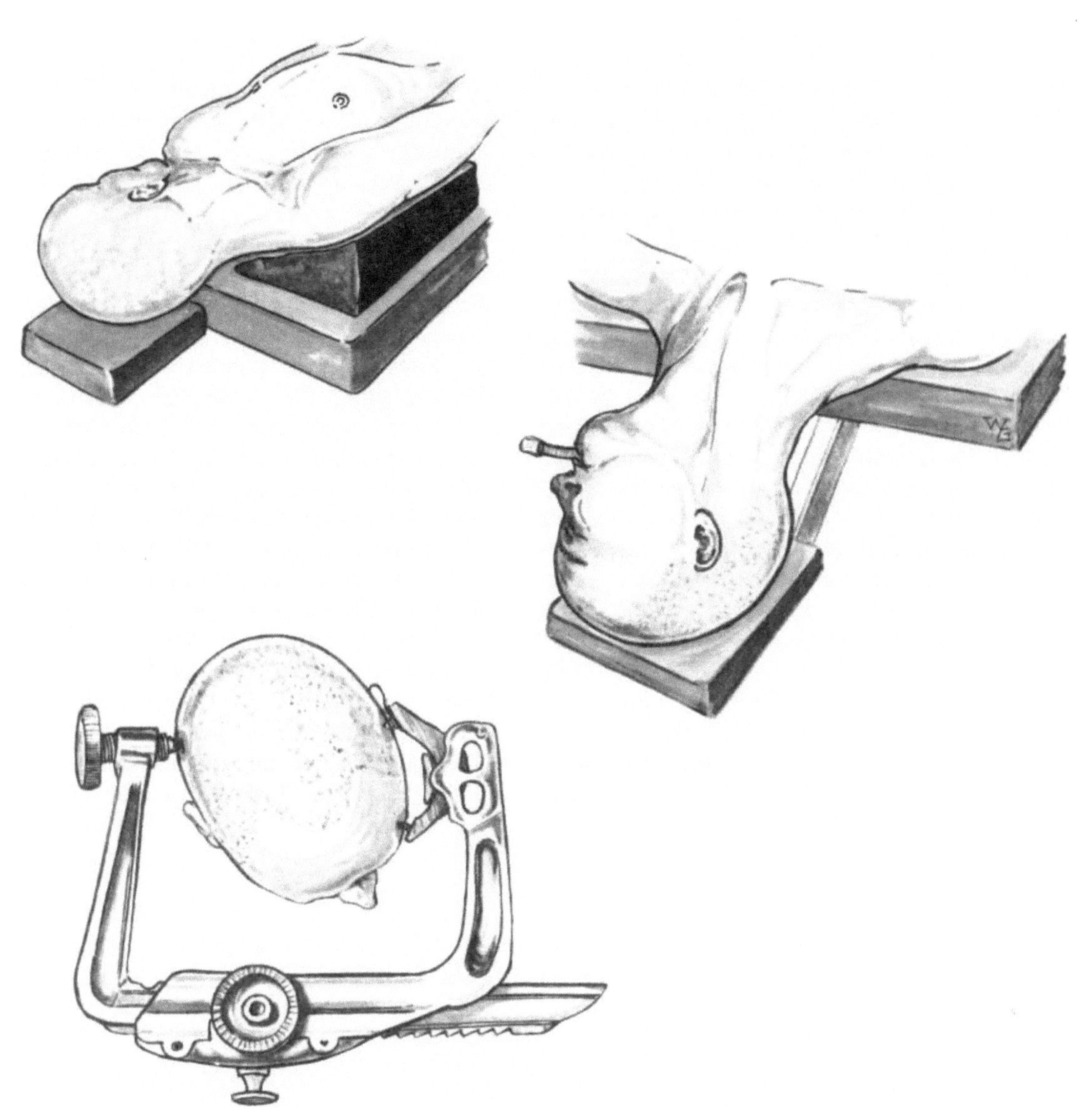

Lagerung des Patienten zur Laminektomie

Operationen an oder innerhalb der Wirbelsäule können in Bauchlage oder in Seitenlage des Patienten vorgenommen werden. Eine Sonderform der Bauchlage ist die hockende Stellung, die von einer Reihe von Operateuren für Freilegungen im Lumbalbereich (Nucleus-pulposus-Prolaps) bevorzugt wird.

Die glatte Bauchlagerung hat Nachteile in der mechanischen Erschwerung der Atmung und im Nachsickern von Blut und Liquor im tiefsten Punkt der Operationshöhle. Sie ist daher gegenüber der Seitenlage zurückgetreten. Hierbei wird im operativ freizulegenden Wirbelsäulenbereich eine Spreizung der Dornfortsätze angestrebt, was praktisch auf eine maximale Vorbeugung der Wirbelsäule hinausläuft. Die notwendige Fixierung der erreichten Beugestellung *(oben)* geschieht durch gut abgepolsterte Gurte und durch ein Gummikissen vor dem Thorax. Vor allem alle betroffenen Knochenvorsprünge sind durch flache Gummikissen zu schützen. Ein Seitwärtskippen des Operationstisches erleichtert laterale Schnittführungen (Beispiel: Zwerchsacktumoren). Je ausgeprägter die natürlich oder krankhaft bedingten Versteifungen der Wirbelsäule sind, um so schwieriger wird auch eine optimale Lagerung; hier hilft meist nur eine Ausdehnung der Inzision und zum Teil auch der Laminektomie.

Für lumbale Laminektomien, speziell für Operationen lumbaler Bandscheibenvorfälle, kann die Überbeugung durch das Anziehen der Knie des Patienten bis an den Thorax verstärkt werden *(unten)*. Dies erleichtert wiederum den operativen Zugang, darf aber nicht bis zur lokalen venösen Stauung reichen. Die Durchführung dieser seitlichen Hockstellung ist im allgemeinen erst nach Einleitung der Narkose durchführbar.

Die Umsetzung dieser seitlichen Hockstellung in die Senkrechte geschieht bei der recht verbreiteten »Häschen-Stellung«, bei der der Patient in einer Knie-Ellenbogen-Lage auf dem Operationstisch befestigt wird. Auch diese Lagerung findet erst nach dem Einsetzen der Narkose Anwendung. Als Wesentliches ist auf die uneingeschränkte Atemmöglichkeit des Patienten zu achten. Gleich wichtig ist wiederum die Abpolsterung belasteter Knochenbezirke.

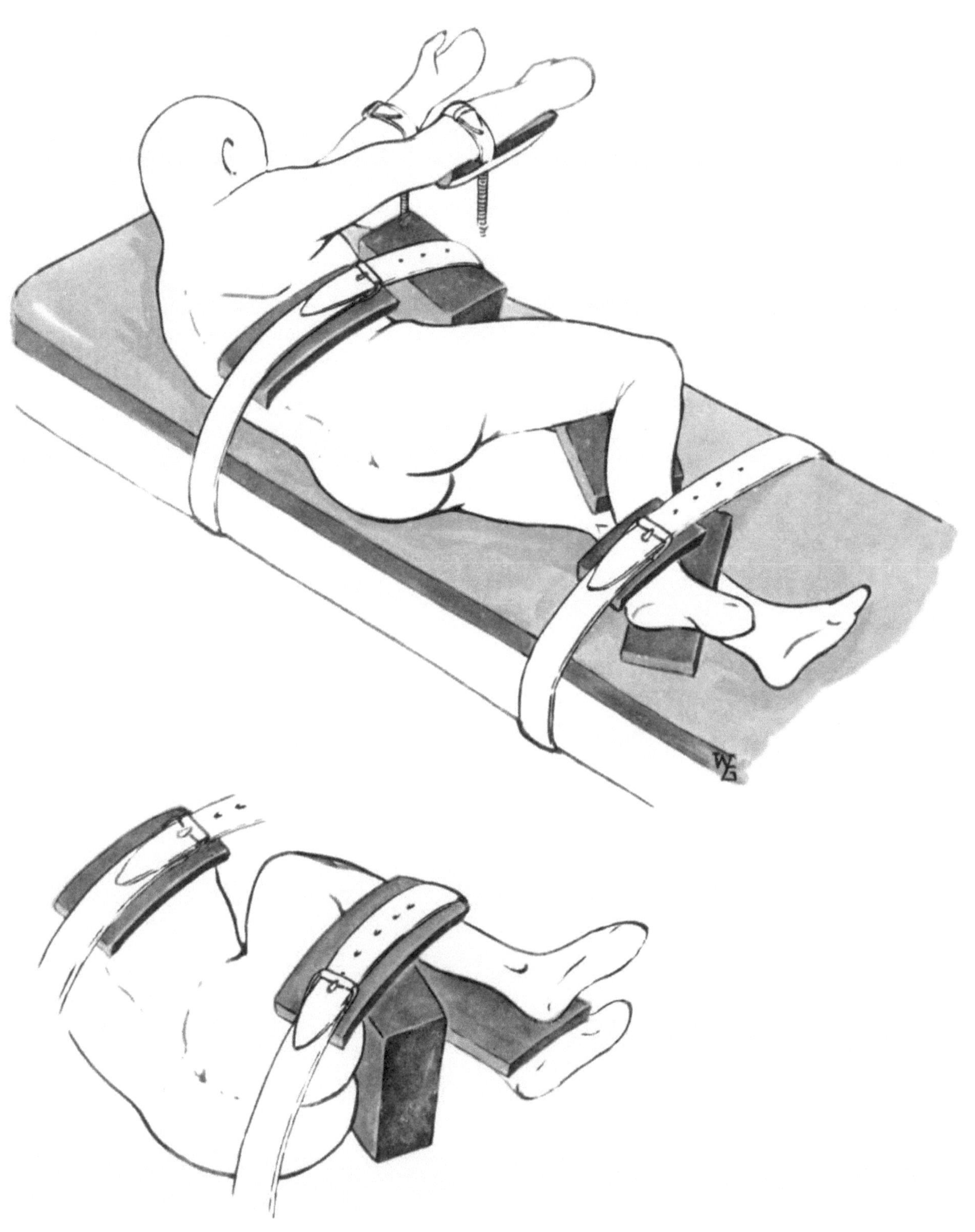

Örtliche Betäubung bei Schädel-Hirn-Operationen

Mit dem Ausbau und der Vervollkommnung der Allgemeinanästhesie ist der Anteil der alleinigen Lokalanästhesie bei den Hirnoperationen sehr zurückgegangen. Aus der früheren Standardmethode ist eine begrenzte Indikation geworden. Dies gilt jedoch nicht für die Kombination zwischen örtlicher Betäubung und Allgemeinanästhesie, etwa in Form der Neuroleptanalgesie. Die örtliche Betäubung hilft dabei Narkosemittel sparen, vor allem aber senkt sie den Blutverlust aus der Kopfschwarte. Dieser Effekt wird durch die Beigabe von Vasokonstringenzien (Beispiele: Vasopressin-8-Oxytocin) noch erhöht. Vor deren Anwendung ist allerdings die Konsultation des Anästhesisten nötig, um dessen eventuell vorgesehenen Maßnahmen zur Blutdrucksenkung nicht zu stören.

Die Technik der Lokalanästhesie im Schädelbereich richtet sich nach zwei anatomischen Gegebenheiten:

- Verlauf der Hautnerven,
- Aufbau der Kopfschwarte.

Die Hautnerven kommen generell aus der Ebene der Schädelbasis (*a* sowie Tafel 17), so daß eine Abblockung der Leitung an vier Stellen erfolgt: oberhalb der Augenbraue für den N. supraorbitalis, vor dem Ohr für den N. temporalis, hinter dem Ohr für weitere Temporalisäste und okzipital zwei Querfinger neben der Mittellinie im Bereich der tastbaren Linea nuchae für den N. occipitalis. Zusätzlich oder alleinig (beim kombinierten Vorgehen mit der Allgemeinbetäubung) wird der eigentliche Schnittbereich unterspritzt (*c* und *d*).

Da sich die Anästhesielösung in den oberen Skalpschichten nur langsam ausbreitet und andererseits die Aufquellung des Periostes zu Schwierigkeiten bei der sicheren Befestigung der Wundrandklemmen führt, empfiehlt sich das folgende Vorgehen (*b*): Die nicht zu dünne und etwa 8–10 cm lange Kanüle wird nach Anlage einer Hautquaddel zunächst bis auf den Knochen durchgestochen und dann 3–4 mm zurückgenommen; unter ständigem Nachspritzen wird dann der zu infiltrierende Bezirk des mehr oder weniger festen Unterhautfettgewebes durchtränkt, so daß sich eine deutlich sichtbare Aufwölbung ergibt. Auf ihrer letzten Strecke wird die Kanüle so geführt, daß sie von innen her wieder die Haut erreicht. Von diesem Punkt aus erfolgt dann der nächste Einstich. Für einen etwa handtellergroßen Trepanationsbezirk sind hierfür 30 ml Prokainlösung (0,5–1 %ig) nötig; für die basale Leitungsanästhesie kommen nochmals 10 ml der gleichen Lösung hinzu. Mit Mepivacain, Lidocain u.ä. ist ein rascherer Wirkungseintritt zu erreichen. Hierbei reduzieren sich die verwendeten Konzentrationen sowie die Dauer der Schmerzausschaltung.

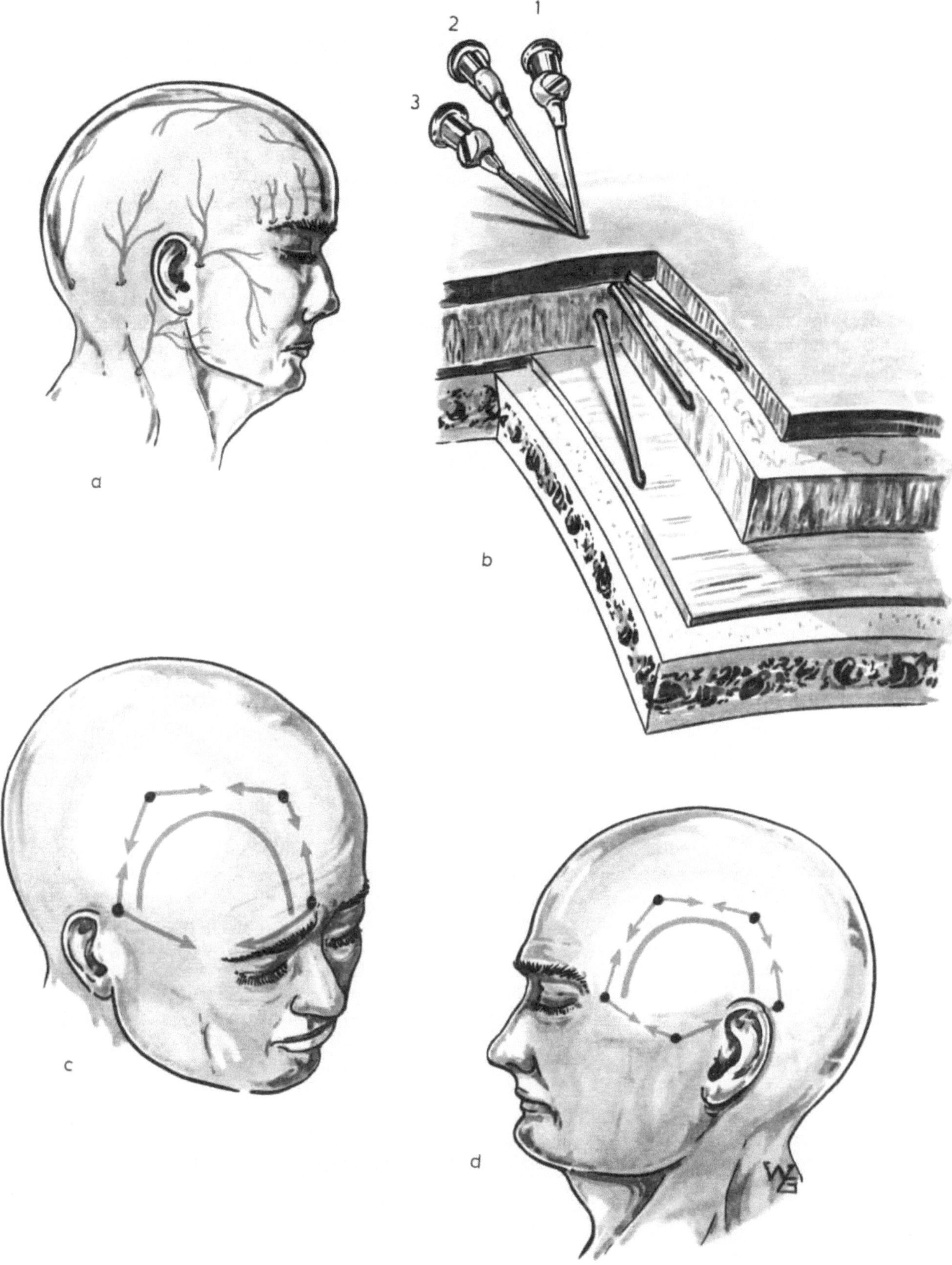

1
2
3
a
b
c
d

Leitungsanästhesie des Plexus brachialis

Eingriffe im Gebiet des Armes können nach wie vor in Leitungsbetäubung des Plexus brachialis vorgenommen werden. Dies betrifft aus neurochirurgischer Sicht vor allem die Versorgung peripherer Nervenverletzungen. Die Länge der erreichbaren Anästhesie reicht auch für länger dauernde mikrochirurgische Operationen aus; eine nachteilige Wirkung der Plexusbetäubung auf die Heilung von Nervenanastomosen ist nicht nachgewiesen.

Die Blockade des Plexus brachialis wird in zwei verschiedenen Höhen vorgenommen:
- supraklavikulär mit dem Zielgebiet der hinteren Skalenuslücke,
- subaxillär mit dem Zielgebiet der Nerven-Gefäß-Scheide am Humerus.

Die supraklavikuläre Methode *(Kulenkampff, Quenu)* geht von einem Einstich oberhalb der Mitte des Schlüsselbeins aus. Der Patient befindet sich in Rückenlage mit fast oder ganz an den Körper angelegtem Arm und zur Gegenseite gedrehtem Kopf. Zunächst wird den Kopf etwas erhöht gelagert. Die 4–5 cm lange Kanüle zeigt mit ihrer Spitze auf den Dornfortsatz des 2. Brustwirbels. Der Einstich erfolgt unter ständigem Aspirieren (Feststellung der Gefäßalteration) und mit ständig aufgesetzter Spritze (Feststellung der Pleuraverletzung). Der Patient wird bereits vor Beginn der Injektion auf die als Zielangabe wichtigen Parästhesien in Unterarm, Hand und Fingern aufmerksam gemacht. Sobald der Patient diese Parästhesien sicher empfindet, werden 20 ml Prokainlösung (1–2%ig) fächerförmig injiziert. Nach 5–20 min muß die motorische und sensible Lähmung des Arms bis hinauf zum M. deltoideus weitgehend eingetreten sein. Anderenfalls wird lokal nachgespritzt, allerdings hat dies teilweise einen ungenügenden Effekt. Ohne Zugabe von Adrenalin oder Vasopressin-Oxytocin pflegt die Betäubung 1–2 Stunden, unter Zugabe dieser Substanzen 3–4 Stunden anzuhalten. Die wichtigste Komplikation ist die Pleuraverletzung, selten in der gravierenden Form des Spannungspneumothorax. Entsprechende Beobachtung der Atmung des Patienten macht auf diese Komplikation aufmerksam. Rasch bemerkte und kleine Pneumothoraxbildungen pflegen sich ohne Aspirationsbehandlung rückzubilden. Die Blockade des N. phrenicus kann ebenfalls zu Atembeschwerden führen. Diese sind im Gegensatz zum Pneumothorax vorübergehender Natur. Eine Mitbeteiligung des zervikalen Sympathikus äußert sich in einem *Horner*-Syndrom und ist klinisch unbedeutend. Schließlich kann es zur Verletzung von Arterien und Venen kommen, was durch sorgfältige Aspirationsproben festgestellt wird.

Da die supraklavikuläre Methode in 5–10% versagen kann, wurde in den letzten Jahren die altbekannte subaxilläre Plexus-brachialis-Blokade *(Capelle)* in stärkerem Maße herangezogen und verfeinert. Knapp unterhalb des Deltoideusansatzes liegen die drei Hauptnerven des Arms sowie die Nn. cutanei brachii und antebrachii in einer gemeinsamen Gefäß-Nerven-Scheide mit der A. brachialis in unmittelbarer Nähe des Knochens *(rechtes Bild)*. Der N. medianus liegt radial der Arterie, der N. ulnaris ulnar und der N. radialis dahinter, in den Kanal zwischen Knochen und oberen Trizepskopf eintretend. Mit Zeige- und Mittelfinger der Gegenhand tastet der Operateur im Sulcus bicipitalis am Deltoideusansatz den Puls der A. brachialis. Zwischen den beiden Fingern wird eine 3–4 cm lange Kanüle senkrecht auf den Knochen eingestochen. Wieder wird der Patient nach auftretenden Parästhesien in den distalen Abschnitten befragt. Sobald dies eingetreten ist, können 40–60 ml Prokainlösung (1%ig) injiziert werden. Ein weiteres Depot mit 15–20 ml Lokalanästhetikum wird an die hintere Innenseite des Humerus gesetzt, um den N. radialis sicher auszuschalten. Der auf die Kanüle übertragene Puls der A. brachialis bietet keinen sicheren Hinweis für die optimale Erreichung des Nervenbündels. Die komplette Wirkung der Betäubung pflegt allerdings erst 30–35 min nach der Einspritzung einzutreten. Die Zugabe von Vasokonstringenzien pflegt die Anästhesiedauer auf das Doppelte zu erhöhen. Auch die subaxilläre Methode kann versagen (3–5%); durch Nachspritzen läßt sich nur bei einem Teil dieser Patienten doch noch eine ausreichende Anästhesie erreichen. Eigentliche Komplikationen fehlen. Gefäßpunktionen werden durch sorgfältige Aspirationsproben rasch diagnostiziert.

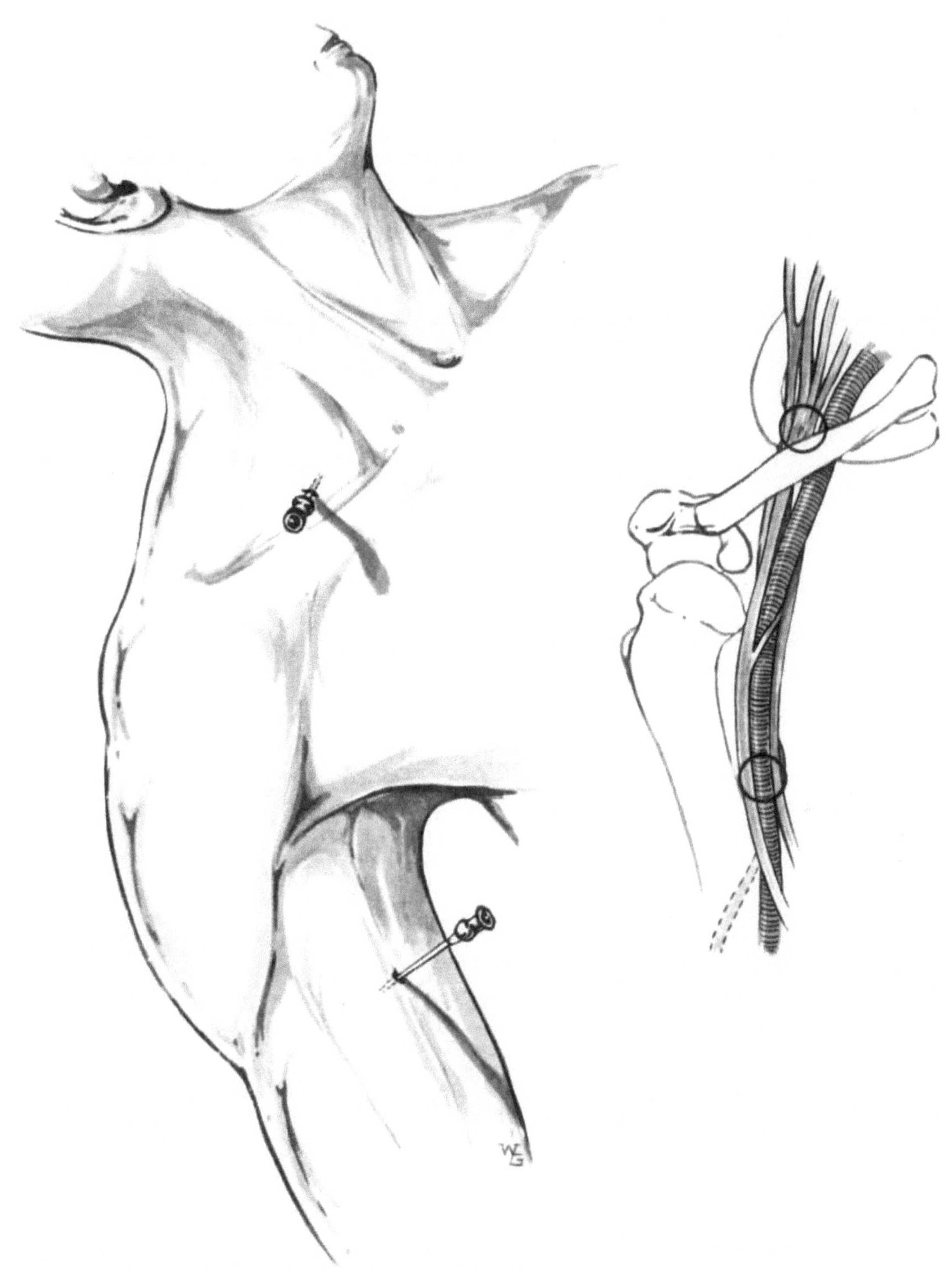

Hautschnitte bei Großhirneingriffen I

Obwohl gewisse Richtlinien über die zu bevorzugende Lage von Hautschnitten für Trepanationen gegeben werden können, empfiehlt es sich nicht, daran völlig starr festzuhalten. Vielmehr wird von Fall zu Fall präoperativ das günstigste Vorgehen bestimmt. Berücksichtigt werden hierfür

- die genaue Lage des anzugehenden Prozesses,
- Lage und Verlauf von Nerven und Gefäßen in Haut und Knochen,
- die Umgehung oder absichtliche Freilegung zu schonender unbeteiligter Hirngebiete,
- die günstigsten Voraussetzungen für Wundverschluß und -heilung.

Die Größe des Hautschnitts richtet sich nach der voraussichtlichen Größe der Trepanation. Bestehen über deren Größe Zweifel, so muß primär mit größeren Hautinzisionen begonnen werden oder sekundär für eine intraoperative Erweiterungsmöglichkeit des Schnitts Sorge getragen werden. Beispiel hierfür ist die in der Richtung unterschiedliche Schnittführung beim Anlegen der temporalen Bohrlöcher für die Entlastung eines intrakraniellen Hämatoms, die die Zusammenfassung der 2–3 kleinen Schnitte zu einem Bogenschnitt zuläßt, durch den die übliche osteoplastische Trepanation angeschlossen werden kann.

Nach wie vor werden im Großhirnbereich Bogenschnitte bevorzugt. Sie lassen einen genügenden Abstand zur eigentlichen Trepanation zu und reduzieren damit die direkte Passage für Liquor und für Keime, haben also einen präventiven Einfluß auf postoperative Komplikationen. Es arbeiten aber auch einige Zentren mit Längsschnitten, wie sie in der Allgemeinchirurgie üblich sind; die veröffentlichten Ergebnisse sind keineswegs schlechter als beim Bogenschnitt. Die offensichtlich wesentlichen Faktoren bestehen wohl in der intraoperativen Schonung der Wundränder (Druck von Wundspreizern, multiple Koagulationen u.ä.) und der abschließenden sorgfältigen und wenig traumatisierenden Naht (Vermeiden von Spannungen, kein zu kräftiges Nahtmaterial, Anwendung entlastender U-Nähte usw.). Auch die Bildung von Zipfeln ist bei der Schnittführung zu unterlassen; hier entstehen sonst schwer heilende, durch die Spannung der drei beteiligten Wundflächen bedingte Dreiecke.

Schließlich sind auch kosmetische Gesichtspunkte einzubeziehen. Gerade der Stirnbereich kann durch Narben schwer verunstaltet werden, insbesondere bei der keineswegs immer vorauszusehenden Keloidneigung mancher Kranker. Wenn also eine Schnittführung innerhalb der behaarten Kopfhaut möglich ist, sollte sie später sichtbaren Schnittführungen vorgezogen werden.

Einige typische Schnittführungen sind auf den beiden folgenden Tafeln wiedergegeben. Die frontotemporale Inzision beginnt paramedian am Haaransatz und zieht bogenförmig vor den gleichseitigen Ohransatz *(oben links)*. Unbedingt zu schonen ist hierbei der benachbarte Teil des N. facialis (S. 16), während die A. temporalis superficialis durchaus unterbunden werden kann, falls sie den Schnitt kreuzt. Für die Orbitafreilegung von oben *(oben rechts)* kann der frontotemporale Schnitt etwas kleiner und flacher gehalten werden; für die Keilbeinflügelfreilegung wandert die Inzision nach hinten – unten *(Mitte)*. Gerade für die beiden letzten Indikationen bestehen aber auch andere Zugangsmöglichkeiten (siehe entsprechende Kapitel im speziellen Teil). Die Zentralregion wird von einem am Haaransatz beginnenden und bogenförmig entlang der Mittellinie zur Parietalregion verlaufenden Hautschnitt freigelegt *(unten rechts)*. Ergänzend seien die kleinen Hautschnitte zur Freilegung der Trigeminusäste an ihren Knochenlöchern dargestellt *(unten links)*, wobei der 2. und 3. Ast auch von der Schleimhaut her dargestellt werden können. Diesen Weg bevorzugen die Stomatologen.

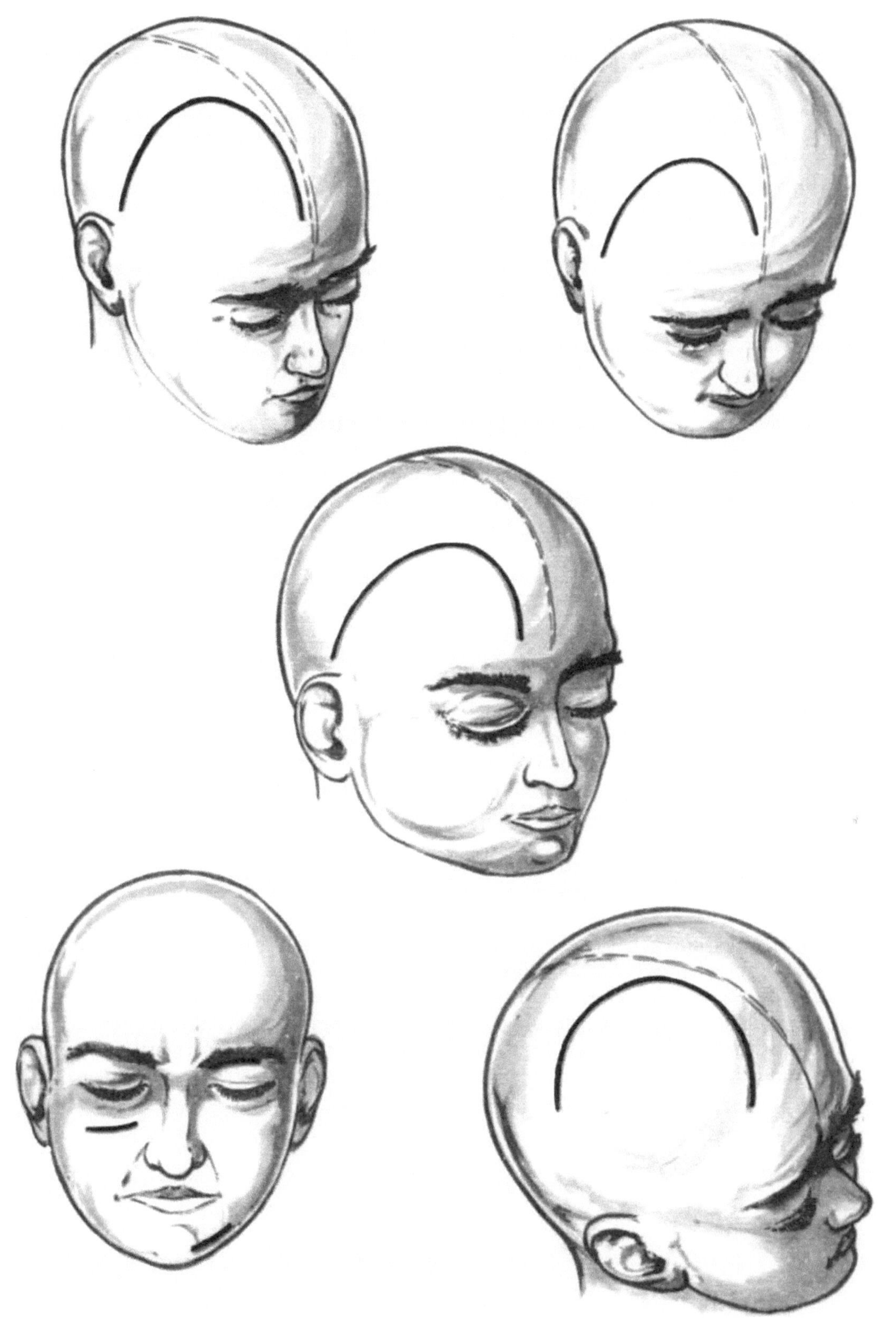

Hautschnitte bei Großhirneingriffen II

Für die okzipitale Trepanation *(oben links)* wird der Bogenschnitt paramedian in Höhe der Protuberantia occipitalis externa begonnen und bis oberhalb oder etwas hinter den Ohransatz geführt. Dabei kann das Vorklappen des Ohres angezeigt sein. Dieser Schnitt umgeht den N. occipitalis und vermeidet damit die Möglichkeit der lästigen postoperativen Okzipitalneuralgie.

Der selten notwendige große Eingriff der Hemisphärektomie bedarf einer großen Freilegung *(oben rechts)*, die von temporal über parietal-paramedian bis in den Okzipitalbereich zieht. Ein Überschreiten der Mittellinie ist hierfür nicht notwendig. Prinzipiell kann auch ein H-förmiger Hautschnitt verwendet werden, dessen vorderer Längsbalken dem Haaransatz folgt und tief temporal endet, dessen hinterer Längsbalken bogenförmig von hochokzipital-paramedian nach der hinteren Basis zieht und dessen Querbalken die Höhepunkte der bogenförmigen Längsbalken verbindet.

Für die Freilegung des Ganglion semilunare *(Gasser)* wird meist eine Längsinzision der Temporalregion verwendet, die 2–3 cm vor dem oberen Ohransatz verläuft und bis zum Jochbein reicht *(Mitte)*. Zu beachten ist der Verlauf des benachbarten Fazialisanteils für die Mm. frontalis und orbicularis oculi (S. 16). Prinzipiell kann die Freilegung des Trigeminusganglions auch von einem bogenförmigen Schnitt mit temporobasaler Stielung aus erfolgen, gebräuchlicher ist aber das Längsschnittverfahren.

Ventrikelpunktionen mit der Bohrlochmethode können routinemäßig von vier Gebieten aus gemacht werden: frontal, präzentral, temporal und parietookzipital *(unten links)*. Für die Wahl des Zugangsweges spielen verschiedene Faktoren eine Rolle: erwünschtes Zielgebiet, Art des vermuteten Grundleidens, Eingriff zu diagnostischen oder therapeutischen Zwecken, spezielle Einstellung und Erfahrung der Klinik usw. Das temporale Punktionsloch liegt 3 cm über und 3 cm hinter dem vorderen oberen Ohransatz. Das frontale Bohrloch wird bewußt im Gebiet der unbehaarten Stirnhaut angelegt, um die Rasur des Haupthaars zu vermeiden. Der Schnitt ist klein zu halten und verläuft quer in Richtung der Stirnfalten. Das präzentrale Bohrloch wird von Hautschnitten aus angelegt, die hinter dem Haaransatz beginnen und 4–5 cm neben der Mittellinie verlaufen. Die Längsschnitte für das parietookzipitale Vorgehen liegen 3–4 cm neben der Mittellinie und 2 Querfinger oberhalb der Protuberantia occipitalis externa.

Der Bügelschnitt *(unten rechts)* beginnt vor dem oberen vorderen Ohransatz der einen Seite, zieht bogenförmig hinter dem Haaransatz und vor der Kranznaht zur Gegenseite und endet symmetrisch am gegenseitigen vorderen oberen Ohransatz. Manche Operateure gestalten den mittleren Teil leicht wellenförmig, imitieren also den normalen Verlauf des Haaransatzes. Die Inzision bewährt sich sowohl bei einseitigen als auch ganz besonders bei doppelseitigen frontalen Freilegungen; dies betrifft Tumoren der vorderen Basis, den Sella-Chiasma-Bezirk oder auch die frontobasalen Verletzungen. Vor allem die kosmetisch günstige und trepanationsrandferne Lage der Inzision überwiegt gegenüber der notwendigen größeren Freilegung von Geweben.

Bei den Bogenschnitten im Großhirnbereich liegt die Stielung in der Regel nach der Basis zu, was mit der Versorgung durch Nerven und Gefäße zusammenhängt. Aufgrund der guten arteriellen Versorgung der Kopfschwarte kann aber auch eine Stielung zum Sinus vorgenommen werden. Dies ist bei sinusnahen Tumoren gelegentlich nötig.

Es kann aber auch der in üblicher Weise gestielte Lappenschnitt über die Mittellinie hinweg gelegt werden, so daß die gleiche gute Zugänglichkeit sinusnaher Gebiete erreicht wird.

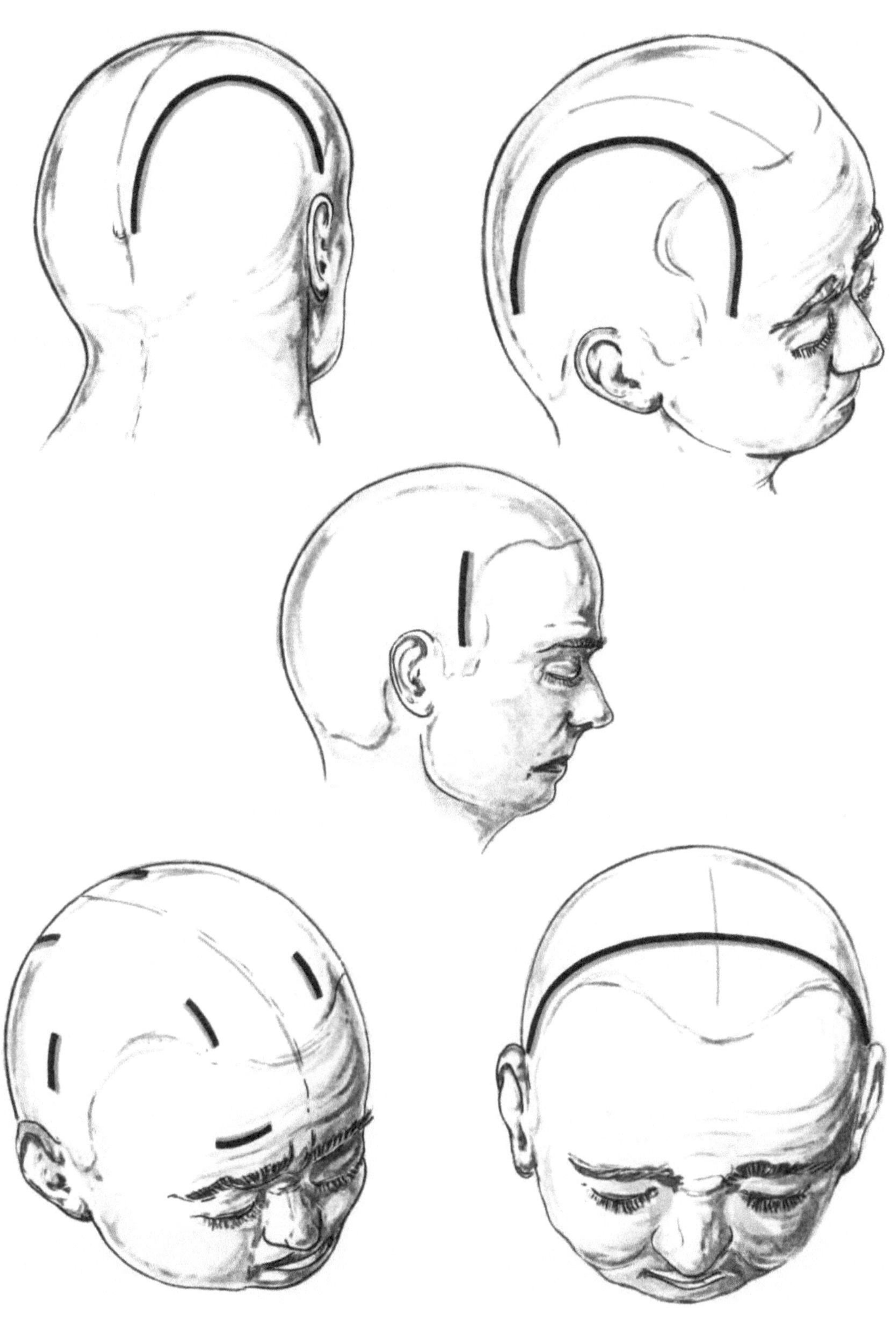

Hautschnitte bei Operationen in der hinteren Schädelgrube

Generell ist zwischen dem medianen und mehr oder weniger symmetrischen doppelseitigen Vorgehen einerseits und den primär einseitig angelegten Inzisionen andererseits zu trennen. Die typische Indikation für den einseitigen Hautschnitt bildet der Kleinbrückenwinkeltumor.

Häufigster Hautschnitt für mediane oder paramediane Kleinhirnprozesse ist die mediane Inzision *(oben links)*, die auch leicht wellenförmig angelegt werden kann, um im oberen, dem Knochen meist unmittelbar aufliegenden Hautabschnitt eine räumliche Trennung zwischen Trepanationsöffnung und Narbe zu erreichen. Auf diesen Schnitt können im Bedarfsfall Seiteninzisionen aufgesetzt werden; wir bevorzugen zur Platzgewinnung jedoch die Verlängerung des Mittelschnitts nach unten und oben.

Der tiefe Querschnitt *(oben rechts)* wird nur von wenigen Zentren bevorzugt; er hat das Plus der guten Heilungstendenz, aber den Nachteil der Durchtrennung vieler kleiner und mittlerer Gefäße und Hautnerven. In der Form des höher ansetzenden Lappenschnitts *(unten links)* findet diese Inzisionsart nur noch ausnahmsweise Anwendung.

Unter den einseitigen subokzipitalen Hautschnitten findet der laterale Hautschnitt zur Freilegung des Kleinhirnbrückenwinkels *(Mitte)* die häufigste Anwendung, gefolgt von einem großbogigen Lappenschnitt, der über dem Mastoid beginnt und paramedian in Höhe des Foramen occipitale magnum endet. Letzterer bezweckt ebenfalls wieder die räumliche Trennung von Trepanationsöffnung und verschlossener Wunde zur Prävention von Liquorfluß und Keimeinwanderung.

Falls im gleichen Operationsakt eine *Torkildsen*-Drainage anzulegen ist, so kann entweder ein S-förmiger Schnitt, der über dem Ventrikelhinterhorn beginnt und in der Mittellinie über dem 1. Halswirbelkörper endet, verwendet werden (einseitige *Torkildsen*-Drainage) oder getrennt vorgegangen werden. Neben der jeweils hausüblichen Kleinhirntrepanations-Inzision werden kurze Hautschnitte 3–4 cm neben der Mittellinie und 2–3 Querfinger oberhalb der Protuberantia occipitalis externa angelegt *(oben rechts)*.

Für die das Tentorium überschreitenden Doppelhöhlentumoren sind auch entsprechend ausgedehntere Hautinzisionen nötig *(unten rechts)*. Neben der abgebildeten Bogenform kommen auch lappenförmige Schnitte mit einer Stielung nach dem Nacken zum Einsatz. Für die jeweilige Entscheidung spielen die Größe der notwendigen Freilegung, die jeweilige Bevorzugung des supra- oder des infratentoriellen Raums durch den Tumor sowie die Hautverhältnisse die entscheidende Rolle.

Die Schnittführung zur Anlage ventrikuloatrialer Shunts wird auf S. 334 dargestellt. Sie ist in gewissen Grenzen durch das verwendete Ableitungssystem beeinflußt.

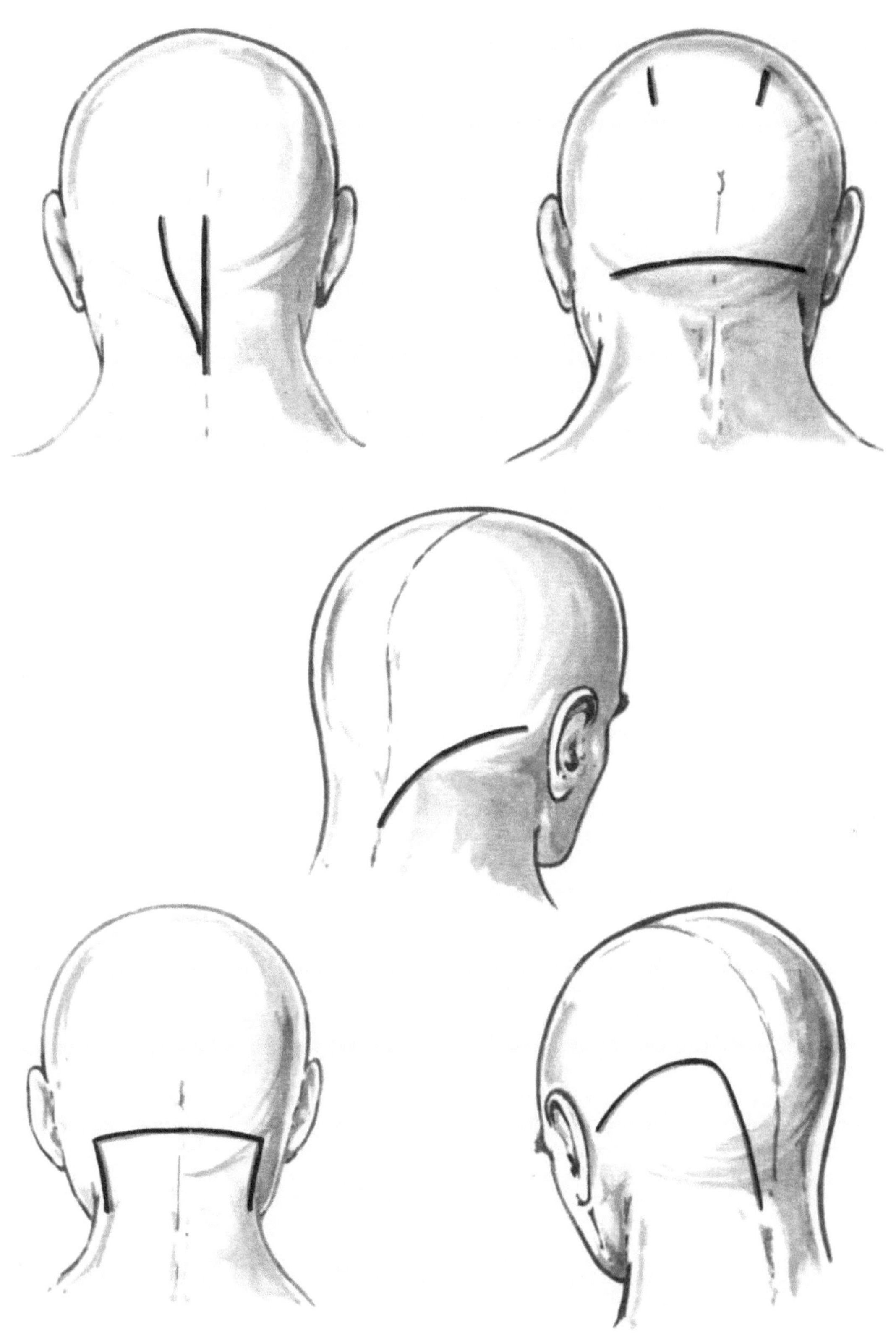

Grundzüge der Trepanation

Die grundsätzliche Unterteilung der Trepanation in die osteoklastische und die osteoplastische Methode hat auch für das benötigte Instrumentarium grundlegende Bedeutung. Die hauptsächliche für die osteoklastische Methode verwendete Instrumentenform ist die Knochenzange nach *Lüer (oben links)*. Sie wird in einer großen Variationsbreite hergestellt: spitz-stumpf, gerade-gebogen, schmal-breit, einfach- oder doppeltübersetzt, langer oder kurzer Maulteil, langer oder kurzer Griff usw. Hier wird jeder Operateur die der jeweiligen Operationssituation angepaßte Form auswählen und sicher auch persönliche Sympathien und Aversionen entwickeln. Einzige gemeinsame Forderung an diese Instrumentenform ist die Schärfe der Maulteile. Nur so ist ein zu starkes Übertragen hebelnder Bewegungen auf den umgebenden Knochen zu vermeiden. Gerade an dünneren Knochenbezirken können stumpfe *Lüer*sche Zangen zu weiten unbeabsichtigten Knocheneinbrüchen in die Umgebung führen.

Zur Anlegung einer osteoplastischen Trepanationsöffnung müssen zunächst Bohrungen in den Knochen gemacht werden, durch die dann die sägenden Instrumente eingeführt werden können. Grundform des Bohrers ist hierfür der Kugeltrepan *(unten rechts)*, für dessen sicheren Sitz mit einem spitzen Vorbohrer eine Grube geschaffen werden kann *(unten rechts)*. Der Betrieb dieses Kugeltrepans kann auf unterschiedlichste Weise erfolgen: mit elektrischem Motor, mit druckluftbetriebenem Getriebe oder aber mit der Hand (Drillgeräte, Leier). Hierüber entscheidet man »nach Art des Hauses«. Handbetriebene Geräte laufen geräuscharm und schonend, Elektromotoren und Druckluftgeräte entlasten den Operateur; große zeitliche Differenzen weisen die beiden Grundmethoden jedoch nicht auf. Die gemeinsamen Forderungen an die Trepane sind: Schärfe, richtig eingestellter Schnittwinkel und weitestgehende Vermeidung des plötzlichen Durchbrechens in das Schädelinnere (Gefahr der Verletzung von Dura, Hirn und Gefäßen). Für letzteres können mechanische Konstruktionen (Ansatz nach *de Martell*) oder das Fingerspitzengefühl des Operateurs benutzt werden: Beide arbeiten keineswegs komplikationsfrei!

Die Verbindung der Bohrlöcher zum osteoplastisch entfernten Knochendeckel erfolgt mit sägenden oder schneidenden Instrumenten. Bei der Zange nach *Dahlgren* schneidet ein Haken von unten gegen ein U-förmiges Widerlager *(oben rechts)*. Die rasch und mit weitgehender Duraschonung arbeitende Methode bildet allerdings einen durch die Hakenbreite bedingten Kanal, der den wiedereingesetzten Knochendeckel etwas wackeln läßt, und ist manuell recht belastend. Manuell entlastend ist dagegen der Einsatz der Fräse nach *Sudeck (unten links)*, die elektrisch oder mit Druckluft betrieben wird. Der ausgefräste Kanal bietet die gleichen Nachteile wie die *Dahlgren*-Zange, der Schutz der Dura muß bei diesem rasch arbeitenden Gerät besonders beachtet werden. Anderenfalls können die breiten Duraeinrisse Plastiken notwendig machen. Nach wie vor meistverwendete Methode der Umschneidung des Knochendeckels ist der Einsatz der Drahtsägen nach *Gigli*, die einen nur schmalen Kanal in kurzer Zeit herstellen. Das Verfahren ist auf S. 124–127 genau dargestellt.

In jüngster Zeit wird auch der Laserstrahl zur Knochenumschneidung eingesetzt. Bei dünnerem Knochen (kindlicher Schädel, hintere Schädelgrube, temporale Knochenbezirke) schneidet der Laserstrahl rascher als die oben geschilderten Methoden, bei dickerem Knochen ist der zeitliche Aufwand größer. Von erheblichem Vorteil ist die praktisch ausgeschlossene Verletzung der Dura. Auch der Blutverlust aus dem Knochenrand ist erheblich geringer.

Zusammengefaßt sei festgestellt, daß nicht ein quantitatives Höchstmaß an Instrumenten zur technischen Qualität der Trepanation führt, sondern der sinnvolle Einsatz der jeweils geeignetsten, sich in gutem Zustand befindenden und dem Operateur vertrauten Instrumente ausschlaggebend ist.

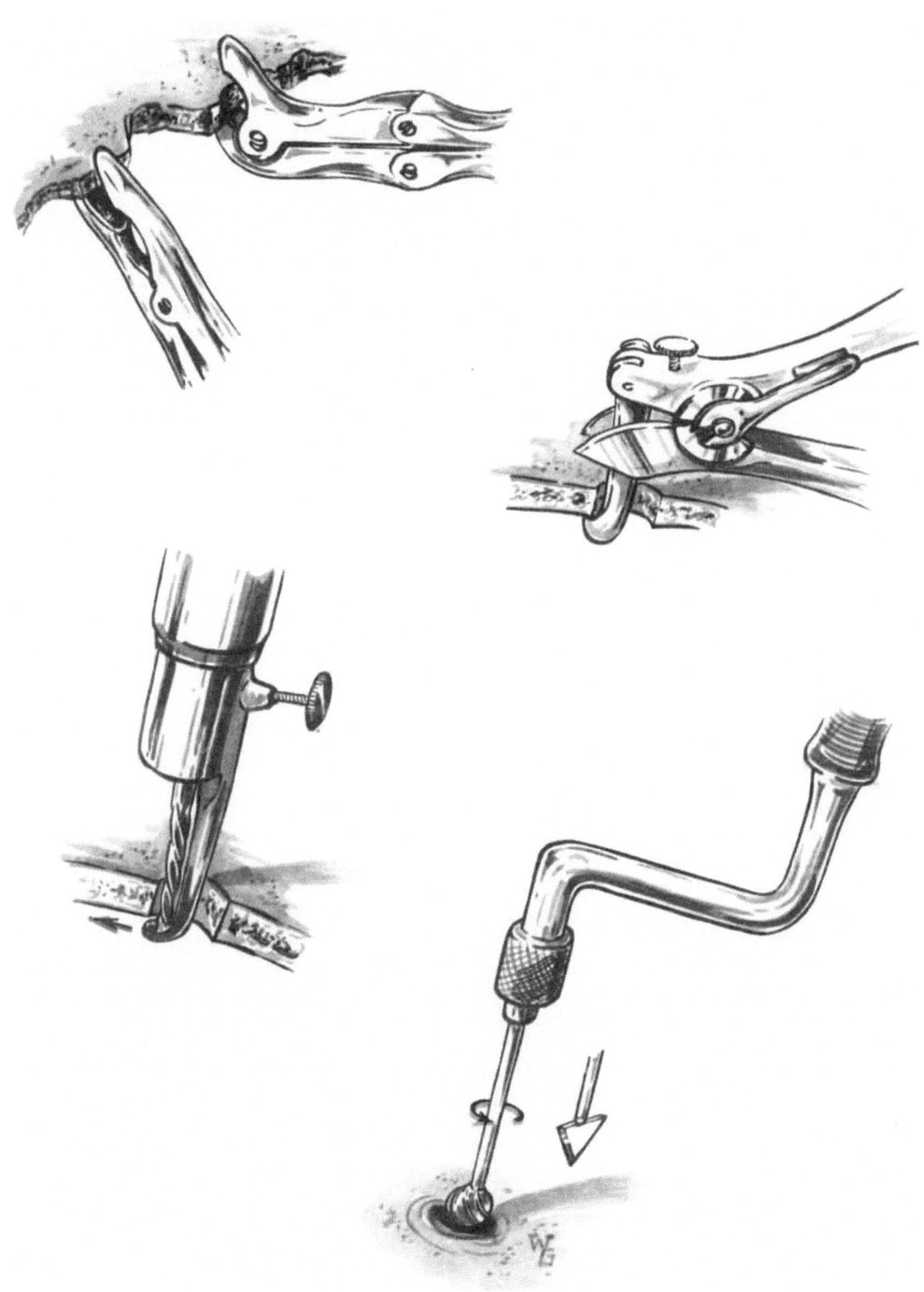

Grundlagen der Blutstillung bei Schädeloperationen

Eingriffe im Schädel-Hirn-Bereich erfordern auf dem Gebiet der Blutstillung gegenüber allgemeinchirurgischen Operationen einen höheren quantitativen und qualitativen Aufwand. Dies ist durch die hohe Blutversorgung einzelner Strukturen einerseits und die besondere Gewebsqualität des Hirns andererseits bedingt. Dementsprechend umfangreicher müssen die Vorbereitungen zur Operation sein.

Der Blutverlust kann den Verlauf und den Ausgang eines neurochirurgischen Eingriffs entscheidend beeinflussen. Ganz besonders gilt dies für Operationen bei kleinen Kindern und schwer vorgeschädigten Patienten. Zur optimalen Einstellung gehört daher die Kombination prophylaktischer und therapeutischer Maßnahmen. Als Prophylaxe sind sowohl die Maßnahmen des Anästhesisten (Hypothermie, artifizielle Hypotonie, Infusions- und Transfusionssteuerung, Lagerung des Patienten u.ä.), als auch die mögliche Umgehung größerer Haut- und Knochengefäße durch den Operateur anzusehen. Eine eingetretene Blutung bedarf der raschen und der sicheren Stillung. Anderenfalls kann es unter der weitgehenden Abdeckung oberflächlicher Wundschichten während des eigentlichen Hirneingriffs zu unbemerkten und unberechenbaren Blutverlusten kommen. Auch die Verwendung von Saugern läßt die Beurteilung von Blutverlusten unsicher werden, vor allem bei unkontrolliertem Benutzen von Spüllösungen (Wundspülung, Saugerfreihaltung).

Die Blutstillung im Bereich der Kopfschwarte *(oben links)* entspricht noch am ehesten den Prinzipien der Allgemeinchirurgie. Größere Gefäße werden mit Klemmen gefaßt und mit dünnen Fäden unterbunden. Hierbei empfiehlt sich resorbierbares Material, da sonst begleitende Nerven zu erheblichen postoperativen neuralgiformen Schmerzen führen können. Mittlere Gefäße werden koaguliert, entweder mit der unipolaren Methode oder auf bipolarem Wege. Die bipolare Koagulation greift lediglich am Ort der Verkochung an, leitet also keinen Strom durch den Körper oder größere Körperabschnitte. Dadurch werden entferntere Verbrennungen ebenso vermieden wie die nicht selten recht ausgedehnten lokalen Verschorfungsbezirke. Grundsatz für die Benutzung der bipolaren Koagulation an der Kopfschwarte ist die Einhaltung eines nicht zu großen Gefäßquerschnitts, um intra- und postoperative Nachblutungen zu vermeiden.

Die Knochenoberfläche blutet vor allem bei infiltrierenden oder anliegenden Tumoren nicht selten multipel. Hier helfen lokale Koagulationen über spitze Pinzetten, das Einschmieren von Wachs in größere Lakunen sowie das Auflegen heißer Wattestückchen mit Fibrinzusatz. Stärkere Blutungen aus dem Knochendeckel pflegen erst durch sein Ausbrechen zum Stehen zu kommen. Auf der Knochenschnittlinie *(oben rechts)* werden größere Gefäße (*Brechet*sche Venen, intraossale Arterien) durch eingeschmiertes Wachs oder durch Verkeilung der umgebenden Knochenbälkchen mit Hilfe eines stumpfen Meißels *(Passow)* gestillt.

Duragefäße *(unten links)* werden je nach ihrer Größe entweder koaguliert oder mechanisch verschlossen. Die bipolare Koagulation verringert die begleitende Schrumpfung der Dura; gut faßbare Äste der A. meningea media werden entweder ebenfalls bipolar koaguliert oder aber mit zarten Ligaturen verschlossen. Gefäße, die innerhalb oder in enger Verbindung mit der Dura verlaufen, können sowohl rasch als auch sicher durch in der Größe angepaßte Klipps verschlossen werden.

Einer besonderen Erwähnung bedürfen die sogenannten Brückenvenen, also Gefäße zwischen Durainnenseite und Hirnoberfläche. Abgesehen davon, daß sie heutzutage möglichst weitgehend geschont werden (Verringerung des intra- oder postoperativen Hirnödems), ist ihre Unterbrechung mit Hilfe der bipolaren Koagulation sicher und zeitsparend geworden *(unten rechts)*. Unmittelbar den Sinus benachbarte Brückengefäße (Mantelkantenvenen) können auch die Hochnaht eines Duralappens aus der unmittelbaren Umgebung mit eventueller Unterfütterung von Gelatineschwamm notwendig machen. Der Verschluß einer Sinusverletzung ist auf S. 280 beschrieben.

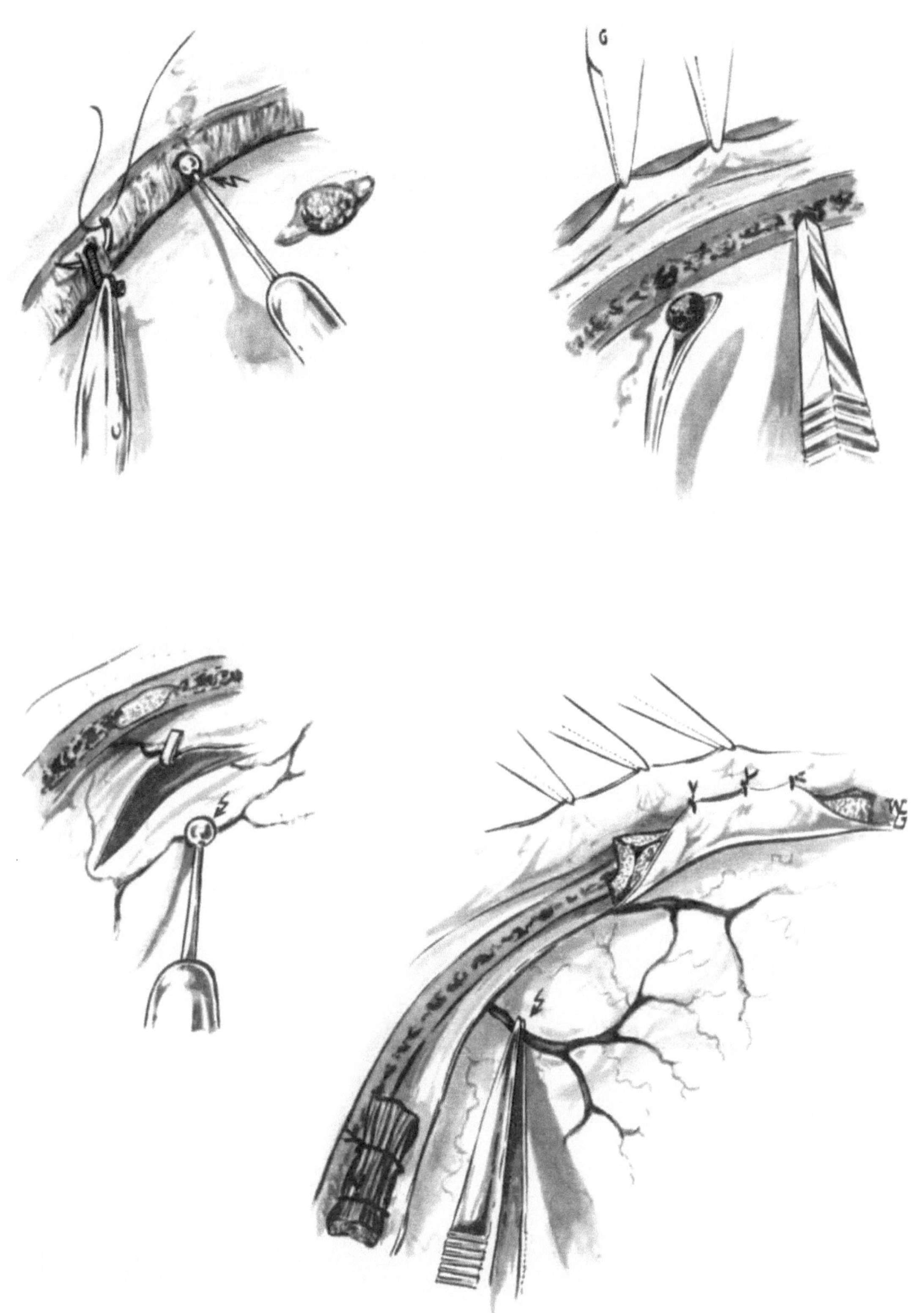

Grundlagen der Blutstillung bei Hirnoperationen

Im Bereich der Hirnrinde *(oben)* ist sowohl für kleinere Arterien als auch kleinere bis mittlere Venen die bipolare Koagulation die ideale Blutstillungsmethode. Größere Gefäße bedürfen der Versorgung mit einem in der Größe angepaßten Klipp. Kleinste diffuse Sickerblutungen können auch mit aufgelegter heißer Watte oder mit thrombingetränkten Gelatineschwammstückchen gestillt werden. Sowohl beim Einsatz von Klipps als auch bei der bipolaren Koagulation von Gefäßstämmen sollte die Arachnoidea, die unmittelneben dem Gefäß liegt, mit einem Stichel eröffnet werden.

Blutungen aus dem Hirnmark *(Mitte)* haben unterschiedlich große Quellen und bedürfen daher der exakten Freilegung. Primäre Massentamponaden fördern nur die lokale oder ausgebreitete Ödembildung. Zeigen sich Sickerblutungen aus kleinen bis kleinsten Gefäßen, so kann mit heißen Wattestreifen oder mit thrombingetränkten Gelatineschwammstücken tamponiert werden. Auch Wasserstoffperoxidlösung hat einen guten Blutstillungseffekt. Mittlere Gefäße können bipolar koaguliert werden; nicht selten bedürfen sie aber des Klipps. Größere Gefäße (Beispiel: Plexus chorioideus) werden mit Klipps versorgt *(unten)*. Die Art des verwendeten Klipps richtet sich nach der Bedeutung des eröffneten Gefäßes und dem Grad der Verletzung. Ist die Wiederherstellung der Strombahn vorgesehen oder möglich, so nimmt man Klipps, die abnehmbar gestaltet sind. Für endgültige Verschlüsse reichen die bekannten V-förmigen Metallklipps.

In letzter Zeit findet der Laserstrahl auch zur Blutstillung verstärkte Anwendung. Mit ihm sind sowohl punktförmige als auch etwas flächenhaftere Koagulationen möglich. Durch den Wechsel des Abstands zwischen dem Handstück des Lasers und dem behandelten Substrat ist ein rascher Wechsel zwischen Schneidwirkung und Verschorfungseffekt möglich. Als ausgesprochen positiv hat wiederum die geringe Eindringtiefe des Lasers, also die hohe Schonung der unmittelbaren Umgebung, zu gelten.

Schließlich sei darauf hingewiesen, daß in Bezirken mit fester anatomischer Umgebung (Beispiele: Hypophyse und Sella turcica) auch heute noch in Ausnahmefällen eine Tamponade mit Muskelstückchen, mitunter auch mit Watte, zur Blutstillung nötig sein kann.

Auf die speziellen Verhältnisse der Blutstillung bei der Operation von Aneurysmen ist auf S. 222 eingegangen.

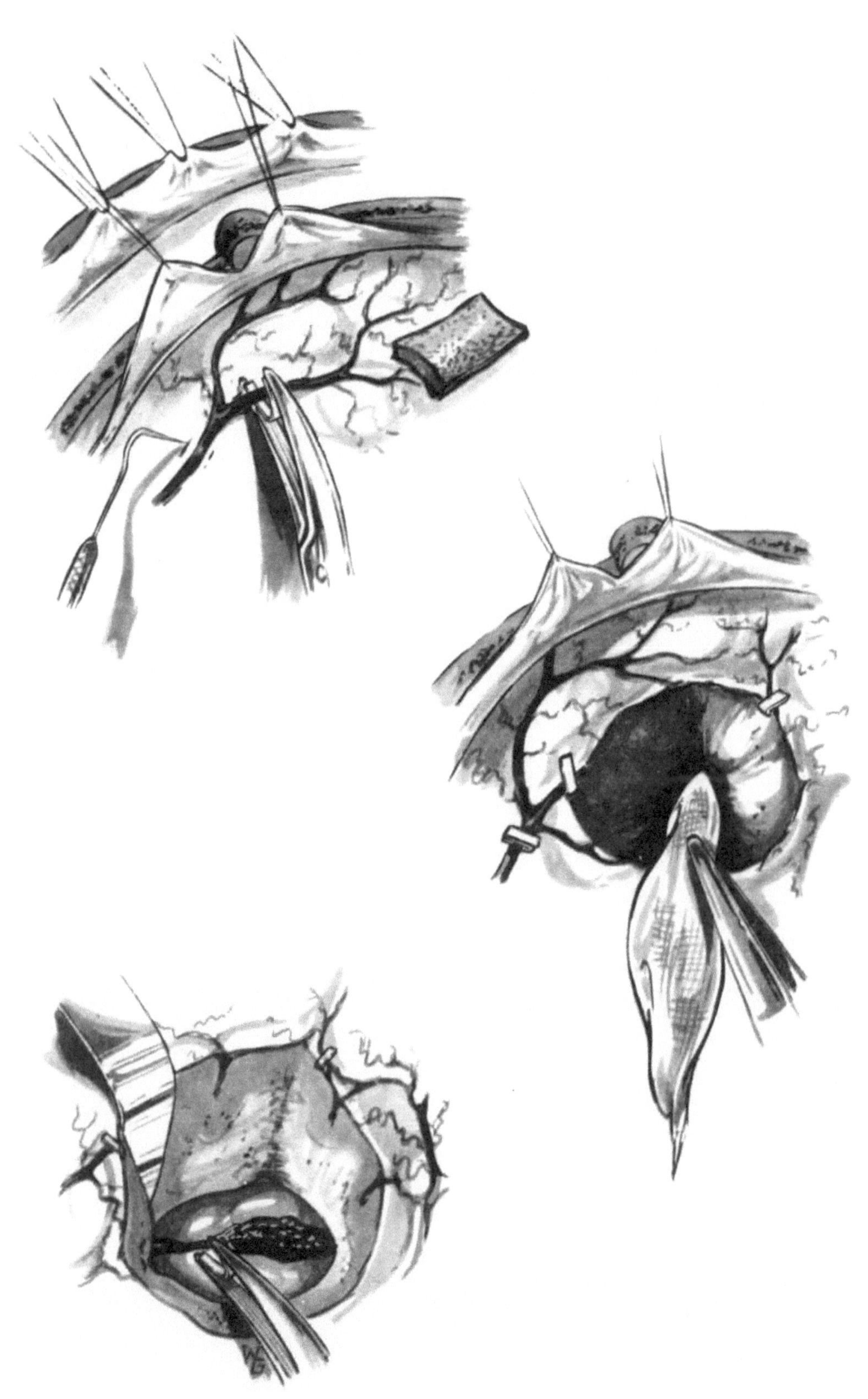

Grundlagen der Blutstillung bei Wirbelsäulen- und Rückenmarkoperationen

Sämtliche bei einer Rückenmarkfreilegung zu passierenden Gewebeschichten zeichnen sich durch eine erhebliche Gefäßversorgung aus. Dementsprechend verantwortungsvoll sind die prophylaktischen und therapeutischen Maßnahmen der Blutstillung. Die Prophylaxe hat sich vor allem der Lagerung des Patienten ohne Steigerung des intraabdominellen Drucks sowie den Möglichkeiten der optimalen Anästhesie zu bedienen. Für die Versorgung der Gefäße sind subtile Kenntnisse der möglichen Gefäßverteilungen in den einzelnen Schichten notwendig.

Für den Hautbereich finden, neben Klemme und Ligatur, vor allem unipolare und bipolare Koagulation Anwendung *(oben)*. Primäre Unterschiede ergeben sich natürlich, wenn der Schnitt nicht in der gefäßarmen Mittellinie, sondern paramedian liegt. Gerade dieses Moment der besseren Versorgung kann aber für die Wundheilung von Vorteil sein.

In den mehr oder weniger starken Muskelschichten können mittlere Gefäße zu erheblichen Blutungen führen, deren Versorgung infolge der starken Retraktion der Gefäßstümpfe Schwierigkeiten bereiten kann. Nach dem Fassen des Gefäßstumpfs wird ligiert oder koaguliert *(oben)*. Die Kontrolle der Blutstillung muß am Ende der Operation nochmals vorgenommen werden, da nicht selten die Wundspreizer intra operationem zur Stillung der Blutung verholfen haben, diese aber einige Zeit nach dem Entfernen des Spreizers wieder einsetzt. Die Folge sind Unterblutungen der tieferen und mittleren Wundschichten, was bei Kindern zu bedrohlichem Volumenmangel und bei Kindern und Erwachsenen zu Wundheilungsstörungen führen kann.

Aus dem eröffneten Knochen *(Mitte)* pflegt nur relativ selten eine stärkere Blutung zu erfolgen; sie wird mit eingestrichenem Wachs oder durch Verkeilen mit dem stumpfen Meißel gestillt.

Ausgeprägt ist oft die Blutung aus epiduralen Venen und Arterien. Hier zeigen sich mehr oder weniger stark ausgeprägte Netze, deren geringste Lazeration schon zu starker Blutung führt. Die Blutstillung benutzt die bipolare Koagulation *(oben)* sowie die Kompression durch hochgenähte und mit Gelatineschwamm unterpolsterte Dura *(unten)*. Auch bei Beendigung des Eingriffs gilt dieser Wundschicht die besondere Aufmerksamkeit, um ein postoperatives epidurales Hämatom zu vermeiden. Ein Verlaß auf die Drainagewirkung der bedeckenden Muskel- und Faszienschichten ist nicht erlaubt.

Gefäße innerhalb der Dura verschließen kleine Klipps oder die bipolare Koagulation.

Auf und innerhalb des Rückenmarks muß die Präparation an Gefäßen wegen der eventuellen irreversiblen Folge einer zusätzlichen Querschnittlähmung besonders subtil erfolgen. Der Einsatz der Lupen- oder Mikroskopvergrößerung kann nicht genug empfohlen werden. Auf jeden Fall sind ausnahmslos nur die bipolare Koagulation und für kleinste Sickerblutungen die Auflage blutstillender Schwämme erlaubt. Der endgültige Verschluß eines Gefäßes bedarf der genauen Klärung seiner Versorgungsfunktion. Dies gilt auch für die Venen!

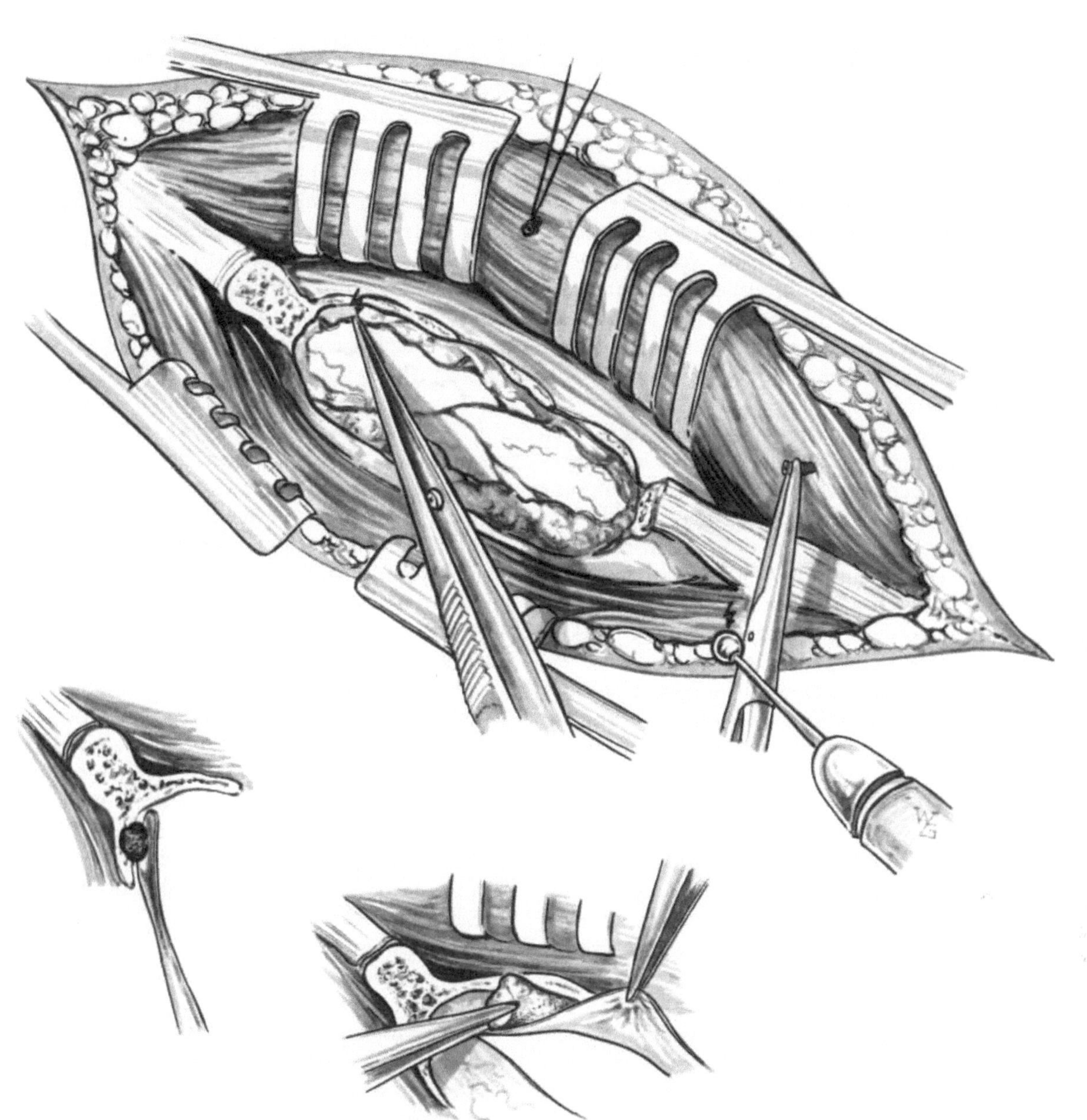

Prinzipien der Mikroneurochirurgie

Diese neue Dimension des neurochirurgischen Arbeitens hat sowohl technische als auch anatomisch-physiologische sowie anästhesiologische Erkenntnisse zur Voraussetzung.

Die Anästhesie benutzt eine optimale Dehydrierung zur Schaffung operativer »Baufreiheit«, was mit einer maximalen Entlastung der Hirngewebe vom Spateldruck verbunden ist; durch Hypotension und Hypothermie sowie Hämodilution macht sie ein blutarmes Arbeiten auch unter ungünstigen Umständen möglich; durch die Neuroleptanalgesie ermöglicht sie lange Operationszeiten bei minimaler Narkotisierung des Kranken.

Die gezielten anatomischen Untersuchungen von neurochirurgisch bedeutsamen Gefäßbezirken und Operationsgebieten unter Anwendung der optischen Vergrößerung haben zahlreiche zusätzliche Informationen zu anatomischen Regelmäßigkeiten und Besonderheiten ergeben. Dadurch kann lokal mit größerer Zügigkeit vorgegangen werden, die Operationszeiten sinken, die operative Sicherheit steigt.

Die in diesem Rahmen wichtigste Neuerung sind die technischen Verbesserungen. Grundlage Nr. 1 ist die optische Vergrößerung, speziell das Operationsmikroskop. Dieses hochentwickelte Instrument gestattet ein plastisches Bild bei einem gegenüber den Augen erheblich geringeren Abstand der beiden optischen Achsen *(oben links)*. Zusammen mit der annähernd in der optischen Ebene verlaufenden intensiven Beleuchtung entsteht auch in tiefen Operationstrichtern ein optimaler und plastischer Einblick, der durch die kräftigen Schatten an Ausdruck gewinnt. Auf diese Weise kann die Operationsöffnung klein bis sehr klein gehalten werden; auch in anatomisch tief und verwinkelt gelegenen Strukturen kann mit hoher Treffsicherheit und ausgezeichneter Identifikation gearbeitet werden. Alle technischen Verbesserungen, die die Mobilität des Operationsmikroskops erhöhen (schwebende Aufhängung, Steuerung mit dem Mund usw.), verkürzen die Operationszeiten und verringern damit die Belastung von Patienten und Arzt.

Grundlage Nr. 2 sind die mikrochirurgischen Instrumente *(unten links)*. Die Feinheit ihrer Ausführung (Pinzettenspitzen unter 0,2 mm Stärke) und die Qualität der Federstähle ermöglichen ein sehr schonendes Umgehen mit den Geweben, speziell kleinen Gefäßen und Nervenästchen. Unabdingbar sind die Mikrosauger, deren Spitzen durch spezielle Bearbeitung rund und stumpf ausgebildet wurden, so daß sie nicht in die Gewebe einschneiden *(unten rechts)*. Der Sog der verwendeten Vakuumgeräte muß regelbar sein und sollte beim mikrochirurgischen Vorgehen 20 Pa nicht übersteigen. Als Nahtmaterial kommen nur atraumatische Monofilfäden oder Drähte der Stärken 4 × 0 bis 11 × 0 zum Einsatz. Das Knoten erfolgt mit Pinzetten oder speziellen Knotenklemmchen.

Die 3. technische Grundlage besteht in der bipolaren Koagulation (S. 78). Diese technische Neuerung *(oben rechts)* erlaubt überhaupt erst die mikroskopische Freilegung gefäßdurchzogener Areale ohne Blutungen, die sonst nur unter Zerstörung benachbarter Gebiete (Koagulation, Klipp) oder unter erheblichem zusätzlichem Zeitaufwand (Gelatineschwamm, Kompression, Wasserstoffperoxid) gestillt werden können. Die bipolare Koagulation ist sogar eine der wichtigsten Methoden für den Verschluß von Aneurysmen geworden.

An technischen Erfordernissen kommen noch hinzu: spezielle Armstützen für den Operateur, scharfe Klammern zur exakten Arretierung des Patientenkopfes (S. 62), selbsthaltende Spatel *(oben rechts)*, stufenlos regelbare Operationshocker, optische Zusatzeinrichtungen für Assistenten und Operationsschwester sowie die kino- und fernsehmäßige Verarbeitung usw.

Setzt man die technischen und menschlichen Komponenten zusammen, so ergibt sich eine in vielen neurochirurgischen Regionen wesentliche oder sogar entscheidende Verbesserung der operativen Möglichkeiten. Hierauf ist bei den entsprechenden Eingriffen in diesem Buch hingewiesen worden. Der bisher nicht an das mikrochirurgische Arbeiten gewöhnte Operateur muß sich allerdings von der Überzeugung freimachen, daß das unbewaffnete menschliche Auge eine optimale Inspektion des Operationsgebiets erlaube. Allein schon die Betrachtung normal dimensionierter Skalpelle, Scheren oder Pinzetten beim Einsatz unter dem Operationsmikroskop belehrt ihn eines Besseren. Den entscheidenden Faktor im Umdenken bringt dann die optische Analyse der feinen Gefäßnetze und der zugänglich werdenden Spalten zwischen lebenswichtigen Strukturen (Beispiel: A. carotis interna mit ihren feinen Ästen und dem anliegenden N. opticus).

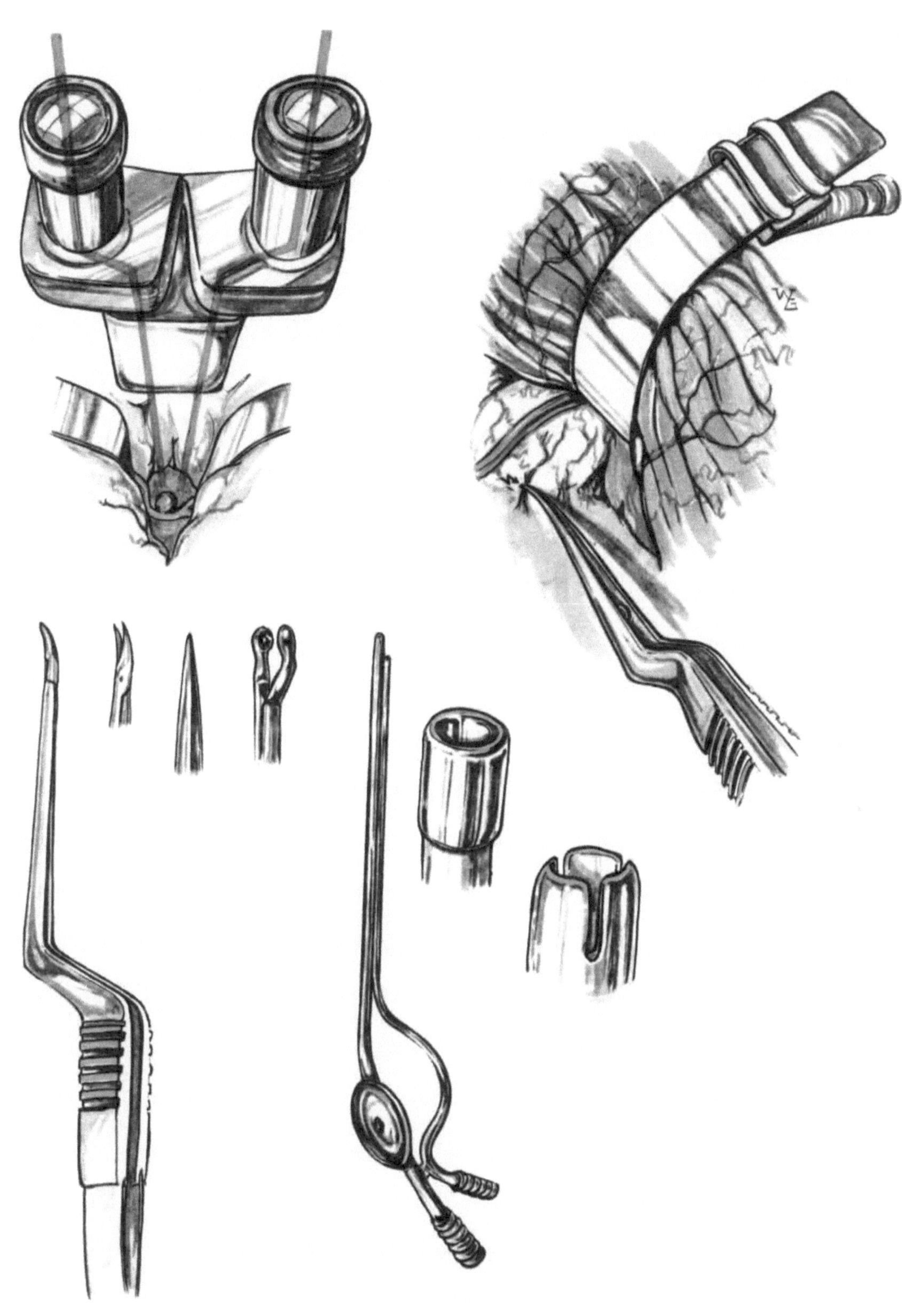

Nervennähte

Nähte peripherer Nerven zählen zu einem lange geübten Aufgabengebiet der Verletzungschirurgie. Über ausgezeichnete Ergebnisse wurde bereits in den ersten beiden Jahrzehnten unseres Jahrhunderts berichtet *(Foerster)*. Seit einigen Jahren wird von der sogenannten klassischen Operationsmethode (Naht des Epineuriums, Nervenverlagerung und Gelenkbeugung sowie Verkürzungsosteotomie zur Erzielung einer Entspannung) zunehmend Abstand genommen, nachdem die mikrochirurgische Technik und Forschung eine weitgehende Klärung der vorherigen mehr oder weniger stark ausgeprägten Versagerquote erbracht hat. Danach ist einerseits unbedingt für eine spannungsfreie Naht und andererseits für die Entfernung aller narbigen oder narbenfördernden Gewebsbezirke zu sorgen. Das derzeitige Endergebnis ist die interfaszikuläre Nahttechnik *(Millesi)*.

Der Zeitpunkt der Versorgung einer Nervenverletzung liegt so früh wie möglich. Bei optimalen operativen Bedingungen und speziellen Kenntnissen kann bei der Primärversorgung auch die spannungsfreie Nervennaht vorgenommen werden. Anderenfalls wird nur die primäre Wundversorgung nach Adaptierung getrennter Gefäße, Nerven und Sehnen durchgeführt. Sekundär, also nach eingetretener Wundheilung, erfolgt dann die Versorgung durch den Spezialisten. Bei Anfrischungen im Wundgebiet während der Erstversorgung sollte mit Sehnen und Nerven besonders rücksichtsvoll vorgegangen werden. Bei der sekundären Versorgung wird durch großzügige, den Haut-, Hautlinien- und Narbenverhältnissen angepaßte Schnitte das Verletzungsgebiet erneut freigelegt. Falls nicht eine gut sichtbare Adaptierung der Stümpfe bei der Erstversorgung erfolgt ist, empfiehlt sich ein Aufsuchen dieser Stümpfe durch Präparation vom Gesunden, also von oberhalb und unterhalb der Verletzungsstelle aus.

Die freigelegten Stümpfe werden von ihrem stumpffernen Epineurium befreit *(unten links)*. Danach lassen sich die einzelnen Faszikel separieren und das zwischenliegende Bindegewebe, welches die wesentliche Quelle postoperativer Narben ist, entfernen *(oben links)*. Jeder Faszikel wird in Richtung seines Stumpfes soweit verfolgt, bis sichere pathologische Veränderungen beginnen. Hier erfolgt die Durchtrennung mit feinstem Messer und mikrochirurgischer Schere. Im Endeffekt entsteht auf beiden Seiten ein pinselförmiges Gebilde, dessen »Borsten«-Faszikel unterschiedlich lang sind *(unten rechts)*. Anhand der Ordnung der Faszikel nach Größe und Form ihres Querschnitts wird versucht, die ursprünglichen Verbindungen wieder herzustellen. Dies ist keineswegs immer möglich. Eine Zeichnung erleichtert die Zuordnung der Stümpfe bei der anschließenden Vereinigung.

Bei der Vereinigung der Nervenstümpfe werden meist feinste Nähte benutzt, mitunter auch körperfreundliche Kleber (Fibrin). Von vielen Klebesubstanzen sind aber Anreize zur überschießenden Narbenbildung nachgewiesen worden. Bei Einhaltung des Grundprinzips der Spannungsfreiheit genügt bei den einzelnen Faszikeln jeweils 1 Adaptationsnaht durch das Perineurium des Faszikels *(oben rechts)*, die die erneute Verdrehung der Anastomose verhindert. Im übrigen reicht die natürliche Verklebung, die schon nach wenigen Minuten einen deutlichen Zug aushält, für die Adaptation der Stümpfe aus. Als Nahtmaterial kommen Monofile oder Metalle von 10–11 × 0 infrage.

Eine abschließende Einscheidung der Nahtstelle durch Kunststoff oder durch Kollagenfolien hat sich bei längerer Beobachtung nicht bewährt. Insbesondere beim Belassen von Epineuriumanteilen im Anastomosenbereich geht die Narbenbildung innerhalb des Nerven, also auch innerhalb der Einscheidung vor sich. Der operative Schwerpunkt ist daher auf die Entfernung derartiger Bindegewebsanteile und auf die Einhaltung der Spannungsfreiheit zu legen. Diese Spannungsfreiheit ist bei einem Teil der Patienten durchaus durch eine nicht zu ausgedehnte Mobilisierung und lokale Verlagerung des Nerven zu erreichen. In der Praxis häufiger macht sich die Überbrückung eines Nervendefekts nötig.

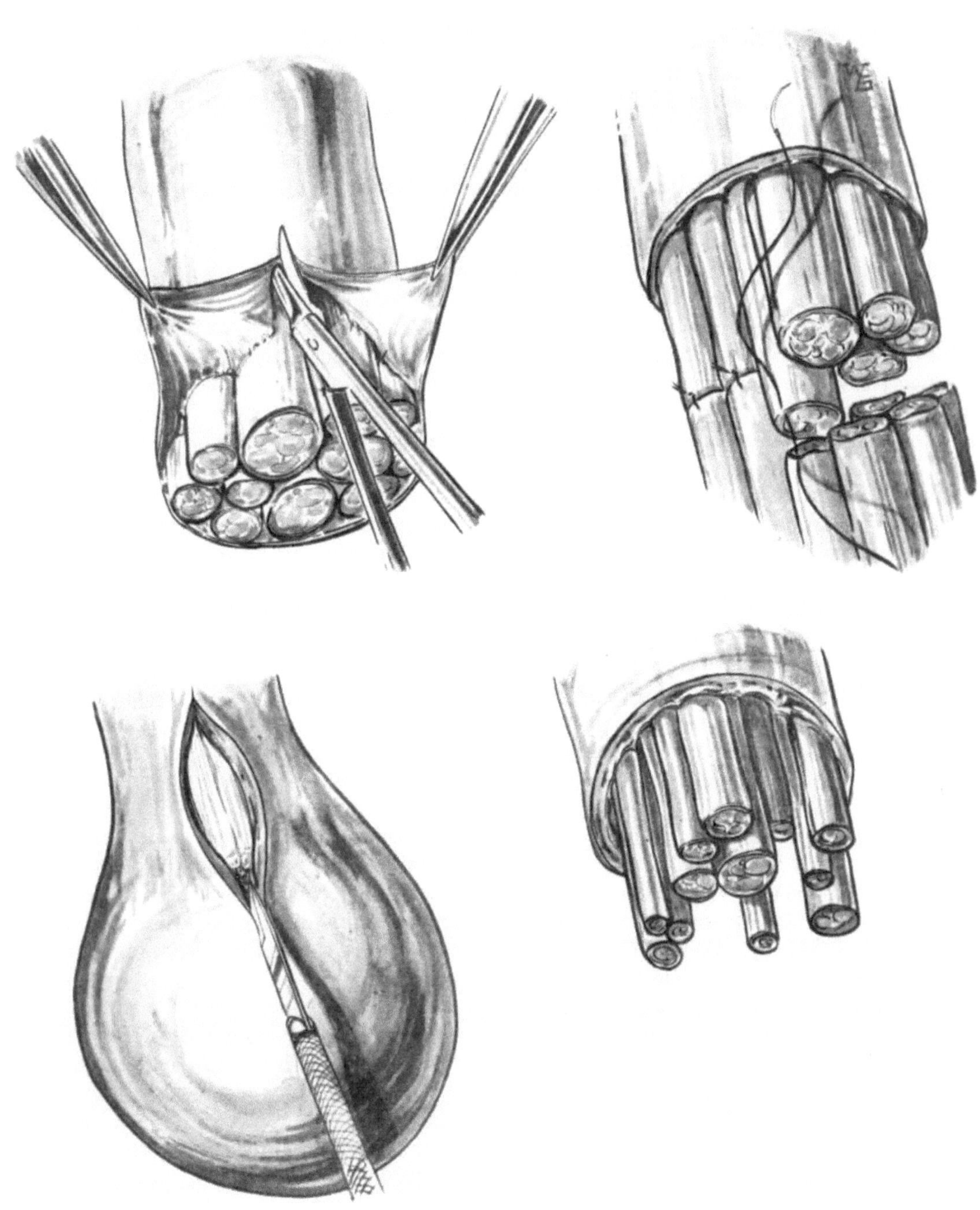

Nerventransplantationen

Nachdem die Notwendigkeit der spannungsfreien Überbrückung eines Nervendefekts erkannt worden war, wurden die entsprechenden Operationsmethoden entwickelt. Im Bereich der Anastomosen hat sich die interfaszikuläre Technik als überlegen erwiesen. Vorausgegangene Techniken waren das Einfügen eines Nervenstamms mit epineuralen Nähten und die Kabeltransplantation. Alle Vorgängermethoden krankten an der zu ausgeprägten Narbenbildung im Bereich der Anastomose, bedingt durch das Belassen von Epi- und Perineurium. Es findet dementsprechend die auf S. 86 geschilderte interfaszikuläre Nahttechnik Anwendung.

Als Transplantate sind durch Gefrieren oder durch Imprägnieren mit Cialitlösung konservierte homologe Nerven verwendet worden. Nach anfänglich positiven Eindrücken mußte das Material jedoch wieder aufgegeben werden. Damit kommt als Transplantatspender nur der Patient selbst infrage. Verwendet werden in einem kleinen Teil der Operationen benachbarte ebenfalls verletzte Nerven, deren Wiederherstellung nicht angezeigt oder nicht vorgesehen ist. Meist jedoch werden sensible Hautnerven bestimmter Provenienz transplantiert. In erster Linie ist dies der N. suralis, der beiderseits entnommen werden kann. Der entstehende Sensibilitätsausfall betrifft lediglich einen kleinen Bezirk am Außenknöchel, fällt also für den Patienten kaum ins Gewicht. Die Freilegung des N. suralis beginnt mit einem kleinen Querschnitt oberhalb und hinter dem Malleolus externus *(rechts)*. Begleitet von ein oder zwei Venen läßt sich der Nerv darstellen, durchtrennen und etwas anspannen. Durch diese Spannung ist der weitere Verlauf durch die Haut zu fühlen *(links)*. Aller 8–10 cm werden über dem tastbaren Strang weiter kleine Querschnitte angelegt, und der Nerv kann jeweils von Etage zu Etage herausgezogen werden. Ab der Unterschenkelmitte ist auf begleitende Äste des N. fibularis zu achten, so daß ab dieser Höhe kein Nervenstripper mehr eingesetzt werden sollte. Das zu gewinnende Transplantat kann 30–40 cm lang sein, ist mitunter primär schon in Stränge aufgeteilt und hat einen von Patient zu Patient wechselnden Durchmesser. Da meist beide N. surales zur Verfügung stehen, ist die erhaltene Transplantatlänge recht beachtlich. Sollte sie nicht ausreichen oder aber nicht zur Verfügung stehen (Verletzungen oder Verbrennungen der Unterschenkel), so kommt die Entnahme des N. cutaneus antebrachii medialis infrage. Der erste Hautschnitt liegt quer knapp unterhalb der Axilla. Nach der Nervdurchtrennung wird er wiederum durch leichten Zug durch die Haut tastbar, so daß quere Inzisionen in 10–15 cm Abstand die Auslösung und Abtrennung des bis zu 20 cm langen Transplantats gestatten. Dieser Nerv kommt nicht bei gleichzeitiger Parese des N. ulnaris zur Entnahme. Schließlich können auch der N. cutaneus femoris lateralis, die Interkostalnerven oder der N. saphenus als Transplantat benutzt werden.

Bei der Interposition des Transplantats ist auf eine lockere und spannungsfreie Einfügung besonderer Wert zu legen. Man wird zwar keine Schlingen legen, beachtet aber die Spannungsfreiheit auch für Gegenhaltungen der jeweiligen Gelenke.

Die Präparation des Transplantats geschieht nach den gleichen Grundsätzen wie bei der Zurichtung der Nervenstümpfe. Das bedeutet Entfernung der bindegewebigen Hüllenteile, Auflösung in Faszikel und Adaptierung ähnlicher Querschnitte *(oben)*. Sind die Nerven zu klein (Beispiele: Fingernerven, zum Teil auch Interkostalnerven), so wird das bedeckende Epineurium lediglich zurückgeschoben, der Nervquerschnitt aufeinander gepaßt und die Anastomose mit äußeren lockeren Adaptationsnähten gesichert.

Bei der abschließenden Weichteil- und Hautnaht ist auf eine möglichst optimale Abpolsterung des Transplantats zu achten. Notfalls kann eine *Redon*-Drainage eingelegt werden (Axilla, Kniekehle). Eine Ruhigstellung auf Schienen oder mit einem Gipsverband empfiehlt sich.

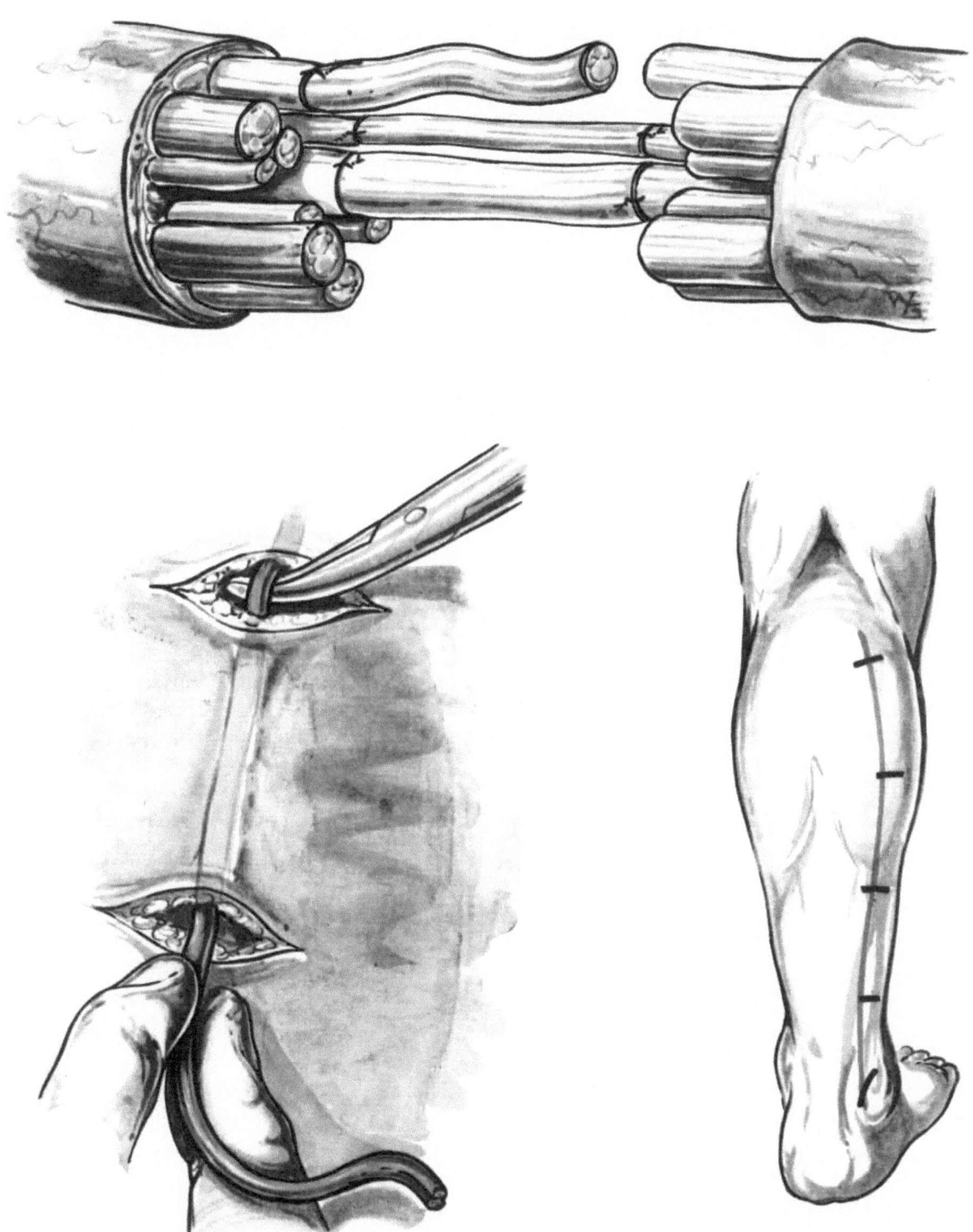

Verbände nach Schädel-Hirn-Operationen

Art und Größe eines Kopfverbands hängen vom Ausmaß und von der Lage des Operationsgebiets ab. Bei kleinen Inzisionen (Beispiel: Stereotaktische Operation) genügt die lokale Abdeckung mit flüssigem Wundverband und Heftpflasterbedeckung. Nach einem paranasalen transsphenoidalen Hypophyseneingriff erfolgt ebenfalls nur die lokale Abdeckung mit darübergesetztem einseitigem Augenverband. Je weiter das Operationsgebiet zur Basis reicht, um so tiefer muß die Verankerung gelegt werden; praktisch bedeutet dies die Anlage von zusätzlichen Halstouren.

Die Grundform des Kopfverbands ist die Mitra Hippokratis *(unten links)*. Eine zweiköpfige Binde wird an der Glabelle angesetzt und nach hinten tief im Nacken gekreuzt. Der untere Teil dieser Binde zieht über die Scheitelregion nach vorn und wird hier mit dem anderen Teil der Binde, der immer zirkulär um den Kopf herumgelegt wird, gefangen. Die Scheitelgänge werden unter Seitenwechsel angeschlossen, bis die letzte zirkuläre Tour dem ganzen Verband Halt verleiht *(unten rechts)*. Eine Stauung im Stirngebiet muß vermieden werden. An Stelle der zweiköpfigen Binde können auch zwei einzelne Binden genommen werden; hier empfiehlt sich jedoch wenigstens für den Anfang des Verbands eine Hilfsperson.

Insbesondere bei unruhigen Kranken kann der eigentliche Trepanationsbereich durch einen mit eingewickelten Wattering vor Druckeinwirkungen geschützt werden *(oben links)*.

Der sogenannte große Kopfverband *(oben rechts)* ist in seinem oberen Teil mit dem Vorgehen bei der Mitra Hippokratis identisch. Die Nackengänge werden aber durch zirkuläre Halstouren zusätzlich fixiert, so daß Verbände über der hinteren Schädelgrube einen ausreichenden Halt bekommen. Will man auch noch die möglichen Drehbewegungen des Kopfs verhindern, so müssen Kinntouren, die vor den Ohren herunterkommen, hinzugenommen werden. Da trotz all dieser Touren Verschiebungen des Nackenverbands möglich sind, empfiehlt sich die primäre Abdeckung mit einem flüssigen Wundfilm, bevor der Bindenverband angelegt wird. Um ein zu festes Anziehen der zirkulären Halstouren zu vermeiden, werden während der Anlage des Verbands entweder zwei bis drei Finger oder zwei Bindenrollen zwischen Bindengänge und Halshaut gelegt.

Nach der ersten Wundheilungsphase kann der aufwendigere Kopfverband durch eine Verbandmütze ersetzt werden. Hierbei kommen auf die Wunde mit Klebstoff verankerte Kompressen, die von einem passenden Stück Trikotschlauchbinde in Form einer Zipfelmütze zusätzlich gehalten werden. Mit qualitativ hochwertigem Schlauchbindenmaterial kann auch schon der primäre Verband auf diese einfache und zeitsparende Weise angelegt werden.

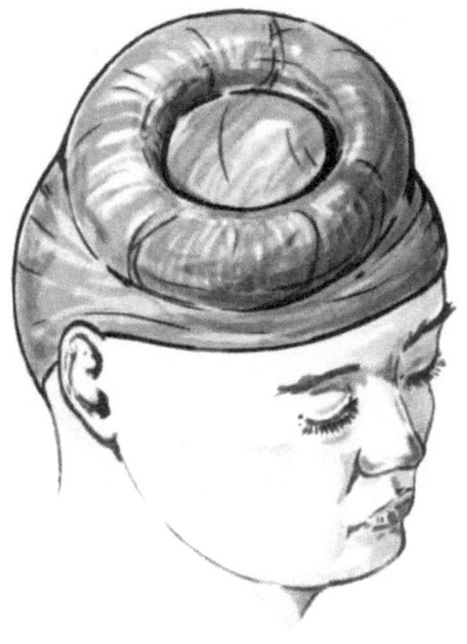
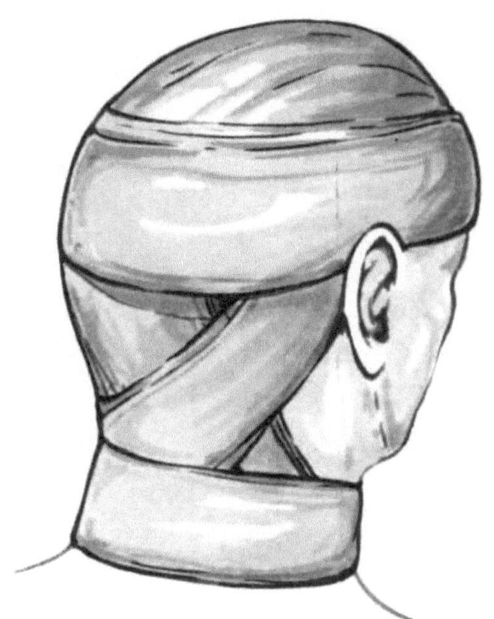
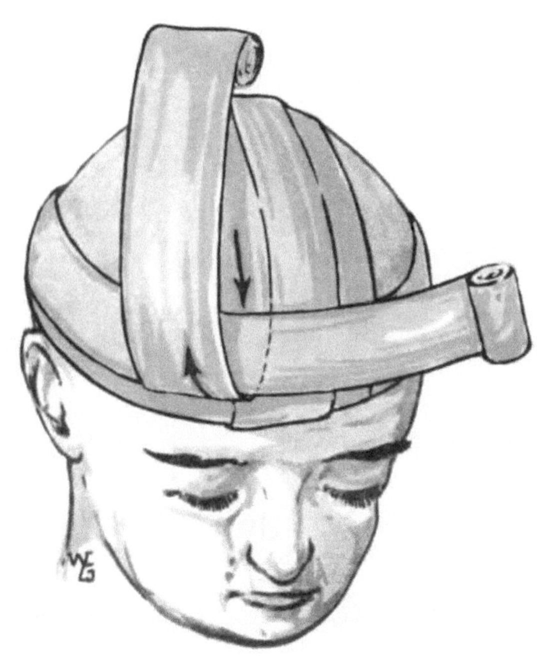
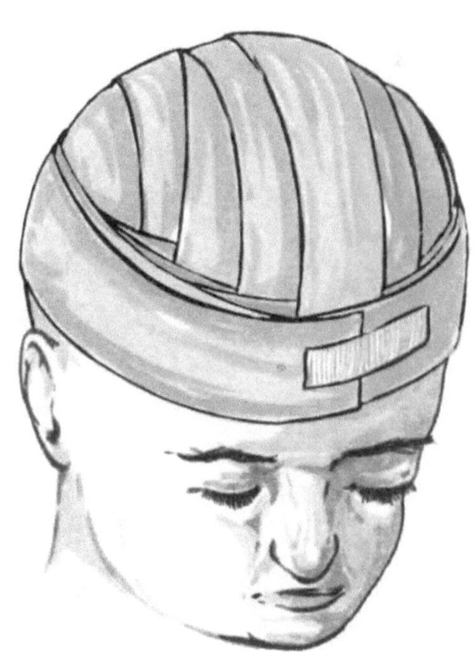

III Diagnostische Eingriffe in der Neurochirurgie

Lumbalpunktion

Die Punktion des Liquorraums im Lumbalbereich hat für die Neurochirurgie diagnostischen und therapeutischen Wert. Sowohl zur Kontrolle der physikalischen und chemischen Zusammensetzung des Liquor cerebrospinalis, als auch zur Behandlung entzündlicher Veränderungen des Liquors und vor allem zur Eingabe von positiven und negativen Kontrastmitteln (Pneumenzephalografie, lumbale Myelografie) braucht der Neurochirurg ebenso wie der Neurologe eine sichere und auch unter schwierigen Verhältnissen (schlechte Beleuchtung, Adipositas des Patienten, Verdrehungen der Wirbelsäule) rasch einsetzbare Technik der Liquorraumpunktion.

Dazu gehört die Punktion in Seitenlage *(rechts)*, die die Fixierung des Patienten durch eine Hilfskraft erfordert: Zusammenrollen des Kranken durch Vordrücken seines Kopfes und Hochziehen seiner Knie. Günstig ist auch das Durchfassen unter der Taille des Kranken zur Bettkante durch die Hilfskraft. Die Fixierung des Patienten kann für die Assistenz einen erheblichen Kraftaufwand bedeuten.

Die Punktion im Sitzen *(links)* erfordert eine feste Patientenunterlage. Die Unterschenkel sollten herunterhängen und nicht gestreckt werden. Falls nötig – und dies ist meist der Fall –, fixiert eine Hilfskraft die Stellung, indem sie den vorgebeugten Kopf des Patienten nach unten drückt und dadurch für einen optimalen »Katzenbuckel« sorgt.

Zur lokalen Desinfektion wird Jod oder Sepso angewendet, der Arzt sollte sterile Handschuhe tragen.

Als typische Punktionsstelle hat sich der Intervertebralraum L 3–L 4 eingeführt. Seine Höhe wird durch eine Verbindungslinie zwischen beiden Beckenkämmen ausreichend genau bestimmt *(unten)*. Diese Linie soll auf ihrer Kreuzung mit der Mittellinie den Dornfortsatz des 4. Lendenwirbels treffen, die Punktion sollte also knapp darüber erfolgen *(unten)*. Ob man direkt in der Mittellinie oder zur Vermeidung des kräftigen Ligamentum interspinosum knapp daneben eingeht, entscheidet die persönliche Erfahrung des Operateurs. Auf jeden Fall ist das seitliche Eingehen bei Wirbelsäulenverformungen notwendig.

Es sollte stets die schlankste mögliche Kanüle verwendet werden, um den postpunktionellen Liquoraustritt als Ursache der postpunktionellen Kopfschmerzen zu mindern. Die Stärke der verwendeten Nadel hängt dementsprechend von der Erfahrung des Punktierenden ab; Zunahme der Erfahrung bedingt Abnahme des Kanülenquerschnitts. Kräftige Kanülen werden primär lediglich bei der Punktion eitrigen Liquors notwendig.

In 5–7 cm Tiefe (bei Kindern bei 2–3 cm) gelangt die Nadelspitze auf den Widerstand der Dura. Nach deren Durchstoßung kann der Mandrin aus der Punktionsnadel herausgezogen werden, der Liquor tropft ab. Die vorgesehenen diagnostischen oder therapeutischen Maßnahmen können angeschlossen werden.

Eine örtliche Betäubung pflegt für dieses Vorgehen nur selten notwendig zu sein. Das Vermeiden des Anstechens der Knochenhaut von Dornfortsatz und Gelenkfortsätzen sowie die Verwendung dünner Nadeln läßt die Punktion schmerzarm gestalten.

Häufigste Komplikation ist das begleitende Anstechen eines epi- oder subduralen Blutgefäßes. Mit wenigen Ausnahmen kommt diese Blutung rasch zum spontanen Stillstand. Wiederum ist die dünne Punktionskanüle hier von Vorteil. Tropft Liquor mit Blutbeimengung ab, so kann zunächst einige Minuten abgewartet werden, ob es zu einem raschen Klarwerden des Liquors kommt. Anderenfalls wird die Nadel entfernt und einen Zwischenwirbelraum höher oder tiefer erneut punktiert. Unsteriles Arbeiten trägt stets die Gefahr der Infektion des Liquorraums bis hin zur Phlegmone in sich. Nachfolgende Kopfschmerzen und Kollapserscheinungen können rein vegetativer Natur sein, häufiger ist aber der unkontrollierte postpunktionelle Liquorabfluß in die Weichteile als Ursache anzusehen. Ernsteste Komplikation ist jedoch die Provokation einer zerebralen Einklemmung. Daher darf die Punktion erst nach Ausschluß der intrakraniellen Druckerhöhung (z. B. durch Überprüfung der Papillenverhältnisse) durchgeführt werden.

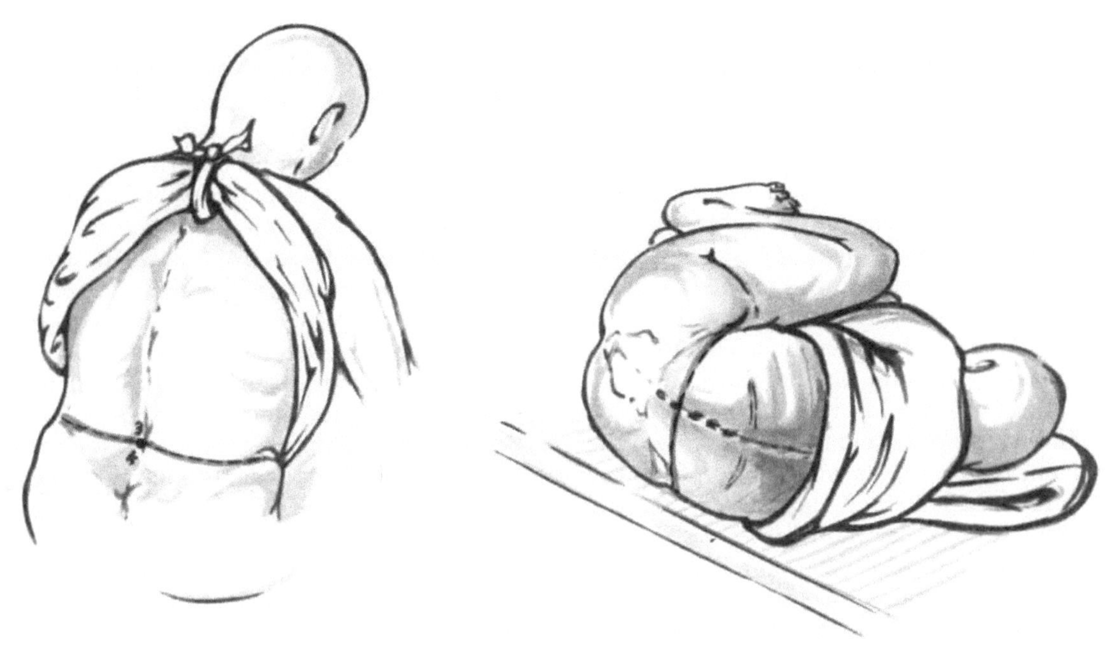

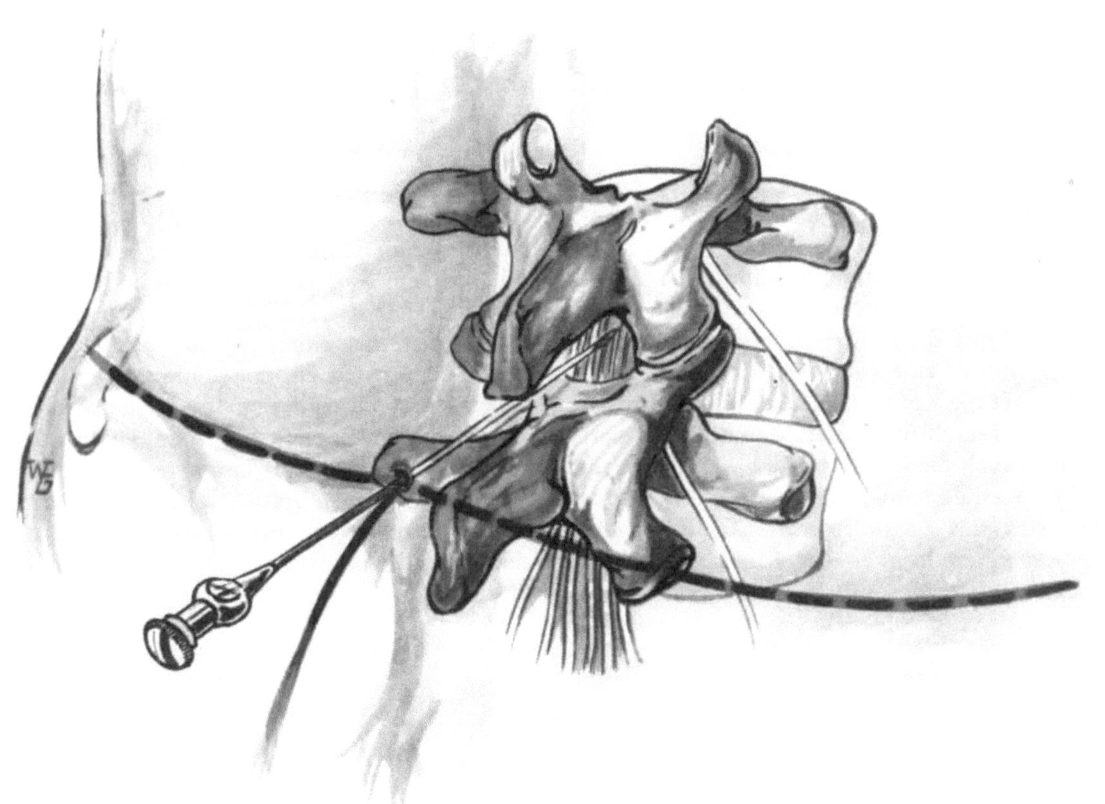

Subokzipitalpunktion

Grundsätzlich dient die Punktion der großen Hinterhauptzisterne sowohl der Diagnostik als auch der Therapie: Liquorgewinnung, Luftfüllung von Zisternen und Ventrikeln, Kontrastdarstellung des vertebralen Liquorraums, Myeloszintigrafie, Meningitisbehandlung usw. Ebenso wie bei der Lumbalpunktion ist der Verdacht auf das Vorliegen einer intrakraniellen Drucksteigerung als Kontraindikation anzusehen; der Verdacht auf das Vorliegen eines Tumors im kraniospinalen Übergang kommt hinzu.

Die Punktion kann im Liegen *(links)* oder im Sitzen *(rechts)* durchgeführt werden. Bei der Punktion im Liegen wird der Kopf des Kranken durch eine Hilfskraft stark an das Brustbein gekippt, so daß der Raum zwischen Hinterhauptschuppe und Atlas, der durch die Membrana atlanto-occipitalis überspannt ist, breiter wird. Den gleichen Zweck erreicht die Hilfskraft, wenn sie bei der Punktion im Sitzen den auf die gekreuzten Arme aufgelegten Kopf des Patienten fixiert. Ein Stuhl mit angepaßter Lehnenhöhe, auf dem der Patient rittlings sitzt, erweist sich für dieses Vorgehen als günstig.

Nach Desinfektion des Punktionsgebiets und der Hände des Punktierenden werden Zeige- und Mittelfinger der linken Hand beiderseits und etwas oberhalb des tastbaren Dornfortsatzes des Epistropheus fest aufgesetzt. Zwischen ihnen wird die mandringeschützte Punktionsnadel genau median eingeführt. Der weniger Geübte wählt dabei die Punktionsrichtung auf die Hinterhauptschuppe und tastet sich von dort nach kaudal bis zur weicheren Membrana atlanto-occipitalis. Der Geübte zielt von vornherein auf diese Membran, die sich als federnder und kräftiger Widerstand zu erkennen gibt. Von der Seite gesehen zielt die Kanülenspitze auf die Glabella. Nach dem Durchstoßen der Membran passiert die Nadel auch die Dura; aus der vom Mandrin befreiten Kanüle tropft Liquor. Im Hautniveau äußert sich das Passieren von Membran und Dura am Nichtabsinken des Kanülenpavillons und dem Entstehen eines kleinen eingezogenen Trichters um den Nadelschaft herum. Aus der Tiefe der Punktion sind nur sehr bedingt Schlüsse zur richtigen Lage der Kanülenspitze zu ziehen. Sie kann zwischen 1,5 und 10 cm schwanken, abhängig von der Stärke der bedeckenden Weichteile und auch vom Punktionswinkel. Bei der Punktion im Sitzen kann auch bei exakter Lage der Kanülenspitze ein Liquorabtropfen ausbleiben. Hier muß durch vorsichtiges Aspirieren nachgeholfen werden.

Die Verträglichkeit der Methode pflegt besser als die der Lumbalpunktion zu sein, nicht zuletzt wegen des erheblich geringeren Liquorverlusts in die Weichteile nach der Punktion. Wenn also eine Liquorentnahme ambulant durchgeführt werden soll, dann nur auf dem subokzipitalen Wege.

Komplikationen können durch das Anstechen eines Gefäßes eintreten. Meist handelt es sich um die A. cerebelli posterior inferior, die entweder selbst atypisch verläuft oder durch ein Abweichen von der Mittellinie durch die Nadelspitze erreicht wird. Es können natürlich auch zerebellare Sinus verletzt werden. In der übergroßen Mehrzahl pflegen diese Blutungen nach wenigen Minuten zu stehen, was sich an der Färbung des weiter abtropfenden Liquors erkennen läßt. Nimmt die Blutbeimengung zu, bzw. kommt es in den nächsten Stunden zu Nackensteife und Störung der Bewußtseinslage, so macht sich die operative Freilegung der Blutungsquelle in der hinteren Schädelgrube nötig. Wer also Subokzipitalpunktionen durchführt, sollte in zumutbarer Entfernung über eine neurochirurgische Einrichtung verfügen.

Da die Tiefe der Hinterhauptzisterne sehr unterschiedlich sein kann, besteht auch die Möglichkeit des Anstechens der Medulla. Der Patient gibt einseitige Parästhesien an. Auch motorische Effekte können beobachtet werden. Ist die Läsion nur klein, was bei vorsichtigem Vorgehen die Regel ist, so pflegen die Ausfälle in wenigen Tagen zu verschwinden. Vereinzelt sind aber Dauerschäden zu beobachten, meist die Sensibilität betreffend.

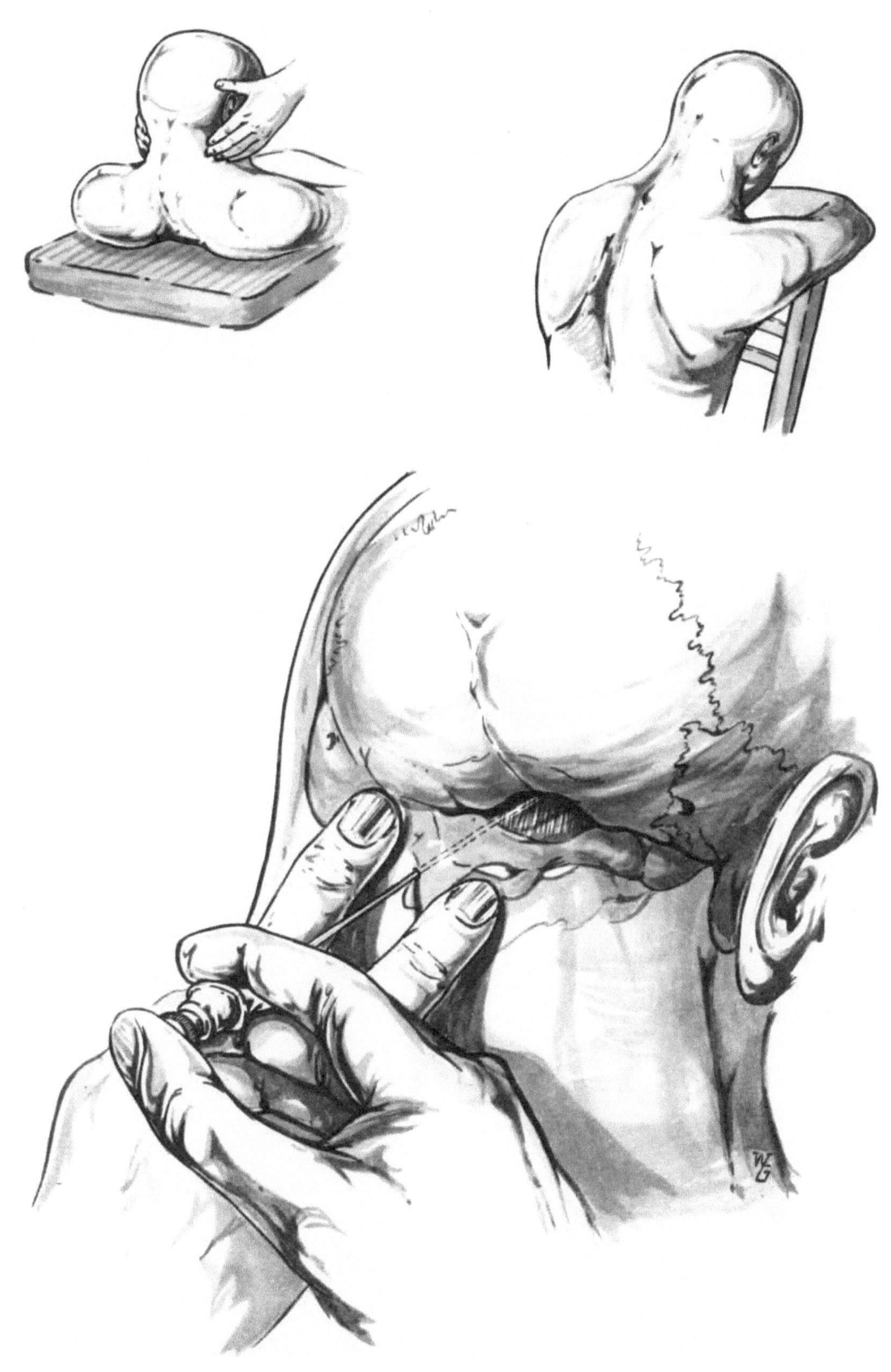

Ventrikelpunktion im Parietookzipitalbereich

Als wesentliche Kontraindikation der Punktion des Liquorraums wurde die intrakranielle Drucksteigerung genannt. Hierbei sind lumbale und subokzipitale Punktionen unbedingt zu vermeiden; gerade bei diesen Zuständen aber sind diagnostische und therapeutische Drainagen des Liquorraums besonders erwünscht. Daher wurde die Methode der Punktion der Hirnventrikel ausgearbeitet. Über viele Jahrzehnte war dabei das parietookzipitale Vorgehen die Methode der Wahl. Erst in den letzten Jahren wird die präzentrale Punktion bevorzugt (S. 100).

Der Hautschnitt liegt 3–4 cm neben der Mittellinie und 2–3 Querfinger oberhalb der Protuberantia occipitalis externa *(links)*. Meist wird doppelseitig vorgegangen. In die Längsschnitte werden Spreizer eingesetzt und jederseits ein Bohrloch angelegt. Nach kreuzweiser Durainzision *(rechts)* kann mit der *Cushing*-Kanüle punktiert werden. Die Kanülenspitze weist dabei gering nach medial *(unten)*. Das Hinterhorn erreicht man in 3–5 cm Tiefe. Bei sehr schmalen Ventrikelverhältnissen oder starken Ventrikelverlagerungen kann die Punktion unmöglich sein. Mehr als 2–3 Einstiche sollten pro Seite nicht gemacht werden.

Nach der Kontrolle der Liquordruckverhältnisse schließt sich die Lufteingabe zunächst auf einer Seite an, um einen gewissen Hinweis auf die Passagemöglichkeit der Foramina interventricularia *(Monroe)* zu erhalten. Die angeschlossenen Röntgenaufnahmen erfolgen in allen vier Richtungen und werden durch Vorder- sowie Hinterhornaufnahmen ergänzt. Vor der Naht der Inzisionen ist eine sorgfältige Stillung etwaiger Hirn- oder Durablutungen vorzunehmen. Kleinere Blutungen aus der Wunde pflegen durch die durchgreifenden Nähte gestillt zu werden.

Das selten angewendete temporale Verfahren zur Punktion des Trigonumgebiets geht von einem Längsschnitt 3 cm oberhalb und 3 cm hinter dem vorderen oberen Ohransatz aus. Die Kanüle wird senkrecht eingeführt. Das Vorgehen im Knochen- und Durabereich entspricht der obigen Schilderung des parietookzipitalen Verfahrens.

Komplikationen sind bei der Ventrikelpunktion in einem höheren Maße als bei den vertebralen Punktionen zu erwarten. Die wesentliche Gefahr besteht in Verschiebungen der intrakraniellen Druckverhältnisse, beruht also auf dem Grundleiden (Druckerhöhung, Tumorgröße, infratentorielle Tumoren usw.). Unter der Punktion oder Stunden danach kann es zu Einklemmungen kommen. Dem versucht man durch die angeschlossene Operation oder eine druckgesteuerte Dauerdrainage des Ventrikelsystems entgegenzuwirken. Blutungen können e vacuo oder durch Anstechen von Tumor oder Gefäßen entstehen. Parenchymschäden im Stichkanal sind prinzipiell möglich, pflegen aber bei wenigen Punktionsversuchen nicht ins Gewicht zu fallen. Die Sehbahn kann bei zu tiefer Punktion alteriert werden. Eintretende und fast immer reversible Erblindungen führt man eher auf die Druckentlastung als auf direkte Okzipitallappenschädigungen zurück. Vegetative Reaktionen pflegen nur bei großen Verschiebungen tiefer Hirnstrukturen ausgeprägter zu sein (große Luftmengen, unkontrollierter lokaler Liquorverlust). Entzündungszeichen in Blut und Liquor können Folgen derartiger vegetativer Reaktionen sein; stets ist aber auch an die Möglichkeit der echten Infektion des Liquorraums zu denken. Eine besondere Gefährdung entsteht dabei durch länger liegende Dauerdrainagen.

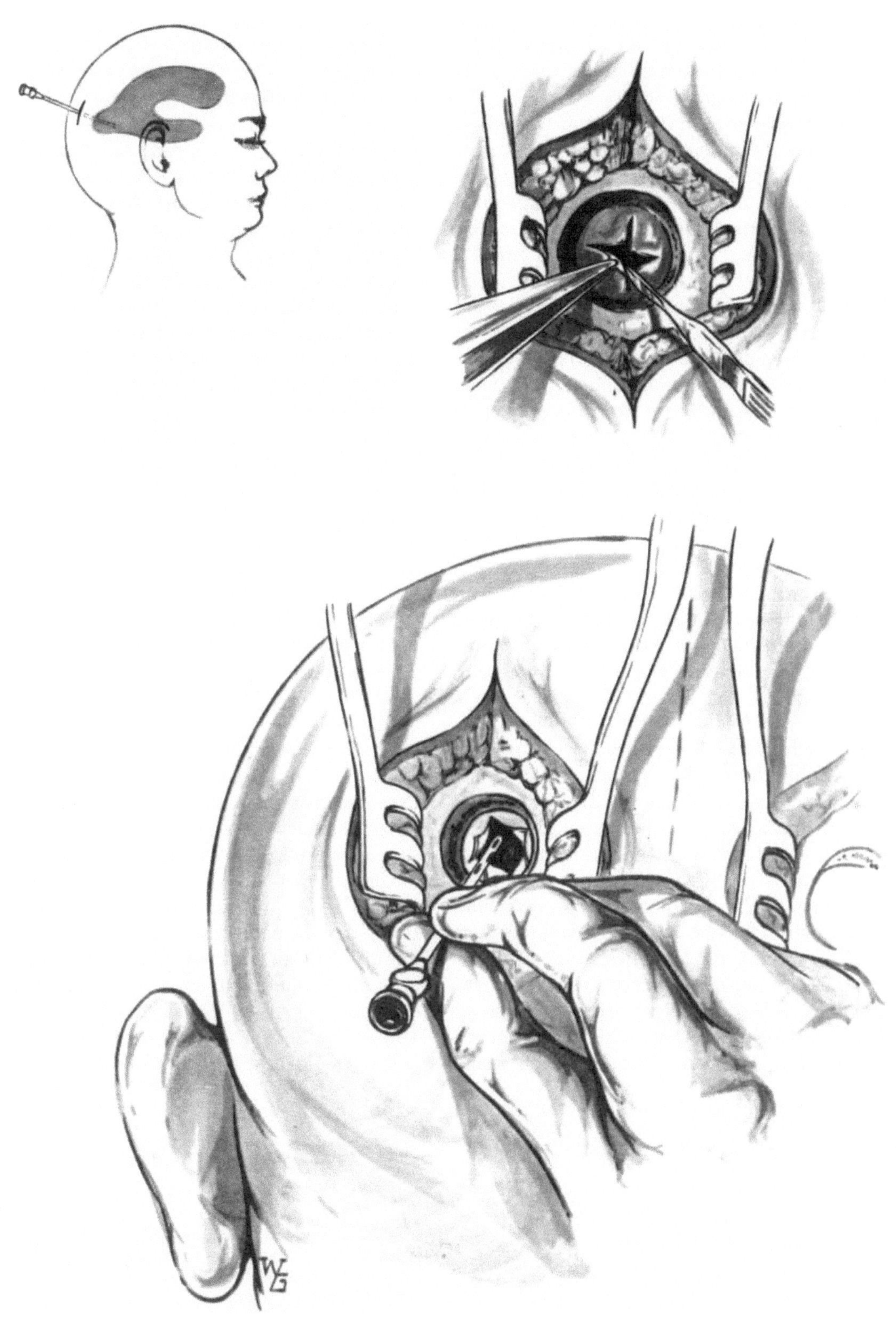

Zentrale Ventrikelpunktion (Ventrikulografie des 3. Ventrikels)

Die Darstellung des 3. und 4. Ventrikels mit positiven (seltener negativen) Kontrastmitteln hat sich in den letzten Jahren zu einem auch durch die Computertomografie nicht zu ersetzenden diagnostischen Verfahren entwickelt. Oft wird es mit dem therapeutischen Verfahren der Ventrikeldauerdrainage kombiniert. Prinzipiell ist die Kontrastdarstellung unpaarer Ventrikel auch vom Seitenventrikel aus möglich, macht aber etliche Lagewechsel von Patientenkopf und Patient nötig, um das Konstrastmittel in den 3. Ventrikel zu lancieren. Benutzt man nur die gleichmäßige Kontrastmittelverdünnung von den Seitenventrikeln in die mittleren Ventrikel, so erhält man weniger kontrastreiche Bilder, bei denen sich wichtige Abschnitte im Kontrast überlagern können.

Daher wurde die Direktpunktion des 3. Ventrikels ausgearbeitet. Für die einseitige Punktion des Seitenventrikelvorderhorns legt man einen Hautlängsschnitt *(oben links)* 3–4 cm neben der Mittellinie und kurz vor der Kranznaht an. Aus Dominanzgründen wird meist die rechte Seite gewählt. Bohrloch und kreuzweise Durainzision schließen sich an. Die Punktionsrichtung der mit einem Mandrin bewehrten Kanüle *(oben rechts)* zielt auf das Foramen interventriculare. Dies entspricht im Seitenbild der Richtung auf den äußeren Gehörgang *(unten rechts)* und anterior-posterior der Nase *(unten links)*. Der Mandrin wird in 7–9 cm Tiefe gegen einen Kunststoffschlauch ausgetauscht, dann wird die ummantelnde Kanüle entfernt und der Schlauch ins Foramen interventriculare manövriert *(oben links)*. Dieses Einfädeln bedarf etlicher Erfahrung; es entscheidet aber über die Qualität der Röntgendarstellung. (Zur Einarbeitung und anläßlich stereotaktischer Operationen kann diese Punktion auch auf stereotaktischem Wege erfolgen. Hierfür existieren Tabellen mit Bezugswerten zwischen Schädelfixpunkten und Foramenposition.) Durch kleine Kontrastmittelgaben läßt sich die exakte Lage der Sondenspitze sichern. Danach kann die komplette Kontrastdarstellung der gewünschten Ventrikelbezirke angeschlossen werden.

Da der Ventrikelkatheter meist als Dauerdrainage belassen wird, muß für eine möglichst gute Abdichtung gegen Liquorabgang neben dem Schlauch gesorgt werden. Deshalb wird spiegelbildlich zur Inzision ein gegenseitiger Hautschnitt angelegt und der Kunststoffschlauch subkutan zu diesem Schnitt hinausgeleitet. Trotz exakter Nähte beider Schnitte kommen immer wieder Liquorfisteln zur Beobachtung; deshalb das therapeutische Bestreben, die Zeit zwischen Ventrikeldrainage und Operation möglichst kurz zu halten.

Der Eingriff ist prinzipiell in Lokalanästhesie möglich. Ausnahmen hiervon werden unter Konsultation des Anästhesisten festgelegt.

Komplikationen entwickeln sich hauptsächlich aus dem Grundleiden und bedürfen keiner besonderen Besprechung. Blutungen stammen aus verletzten normalen Gefäßen oder stark vaskularisierten Tumoren. Sie können ein Vorziehen des operativen Eingriffs nötig machen. Die positiven Kontrastmittel selbst weisen als bekannte Komplikationen die Arachnoiditis und den Krampfanfall auf. Die Verwachsungsbildung wird auf unterschiedliche Osmolatitäten zwischen Gewebe und Kontrastmittel zurückgeführt und hat bei verschiedenen Kontrastmitteln auch eine unterschiedliche Ausprägung. Gleiches gilt für die epileptogene Wirkung positiver Kontrastmittel, die vor allem bei Eingabe in den extrazerebralen Liquorraum sowie in Gewebestrukturen des Thalamus verstärkt zur Auswirkung kommt. Mit wenigen Ausnahmen handelt es sich aber um einmalige Krampfereignisse, die jedoch durchaus einen sehr ernsten Charakter haben können. Daher sind entsprechende intensivtherapeutische Vorbereitungen nötig.

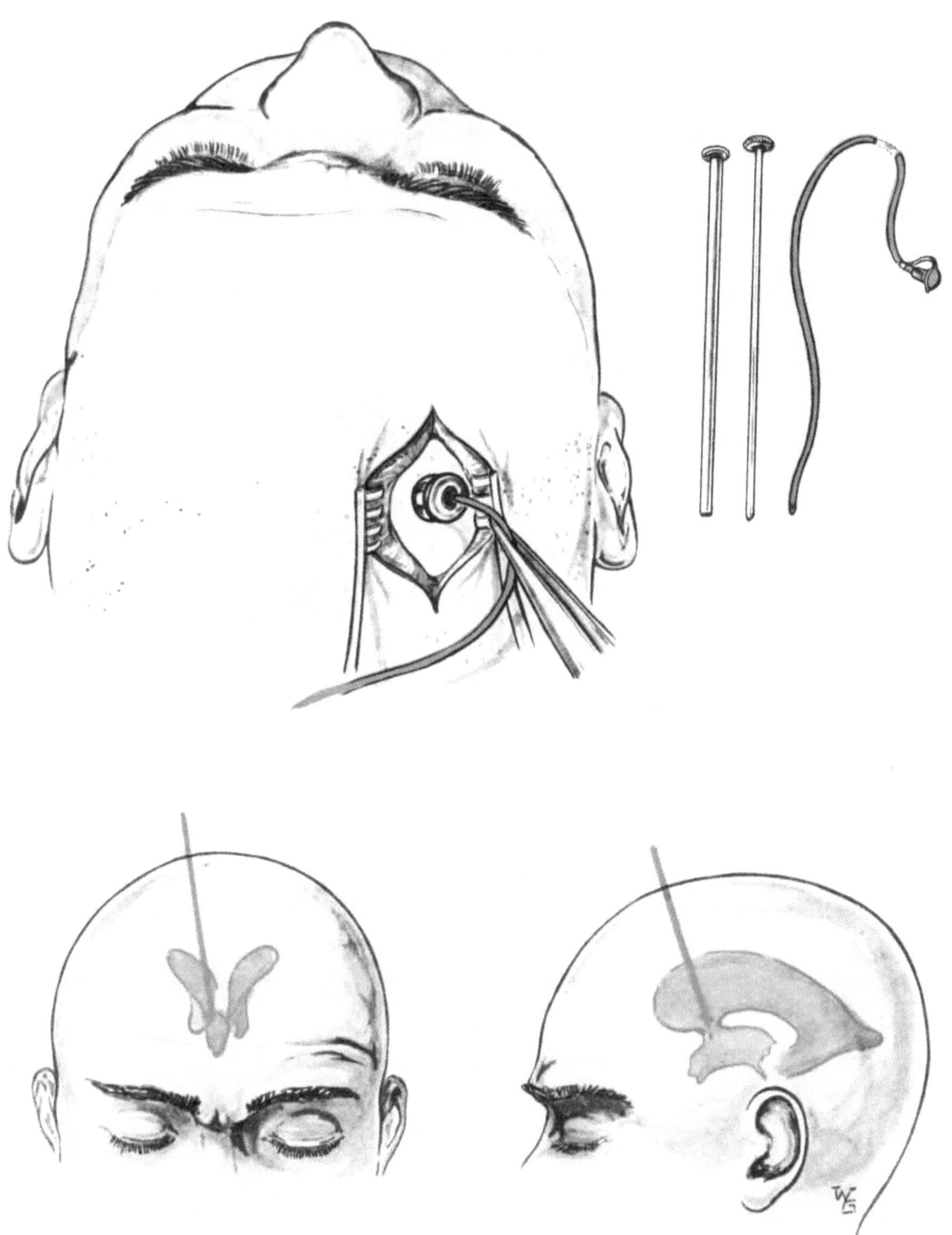

Perkutane Karotisangiografie

Die Kontrastdarstellung der Hirngefäße hat auch nach Einführung der Computertomografie große Bedeutung behalten, nicht zuletzt zur Klärung operativ-technischer Gesichtspunkte. Technische Änderungen der Angiografie betrafen in den letzten Jahrzehnten sowohl die Indikationen als auch Zugangswege und Röntgentechnik.

Zur Darstellung der Stromgebiete der A. carotis kommen die direkte Punktion (perkutan oder nach operativer Freilegung) oder der indirekte Zugang über einen in die A. femoralis oder die A. axillaris eingeführten Katheder infrage. Die Wahl der Methode hängt von der Auswahl des Krankengutes, der apparativen Ausrüstung und der persönlichen Erfahrung des Untersuchers ab. Als rasche und vielseitig einsetzbare Methode bietet die perkutane Karotispunktion viele Vorteile. Vor allem kann der Geübte sie auch in Kombination mit dem einfachsten Röntgengerät durchführen. Für die Diagnostik der posttraumatischen intrakraniellen Hämatome spielt das Verfahren in röntgentechnisch weniger gut eingerichteten Krankenhäusern eine große Rolle.

Gesucht wird der Karotisstamm kurz vor der Teilung in Interna und Externa *(oben)*. Hierfür wird bei stark rekliniertem Kopf und Unterpolsterung der Gegend zwischen den Schulterblättern gerade oder schräg auf die zwischen Zeige- und Mittelfinger der linken Hand fixierte Arterie eingestochen *(unten)*. Man kann auch ein Einklemmen der Arterie zwischen Fingern und Wirbelsäulenkante versuchen. Eine nicht durch Verwachsungen umgebene Arterie pflegt bei diesen Manövern erheblich ausweichen zu können. Daher muß der erste Stich nicht gleich treffen. Nach genügend tiefer Punktion wird das Lumen der Kanüle durch einen stumpfen Mandrin auf Durchgängigkeit geprüft. Das millimeterweise Zurückziehen der Nadel schließt sich an. Sobald aus der Kanüle arterielles Blut pulssynchron herausspritzt, wird der stumpfe Mandrin erneut eingeführt und die Kanüle durch Senken des Pavillons nach kranial in die Karotis geschoben; jetzt liegt die Nadel sicher im Gefäßlumen. Kontrastmittel werden direkt oder über einen Schlauch in die Kanüle eingespritzt. Dies geschieht manuell durch den Operateur oder durch Druckapparaturen. Nach dem Entfernen der Kanüle wird die Punktionsgegend über mehrere Minuten komprimiert, um lokale und ausgedehnte Hämatome zu vermeiden. Mißlingt die Direktpunktion, so wird via Katheter vorgegangen oder das perkutane Verfahren nach einigen Tagen wiederholt. Die in lokalen Hämatomresten fixierte Arterie ist dann meist leichter zu treffen.

Komplikationen können seitens der untersuchten Gefäße, des Hirns, der Punktionsstellen, des Herz-Kreislaufs-Systems sowie des Kontrastmittels auftreten. Die Letalität beträgt immerhin 0,1–0,6%. Paresen sind gelegentlich zu sehen, pflegen aber meist zurückzugehen. Gleiches gilt für die fünfmal selteneren sensiblen Ausfälle. Unter der Angiografie kann ein Aneurysma platzen; die Zeichen der Subarachnoidalblutung schließen sich an. Der Kontrastmittelaustritt ist mitunter im Röntgenbild sichtbar. Zum Schutz gegen Überempfindlichkeitsreaktionen wurde früher die Vorinjektion kleiner Kontrastmittelmengen empfohlen. Sie ergibt keine absolut sicheren Hinweise und kann für eine derartige Sensibilisierung überhaupt erst sorgen. Falls man nicht primär in Intubationsnarkose punktiert, wird sich der Operateur also auf eine anaphylaktische Reaktion vorbereiten.

Als Betäubung können Lokalanästhesie oder Allgemeinnarkose benutzt werden. Einige Zentren arbeiten auch ohne jegliche Betäubung. Entscheidend sind der Zustand des Kranken und die persönliche Erfahrung des Untersuchers.

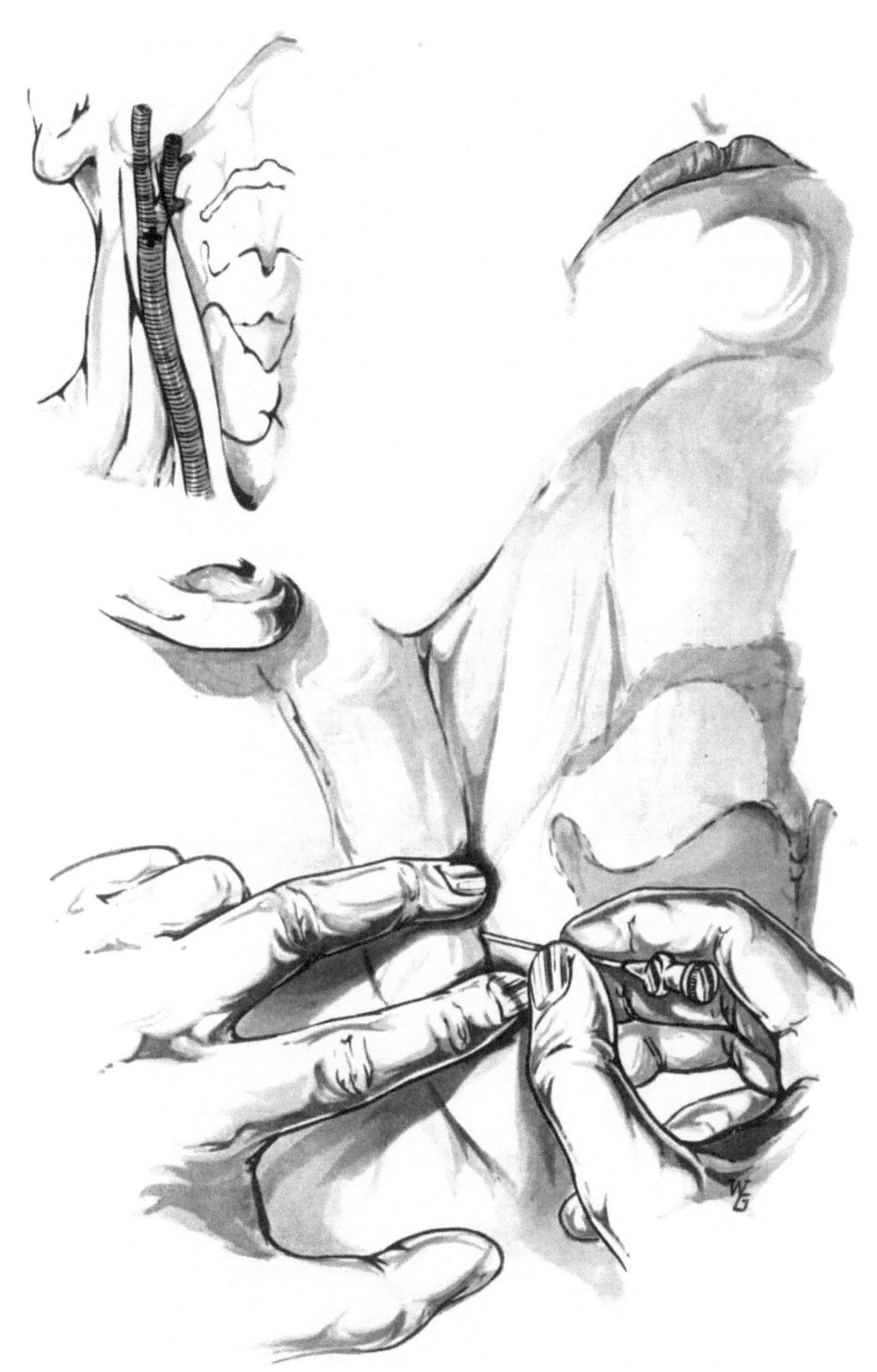

Operative Karotisangiografie

Diese Methode wird nur noch selten eingesetzt, und zwar beim Versagen der perkutanen Technik sowie bei kleinen Kindern. Gerade wegen dieser seltenen Anwendung sei sie genauer dargestellt.

Am etwas reklinierten und zur Gegenseite gedrehten Kopf des Patienten wird 5 cm oberhalb und parallel der Klavikula eine 4–5 cm lange Hautinzision gelegt *(oben)*. Der gut sichtbare M. sternocleidomastoideus wird durch einen stumpfen Haken nach lateral gezogen *(Mitte)*. Oberhalb des kreuzenden M. omohyoideus geht man auf das tastbare Gefäßbündel ein und drängt die oberflächlicher liegende V. jugularis zur Seite. Danach kann die sicht- und tastbare A. carotis communis in ihrer Zirkusferenz präpariert und mit einem Bändchen angeschlungen werden. Der Zügel dient zum Straffen sowie zur partiellen Blutstromdrosselung. Bei älteren Menschen müssen diese Maßnahmen sehr vorsichtig angewendet werden, schon um intraarterielle arteriosklerotische Plaques nicht abzulösen. Eine breite und stumpfe Pinzette erfaßt das Gefäß 2 cm oberhalb des Bändchens und drosselt den Blutstrom. In die dergestalt gegen Torquieren geschützte Arterie kann die Kanüle eingeführt werden, wobei sich abgewinkelte Formen besser führen lassen *(unten)*. Das technische Vorgehen der Kontrastmittelinjektion unterscheidet sich in keiner Weise von der perkutanen Methode. Nach Durchführung der Röntgenaufnahmen wird die Kanüle entfernt und die Gefäßpunktionsstelle für einige Minuten komprimiert. Der hierzu verwendete Tupfer darf keine Adrenalinlösung enthalten, um krisenhafte Blutdrucksteigerungen zu vermeiden. Nach sicherer Stillung der Blutung wird die Wunde schichtweise verschlossen.

Als Betäubung reicht zwar die Lokalanästhesie aus. In Anbetracht der speziellen Indikationen (kleine Kinder, schwierige lokale Verhältnisse, Struma usw.) wird tatsächlich meist die Allgemeinbetäubung eingesetzt.

Bei den Komplikationsmöglichkeiten bestehen keine generellen Unterschiede gegen über den anderen Methoden der zerebralen Kontrastdarstellung. Lediglich die lokale Infektion kann hinzukommen.

Für spezielle Indikationen kann die Freilegung der Karotis nach ihrer Teilungsstelle angezeigt sein; so etwa zur isolierten Füllung der A. carotis externa bei Tumoren, die von der Externa gespeist werden. Hierbei wird die Teilungsstelle nach einem Längsschnitt am inneren Kopfnikkerrand in Schildknorpelhöhe aufgesucht und die gewünschte isolierte Füllung angeschlossen.

Bei einer weiteren Methode der isolierten Externadarstellung wird die A. temporalis superficialis benutzt. Sie wird durch einen kleinen Hautschnitt an der Schläfe freigelegt und mit einem Kunststoffschlauch kanüliert. Nach dem Vorschieben des Schlauchs um etwa 5–6 cm kann das Kontrastmittel injiziert werden; die angeschlossenen Röntgenbilder ergeben eine meist recht gute Kontrastdarstellung der A. carotis externa, so etwa bei Meningiomen, die über die Externa versorgt werden. Eine weitere Verbreitung haben auch die letzgenannten Methoden nicht erreicht. Die Kenntnis dieser Ausweichmöglichkeiten kann im Einzelfall aber aus einer sonst ausweglosen Situation herausführen.

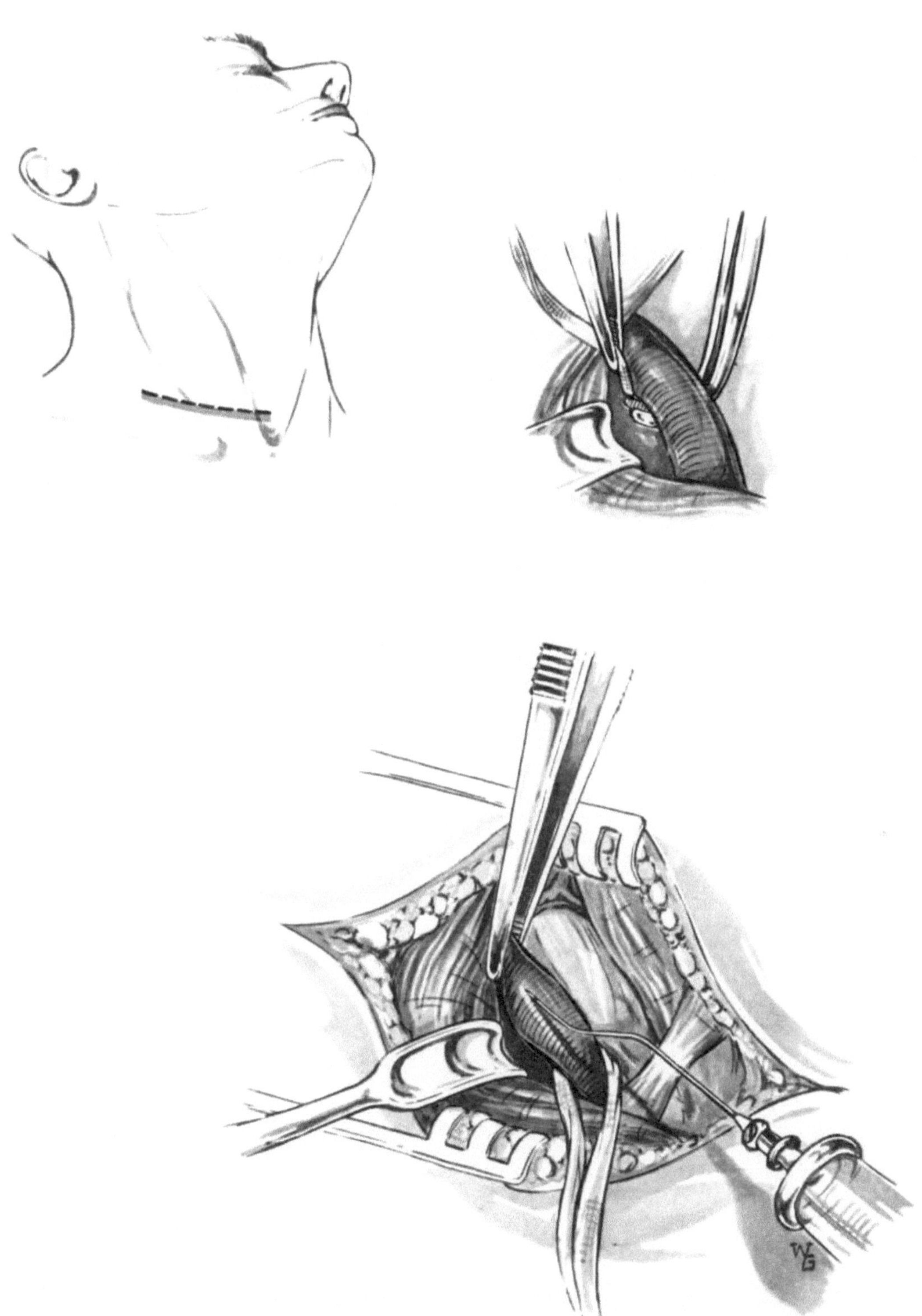

Perkutane Vertebralisangiografie

Der Ausbau der Katheterverfahren hat die perkutane Punktion der A. vertebralis am Hals zu einem selteneren Ereignis werden lassen. Da aber die Katheterverfahren zum Beispiel beim tiefen Aortenverschluß nicht anwendbar sind, sollte das Wissen um die perkutane direkte Methode jedoch noch aufrecht erhalten werden.

Wesentliche Schwierigkeiten bei der perkutanen direkten Vertebralispunktion sind die relative Kleinheit des Gefäßes und die Unmöglichkeit des Umlegens der Kanüle in die Längsrichtung des Gefäßes.

Am reklinierten Patientenkopf versuchen Zeige- und Mittelfinger der linken Hand die Karotis nach außen zu drängen und die Gegend der Intervertebrallöcher zu tasten. Leitpunkte sind dabei die Querfortsätze sowie der Schildknorpeloberrand. Die Kanüle wird senkrecht eingestochen und tastet sich am Wirbelkörper in den Zwischenraum der Querfortsätze. Die Arterie wird etwa 1 cm tiefer erreicht; das pulssynchrone Austreten arteriellen Bluts beweist die exakte Lage. Bevor allerdings Kontrastmittel eingespritzt wird, überzeugt man sich durch die Injektion einiger Milliliter physiologischer Kochsalzlösung von der ausreichend sicheren Lage der Nadelspitze im Gefäßlumen. Die angeschlossene Kontrastmittelinjektion kann nicht mit einem so hohen Druck wie bei der Karotisangiografie vorgenommen werden, da sonst die Kanülenspitze aus dem Gefäßquerschnitt herausrutscht. Jeglicher Zweifel an der sicheren intraluminären Kanülenlage führt zum Abbruch der Untersuchung und zur Wiederholung nicht vor 3–5 Tagen. Die lokale Tupferkompression nach der Nadelentfernung hat keinen Druckeffekt auf die punktierte A. vertebralis, sondern stillt lediglich höhergelegene mitverletzte Venen.

Die Komplikationen entsprechen den auf S. 102 genannten Zwischenfällen der Karotisangiografie; ihr Prozentsatz ist allerdings höher, sowohl seitens des zerebralen Stromgebiets als auch des Gefäßes selbst. Man zieht deshalb im allgemeinen die Vertebralisdarstellung via Femoraliskatheter oder mit Hilfe der Gegenstrommethode vor.

Die Gegenstrommethode bedient sich der Punktion der A. axillaris oder der A. brachialis und der Überdruckinjektion von 40–50 ml Kontrastmittel in Gegenrichtung des Blutstroms. Bei rechtsseitiger Injektion füllen sich die rechte A. vertebralis, die rechte A. carotis communis und der Truncus brachiocephalicus. Die linksseitige Injektion führt zur Darstellung der linken A. vertebralis, nicht jedoch der gleichseitigen Karotis. Die Injektion kann auch simultan in beiden Seiten erfolgen. Grundlage für die Gegenstrommethode ist eine moderne technische Röntgenausrüstung. Im Handbetrieb läßt diese Methode nur gelegentlich ausreichend aussagekräftige Bilder zu. Nach Abschluß der Aufnahmeserien wird die Kanüle aus der Arterie entfernt und die Punktionsstelle über 5–6 min exakt komprimiert. Auch der periphere Puls sollte in den nächsten Stunden am punktierten Arm kontrolliert werden.

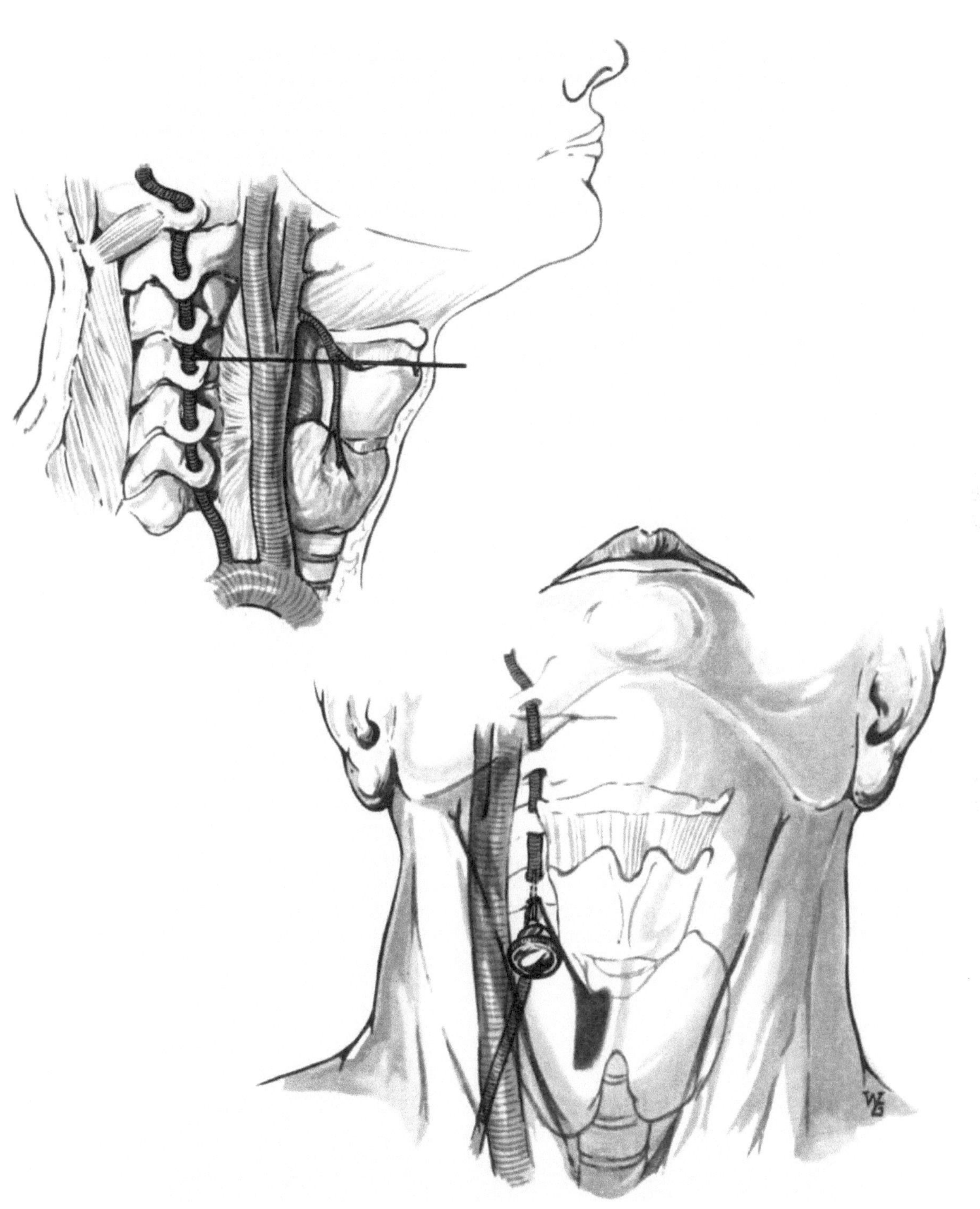

Katheterangiographien

Der Ausbau der röntgentechnischen Möglichkeiten (rascher Bildwechsel, gleichzeitiger Bildwandlereinsatz, kleinster Brennfleck) sowie die Fortschritte bei der Herstellung gewebefreundlicher und optimal flexibler Gefäßkatheter gaben die Grundlagen für den heutigen hohen Stand der Katheterangiographien. Dabei wird neben der Darstellung aller oder der einzelnen Hirngefäßbezirke auch eine gleichzeitige Aussage über die proximaleren Gefäßabschnitte möglich (Stenosen im Halsbereich).

Gebunden ist das Verfahren an eine hochentwickelte Röntgentechnik. Es entzieht sich meist der Benutzung durch den Neurochirurgen und hat seinen Schwerpunkt in der Hand des Neuroradiologen. Trotzdem seien im folgenden die Prinzipien der Methode besprochen. Die A. femoralis wird in ihrem gut tastbaren Abschnitt unterhalb des Leistenbandes mit scharfer Kanüle punktiert. Nach dem Einführen eines Führungsdrahts kann die Punktionskanüle entfernt werden (*u*). Über den Draht werden die eigentlichen Röntgenkatheter eingefädelt; ihre Spitzen sind je nach dem angepeilten Gefäßbezirk verschiedenartig gekrümmt. Bei Erwachsenen kommen meist Katheter von 90 cm Länge und 1,5–1,6 mm Außendurchmesser zur Verwendung. Bei Kindern betragen die Maße 80 cm Länge und 1,2 mm Außendurchmesser. Bei Säuglingen vermindern sich die Dimensionen auf 60 cm Länge und 0,9 mm Außendurchmesser. Sobald der gewünschte Gefäßbezirk mit dem führungsdrahtbewehrten Katheter erreicht ist, kann der Draht entfernt und die Kontrastmittelinjektion angeschlossen werden. Probeaufnahmen mit kleinen Kontrastmittelmengen entscheiden über die Notwendigkeit etwaiger Katheterlagekorrekturen oder der Verwendung eines Katheters mit anders geformter Spitze. Der Katheterwechsel erfolgt über den wiedereingeschobenen Führungsdraht.

Die Möglichkeit der aufeinanderfolgenden selektiven Darstellung zerebraler Gefäßgebiete läßt die Suche nach der Quelle einer Subarachnoidalblutung ebenso in einem Arbeitsgang zu wie die Darstellung der verschiedenen Zu- und Abflüsse von Hirntumoren (*o*).

Die Kathetermethode hat inzwischen auch therapeutischen Einsatz bei Hirngefäßveränderungen gefunden. Auf diesem Wege werden zum Beispiel Fisteln zwischen der A. carotis interna und dem Sinus cavernosus durch aufgefüllte Kunststoffballons verschlossen. Auch Aneurysmen bestimmter Lage und Form verschließt der Spezialist mit diesem Verfahren.

Gelegentlich ist die A. femoralis nicht für die Katheterung geeignet (Beispiel: Thrombosen im Aortengabelbereich). Als Ausweg bietet sich dann die scharfe Punktion der A. axillaris an (*o*). Angeschlossen wird dann das Katheterverfahren in der oben geschilderten Manier. Meist wird die rechte A. axillaris benutzt. Der Arm wird für diese Methode stark abgespreizt, um die Arterie in ihrem gut tastbaren Bereich unterhalb der Axilla zu punktieren. Nach Durchführung der Aufnahmeserien und Entfernung des Katheters muß die Punktionsstelle über mindestens 5 min komprimiert werden.

Als Komplikationen lokaler Art kommen Irritationen benachbarter Nerven vor (Beispiel: Plexus brachialis). Meist sind sie jedoch vorübergehender Natur. Die Komplikationen allgemeiner Art sind bereits auf S. 102 dargestellt worden.

Schließlich sei darauf hingewiesen, daß sich die Kathetermethode auch zur Venenfüllung eignet. Zugangsstellen sind Sinus, die Halsvenen, die Orbitalvenen und die V. femoralis.

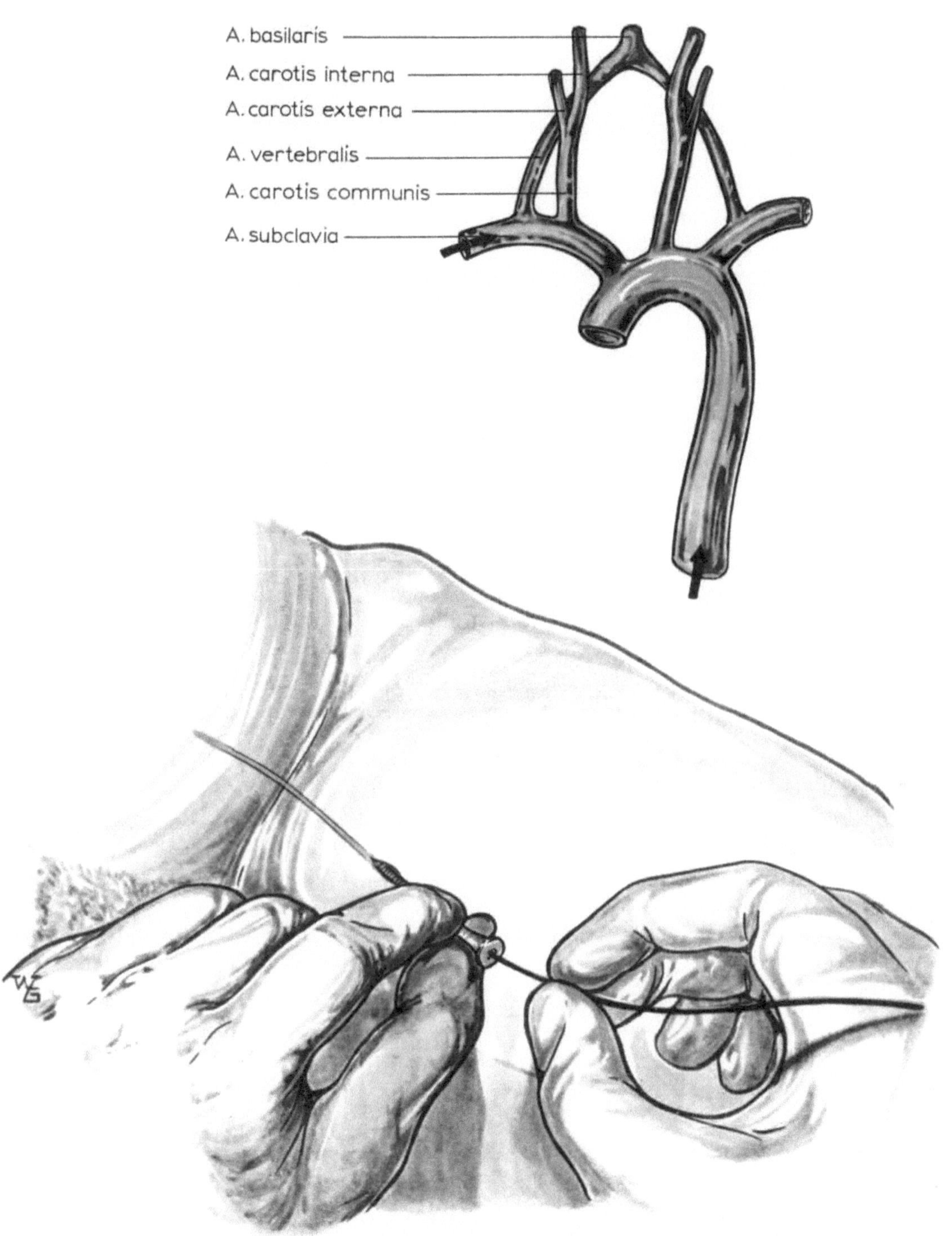
A. basilaris
A. carotis interna
A. carotis externa
A. vertebralis
A. carotis communis
A. subclavia

Spinale Angiografie und Ossovenografie

Die Darstellung der Gefäße des Spinalkanals und des Rückenmarks erfolgt mit Hilfe der Kathetertechnik und setzt neben einer hochwertigen röntgentechnischen Ausrüstung spezielle Erfahrungen des Untersuchers voraus. Daher wird sie nur selten durch den Neurochirurgen und meist durch den Neuroradiologen durchgeführt.

Die anatomischen Grundlagen zeigen die Tafeln 55 und 57. Danach sind die hauptsächlichen Versorgungsgebiete die Truncus thyreocervicalis und costocervicalis sowie die Aa. vertebrales für den Zervikalbereich und die Interkostal- und Lumbalarterien für den Thorakal- und Lumbalbereich. Eine weitere Versorgungsfunktion hat die *Adamkiewicz*sche A. radicularis magna, die meist aus der Interkostalarterie 9–12 oder der Lumbalarterie 1–2 entspringt.

Die technische Durchführung bedient sich der Kathetermethode. Meist wird die A. femoralis und nur mitunter die A. axillaris punktiert. Unter Bildverstärkerkontrolle wird die selektive Darstellung des gewünschten Versorgungsgebiets angestrebt. Nach der Katheterung eines abgehenden kleineren Gefäßes schließt sich die Kontrastmittelinjektion an. Sofort danach wird die Katheterspitze wieder in das größere Gefäß zurückgezogen, um einen Blutversorgungsstop zu vermeiden. Falls notwendig wird erneut kathetert.

Wichtigste zu befürchtende Komplikation ist der Verschluß einer das Rückenmark versorgenden Arterie mit der nachfolgenden, oft irreversiblen Parese. Diese Komplikationsmöglichkeit ist einer der wesentlichen Gründe dafür, daß die selektive spinale Angiografie in die Hand des Erfahrenen gehört. Die weiteren Komplikationsmöglichkeiten beziehen sich auf Kontrastmittelunverträglichkeiten, Hämatome an den Punktionsstellen und Perforationen der passierten Gefäße. Schließlich können bei älteren Menschen arteriosklerotische Plaques abgelöst und in zentrale Gefäßbezirke geschwemmt werden.

Die Füllung der Trunkus und der Vertebrales mit Hilfe der Gegenstromangiografie von den Armarterien aus (S.106) kann auch spinale Arterien des Halsmarkbereichs darstellen. Nicht selten entstehen jedoch Überdeckungen durch andere Gefäße, so daß die diagnostische Aussage unbedeutend sein kann.

Die Darstellung spinaler Venen *(links)* erfolgt entweder mit Hilfe der Katheterung via V. femoralis bzw. V. axillaris oder aber über den Knochen. Für die technische Durchführung der Kathetermethoden bedarf es keiner zusätzlichen technischen Angaben. Die transossale Phebografie sei jedoch näher dargestellt. Etwas oberhalb des vermuteten spinalen Prozesses wird nach Lokalanästhesie mit einer kräftigen Kanüle der Dornfortsatz punktiert, bis die Nadelspitze sicher in der Spongiosa liegt *(unten)*. Für diese Punktion kann im Prinzip auch der Wirbelkörper verwendet werden *(rechts)*, jedoch ist dies nur bei schlanken Patienten mit der genügenden technischen Sicherheit möglich. Die Kanüle wird dabei zwischen den Querfortsätzen hindurch in den Wirbelkörper gestoßen, geht also einen ähnlichen Weg wie in der ersten Phase der paravertebralen Injektion (S. 520). Die anschließende Kontrastmitteleinspritzung erfordert einen nicht unbeträchtlichen Injektionsdruck; die Erfassung der günstigsten Phasen der Kontrastfüllung abführender Venen ist nur durch eine rasche Folge der Röntgenaufnahmen möglich. Eingesetzt wird das Verfahren sowohl bei epiduralen Tumoren, als auch Bandscheibenvorfällen sowie beim Verdacht auf das Vorliegen spinaler Angiome.

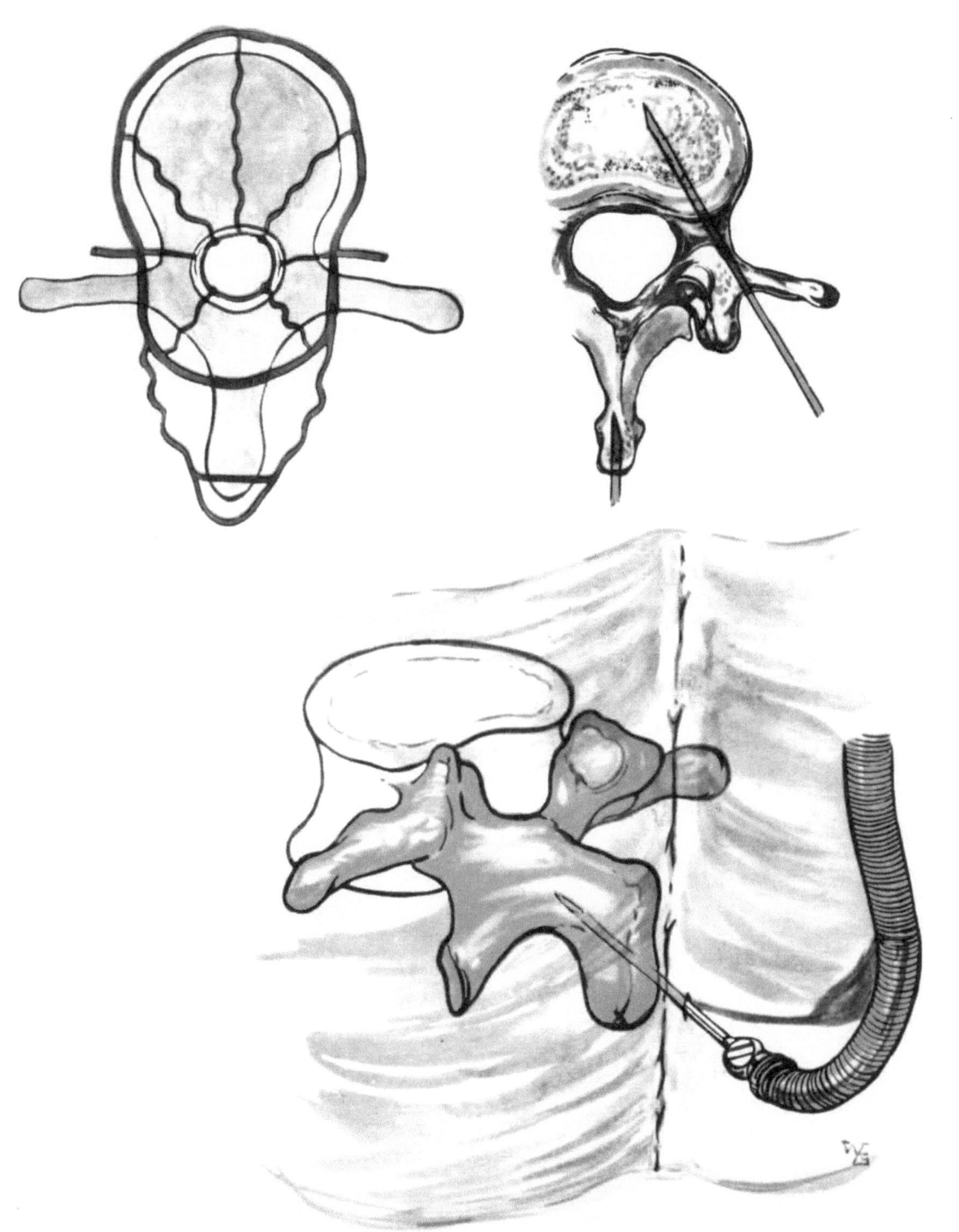

Diskografie

Mit der Diskografie wird die direkte Röntgendarstellung der Verhältnisse innerhalb der Zwischenwirbelscheibe angestrebt. Vornehmliche Indikation sind demzufolge Protrusion und Prolaps des Nucleus pulposus. Wichtig ist der Einsatz der Methode zur Differentialdiagnose intraspinaler Raumforderungen gegenüber den Prolapsen.

Technisch wird mit einer schlanken Kanüle und unter Bildwandlerkontrolle der gewünschte Intervertebralraum von vorn–seitlich (Halsbereich, *oben* und *rechts*) oder von hinten–seitlich (Lumbalbereich, *links*) punktiert. Bei zentraler Nadellage (Röntgenbildkontrolle) werden 2–3 ml eines wasserlöslichen Kontrastmittels eingespritzt, wobei das Aufnahmevermögen des Zwischenwirbelraums von Patient zu Patient sehr verschieden sein kann. Die Injektionsgeschwindigkeit richtet sich nach diesem Aufnahmevermögen. Die Röntgenaufnahmen erfolgen bei noch liegender Kanüle und in beiden Ebenen; notfalls kann nachgespritzt werden. Schon nach kurzer Einarbeitungszeit pflegt der Untersucher ein sicheres Gefühl für die Lage der Nadelspitze zu gewinnen.

Die erhaltenen Bilder geben eine direkte Darstellung des morphologischen Zustands der Bandscheibe; die Kontrastbilder reichen von der Konturendarstellung bis zur inhomogenen Durchtränkung des verschlissenen Pulposusgewebes. Als wichtiges Hinweiszeichen für einen Prolaps des Nucleus pulposus kann der unter der Kontrastmittelinjektion ausgelöste oder verstärkte Grundschmerz beim Patienten gelten. Er ist durch das mechanische weitere Vordrängen des bereits prolabierten Gewebes gegen die Spinalwurzeln und ihre Hüllen bedingt.

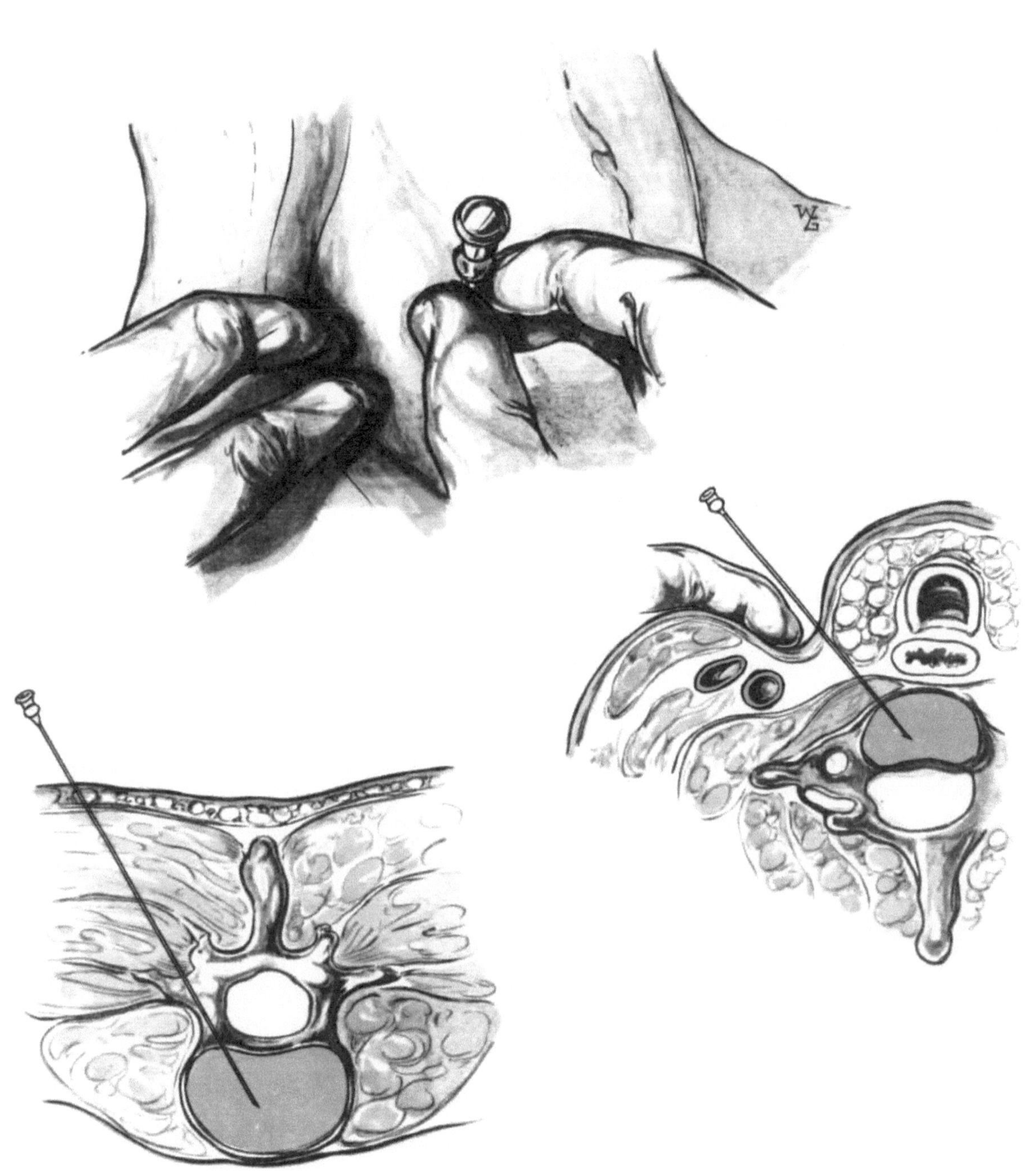

Perkutane Rückenmarkpunktion und Myelozystografie

Dieses recht selten indizierte Verfahren hat bei gezieltem Einsatz eine erhebliche diagnostische Aussagekraft. Sein Ziel ist die Darstellung intramedullärer Hohlraumbildungen mit Hilfe perkutaner Methoden, also der Punktion. Seine Vorzüge sind demzufolge die geringe Belastung des Kranken und eine verbesserte präoperative Aussage. Erster Schritt des Vorgehens ist die Myelografie mit positiven Kontrastmitteln, seltener und nur bei guter Tomografietechnik zu empfehlen, mit Luft. Hiermit wird die Höhenlokalisation präzisiert. Durch Aufnahmen in verschiedenen Stellungen des Körpers zur Längsachse versucht man eine Aussage über Formänderungen der Markvorwölbung zu bekommen. Sie kann fehlen, was auf einen soliden ebenso wie auf einen mit eiweißreicher Flüssigkeit gefüllten geschlossenen Hohlraum weist. Sie kann aber auch deutlich ausgeprägt sein, was man als Hohlraum in Verbindung mit dem Spinalkanal und dem 4. Ventrikel deutet, also eine Syringomyelie. Im zweiten Schritt kann dann die Rückenmarkpunktion vorgesehen werden. Obwohl auch eine Punktion in Rücken- oder Seitenlage möglich ist, erreicht man das Ziel am leichtesten in Kopfstellung des Kranken *(rechts)*. Hierzu ist ein modernes Pneumenzephalografiegerät nötig, an dem der Patient in Über-Kopf-Stellung gebracht werden kann und außerdem ausreichend Platz für die Spinalpunktion besteht. In der Kopfstellung pflegt die Füllung geschlossener zystischer Prozesse am besten zu sein und sich das Punktionsgebiet optimal zu fixieren. Vor jeder Punktion werden die Myelogramme nach erweiterten oder vermehrten Gefäßbildungen (Angiom) durchgesehen und, falls erforderlich, wird spinal angiografiert.

Mit einer Subokzipitalpunktionsnadel wird unter Bildwandlerkontrolle zwischen den beiden vorher festgelegten Dornfortsätzen eingestochen und die Dura perforiert *(links)*. Der abtropfende oder aspirierte Liquor wird zur Untersuchung aufgefangen. Millimeterweise wird die mandrinbewehrte Kanüle ins Mark gestochen, wobei der exakte Abschluß von Kanülen- und Mandrinspitze vorher geprüft wurde. Nach Erreichen der Zyste entleert sich (meist stark eiweißreiche) gelbliche Zystenflüssigkeit *(oben)*, die ebenfalls zur Untersuchung aufgefangen wird. Wichtig ist das Einhalten der Mittellinie.

Ersetzt man die Zystenflüssigkeit durch Kontrastmittel (selten Luft, meist Pantopaque), so zeigt sich die Zystenform. Gelegentlich sieht man ins Lumen einspringende Tumorknollen. Positives Kontrastmittel wird bis auf einen für die in den nächsten Tagen anzuschließenden Kontrollen nötigen Rest abpunktiert. Lageveränderungen des Patienten lassen die gesamte Zyste und auch die Verbindungen zum Zentralkanal nachweisen.

Eventuelle Komplikationen sind Blutungen sowie Verletzungen intakter Markanteile. Erstere versucht die genaue Beurteilung der präpunktionellen Myelografie, letztere die genaue Einhaltung der Mittellinie zu vermeiden. Nur selten wird eine dieser Komplikationen zur sofortigen operativen Freilegung zwingen. Für die Entscheidung und für die Durchführung der Laminektomie zur Therapie des Grundleidens gibt die Myelozystografie wertvolle Hinweise.

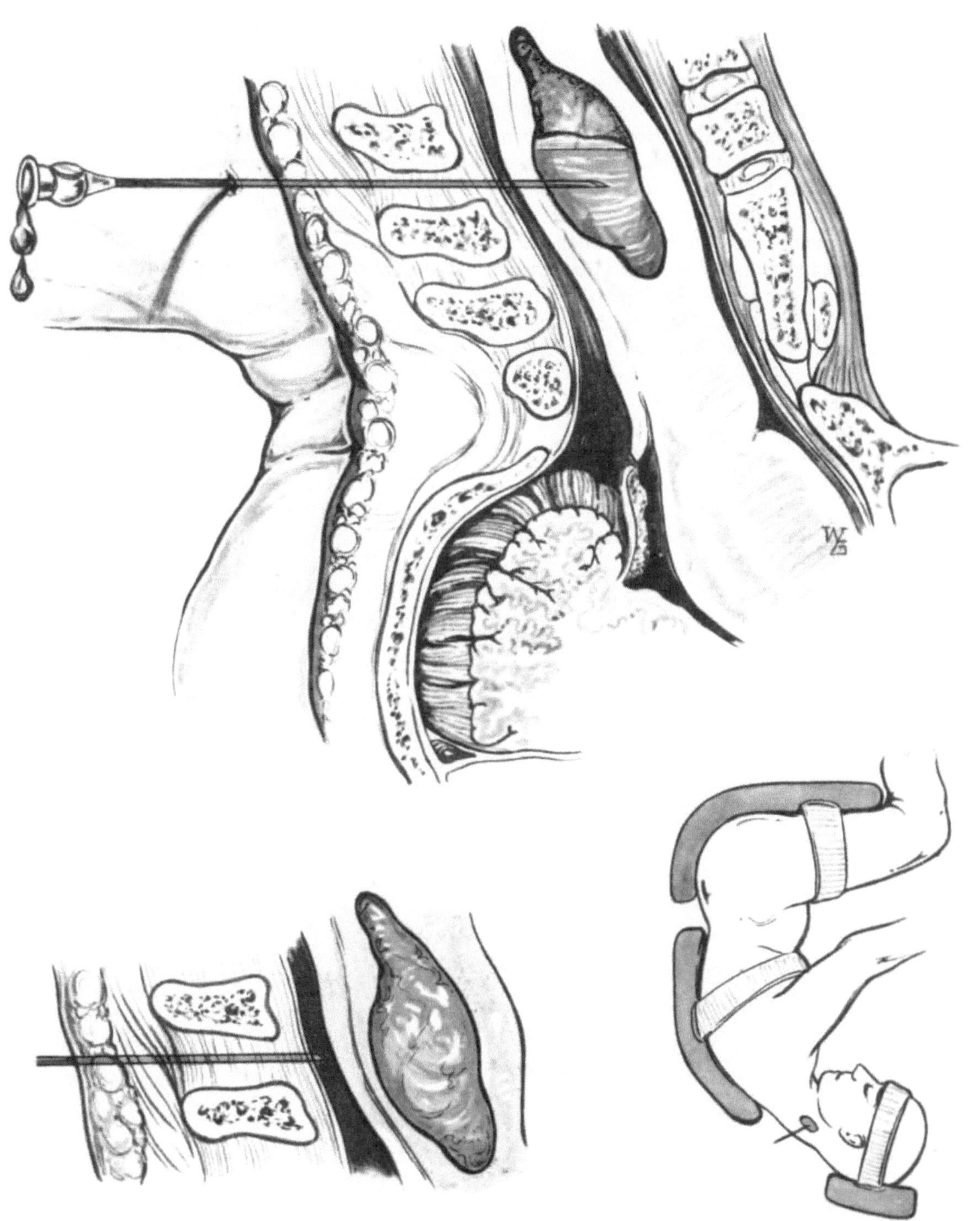

Diagnostische Hirnpunktion

Einsatzgebiete für die diagnostische Hirnpunktion waren in früheren Jahren lokalisatorische und artdiagnostische Gesichtspunkte. Zum Beispiel versuchte man eine präoperative Entscheidung über das Vorliegen eines multiformen Glioblastoms zu erreichen. Da nicht ganz selten die Punktion zu einer intratumoralen oder extrazerebralen Blutung führte, mußten Nottrepanationen die Folge sein. Die Fortschritte der neurochirurgischen Diagnostik haben die Indikation zur diagnostischen Hirnpunktion stark eingeschränkt. Viele Autoren benutzen sie überhaupt nicht mehr. Gelegentlich kann jedoch mit ihrer Hilfe im Gebiet eines einige Zeit vorher entfernten malignen Hirntumors die Frage: lokale Zyste oder lokales Rezidiv geklärt werden. Auch die wiederholte Punktion einer Kraniopharyngiomzyste ist auf diesem Wege möglich, sicherer ist allerdings die Punktion auf stereotaktischem Wege.

Die Hautinzision richtet sich in ihrer Lage nach der vermuteten oder gesicherten Lage der intrazerebralen Raumforderung, berücksichtigt aber auch die funktionelle Bedeutung darüberliegender Hirnregionen. Man wird also sowohl die Zentralregion als auch gefäßreiche Gebiete umgehen *(oben)*. Außerhalb derartiger Reservate bemüht man sich um eine möglichst kurze Strecke zwischen Haut und Punktionsobjekt. Dem Hautschnitt folgt die Anlage eines 10 mm großen Bohrlochs, das eine exakte Beurteilung der Duragefäße zuläßt. Nach bipolarer Koagulation wird die Dura inzidiert und auf einer gefäßfreien Stelle die das Hirn bedeckende Arachnoidea eingerissen *(unten links)*. Jetzt kann die stumpfe Punktionskanüle (Beispiele *Cushing*-Kanüle, Mandrinkanüle) langsam und tastend eingeführt werden. Das Ansaugen von Geweben, die zur histologischen Untersuchung gewonnen werden sollen, darf nur mit leichtem Zug erfolgen. Anderenfalls provoziert man die Verletzung benachbarter größerer Gefäße. Bei den Mandrinkanülen entfällt das Ansaugen; stattdessen wird der Mandrin am Beginn des Untersuchungsgebiets entfernt und beim Weiterschieben der Kanüle ein Gewebszylinder ausgestanzt *(Mitte)*. Auf keinen Fall sollten mehr als 2–3 Punktionen vorgenommen werden, um nicht ein allgemeines Hirnödem hervorzurufen oder ein bestehendes Ödem zu verstärken. Gelegentlich können speziell konstruierte und besonders schlanke Mikrofaßzangen durch die Kanüle eingeführt werden, falls die zäh-feste Tumorkonsistenz die beschriebene Gewebsbiopsie nicht zuläßt *(unten rechts)*.

Über den Aussagewert der gewonnenen Gewebeteilchen ist keine generelle Voraussage möglich. Es kann einerseits nur die Randzone eines Tumors erreicht worden und andererseits die spezielle Erfahrung des Morphologen bei der mikroskopischen Beurteilung des Präparats noch nicht ausreichend sein. Derartige Gesichtspunkte sind auch bei der Indikationsstellung zur Hirnpunktion zu berücksichtigen.

Etwas häufiger sind Hirnpunktionen aus therapeutischen Gesichtspunkten. Typisches Beispiel ist die ein- oder mehrfache Punktion eines Hirnabszesses. Dazu ist auf S. 322 das Nötige gesagt.

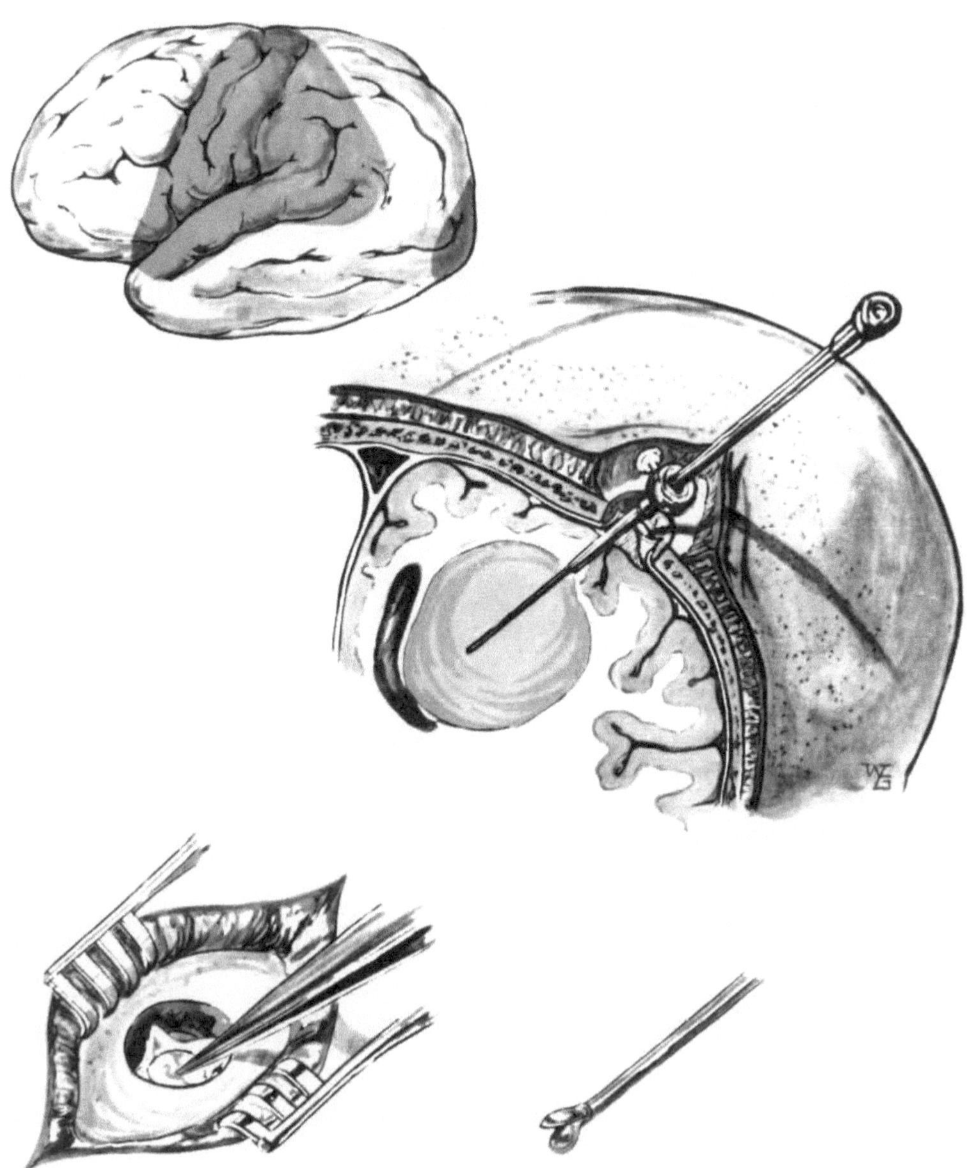

Ventrikuloskopie

Das Verfahren bezweckt die endoskopische Inspektion des Ventrikelsystems. Bereits aus dieser Aufgabenstellung läßt sich die grundlegende Bedeutung der technischen Ausrüstung ablesen. Nachdem bisher Kinderzystoskope verwendet wurden, sind inzwischen spezielle Ventrikuloskope mit feinsten Lichtleitkabeln, externen Lichtquellen, Rundumoptiken, retrograden Einblicken, gleichzeitiger Koagulation und Spülung usw. entwickelt worden. Sonderformen erlauben die spinale Endoskopie eines Nucleus-pulposus-Prolapses u. ä. Als Einsatzgebiete kommen Diagnostik (Untersuchung eines *Monroi*-Verschlusses, Überprüfung eines atrioventrikulären Shunts) und Therapie (Ventrikeltumor, Aquäduktstenose) infrage.

Die Bestimmung des Trepanationspunkts am Schädel erfolgt entsprechend den Ergebnissen der vorangegangenen Untersuchungsmaßnahmen. Bewährt ist die Hintereinanderschaltung von zentraler Ventrikulografie (S. 100) mit positiven Kontrastmitteln und der Ventrikuloskopie. Verwendet wird dasselbe hochfrontale Bohrloch. Unterschiedlich ist die Vorbereitung des Operationsfelds zu handhaben. Ist die spätere Trepanation wahrscheinlich, so wird der Schädel komplett rasiert. Ist der weitere Ablauf noch nicht vorherzusehen, so genügt die umschriebene Rasur mit anschließendem Aufkleben von Plastfolie, entsprechend dem Vorgehen bei der Stereotaxie (S. 528). Selbstklebefolien können natürlich auch bei kompletter Rasur als zusätzlicher Infektionsschutz verwendet werden. Das Bohrloch sollte mindestens 6–8 mm Durchmesser haben, um das Endoskop nicht nur geradlinig, sondern auch in schrägen Winkeln einführen zu können. Entscheidend für die Lochgröße sind schließlich die Instrumentenstärke und die jeweilige Knochendicke.

Nach dem Einbringen des Endoskops in das Ventrikelsystem *(oben)* verschafft man sich zunächst einen allgemeinen Überblick und geht dann mit Spezialoptiken und -instrumenten auf die pathologischen Veränderungen ein *(rechts)*. Kleine Blutungen werden bipolar versorgt. Die gleichzeitige Spülung ist oft sehr nützlich. Für die Entscheidung, inwieweit kleinere intraventrikuläre Neoplasmen endoskopisch abgetragen und entfernt werden können, dient die persönliche Erfahrung. Geschwulstanteile werden nach Koagulation stückchenweise abgetragen und durch Saugspülung entfernt. Die Größe der Stückchen ergibt sich aus dem Lumen des Endoskops. Das Einfädeln eines schlanken Endoskops in den 3. Ventrikel ist bei guter Sicht kein besonderes Problem. In einem sehr schmalen 3. Ventrikel versucht man durch Aufblähen mit *Ringer*-Lösung eine passagere Ventrikelerweiterung und Überblickverbesserung zu erreichen.

Eine Reihe weiterer Zugangswege sind endoskopisch gegeben und werden klinisch auch genutzt. Der Kleinhirnbrückenwinkel läßt sich durch ein hinter dem Mastoid gesetztes Bohrloch einsehen, also ein dem typischen seitlichen Zugang zum Akustikusneurinom gleichender Weg *(links)*. Bei der transsphenoidalen Ausräumung eines Hypophysenadenoms ist die Methode ebenfalls zum gezielten Entfernen nicht direkt einsehbarer Tumoranteile verwendbar. Hier ist die Saugspülung besonders wichtig. Auch die subchiasmale Inspektion bei der subfrontalen Freilegung der Sella-Chiasma-Region gelingt.

Hingewiesen sei noch darauf, daß sich das subtile Arbeiten durch das Endoskop mittels Einspannen des Endoskopschafts in eine extrakranielle Halterung sehr erleichtern läßt. Auch die Einführung nach stereotaktischen Grundprinzipien ist möglich.

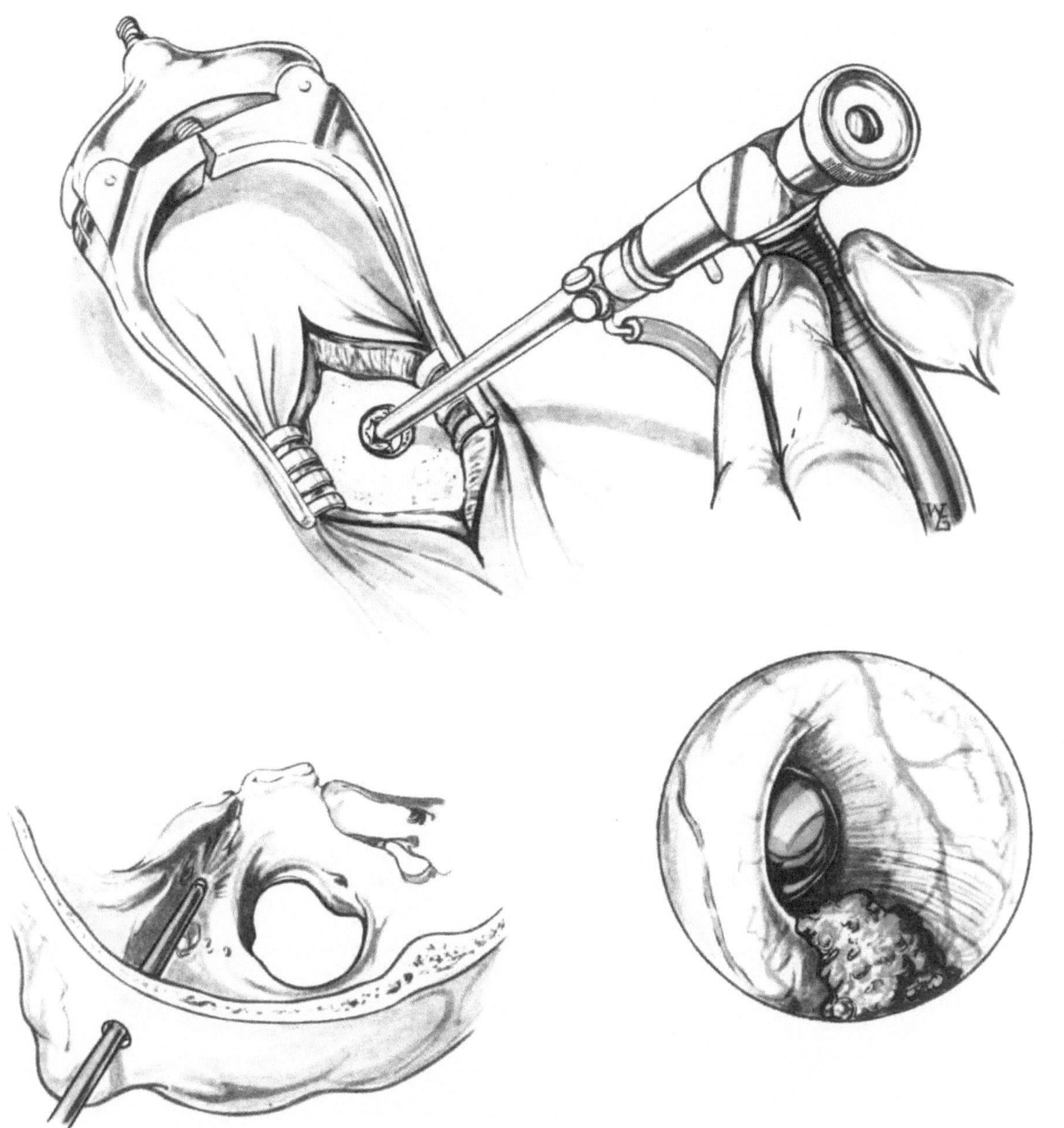

IV Operationen im Großhirnbereich

Großhirntrepanation I: Vorgehen im Hautbereich

Die Inzision der Kopfschwarte hat exakte Überlegungen über die beste Lage und die optimale Form des Hautschnitts zur Voraussetzung. Neben der Lage der zu operierenden intrakraniellen Veränderung sind Verlauf von Gefäßen und Nerven der Kopfschwarte sowie zu schonende Hirnbereiche hierfür von Bedeutung. Neben Bogenschnitten kommen auch gerade Inzisionen zum Einsatz; Bogenschnitte sind häufiger. Stets ist die mögliche Erweiterung des primären Schnitts einzukalkulieren. Bei Bogen- und geraden Schnitten ergibt dies stern- oder ypsilonförmige Inzisionen. Spitzwinkelige Wundzipfel neigen zu Nekrose und anschließendem Wunddefekt, sind also zu vermeiden. Die Art des Vorgehens im Knochenniveau hat keinen Einfluß auf die Anlage des Hautschnitts

Vor der Inzision wird die Kopfhaut rasiert Obwohl einige Zentren mit lokaler oder gar keiner Rasur auskommen, bevorzugen die weitaus meisten Kliniken die komplette Entfernung des Haupthaars. Dies gestattet gute Orientierung, Freizügigkeit bei der Anlage des oder der Schnitte sowie einen festen Sitz des Verbands. Bei Bohrlöchern (Stereotaxie, Hämatomentleerung u. ä.) genügt die lokale Rasur mit Abdeckung des verbleibenden Haars durch eine Folientüte, die im rasierten Bezirk festgeklebt wird. Auch auf den völlig rasierten Kopf können derartige Folien zusätzlich aufgeklebt werden. Inzidiert wird durch die Folie hindurch.

Die Desinfektion der Kopfhaut kann mit der seit Jahrzehnten bewährten Methode von dreimal Äther, zweimal Alkohol und einmal Jod oder Sepso vorgenommen werden. Einige Kliniken bevorzugen schnellwirkende Desinfizienzien (Beispiel Peressigsäure). Befragungen und Testungen des Patienten auf Überempfindlichkeiten sollten in jedem Falle vorausgehen. Nach der Desinfektion wird der geplante Hautschnitt mit Farbstoff markiert (z. B. Methylenblau). Auch Mittellinie und Position des zu operierenden Prozesses lassen sich anzeichnen.

Über eine generelle Unterspritzung der geplanten Inzision mit Lokalanästhetika besteht keine Einigkeit. Falls seitens des Anästhesisten die Zugabe gefäßverengender Substanzen (Beispiel Oxipressin) möglich ist und die Injektion nicht unter die Faszie, sondern in die festen Mittelschichten erfolgt (S. 66), so lassen sich die kleineren Blutungen aus dem Schnittrand vermeiden. Sie pflegen auch nach dem Abklingen der kombiniert mechanisch und chemisch wirksamen Unterspritzung nicht wieder aufzutreten.

Im Großhirnbereich wird der Schnitt in einem Stück bis unter die Faszie geführt; für die meisten Gebiete bedeutet dies das Schneiden bis auf den Knochen. Lediglich in Muskelschichten wird in zwei Etagen inzidiert, und zwar im Muskelanteil mit dem elektrischen Messer. Um die größeren Gefäße prophylaktisch zu verschließen, drücken linke Hand des Operateurs und die eng aneinander gelegten Fingerspitzen der Assistenten auswärts der Schnittlinie den Skalp fest gegen den Knochen. Danach werden größere Gefäße mit Klemme, Koagulation oder Ligatur versorgt. Die kleineren Blutungen stehen durch das Hochziehen von Galea-Periost über den Schnittrand mit Hilfe von eng gesetzten Klemmen *(unten)*. Im Prinzip können auch Wundklammern (*Michel*-Klammern, Kölner Sparklammern usw.) verwendet werden. Auch das Mitanklemmen eines Gazestreifens zur sicheren Abdeckung der Haut ist in einigen Zentren üblich. Nach erfolgter Blutstillung wird der Galea-Periost-Lappen mit Raspatorien *(oben)* und Tupfern abgehoben. Die punktförmigen Knochenblutungen lassen sich durch Wachs ausreichend stillen.

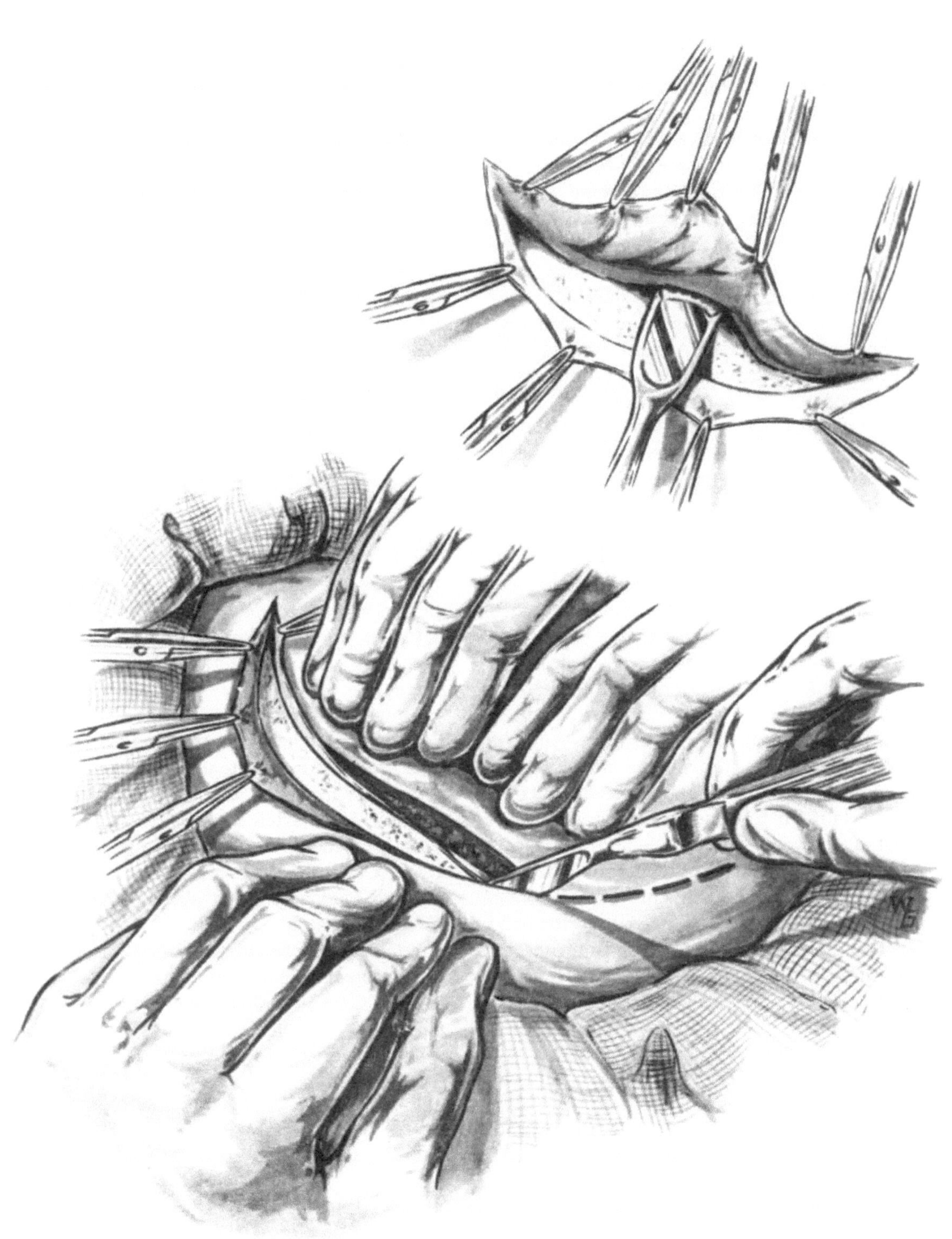

Großhirntrepanation II: Anlegen der Bohrlöcher

Nachdem die bedeckenden Weichteile soweit möglich oder soweit nötig abgeschoben worden sind, werden etwaige Blutungen aus der Innenfläche des Hautlappens und der Muskulatur mit Koagulation und Kompression sicher gestillt. Der Weichteillappen ist zurückgeschlagen; er wird an seiner Umschlagkante durch eine dicke Kompresse unterpolstert, um ein Abklemmen der versorgenden Gefäße und damit eine Lappennekrose zu vermeiden. Die endgültige Fixierung des umgeklappten Hautlappens geschieht durch Zug der Klemmen am Hautrand und durch Hochnähte an der inneren Lappenbasis.

Die Größe des auszusägenden Knochenlappens bestimmt Lage und Anzahl der notwendigen Bohrlöcher. Meist werden 5–6 Bohrlöcher in 3–5 cm Abstand voneinander gemacht; sie befinden sich auf einem gedachten Radius um den zu operierenden Prozeß. Der Abstand der beiden basisnahen Löcher ist meist etwas größer, weil der Knochen hier nach Einkerbung nicht gesägt, sondern gebrochen wird. Liegt der Knochendekkel auf der Konvexität, bleibt also keine Verbindung zum Muskel, so werden alle Bohrlöcher durch Sägeschnitte verbunden; dementsprechend sind auch alle Abstände gleich. Die Planung der Lage der Bohrlöcher berücksichtigt insbesondere zu erwartende Gefäße, speziell also die Sinus. Daher der auf S. 122 gegebene Hinweis auf die Farbstoffmarkierung der Mittellinie. Auch die ungefähre Lage der A. meningea media wird bestimmt. Bedingt durch ihren teilweisen oder völligen Verlauf im Knochen kann sie der Bohrer verletzen, was zu einer erheblichen Blutung führt.

Vor dem Ansetzen des Kugeltrepans kann durch meißelartige Instrumente eine Knochengrube geschaffen werden. Ob der Kugeltrepan in einer Handleier, einer elektrischen Bohrmaschine oder einem Air-drill eingespannt wird, hat keine grundsätzliche Bedeutung. Technische Ausrüstung und auch die Sympathien des Operateurs entscheiden hierbei. Große zeitliche Differenzen ergeben sich zwischen manuellen und maschinellen Verfahren nicht. Verbreitet ist der Bohransatz nach *de Martell*, dessen Ansatz ein Vordringen des Bohrers über den Knochen hinaus verhindern soll *(unten)*. Da die Arretierung mitunter versagt, empfiehlt sich die zusätzliche Unterlage des gekrümmten linken Zeigefingers des Operateurs unter den Schuh des Ansatzes. Damit läßt sich ein Hineinrutschen des Bohrers beim plötzlichen Wegfall des Knochenwiderstands vermeiden.

Blutungen aus den Bohrlöchern stammen meist aus epiduralen Gefäßen, zum Teil aber aus im Knochen gelegenen Sinus und Lakunen. Ihre vorläufige Stillung geschieht durch das Einstopfen fadenarmierter kleiner und fester Tupfer *(unten)* in die Bohrlöcher. Die endgültige Versorgung erfolgt nach Entfernung der Knochenklappe.

In Gebieten, in denen der Knochendeckel am Muskel verbleibt (Beispiel temporale Basis), wird der Knochen nur eingekerbt. Hierfür bietet sich die Fräse nach *Sudeck* an *(oben)*. Man kann natürlich auch die *Dahlgren*sche Knochenstanze oder eine schlanke *Lüer*sche Knochenzange benutzen.

Einige Operateure benutzen für die Anlage der Bohrlöcher keine massiven, sondern Hohlbohrer und setzen die erhaltenen Knochenstöpsel am Ende der Operation wieder ein. Dies kann kosmetisch von Vorteil sein. Sehr verbreitet ist das Verfahren nicht. Nach Beendigung der Bohrungen ist das Bohrmehl sorgfältig abzustreifen und abzuspülen, da es einen idealen Nährboden für Infektionen abgibt.

Ein Wiedereinfügen des Bohrmehls in die Bohröffnungen empfiehlt sich nicht.

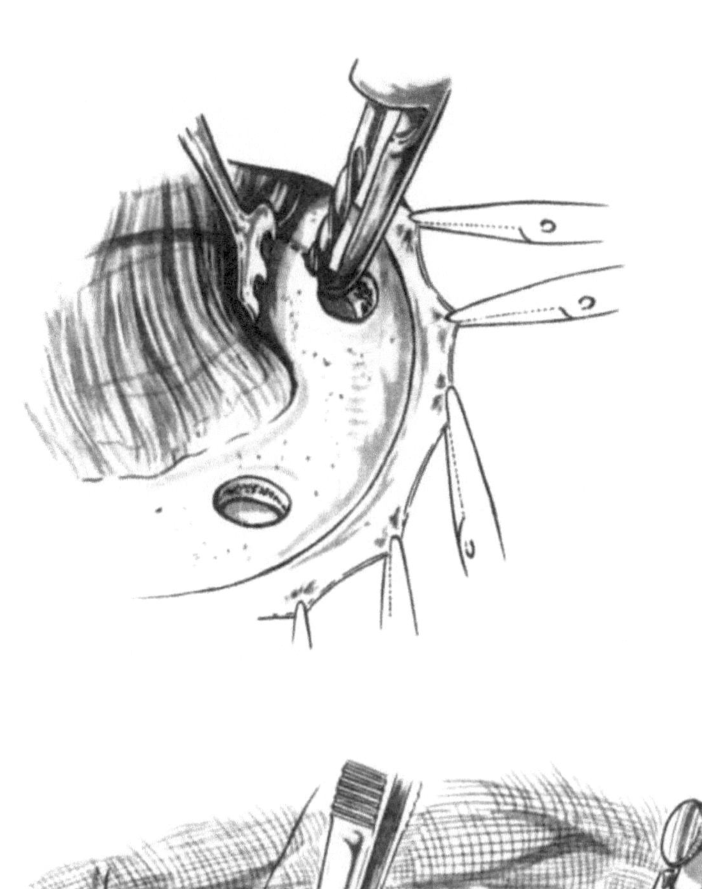

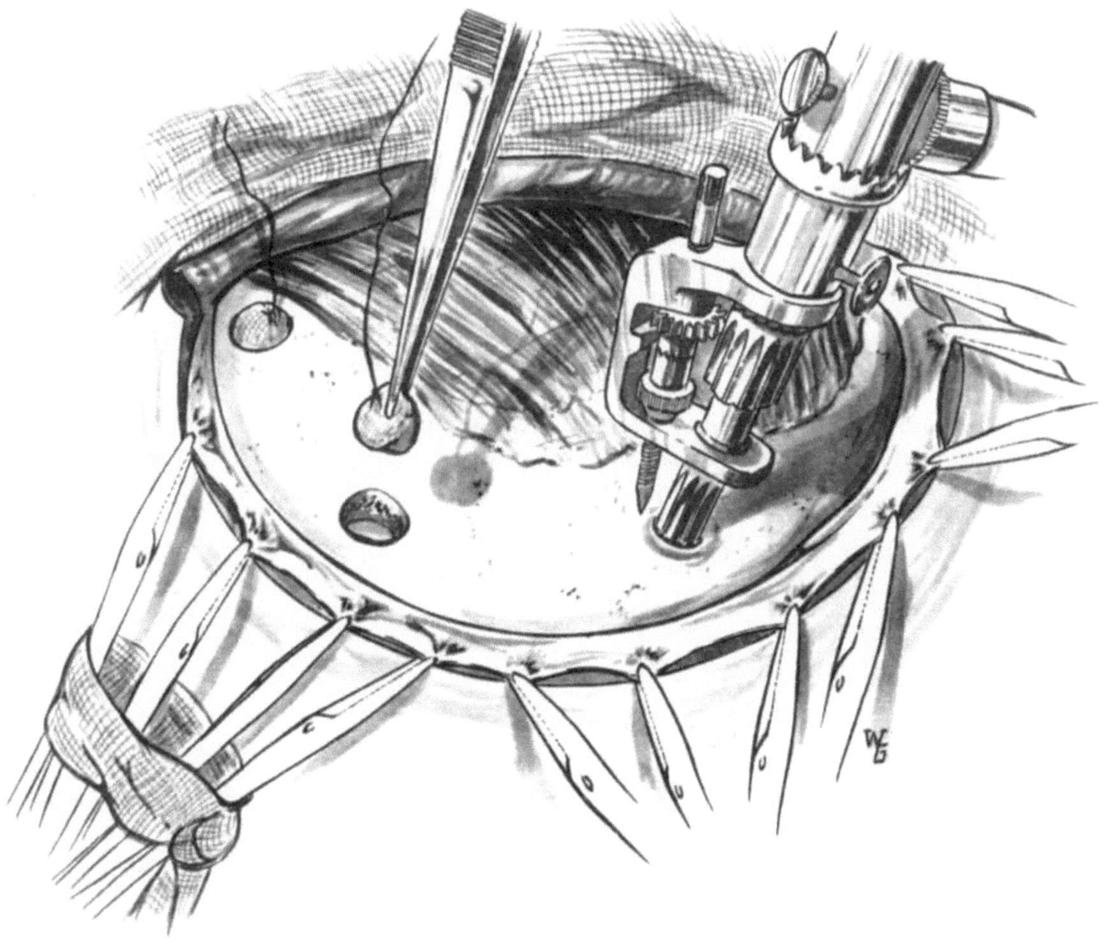

Großhirntrepanation III: Eröffnen des Knochens

Vor dem Umsägen der Knochenklappe muß für eine sichere Trennung von Dura und Knocheninnenfläche gesorgt werden. Die immer einmal wieder vorkommende Verletzung der Dura durch das Sägeinstrument bedeutet sowohl eine akute Gefährdung der Hirnoberfläche als auch einen deutlichen Mehraufwand an Zeit und Material beim späteren Duraverschluß. Deshalb wird zunächst um das Bohrloch herum ein sicherer Spalt zwischen Dura und Knochen geschaffen. Stumpfe Sonden ermöglichen dies in idealer Weise *(links)*. Mit einer Sonde von enger Biegung wird die unmittelbare Nachbarschaft und mit weiter gebogenen Sonden die entferntere Umgebung abgelöst. Besonders gilt dies auch für die festen Knochen-Dura-Verhältnisse im Bereich der Nähte.

Der nächste Schritt ist die Untertunnelung des Epiduralraums zwischen den Bohrlöchern. Dies geschieht mit der Uhrfedersonde, deren Spitze mit einer der jeweiligen Knochenwölbung und der Strecke zwischen den Bohrlöchern angepaßten Aufbiegung versehen wird *(rechts)*. Das Herausleiten der geknöpften Spitze läßt sich durch untergeschobene kleine Raspatorien erleichtern *(rechts)*. Erscheint diese Spitze im zweiten Bohrloch unter der Dura, ist also die Sonde an irgend einer Stelle in den Subduralraum eingedrungen, so wird zunächst versucht, den umgekehrten Weg zu gehen. Man kann auch die fehlgelaufene Uhrfedersonde liegenlassen und vom zweiten Loch eine weitere Sonde rückläufig einführen. Damit bildet die erste Sonde ein Widerlager, das den erneuten Fehlpaß durch die Dura verhindert. Nur gelegentlich muß man über der vermuteten Duraverletzung ein zusätzliches Bohrloch schaffen und die adhärente Dura unter Sicht abdrängen.

Nach sicherer Lage der Uhrfedersonde wird die Drahtsäge nach *Gigli* in den dafür vorgesehenen Haken eingehängt und durch das Vorziehen der Uhrfedersonde sicher zum zweiten Bohrloch befördert. Nach Einhängen der Handgriffe erfolgt durch lange Sägezüge das Verbinden der beiden Bohrlöcher *(unten)*. Der Sägeschnitt wird dabei schräg nach außen gelegt, um der wiedereingesetzten Knochenklappe ein festes Lager zu bieten. Anderenfalls kann der Knochendeckel stanzend auf das Hirn einwirken. Durch weitere Sägeschnitte werden die restlichen Bohrlöcher verbunden. Lediglich bei basisnahen Knochendeckeln, die mit dem Temporalmuskel in Verbindung bleiben, werden die beiden basalen Bohrlöcher nur eingekerbt, um den Knochen anschließend umbrechen zu können.

An Stelle der Drahtsäge nach *Gigli* können auch andere Instrumente benutzt werden. Dies reicht vom *Dahlgren*-Haken über die elektrisch oder mit Preßluft betriebene *Sudeck*-Fräse bis zum Laserstrahl. Prinzipielle Unterschiede ergeben sich aus diesen Modifizierungen nicht. Man muß nur berücksichtigen, daß die Fräsen stets einen leicht bis deutlich breiteren Knochenkanal schaffen, der wieder eingesetzte Knochendeckel also weniger fest sitzt.

Auch in dieser Operationsphase kann es zu erheblichen Blutungen kommen. Meist stammen sie aus dem Epiduralraum, teilweise aber auch aus eröffneten Lakunen und Sinus innerhalb des Knochens. In beiden Fällen läßt sich eine Blutstillung erst nach dem Herausnehmen des Knochendeckels erreichen. Die Interimslösung besteht im Aufpressen von Wachs auf die Sägeschnitte.

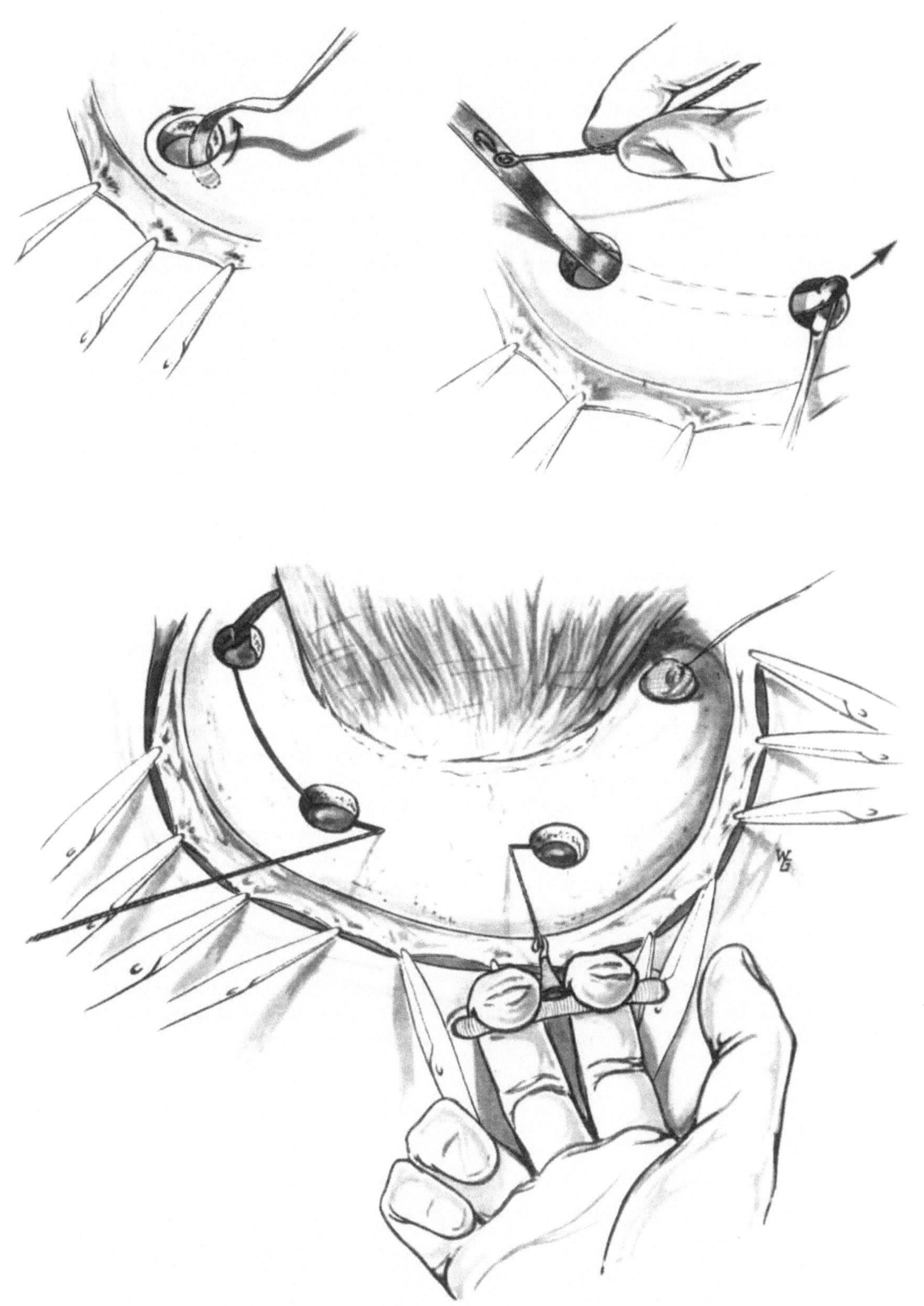

Großhirntrepanation IV: Umbrechen des Knochens und Versorgung der epiduralen Gefäße

Sobald der Knochendeckel vollständig umsägt ist, kann mit Elevatorien vorsichtig unter das Knochenniveau gefahren werden, um durch spreizende Bewegungen für das Lösen von Adhäsionen und Vernarbungen zwischen Dura und Knocheninnenfläche zu sorgen. Ist die basale Knochenbrücke unter dem Muskel stehengeblieben, so wird mit hebelnden Bewegungen von zwei im Winkel von 80 Grad angesetzten Elevatorien zunächst für das Brechen dieser restlichen Knochenverbindungen gesorgt *(oben)*. Es folgt das Lösen etwaiger Dura-Knochen-Verbindungen, um den Knochendeckel hochschlagen zu können. Ausgesägte Knochenteile werden in Antibiotikalösung bis zum Wiedereinsetzen aufbewahrt. Am Muskel verbliebener Knochen wird durch feuchte Kompressen vor dem Austrocknen bewahrt.

Epidurale Blutungen stammen aus der A. meningea media und ihren Ästen sowie aus Venen und dem Knochen. Knochenblutungen stillt man mit Wachs oder durch Meißelverblockung (S. 78), epidurale Sickerblutungen verlangen das Anlegen mehrerer Durahochnähte. Ob diese Hochnähte temporär durch Klemmen angespannt oder von vornherein gegen Wundrand und Muskel verknotet werden, hängt von der Operationssituation ab. Muß man die Trepanation erweitern, so empfehlen sich temporäre Hochnähte. Das feste Anpressen der Dura an die Knocheninnenfläche bewirkt die Blutstillung. Das Unterpolstern der Knochenkante mit Gelatineschwamm, über dem die Nähte dann angezogen werden, wirkt dem entgegen. Wir adaptieren derartige Schwämme auf die hochgezogene Dura, um kleinste Sickerblutungen abzufangen, und entfernen die Schwammstückchen bei Operationsende. Die selteneren ausgedehnten epiduralen Blutungen können um den ganzen Trepanationsrand Hochnähte erfordern. Beim Anlegen dieser Hochnähte vor der eigentlichen Duraeröffnung kann es zur Mitverletzung von Hirnoberfläche und Hirngefäßen durch die zu weit nach innen durchgestochene Nadelspitze kommen. Deshalb sollte die äußere Duraschicht mit Fissurensonde oder Nadelspitze sorgfältig angehoben werden.

Falls die A. meningea media bei der Trepanation freigelegt ist, wird sie an ihrer Basis versorgt, im allgemeinen durch das Anlegen mehrerer Umstechungen *(rechts)*. Dünnere Meningeaäste lassen sich mit bipolarer Koagulation versorgen, dickere Äste neigen zur Nachblutung, werden also umstochen. Die monopolare Koagulation sollte an der Dura vermieden werden, da sie zu erheblichen Gewebsschrumpfungen führt und in ihrem blutstillenden Effekt der bipolaren Koagulation nicht überlegen ist. Technische Schwierigkeiten können durch einen partiell intraossären Verlauf der A. meningea media entstehen. Die Umstechung ist nicht möglich, und die Koagulation mit abgewinkelter Pinzette erreicht nicht selten den Gefäßstumpf nicht mehr. Hier muß osteoklastisch in Verlaufsrichtung der Arterie erweitert werden, wobei allerdings auch weitere Verletzungen dieses Gefäßes eintreten können. Im übersichtlich freigelegten Bezirk kann anschließend umstochen werden. Notfalls kann die Meningeaversorgung erst an ihrer basalen Eintrittspforte möglich sein (S. 19). Auf keinen Fall sollte man sich auf Hochnähte verlassen.

Der letzte Schritt im Knochenniveau besteht im Anlegen von durchgreifenden Nähten durch den die Knochenklappe versorgenden Muskel *(links)*. Sie bewirken neben einer gewissen Drosselung der Blutversorgung vor allem das sichere Hochhalten der in feuchte Kompressen eingehüllten Knochenklappe.

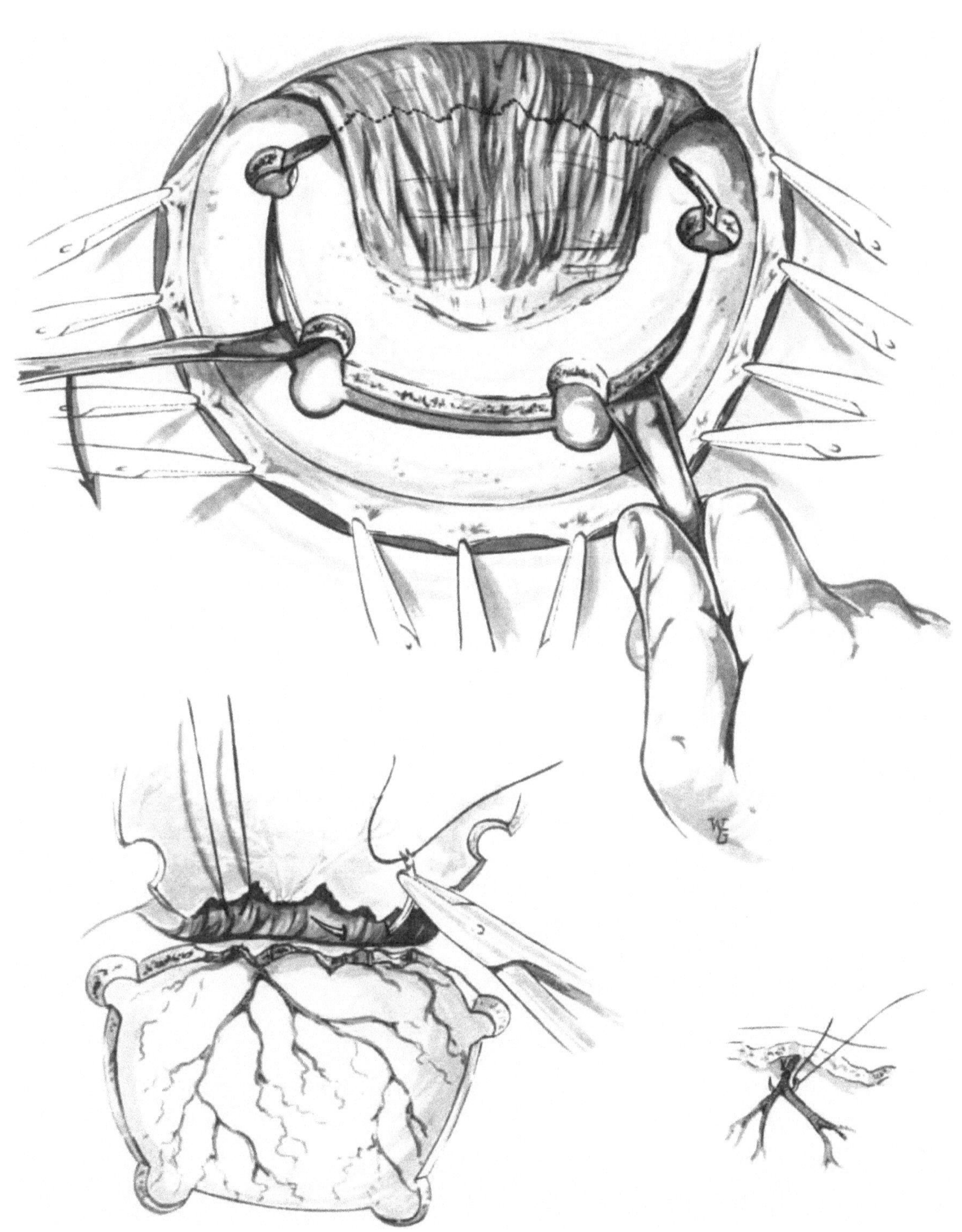

Großhirntrepanation V: Eröffnen der Dura

Die Dura wird vor ihrer Eröffnung mit einem Fissurenhäkchen oder einer Nadelspitze zeltförmig angehoben und dann mit einem scharfen kleinen Messer (Starmesser o.ä.) eingeschnitten *(links)*. Die Umschneidung des Duralappens erfolgt mit dem Messer oder der gebogenen Schere. Hier spielen die lokalen Verhältnisse und die persönliche Einstellung des Operateurs eine entscheidende Rolle. Bei Verwendung des Messers empfiehlt sich in jedem Fall das Unterlegen eines die Hirnoberfläche schützenden Instruments *(rechts)*. Dies sind entweder spezielle Durasonden nach Art der *Kocher*-Rinne oder schmale Hirnspatel. Diese Instrumente werden vorsichtig tastend unter die Dura geschoben, um das Zerreißen von Gefäßen zwischen Durainnenfläche und Hirnoberfläche möglichst zu vermeiden. Derartige Gefäßverbindungen sind in dünnen Durabezirken oft schon transdural sichtbar; in den dickeren Durabezirken richtet man sich nach äußerlich sichtbaren, auf oder innerhalb der Dura verlaufenden Gefäßen, ohne damit aber eine absolute Sicherung zu haben. Bei Benutzung der Schere wird meist eine gebogene und scharfe *Cooper*-Form bevorzugt; manche Operateure nehmen speziell entwickelte abgewinkelte Durascheren mit schuhförmiger unterer Branche. Da die unteren Scherenbranchen einen gewissen Schutz des Hirns durch ihre stumpfe abdrängende Form bewirken, kann man häufiger auf ein untergeschobenes Instrument verzichten. Sobald jedoch das Hirn aufgrund der Druckverhältnisse gegen die Durainnenfläche gepreßt wird, empfiehlt sich in jedem Falle die Anwendung derartiger schützender flacher Instrumente.

Die während der Duraeröffnung auftretenden Blutungen werden sofort versorgt. Kleine venöse oder arterielle Blutungen stillt die bipolare Koagulation, größere Arterien das Anlegen eines kleinen Klipps *(unten)*. Die Meningea und ihre Äste pflegen nur noch in kleinen Bezirken, in denen sie aus dem Hirnniveau Zuflüsse erhalten, umschriebene Blutungen aufzuweisen, die mit der bipolaren Koagulation gestillt werden können.

Die Stielung des Duralappens richtet sich kaum nach den Gesichtspunkten der Duradurchblutung, sondern viel eher nach der optimalen Freilegung des Operationsgebiets und der Möglichkeit des sicheren Duraverschlusses durch das Umgehen zerreißlicher Hirnhautgebiete. Die Form der Durainzision reicht vom Längsschnitt über stern- und ypsilonförmige Verläufe bis zum meist üblichen Duralappen. An der Basis pflegt eine Erweiterung mit Schwierigkeiten verbunden zu sein. Daher liegt die Basis des Duralappens meist in Richtung zu schonender Hirngebiete: Zentralregion, Sagittalsinus, vermehrte Brückenvenen.

Beim Lappenschnitt und beim Längsschnitt der Dura machen sich oft zusätzliche Entlastungen in die Wundwinkel und in Richtung der Bohrlöcher nötig. Hier werden dann die erhaltenen Zipfel durch temporäre Hochnähte erfaßt, um eine optimale Übersicht des Operationsfelds zu erreichen.

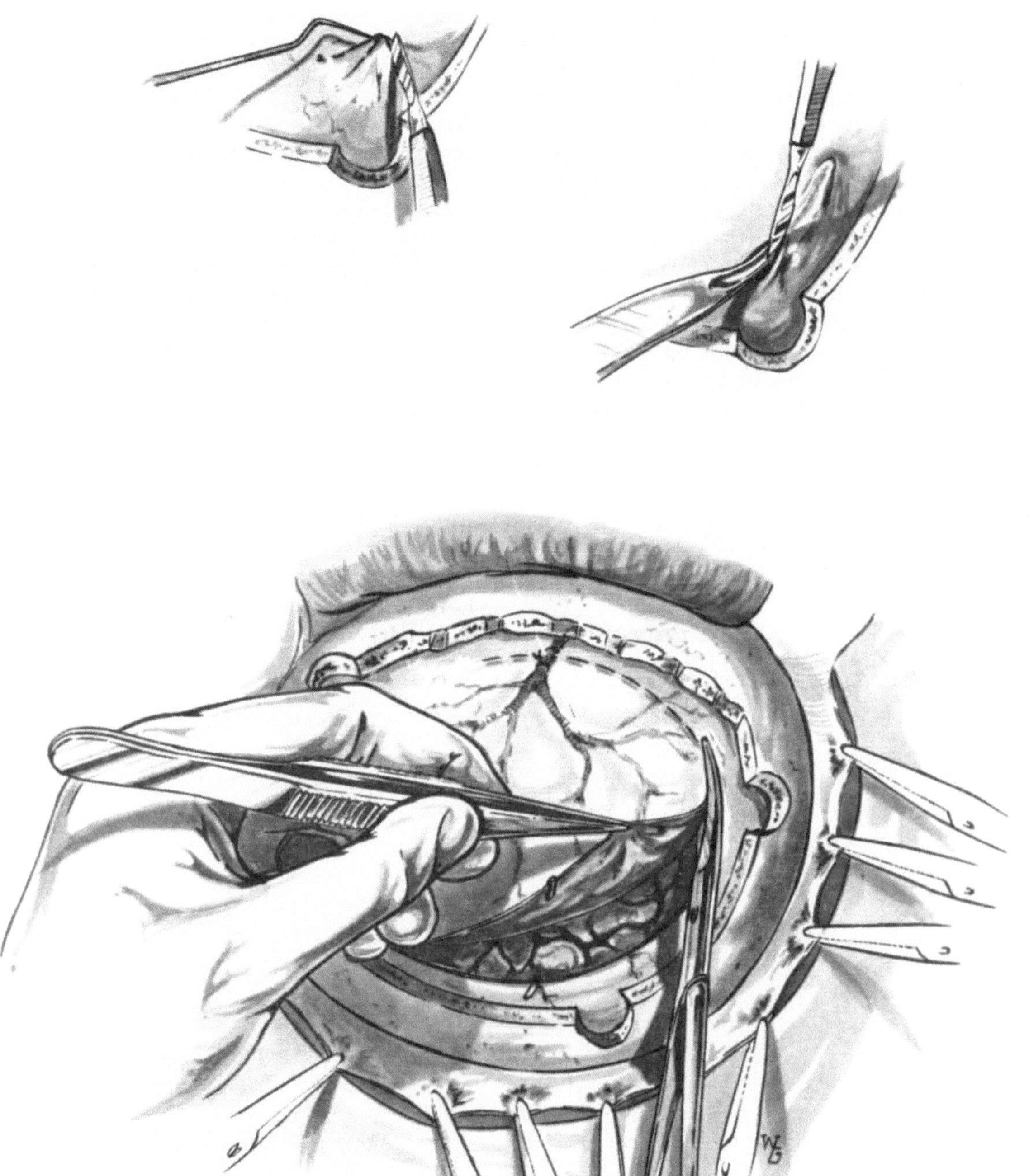

Großhirntrepanation VI: Duraverschluß

Nach Abschluß der Operationsphasen am und innerhalb des Hirns erfolgt der Verschluß der Dura. Hierfür besteht seit Jahrzehnten die Forderung »wasserdicht, spannungsfrei und lückenlos«. Der Begriff »wasserdicht« ist cum grano salis zu verstehen, da eine tatsächliche Undurchdringlichkeit für Flüssigkeiten, speziell also für den Liquor, erst durch das Anlegen des Hirns und die ersten Verklebungen auftritt. Die beste Voraussetzung für diese geforderte Dichtheit ergibt sich aus der Spannungsfreiheit. Es ist daher in allen Phasen der Operation auf eine möglichst weitgehende Schonung der Dura zu achten: punktförmige bipolare Koagulationen, knappe Randnähte, Einhüllen der hochgeklappten Dura in feuchte Wattekompressen usw. Macht die Lage und Ausdehnung des zu operierenden Prozesses eine Wegnahme von Dura nötig oder stellt sich am Operationsende eine ödembedingte leichte Vorwölbung des Hirns ein, so wird nicht mit primären Matratzennähten der doch nur lückenhafte Verschluß erzwungen, sondern eine Plastik eingesetzt. Die Erfüllung der Forderung »lückenlos« ergibt sich aus dem geschilderten bisherigen Vorgehen.

Vor oder während des Anlegens der Duranähte zeigt sich, ob weitere Hochnähte zur Stillung epiduraler Sickerblutungen notwendig sind. Sie werden in der auf S. 128 beschriebenen Weise vorgenommen, gestalten sich aber durch den intraduralen Einblick leichter. Ziel ist die Unterteilung des Epiduralraums, um eine weitere und stärkere Ausbreitung epidural austretenden Bluts zu vermeiden. Diesem Zweck dienen auch in der Mitte des Duralappens angelegte und durch eine zusätzliche Bohröffnung in der Mitte des Knochendeckels geführte Hochnähte, die erst nach dem Einfügen des Knochendeckels geknotet werden.

Zur Duranaht sollte man möglichst feine Nahtmaterialien benutzen, um die Umgebungsreaktion gering zu halten. Die verwendete Nadel ist in jedem Falle drehrund. Ihre Größe richtet sich nach dem freien Raum zwischen Knochen- und Durarand; mit anderen Worten, es wird keineswegs von vornherein und immer die kleinste Nadel mit der engsten Biegung eingesetzt. Über die Notwendigkeit des Einsatzes von atraumatischem Nahtmaterial entscheidet die Qualität der Dura. Gerade bei Kindern und an der basalen Dura kann das atraumatische Material entscheidende Vorteile bringen.

Ein notwendiger Plastiklappen wird in seiner Form dem vorhandenen Duradefekt soweit möglich angepaßt und dann in der beschriebenen Weise eingenäht. Als Plastikmaterial können sowohl lyophilisierte Dura als auch Galea des Patienten verwendet werden.

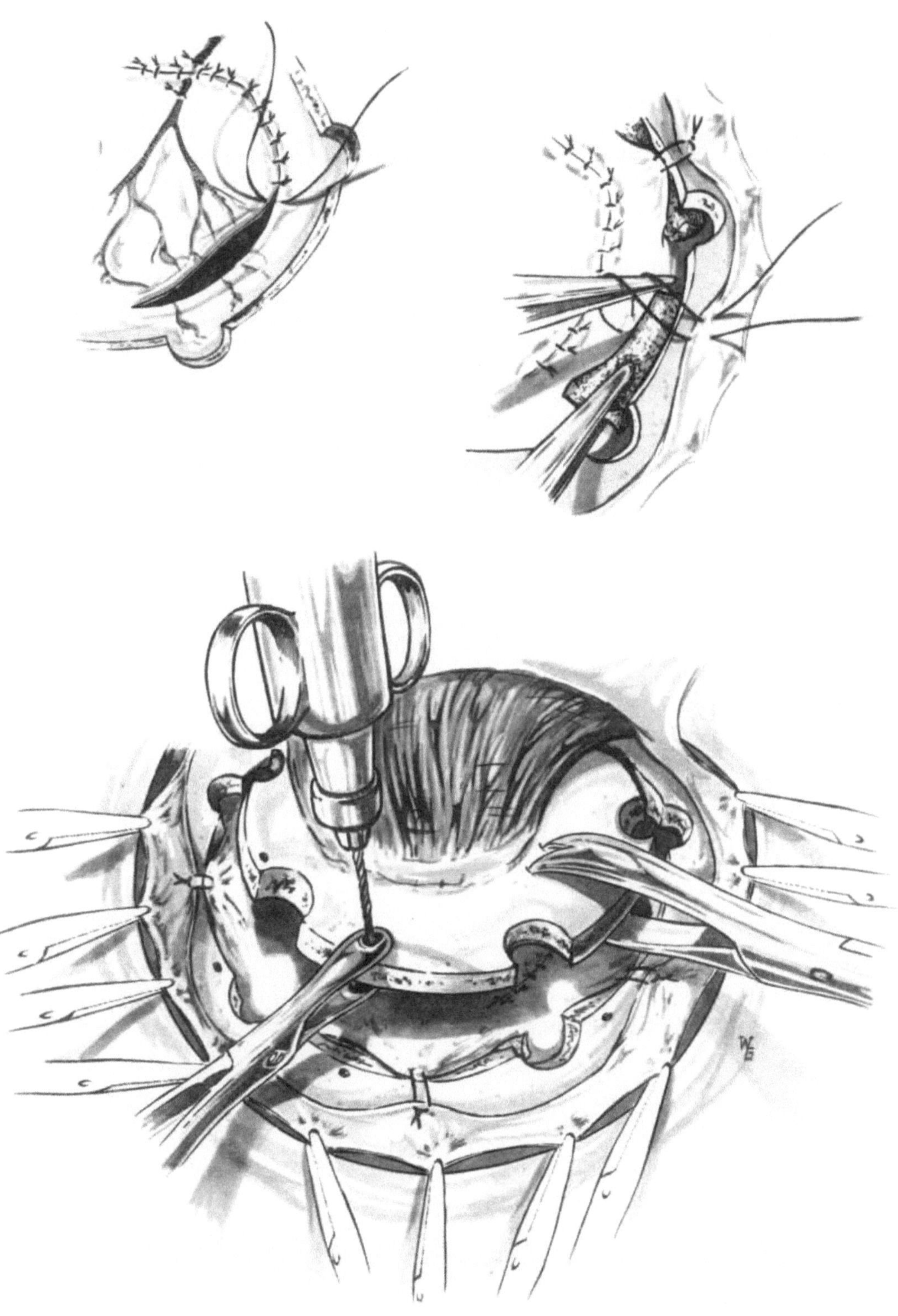

Großhirntrepanation VII: Verschluß von Trepanationsöffnung und Weichteilen

Mit schmalen Sägeschnitten ausgeschnittene Knochenklappen passen sich ohne Schwierigkeiten in den Trepanationsdefekt wieder ein. Bei breiteren Rinnen fehlt das knöcherne Widerlager für den Deckel. Daher die Bevorzugung der *Gigli*-Drahtsägen und die Empfehlung schräger Sägekanten. Eine gut passende Knochenklappe läßt sich mitunter durch Muskelnähte oder gekreuzte Nähte von Wundrand zu Wundrand sicher verankern. Anderenfalls sind die bewährten Drahtnähte notwendig. Sowohl am Trepanationsrand als auch am Rand der Knochenklappe sind korrespondierende kleine Bohrlöcher anzulegen (S.133 *unten*). Drei bis vier derartige Lochpaare reichen aus; geteilte Knochenklappen erfordern entsprechend mehr Bohrungen. Durch die Löcher wird passender Draht gezogen und mit Klemme oder Flachzange gezwirnt *(oben)*. Bis auf einen 4–5 mm langen Stumpf sind die Drahtenden abzukneifen und in die Bohrlöcher einzubiegen, um ein Durchstechen der Haut von innen zu vermeiden *(links)*. Zahlreiche und vor allem bleibende Durahochnähte erschweren das Vorgehen, da der Epiduralraum nicht eingesehen werden kann. Einige Operateure legen diese Bohrungen daher schon in der Phase der Knocheneröffnung an, und zwar nach dem Hochnähen der Knochenklappe und vor dem Anlegen der Durahochnähte; das Durchziehen der Drähte wird angeschlossen. Beim Operationsende braucht der Draht dann nur noch durch die Bohrungen in der Klappe gezogen zu werden. Die Verwendung von Perlonfäden an Stelle des Drahts kann nur eine Behelfslösung sein.

Eine spezielle Form der Klappenbefestigung verwendet Metallplättchen mit jeweils zwei zentralen Bohrungen, also knopfähnliche Gebilde. Vom epidural unter beiden Knochenseiten liegenden Plättchen verläuft der Draht durch den Knochenspalt zum oberen Plättchen und wird hier verzwirnt. Danach pressen die beiden miteinander verbundenen Plättchen den Knochendeckel gegen den Trepanationsrand.

Die Weichteile werden ein- oder zweischichtig verschlossen. Hier ändern sich die Ansichten immer einmal wieder. Nicht zuletzt spielen hierbei das Ausmaß und die Art postoperativer entzündlicher Störungen eine Rolle. Bei kräftigen Hautverhältnissen pflegt die einschichtige und durchgreifende Naht gute Ergebnisse zu erzielen. Bei lockeren Hautverhältnissen sollte die zweischichtige Naht *(rechts)* bevorzugt werden. Hierbei wird zunächst die Galea-Periost-Schicht erfaßt und mit feinem Nahtmaterial adaptiert. Die Haut wird darüber als letzte Schicht verschlossen. In nichtbehaarten Gebieten verwenden wir horizontale U-Nähte *(rechts)*, um durch bessere Adaptation auch bessere kosmetische Resultate zu erzielen. Auch für die Hautnaht empfiehlt sich nicht das dicke, sondern das feine Nahtmaterial; bei Kindern kann es sich um atraumatisches Material handeln. Die Verwendung von scharfen Periostnadeln verbietet sich wegen der damit verbundenen Rißlöcher. Drehrunde, genügend große und halbbogenförmige Nadeln gehen erstaunlich glatt auch durch vernarbte Haut. Ein Abbrechen der Nadel ist entweder auf einen Materialfehler oder auf den nicht tangentialen Aufsatz der Nadel durch den Operateur zurückzuführen.

Über das Einlegen eines Drains (Gummihalbrinne, Handschuhgummilasche) entscheidet die jeweilige Situation. Ein fest anliegender Hautlappen und eine ausreichende Blutstillung lassen das Drain entbehren. In allen anderen Fällen wird drainiert, um postoperative zur Infektion neigende Hämatome abzuleiten. Das Drain wird am 1. oder 2. postoperativen Tag entfernt.

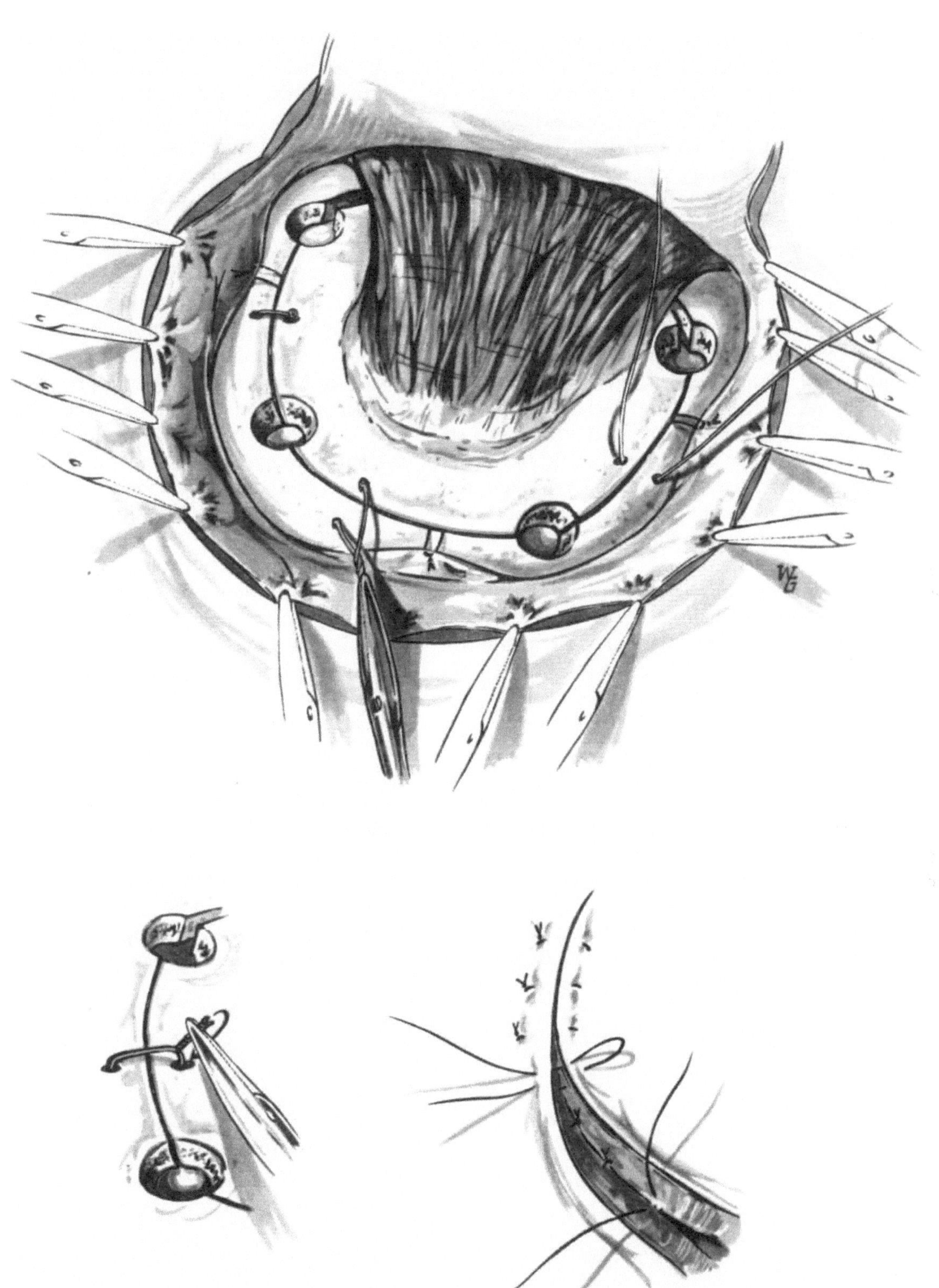

Operation eines frontalen Marklagertumors (Glioblastoma multiforme) I

Zunächst wird beim Marklagertumor eine endgültige Aussage zur Ausdehnung und zur Konsistenz getroffen. Auf den tastenden Finger ist hierbei kein absoluter Verlaß. Konsistenzdifferenzen können durch lokale Veränderungen der Hirnoberfläche bedingt sein und einen unmittelbar darunterliegenden Tumor simulieren. Gelegentlich zeigen Rindengefäße in Tumornähe eine verstärkte Arterialisierung des Blutes; beim Rindengliom ist der Befund jedoch viel ausgeprägter. Durch Punktionen *(oben)* versucht man Aussagen zu Konsistenz und Ausdehnung zu bekommen; mitunter werden Gewebezylinder ausgestanzt und untersucht. Einige Zentren verwenden die Hirngewebswiderstandsmessung (Rheometrie), die sich nach Unterschieden in der elektrischen Leitfähigkeit zwischen Tumorgewebe und normalem Hirn richtet. Den gleichen theoretischen und praktischen Weg geht die Betametrie mit radioaktivem Material. Alle Punktionsmethoden können zur Gefäßverletzung führen. Sie muß sofort erkannt und operativ versorgt werden. Die Punktionsmethoden können außerdem ein bestehendes Hirnödem verstärken; hier hilft die enge Zusammenarbeit mit dem Anästhesisten.

Die angeschlossene Inzision der Hirnrinde beginnt mit der bipolaren Koagulation der Oberfläche einschließlich der kleinen und mittleren Gefäße. Das Inzisionsgebiet wird nach der Wertigkeit der jeweiligen Hirnregion ausgewählt; besonders wichtige Gebiete (Zentralregion, *Broca*-Zentrum, Assoziationsgebiete) werden umgangen. Größere Gefäße sollten bereits primär mit Klipps versorgt werden. Mit schlanken Elevatorien (*Killian*-Spatel) und schlanken Hirnspateln wird auf den Tumor in das Hirngewebe eingegangen. Auch der Sauger kann zum Präparieren benutzt werden; seine Saugkraft ist aber dafür zu reduzieren. Die in den passierten Schichten sichtbaren Gefäße werden entweder verdrängt oder bipolar sowie durch Klipps verschlossen.

Unterschiedliche Ansichten bestehen über die Ausdehnung des für die Tumorfreilegung benötigten Rindengebiets. Einige Autoren benutzen für diesen Zweck ausgedehnte Resektionen bis hin zur primären Abtragung des Stirnpols. Soweit das bedeckende Rinden- und Markgewebe optisch unauffällig erscheint, sollte von derartigen ausgedehnten Entfernungen Abstand genommen werden. Die Möglichkeit ausgeprägter psychischer Defektsyndrome ist sehr groß. Eine ausgedehnte Resektion kann bei unbeherrschbaren intraoperativen Blutungen nötig sein; im Sinne der versuchten Radikaloperation sollte man sie bei begrenzten und polaren Gliomen einsetzen. In allen anderen Fällen wird die Rindenexzision klein gehalten, da die En-bloc-Entfernung intrazerebraler Tumoren immer mehr verlassen worden und an ihre Stelle die Entnahme kleiner Tumorteilchen getreten ist. Die ersten entfernten Tumoranteile werden zur histologischen Schnellschnittuntersuchung benutzt *(unten)*. Nicht ganz selten gewinnt man bei den infiltrierend wachsenden Gliomen zunächst Gewebe aus der gliösen Randschicht, so daß eine weitere Probeentnahme angeschlossen werden muß. Die Schnellschnittuntersuchung kann prinzipiell in allen Phasen der Gliomoperation eingesetzt werden; allerdings hat auch dieses Verfahren der stufenweisen Abtragung des Gewebes unter wiederholter Schnellschnittkontrolle keine grundlegende Besserung der Ergebnisse von Gliomoperationen gebracht.

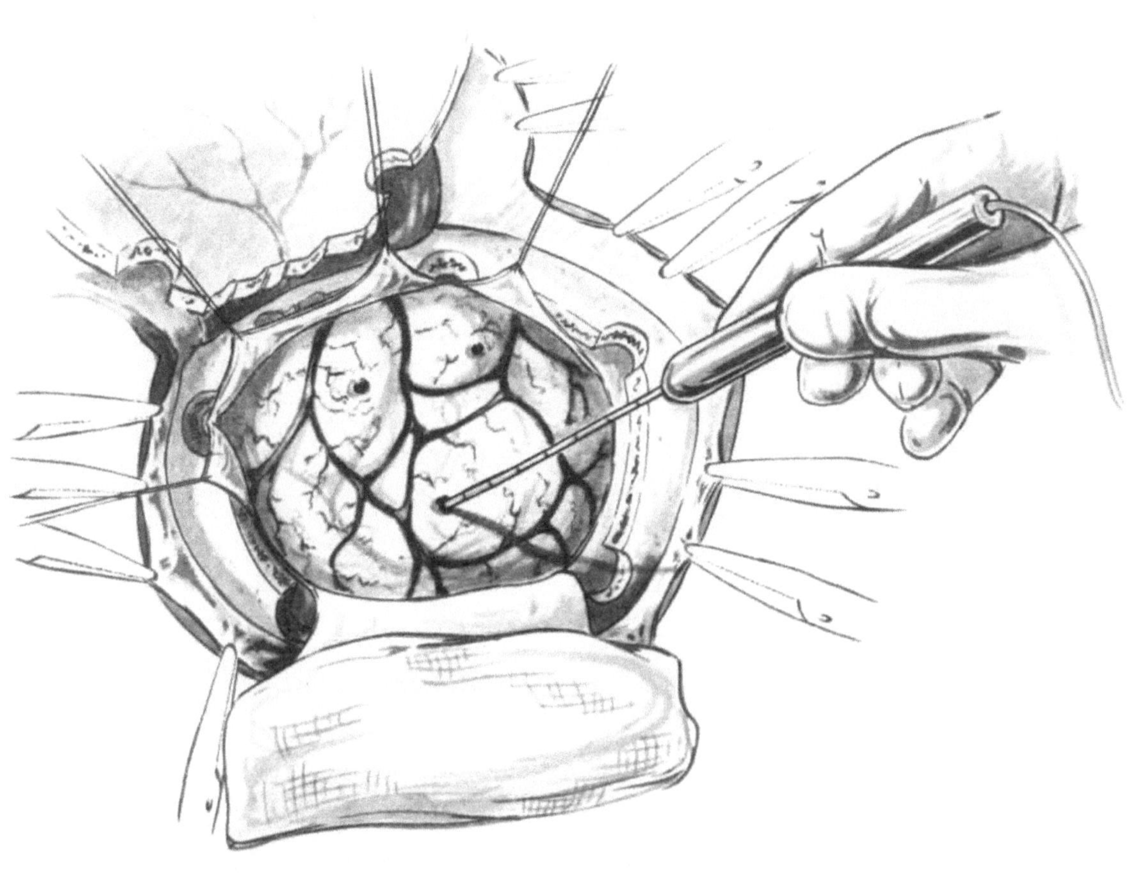

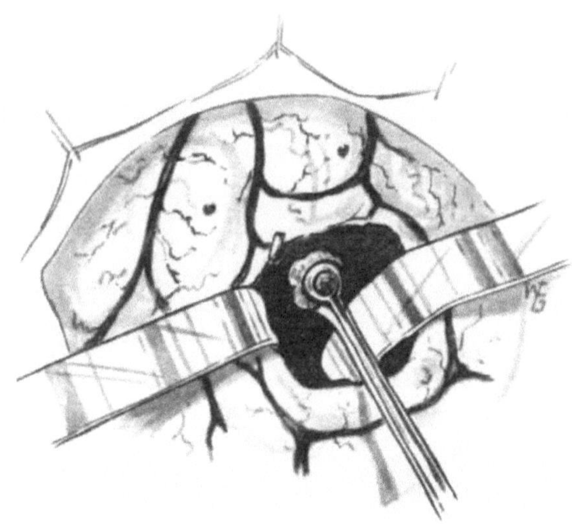

Operation eines frontalen Marklagertumors (Glioblastoma multiforme) II

Bei den Präparationen innerhalb des Tumors ist die durch den Tumor veränderte Topografie zu berücksichtigen *(oben)*. Sowohl Ventrikelanteile als auch die benachbarten Gefäße pflegen zum Teil erheblich disloziert zu sein. Die exakte präoperative Information zu den räumlichen Verhältnissen ist daher besonders wichtig. In erster Linie hilft hierbei das Angiogramm.

Bei der Technik der Gliomentfernung werden verschiedene Methoden benutzt. Eine wichtige Rolle spielt die Gewebeentnahme mit verschieden geformten und unterschiedlich großen Faßzangen, bei denen zwischen schneidendem und stumpfem Rand unterschieden werden muß. Stumpfe Faßzangen sind zwar schonender, dürfen aber nicht reißend-rupfend eingesetzt werden. Festsitzende Gewebsanteile erfaßt man mit der Zange und löst sie mit schlanken Spateln vom zurückbleibenden Gewebe. Die scharfen Faßzangen sind in knorplig-festen Tumorbezirken von Vorteil; sie bergen die Gefahr der Gefäßverletzung in sich. Beide Faßzangenarten versagen bei der nicht selten auftretenden gummiartigen Tumorbeschaffenheit. Hier kann nur das Messer die Mobilisierung erreichen.

Eine elegante und schonende Methode der Gewebsentfernung stellt die Verwendung des Saugers dar *(Mitte)*. Durch die exakte Regelung der Saugstärke gelingt das Einstellen auf die zu entfernende Gewebsqualität. Trotzdem ist auch mit dieser Methode die Verletzung von Gefäßen möglich. Tritt dies ein, so bleibt der abgerissene Gefäßstumpf in der Saugerspitze, so daß in unmittelbarem Anschluß bipolar koaguliert oder ein Klipp gesetzt werden kann. Eine stärkere Blutung in die Operationshöhle läßt sich auf diese Weise vermeiden. Anschließend ist das gegenseitige Gefäßende zu versorgen.

Die Gewebeentnahme mit der Glühschlinge ist beim Gliom nur selten indiziert. Sie ist mit den Nachteilen der unipolaren Koagulation und der Arrosion von Gefäßen behaftet.

Das Feststellen der Radikalität einer derartigen Gliomoperation gelingt nur unvollständig. Im Operationsgebiet wird mit gutem Grund von der »makroskopisch totalen« Tumorentfernung gesprochen. In den Randzonen der Höhle gehen kleinere Reste des Tumors optisch unter; erst recht trifft dies für die mikroskopischen Reste zu. Bei einer ganzen Reihe von Methoden wurde versucht, derartige Reste aufzufinden, um das sonst sichere Rezidiv zu vermeiden. Genannt seien die Tetrazyklinfluoreszenz, die Betametrie, die histologische Stufenschnittmethode u.ä. Bisher existiert kein Verfahren, das die echte Radikalentfernung eines Glioms auf diesem Wege möglich macht. In Anbetracht allgemein-onkologischer Berechnungen über das Ausmaß des Wachstums von Tumorzellen scheint eine Lösung dieses Problems via Operationstechnik nicht möglich. Nur der Weg über weitere radiologische und chemotherapeutische Techniken und über die unterstützende Eigenabwehr des Körpers dürfte Besserungen möglich machen.

Die Markierung der tiefsten Punkte der Tumorhöhle *(unten)* bietet für die genaue Lokalisierung postoperativer Bestrahlungsfelder zusätzliche Sicherheiten. Zu diesem Zweck wird von einigen Autoren auch das Einbringen von Tantalpulver oder Tantalfolien angegeben. Durch mehrfache Kontrollen der Lage der Klipps in entsprechenden Zeitabständen sind auch Informationen über das Auftreten eines erneuten Geschwulstwachstums zu erhalten.

Im Computertomogramm stören allerdings diese Klipps.

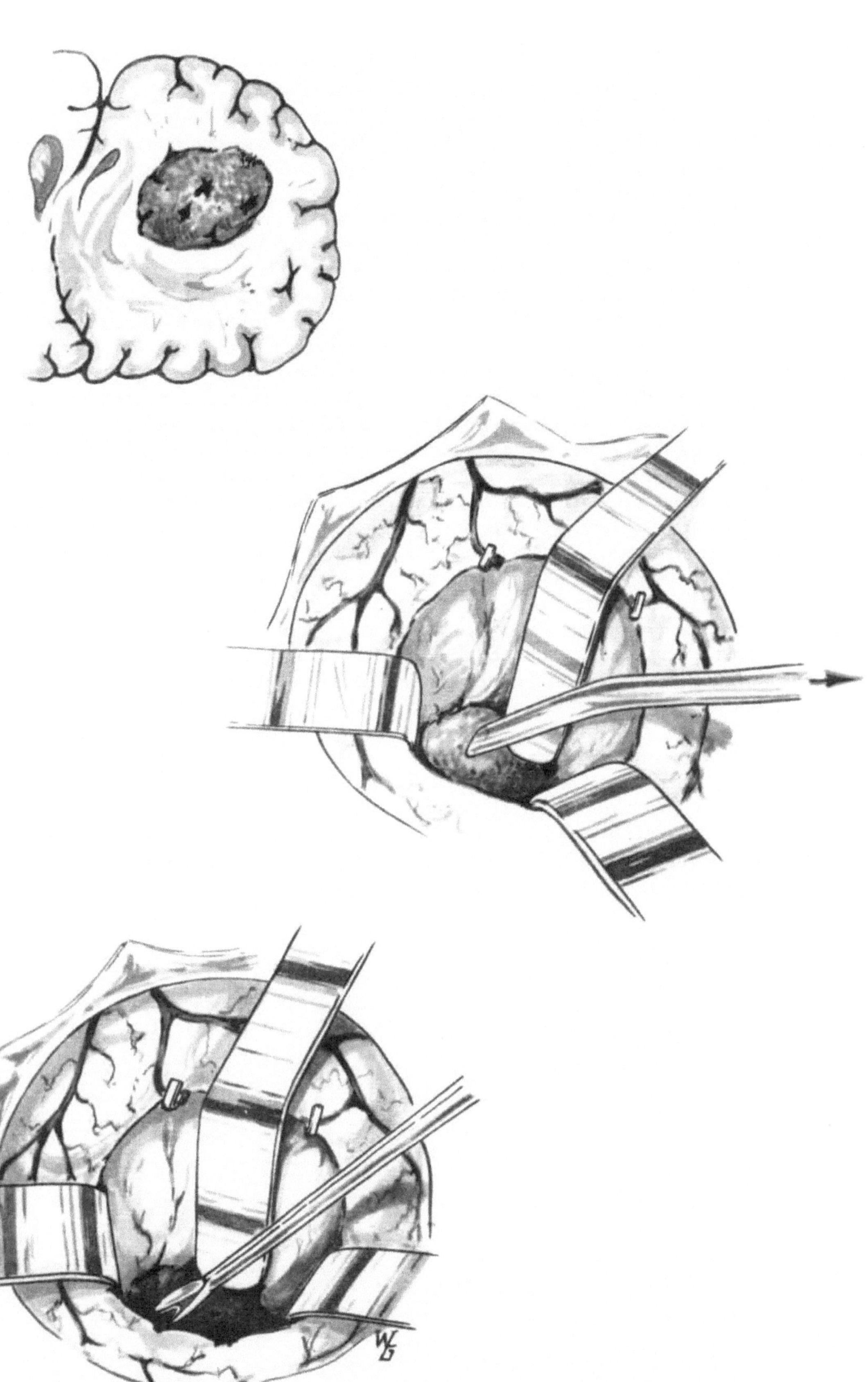

Operation eines frontobasalen Tumors (Olfaktoriusrinnenmeningiom)

Ausgangspunkt für die Operationsplanung ist die sehr genaue präoperative Feststellung der tatsächlichen Tumorausdehnung, vor allem in Richtung mittlere Schädelgrube und zur Sella-Chiasma-Region. Von dieser Ausdehnung hängen Risiken und Chancen des Eingriffs und die mögliche Radikalität ab.

Als Hautschnitt empfiehlt sich der Bügelschnitt von Ohransatz zu Ohransatz, um sowohl von den Seiten als auch von vorn her an die Geschwulst heranzukommen.

Die Trepanation kann bei geringem Überschreiten der Mittellinie durch den Tumor einseitig erfolgen; im Bedarfsfall kann zur Doppelseitigkeit erweitert werden. Bei den größeren Tumoren empfiehlt sich die primär doppelseitige Trepanation und die Entnahme des Knochendeckels in einem Stück, also auch der knöchernen Bedeckung des Sinus sagittalis superior.

Die Stielung der Dura erfolgt nach zentral, um durch senkrechte Schnitte nach frontal und nach temporal Erweiterungsmöglichkeiten zu haben. Der Sinus sollte nicht primär, sondern nur in Fall-zu-Fall-Entscheidungen durchtrennt werden. Die Inzision der Falx von unten her ist möglich.

Durch Anheben des bedeckenden Stirnhirngewebes wird der vordere Tumorpol dargestellt und von hier aus das Geschwulstinnere stückchenweise mit Elevatorien, schlanken Faßzangen und Saugern ausgeräumt *(oben)*. Die Kapselteile sitzen an einer ganzen Reihe von Umgebungsstrukturen fest. Auch die Kapsel bedarf daher der stückchenweisen Entfernung. Man beginnt am günstigsten mit den lateralen Bezirken und bewegt sich dann in Richtung Basis. Die Präparation nach Erreichen der A. carotis interna befreit die Gefäßaufzweigungen *(Mitte)* und schließlich auch den N. opticus.

Das gleiche Vorgehen schließt sich auch auf der Gegenseite an, wobei hier von der schon ausgeräumten Seite her eine Mobilisierung der hinteren Tumoranteile erfolgen kann.

In Anbetracht des relativ schmalen Zugangs und der engen Nachbarschaft absolut zu schonender Gefäße und Nerven sollte mit optischer Vergrößerung, am besten in Form des Operationsmikroskops, gearbeitet werden. Der Wert der schonenden Behandlung der frontalen Hirnbasis kann nicht hoch genug eingeschätzt werden. Jede stärkere Retraktion dieser Hirnregion ist daher zu vermeiden.

Hat sich die Geschwulst über die Keilbeinflügelkante hinaus entwickelt, so versucht man von frontotemporal her diese Tumorzapfen in kleinen Teilen zu entfernen *(unten)*.

Die Versorgung der Matrix erfolgt durch die dezente Koagulation. Beim forschen Koagulieren ist der Einbruch ins Siebbeingebiet möglich, was die Gefahr der postoperativen Infektion beinhaltet.

Der Verschluß von Dura, Knochen und Weichteilen pflegt keine besonderen Probleme aufzuwerfen.

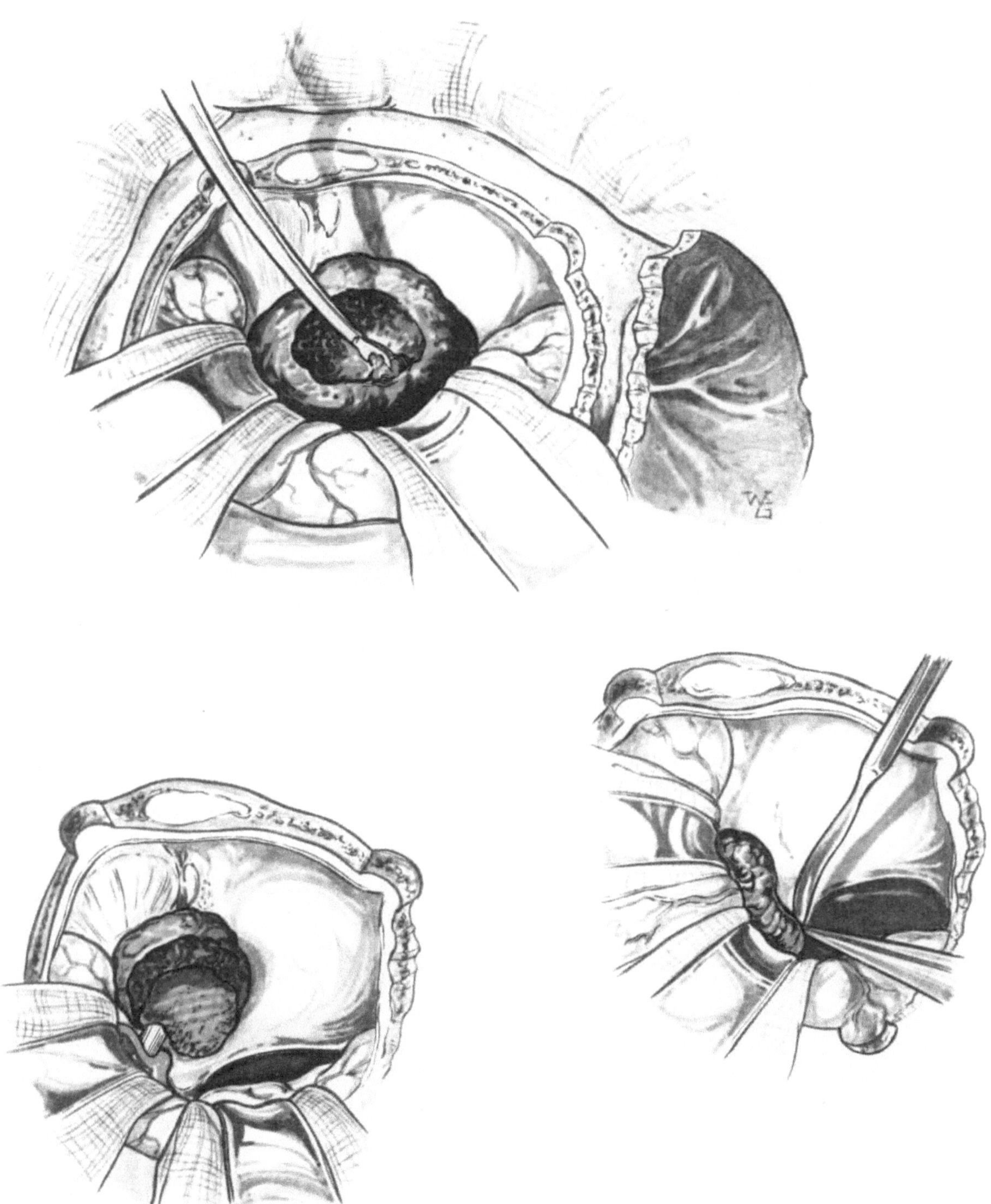

Operation eines frontolateralen Tumors (laterales Keilbeinflügelmeningiom)

Der Zugang zu dieser Tumorlokalisation erfolgt von temporofrontal und wird soweit basal wie möglich gelegt. Da der Tumor oft eine recht beträchtliche Ausdehnung innerhalb des Knochens an der lateralen Basis aufweist, empfiehlt es sich, zunächst oberhalb davon in typischer Weise osteoplastisch zu trepanieren und dann nach basal osteoklastisch zu erweitern.

Der Hautschnitt wird entweder bogenförmig von der Supraorbitalgegend bis über das Ohr oder bügelförmig von Ohransatz zu Ohransatz geführt. Bei Benutzung des Bügelschnitts ist der Hautlappen bis in Höhe der Augenbrauen abzudrängen.

Die Bohrlöcher beginnen oberhalb des Canalis supraorbitalis und ziehen über die Kranznaht hinweg nach tief temporal. Der erhaltene Knochendeckel hat den typischen Knick der frontotemporalen Übergangsregion; er verbleibt am Temporalmuskel. Alle auf den Tumor zu beziehenden Knochenveränderungen führen zum osteoklastischen Abtragen *(oben)*. In dieser Phase der Operation wird dies in Richtung Basis nur soweit getrieben, bis der Unterrand der Geschwulst freikommt. Bedingt durch die sehr reichliche Blutversorgung aus den Aa. meningea media und temporalis superficialis pflegt es aus dem Knochen stark zu bluten. Meist reicht zur Blutstillung Wachs aus, seltener wird mit dem stumpfen Meißel verkeilt. Nach jedem weiteren Knochenfortnehmen mit Knochenzangen ist das Überschmieren der blutenden Partien mit Wachs zu wiederholen.

Auch die jetzt freiliegende Dura pflegt reichlich mit Gefäßen durchsetzt zu sein, insbesondere um den sichtbaren Tumoransatz herum. In dieser Phase empfiehlt es sich mitunter, die A. meningea media bis zu ihrer Eintrittsstelle auf der Basis zu verfolgen und hier zu verschließen (Koagulation, Abstopfung). Im übrigen kommen bipolare Koagulation und Klipps zum Einsatz. Etwas außerhalb der Tumorinfiltration wird die Dura inzidiert *(oben)*. Der befallene Durabezirk verbleibt am Tumor.

In der Grenze zwischen Hirngewebe und Tumor wird mit stumpfen schlanken Elevatorien, kleinen Wattestückchen und schmalen Spateln langsam in die Tiefe präpariert *(unten)*. Alle sicher in den Tumor ziehender Gefäße werden mit kleinen Klipps oder bipolaren Koagulation versorgt; gleiches gilt für die drainierenden Venen. Zufällig den Tumor passierende Gefäße bleiben verschont. Je größer der Tumor, um so eher können direkte Kontakte mit größeren Ästen der Mediagruppe bestehen. Größere und weiter hineinreichende Tumoren sollte man stückchenweise aushöhlen und erst danach die Kapsel in kleinen Teilen entfernen. Die Notwendigkeit der besonderen Schonung des umgebenden Hirngewebes auf der dominanten Seite braucht nicht näher erläutert zu werden.

Der Duraverschluß ist meist nur unter Zuhilfenahme einer Plastik möglich. Er wird mit einer Reihe von Hochnähten verbunden, um postoperativen Epiduralhämatomen soweit möglich vorzubeugen.

Die fehlenden Knochenpartien liegen praktisch ohne Ausnahme unter dem Temporalmuskel, so daß plastische Deckung in dieser Ebene im allgemeinen entfällt.

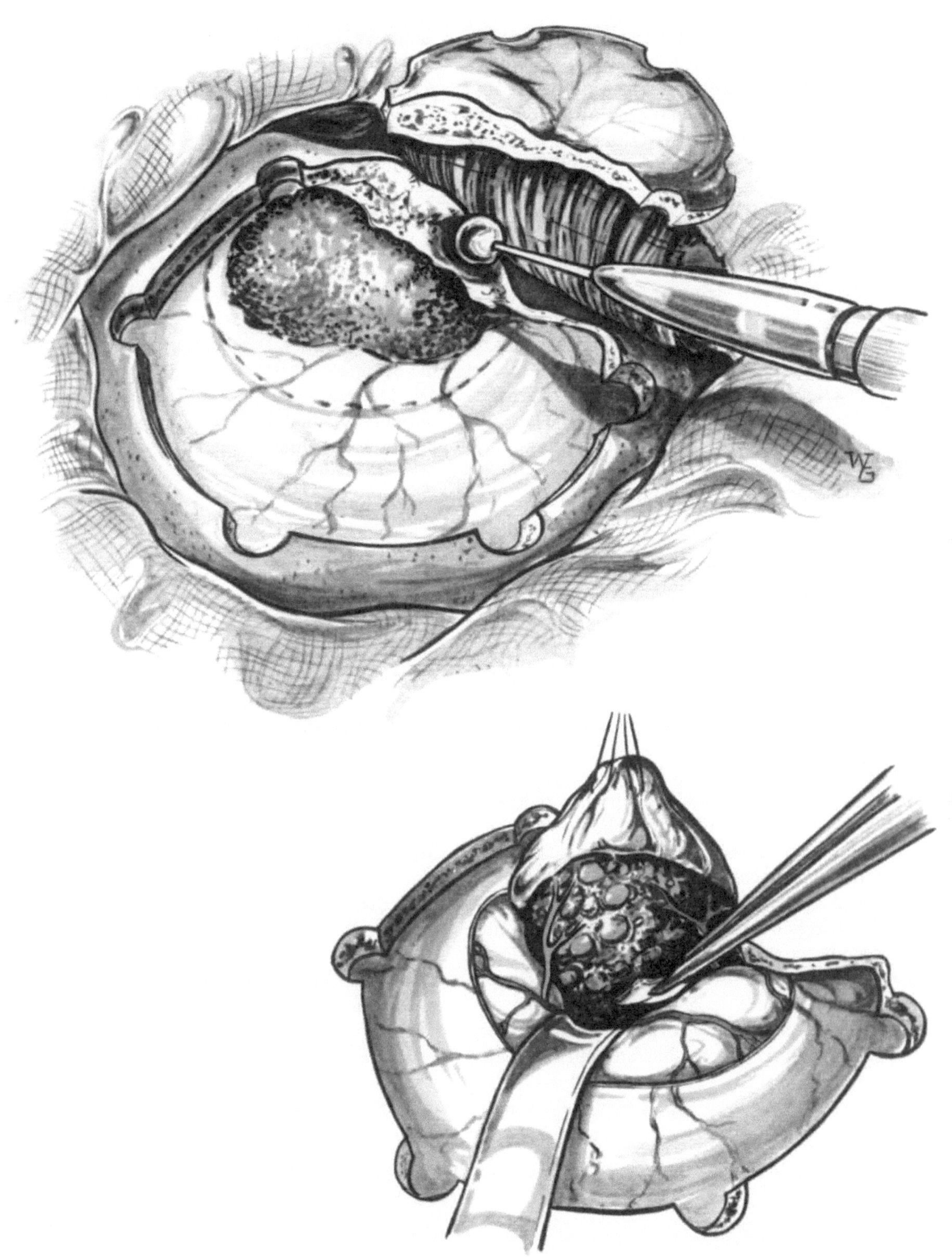

Operation eines frontomediobasalen Tumors mit Übergang in die mittlere Schädelgrube (medianes Keilbeinflügelmeningiom)

Bei der Operation des medianen Keilbeinflügelmeningioms bestehen eine Reihe von Schwierigkeiten: Medianität des Tumors, Anlagerung und Einbeziehung großer Gefäße, Einbruch in die Siebbein-Keilbein-Zellen, Irritation des N. opticus u.v.a.m. Die Operationsplanung muß daher auf dem Boden präziser instrumenteller Diagnostik besonders sorgfältig erfolgen. Für diese Tumorform sind die instrumentellen Maßnahmen weniger zur Diagnosestellung, die nicht selten prima vista möglich ist, als vielmehr zur räumlichen Darstellung des Tumors und seiner Umgebung nötig.

Der Hautschnitt kann als Bügelschnitt von Ohransatz zu Ohransatz oder als Bogenschnitt von der Glabella bis zum Ohransatz geführt werden. Kosmetisch günstiger ist der Bügelschnitt. Der Hautlappen wird weit nach basal abgeschoben.

Die osteoplastische Trepanation erfolgt frontotemporal, wobei der größere Teil temporal liegt. Bis zur basalen Umschlagfalte wird osteoklastisch erweitert. Schließlich ist der Steilhang der Keilbeinflügelrückseite von der Seite her freigelegt.

Die Dura wird mit einer leicht bogenförmigen Inzision eröffnet, wobei die Stielung nach zentral hin erfolgt. Senkrecht aufgesetzte Entlastungsschnitte bringen die notwendige basale Operationsfreiheit. Besondere Sorgfalt ist in dieser Phase auf die Versorgung der Duragefäße durch bipolare Koagulation und Klipps zu legen. Um den Tumor mit einer möglichst geringen Alteration von umliegendem Hirngewebe zu erreichen, empfiehlt sich die Eröffnung des Sulcus cerebri lateralis (*Sylvius*sche Furche), zumindest in ihren basalen Anteilen. Danach sind meist auch einige Venen zwischen dem Temporalpol und der Dura zu koagulieren und durchtrennen, um Anteile des Schläfenhirns ohne Mühe nach hinten verlagern zu können.

Der eingestellte Tumor wird in kleinen Schritten mit Saugern und kleinen scharfen Faßzangen ausgehöhlt *(oben)*, wobei immer zu berücksichtigen ist, daß benachbarte größere Gefäße häufig genug durch den Tumor ziehen, also vom Tumorgewebe umwachsen sind. Dies ist der Grund für die Warnung vor jeglichem Zug am Tumor oder auch an Tumorteilen. Es kann durchaus notwendig sein, bewußt Tumorteile zurückzulassen, um nicht eine Verletzung der A. carotis interna oder auch der A. cerebri media zu setzen. Bei Benutzung der optischen Vergrößerung ist die Häufigkeit dieses Vorgehens jedoch erheblich kleiner geworden. Das Operationsmikroskop bewährt sich bei der Operation dieser Tumorform des weiteren durch die optimale Ausleuchtung des Operationsfeldes. Die Mehrzahl der Operateure versorgt daher zumindest die medialen Teile eines medianen Keilbeinflügelmeningioms nach den Regeln der Mikroneurochirurgie.

Bei der stückchenweisen Auslösung der medialen Kapselanteile kommen neben dem Optikus und der Karotis einschließlich ihrer Äste auch der Sinus cavernosus sowie Okulomotorius und Trochlearis in das Operationsfeld. Entsprechend ihrem Verlauf werden die Gebilde identifiziert und peinlichst geschont *(unten)*.

Nach der Entfernung des Tumors verbleibt noch die Versorgung der Matrix am Keilbeinflügel. Hier kann es zum weiten Einwuchern in den Knochen und in die Nebenhöhlen gekommen sein, so daß jede Radikalität hinfällig wird. Dieser Operationsschritt kann vor allem durch Blutungen aus dem Knochen kompliziert sein. Beim Versorgen dieser Blutungen ist darauf zu achten, ob eine Verbindung zum Nebenhöhlensystem über die Knochenöffnungen eingetreten ist. Ist dies der Fall, so sollte man versuchen, über das eingeschmierte Wachs noch eine Duraplastik zu kleben. Bedingt durch das unebene Knochenprofil kann dieser Akt Schwierigkeiten bereiten.

Beim Verschluß von Dura und Weichteilen ergeben sich keine besonderen Gesichtspunkte.

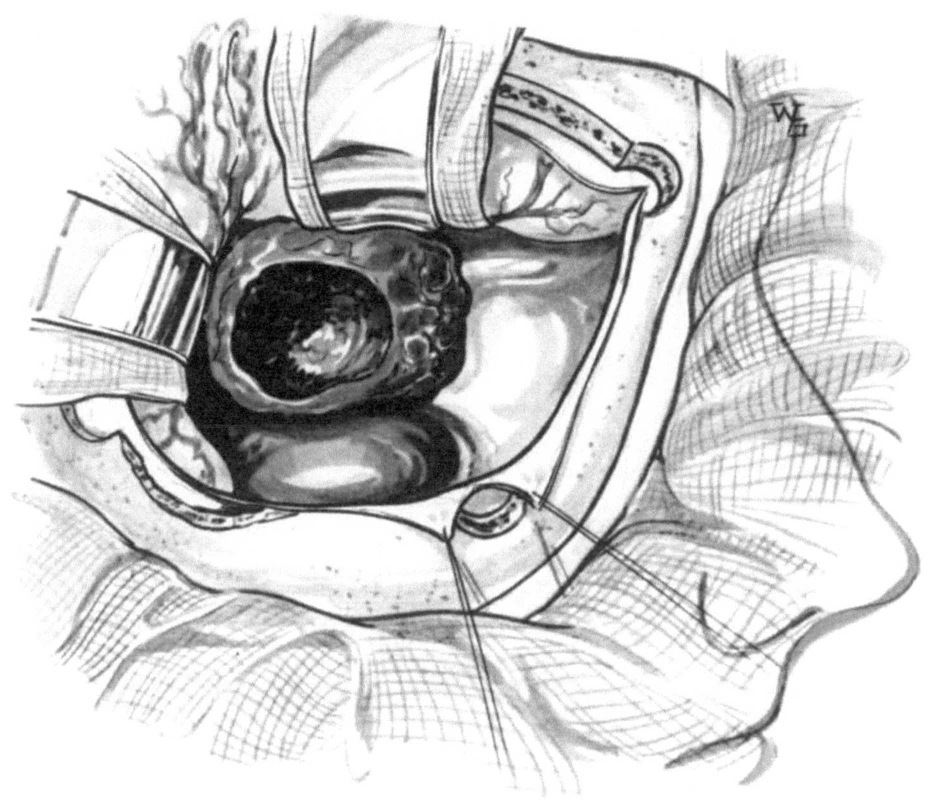

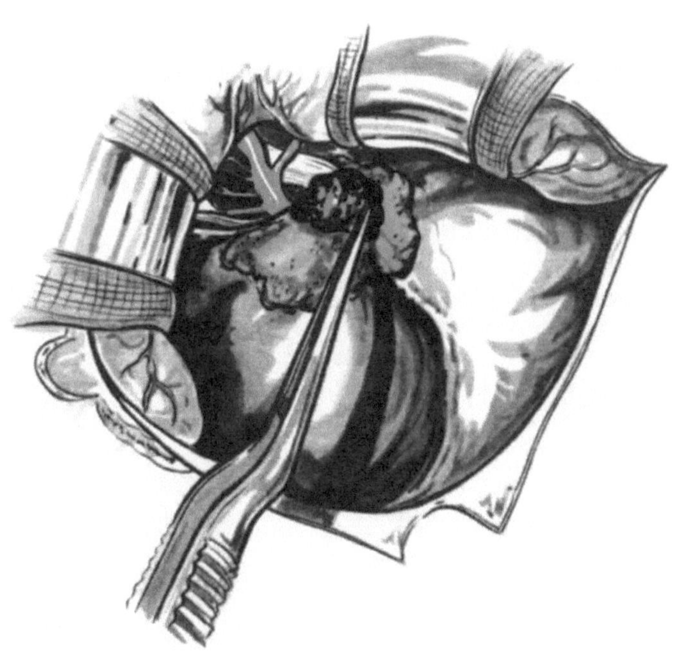

Operation eines bifrontal entwickelten parasagittalen Tumors (parasagittales Meningiom)

Zur Freilegung frontaler Tumoren bewährt sich der Bügelschnitt von Ohransatz zu Ohransatz (S. 72). Er ist kosmetisch günstig und gibt ein weites Operationsfeld frei. Der frontale Lappen wird visierartig abgedrängt, soweit es Lage und Größe der Trepanation erfordern. Dies kann bis in die Stirnhöhlen reichen. Eine dauerhafte und exakte Markierung der Mittellinie ist notwendig.

Die Bohrlöcher legt man neben und nicht über den Sinus *(rechts)*, um die Sinuseröffnung nicht zu provozieren. (Es sei erwähnt, daß einige Autoren bewußt über dem Sinus bohren.) Je nach dem Ausmaß der Knochenbeteiligung durch den Tumor wird der medial zu umsägende Knochenbezirk in der Größe variieren. Dementsprechend nimmt man zunächst die lateralen Knochenlappen auf beiden Seiten heraus, um an die Knochen-Tumor-Grenze heranzukommen *(oben)*. Beide Klappen verbleiben nicht am Muskel, sondern werden in Antibiotikalösung gelegt. Im nächsten Schritt erfolgt die vorsichtige, aber zügige Lösung des zentralen Knochenteils über dem tumordurchsetzten Sinus *(oben)*. Es kommt auch bei verschlossenem Sinus zu mitunter erheblichen Blutungen, die durch das Aufdrücken größerer Wattеplatten unter Kontrolle gebracht werden. Danach kann die schrittweise Versorgung der blutenden Gefäße, meist durch bipolare Koagulation, erfolgen. Besonders wichtig ist die Entscheidung über den funktionellen Wert der im und am Tumor verlaufenden Gefäße. Jede noch drainierende Vene ist, wenn irgend möglich, zu erhalten.

Die Dura wird parallel zum Tumor inzidiert und nach lateral gestielt. Bei der Umschneidung ist sorgfältig darauf zu achten, daß keine Tumorreste zwischen den Durablättern zurückbleiben.

Entlang der Tumorkapsel kann jetzt stumpf in die Tiefe präpariert werden, wobei sich die stückchenweise Entfernung des Tumorgewebes empfiehlt *(unten)*. Kleinere Tumoren lassen sich gelegentlich zusammen mit dem verschlossenen Sinus auch en bloc resezieren. Leitlinie muß stets die Vermeidung von Druck auf das umgebende gesunde Hirngewebe und die Schonung der Gefäße sein. Sie entscheidet über die Größe der zu entnehmenden Tumorteilchen.

Letzter Schritt ist die Exzision des durch die Geschwulst verschlossenen oberen Längssinus. Hierfür werden im sicher tumorfreien Gebiet Umstechungen angelegt, die das angrenzende Lumen des Sinus zuziehen *(unten)*. Diese Umstechungen sollten in ihrem Abstand aber auch die einmündenden patenten Brückenvenen berücksichtigen. Nach der Sinusdurchtrennung wird der befallene angrenzende Falxteil umschnitten und damit der Tumor radikal entfernt *(unten)*.

In einigen Beobachtungen erweist sich der obere Längssinus noch als durchgängig. Hier wird das weitere Vorgehen vom Grad des Tumorbefalls der Sinuswand bestimmt. Ist das Meningiom im wesentlichen an der Falx lokalisiert und hat es den Sinus nur in einem schmalen Streifen befallen, so kann dieser Streifen exzidiert und der Sinus genäht oder mit einer Plastik versorgt werden. Bei stärkerem Sinusbefall wird man sich aus Gründen der Radikalität für eine Exstirpation des Sinus zwischen Umstechungsligaturen entschließen. Da die nachfolgenden Durchblutungsstörungen aber erheblich sein können, müssen allgemeine Überlegungen zur Operationstaktik (Alter des Patienten, Gesamtzustand, Wahrscheinlichkeit des Erlebens eines Rezidivs usw.) berücksichtigt werden.

In jedem Falle erfolgt ein dichter Duraverschluß, das heißt also die Anlage einer Duraplastik.

Ob der mediane Knochendefekt, der nach dem Wiedereinsetzen der lateralen Knochenlappen verbleibt, sofort oder nach einigen Monaten plastisch gedeckt wird, entscheiden die lokale Reaktion des Hirns und die Einstellung der behandelnden Klinik.

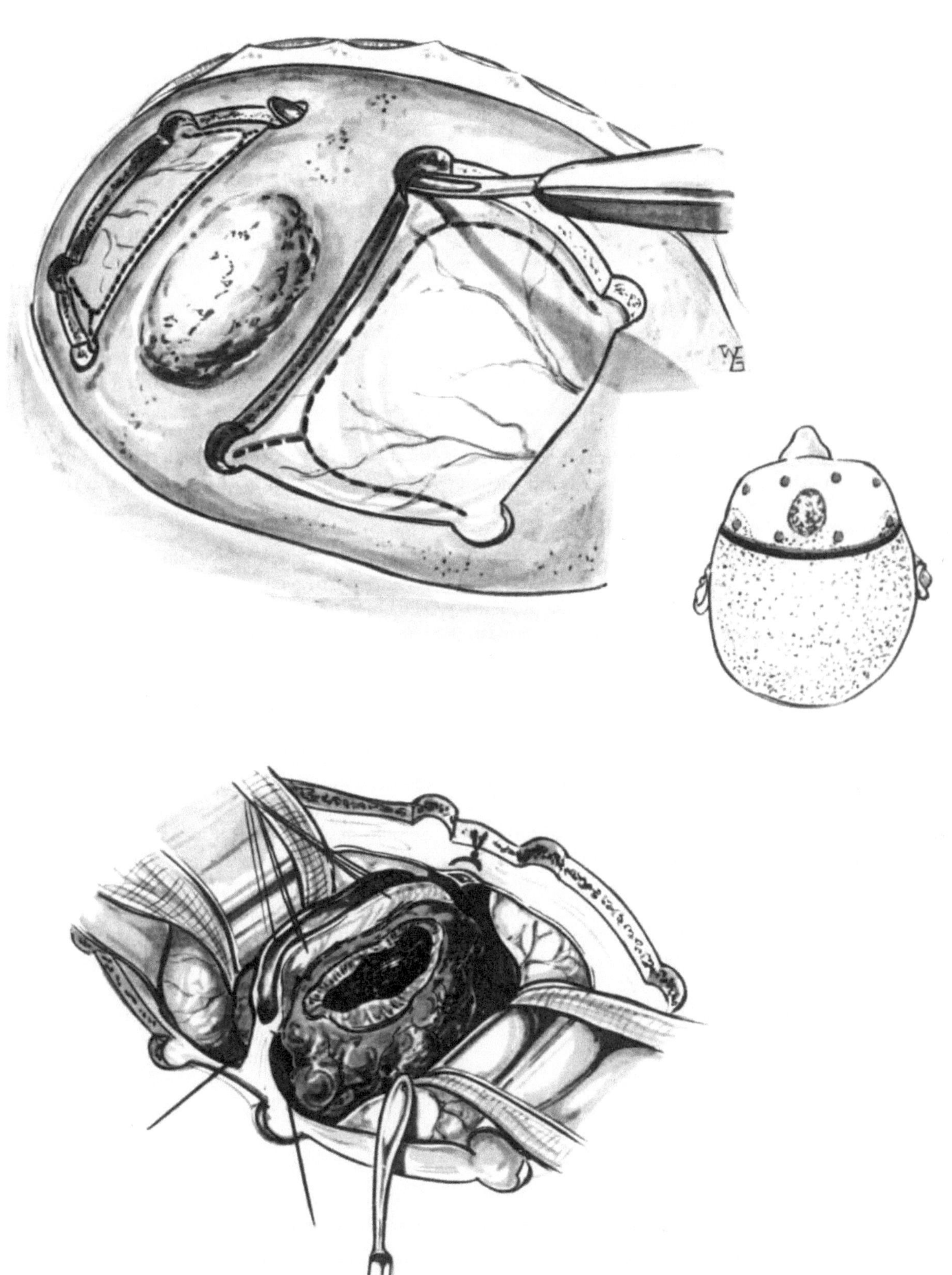

Operation eines zentralen parasagittalen Tumors (parasagittales Meningiom des mittleren Sinusdrittels) I

Bei der Operationsplanung müssen sowohl die Lage des Tumors zu den besonders wichtigen Hirnregionen und den Sinus als auch die speziellen Verbindungen der Meningiome mit Dura und Knochen (*l*) berücksichtigt werden. Die präoperative Diagnostik versucht ausreichende Klarheit über die Durchgängigkeit des oberen Längssinus zu erreichen. Hat die Geschwulst bereits zu einem Sinusverschluß geführt, so ist der operative Ablauf erheblich unterschieden vom Vorgehen bei durchgängigem Sinus. Auch auf die Radikalität wirkt sich dieses Verhalten aus: Ein noch durchgängiger Sinus kann das Belassen von Tumorresten in seiner Wand notwendig machen.

Die mehr oder weniger ausgeprägte osteoplastische Reaktion des benachbarten Knochens bedarf ebenfalls der operativen Vorplanung. Auch bioptisch läßt sich nicht entscheiden, ob die Wucherung eine Nachbarschaftsreaktion ist oder sich das Meningiom weit in dem Knochen ausgebreitet hat. Alle veränderten Knochenbezirke werden möglichst komplett entfernt. Da die Knochenwucherung oft über die Mittellinie hinausragt, also den Sinus überquert, kann schon die Knochenentfernung mit erheblichen Blutungen verbunden sein. Präoperativ ist daher über die Anwendung von Hypotonie und Hypothermie zu entscheiden.

Wegen dieser möglichen Ausdehnung zur Gegenseite überschreitet auch der Hautschnitt (*r*) die Mittellinie, wobei seine Basis ebenfalls zur Gegenseite gelegt werden kann, wenn voraussichtlich eine stärkere Trepanationserweiterung zur Gegenseite nötig wird (gestrichelte Linie in Abb. *b*). Die osteoplastische Trepanation überschreitet nicht primär den Sinus, sondern geht notfalls durch den hypertrophen Knochenteil hindurch (*u*). In anderen Fällen wird die Trepanation zunächst bewußt lateral des Tumors gelegt und danach osteoklastisch in die veränderten Knochenbezirke hineinpräpariert. Über dem Sinus entscheidet sich das Vorgehen ebenfalls erst unter der Operation; zum Teil muß der Knochen als Längsbrücke stehenbleiben, zum Teil wird er mit Knochenzangen und Fräsen schrittweise abgetragen. Mitunter profuse Blutungen aus dem Knochen sind durch Wachs zu stillen, verlangen zum Teil aber ein Übernähen mit hochgezogener Dura (*u*).

Die Duraumschneidung hat sich ebenfalls nach dem intraoperativen Befund zu richten. Das operative Ziel ist die Entfernung infiltrierter Durabezirke und deren plastischer Ersatz. Falls technisch möglich, wird daher bereits bei der Duraeröffnung der tumoröse Durabezirk umschnitten; er bleibt dabei aber in Verbindung mit dem Tumor (*u*).

Beim typischen parasagittalen Meningiom pflegt jetzt der Tumor in einem Drittel oder der Hälfte seiner größten Ausdehnung freizuliegen. Die bedeckenden Hirnwindungen sind von ihm verdrängt worden. Daher kann diese Tumorform direkt angegangen werden, im Unterschied zu den völlig oder weitgehend von den zentralen Hirnregionen bedeckten Falxmeningiomen (S. 152). Nach Verschluß kleiner Gefäße zwischen dem randständigen Hirn und der Tumoroberfläche wird nun mit schlanken Elevatorien die obere Schicht des Tumors freipräpariert. Aufgrund des weiten Abdrängens des benachbarten Hirns durch den Tumor selbst ist eine bröckchenweise Entfernung nur bei einem Teil der Geschwülste nötig. Als Richtlinie kann das Vermeiden eines zusätzlichen Drucks auf benachbartes Hirn gelten. Sobald die Situation unübersichtlich wird, ist der Tumor stückchenweise zu entfernen.

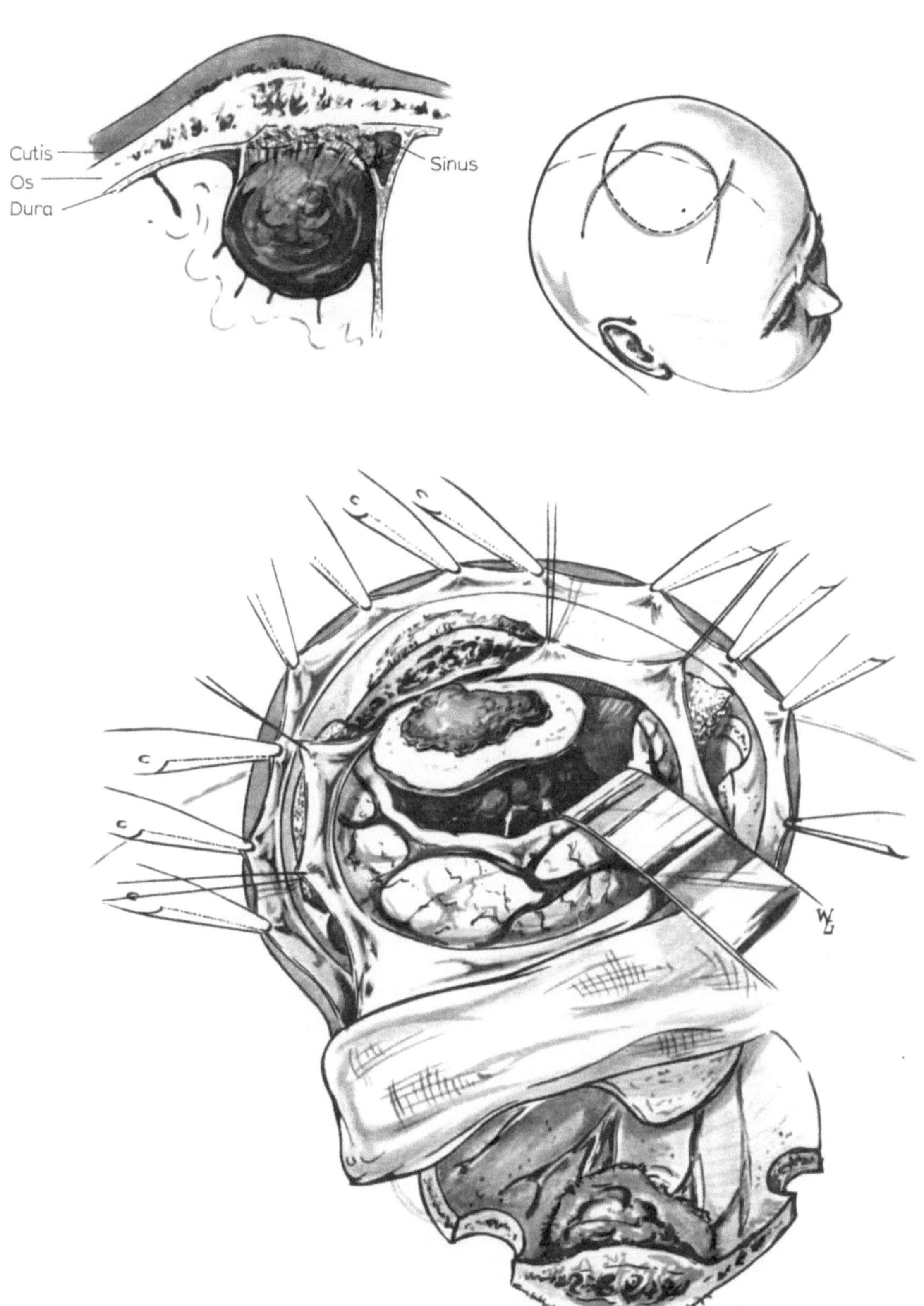

Cutis
Os
Dura
Sinus

Operation eines zentralen parasagittalen Tumors (parasagittales Meningiom des mittleren Sinusdrittels) II

Am ausgelösten Tumor werden die versorgenden Gefäße schrittweise versorgt (*o*). Für die Arterien sind meist Klipps nötig, für die Venen reicht die bipolare Koagulation aus. Vor dem Verschluß eines Gefäßes ist jedoch genau zu eruieren, ob es sich tatsächlich um ein Tumorgefäß handelt oder nur um eine zufällige Begleitung des Tumors; dann ist ein Abschieben des Gefäßes nötig. Vor allem bei Brückenvenen ist dadurch das Provozieren eines Hirnödems zu vermeiden.

Nach der Entfernung der Masse des Tumors kommt die Entscheidung über das Vorgehen am Sinus. Hier können durchaus jegliche Verbindungen zwischen Tumor und Sinus fehlen; dann ist das technische Vorgehen unkompliziert. Ein ausgefüllter und verschlossener Sinus wird exzidiert. Hierzu trägt man osteoklastisch einen entsprechenden Knochenbezirk über dem Sinus hinweg zur Gegenseite ab (*u*) und gewinnt damit Einblick in den gegenseitigen Falxbereich. Meist empfiehlt sich die parasinöse Eröffnung der Dura und die Überprüfung der tatsächlichen Stenose der einmündenden Brückenvenen. Derart verschlossene Gefäße werden abgetrennt und damit die laterale Lösung des zu exzidierenden Sinusstücks erreicht. Unter Sicht kann nun die Umstechung des oberen Längssinus an den Enden des obliterierten Bezirks und sicher außerhalb der tumorösen Veränderungen erfolgen (*u*). Die Exzision des Sinusabschnitts in toto schließt sich an.

Eine besondere Situation entsteht, wenn der Sinus zwar bereits vom Tumor befallen ist, aber noch Blut leitet. Hier muß von Fall zu Fall entschieden werden. Kleine Tumorbezirke sind mitunter wetzsteinförmig zu umschneiden und dadurch radikal entfernbar. Der Sinus wird mit fortlaufender Naht versorgt. Bei etwas größeren Tumorplaques kann versucht werden, ob ein passendes Plastikstück durch feinste atraumatische Nähte oder aber durch Gewebekleber am gesunden Sinusrand befestigt wird, so daß auch der etwas größere Tumorbezirk entfernt werden kann. Hierzu bedarf es des vorübergehenden Sinusverschlusses durch gepolsterte Klemmen (S. 280) und meist auch der Anlage eines temporären Shunts. Noch größer ausgedehnte Tumorbezirke machen das Einfügen einer kompletten Sinusplastik nötig, die mit Anschlüssen für die benachbarten Brückenvenen versehen sein müßte und an deren klinischer Verwendbarkeit derzeit gearbeitet wird. Bis auf weiteres aber wird sich der Operateur in dieser Situation mit einer inkompletten Radikalität bescheiden müssen. Schließlich sei auch daran erinnert, daß man vor der Vornahme derartig eingreifender und zeitraubender Operationsschritte, wie es eine Sinusteilplastik zum Beispiel ist, Überlegungen zur allgemeinen Operationslage des jeweiligen Patienten anstellen muß; die Gefährdung durch eine derart erzwungene Radikalität ist für einen alten Menschen sicher größer als die Gefährdung durch das Tumorrezidiv.

Der Duraverschluß muß fast immer mit Hilfe einer passend zurechtgeschnittenen Plastik (Lyodura, Galea-Periost u.ä.) erfolgen. Er soll vor allem spannungsfrei sein.

Im Knochenniveau können weitere Probleme durch die zum Teil recht großen osteoklastischen Knochendefekte auftreten. Hier entscheidet die Einstellung und Erfahrung der jeweiligen Klinik darüber, ob bereits nach Abschluß der Tumoroperation eine Kunststoffplastik eingegossen wird oder die plastische Versorgung in einem zweiten Eingriff 6–8 Monate nach der Tumorentfernung erfolgt.

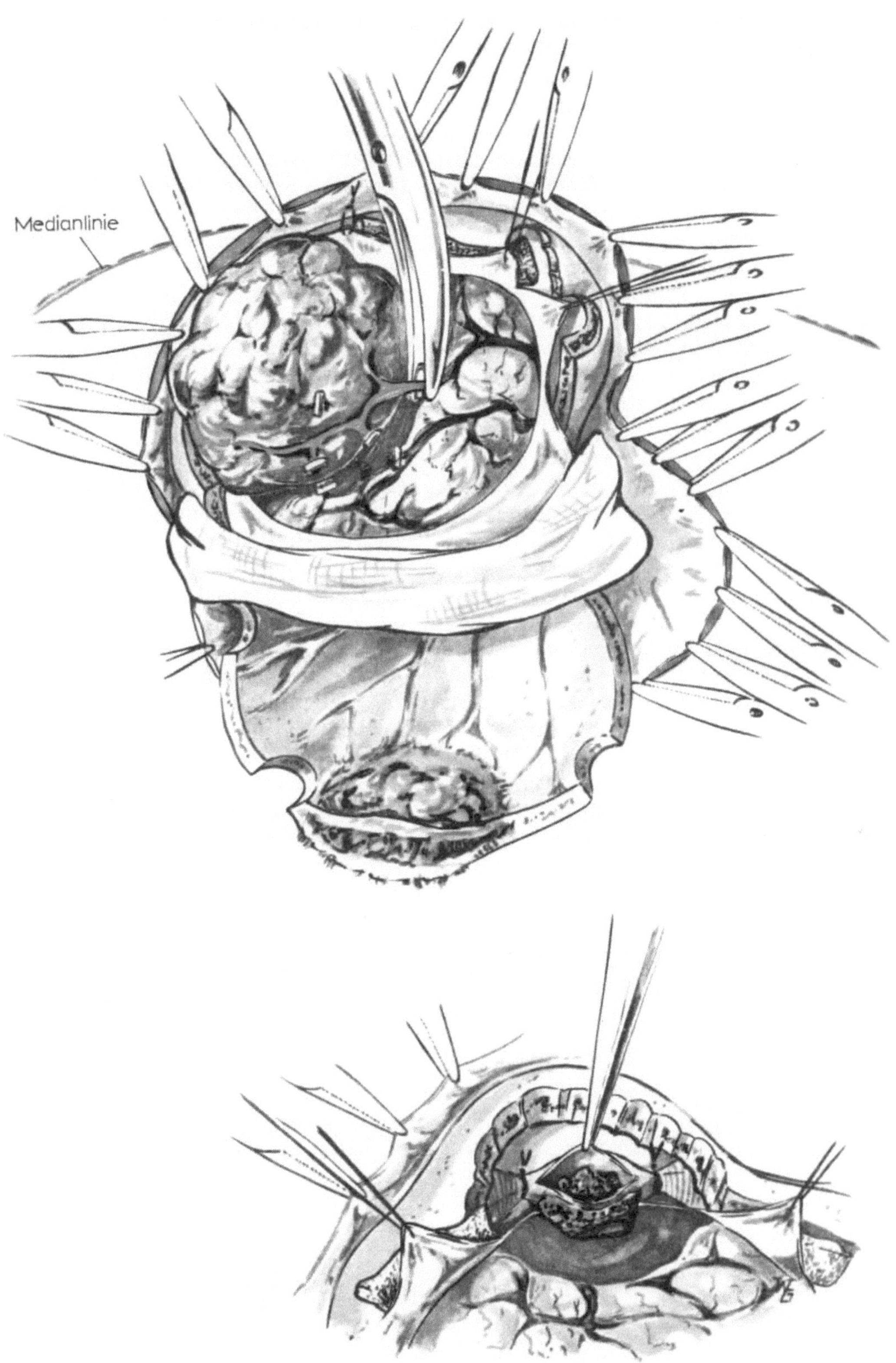
Medianlinie

Operation eines parasagittalen Falxmeningioms in der Zentralregion

Im operativen Vorgehen wird die Entfernung des Tumorgewebes bei Schonung des funktionell so überaus wichtigen Gewebes der Zentralregion bezweckt. Benutzt man hierfür den direkten Weg entlang der zentralen Mantelkante, so ist die Durchtrennung einer Reihe von Brückenvenen notwendig. Folge hiervon sind Durchblutungsstörungen der Zentralregion, regionales Ödem oder die Beförderung eines allgemeinen Hirnödems. Auf dem direkten Weg sollte diese Tumorart daher nicht angegangen werden.

Es bietet sich vielmehr an, die eisbergartig unter der Oberfläche liegende Geschwulst von funktionell weniger bedeutsamen Rindengebieten zu erreichen, speziell also von der Präzentralregion aus. Hierfür wird eine Exzision von Rindengewebe unter Erhaltung zumindest der größeren Brückengefäße vorgenommen *(oben)*. Nach der etwa 2 cm messenden Wegnahme der Rinde geht man schräg durch das Hirnmark auf den Tumor ein.

Die Durastielung erfolgt meist sinusfern, kann aber auch zum Sinus hin gelegt werden. Die Duraeröffnung bezieht die Zentralregion mit ein, damit man ein sicheres Urteil über den Verlauf der Zentralfurche bekommt und die lokalen Verhältnisse der Zentralregion (Durchblutung, Druckschäden, Hochkommen des Tumors über die Oberfläche) beurteilen kann. Die Tumoroberfläche wird nur in einem kleineren Bezirk stumpf vom umgebenden Hirn gelöst und dann eröffnet. Mit schlanken Faßzangen und zum Teil auch mit dem präparierend geführten Sauger läßt sich das Tumorgewebe abschieben und bröckchenweise entfernen. Dabei kommen die versorgenden und die ableitenden Blutgefäße zur Darstellung, so daß eine Abklippung bzw. die bipolare Koagulation unter Sicht erfolgen können *(unten)*. In jedem Falle ist allerdings eine Identifizierung der tatsächlichen Funktion des Gefäßes nötig, um den Verschluß nur zufällig vorbeiziehender Arterien und Venen zu vermeiden.

Bei der Entfernung der eigentlichen Matrix wird in erster Linie ebenfalls der schräge Kanal benutzt. Sie kann aber unterstützt werden durch das direkte Einführen schlanker Instrumente in Höhe der Zentralregion. Nach der Tumorentfernung kann das Gewebe dieser Region ohne besonderen Druck und vor allem ohne zusätzlichen Verschluß von Gefäßen etwas vom Sinus abgedrängt werden.

Die Matrix pflegt unterhalb des oberen Längssinus im Falxgewebe zu liegen, so daß nur selten Probleme mit dem Sinus entstehen (S. 146). Der gelegentlich alterierte untere Längssinus kann, falls unbedingt nötig, verschlossen werden. Bei der Exzision der Matrix ist besondere Beachtung der zunächst nicht einsehbaren Gegenseite der Falx zu widmen. Ihr können Gefäße durch leichte Adhäsionen verhaftet sein; sobald als möglich wird die weitere Exzision daher mit guter Beleuchtung unter Sicht fortgesetzt. Aufgrund der engen schachtartigen Verhältnisse des Operationsfeldes bewährt sich das Operationsmikroskop ganz besonders. Die optimale Beleuchtung und der schmale Abstand der optischen Achsen erleichtern dem Operateur die Arbeit in allen wesentlichen Funktionen.

Duraverschluß und das Wiedereinsetzen des Knochens beinhalten keine besonderen Probleme.

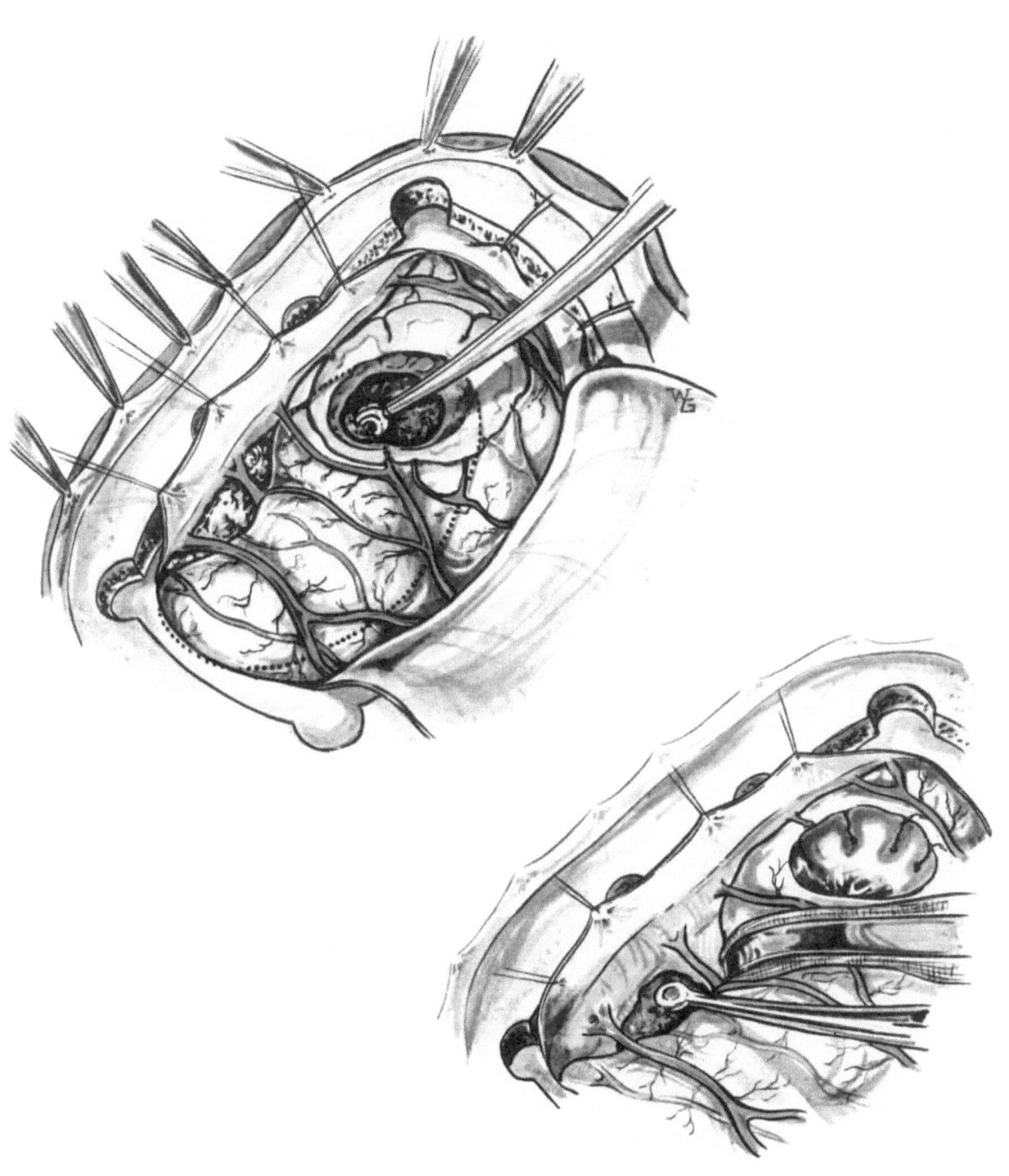

Operation eines parietalen Rindenglioms

Die Entfernung von Rindengliomen hängt in ihrer Radikalität vom Grad der Differenzierung gegenüber der gesunden Umgebung ab. Dies kann mit dem bloßen Auge möglich sein, teils an den Farbdifferenzen und teils an der Verbreiterung der Hirnwindungen. Diese optische Abgrenzung darf allerdings nicht primär mit einer Radikalität gleichgesetzt werden; viel zu oft reichen bei der mikroskopischen Untersuchung anscheinend unauffälliger Randzonen Ausläufer des Tumors weit in die Umgebung hinein. Es sind daher schon seit Jahrzehnten immer wieder Versuche unternommen worden, die Abgrenzung zwischen Tumor und gesundem Hirngewebe sicherer zu machen. Hierzu zählen die Einführung der Hirngewebswiderstandsmessung, die Benutzung der Wärmeleitfähigkeit sowie die verschiedensten Farbstoffe bis hin zur Tetrazyklinfluoreszenz. In den letzten Jahren wird intraoperativen Isotopenuntersuchungen besondere Aufmerksamkeit gewidmet. Keine der bisher bekannten Methoden hat jedoch eine genügend hohe Sicherheit in der Entscheidung Tumor oder Nicht-Tumor zu bieten; man setzt daher Kombinationen der genannten Verfahren ein, wobei die verschiedenen Behandlungszentren auch unterschiedliche Kombinationen benutzen. Theoretisch am sichersten erscheint die schalenartige Entfernung der jeweilig nächsten Wandschicht unter fortlaufender histologischer Untersuchung im Schnellschnittverfahren. Abgesehen davon, daß die Differenzierung eines reifen Astrozytoms vom gesunden Hirngewebe im Schnellschnitt unmöglich sein kann, setzen eine Reihe von Tumorzapfen sich erst in einer gewissen Entfernung vom eigentlichen Tumor wieder fort; die winzigen Verbindungen entgehen dem Nachweis.

Besondere Beachtung verdienen die oberflächlichen Blutgefäße. Vor allem bei Verwendung einer optischen Vergrößerung lassen sich recht gute Differenzierungen sicher intakter Gefäße von den Tumorgefäßen erreichen: Form und Stärke der Wand, Ausmaß der Schlängelung, quantitatives Verhältnis zwischen venösen und arteriellen Gefäßen, arteriovenöse Kurzschlüsse, verstärkte Arterialisierung des Blutes in den Venen usw.

Sobald die Grenze des Tumors ausreichend genau bestimmt ist, wird mit der bipolaren Koagulationspinzette eine Versorgung der Gefäße entlang der Resektionslinie vorgenommen *(oben)*. Nach dem Eindringen in das Hirngewebe kombiniert man das stumpfe Abdrängen des Gewebes mit schlanken Elevatorien und Spateln mit der minutiösen Versorgung aller ins Gesichtsfeld kommenden Gefäße. Das Vorgehen muß sich so bluttrocken wie möglich gestalten, damit kleine Tumorreste erkannt werden können. Die früher geübte Auslösung des Tumors mit Hilfe des Fingers wurde verlassen, weil zum einen die Traumatisierung des umgebenden Gewebes zu hoch ist und zum anderen die palpatorische Differenzierung zwischen Tumor und gesunder Umgebung eben auch keine genügende Sicherheit ergibt. Es besteht natürlich keine Kontraindikation dazu, den tastenden Finger unter der Operation als Orientierungshilfe einzusetzen.

Die Entfernung des Tumorgewebes erfolgt nicht en bloc, sondern in kleinen Stücken. Bei harten Gewebsteilen können hierfür schneidende Instrumente nötig sein, in der Mehrzahl der Tumoren kann man aber Faßzangen und einstellbare Sauger benutzen *(unten)*.

Nach subtiler Blutstillung der muldenförmigen Operationsgegend schließt sich die exakte und spannungsfreie Duranaht an. Eine Drainage der Operationshöhle ist Ausnahme. Das Wiedereinsetzen des Knochens sollte nur dann unterbleiben, wenn der Radiotherapeut sich für die eventuell angeschlossene Nachbestrahlung hiervon Vorteile verspricht.

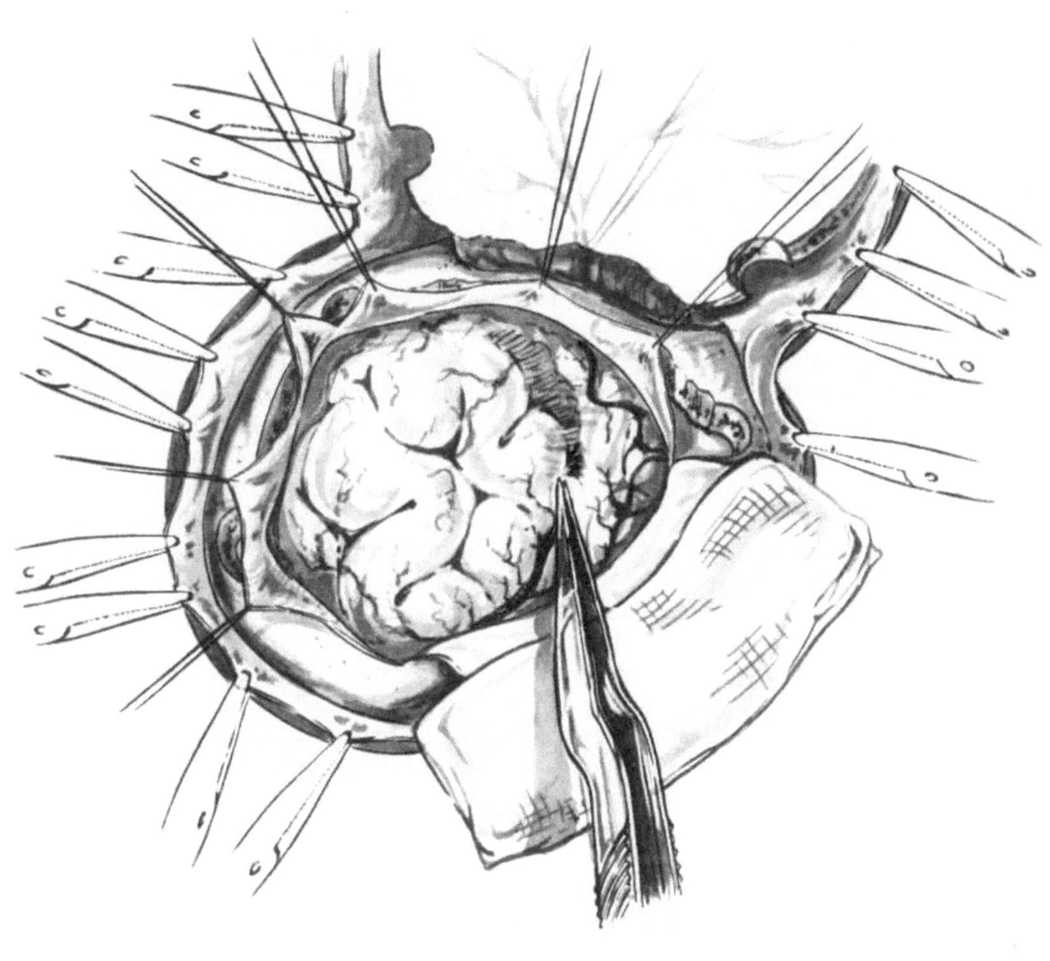

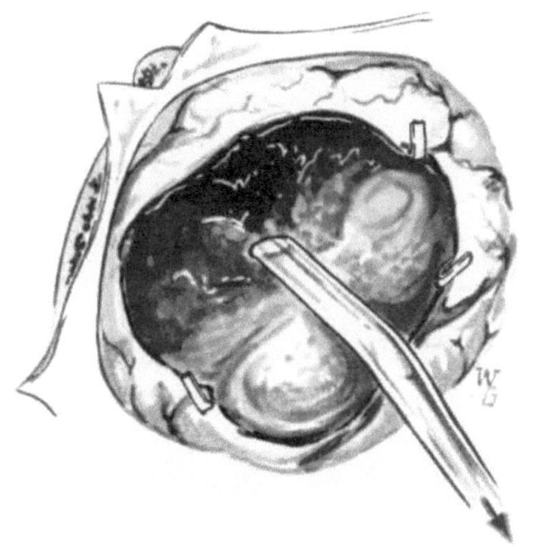

Operation eines okzipitalen Marklagertumors (Ependymom) I

Okzipitale Tumoren sind aufgrund ihrer Lage mitunter in ihrer wahren Ausdehnung nur ungenügend bestimmbar, so daß unter der Operation Tumorausbreitungen gefunden werden, die eine radikale Entfernung unmöglich machen. Von Seiten der zu erwartenden neurologischen Ausfälle empfehlen die meisten Autoren, bei polaren Gliomen den Okzipitalpol zu resezieren. Die Entscheidung hierüber hängt von den lokalen Verhältnissen im frontomedialen Bereich des Tumors ab. Sind bereits Stammganglienanteile infiltriert, so sollte lediglich eine entlastende Entfernung des erreichbaren Tumorgewebes vorgenommen werden. Die Lage des durch die Polresektion zu entfernenden Tumors zeigt die rechte Abbildung; sie weist auch auf die zu erwartende Ventrikeleröffnung hin.

Am auf den Rücken gelagerten Patienten wird der Kopf weit nach der Seite gedreht und die Stellung durch Unterpolstern der Schulter und Kippen des Operationstisches unterstützt. Danach kann der Bogenschnitt von der Gegend hinter dem Ohr bis in den Nacken geführt werden *(links)*. Weit median und basal sitzende Tumoren können auch in der Art der Kleinhirntrepanation mit sitzender Position oder Bauchlage operiert werden. Der Hautschnitt wird bei dieser Tumorposition etwas kaudaler gelegt.

Die osteoplastische Trepanation berücksichtigt bei der Anlage der Bohrlöcher vor allem die Lage der Sinus. Die Sägeschnitte müssen ebenfalls einen ausreichenden Abstand von den Sinus aufweisen.

Die Durastielung hängt in ihrer Richtung von der Lage des Tumors ab. Typische Marklagertumoren erlauben eine Stielung zum Sagittalsinus, den Sinus erreichende Tumoren werden dagegen mit einer Durastielung nach parietal angegangen. Bei zu erwartenden Zweihöhleneingriffen mit Tentoriumspaltung vermeidet man die Durastielung zum Sinus transversus.

Auch das weitere Vorgehen hängt von der genauen Lage des Neoplasmas ab. Die Punktionsmethoden zur Ortung (Hirnrheometrie, Betametrie usw.) haben also auch hier ein Einsatzgebiet. Ist lediglich eine Tumorgewebeentfernung aus dem Mark angestrebt, so wird nach bipolarer Hirnrindeninzision mit schmalen Spateln und Elevatorien stumpf bis auf den Tumor eingegangen und das erreich- und differenzierbare Gewebe stückchenweise entfernt. Wird dagegen die Abtragung des Okzipitalpols erwogen, so beginnt man mit der Versorgung der Brücken- und Mantelkantenvenen *(unten)*, und zwar mittels der bipolaren Koagulation. Diese Venen werden in allen anderen Fällen soweit wie möglich sorgfältig geschont, um Ödemprovokationen auszuschalten.

Bei der kompletten Wegnahme des Okzipitalpols sind sie jedoch entbehrlich.

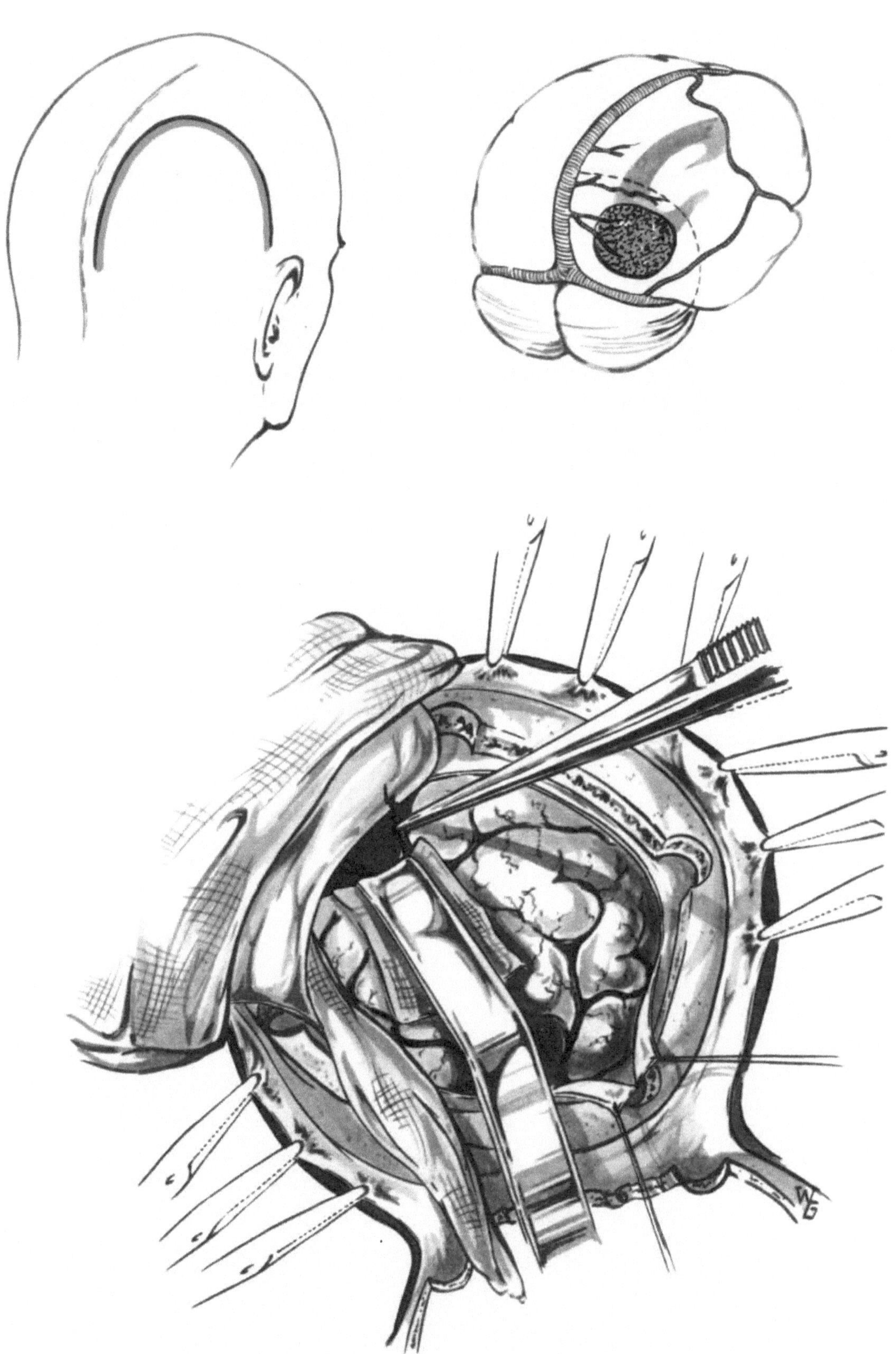

Operation eines okzipitalen Marklagertumors (Ependymom) II

Die nächsten Schritte zur Okzipitalpolresektion bezwecken die Lösung aus den versorgenden und den drainierenden Gefäßen. An der unteren Außenseite des Hinterhauptlappens läßt sich die kräftige *Labbé*sche Vene darstellen und bipolar koagulieren *(oben)*. Der versorgende Teil der A. cerebri posterior wird in der Tiefe des Sulcus calcarinus erreicht und kann dort mit Klipps versorgt werden.

Man kann sich das allmähliche Abdrängen des Hirns und die dadurch verbesserte Darstellung der Gefäße durch das schichtweise Einschieben von Wattestreifen in den Subduralraum erleichtern *(Mitte)*. Nachdem auch die tiefen Venen, die direkt zu den Sinus ziehen, bipolar koaguliert worden sind, kann die Resektion des Hinterhauptlappens angeschlossen werden. Wieder wird schichtweise mit der bipolaren Koagulationspinzette eingegangen und durch stumpfe, schlanke Elevatorien die Abtrennung vorgenommen. Dabei kommt eine ganze Reihe von Gefäßen zu Gesicht; sie werden nach den bekannten Grundsätzen mit Koagulation oder Klipp versorgt. Die Verlaufsrichtung der Arterien kreuzt dabei den Resektionsschnitt, so daß diese Gefäße die Neigung zum Zurückziehen haben. Dies ist der Grund für die Empfehlung der primären bipolaren Koagulation und der erst danach vorzunehmenden Durchtrennung der Arterien.

Zentral kommt man auf das Hinterhorn des Seitenventrikels *(unten)*. Aus den freigelegten Plexusanteilen kann es zu nicht unbeträchtlichen Sickerblutungen kommen, deren Stillung mit der bipolaren Koagulation sehr sorgfältig erfolgen muß. Auch durch das Einlegen feuchter Wattestreifen wird das Eindringen von Blut in das Ventrikelsystem bekämpft. Nach sicherer Blutstillung wird die Ventrikelöffnung mit Gelatineschwamm abgedeckt. Die mitunter versuchte Naht der Ventrikelwand pflegt nur selten zu glücken; meist schneiden die Nähte durch. Das Aufkleben einer Plastik empfiehlt sich derzeit ebenfalls nicht, da die bekannten Klebstoffe mitunter zerebrale Krampfanfälle auslösen, wenn sie mit dem Liquorsystem in Kontakt kommen.

Die entstandene Resektionshöhle wird mit Kochsalzlösung aufgefüllt, bevor die Duranähte beendet werden. Eine Drainage der Wundhöhle ist nur bei einer nicht hundertprozentig sicheren Blutstillung angezeigt, sie bildet die Ausnahme.

Bei der Anlage des Verbands kann sich das Aufbinden eines Polsterrings um die Trepanation herum empfehlen (S. 90), um den direkten Druck der Unterlage auf das Wundgebiet zu mindern.

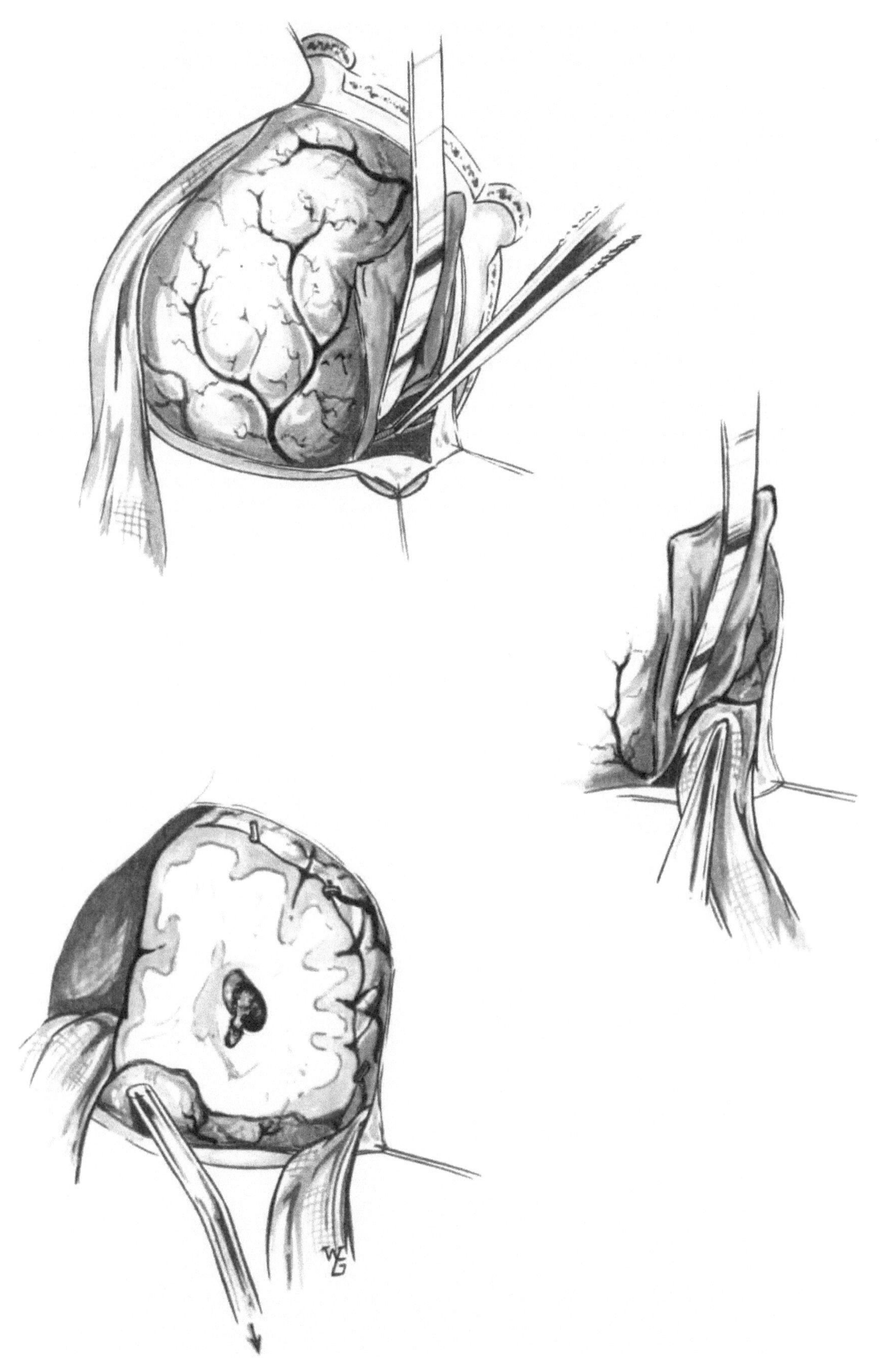

Operation eines okzipitalen parasagittalen Tumors (parasagittales Meningiom am Confluens sinuum)

Die Lokalisation eines parasagittalen Tumors in der Nähe des Confluens sinuum führt zu besonderen operativen Problemen, es sei denn, der beteiligte Sinus ist durch den langsam wachsenden Tumor bereits verschlossen und der Umgehungskreislauf suffizient. Diese Situation tritt jedoch nur selten auf. Das operative Vorgehen unterscheidet sich dann nicht generell von dem auf S. 146 dargestellten Verfahren bei frontalen parasagittalen Meningiomen.

Der Hautschnitt umfährt das Tumorgebiet mit einem großen, basal gestielten Bogen. Die osteoplastische Trepanation erfolgt ja nach der präoperativ diagnostizierten Ein- oder Doppelseitigkeit des Tumors primär ein- oder doppelseitig. Es empfiehlt sich, über dem Sinus keine Bohrlöcher zu setzen. Da trotz diagnostizierter Einseitigkeit mitunter die Notwendigkeit der Darstellung der Gegenseite eintritt, muß der Hautschnitt genügend weit zur Gegenseite reichen *(oben)*. Die Erweiterung der Trepanation erfolgt dann osteoklastisch. Vom Tumor befallener Knochen wird umsägt und verbleibt zunächst an seinem Platz *(links)*. Im nächsten Schritt wird dieser Knochenbezirk vorsichtig von der Unterlage gelöst und die eintretende Blutung mit breiten Wattekompressen und leichtem Druck gestoppt. Schrittweise erfolgt danach die Versorgung der blutenden Gefäße. Über dem Sinus kann das Aufkleben einer Plastik notwendig werden.

Die Durainzision verläuft parallel zu den Sinus sagittalis superior und transversus, hält aber einige Millimeter Abstand. Soweit die Dura vom Tumor infiltriert ist, verbleibt sie mit ihm im Zusammenhang.

Die Ausprägung der venösen Drainage des Okzipitallappens zum Sinus sagittalis superior ist nicht so stark wie in den anderen parasagittalen Regionen. Dadurch wird die lokale Präparation der Hirn-Tumor-Grenze erleichtert. Auch bei dieser Tumorlokalisation empfiehlt sich aber die stückchenweise Gewebsentfernung, zunächst aus dem Tumorinneren *(unten)* und anschließend auch der Kapsel. Schließlich verbleibt das Tumorgewebe an und in der Sinuswand. Nur bei sehr kleinen Bezirken kann die wetzsteinförmige Exzision mit angeschlossener Plastik versucht werden. Bei allen anderen Patienten ist lediglich die vorsichtige Koagulation des sichtbaren Geschwulstgewebes mit dem Bipolator möglich *(unten)*; das Rezidiv ist also programmiert.

Unbedingt nötig ist die exakte Plastik der Duralücke, um Prolapse des Hirns zu vermeiden.

Die Knochenlücke kann sofort mit plastischem Material ausgefüllt werden; es kann dieser Schritt auch nach 6–8 Monaten in einer zweiten Operation erfolgen, wobei ein noch intra operationem nach dem Duraverschluß abgenommener Abguß das operative Vorgehen bei der Plastik erleichtert.

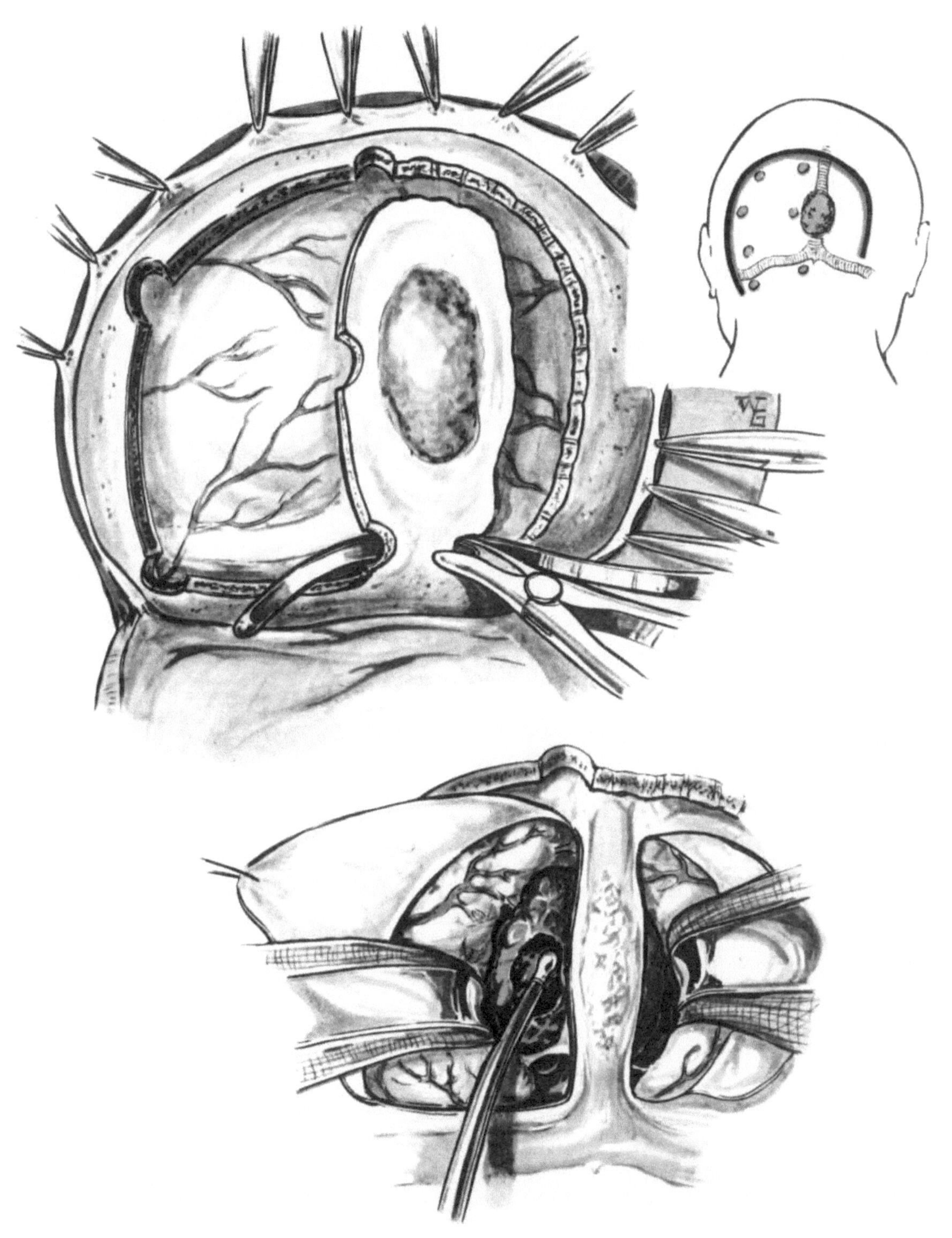

Operation eines temporalen Marklagertumors (zystisches Spongioblastom)

Die Trepanationsöffnung reicht bis auf Fingerbreite an den basalen Knochenwinkel heran, und die Knochenklappe verbleibt am Temporalmuskel. Letzteres bedingt eine primär sehr sorgfältige Blutstillung aus Muskel und Knochen, um postoperativen Epiduralhämatomen vorzubeugen.

Die Durastielung erfolgt nach basal und nimmt Entlastungsschnitte in die Trepanationsecken hinzu. Zumindest Meningeaäste, nicht selten aber auch der Stamm der A. meningea media bedürfen der Versorgung durch Umstechung und bipolare Koagulation. Der Gefäßverlauf auf der temporalen Hirnrinde nimmt die gleiche horizontale Richtung wie die Hirnwindungen. Dementsprechend wird die Inzision auch in Horizontalrichtung gelegt, und zwar im Bereich der unteren oder der mittleren Windung, je nach dem Abstand des Tumors von der Basis. Nach der Versorgung der Rindengefäße wird mit schlanken Elevatorien stumpf in Richtung Tumor präpariert. Das Spongioblastom ist mit seiner Zystenwand gut von der Umgebung abgrenzbar *(oben)* und erlaubt die vorsichtige stumpfe Trennung der Wand vom umgebenden Marklager. Um lokalen Druck zu vermeiden, sollten ein Viertel bis ein Drittel der Zystenflüssigkeit abpunktiert werden.

Hauptziel der Operation eines zystischen Spongioblastoms ist die radikale Entfernung des soliden Tumorteils *(unten)*. Von ihm geht das Rezidiv aus und nicht von den tumorzellfreien Gebieten der Zyste. Da die soliden Tumorbezirke Ausläufer aufweisen können, ist die genaue Inspektion der ehemaligen Tumorhöhle besonders wichtig. Dies ist nur bei absoluter Bluttrokkenheit möglich. Der vorangehende Schritt sind demnach bipolare Koagulation kleinerer Gefäße und die Eingabe blutstillender Substanzen (Beispiele Wasserstoffperoxid, Thrombin) bei Sickerblutungen. Die Entfernung sämtlicher Anteile der Zystenwand ist dagegen nicht unbedingt zu erzwingen, zum Beispiel bei engen Verbindungen mit Gefäßen der Mediagruppe.

Nicht selten haben die Spongioblastome derart enge Beziehungen zum Seitenventrikel, so daß man um eine Eröffnung des Ventrikels gar nicht herum kommt. Hier gelten dann die üblichen Regeln des Vermeidens intraventrikulärer Einblutungen und des abschließenden Abdichtens des Defekts durch benachbartes Hirngewebe oder aufgelegte Gelatinestücke.

Eine besondere operative Situation entsteht durch die Nachbarschaft von Insel und Sehlamelle. Deren aktuelle Lage stimmt intra operationem meist nicht mehr mit dem Befund der Angiografie überein, bedingt durch die erhebliche räumliche Entlastung nach der Eröffnung der Zyste. Dementsprechend kann das weitere operative Vorgehen in die Tiefe des Schläfenlappens nur in kleinen Schritten erfolgen.

Besonders wichtig wird die intraoperative Situation bei den optisch kaum oder nicht abgrenzbaren Gliomen. Hier muß sich der Operateur oft genug auf eine oder mehrere Probeentnahmen beschränken, falls nicht die instrumentelle Diagnostik für eine Beschränkung des Tumors auf den Temporalpol ausreichende Sicherheiten erbracht hat. Diese Sachlage tritt aber nur sehr selten ein; meist reichen die Tumoren darüber hinaus.

Beim Wundverschluß sind meist zirkuläre Hochnähte der Dura nötig, um Nachblutungen zu vermeiden. Gelegentlich wird die *Redon*-Drainage in den Epiduralraum eingelegt. Die Befestigung des Knochendeckels läßt sich durch Muskelnähte meist mit genügender Stabilität erreichen.

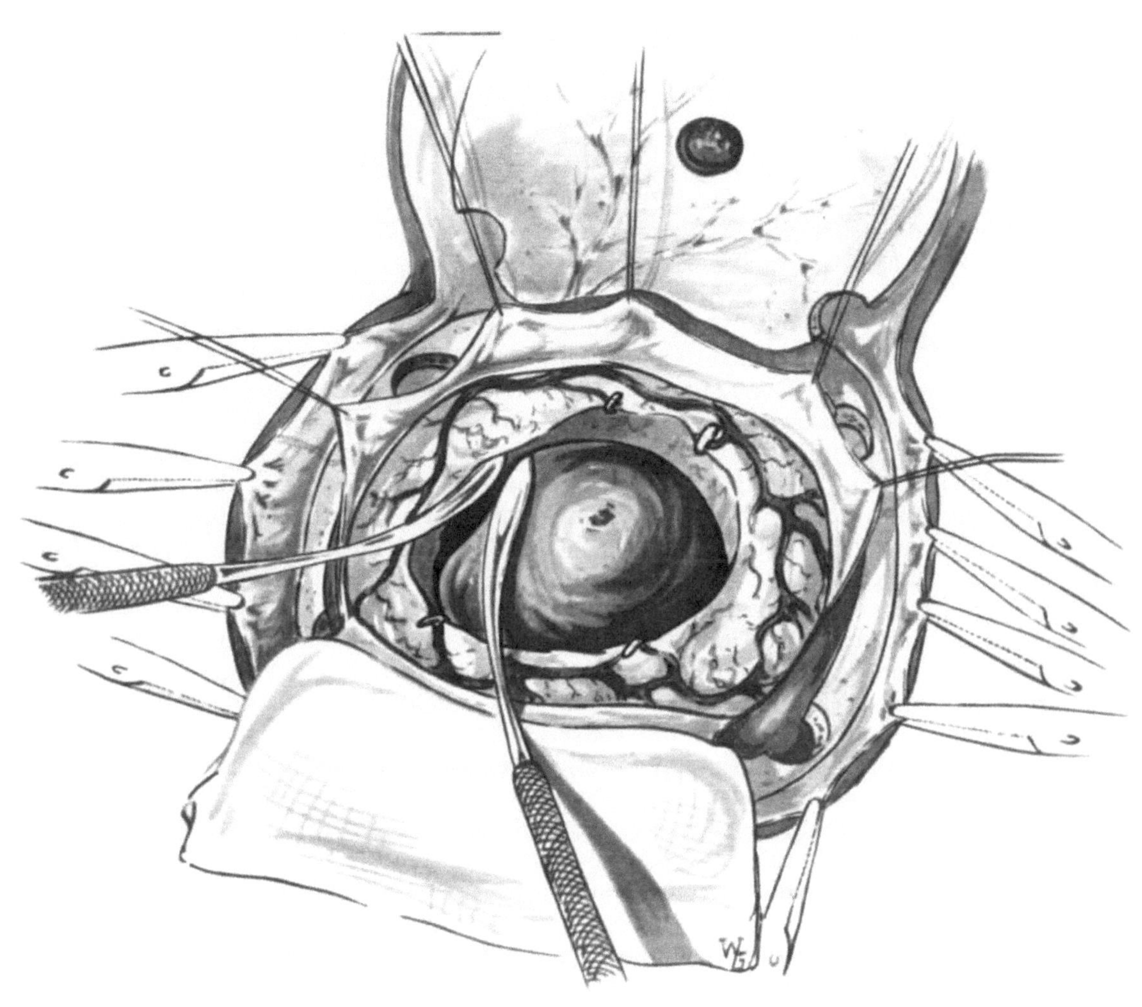

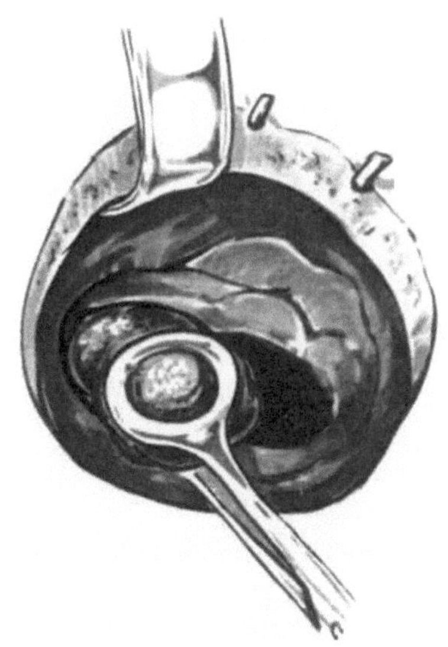

Operation eines temporobasalen Tumors (Cholesteatom der mittleren Schädelgrube)

Die Freilegung bezweckt das Erreichen der temporalen Basis unter möglichst weitgehender Schonung des Schläfenhirns. Hierzu muß der Zugangsweg soweit wie möglich nach der Basis gelegt werden. Dementsprechend reicht der Hautschnitt weit herunter, um die basalen Bohrlöcher nahe der Umschlagskante zur mittleren Schädelgrube legen zu können. Von hier aus wird osteoklastisch noch weiter vorgegangen *(links)*, immer unter Berücksichtigung des ansteigenden Verlaufs der mittleren Schädelgrube in Richtung Felsenbein.

Die Stielung der Dura erfolgt nach frontozentral; an der Basis kommen senkrechte Entlastungsschnitte hinzu. Der Duralappen braucht nur teilweise zurückgezogen zu werden, er kann als bester Schutz für das freigelegte Hirn dienen.

Die Höhe des freizulegenden Tumors entscheidet darüber, ob rein extrazerebral vorgegangen werden kann oder doch eine Inzision der unteren Schläfenwindung notwendig ist. Meist sind einige Brückenvenen zwischen Temporalpol und -basis zur Schädelbasis bipolar zu koagulieren. Nach dem Erreichen der perlmuttartigen Kapsel wird in den lateralen Bereichen mit Hilfe schlanker Elevatorien eine Trennung von Hirn und Tumorkapsel vorgenommen.

Als nächster Schritt erfolgt die Eröffnung der Kapsel, um den Inhalt mit Saugern und Löffeln zu entfernen. Dies pflegt in den lateralen Partien problemlos zu sein; sobald medialer und basaler operiert wird, kommen mittlere und große Gefäße sowie Hirnvenen in das Operationsgebiet *(oben)*. Hier muß das Vorgehen dementsprechend in kleinen Schritten und mit kleinen Instrumenten erfolgen. Das Geschwulstgewebe pflegt zwischen die verschiedenen Äste der A. carotis interna und die Karotisschlingen selbst einzudringen und schiebt sich auch zwischen Gefäße und Nerven, vor allem den Sehnerven und den N. oculomotorius *(rechts)*. Obwohl sich der schollige Tumorinhalt leicht von den Gefäßen abschieben läßt, sollte doch mit optischer Vergrößerung gearbeitet werden, um die zarte, aber oft erheblich verschwartete Kapsel abzupräparieren.

Nachdem Gefäße und Sehnerv vom Tumor befreit sind, schließt sich die Präparation der Seitenwand der Sella turcica, die durch den Sinus cavernosus gebildet wird, an. Hier bedarf es eines besonders vorsichtigen Vorgehens.

Gegenüber den Stammganglien bestehen im allgemeinen keine besonderen Probleme; die Tumorentfernung pflegt rasch möglich zu sein. In den hinteren Bereichen ist wiederum besondere Obacht auf die Venen und Sinus sowie die einmündenden Nerven (Tafel 43) zu legen. Die Präparation bedient sich dementsprechend wieder der optischen Vergrößerung.

Auf die sorgfältige Blutstillung im epiduralen Raum ist Wert zu legen, um postoperative Hämatome zu verhindern. Es werden vor allem gegen die Basis und die Einmündung der A. meningea media hin mehrere Hochnähte nötig.

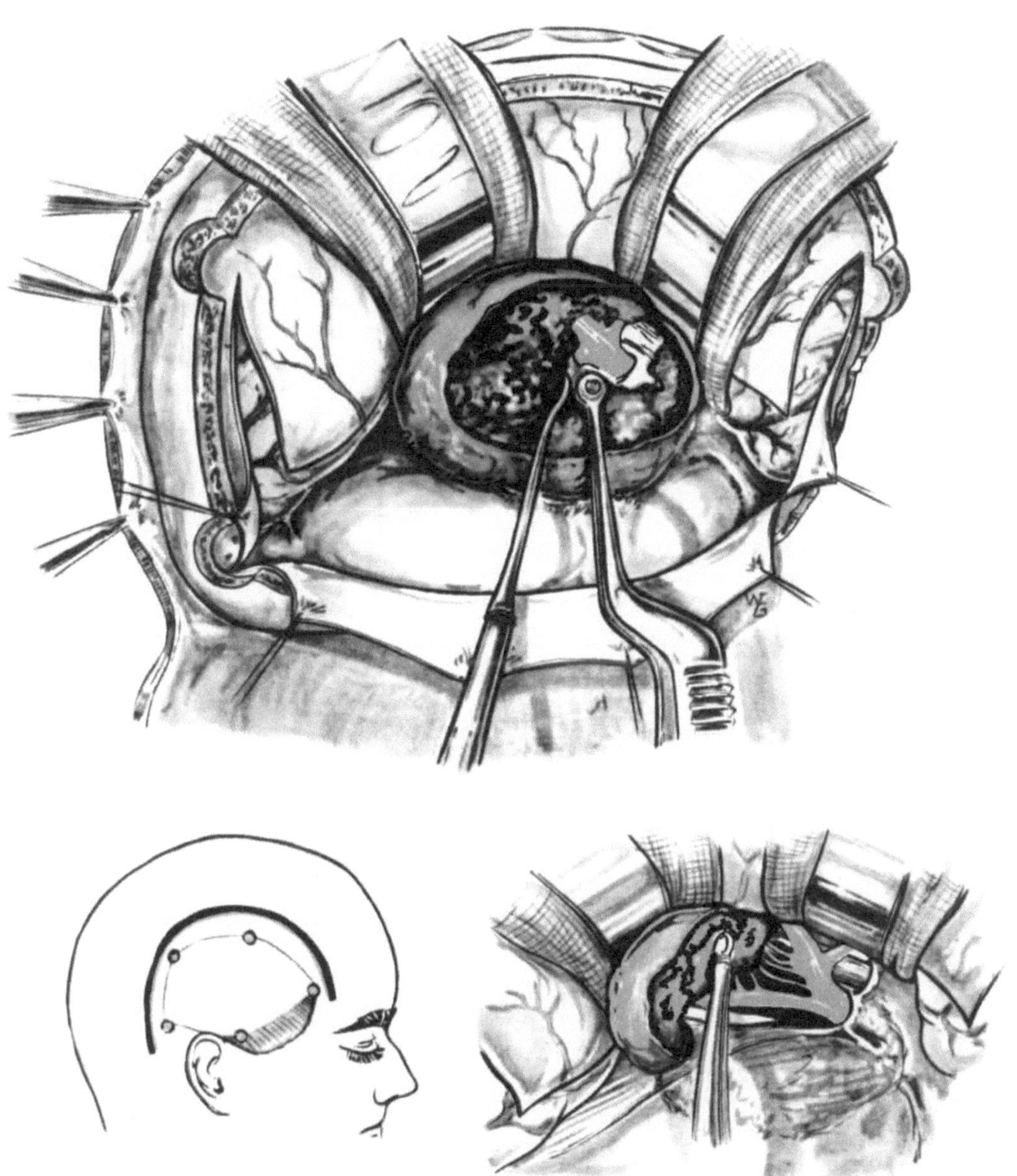

Operation eines Seitenventrikeltumors (Trigonumtumor)

Das Ziel der Operation eines Seitenventrikeltumors muß im Erreichen der Geschwulst unter weitestgehender Schonung unversehrter Nachbarschaftsregionen bestehen; dies ist mit erheblichen Schwierigkeiten verbunden. Fast alle angegebenen Zugänge sind mit Inzisionen oder Exzisionen darübergelegenem Kortexgewebes verbunden. Stets ist man um den möglichst kurzen Weg zwischen Hirnoberfläche und Tumor bemüht. Dementsprechend werden Vorderhorntumoren vom Frontallappen, Unterhorntumoren von der unteren Temporalwindung aus angegangen. Trigonumtumoren werden von einer Rindeninzision im temporoparietalen Übergang erreicht. Manche Autoren bevorzugen die primäre Okzipitalpolresektion. Neben der genauen Lage des Tumors sind auch die bereits eingetretenen neurologischen Ausfälle in die Überlegungen zum operativen Zugang einzubeziehen. Meist handelt es sich um Gesichtsfelddefekte durch Schädigung der Sehlamelle. Die Erfassung kleiner und neurologisch fast stummer Trigonumtumoren durch die Computertomografie hat zur Ausarbeitung eines neuen extrazerebralen Zugangs im okzipitalen Interhemisphärenspalt geführt (S. 168).

Zunächst sei auf die großen Ventrikeltumoren eingegangen, die deutliche bis erhebliche neurologische Ausfälle verursacht haben. Bei der Lagerung des Patienten wird bereits die weite Wendung des Kopfes zur gesunden Seite berücksichtigt, also die Unterpolsterung der gleichseitigen Schulter und das Kippen des Operationstisches um seine Längsachse benutzt. Der Hautschnitt *(links)* verläuft bogenförmig mit basaler Stielung von temporal über parietal nach okzipital. Die osteoplastische Trepanation sollte nicht zu klein gewählt werden, braucht aber die Basis nicht zu erreichen. Die Durastielung geht nach zentral oder okzipital. Die Hirninzision liegt über dem hinteren und dem mittleren Drittel der mittleren Temporalwindung und beginnt mit bipolarer Koagulation der Oberfläche; sie setzt sich stumpf präparierend in Richtung auf den Ventrikel fort. Entsprechend der Hauptrichtung ihres Wachstums gelangt man schon bald oder erst nahe des Ventrikels auf die Geschwulst. Zysten sind, selbst bei Meningiomen, nicht ungewöhnlich. Im nächsten Operationsschritt werden sichtbare Gefäße bipolar koaguliert *(oben)* oder geklippt. Die Zuflüsse stammen aus beiden Chorioidalarterien, vor allem der Chorioidalis posterior. Bei der in kleinen Stücken erfolgenden Mobilisierung des Tumors werden Wattestreifen benutzt, um Blut von den Ventrikelwänden fernzuhalten *(oben)*. Gelegentlich kann ein kleinerer Tumor auch en bloc reseziert werden. Plexusanteile werden mitreseziert, wenn sich die Tumorentfernung dadurch erleichtern läßt *(rechts)*. Beim Plexuspapillom ist dieses Vorgehen die Regel.

Nach der Tumorentfernung pflegt eine breite Öffnung in der Ventrikelwand übrigzubleiben. Deren Naht mißlingt fast immer. Falls nicht eine direkte Ventrikelapertur zwischen Tumorhöhle und Ventrikel angestrebt wird, erfolgt der Versuch einer Abdichtung mit Gelatineschwammstreifen; dies muß keineswegs immer gelingen. Der Verschluß der Dura, des Knochens und der Haut erfolgt in üblicher Weise, lokale Drainagen sind selten nötig.

Bei der Inspektion des Ventrikelinneren ist auf Ausläufer der Tumoren besonders zu achten. Sie können durch das Foramen interventriculare in den 3. Ventrikel oder zur Gegenseite reichen. Zum Erreichen von Tumorteilen im 3. Ventrikel machen sich im allgemeinen zusätzliche frontale Kortexinzisionen mit anschließender Erweiterung des Foramen interventriculare in Richtung auf den Balken nötig. Vereinzelt sind nur inkomplette Entfernungen möglich, so daß atrioventrikuläre Shunts angeschlossen werden müssen. Einige Autoren legen prinzipiell nach Ventrikeltumoroperationen einen Shunt für 1–2 Wochen an, bis sich der tumorbedingte Hydrozephalus rückgebildet hat.

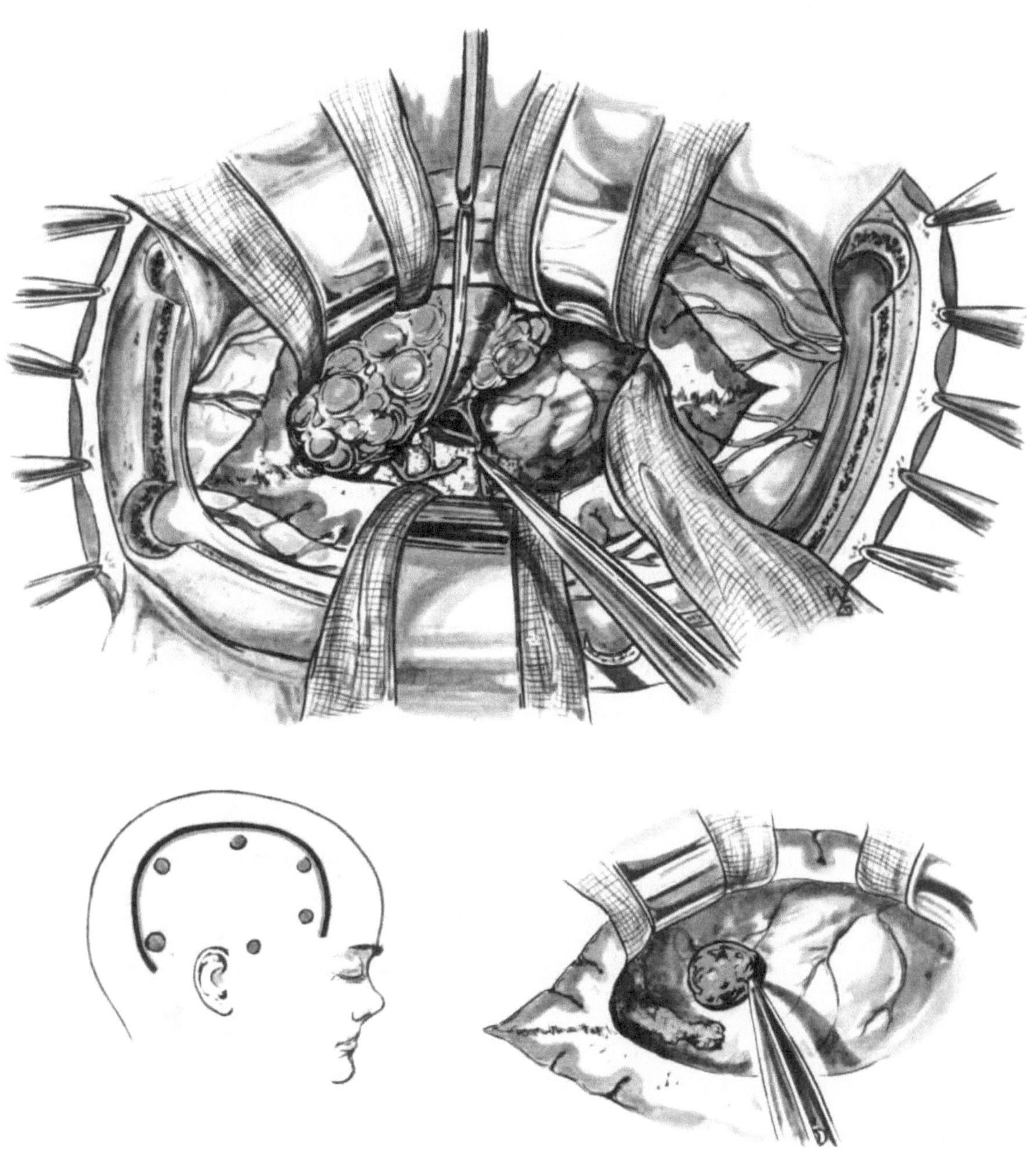

Operation eines kleinen Trigonumtumors des Seitenventrikels

Durch die Computertomografie ist die Erfassung von Ventrikeltumoren bereits in einem Stadium möglich, in dem keine oder nur angedeutet neurologische Symptome vorhanden sind. Es bestehen weder ein Hydrozephalus noch eine Infiltration benachbarter wichtiger Hirnstrukturen (Sehlamelle, Fornix, Hippokampus usw.). Beim operativen Vorgehen scheut man sich dementsprechend, über dem Ventrikeltumor liegende intakte Kortexbezirke zu inzidieren. Hier bietet das Vorgehen durch den okzipitalen Interhemisphärenspalt einen Ausweg (*Kempe* 1976). Das operative Ziel ist der kaum traumatisierende Zugang entlang der hinteren Falx und oberhalb der Pinealis auf den vor der A. chorioidea sich nach lateral erstreckenden Trigonumtumor. Voraussetzung für dieses Vorgehen sind exakte anatomische Kenntnisse und die Anwendung mikrochirurgischer Prinzipien und Instrumente.

Der Patient wird in sitzender Position mit leicht nach vorn geneigtem Kopf gelagert. Das scharfe Einspannen des Kopfes in einen Dreipunkthalter sorgt für feste Verhältnisse. Die Hautinzision läuft bogenförmig von der hinteren Temporalregion über parietal nach der gegenseitigen Okzipitalschuppe *(links)*; der obere Längssinus wird bei der anschließenden osteoplastischen Trepanation auf reichlich 1,5 cm Breite überschritten. Die Durainzision erfolgt ebenfalls bogenförmig, wobei die Stielung zum Sinus zeigt.

Danach wird der Okzipitallappen nach lateral abgedrängt. Einige kreuzende Brückenvenen werden mit dem Bipolator versorgt und durchtrennt. Entlang der Falx kommt man auf den Falx-Tentorium-Winkel. Etwa 1 cm lateral der Mittellinie kann nun das Tentorium mit einem stumpfen Häkchen angehoben und auf 3–4 cm Länge parallel dem Sinus rectus inzidiert werden *(rechts)*. Die hintersten Anteile von Splenium und Balken werden nach bipolarer Koagulation oberflächlicher Gefäße stumpf durchtrennt. Damit liegt die Tela chorioidea frei. Wird sie nach der Seite verdrängt, so gelangt man auf die Venen hinter und oberhalb der Pinealis sowie auf das Corpus pineale selbst *(oben)*. Das gesamte Vorgehen hat taktisch große Ähnlichkeit mit dem supratentoriellen Angehen eines Pinealoms. Eine komplikationsarme Präparation in unmittelbarer Nähe dieser Gebilde setzt die Benutzung des Operationsmikroskops voraus. Die Arachnoidea der Zisternen des Mittelhirns schafft den notwendigen lokalen Platz. Der laterale Spalt sollte zu diesem Zeitpunkt oberflächlicher gesetzt werden; eine Präparation ist bei voller Sicht aller benachbarten Gefäße sicherer. Von lateral her pflegt sich nun die Geschwulst unter dem Gyrus cinguli in den Operationsspalt hervorzuwölben *(oben)*.

Im nächsten Schritt werden die versorgenden Arterien, die meist aus der A. chorioidea posterior stammen, identifiziert und versorgt. Meist genügt die bipolare Koagulation *(oben)*; für einige größere Äste kann auch die Klippung nötig sein. Übrig bleiben die wenigen Gefäße, die den noch schmalen Stiel des kleinen Tumors bilden. Sie kommen bei der Luxation des Neoplasmas zum Vorschein und können bipolar versorgt werden. Ist die Mobilisierung der Geschwulst nicht ohne Schwierigkeiten möglich, so wird in kleinen Stükken zunächst exkochleiert und dann abgetragen. Auf die Abgrenzung normaler Plexusanteile und ihrer Gefäße ist besondere Sorgfalt zu legen. Meist macht dies unter dem Mikroskop keine besonderen Schwierigkeiten. Der Übergang von der Taenia chorioidea zur Taenia affixa ist von diesem Zugang gut darstellbar, so daß auch an dieser Stelle die Lösung des Plexus unter bipolarer Koagulation möglich ist, vorausgesetzt, daß sie nötig ist.

Beim Verschluß der Dura, Knochen und Weichteilen ergeben sich keine Besonderheiten.

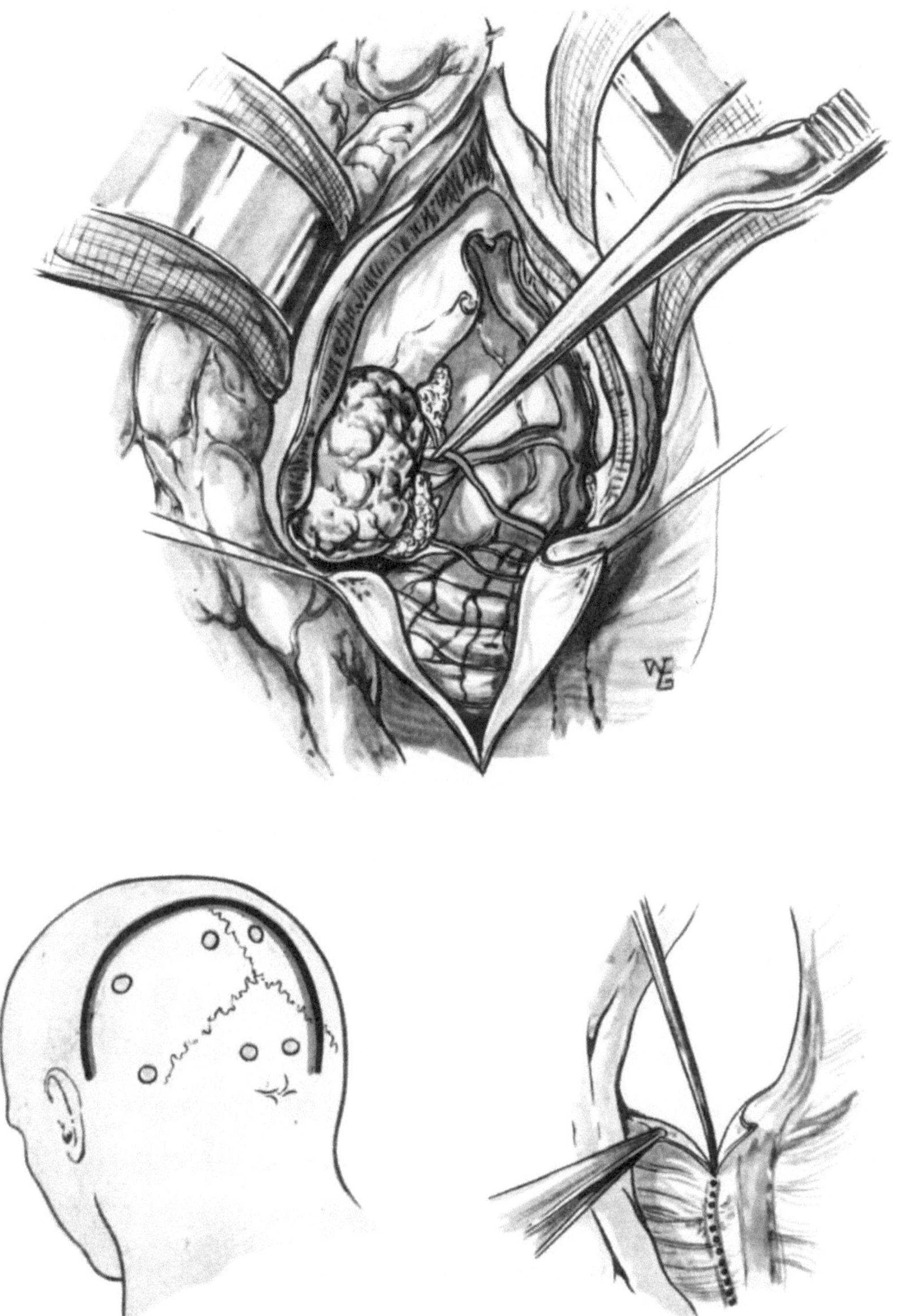

Transventrikuläre Operation eines Tumors im 3. Ventrikel

Zur Diskussion stehen an dieser Stelle die primär im 3. Ventrikel lokalisierten Kolloidzysten sowie sekundär von außen kommende Geschwülste (Kraniopharyngiom, Pinealom, Hypothalamusgliom). Die zweite Gruppe wird nach den Gesichtspunkten operiert, die für deren Ausgangspunkte zutreffen. Das Operationsziel besteht im Erreichen des primären Ventrikeltumors über den Seitenventrikel und das Foramen interventriculare. Andere Methoden bedienen sich des temporobasalen Zugangs von lateral sowie der direkten Freilegung des 3. Ventrikels entlang der Falx und durch den Balken. Die Wahl des Zugangs hängt von der Größe und Konsistenz des Tumors sowie der Lage seiner Matrix ab. Zum Teil kann also erst während der Operation entschieden werden, ob ein erneutes Angehen der Geschwulst von einem anderen Zugang her notwendig wird.

Die osteoplastische Trepanation erfolgt nach Art des Vorgehens für das Hypophysenadenom (S. 200), wird aber nicht soweit nach temporal geführt *(rechts)*. Die Dura wird bogenförmig mit Stielung nach der Zentralregion eröffnet. Die Inzision der Hirnrinde ist im Präzentralbereich des nichtdominanten Frontallappens anzulegen *(rechts)*. Unterschiedliche Ansichten bestehen über die lokale Art dieses Vorgehens: Längsinzision oder korkenähnliche Exzision. Man kann durchaus die Inzision wählen, sollte die entstehende Wunde jedoch mit selbsthaltenden Spateln offenhalten, um ein unbeabsichtigtes Einreißen der Wundenden zu vermeiden. Man kann für das Offenhalten auch ein am Knochenrand befestigtes Spekulum benutzen.

Nach der Eröffnung des Vorderhorns des Seitenventrikels wird das Foramen interventriculare eingestellt *(oben)*. Es sollte nicht auf die Verwendung der optischen Vergrößerung verzichtet werden.

Durch das meist erheblich erweiterte Foramen interventriculare läßt sich die gelblich-grüne Zystenwand erkennen *(oben)*; sie liegt dem Foramen dicht an und bedingt damit den Hydrozephalus des Seitenventrikels.

Nach bipolarer Koagulation wird die Zyste eröffnet und von einem Teil ihres Inhalts befreit. Von der Wand des noch deutlich gefüllten Sacks werden die begleitenden Gefäße abgestreift und die versorgenden Gefäße koaguliert *(unten)*; Beim weiteren Herausziehen der Kolloidzyste kommen auch Anteile des Plexus chorioideus zutage; sie bedürfen zum Teil der bipolaren Koagulation. Schließlich ist noch die Basis des Zystensacks abzuklippen, da an dieser Stelle die versorgenden Gefäße einstrahlen. Es ist nicht selten angezeigt, an dieser Stelle einen winzigen Rest der Kolloidzyste zurückzulassen, um nicht Durchblutungsstörungen im Hypothalamus zu provozieren.

Während des intraventrikulären Teils der Operation sollte auf die Vermeidung jeglicher Einblutungen geachtet werden, um postoperative Komplikationen zu mindern. Die abschließende Kochsalzlösungsauffüllung des freigelegten Ventrikelsystems dient damit auch der Erkennung etwaiger Sickerblutungen.

Der Verschluß von Dura, Knochen und Weichteilen bringt keine besonderen Probleme.

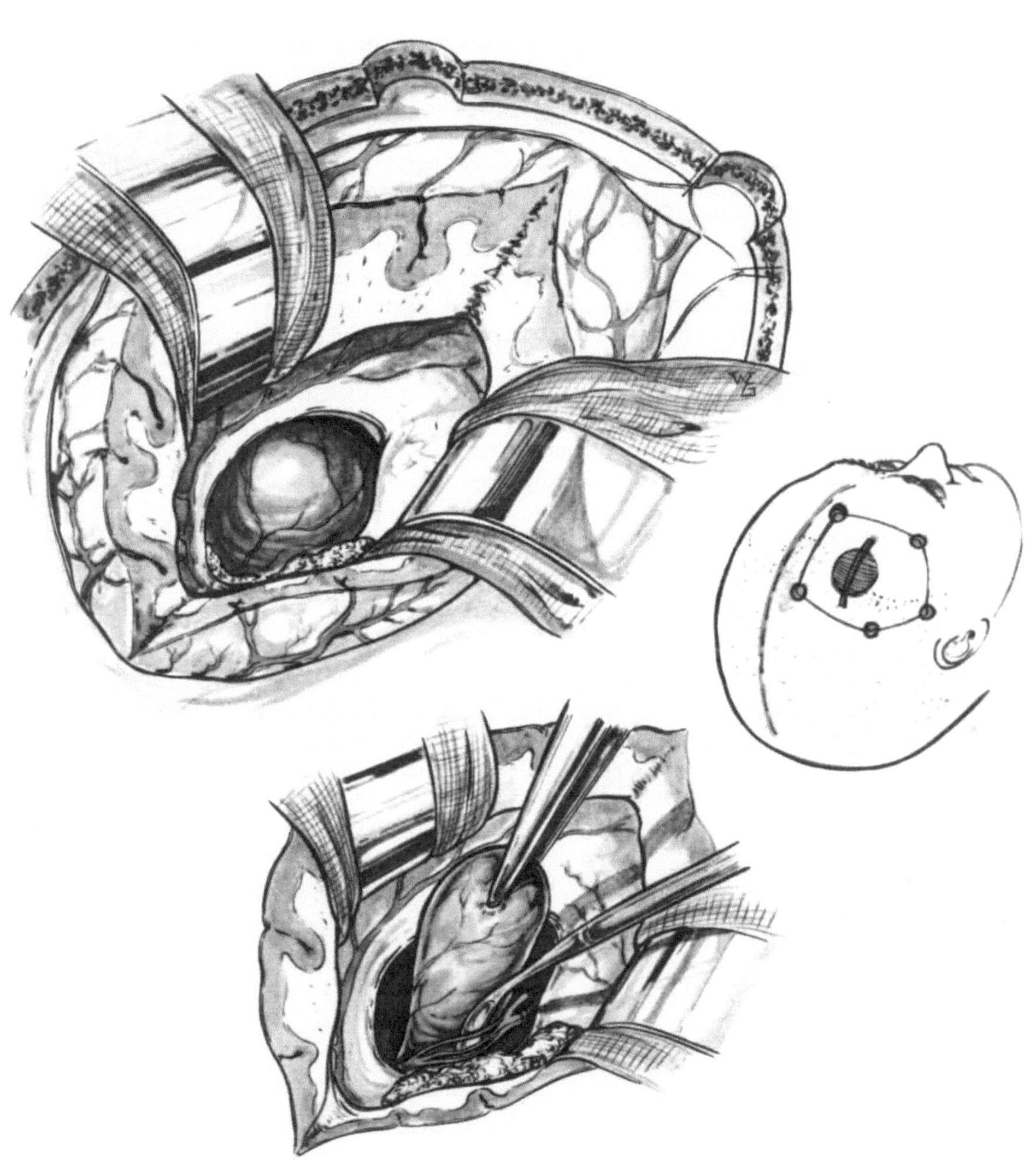

Parasagittale transkallosale Operation eines Tumors im 3. Ventrikel

Das parasagittale Vorgehen dient der ausgedehnteren Freilegung des 3. Ventrikels. Da es Mittellinienstrukturen durchtrennt, muß sein Einsatz mit dem möglichen Gewinn der größeren Operationsöffnung abgewogen werden. Das operative Ziel ist die Spaltung des Dachs des 3. Ventrikels, um den Tumor und seine versorgenden Gefäße unter Sicht angehen zu können. In Frage kommen sowohl primär im 3. Ventrikel sitzende Neoplasmen als auch sekundär einwachsende Gebilde (Beispiel Kraniopharyngiom). Die Richtung, unter der der parasagittale Zugang vorgenommen wird, differiert sowohl bei den verschiedenen Autoren als auch nach der genauen Lokalisation des Tumors von frontal bzw. frontobasal bis hochfrontal. Die aus der Suprasellärgegend einwachsenden Tumoren werden eher von frontobasal angegangen. Auch die Lagerung des Patienten richtet sich nach dem Eingangswinkel, Bei bifrontaler Trepanation für das frontobasale Vorgehen liegt der Kopf mit leicht angezogenem Kinn in gerader Position; sonst erfolgt eine leichte Drehung nach links. Der Bügelschnitt reicht von Ohransatz zu Ohransatz, der Bogenschnitt liegt, die Mittelinie überschreitend, rechts präzentral *(links)*, mit Stielung nach frontobasal.

Die Trepanation geht bis an den Sinus heran oder überschreitet ihn; letzteres ist aufwendiger, ergibt aber eine größere intrazerebrale Handlungsfreiheit. Die Dura wird zum Sagittalsinus hin gestielt. Die mehr oder weniger zahlreichen Brückenvenen über dem Interhemisphärenspalt müssen zum Teil bipolar koaguliert werden *(rechts)*, wobei sehr zurückhaltend vorgegangen werden sollte.

Nun kann man vorsichtig die Hemisphäre von der Falx abdrängen, gelangt zum unteren Falxrand, koaguliert hier einige Gefäße und kann schließlich den Balken einstellen. Die auf ihm verlaufenden Gefäße (meist Venen) werden unter dem Mikroskop aus den Arachnoidalmaschen gelöst und zur Seite gedrängt *(rechts)*; Koagulationen sind selten. Anschließend wird nach bipolarer Koagulation der Balken inzidiert und das Dach des 3. Ventrikels eröffnet *(oben)*. Einige Operateure polstern in dieser Phase mit Watte, wir ziehen die Präparation der parallel verlaufenden Gefäße unter Sicht vor.

Das Vorgehen innerhalb des 3. Ventrikels richtet sich nach der Ausdehnung des Tumors und der Lage seiner Matrix. Schmale nutritive Verbindungen sind leicht zu unterbrechen. Beim von unten her einwachsenden Kraniopharyngiom entscheidet die Konsistenz des Tumors. Solide und stark verschwielte Neoplasmen kann man nur partiell und meist nur in unbefriedigendem Maße angehen *(oben)*. Ein zystisches und gut gekapseltes Kraniopharyngiom läßt sich leichter präparieren. Trotzdem kann nicht genug auf die hohe Empfindlichkeit der umgebenden Strukturen hingewiesen werden. Scharfe Präparationen sind daher meist von einem deletären Ausgang gefolgt. Hier muß vorher noch der lokale Eingriff abgebrochen und auf eine Ventiloperation ausgewichen werden.

Inwieweit im gleichen Operationsgang ein atrioventrikulärer oder externer Shunt angelegt wird, entscheidet die jeweilige Situation. Dies gilt auch für die Entscheidung eines zeitlich begrenzten oder unbegrenzten Einlegens dieses Ventils.

Der Verschluß der Dura, des Knochens und der Weichteile ergibt keine besonderen Probleme.

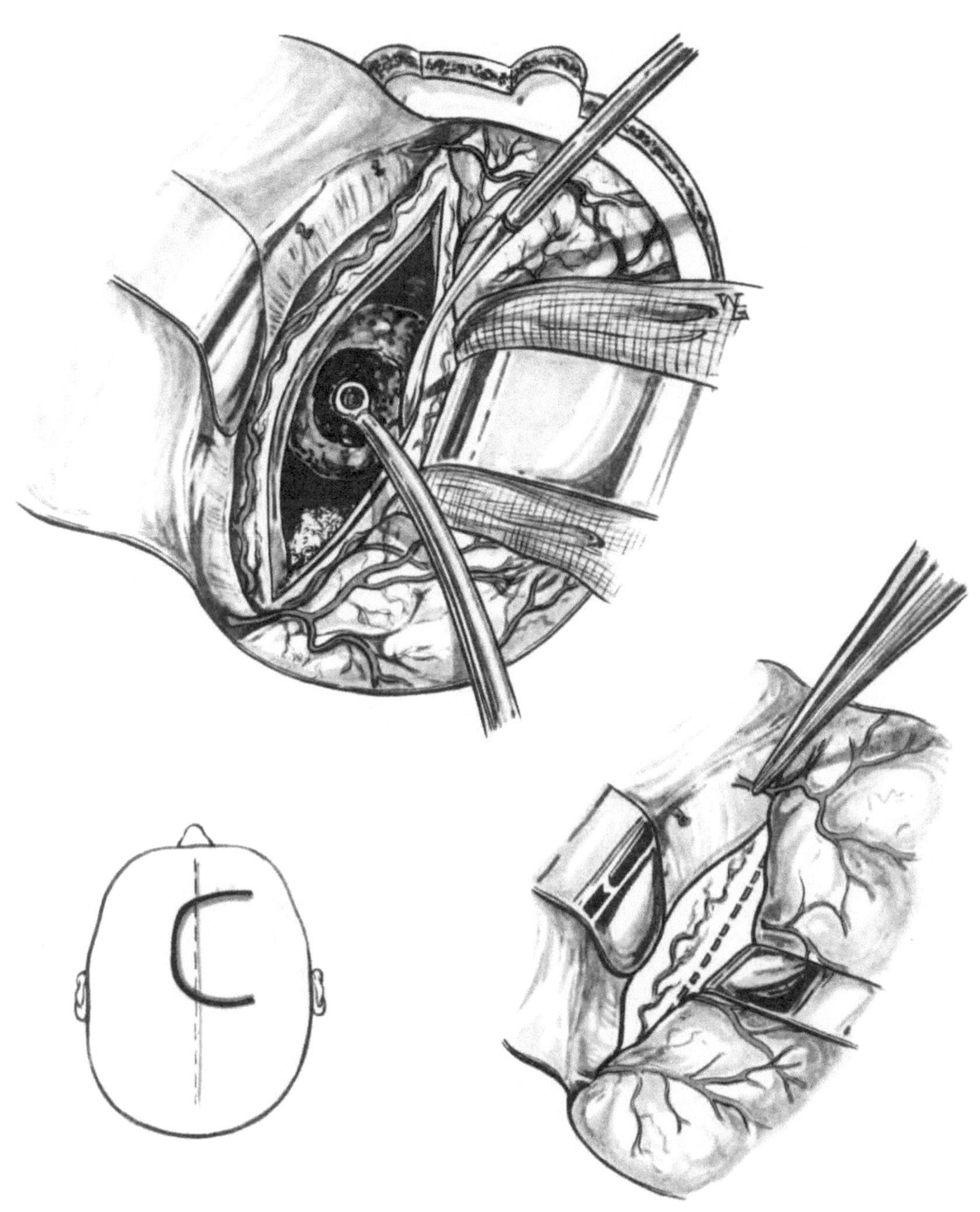

Supratentorielle Operation eines Pinealistumors

Tumoren des hinteren 3. Ventrikels können sowohl über als auch unter dem Tentorium angegangen werden. Beide Methoden sind lange bekannt und haben ihre Befürworter. Das supratentorielle Vorgehen hat den Nachteil zahlreicher bedeckender Venen vor dem Tumor.

Operatives Ziel ist die Freilegung der Pinealisregion von okzipital her, wobei Falx und Tentorium die Leitstrukturen sind.

Die Lagerung des Kranken geschieht in halbsitzender Position, so daß der Zugang von parietookzipital nach Art einer Kleinhirntrepanation vorgenommen werden kann. Das scharfe Einspannen des Kopfes in eine Dreipunkthalterung erleichtert das Vorgehen. Der Hautschnitt verläuft von okzipital links über parietal nach okzipital rechts, überschreitet also die Mittellinie um 2–3 cm nach links. Das gleiche gilt für die Trepanationsöffnung, die aber oberhalb des Sinus transversus liegt *(links)*. Die Dura wird bogenförmig mit Stielung zum Längssinus umschnitten.

Im nächsten Operationsschritt kann der Okzipitalpol nach lateral verdrängt werden. Durch die Mittellinienüberschreitung ist auch eine leichte Verdrängung der Sinus-Falx-Abschnitte möglich. Ein Teil der Brückenvenen muß bipolar koaguliert werden *(rechts)*. Beim Einsatz selbsthaltender Spatel und des Operationsmikroskops ist keine völlige Mobilisierung des Okzipitallappens nötig. Entlang von Falx und Tentorium gelangt man auf die hintersten Balkenabschnitte. Reichen sie nach unterhalb des Tentoriums, so ist eine 1–1,5 cm lange Tentoriumspaltung parallel des Sinus rectus nötig *(unten)*. Die Inzisionsstelle wird vorher bipolar koaguliert. Beim Zurückschlagen der Tentoriumecken *(unten)* ist auf Brückenvenen, die infratentoriell heranziehen, zu achten. Reißen diese Venen ab, so muß die Tentoriuminzision erweitert werden, um die Gefäße zu koagulieren.

Im nächsten Schritt wird nach bipolarer Koagulation das Splenium des Balkens inzidiert *(unten)*. Es kommen zahlreiche, den Tumor umgebende Venen zum Vorschein. Ihr Mittelpunkt ist die V. cerebri magna *(Galen)*; sie wird von den inneren, nach vorn gehenden Hirnvenen begleitet. Direkt am Übergang zum Zerebellum findet sich die *Rosenthal*sche Vene (V. basalis). Die arteriellen Verbindungen verlaufen von der A. cerebri posterior aus. Die übrigen benachbarten Strukturen sind der Gyrus cinguli und dicht darunter Trigonum und Unterhorn des Seitenventrikels (S. 42).

Das Frei- und Auspräparieren des Tumors wird durch das Operationsmikroskop erheblich erleichtert, zum Teil überhaupt erst möglich gemacht. Das Abschieben umgebender Strukturen kann sehr leicht sein *(unten)*; feste Verwachsungen können es aber unmöglich machen. In jedem Falle sollte die Tumorentfernung in kleinsten Stückchen erfolgen. Lage und Konsistenz entscheiden darüber, ob zunächst ausgehöhlt oder von hinten nach vorn in Schichten abgetragen wird. Nach der Tumorentfernung pflegt der 3. Ventrikel von hinten her gut einsehbar zu sein. Daher wird dieser Zugang auch benutzt, wenn es sich um Tumoren handelt, die nicht von der Pinealis ausgehen, sondern primär im mittleren oder hinteren 3. Ventrikel lokalisiert sind.

Je nach der operativen Situation ist zu entscheiden, ob eine Liquorableitung via atrioventrikulären Shunt oder als externe Drainage für einige Zeit oder für dauernd notwendig ist. Meist wird zum Zeitpunkt der Operation noch eine externe zentrale Ventrikeldrainage liegen, die dann über die nächsten Tage zur Entlastung dienen kann. Macht die Unradikalität der Tumoroperation eine dauernde Liquorableitung nötig, so erfolgt sie noch im selben Operationsablauf.

Der Verschluß der Dura, Knochen und Weichteilen unterliegt keinen Besonderheiten.

Infratentorielle Freilegung eines Pinealistumors

Obwohl dieser Zugang schon zu Anfang dieses Jahrhunderts inauguriert wurde, gewinnt er erst mit dem Ausbau der Mikroneurochirurgie an Bedeutung. Der wesentliche Vorteil liegt in der Umgehung der zahlreichen hinter der Pinealis gelegenen Venen (S.42).

Das operative Ziel ist die Freilegung der Pinealisregion von einer infratentoriellen Trepanation aus und an der Unterfläche des Tentoriums entlang.

Die Lagerung des Patienten erfolgt meist in sitzender Position zur Kleinhirntrepanation. Der Kopf wird scharf in einer Dreipunkthalterung befestigt, um zusätzliche Instrumente (Spatel, Leuchten) verankern zu können und das Operationsgebiet frei von Schwingungen und Verwindungen zu halten.

Der Hautschnitt wird in der Mittellinie gelegt; er kann auch etwas S-förmig gestaltet werden, wenn die bedeckenden Weichteile nur schwach entwickelt sind. Nach dem Spalten der Muskulatur sind über der Hinterhauptschuppe Bohrlöcher anzulegen. Die osteoklastische Trepanation schließt sich an. Der Sinus transversus wird dabei nach oben überschritten, um eine Tentoriumverdrängung möglich zu machen. Die Duraeröffnung hat die typische Y-Form. Der Atlasbogen braucht nur bei kleinen Verhältnissen, also bei kleinen Kindern, weggenommen zu werden. Nach der Arachnoideaeröffnung pflegt Liquor abzulaufen. Anschließend senken sich die Kleinhirnhemisphären, so daß der Raum zum Tentorium hin teilweise frei wird. Noch haftet das Kleinhirn mit Brückenvenen am Tentorium. Sie werden bipolar und rechtzeitig versorgt, um die schlecht zu kontrollierenden Sickerblutungen aus Abrißstellen zu vermeiden *(oben)*. Nicht alle, sondern nur die angespannten Venen werden unterbrochen. Schließlich ist der Einblick bis zur *Rosenthal*schen Vena basalis frei. Direkt dahinter liegt der Pinealistumor. Am oberen Rand kann sich noch das letzte Ende des Balkens hineinwölben; es ist leicht zu verdrängen.

Das weitere Vorgehen hängt von den lokalen Verhältnissen ab. Reicht der geschaffene Platz bei Betrachtung unter dem Operationsmikroskop aus, so kann der Tumor angegangen werden. Ist dies nicht der Fall, so wird im Oberwurm des Kleinhirns eine Spaltung in der Mittellinie vorgenommen. Danach ist die Übersicht bis in die seitlichen Bezirke gut. Dieses Vorgehen ist insbesondere bei den mehr lateral entwickelten Tumoren günstig.

An größeren Gefäßen braucht in diesem Bezirk keine Koagulation oder Klippung durchgeführt zu werden. Sie lassen sich unter der optischen Vergrößerung separieren und abdrängen *(unten)*. Sie sind auch viel weniger zahlreich als beim supratentoriellen Vorgehen.

Der Tumor selbst wird nicht en bloc, sondern in kleinen Stücken auspräpariert und entfernt *(unten)*. Inwieweit die Kapselanteile reseziert werden können, entscheidet deren Verbindung mit der Umgebung. Ist diese sehr fest, so daß nur scharf getrennt werden könnte, sollte man beim Palliativeingriff bleiben und die fest verwachsenen Bezirke belassen. Dann allerdings ist auf jeden Fall für eine Liquorableitung zu sorgen. Meist ist bereits vor der Operation eine externe zentrale Ventrikeldrainage angelegt worden; sie wird durch einen ventrikuloatrialen Shunt ersetzt. Bei der temporären Ventrikeldrainage nach außen kann es bleiben, wenn die Tumorentfernung komplett gelingt.

Zum Abschluß der Operation ist nochmals sorgfältig zu überprüfen, daß alle durchtrennten Brückenvenen sicher verschlossen sind und nicht durch das Herabsinken des Kleinhirns nur unter zeitweise Kompression geraten sind.

Zum Verschluß von Dura, Muskulatur und Haut sind keine besonderen Gesichtspunkte zu beachten.

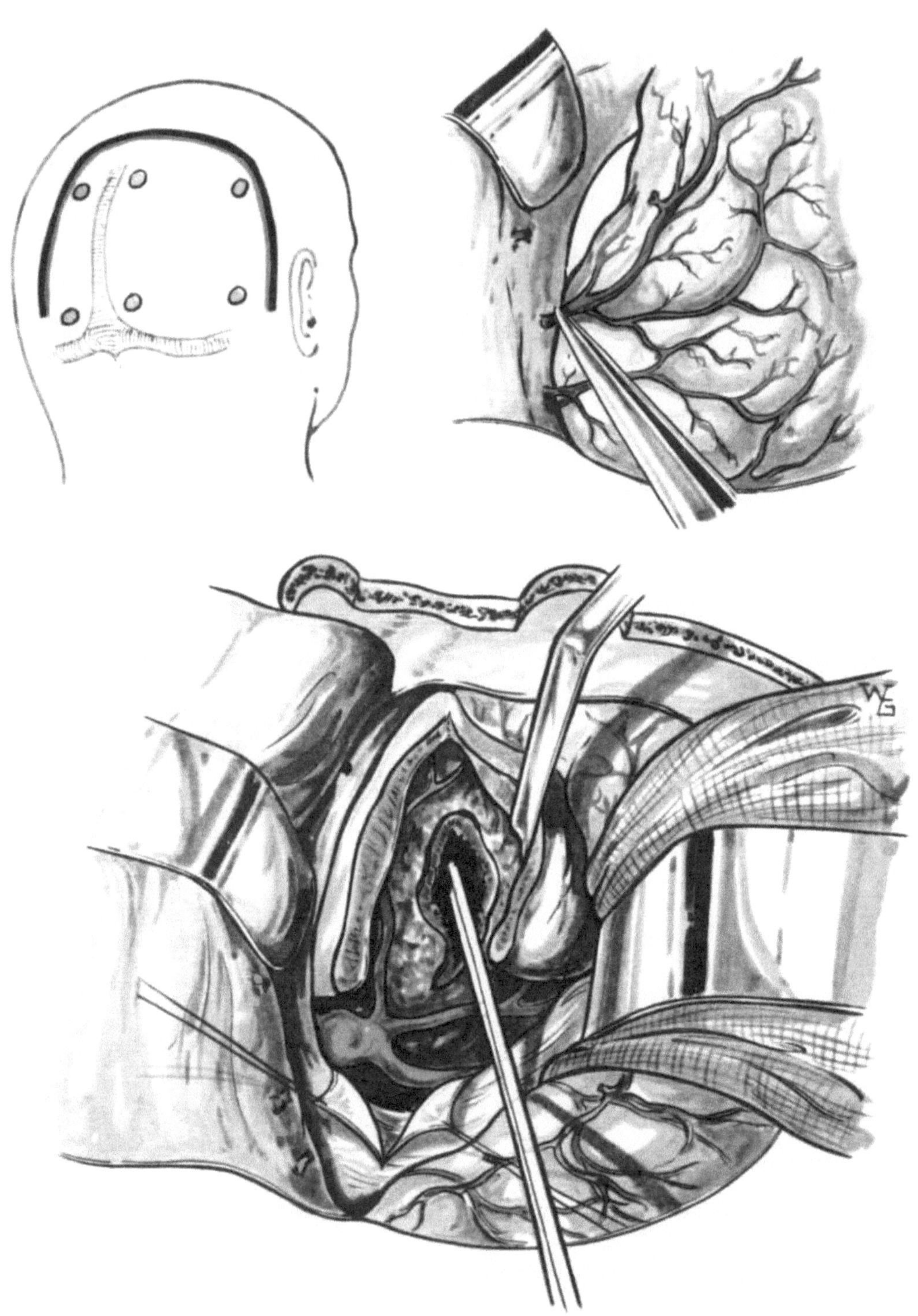
WG

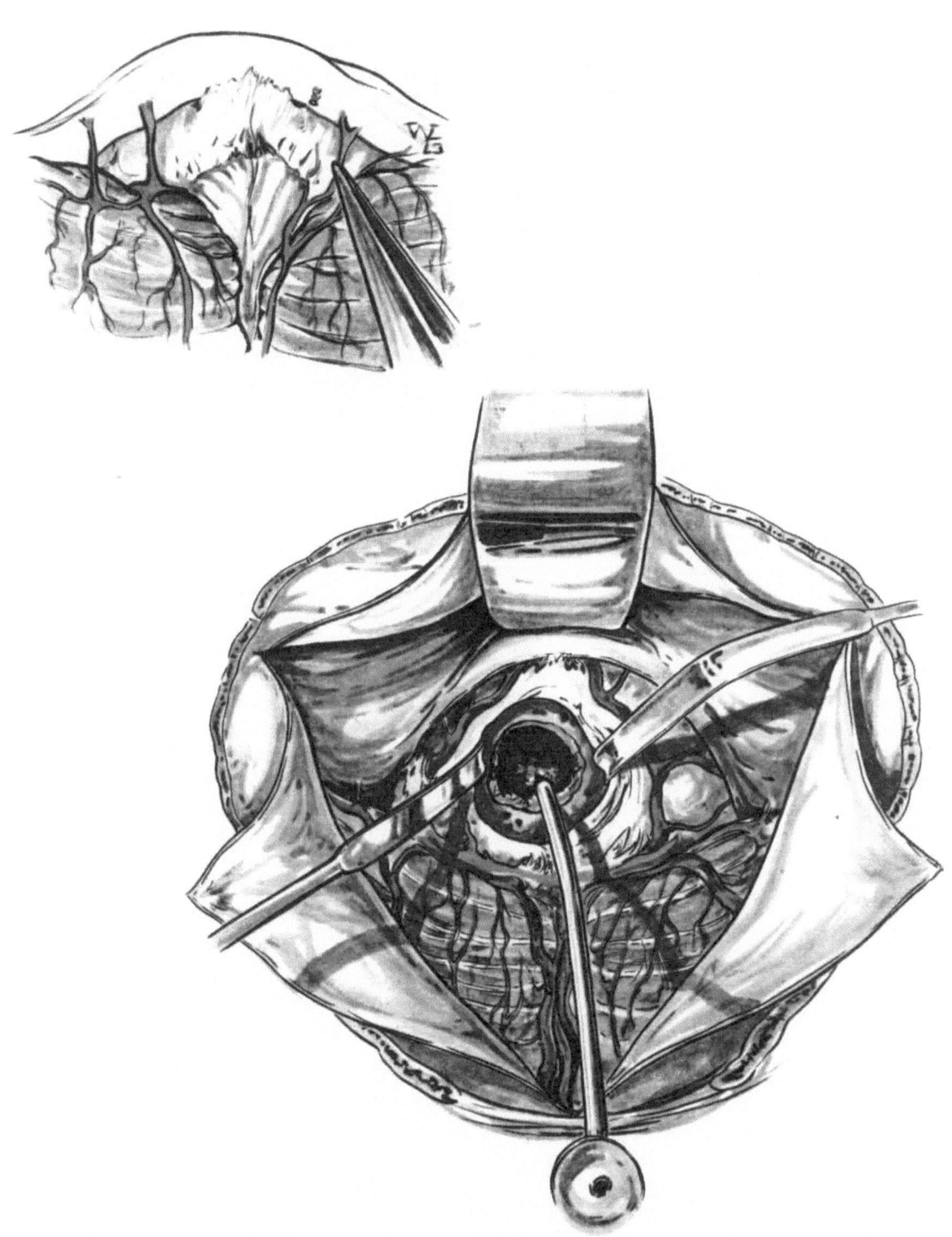

Operation von Hirnstamm- und Ponstumoren

Die Einbeziehung dieser Tumorlokalisation in eine Operationslehre kann nicht darüber hinwegtäuschen, daß es sich nach wie vor um eine für den operativen Eingriff schwierige und »gefährliche« Gegend handelt. Da aber ein Teil der Tumoren dieser Gegend zystisch ist und sich andererseits auch intrapontine Hämatome hinter der Tumorsymptomatik verbergen können, hat die Häufigkeit der operativen Freilegung eine steigende Tendenz. Grundlage dieses Vorgehens ist die Mikroneurochirurgie und vor allem der Einsatz des Operationsmikroskops. Das operative Ziel besteht im meist infratentoriellen Einstellen der Interpedunkulargegend und der anschließenden Eröffnung des zystischen Prozesses. Solide Tumoren sollten nach den heutigen Erkenntnissen belassen und der lokalen Radiotherapie auf externem oder stereotaktischem Wege überlassen bleiben.

Die Lagerung des Patienten erfolgt in sitzender Position mit nach vorn geneigtem Kopf. Die Verwendung der scharfen Einspannung in einem Kopfhalter ist in Anbetracht der notwendigen Mikrotechnik sehr zu empfehlen. Als Hautschnitt verwendet man eine mediane oder leicht S-förmige Längsinzision, die von der Protuberantia occipitalis externa bis in Höhe des 2. Halswirbeldornfortsatzes reicht. Die Muskulatur wird, zum Teil unter Verwendung des elektrischen Messers, längs gespalten und an ihren Ansätzen abgeschoben. Danach ist eine osteoklastische Trepanation von 5 cm x 5 cm Größe anzulegen, die im allgemeinen den Atlasbogen mit einbezieht. Es kann bei engen Verhältnissen angezeigt sein, obere Randteile des zweiten Bogens mit abzutragen.

Die Eröffnung der Dura geschieht Y-förmig, das Einreißen der Arachnoidea schließt sich an. Um einen Einblick in die gewünschte Tiefe zu erhalten, müssen die Kleinhirnhemisphären nach unten ausweichen können. Hieran werden sie durch einige Brückenvenen, die von unten an das Tentorium ziehen, gehindert. Diese Venen werden daher nach bipolarer Koagulation durchtrennt. Anschließend sind meist Teile des Kleinhirnoberwurms zu spalten, um einen ausreichenden Überblick über die Lamina tecti zu bekommen. Deren bedeckende Arachnoideaschicht ist nun zu eröffnen, um in den interpedunkulären Raum eindringen zu können. Falls sich der Prozeß nicht schon vorwölbt, geht man mit einer feinsten Kanüle und aufgesetzter Spritze in der Mittellinie wenige Millimeter in die Tiefe *(oben)*. Ist das Vorliegen eines absaugbaren Tumors oder Hämatoms wahrscheinlich, so ist die bedeckende Gewebeschicht in zwei bis vier Millimeter Länge zu spalten. Danach kann mit feinsten Saugern und Mikroelevatorien Flüssigkeit und weiches Gewebe entfernt werden *(unten)*. Zur Blutstillung innerhalb des Hohlraums genügt das wiederholte Ausspülen mit körperwarmer Kochsalzlösung.

Das weitere Vorgehen (Verschluß der Dura und der Weichteile) bereitet keine Schwierigkeiten. Bei knappen Hautverhältnissen ist mitunter eine Verschiebeplastik angezeigt.

Andere Zugangswege zum Pons sind ebenfalls ausgearbeitet worden. Neben dem bekannten supratentoriellen Weg zur Pinealis (S. 174) hat man auch Freilegungen von temporal sowie von retropetrosal vorgenommen. Der oben beschriebene Weg bietet den Vorzug des gefäßarmen Zugangs, und dies hat für die Prophylaxe postoperativer Komplikationen eine erhebliche Bedeutung.

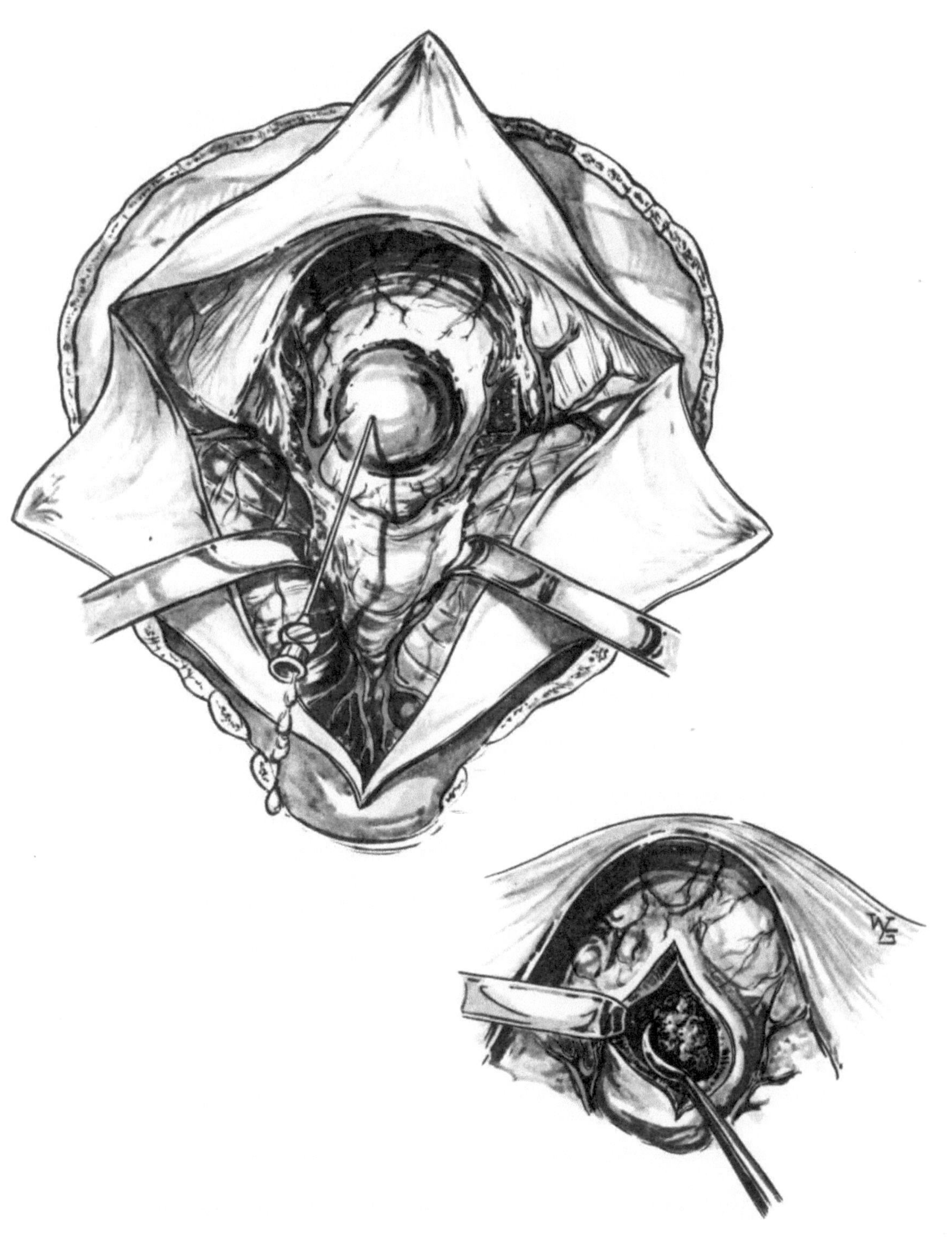

Operative Entfernung eines Doppelhöhlentumors am medialen Rand des Tentoriumschlitzes

Nur in Ausnahmefällen brauchen ober- und unterhalb des Tentoriums gewachsene Zwerchsacktumoren auch mit einem operativen Vorgehen in beiden Etagen behandelt zu werden. Kleine supratentorielle Fortsätze lassen sich von infratentoriell mitentfernen und umgekehrt.

Das operative Ziel der Freilegung des medialen Randes des Tentoriums erreicht man durch die temporobasale Trepanation, die sich in okzipitaler Richtung bewegt, sowie das Anheben der temporalen und der vorderen okzipitalen Hirnbasisanteile.

Die Lagerung des Patienten erfolgt auf dem Rücken mit stark nach der gesunden Seite gedrehtem Kopf. Die Drehung wird durch Unterpolstern der gleichseitigen Schulter und Längskippen des Operationstisches unterstützt. Die große bogenförmige Inzision erstreckt sich von der mittleren Temporalregion über die seitliche Parietalgegend bis zur seitlichen Okzipitalbasis. Im gleichen Bereich wird in üblicher Weise osteoplastisch trepaniert. An der temporobasalen Umschlagregion läßt sich die Öffnung osteoklastisch erweitern. Um den Temporallappen anzuheben, bedarf es der bipolaren Durchtrennung von Brükkenvenen. Auf der vorangegangenen Angiografie wurde geklärt, in welchem Abschnitt die wesentlichen Abflüsse zu erwarten sind, insbesondere, welche Rolle die *Labbé*sche Vene spielt. Dementsprechend legt man die Unterbrechungen in die weniger wichtigen Gebiete. In der Mehrzahl sind dies die mehr frontal gelegenen Schläfenlappenbereiche. Natürlich spielen auch die genaue Lage und die Größe des Tumors eine wichtige Rolle. Breitet er sich in okzipitaler Richtung aus, so müssen auch die Brückenvenen nach den Sinus transversus und sigmoideus unterbrochen werden; der Zugang wird so klein wie möglich gehalten.

Nachdem beim weiteren Vordringen auf der mittleren Schädelgrube entlang dem Felsenbein der Tentoriumrand erreicht ist, pflegt auch der Tumor in seiner tentoriellen Ausdehnung klar zu sein. Er kann jetzt oberflächlich koaguliert und danach inzidiert werden. Die Ausräumung des Tumors erfolgt in kleinen Teilen (*oben*). Benutzt werden sowohl Rongeurpinzetten als auch scharfe Faßzangen und kleine scharfe Löffel. Ausgehülst wird zunächst in der vom Hirnstamm fortweisenden Richtung. Am inneren Umfang des Tumors liegt die A. cerebri posterior der Kapsel mehr oder weniger fest an (*links*). Irgendwelche Präparationen dürfen hier erst nach weitgehender Ausräumung des Tumors erfolgen, das heißt also, erst wenn eine Übersicht unter dem Operationsmikroskop erreicht worden ist.

Sind die supratentoriellen Tumorteile ausgeräumt und die Tumorkapsel zusammengefallen, kann die Separierung von der tentoriellen Matrix erfolgen. Im Rand des Tentoriumschlitzes verläuft die kräftige A. tentorii (*links*). Alle Inzisionen des Tentoriums setzen also eine beidseitige Klippung dieses Gefäßes voraus. Vom Lokalbefund hängt es ab, ob die tentorielle Matrix exzidiert werden kann (*links*) oder außerhalb des Tumorbetts eingeschnitten wird. Bei letzterem ist das Tumorbett bipolar flächenhaft zu koagulieren, wobei das Tentorium mit einem kleinen stumpfen Häkchen etwas von der Oberfläche des Kleinhirns abgehoben wird.

Nach der Exzision oder Inzision des Tentoriums kann in gleicher Weise der infratentorielle Tumorteil ausgeräumt und portionsweise entfernt werden (*rechts*). Verwachsungen bestehen zur Kleinhirnoberfläche, zum N. abducens und zur A. cerebelli superior; sie pflegen sich aber relativ leicht lösen zu lassen. Dringt der Tumor in den Sinus petrosus superior oder den Sinus cavernosus vor, so sind diese Tumorreste zu belassen. Eine Naht oder Plastik des Tentoriums ist nicht notwendig.

Der Verschluß der verschiedenen Schichten zum Abschluß der Operation bietet keine technischen Besonderheiten.

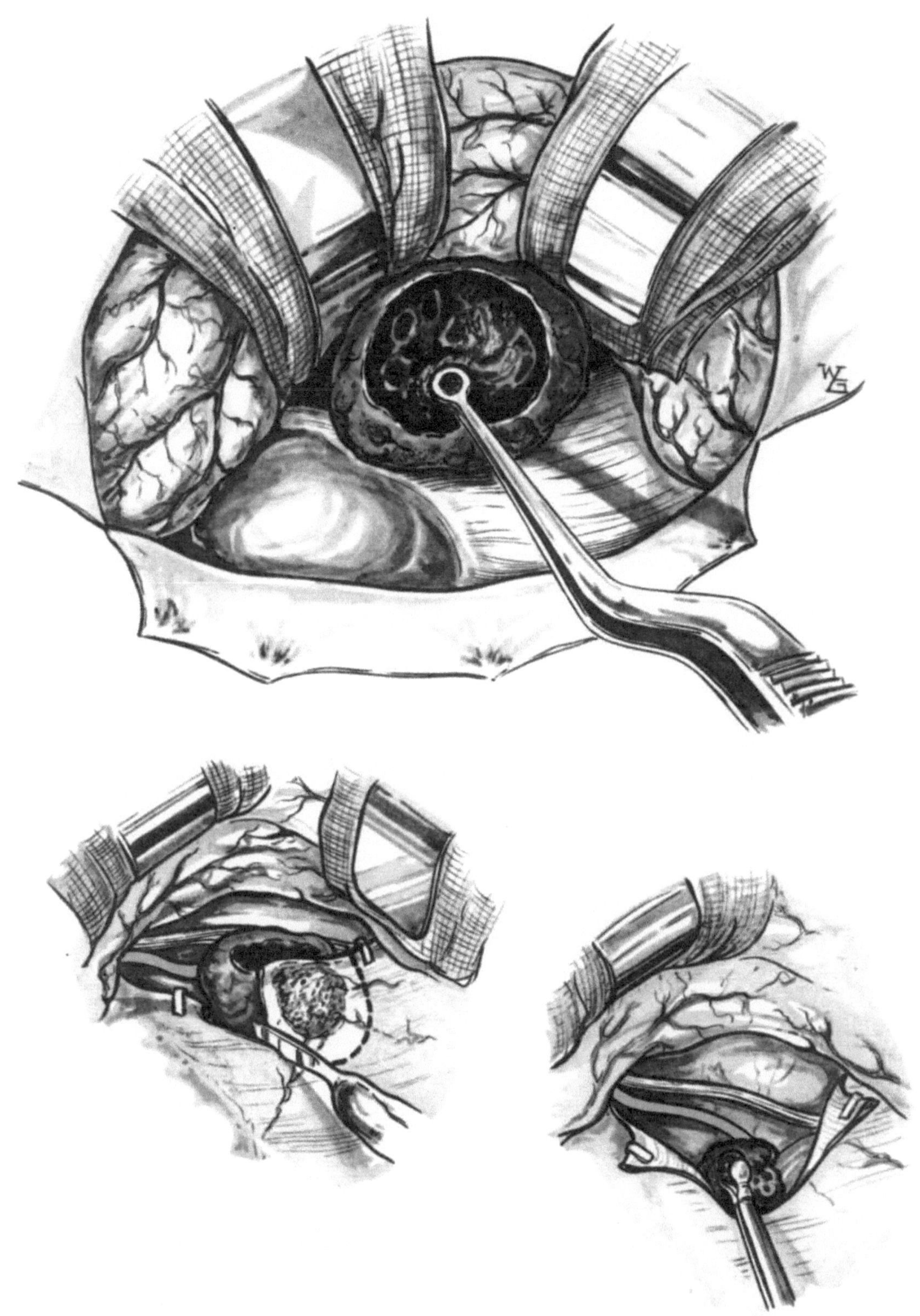

Temporale Operation eines Klivustumors

Tumoren im Klivusbereich können, falls sie überhaupt operativ angegangen werden, durch das Rachendach oder auf der temporalen Schädelbasis erreicht werden. Das ausschlaggebende operative Problem ist die Schonung der unmittelbar benachbarten Gefäße sowie Mittelhirn- und Ponsstrukturen. Ein Meningiom, also ein für die Klivuskante typischer Tumor, wird über relativ kurze Äste aus dem aufsteigenden Ast des Basisteils der A. carotis interna versorgt. Eng liegen jedoch die Arterien des Basilarisgebietes an und weiter oben die Aa. cerebri posteriores sowie die beiden Communicantes. Alteriert sind oft die Hirnnerven III und IV, der Tractus opticus und der Sinus cavernosus. Entscheidend ist die Eindellung des Hirnstamms, die extreme Werte erreichen kann. Der 3. Ventrikel kann weitgehend komprimiert und der Aquädukt weit nach hinten verlagert sein. Diese anatomischen Fakten belasten das Operationsergebnis.

Die Lagerung des Patienten erfolgt auf dem Rücken mit stark zur Gegenseite gedrehtem Kopf, unterpolsterter Schulter und längsgekipptem Operationstisch. Die Volumenverkleinerung des Hirns durch anästhesiologische Maßnahmen sollte optimal sein. Mikrotechnik und Mikroskop sind ausschlaggebend für die sichere Differenzierung der benachbarten Strukturen.

Der Hautschnitt (*links*) verläuft bogenförmig von der mittleren Temporalregion über den mittleren Zentralbereich zur vorderen Okzipitalregion. Die Knochenklappe wird nach temporal gestielt, der Knochen an der temporobasalen Umschlagfalte zusätzlich abgetragen. Die Dura wird mit zentraler Stielung umschnitten und bleibt als Schutz auf dem Schläfenlappen liegen. Einzelne Brückenvenen sind bipolar am Schläfenlappenpol und am Übergang zum Sinus transversus zu versorgen. Jetzt gelangt man zur Ansatzkante des Tentoriums am Felsenbein mit den benachbarten Hirnnerven III und IV sowie den Aa. cerebri posterior, communicans posterior und cerebri media (*oben*). Davor können Optikus und Carotis interna ins Gesichtsfeld kommen, schließlich auch der Sinus cavernosus.

Einwärts des Tentoriumschlitzes wölbt sich unter den erstgenannten Gefäßen der Tumor vor (*oben*). Er wird in seinen vorderen seitlichen Teilen stumpf mobilisiert und nach oberflächlicher Koagulation inzidiert. Danach läßt sich der Tumor in kleinen Portionen aushöhlen. Die einzuschlagende Richtung verläuft zunächst möglichst weg von den wichtigen Strukturen. Diese diffizilen Bezirke werden erst angegangen, wenn die Aushöhlung soweit fortgeschritten ist, daß zwischen Tumoroberseite und Nachbarschaft ein guter Einblick besteht. Sobald man den hinteren Klinoidfortsatz einigermaßen isoliert hat, kann man auch auf die versorgenden Gefäße eingehen (*rechts*). Deren bipolarer Verschluß bringt die Sickerblutungen aus dem Tumor weitgehend zum Stehen.

Ergibt die Präparation keine Grenze zwischen Sinus cavernosus und Tumorgewebe, so bleibt dieser Tumorteil stehen. Die sonst eintretende Blutung ließe sich nur durch Einfüttern einer Plombe aus Muskel oder Watte stillen, der gewonnene Raum durch die Entfernung des übrigen Tumorgewebes wäre wieder verloren.

Inzisionen des Tentoriums pflegen bei dieser Lage des Tumors nur ausnahmsweise nötig zu sein. Man lege sie nicht zu nahe an den Rand des Felsenbeins, um Alterierungen des Sinus petrosus zu vermeiden.

Der Verschluß von Dura, Knochen und Weichteilen bietet keine operativen Besonderheiten.

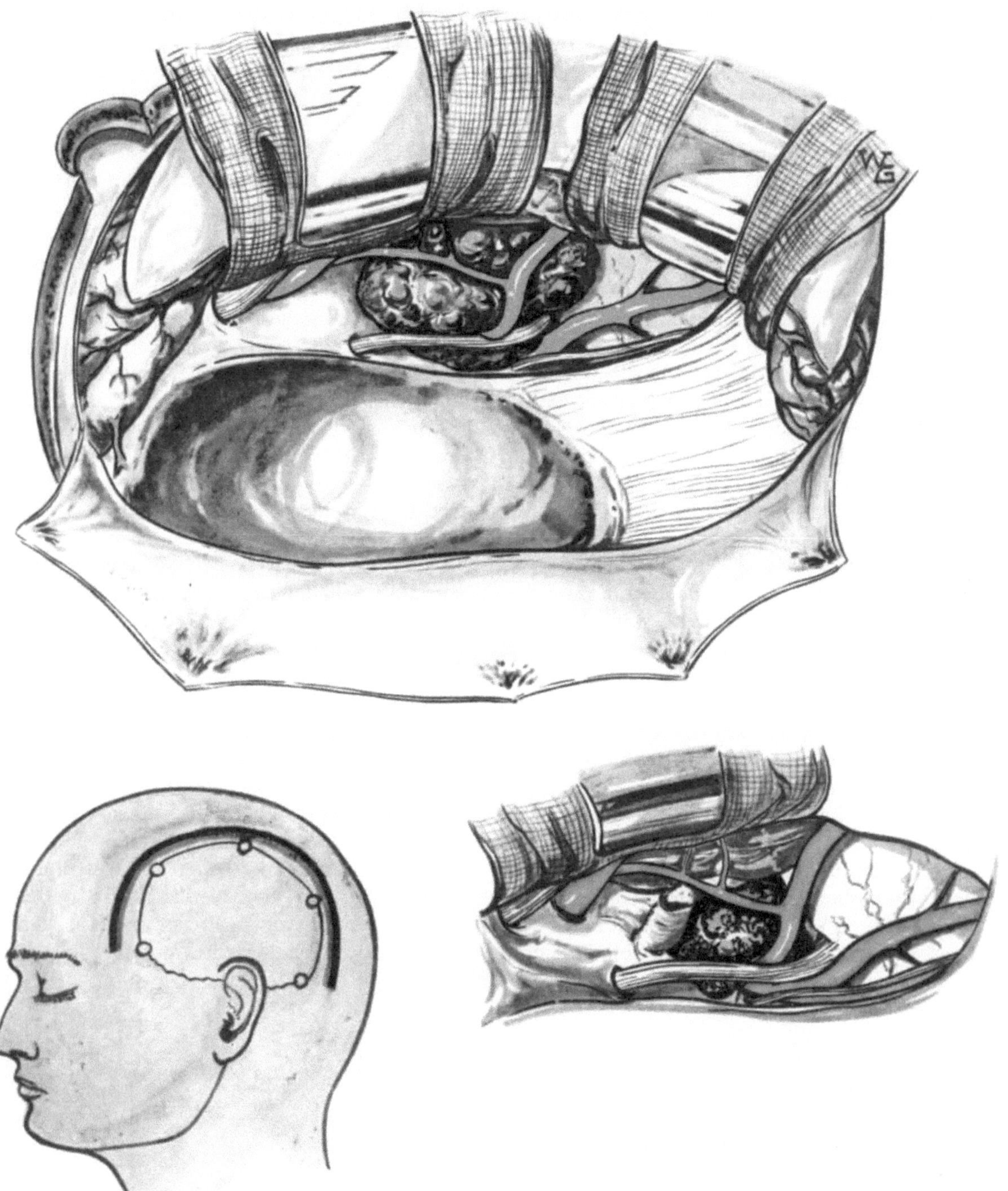

Transfrontale Freilegung des Canalis nervi optici und der hinteren Orbita

Dieser Eingriff wird sowohl zur Entfernung von Optikusgliomen als auch zur Dekompression des Sehnerven nach frontobasalen Schädel-Hirn-Traumen angewendet. Aufgrund seiner transkraniellen Ausführung erlaubt er auch die Inspektion und Operation der angrenzenden optischen Strukturen sowie die Versorgung begleitender frontobasaler Liquorfisteln. Als Hautschnitt empfiehlt sich der Bügelschnitt. Die Trepanation erfolgt frontotemporal auf der Tumorseite. Sie entspricht dem ersten Schritt der Operation von Hypophysentumoren (S. 200).

Der operative Zielpunkt ist die Öffnung des Optikuskanals nach dem Schädelinneren (*l*). Von hier aus wird zunächst die Dura der frontalen Basis in der ungefähren Richtung des intraossalen Optikusverlaufs inzidiert und nach den Seiten abgedrängt. Eröffnete Siebbeinzellen werden mit dieser Dura übersteppt oder überklebt.

Die eigentliche Entdachung des Optikuskanals richtet sich in der angewendeten Methode nach den lokalen Verhältnissen. Ist die Öffnung des Canalis n. optici gut einstellbar, genügend weit und ausreichend von der Karotis entfernt, so wird hier mit einer feinen Knochenstanze eingegangen (*r*) und das Knochendach stückchenweise entfernt. Das Ausmaß der Entdachung richtet sich nach dem darunterliegenden Prozeß; beim Trauma wird der Knochengraben kaum mehr als 10 mm breit sein, beim Optikusgliom entstehen längsovale Öffnungen von mehr als 20 mm Breite und über 50 mm Länge (*u*). Kann man primär nicht an der Mündung des Sehnervenkanals beginnen, so wird mit einem feinen Meißel über der Mitte des ungefähren Optikusverlaufs trepaniert und danach die Knochenstanze benutzt.

Im nächsten Schritt werden Periost und Faszie längs inzidiert und die Augenmuskeln vorsichtig zur Seite genommen (*u*). Kurz vor dem Austritt des Sehnerven aus seinem Kanal pflegt die Faszie noch einen festeren Ring zu bilden (*Zinn*scher Anulus tendinuus), der auf einem feinen stumpfen Häkchen gespalten wird. Dieser Schritt ist vor allem bei der Optikusentlastung nach Traumen wichtig.

Beim Abschieben der Muskeln und Nerven empfiehlt sich ein besonders vorsichtiges Vorgehen, da sich die schon recht dünnen Nerven zwischen den Schichten verbergen und dadurch leicht gezerrt werden.

Die Exstirpation des Tumors erfolgt einschließlich des ihn tragenden Optikusteils, wobei eine ausreichende Sicherheitszone eingehalten wird (*u*). Zur exakten Versorgung und zur Entscheidung der Frage, ob an den Schnitträndern noch Tumorreste vorhanden sind, sollte mit der optischen Vergrößerung gearbeitet werden. Die vordere Durchtrennungsstelle des Optikus kann bis zum Bulbus vorgeschoben werden. Dafür ist eine umschriebene Eröffnung der hinteren oberen Orbitaregion nötig.

Der entstandene Graben auf dem Boden der vorderen Schädelgrube kann dazu führen, daß basale Stirnhirnteile gyrusförmig prolabieren. Daher versucht man durch Aufsteppen und Aufkleben von festen Lyodura- oder Faszienstücken, diesen Graben wieder zu decken. Einige Autoren empfehlen für diesen Zweck aufgenagelte Tantalplatten oder -netze. Analog dem Vorgehen bei der Grabenbildung nach der transkraniellen Siebbeinausräumung während der Versorgung frontobasaler Frakturen bietet sich auch gewürfelter Rippenknorpel des Patienten zur Ausfüllung an.

Das eigentliche Foramen canalis n. optici verschließt man mit einem Pfropf aus Muskel, Fettgewebe oder Gelatineschwamm.

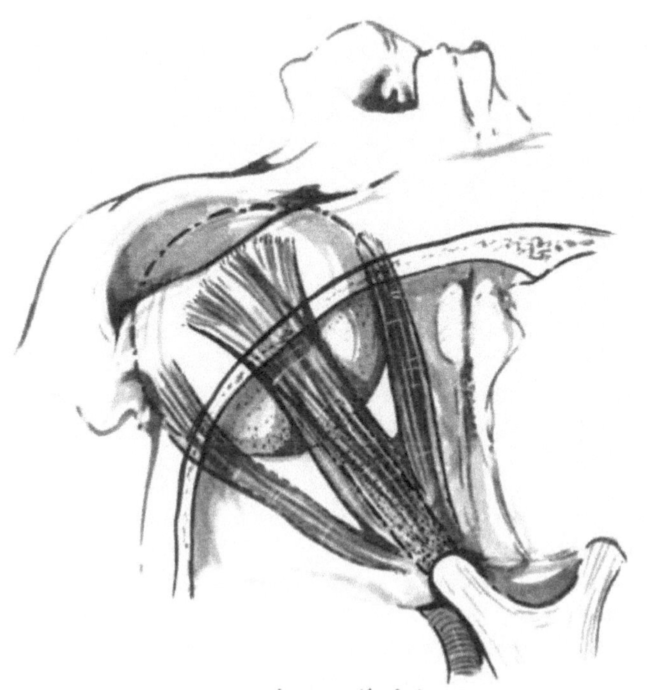
A. carotis interna

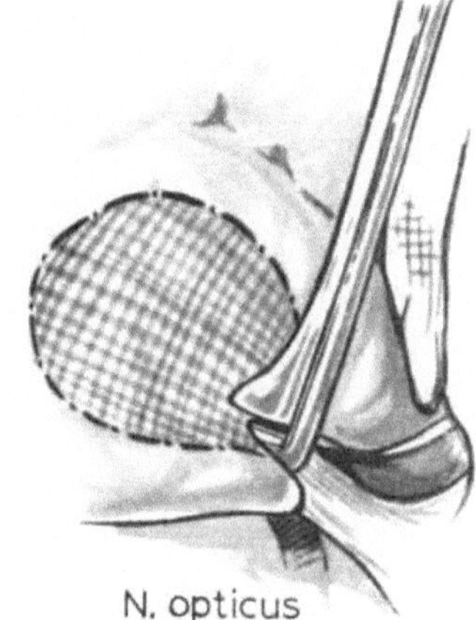
N. opticus

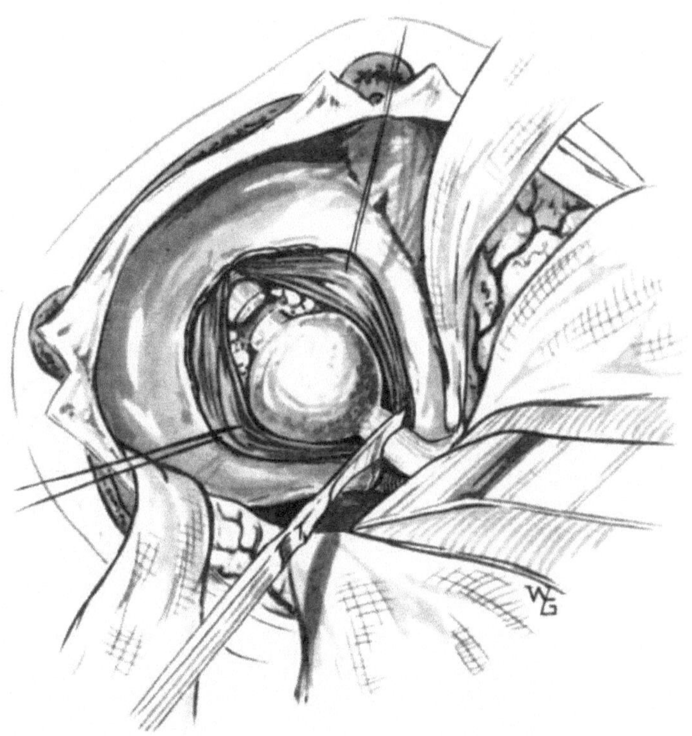

Orbitaeröffnung von temporal I

Diese im klinischen Gebrauch meist mit dem Namen *Krönlein* verbundene Operation hat in der langen Zeit ihres Bestehens manche Modifikation erlebt. Die nachfolgend geschilderte Technik kann deshalb keineswegs den Anspruch auf alleinige Richtigkeit erheben.

Die Indikation zur lateralen Eröffnung der Orbita ergibt sich aus dem Verdacht auf das Vorliegen eines hinter oder lateral vom Bulbus lokalisierten Prozesses. Für medial gelegene Tumoren ist dieser Zugang nicht schonend genug; hier wird medial eingegangen. Operatives Ziel ist die temporäre Herausnahme der seitlichen Orbitawand, um an die tief im Trichter der Augenhöhle liegenden Gebilde heranzukommen. Dabei sollte der Schwerpunkt nicht auf eine möglichst breite Eröffnung des tiefsten Punktes, sondern auf eine ausreichend große Trepanation des Orbitarandes und seiner angrenzenden Bezirke gelegt werden. Nur auf diese Weise kann der Bulbus ausreichend und mit besonderer Schonung soweit verdrängt werden, daß die Strukturen an der Fissura orbitalis darstellbar werden.

Vorausgeschickt sei außerdem der Hinweis auf optimale Ausleuchtung und optische Vergrößerung (Beispiel Operationsmikroskop). In Anbetracht der Feinheit der intraorbital verlaufenden Nerven und der mitunter schwierigen Differenzierbarkeit von Strukturen, die im Orbitafett liegen, sollten diese Operationen unter mikrochirurgischen Voraussetzungen durchgeführt werden.

Der Hautschnitt *(oben links)* läuft entweder bogenförmig von hinten–oben zum lateralen Orbitarand und weiter nach dem Jochbein, oder er wird gerade umgekehrt in der vorderen Schläfenregion begonnen und in der behaarten Schläfenpartie nach unten gezogen. Letztere Form hat den besseren kosmetischen Effekt. Beim nach hinten gestielten Hautschnitt löst man anschließend den Muskel am lateralen Orbitarand ab und drängt ihn von der Temporalschuppe weg nach hinten. Beim nach vorn–unten gestielten Hautschnitt wird die Muskelinzision außerdem noch an der oberen Begrenzung des Schläfenmuskels nach hinten geführt *(oben rechts)*.

Die nun folgende Trepanation der Orbita kann von vorn oder von der Seite begonnen werden. Das ältere Verfahren schiebt den Inhalt der Orbita vorsichtig vom Augenhöhlenknochen ab *(unten links)* und durchtrennt die festen Knochenteile des Randes seitlich oben und seitlich unten mit einer schneidenden Knochenzange. Der weitere Schnittkanal geht V-förmig in die Tiefe des Orbitatrichters. Der am Muskel hängende dreieckige Knochenkeil kann dann nach außen geklappt werden.

Einen wesentlich schmaleren Schnitt im Knochen erhält man, wenn durch eine gebogene Durasonde zwischen der Fissura orbitalis und der temporalen Knochenaußenseite eine Verbindung hergestellt wird, durch die eine *Gigli*-Drahtsäge gezogen und damit der V-förmige Knochenkeil ausgesägt werden kann.

Schließlich kann auch am Ansatz des Jochbogens direkt vor der vertieften Fläche der Schläfe ein Bohrloch gesetzt werden *(unten rechts)*, das dann sowohl die laterale Orbitawand als auch vorderste Anteile der vorderen Schädelgrube eröffnet. Von hier aus läßt sich sowohl mit der Drahtsäge als auch mit schneidenden Instrumenten die laterale Orbitawand in der gewünschten Ausdehnung fortnehmen.

Zumindest der Orbitarand muß nach der intraorbitalen Operationsphase wieder eingesetzt werden; dieser Knochenteil ist dementsprechend vorsichtig zu behandeln. Wenn irgend möglich, sollte aber auch der dünne temporale Knochen, der die Orbita weiter in der Tiefe begrenzt, wieder eingesetzt werden, um Seitenverlagerungen des Bulbus mit entsprechenden Doppelbildern zu vermeiden.

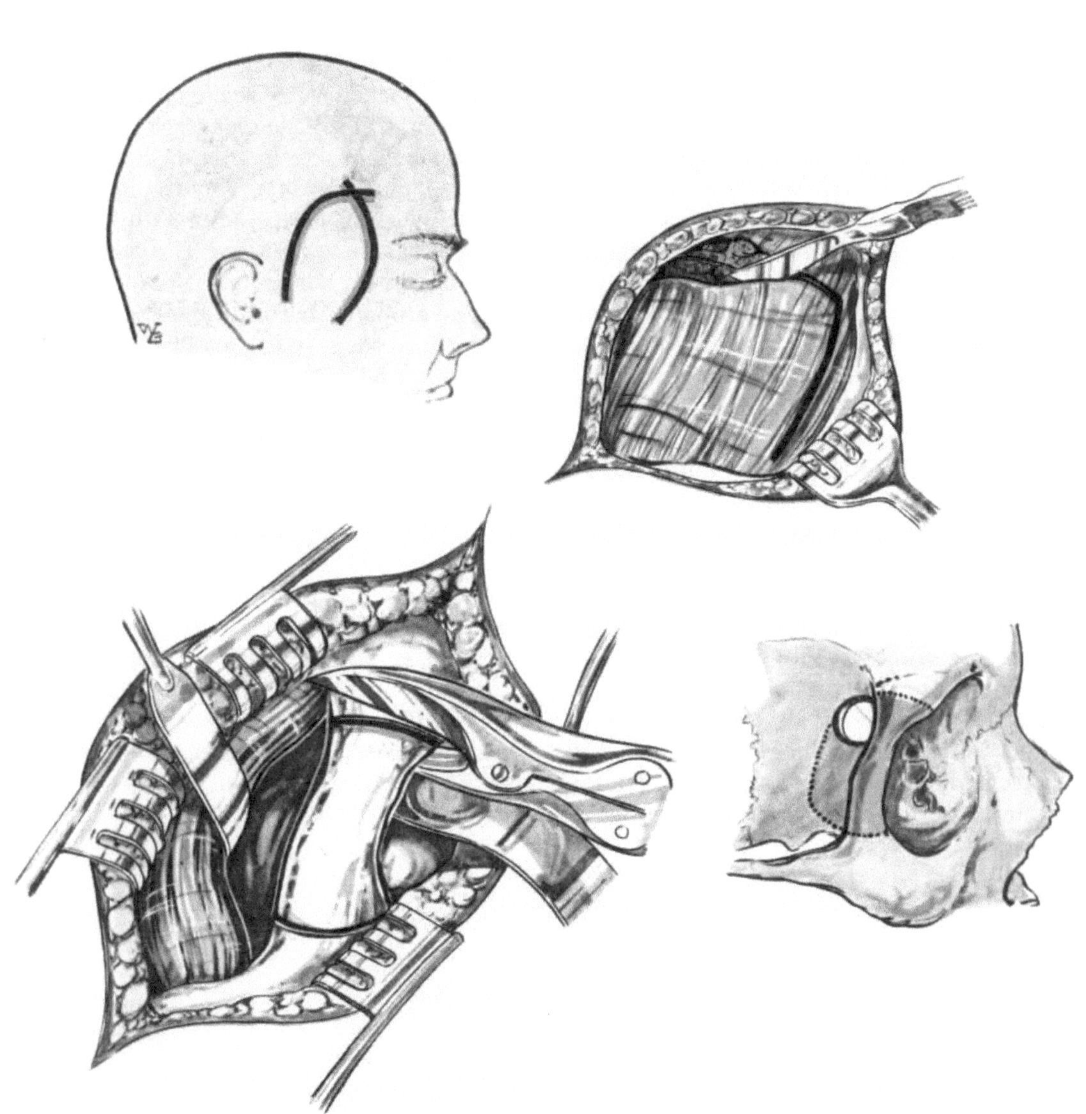

Orbitaeröffnung von temporal II

Der nächste Schritt besteht in der Eröffnung der Periorbita. Meist bietet sich ein vertikal verlaufender Schnitt an *(oben links)*, der in den Winkeln erweitert wird.

Die nach und nach dargestellten Augenmuskeln dürfen nur mit großer Vorsicht aus ihrer Umgebung gelöst werden, da es allzuleicht passiert, daß mit ihnen verlaufende feine Teile der Augenmuskelnerven überdehnt und zerrissen werden.

Zwischen Knochenrand und Muskeln geht die Präparation in das Orbitafett hinein. Da dieses Fett aufgrund seiner feinkörnigen Struktur die Neigung hat, in das Operationsfeld bei jeder Gelegenheit zurückzufallen, sind feine Spatel (möglichst als selbsthaltendes Modell) relativ dicht nebeneinander zu setzen. Um über die Strukturen der nächsten 5 Millimeter Auskunft zu erhalten, kann man auch vorsichtig mit der Fingerspitze tasten. Bewährt hat sich zum Beispiel die Differenzierung eines unmittelbar am Bulbus gelegenen Tumors vom Bulbus selbst durch das Eingehen mit dem Zeigefinger der einen Hand in den Operationstrichter und dem leichten Verschieben des lidbedeckten Augapfels mit dem Zeigefinger der anderen Hand.

Die Präparation hält sich so lange wie möglich streng in der seitlichen Horizontale. Beim Abweichen nach oben oder unten gerät man an eine Reihe von Gefäßen und Nerven (S.36).

Ist der Tumor schließlich erreicht, so kann die Entscheidung über die Operabilität erfolgen. Auch ein glatter und anscheinend locker im Gewebe liegender Tumor sollte stückchenweise und unter besonderer Beachtung aller Gefäßchen und Nervenfäserchen, die um und auf ihm verlaufen, entfernt werden *(oben rechts)*.

Jede Blutstillung in der Orbita bedient sich der bipolaren Koagulation, da die anderen Verfahren eine zu große Komplikationsrate aufweisen.

Nach der Tumorentfernung wird die Periorbita sorgfältig vernäht. Der temporär herausgenommene Knochen wird wieder eingefügt und entweder mit transossalen Nähten *(unten links)* oder mit feinen Muskel-Faszien-Nähten fixiert. Auf eine möglichst exakte Versorgung ist in dieser Phase Wert zu legen, um ein Bulbusabweichen nach außen zu verhindern. Die Naht der Weichteile beschließt den Eingriff.

Sind größere Abschnitte des Orbitabodens mitentfernt worden, so ist eine Plastik dieses Bezirks unbedingt nötig, da es sonst zu einem Absinken des Auges kommt, was Doppelbilder zur Folge hat. Die lokalen und allgemeinen Verhältnisse können den Zeitpunkt dieser Plastik bestimmen. Das heißt, daß mitunter diese Orbitabodenplastik erst in einem zweiten Eingriff durchgeführt werden kann.

Schließlich wird es immer wieder einmal nötig die Augenlider temporär zu vernähen, um die Kornea zu schützen. Hierzu werden 3–5 Nähte U-förmig durch Ober- und Unterlid geführt *(unten rechts)* und über einer weichen Zwischenlage geknotet. Wird diese Zwischenlage fortgelassen, so können Druckfurchen auf der Kornea entstehen.

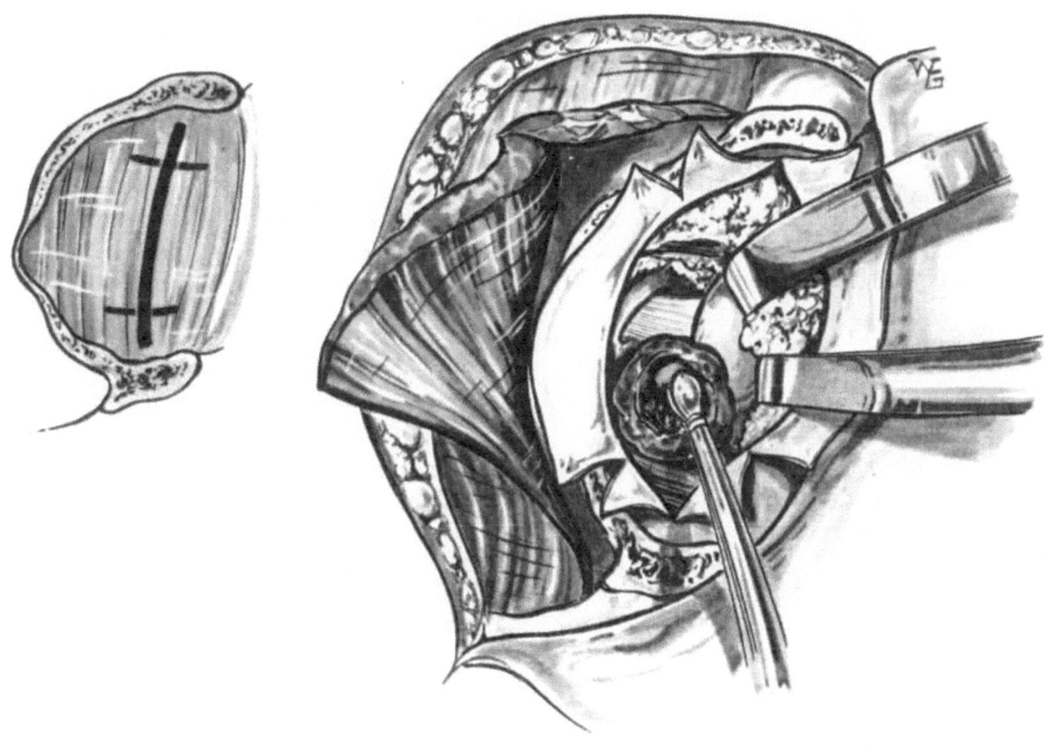

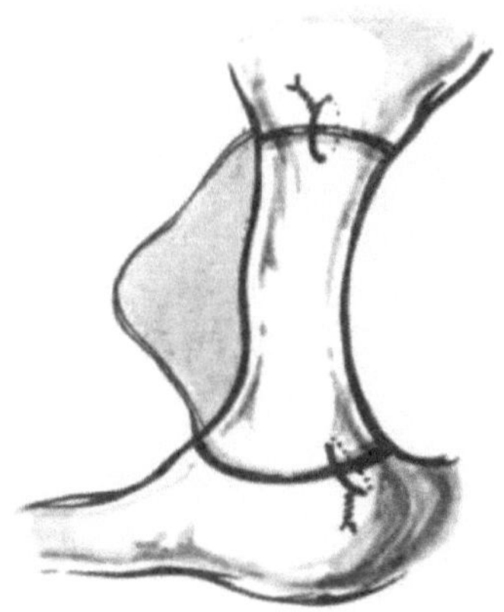

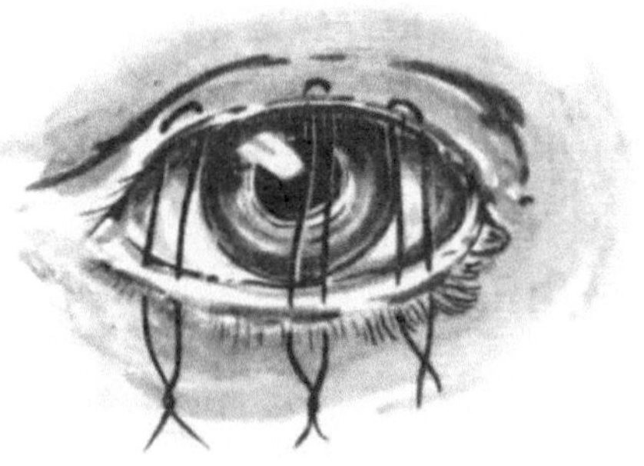

Operationen bei Kraniosynostosen I: Kranznahtresektion

Unter den verschiedenen angeborenen möglichen Schädeldeformierungen kommen vor allem der Turmschädel und der Kahnschädel schon aufgrund ihrer relativen Häufigkeit zur Operation. Nach Stellung der Operationsindikation (beginnende Druckzeichen, Ausschluß eines Mikrozephalus ohne Druckerhöhung, zum Teil auch kosmetische Gesichtspunkte) ist über das Ausmaß der Resektion der vorzeitig verknöcherten Schädelnähte zu entscheiden. Handelt es sich sicher nur um eine ganz bestimmte Naht (und dies ist erst beim Kind jenseits des 4. Lebensjahrs möglich), so genügt die Resektion dieses einen verknöcherten Bezirks. Tritt die Operationsindikation beim jüngeren Kind ein, so müssen im allgemeinen mehrere Nähte entfernt werden.

Am Beispiel der Kranznahtresektion ist das Vorgehen für eine isolierte Naht dargestellt. Es kann sinngemäß auch für die anderen Nähte benutzt werden, wobei Nähte über Blutleitern (Beispiel Sagittalnaht) nicht direkt angegangen, sondern durch zwei seitlich von ihnen gelegte Gräben mobilisiert werden.

Zur Kranznahtresektion benutzt man den Bügelschnitt von Ohransatz zu Ohransatz (*a*), zum einen wegen des guten kosmetischen Ergebnisses, zum anderen wegen der optimalen Zugänglichkeit des Operationsgebiets. Nach dem Abschieben der Hautlappen nach vorn und nach hinten werden mehrere Bohrlöcher auf die Kranznaht gesetzt und von ihnen aus die Resektion des Knochens in 2–3 cm Breite vorgenommen (*b*). Man kann dabei *Gigli*sche Drahtsägen benutzen, wird aber häufiger *Lüer*sche Knochenzangen nehmen.

Besonderer Wert muß auf die temporale Basis des Resektionsbezirks gelegt werden. Hier bricht man löffelartig verbreiterte Knochenareale aus, um möglichst weit an die Umbruchstelle zur Schädelbasis zu kommen (*b*).

Sorgfältiger Durchführung bedarf das Vorgehen über dem oberen Längssinus (*c*). Nachdem man bis auf einen Zentimeter an jeder Seite herangekommen ist, wird mit der *Braatz*schen Sonde der durabedeckte Sinus vorsichtig abgedrängt und danach eine Uhrfedersonde untergeschoben. Jetzt knabbert die *Lüer*sche Hohlmeißelzange die restliche Knochenbrücke weg.

Nachdem man nicht selten trotz der mehrere Zentimeter breiten Knochenrinnen erneute Überknöcherungen gesehen hatte, wurde eine Reihe plastischer Verfahren ausgearbeitet, die diese Rekalzifizierungen vermeiden sollten. Am verbreitetsten wurde die Einhüllung des frischgebildeten Knochenrandes mit Kunststoffolien (*d*) oder Lyodurastreifen. Für eine sichere Befestigung sind dabei durchgreifende Nähte notwendig, die Knochenbohrlöcher voraussetzen.

Da auch diese Methode Rezidive zeigte und sich außerdem herausstellte, daß die Knochenneubildung offensichtlich vom äußeren Durablatt ausgeht, wurde das Verfahren der Duraschichtresektion ausgearbeitet. Hierauf geht Tafel 193 ein.

In den erhaltenen Spalt soll Fremdmaterial nur dann eingelegt werden, wenn kleine Sickerblutungen mit bipolarer Koagulation und temporärer Kochsalztamponade nicht sicher zum Stehen zu bringen sind.

Bei ausgeprägten Exophthalmusbildern kann von der temporalen osteoklastischen Erweiterung aus auch noch ein Teil des Orbitadachs reseziert werden.

Für die Schnittführung zur Anlegung der beiden parallelen Knochenrinnen neben dem oberen Längssinus und der Sagittalnaht empfiehlt sich eine S-förmige Form, um nur an einigen Stellen Hautschnitt und Knochenrinne in direkte Berührung kommen zu lassen.

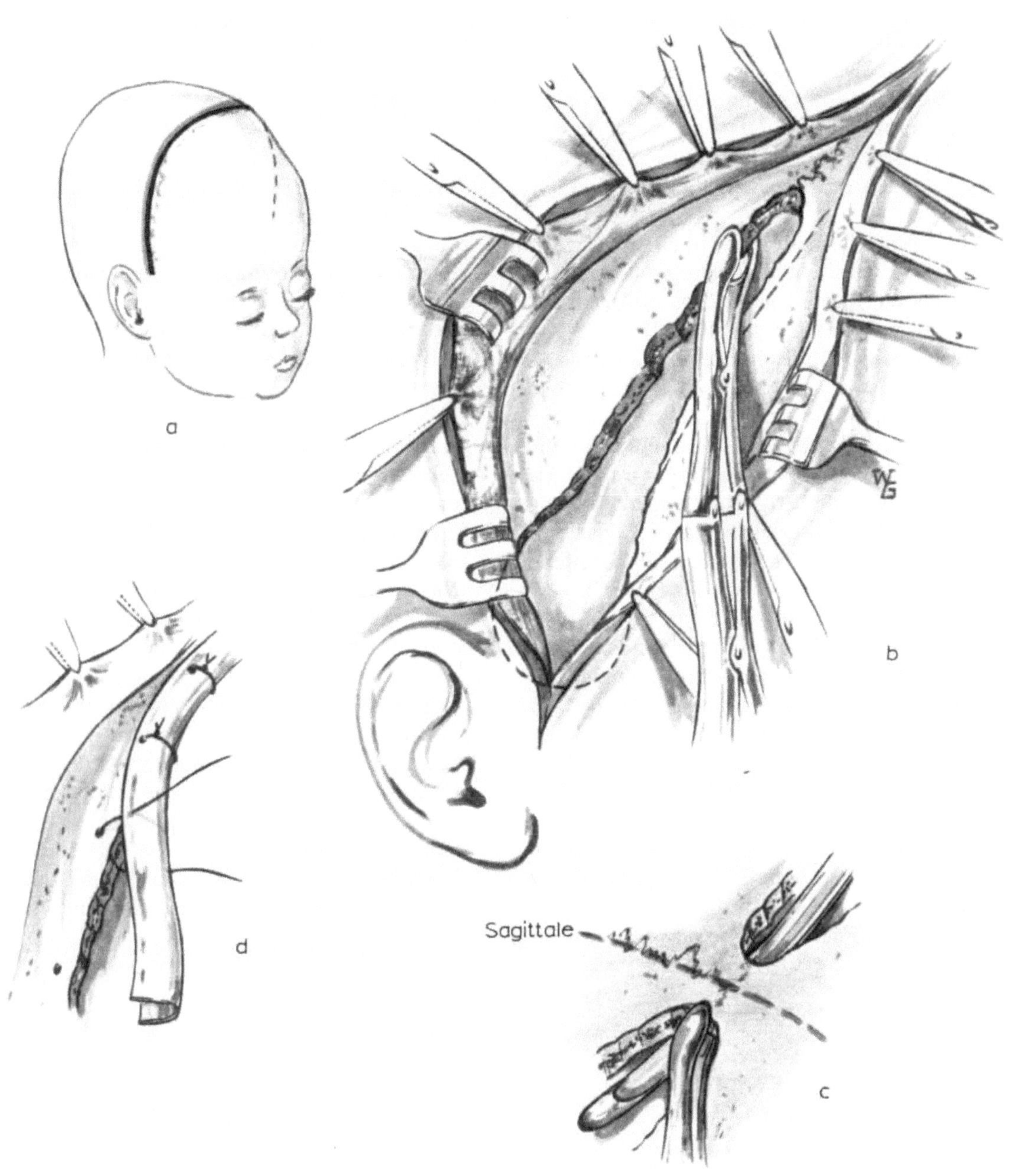
a
b
d
Sagittale
c

Operationen bei Kraniosynostosen II: Fenestration der Schädelknochen mit Duraschichtresektion

Als Hautschnitt eignet sich wiederum der Bügelschnitt, der jedoch an den Schläfen bis zum unteren Ohransatz geführt wird. Es kann das Aufsetzen eines Längsschnitts notwendig werden, wenn der hintere Hautlappen nicht genügend nach okzipital zurückgezogen werden kann. Entscheidend ist also die tatsächliche Kopfform. Das Ausmaß der Mobilisierung sowie der erhebliche Knocheneingriff machen eine besondere Beachtung etwaiger Blutungen notwendig. Immerhin ist die Blutreserve kleiner Kinder rasch aufgebraucht.

Alle bei der deshalb nicht in einem Zuge, sondern in Abschnitten erfolgenden Hautinzision auftretenden Blutungen werden sofort mit der bipolaren Koagulation gestillt.

Die Knochenbohrlöcher setzt man nach dem in der oberen Abbildung wiedergegebenen Schema, wobei die einzelnen Zentren sich in der Anlage der basalen Knochenfurchen etwas unterscheiden. Ein Teil bevorzugt temporale Verbindungen, andere die Eröffnung oberhalb der Orbitadächer. Wir bevorzugen das temporale Verfahren und setzen den supraorbitalen Streifen bei ausgeprägter Protrusio bulbi hinzu.

Im nächsten Schnitt wird analog der Kranznahtresektion eine 2–3 cm breite Knochenfurche gebildet. Dies ist prinzipiell mit schlanken *Lüer*schen Holzmeißelzangen möglich; für die langen geraden Schnitte parallel zum oberen Längssinus kann man vorteilhaft auch die *Gigli*sche Drahtsäge nehmen. Auch ein kräftiger *Sudeck*scher Fräsenansatz am Air-drill erlaubt ein rasches Arbeiten. Auf jeden Fall versucht man bei diesem Operationsakt jede Beschädigung der Dura zu vermeiden.

Der Abstand der beiden parasagittalen Längsfurchen vom Sinus beträgt etwa einen Zentimeter. Die okzipitale Querverbindung wird möglichst tief gelegt, bleibt aber sicher oberhalb des transversalen Sinusgebiets. Querverbindungen über den Sinus sagittalis superior hinweg erfolgen auf jeden Fall in Höhe der Kranznaht, aber auch eine Querverbindung kurz unterhalb der Lambdanaht empfiehlt sich.

Nachdem die äußere Duraschicht als eigentliche Quelle der erneuerten Knochenbildung in der geschaffenen Furche angesehen wird, hat man Verfahren entwickelt, die letztlich aus der Resektion des äußeren Blatts der Dura bestehen. Prinzipiell ist diese Methode nur dann möglich, wenn sich die Dura in einzelne Blätter aufspalten läßt, und dies ist bei einer völlig unauffälligen, nicht verdickten und nicht reaktiv veränderten Hirnhaut meist nicht möglich. Gerade bei den Kraniosynostosen ist eine reaktive Veränderung der Dura mit Verdickungen, Trübungen und vermehrter Gefäßeinsprossung gar nicht selten. Hier erfolgt die Duraschichtresektion. Mit einem Fissurenhäkchen wird das äußere Durablatt angehoben und inzidiert. Durch die Lücke kann schrittweise mit einem schlanken stumpfen Elevatorium die äußere Schicht auf eine gewisse Strecke gelöst und dann aufgetrennt werden *(rechts)*. Abschließend wird der abgelöste Hirnhautstreifen mit einer schlanken Schere exzidiert *(links)*. Blutungen sind selten und mit bipolarer Koagulation rasch zu stillen. Oft genügt auch die Auflage von Gelatineschwamm mit Thrombintränkung. Ein kleines Gelatineschwammstück kommt auf etwaige kleine Defekte im inneren Durablatt. Eine generelle Ausfüllung des Knochengrabens mit derartigen Gelatineschwamm erübrigt sich.

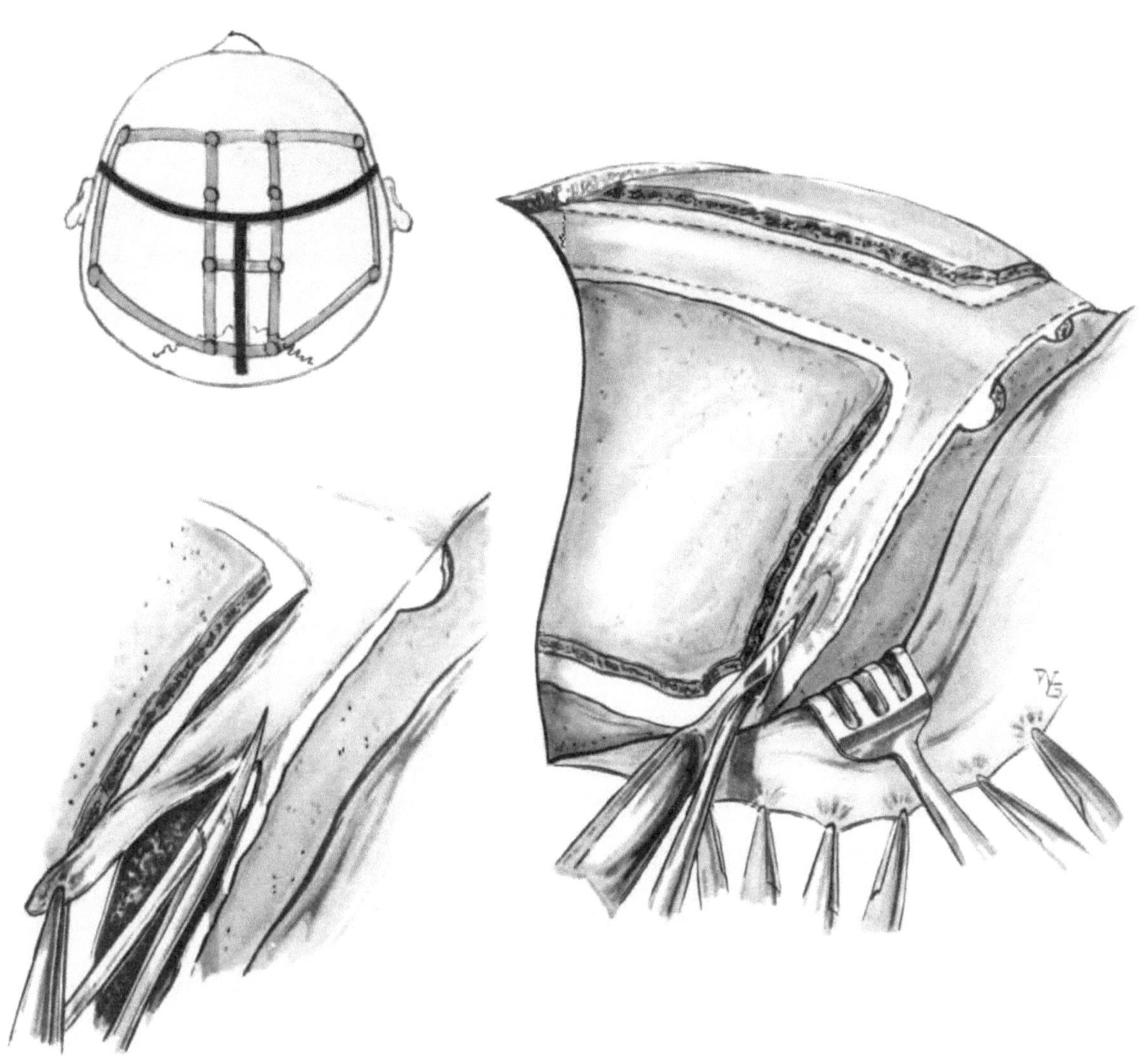

V Operationen in der Sella-Chiasma-Region

Transsphenoidale Operation des Hypophysenadenoms I

Unter den Operationsmethoden, die eine ungeahnte Renaissance erlebt haben, steht die transsphenoidale Freilegung der Sella turcica an vorderer Stelle. Das Verfahren wurde zwar schon vor der Ausarbeitung des intrakraniellen Zugangs bekannt, ist aber in den folgenden Jahrzehnten nur von einzelnen Operateuren benutzt worden; die Infektionsgefahr galt als zu hoch und die Übersicht als zu gering. Außerdem waren die oft ausgedehnten suprasellären Tumorteile auf diesem Wege nicht zu entfernen. Vor allem durch die Mikroneurochirurgie und die Bildverstärkertechnik konnten diese berechtigten Einwände aufgehoben werden. Auch die zunehmend häufigere Erfassung von Hypophysenadenomen ohne Beeinträchtigung des Sehnerven hat die Zahl der transsphenoidalen Operationen ansteigen lassen. Schließlich ist die Entfernung der nicht durch einen Tumor veränderten Hypophyse im Rahmen der endokrinen Chirurgie auf transsphenoidalem Wege mit geringer Belastung des Patienten möglich.

Der wichtigste limitierende Faktor für das transsphenoidale Vorgehen ist nach wie vor das Ausmaß der suprasellären Adenomentwicklung. Über die tatsächliche Höhe, bei der die supraselläre Tumorentwicklung nicht mehr durch die Keilbeinhöhle angegangen werden sollte, bestehen unterschiedliche Meinungen. Einige Spezialisten operieren auf diesem Wege bis 15–20 mm oberhalb des Diaphragma sellae. Weniger erfahrene Operateure sollten deutlich unter diesen Werten bleiben. Auch ein zu geringer Abstand der beiden Aa. carotis internae in ihren Knochenkanälen (S. 38) kann den Zugang unmöglich machen. Über den tatsächlichen Abstand der Karotiden unterrichten Röntgenleerbild und präoperative Angiografie.

Schließlich haben einige wenige Patienten anstelle der Keilbeinhöhle einen kompakten Knochen. Hier muß ein entsprechender Zugangskanal gefräst werden.

Der Zugang zur Keilbeinhöhle und zur Sellavorderwand kann unterschiedlich gewählt werden: transseptal, transnasal-extraseptal, transmaxillär usw. Im folgenden ist der paranasale Zugang gezeigt.

Der Patient liegt auf dem Rücken; Oberkörper und Kopf sind um 30–40 Grad angehoben. In die Augen kommt indifferente Salbe zum Schutz gegen Desinfizienten und Blut. Wegen der Röntgentransparenz werden die Tücher an die Haut genäht und nicht gezwickt. Die tatsächlichen Abstände zwischen Haut-Knochen-Niveau und Sellavorderwand stellt man auf einer mit Maßstab angefertigten Röntgenaufnahme fest. Der Hautschnitt *(oben)* geht bogenförmig innen ums Auge herum zur lateralen Nasenwand; notfalls kann er nach beiden Ecken erweitert werden. Blutungen stillen Spreizer und Bipolator. Mit stumpfem mittelbreitem Raspatorium wird der Tränensack nach außen geschoben. Der Bulbus oculi wird durch Watte, Orbitaspatel oder Rundung der Zähne des Spreizers geschützt. Orbitakapselverletzungen, durch die das feinkörnige Fett immer wieder hervordringt, werden vernäht. Ein kleiner Hohlmeißel eröffnet den Knochen am Os nasale und Os lacrimale *(unten)*. Knochenzangen vergrößern den Defekt auf 30 × 20 mm *(rechts)*. Die anliegende Nasenschleimhaut ist abzudrängen; Blutungen auf ihrer Rückseite bedürfen der Stillung durch Bipolator und Kompression mit wasserstoffperoxidgetränkten Tupfern. Die Nase einschließlich ihrer Choanen bleibt so unberührt wie möglich. Es wird allerdings für einen genügenden Abfluß nach außen gesorgt.

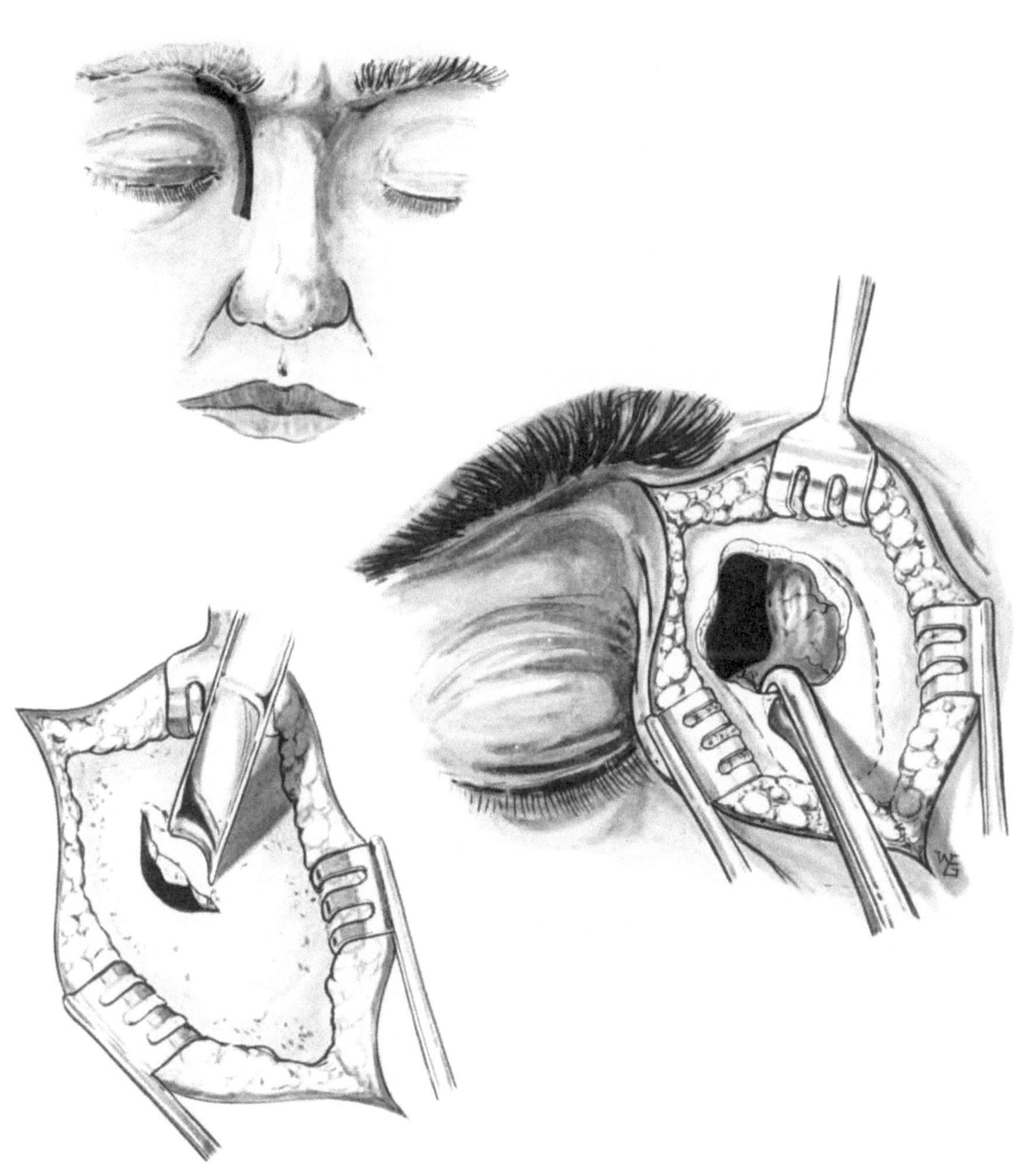

Transsphenoidale Operation des Hypophysenadenoms II

Das Ausräumen der Siebbeinzellen erfolgt mit kleineren Faßzangen, wobei die Schleimhaut restlos entfernt wird. Nach diesem Akt pflegt die lokale Blutung zu stehen.

Die nächste anatomische Struktur ist die Vorderwand der Keilbeinhöhle *(oben)*. Ihre Identifizierung erfolgt durch Beklopfen mit der Pinzettenspitze; es entsteht der helle Schall der luftgefüllten Knochenhöhle. Die medianen Septumstrukturen sind oft genug nicht als Leitlinien verwendbar, da sie erheblich aus der Mitte weichen können. Zu diesem Zeitpunkt kann schon daher der Einsatz des Röntgens notwendig werden. Nach der genügend weiten Eröffnung der Keilbeinhöhle wölbt sich die Sellavorderwand in das Gesichtsfeld hinein. Deren Beklopfung erzeugt Körperschall. Auch die Keilbeinhöhle wird weitestgehend von Septen und Schleimhaut befreit, schon um die Sickerblutungen zu unterbinden. Die Schleimhaut an der Hinterseite der Sella ist oft nicht erreichbar. Hier wird mit Muskel und Gelatineschwamm abgestopft. Unter der optimalen Beleuchtung durch das spätestens zu diesem Zeitpunkt eingesetzte Operationsmikroskop lassen sich nicht selten die durch den Knochen schimmernden Karotiden ausmachen. Ist dies nicht der Fall, so wird man sich besonders streng an die Mitte der freiliegenden Sellavorderwand halten und die tiefsten Punkte der seitlichen Winkel zwischen Sella und Keilbeinhöhle auf keinen Fall eröffnen.

Die Sellavorderwand wird mit einem feinen Meißel oder einem schlanken feinen Bohrer eröffnet *(Mitte)*. Da der Knochen meist ausgewalzt und stark verdünnt ist, gelingt dies rasch. Nach dem Entnehmen des Knochenstückchens kann die Erweiterung durch feinste Knochenzangen erfolgen. Der Knochendefekt wird auf 5–8 mm Durchmesser gebracht. Die duraähnliche Kapsel des Adenoms wird nach bipolarer Koagulation kreuzweise inzidiert, wiederum unter genauer optischer Kontrolle subkapsulärer Gefäße.

Nach Stillung von Randblutungen wird das Adenomgewebe mit den jeweils geeigneten Instrumenten entfernt: dosierbare Sauger, Rongeurpinzetten, Gallenlöffel, schlanke Mikrofaßzangen *(Mitte)*.

Zum Erfassen der supraselIären Tumoranteile wird die Hilfe des Bildverstärkers benötigt. Der Blick des Operateurs verfolgt das Instrument via Mikroskop in seinem anterior-posterioren und via Bildschirm in seinem seitlichen Verlauf. Durch Eingaben kleiner Kontrastmittelmengen oder durch das Einfüttern kleiner Kontrastfolienstücke wird der erreichte Grad der Entfernung der suprasellären Tumorteile überprüft. Daß diese Phase der Operation mit besonderer Ruhe durchgeführt werden muß, bedarf keiner näheren Erläuterung. Das Weglassen jeglicher reißender und zupfender Instrumente sei jedoch nochmals unterstrichen.

Zum Verschluß der Öffnung in der Sellawand kann das Einschieben eines Lyodurastückchens ausreichen *(unten)*, es kann aber auch die Unterfütterung mit Muskel oder Tantalnetz notwendig werden. Auch das Überkleben der Öffnung mit Galea-Periost oder Lyodura ist möglich. Ob die Siebbeinhöhle drainiert wird, unterliegt der Einstellung der jeweiligen Klinik. Wir drainieren in der Regel nicht. Den Abschluß des Eingriffs bildet die kosmetisch gute Hautnaht.

Eine gewisse Erleichterung, vor allem für den weniger erfahrenen Operateur, bietet das präoperative Berechnen der stereotaktischen Koordinaten der Sellamitte, um als ersten operativen Schritt eine Sonde bis in den Tumor einzuführen und an ihr entlang in die Sella hineinzupräparieren.

Schließlich sei betont, daß transkranielles und transsphenoidales Verfahren kombiniert angewendet werden können. Dieses zweizeitige Vorgehen gibt die größte Sicherheit für die radikale Entfernung eines intra- und supraselIär entwikkelten Adenoms.

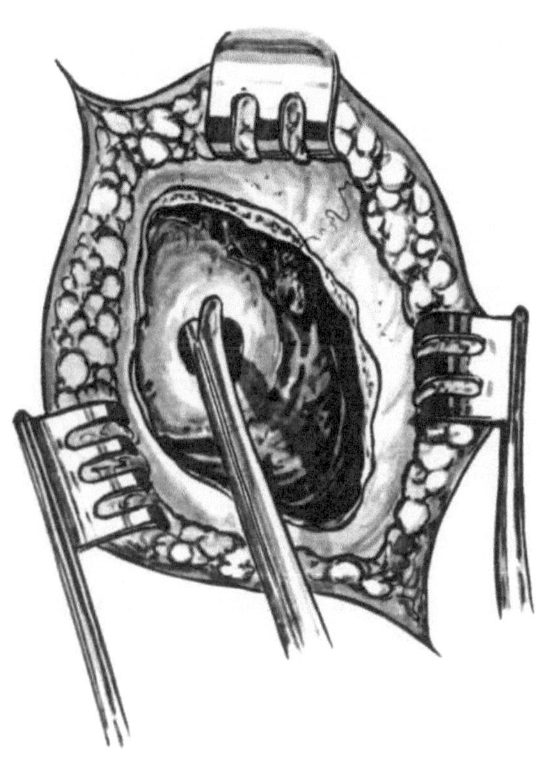

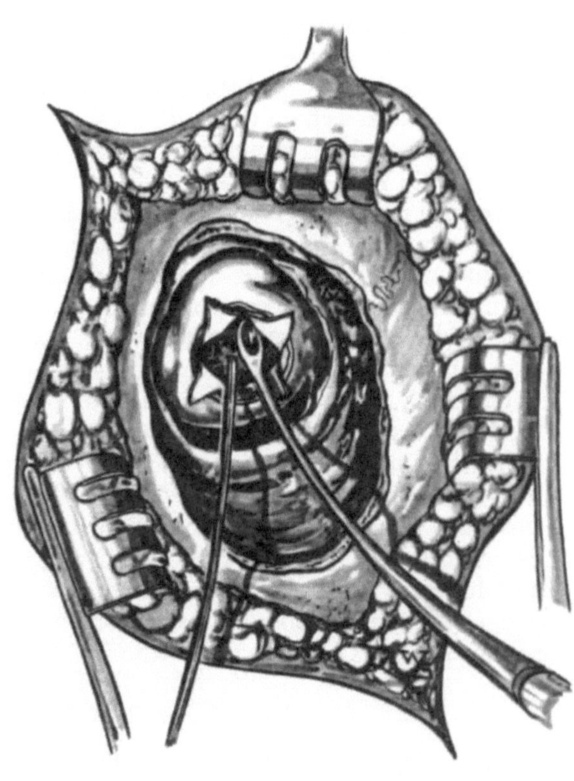

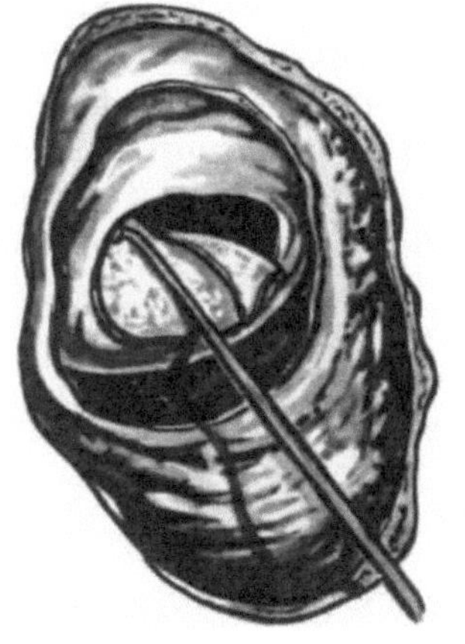

Transkranielle subfrontale Sellafreilegung I

Die intrakranielle Freilegung von Tumoren der Sella-Chiasma-Region (Hypophysenadenom, Kraniopharyngiom, Optikustumor, aber auch die Arachnoiditis optico-chiasmatica) war bis vor wenigen Jahren in den meisten neurochirurgischen Kliniken die Methode der Wahl. Der längst bekannte Zugang über die Keilbeinhöhle wurde wegen der Infektionsgefahr vernachlässigt. Mit dem Ausbau der Mikrochirurgie und der Verminderung der Infektionsgefährdung hat sich dieses Verhältnis grundlegend geändert. In vielen Kliniken und bei einer erheblichen Anzahl von Patienten mit Prozessen innerhalb und etwas über der Sella wird heutzutage transsphenoidal operiert (S. 196).

Wichtig ist die Klarheit über die Einsatzgebiete der beiden Verfahren, die sich hervorragend ergänzen. Das transsphenoidale Verfahren kommt nicht zum Einsatz, wenn der zu operierende Prozeß extrasellär sitzt (Beispiel Arachnoiditis opticochiasmatica) oder sich im wesentlichen supraselläir entwickelt (Beispiel Kraniopharyngiom). Das transkranielle Verfahren kommt nicht zum Einsatz bei rein intrasellären und gering suprasellär entwickelten Prozessen (Beispiel eosinophiles Adenom). Das Ausmaß der suprasellären Entwicklung eines Tumors, der noch durch den transsphenoidalen Zuagng angegangen wird, hängt von der Erfahrung des Operateurs und der Einstellung der Klinik ab. Wichtig ist die Kombination der beiden Operationsmethoden zum transkraniellen Abtragen des suprasellären und dem transsphenoidalen Entfernen des intrasellären Tumorteils. Die Reihenfolge für diese beiden Operationen wird im Einzelfall festgelegt; es kann durchaus zunächst der intraselläre Teil exstirpiert werden, um eine gewisse Entspannung im suprasellären Gebiet zu erreichen.

Anatomisch finden sich im Sella-Chiasma-Bereich eine erhebliche Anzahl sehr wichtiger Gebilde, deren Läsion vermieden werden muß. Die räumlichen Vorstellungen zu den anatomischen Verschiebungen müssen bei jedem einzelnen Patienten klar sein (S. 38). Abbildung *a* zeigt die normale Lokalisation der wichtigsten Gebilde.

Als Zugang dient fast ausschließlich eine rechtsseitige frontotemporale osteoplastische Trepanation. Der linksseitige Zugang wird nur gewählt, wenn der Prozeß ausschließlich links entwickelt ist, wenn der Patient sicher auf der rechten Seite seine dominante Hemisphäre hat und wenn ausgeprägte Verwachsungen bei Rezidivoperationen zu erwarten sind.

Als Hautschnitt empfiehlt sich der Bogenschnitt, etwas lateral der Mitte am Haaransatz beginnend und bis vor den vorderen Ohransatz reichend. Bei besonderen kosmetischen Anforderungen kann auch der Bügelschnitt von Ohransatz zu Ohransatz verwendet werden. In der Ohrregion bedarf es der Beachtung des Verlaufs der oberen Fazialisäste.

Die Bohrlöcher vermeiden in der Mittellinie möglichst die Stirnhöhlen, reichen aber lateral soweit basal wie möglich. Das typische Umsägen mit der *Gigli*schen Drahtsäge oder dem Air-drill schließt sich an (*b*). Sollte es zum Eröffnen der Stirnhöhle kommen, so werden die anschließenden Schleimhautpartien koaguliert und der eröffnete Bezirk mit einem gestielten Galea-Periost-Lappen oder mit Lyodura abgedeckt. Die Plastik kann vernäht oder verklebt werden.

Die Knochenklappe wird schließlich nach temporobasal umgebrochen; sie verbleibt am M. temporalis. Äste der A. meningea media sowie venöse Lakunen können aus dem Knochenniveau bluten. Diese Stellen werden mit Wachs abgedichtet.

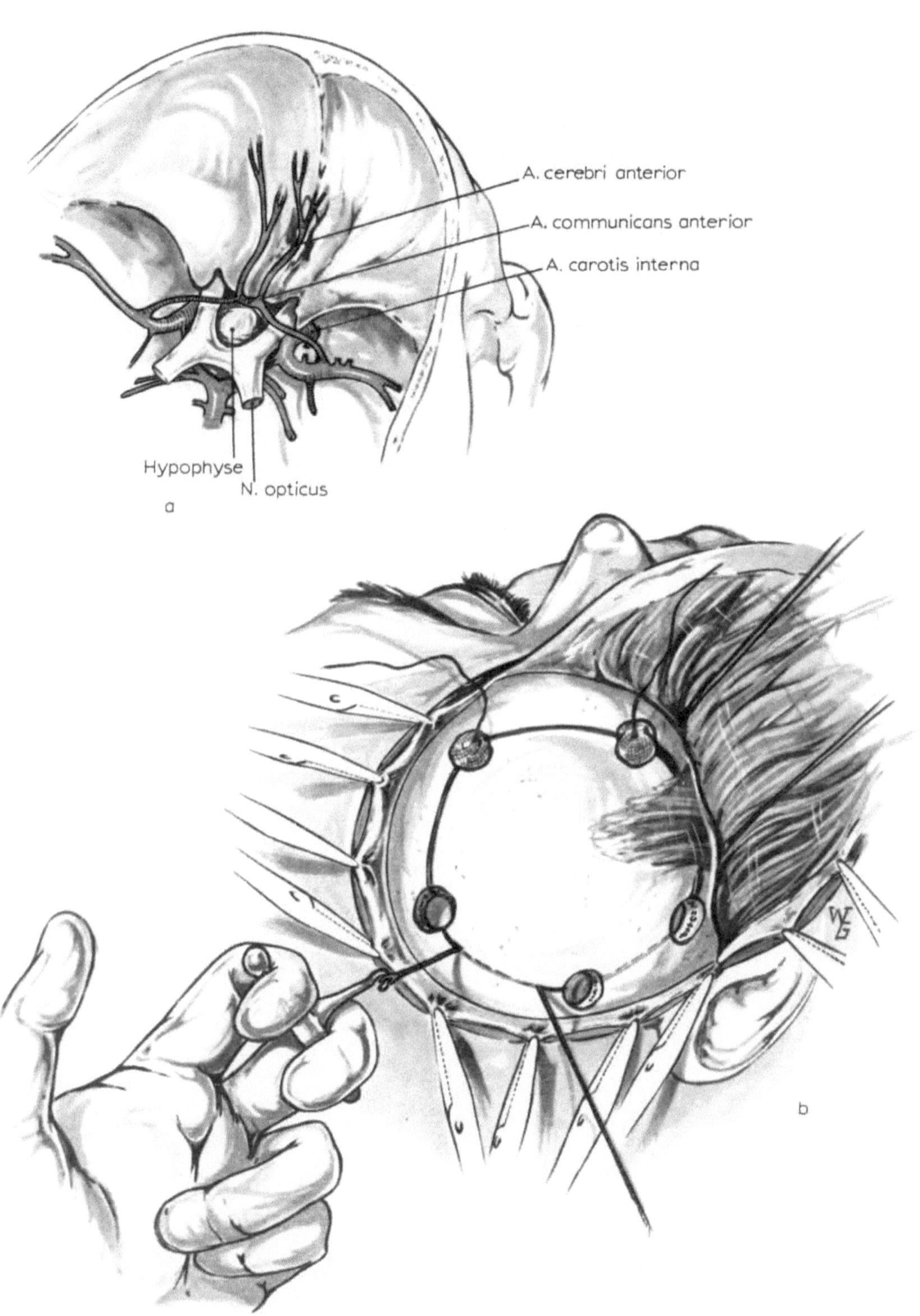
A. cerebri anterior
A. communicans anterior
A. carotis interna
Hypophyse
N. opticus
a
b

Transkranielle subfrontale Sellafreilegung II

Nach Freilegen der Dura erfolgt ihre bogenförmige Inzision mit zentraler Stielung *(oben)*. Senkrechte Entlastungsschnitte in die tiefsten Stellen der Trepanationsöffnung erleichtern das weitere Vorgehen. Die entstehenden Zipfel werden mit Hochnähten gespannt *(unten)*. Auf diese Weise kann der freigelegte Bezirk optimal genutzt werden. Einige Autoren verwenden Längsschnitte, andere stielen in eine andere Richtung. Hier muß die persönliche Erfahrung entscheiden.

Eine optimale Anästhesie kann durch entsprechende zeitliche Vereinbarung für ein erhebliches Zurücksinken des Stirnhirns allein durch osmotherapeutische Maßnahmen sorgen. Der durch Watteplatten und Gummistreifen geschützte Spatel braucht dann nur noch für die direkte Einstellung des Sellagebiets zu sorgen *(unten)* und übt praktisch keinen besonderen Druck auf das Stirnhirn aus. Dies ist für die postoperative Phase von großem Wert. Wattestreifen schützen auch die Hirnanteile am Sinus sowie im Bereich der *Sylvius*schen Furche *(unten)*. Man kann als zusätzlichen Schutz auch den zentral gestielten Duralappen auf dem abzudrängenden Hirn liegenlassen.

Beim weiteren Vordringen sind einzelne Brükkenvenen zwischen Hirn und Durainnenfläche zu koagulieren. Der langsam nachsickernde Liquor bedarf der kontinuierlichen Absaugung mit reduziertem Sog.

Als erstes Gebilde der Basis pflegt der N. olfactorius zu Gesicht zu kommen. Er soll am medialen Rand des Operationstrichters während dieser Phase der Operation bleiben. Nicht ganz selten reißt er ein oder zerreißt.

Je leichter sich das Abdrängen des Stirnhirns bewerkstelligen läßt, um so weiter ist im allgemeinen auch der Sellabereich einzusehen. Bei diesen optimalen Verhältnissen genügt dann auch die Arretierung mit selbsthaltenden Spateln. Die nächste wesentliche apparative Forderung geht nach einer optimalen Beleuchtung des tiefen und trichterförmigen Operationsfelds. Hierfür kann durchaus eine Kaltlichtsonde eingesetzt werden. Als günstiger erweist sich aber das Operationsmikroskop, weil es nicht nur präzise beleuchtet, sondern auch dann noch einen binokulären Einblick erlaubt, wenn der natürliche Abstand der Augen des Operateurs dies schon nicht mehr zuläßt.

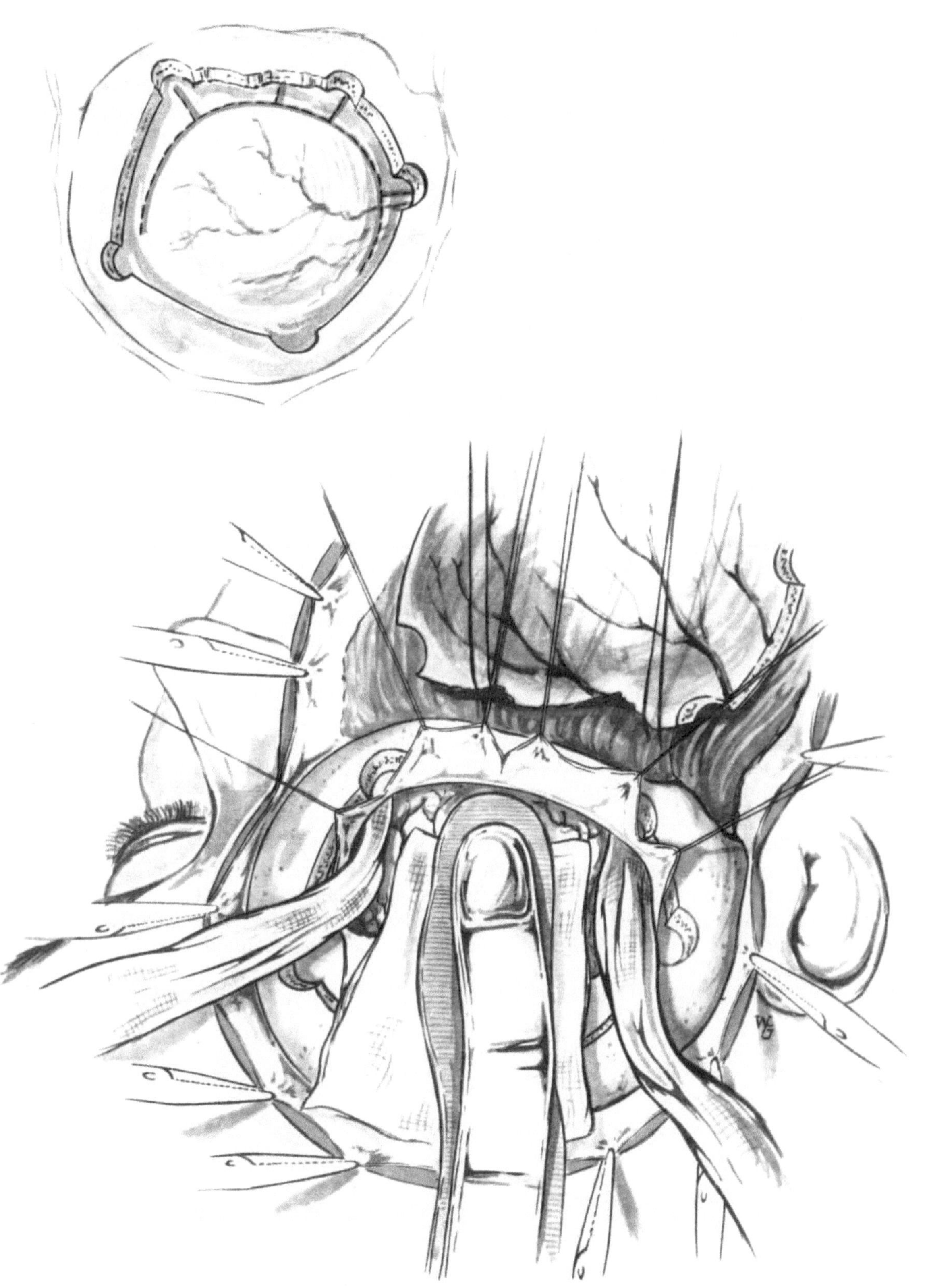

Transkranielle subfrontale Sellafreilegung III

Das erste wichtige Gebilde, das in der Sella-Chiasma-Region zum Vorschein kommt, ist der N. opticus. Die Farbe kann bis zu einem matten Weiß herabgesetzt und der Querschnitt ausgewalzt sein. Der Grad seiner peripheren Vaskularisierung ist recht unterschiedlich. Nach Darstellung seines Eintritts in den Canalis n. optici gelangt man etwas unterhalb und etwas lateral des Sehnerven auf die umbiegende Schlinge der A. carotis interna. Je nach dem Ausmaß der suprasellären Raumforderung sind die Abstandsverhältnisse dieser beiden Gebilde in der weiteren Strecke recht unterschiedlich; hier an ihren Eintritts- bzw. Austrittspunkten liegen sie jedoch noch eng beieinander (*a*). Um eine entsprechende Übersicht in diesem Winkel zu erreichen, muß nicht selten flächen- bis plattenartiges Arachnoideagewebe abgestreift werden. Unter der optischen Vergrößerung pflegt dies ohne Mühe zu gelingen.

Die Aa. cerebri anterior und communicans anterior kommen zunächst nicht zur Darstellung; meist kann hierauf überhaupt verzichtet werden, insbesondere beim typisch lokalisierten Hypophysenadenom ohne retroselläre Entwicklung. Mit diesem Befund sei begonnen. Medial des Sehnerven läßt sich das mehr oder weniger stark angehobene Diaphragma sellae einsehen, angehoben durch den darunterliegenden Tumorteil. Unter optischer Vergrößerung ist der Verlauf der kleinen Gefäße dieser Region gut festzustellen. Man muß stets berücksichtigen, daß einige der kleinen Gefäße dieses Gebiets direkt oder indirekt für die Versorgung des Hypothalamus zuständig sind, ihre Unterbrechung also zu Ausfällen im Hypothalamus führen kann. Besonders fest sind oft die Verbindungen nach dem Tuberculum sellae, für die Seiten trifft dies viel weniger zu.

Nach ausreichender Darstellung des sich vorwölbenden Diaphragmabezirks kann die Inzision mit einem langen schlanken Messer erfolgen (*b*). Die Inzisionsrichtung ergibt sich aus der Verlaufsrichtung der lokalen Verhältnisse. Nach den Seiten ist die Schnittlänge begrenzt, da die Karotis unter dem Sehnerven erheblich weit nach medial kommen kann. Eine stärkere Blutung bei diesem Operationsschritt kann nur aus einer Karotisverletzung stammen, vorausgesetzt, daß ein intraselläres Aneurysma ausgeschlossen ist (präoperative Angiografie). Die Versorgung einer derartigen Gefäßverletzung durch Nähte pflegt fast immer unmöglich zu sein; die Entscheidung wird unter dem Mikroskop getroffen. Man versucht eine lokale Tamponade mit zwischengeklemmten Muskelstückchen. Ist die Blutstillung durch intraselläres Einstopfen eines kleinen Wattestücks geglückt, so wird die Watte belassen. Sie pflegt einzuheilen; Spätinfektionen sind selten. Das Auswechseln der Watte gegen Muskelstückchen ist jedenfalls gefährlicher als das Belassen der Watte. Ultima ratio bei einer derartigen Karotisblutung in Höhe der Sella ist der Versuch der Karotisabklippung kurz nach ihrem Austritt aus dem Knochen. Mit Karotiskompressionen am Hals läßt sich die Blutung etwas drosseln. Derartige Ereignisse können zur Ausbildung einer Karotis-Sinus cavernosus-Fistel führen, so daß später weitere operative Maßnahmen nötig werden. Man wird nach Möglichkeit die Versorgung dieser Fistel via zervikale Karotis (z. B. Ballonkatheter) anstreben.

Eine weitere Quelle für allerdings geringe Blutungen sind Brückenvenen zwischen dem Temporalhirn und der Durainnenfläche. Sie stören den Operationsablauf und werden bipolar koaguliert (*a*).

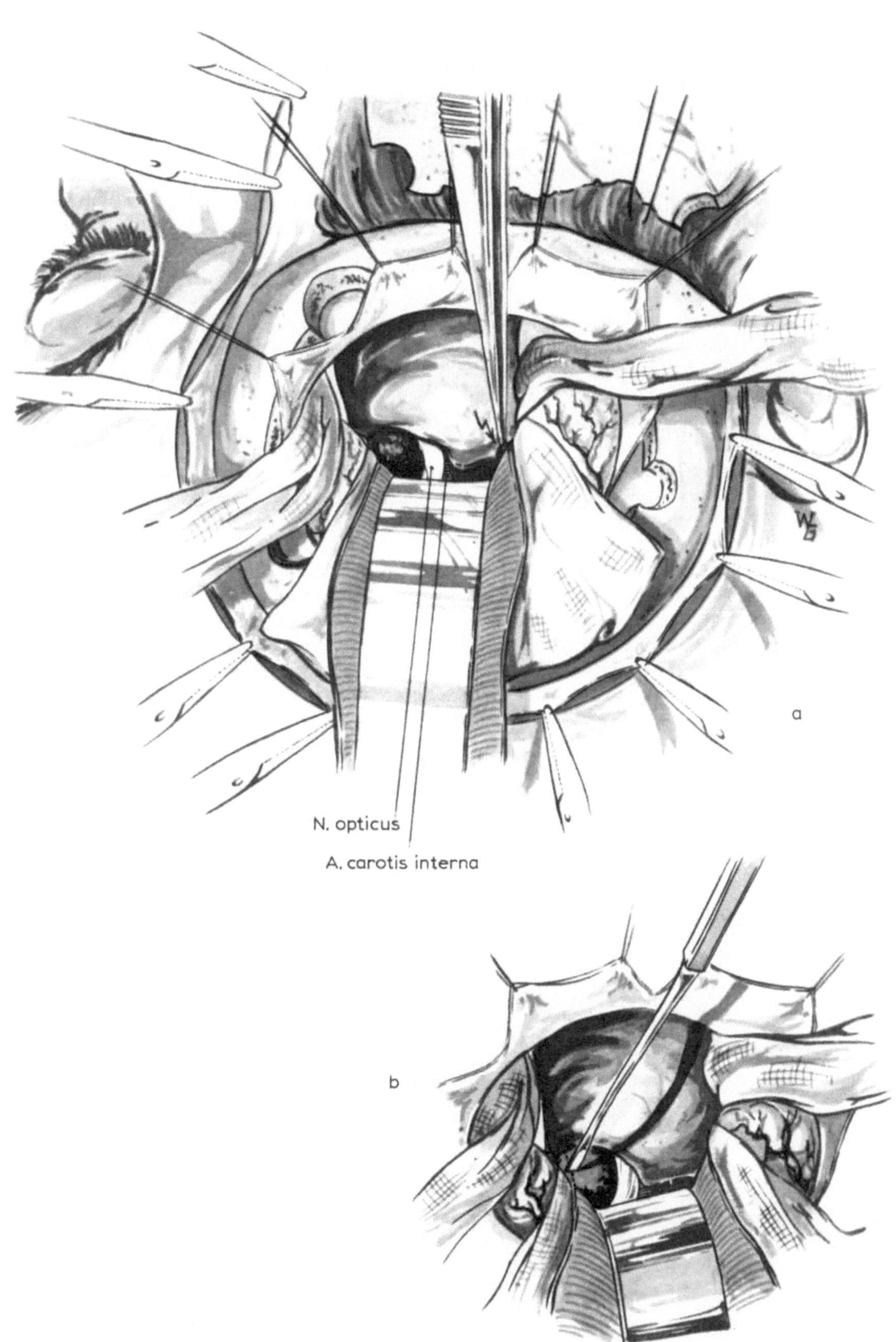
a
N. opticus
A. carotis interna
b

Transkranielle subfrontale Sellafreilegung IV

Die Inzision des meist stark verdünnten Diaphragma sellae gibt Auskunft über die Konsistenz des Tumorinhalts. Diese wiederum bestimmt die Art und die Radikalität des weiteren Vorgehens. (Einige Autoren punktieren den Tumor vor der eigentlichen Inzision, um Zysten zu entleeren, aber auch um im Angiogramm unentdeckt gebliebene Aneurysmen zu erkennen.) Handelt es sich um einen weitgehend erweichten Tumor, so wird mit dosierbaren Saugern *(oben)* vorgegangen. Dieses elegante Verfahren ist selbstverständlich am schonendsten, da es bei jeweils angepaßter Saugleistung artifizielle Gefäßverletzungen vermeidet. Es empfiehlt sich aber unbedingt die vorherige Überprüfung der Saugerspitze; jegliche Ecken und Zacken müssen beseitigt werden. Unabhängig von der Saugerform gelingt die Abtragung weicher Tumorstücke nur in den mittleren und distalen Tumorbereichen. Alle Partien, die direkt unter und lateral des Diaphragma sellae sitzen, können auf diesem Wege nicht erreicht werden.

Bei einer Übergangskonsistenz zwischen weich und fest, die meist auch einen zähen Einschlag hat, empfiehlt sich die Verwendung des scharfen Löffels *(Mitte)*. Auch hier wird die Kante genau auf Spalten und Ausbiegungen kontrolliert, da sich in ihnen Gewebeteile und Gefäße verklemmen können, was ein Ausreißen und die entsprechende Blutung zur Folge haben kann. Die Größe des Löffels wird den jeweiligen örtlichen Gegebenheiten angepaßt. Nicht selten benutzt man biegsame Löffel, wie sie in der Choledochuschirurgie verwendet werden. Alle Maßnahmen mit einem scharfen Löffel innerhalb des Hypophysentumors erfolgen optisch mehr oder weniger blind; daher muß die Hand des Operateurs jeden vorgesehenen Schritt durch vorsichtiges Tasten mit diesem Löffel weitestgehend absichern. Man kann auch Rongeurpinzetten benutzen, wobei aber die Schärfe dieser Instrumente intakt sein muß.

Ist der Tumorinhalt derb, so kommt nur die schneidende Faßzange zur Entleerung infrage *(unten)*. Gerade bei diesem Instrument ist das Prädikat »schneidend« oft nicht zutreffend; es reißt Gewebe und Gefäße ein. Die Größe der entnommenen Gewebestücke richtet sich einzig und allein nach der optischen Übersicht.

Die Tumorkapsel besteht aus Tumorresten und umgebenden Dura- und Periostanteilen. Oft sind Venengeflechte eingelagert. Unterschiedlich ausgeprägte und unterschiedlich feste Verbindungen bestehen zu den umgebenden Strukturen (Optikus, Sinus cavernosus, Karotis, Hirnnerven usw.). Man kann zwar generell sagen, daß das Hypophysenadenom diesen Strukturen meist nur attachiert ist, während Kraniopharyngiome oft echte Narbenverbindungen aufweisen. Diese Regel ist aber nicht allgemeingültig. Wegen der hohen Gefährdung der umgebenden Strukturen sollte jede Kapselpräparation unter optischer Vergrößerung erfolgen, um klar entscheiden zu können, ob eine Abtragung möglich ist oder der Kapselbezirk belassen werden muß. Theoretisch ist damit die Möglichkeit des Rezidivs gegeben, in der Praxis ist diese Gefahr aber erheblich geringer als die Gefahr der intraoperativen Komplikation. In der Mehrzahl der Operationen von Hypophysenadenomen wird daher keine totale Kapselentfernung vorgenommen, sondern alle sichtbaren und ohne Gefahr abschieb- und mobilisierbaren Abschnitte werden reseziert.

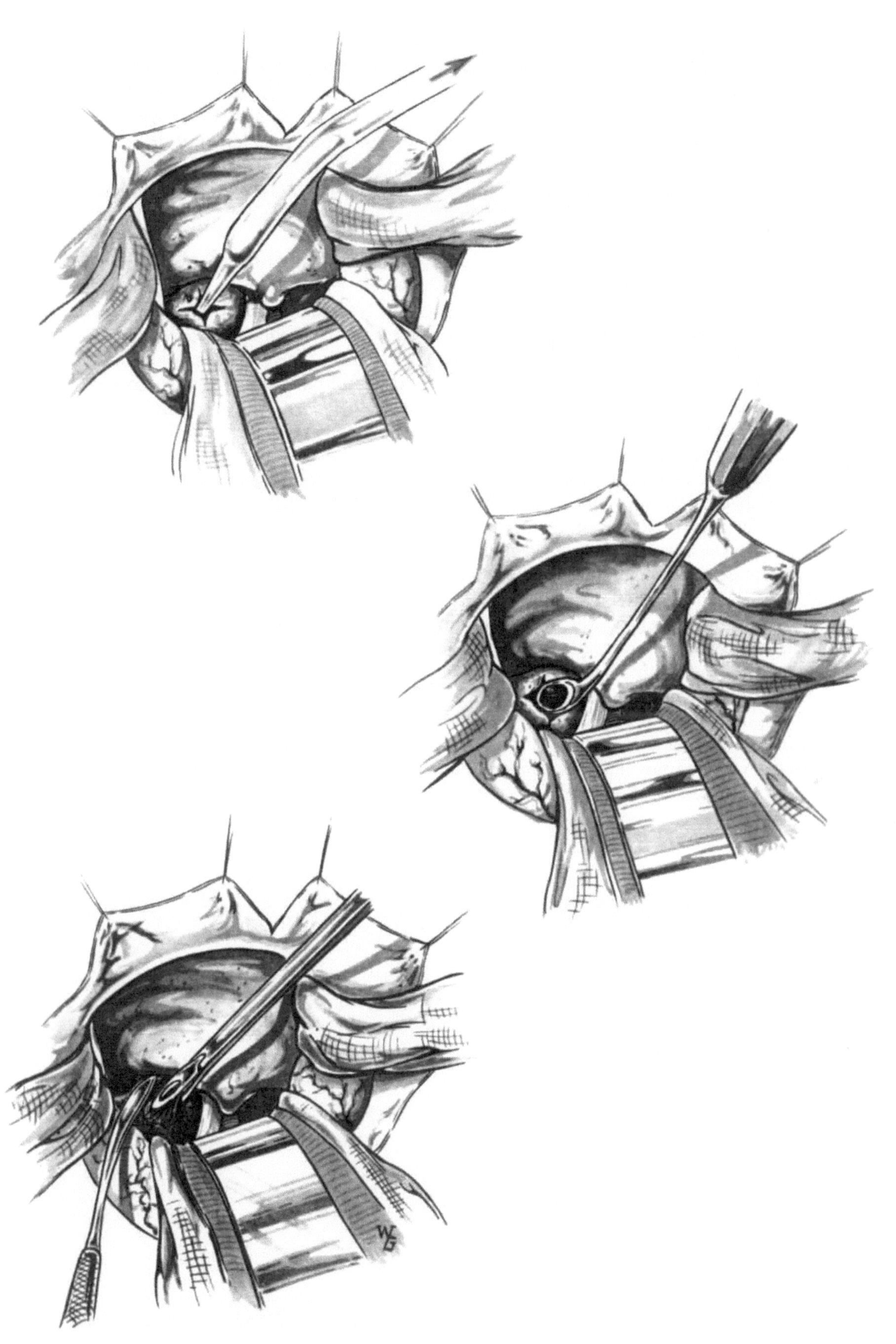

Im folgenden bedarf es noch der Darstellung einiger Besonderheiten, die bei der Operation auftreten können.

Die Anteposition des Chiasmas kann den Raum zwischen Tuberculum sellae und vorderer Chiasmabegrenzung derart eng werden lassen, daß auch das mikrochirurgische Vorgehen nicht weiterhilft. Hier empfiehlt sich die Erweiterung des Operationsfeldes nach vorn *(oben)*. Zunächst wird die Dura über dem Planum sphenoidale gespalten und nach den Seiten abgeschoben. Der freigelegte Knochenbezirk kann nun mit Fräse und Bohrer abgetragen werden. Unter ihm gelangt man in Teile der Siebbeinzellen und Keilbeinhöhle. Falls die Außenschicht der Schleimhaut nicht verletzt worden ist, kann sie stumpf abgeschoben werden; andernfalls wird die Mukosa reseziert und koaguliert. In Zweifelsfällen empfiehlt sich die Beratung durch den Rhinochirurgen. Der nächste Schritt besteht im Abtragen der Sellavorderwand *(Mitte)*, die ja gleichzeitig Rückwand des vorderen oberen Teils der Keilbeinhöhle ist. Nach den Seiten kann die Knochenabtragung nur soweit gehen, wie es der Verlauf der Optici in ihren Kanälen gestattet. Richtlinien ergeben sich aus dem Winkel, unter dem sich die Sehnerven in den Knochen begeben. Auch die Karotiden kommen in die Nähe des Trepanationsbezirks. Hierüber geben die aus dem präoperativen Angiogramm abzumessenden Abstände der beiden intraossalen Karotisanteile eine Aussage. Die nun freiliegende Tumorkapsel *(unten)* kann in gewohnter Weise nach bipolarer Koagulation inzidiert und der Tumorinhalt entfernt werden.

Über das Ausmaß der möglichen Kapselentfernung entscheiden wieder die lokalen Verhältnisse (S. 38).

Nach dem Abschluß des Tumoreingriffs muß wieder eine Absicherung gegenüber den eröffneten Nebenhöhlen erfolgen. Die entstandene Öffnung in der Keilbeinhöhle wird mit freitransplantierten Muskelstückchen oder mit Lyodurafetzen ausgefüllt, wobei eine zusätzliche Festigung durch Gewebekleber erfolgen kann. Über der Einfütterung ist die Dura wieder zu vernähen. Dies ist aufgrund der oft recht dünnen Beschaffenheit der basalen Dura technisch teilweise nicht möglich, so daß eine Duraplastik (Galea-Periost, Lyodura) aufgenäht oder aufgeklebt werden muß.

Besondere Verhältnisse liegen auch bei der Arachnoiditis optico-chiasmatica vor. Die Verwachsungen und Vernarbungen können außerordentlich unterschiedlich sein. Neben zarteren Briden finden sich feste Zysten und Narbenplatten. Unter optischer Vergrößerung lassen sich die Auflagerungen meist recht gut lösen und abtragen. Die sorgfältige Stillung auch der kleinsten Blutungen mit aufgelegten Wattestückchen versucht erneute Vernarbungen zu vermeiden.

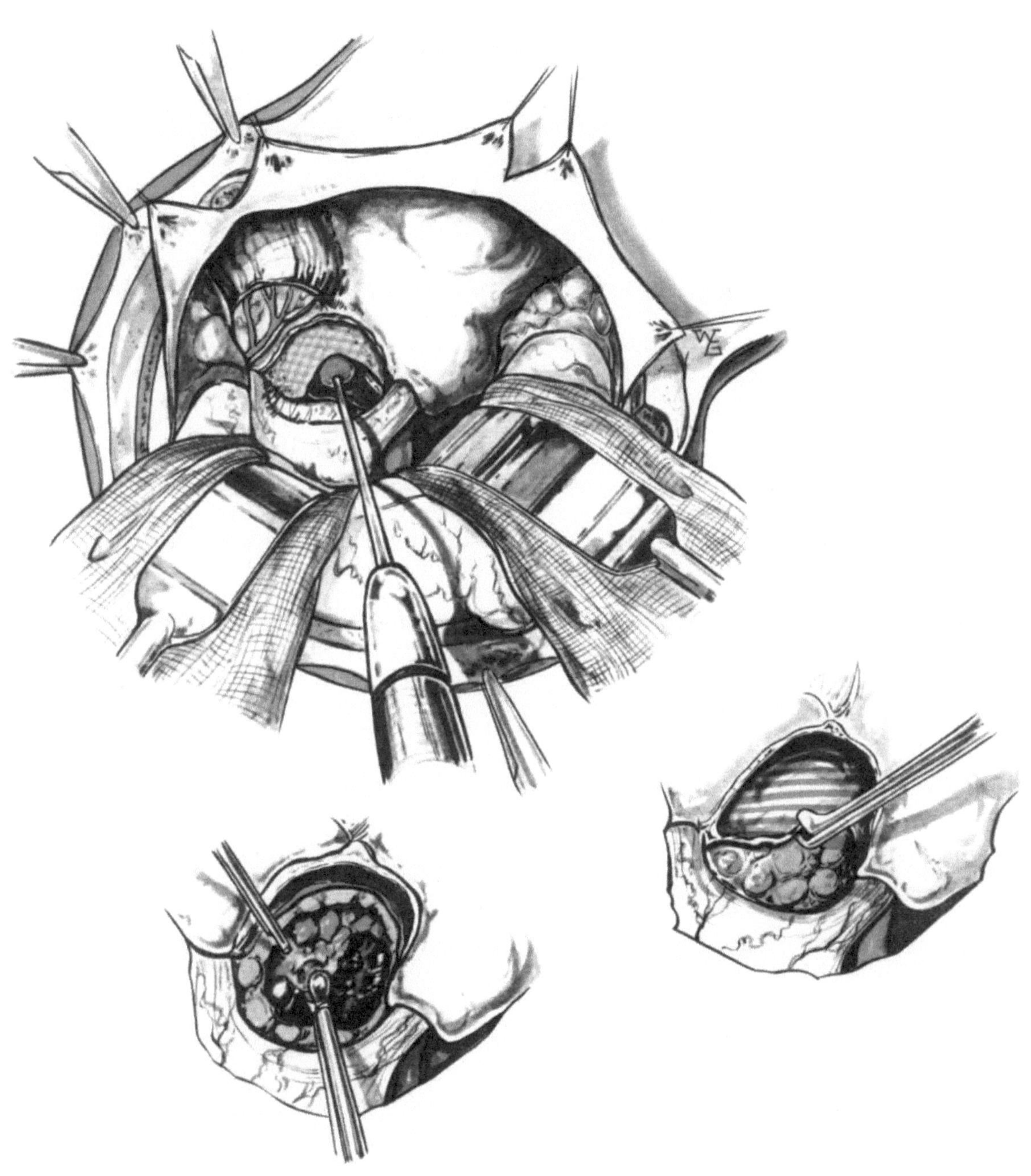

Transkranielle subfrontale Sellafreilegung VI

Eine weitere besondere Situation entsteht bei der betonten Entwicklung des Hypophysenadenoms zur Seite beziehungsweise nach retrosellär. Bei seitlichem Tumorwachstum erscheint Geschwulstgewebe zwischen dem Opticus und der Karotis; außerdem werden diese beiden Gebilde nach der Seite und nach oben verlagert. Je ausgeprägter die Spreizung von Sehnerv und Karotis, um so geringer ist die Seitwärtsverschiebung des Optikus *(oben)*.

Das operative Ziel ist die bröckenchenweise Entfernung des Tumors durch den Raum zwischen Nerv und Gefäß hindurch. Daß damit operative Risiken verbunden sind, braucht nicht erläutert zu werden. Ebenso steht der Wert der optischen Vergrößerung außer Frage.

Zunächst werden mit Mikroraspatorien die Adhäsionen zwischen der lateralen Tumorkapsel und Sehnerv sowie Karotis gelöst. Danach kann nach oberflächlicher bipolarer Koagulation die Tumorkapsel eröffnet werden. Bröckchenweise wird der Tumorinhalt entfernt, immer unter genauer Beachtung querverlaufender Gefäße, deren Ausriß aus der Karotis bzw. ihren Ästen zu schwer stillbaren Blutungen führen kann.

Bei der Präparation erscheinen nicht selten sowohl die A. cerebri anterior *(oben)* als auch die hintere Begrenzung des Chiasmas im Blickfeld. Dabei darf auf keinen Fall ein stärkerer Druck auf das zurückgehobene Hirn ausgeübt werden; weiche selbsthaltende Spatel geben hierfür eine ziemliche Sicherheit.

Nachdem auf diese Weise eine weitgehende Entlastung des Tumorinneren in Richtung der infrachiasmalen Anteile erfolgt ist, kann die Tumorkapsel von lateral und von medial aus in kleinen Stücken mobilisiert und abgetragen werden *(Mitte)*. Auf keinen Fall dürfen hierfür reißende Instrumente eingesetzt werden. Von Fall zu Fall ist jeweils zu entscheiden, ob Kapselreste an den wichtigen Gebilden der Region verbleiben oder doch entfernt werden können. Es handelt sich um eine mikrochirurgische Phase der Operation, in der nur die genaue Sicht eine ausreichende Sicherheit bringen kann.

Gleiche Bedingungen ergeben sich bei Tumoranteilen, die retrosellär entwickelt sind und entfernt werden müssen *(unten)*. Die Entscheidung über die Entfernung kann ebenfalls erst unter der Operation und nur bei einwandfreier Sicht getroffen werden. Das Vorgehen entspricht im Prinzip dem beim seitlich entwickelten Adenom. Zu beachten ist aber der Verlauf der feinen und feinsten Arterien, die zum Hypothalamus ziehen und die dadurch wichtige Versorgungsfunktionen haben (S. 24).

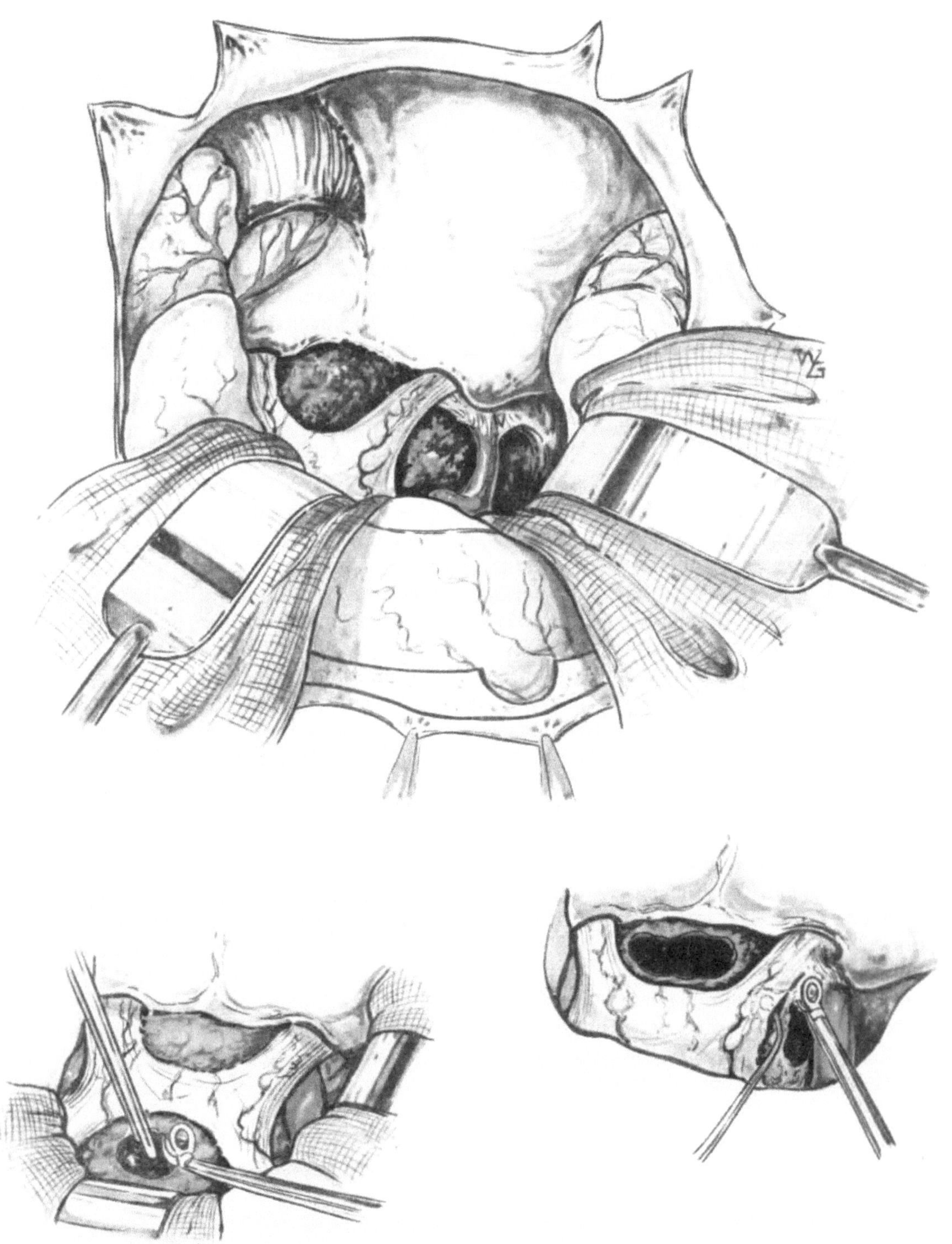

Transkranielle Operation des Kraniopharyngioms I

Kraniopharyngiome können aufgrund ihrer stark differierenden Lokalisation und Größe sehr unterschiedliche operative Aufgaben aufwerfen. Alle neurochirurgischen Kliniken sind gezwungen, mehrere therapeutische Richtlinien für Kraniopharyngiome zu benutzen. Dies reicht von der Unmöglichkeit der lokalen Operation, der Notwendigkeit der Liquorableitung, den Punktionsmethoden bis hin zu den Bestrahlungsformen. Die Diagnosestellung Kraniopharyngiom ist daher nicht mit dem Stichwort transkranielle Operation gleichzusetzen. Daß außerdem noch die persönlichen Erfahrungen der jeweiligen Operateure ihren Einfluß auf die Wahl der Behandlungsmethode haben, braucht nicht erläutert zu werden. Die diagnostischen Maßnahmen (Röntgenübersichtsaufnahme, CT-Scan, Zisternenluftfüllung) sorgen für möglichst klare Auskünfte zur Tumorbegrenzung und zu den Nachbarschaftsstrukturen. Handelt es sich um ein weitgehend intrasellär entwickeltes Kraniopharyngiom, so pflegt präoperativ meist nur die Diagnose Hypophysentumor zu gelingen; die wahre Natur erkennen erst Operateur und Histologe. Gleiches kann bei primär ausschließlich im Hypothalamus lokalisierten Kraniopharyngiomen der Fall sein. Hier wird dann ein Hypothalamusgliom angenommen. Die Mehrzahl der Kraniopharyngiome besteht aber aus einem kleinen sellären und einem großen bis sehr großen supra- und retrosellären Anteil. Die Operationsplanung zielt dementsprechend in zwei Richtungen.

Gegenüber der für die Hypophysenadenome geschilderten Technik ergeben sich die Besonderheiten vornehmlich für den supra- und retrosellären Tumorteil. Die intrasellären Geschwulstbezirke werden entsprechend der auf S. 206 geschilderten Technik entfernt.

Die Trepanationsöffnung kann mitunter weiter nach temporal oder weiter nach frontobasal ausgedehnt werden, je nach der präoperativ gesicherten Hauptrichtung des Geschwulstwachstums. Die entsprechende Erweiterung betrifft dann auch die Durainzision.

Die Tumorteile werden von dem Oberflächenbezirk angegangen, von dem ein direktes Eindringen ins Tumorinnere möglich erscheint. Praktisch bedeutet dies, daß auch zwischen Karotis und Sehnerv vorgegangen werden kann. Die Präparation der Grenze zwischen Tumor und Gefäßen oder Nerven wird durch die nicht selten fest vernarbten Adhäsionen erschwert. Die Anwendung der optischen Vergrößerung kann daher nicht genug empfohlen werden. Nach bipolarer Koagulation der Kapsel erfolgt die Inzision und das Absaugen des zystischen und weichen Tumorinhalts. Feste Bezirke bedürfen des scharfen Löffels oder der Rongeurpinzette *(oben)*, wobei die Mobilisierung durch Mikroelevatorien vorangehen muß *(Mitte)*.

Beim Angehen retrosellärer Tumorteile kommt die A. cerebri anterior *(unten)* mit ihren Ästen ins Operationsfeld und bedarf der entsprechenden Beachtung. Sie pflegt mitunter erheblich nach lateral verlagert zu sein. Das Hauptaugenmerk jedoch muß auf das Infundibulum gelegt werden, um keine irreversiblen postoperativen Komplikationen zu provozieren. Die Verlagerung des Infundibulums ist, je nach Lage und Größe des Tumors, sehr unterschiedlich. Es kann dem Tumor basal anliegen, es kann durch den Tumor hindurchziehen, häufiger aber ist es bogenförmig in Richtung Pons ausgewalzt. Insbesondere die Möglichkeit des Hindurchziehens durch den Tumor weist auf die Notwendigkeit des stückchenweisen Entfernens des Tumorgewebes. Eine enge Verbindung zwischen Tumorkapsel und Infundibulum verbietet die restlose Kapselentfernung.

Insgesamt gesehen führt auch die Mikrochirurgie keineswegs immer zur Radikalentfernung des Kraniopharyngioms, also zur Chance der Heilung. Sie hat aber den Radikalitätsgrad erhöhen und die lokale Präparation erheblich verfeinern können.

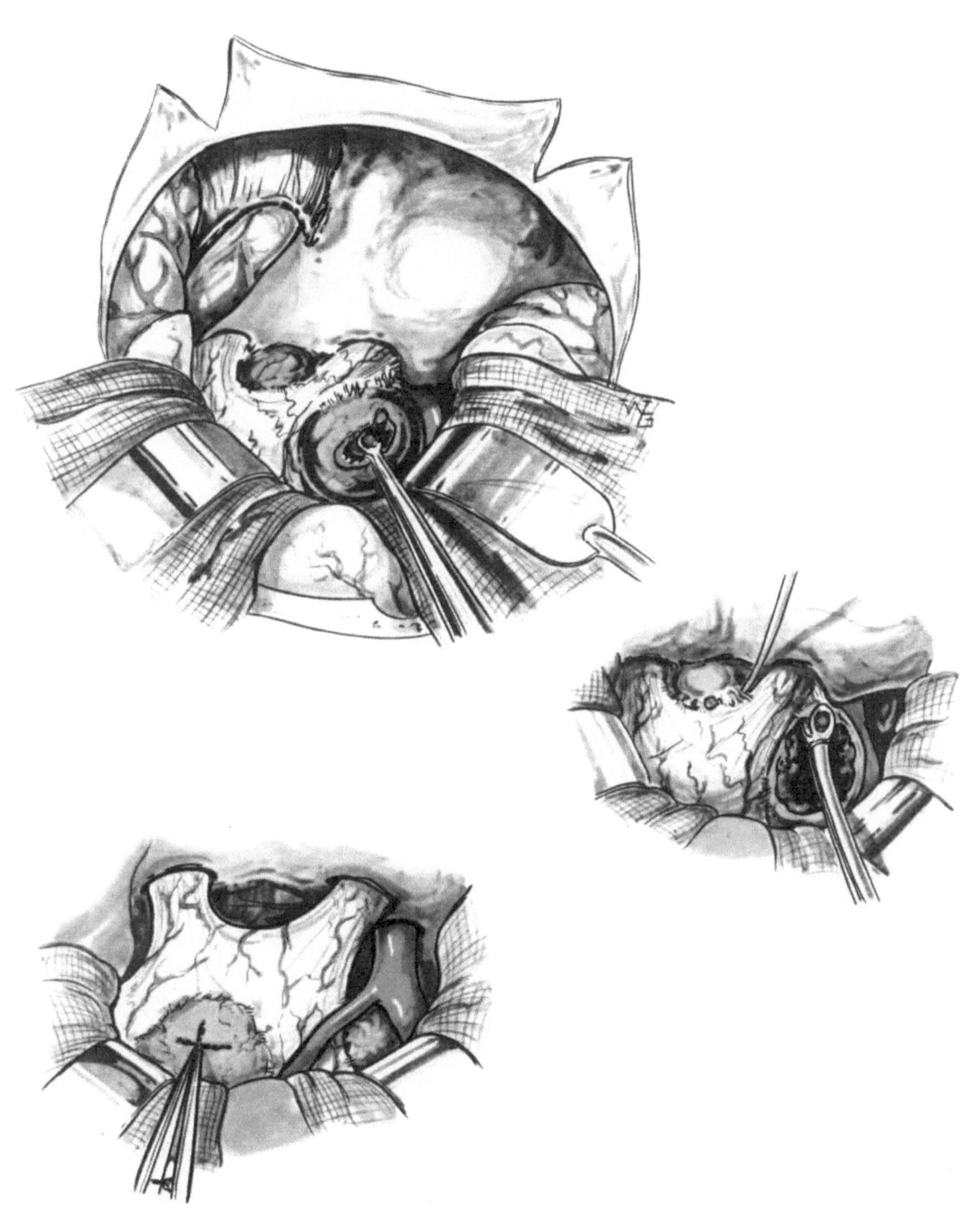

Transkranielle Operation des Kraniopharyngioms II

Aus einigen besonderen Positionen des Kraniopharyngioms ergeben sich noch Besonderheiten des operativen Vorgehens.

Breitet sich der Tumor in größerem Maße gegen den 3. Ventrikel oder auch die Seitenventrikel aus, so wird zunächst der supraselläre Teil des Kraniopharyngioms nach der auf S. 204 dargestellten subfrontalen Methode angegangen und soweit optisch darstellbar entfernt. In der gleichen Operation oder einige Wochen später erfolgt dann die Eröffnung des nächstgelegenen Seitenventrikels *(oben)*, bei medianen Prozessen des Ventrikels der nichtdominanten Seite. Die genaue Technik ist auf S. 166 dargestellt. Nach der Ventrikeleröffnung kommt man auf den subfrontal nicht erreichbaren Tumorbezirk, mitunter bereits intraventrikulär, häufiger aber erst nach Eröffnung des Ventrikelbodens. Nach der subtilen Entfernung der Geschwulstbezirke können die Foramina interventricularia inspiziert und die Durchgängigkeit des Liquors überprüft werden.

Die Gefahr des Vorgehens liegt in der Möglichkeit, beim Eröffnen des Ventrikelbodens irreversible Schäden im Hypothalamus zu setzen, sei es durch direkte Schädigung oder sei es durch Verletzung versorgender Gefäße. Es kann also bei festerer Konsistenz des Tumors durchaus möglich sein, daß eine über eine Probeexzision hinausgehende Entfernung dieses Geschwulstteils nicht möglich ist.

Schließlich sei noch auf zwei Zugangsmöglichkeiten hingewiesen, die in speziellen Situationen einen Ausweg bringen können. Durch das Anheben des Schläfenhirns und die begleitende Mobilisierung des Sulcus cerebri lateralis (*Sylvius*sche Furche) kann versucht werden, derartige retro- und parasellär entwickelte Tumorbezirke von lateral anzugehen *(Mitte)*. Höher in den 3. Ventrikel hineinreichende Tumorbezirke sind auf diesem Wege nicht genügend darstellbar. Hierfür kann das bifrontale Vorgehen auf der Basis zur Anwendung kommen *(unten)*.

Unter bewußter Eröffnung und Versorgung der Stirnhöhlen wird so weit nach frontobasal trepaniert, daß das Chiasma und der dahinter und darüber sitzende Tumor median von vorn eingestellt werden können. Da die Möglichkeit der Verletzung größerer Gefäße nicht gering ist, sollte ein derartiges Vorgehen nur unter optischer Vergrößerung und optimaler Beleuchtung erfolgen. Die lokalen anatomischen Verhältnisse sind auf S. 38 dargestellt.

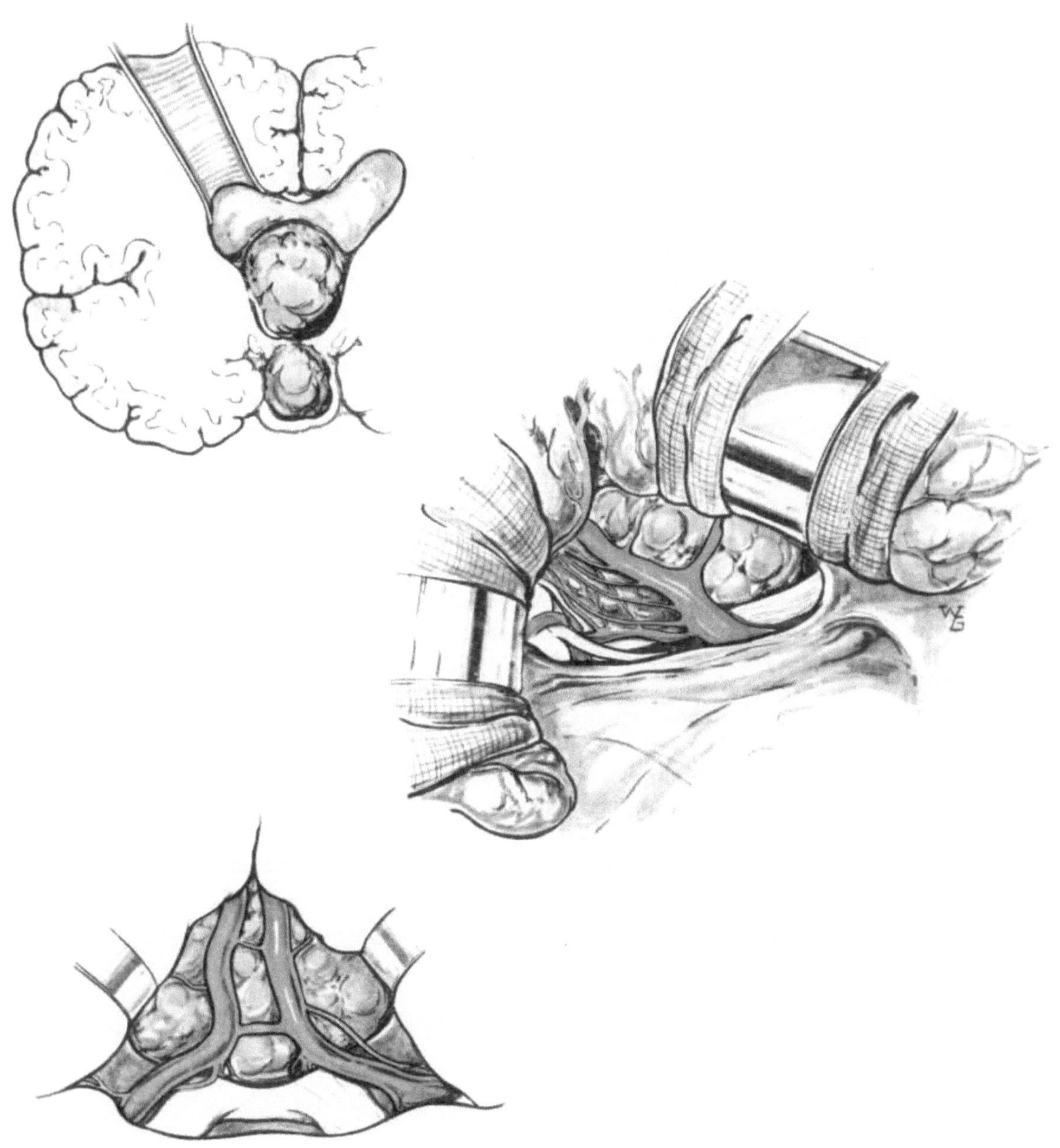

Operation des Tuberculum-sellae-Meningioms

Die Tumoren dieser Region alterieren sowohl die Gefäße als auch Sehnerven und Chiasma sowie die mediane Stirnhirnbasis. Die genannten Strukturen müssen bei der Operationsplanung berücksichtigt werden: Das operative Vorgehen erfolgt kleinschrittig und nicht großzügig.

Bei der Freilegung benutzt man im wesentlichen den Weg der sogenannten klassischen Hypophysendarstellung, geht also meist von frontotemporal aus ein. Da eine Erweiterung der Trepanationsöffnung notwendig werden kann, empfiehlt sich der Bügelschnitt von Ohransatz zu Ohransatz. Bei kleineren Tuberculum-sellae-Meningiomen reicht der frontotemporale Bogenschnitt mit basaler Stielung. Weiter nach vorn sich ausdehnende derartige Tumoren können es angezeigt erscheinen lassen, auf der vorderen Schädelbasis von frontal her vorzugehen. Lage und Größe der Trepanation sind also genau zu planen.

Gleiche Gesichtspunkte gelten für die Duraeröffnung. Meist wird nach zentral gestielt und zusätzlich senkrecht in Richtung Basis inzidiert. Beim Dislozieren des bedeckenden Stirnhirns spielt die optimale Osmotherapie die wichtigste Rolle; ihr Effekt kann durch eine verstärkte Reklination des Kopfes erhöht werden. Mitunter empfiehlt sich auch die Mobilisierung des Temporalpols durch bipolare Versorgung der Venen zwischen Dura und Hirn. Dadurch kann von der Seite her eine Entlastung und eine bessere Zugänglichkeit erzielt werden. Durch selbsthaltende Spatel und eingefütterte Wattestreifen gelingt die Einstellung eines großen Tumorabschnitts *(oben)*. Die Geschwulst wird meist von den Aa. ophthalmica und meningea media aus mit Blut versorgt. Aus diesen Richtungen erwartet man auch die zu verschließenden Gefäße. Alle anderen Gefäße werden vor etwaigen Koagulationen erst darauf untersucht, ob sie nicht zufällig den Tumor nur passieren, sei es innerhalb des Tumorgewebes oder in mehr oder weniger festem Kontakt mit seiner Kapsel.

Besondere Beachtung wird auf die A. carotis interna und ihre Äste gelegt *(oben)*. Direkt lateral und oberhalb der rückläufigen Schlinge der Karotis trifft man auf den N. opticus. Diese lokalen Verhältnisse zwingen dazu, den Tumor zunächst in kleinen Stücken auszuhöhlen *(oben)*, wobei jeder Zug vermieden werden sollte. Danach kann das schrittweise Abtragen der Kapsel erfolgen, weil auf diese Weise die begleitenden Strukturen darstellbar werden. Daß zumindest dieser Operationsschritt unter mikroneurochirurgischer Technik erfolgen sollte, braucht nicht näher erläutert zu werden. Die Auslösung der hinteren unteren Tumorteile *(Mitte)* aus den wie ein Halbring sich herumlegenden Chiasmateilen bedarf zur Schonung der zum Chiasma und zum Hypothalamus ziehenden Gefäße unbedingt der optischen Vergrößerung.

Die Versorgung der Matrix kann unkompliziert sein und sich auf einige wenige lokale Koagulationen am Tuberculum beschränken. Gelegentlich reichen aber Tumoranteile bis in größere Knochentiefen *(unten)* und stellen sogar Verbindungen zu den Zellen von Siebbein und Keilbein her; damit sind nicht selten erhebliche Sickerblutungen verbunden. Bei der Versorgung benutzt man Wachs als Unterlage, bedarf aber gelegentlich des Überklebens mit Plastiken *(unten)*.

Schließlich sei darauf hingewiesen, daß einzelne Meningiomanteile derart fest mit Gefäßen und optischen Strukturen verbunden sein können, daß es günstiger erscheint, sie zu belassen.

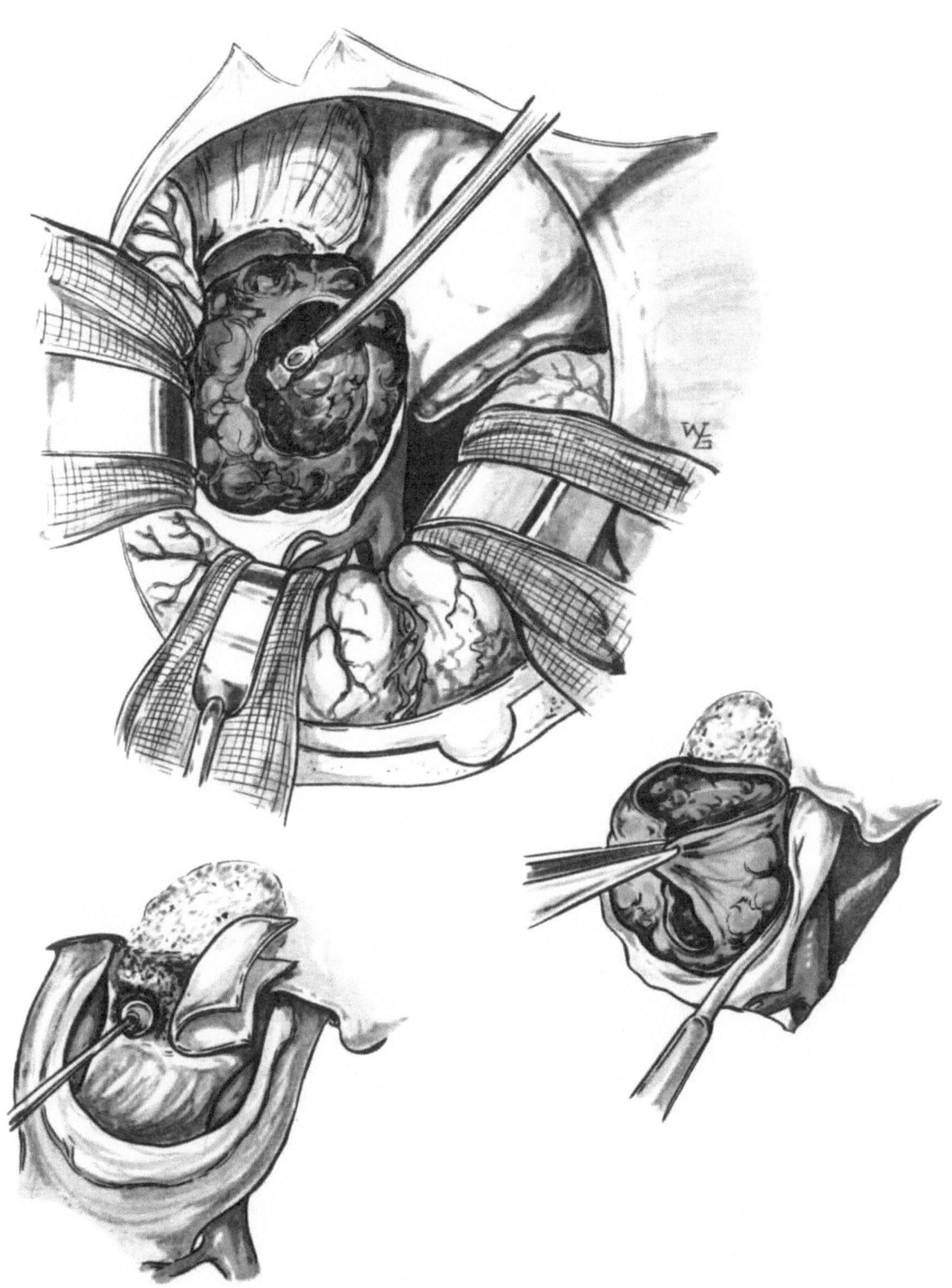

Operation von Gliomen des Chiasma und des Nervus opticus

An dieser Stelle sollen die Gliomformen behandelt werden, die nicht oder noch nicht in den Canalis n. optici eingedrungen sind, sondern ihr operatives Schwergewicht innerhalb des Chiasmas haben. Diese Formen können entweder von Optikus und Chiasma direkt ausgehen, sie können aber auch vom Hypothalamus stammen und die optischen Strukturen sekundär alterieren.

Da das operative Ziel die weitgehende oder völlige Entfernung des Tumorgewebes ist, kann ein derartiger Eingriff nur mit starker Vergrößerung und mit geeignetem Mikroinstrumentarium ausgeführt werden. Ohne diese technischen Voraussetzungen ist die Gefährdung unbeteiligter Strukturen derart groß, daß der Tumor nicht angegangen werden sollte.

Der operative Zugang erfolgt nach den auf den S.200–206 geschilderten Grundsätzen, also meist von subfrontal aus. Zur ausreichenden Darstellung der Chiasmaregion empfehlen sich selbsthaltende Spatel; sie verhindern den Druck auf wichtige Strukturen durch den vom Assistenten meist ohne Sicht geführten und dadurch abrutschenden Spatel. Chiasma und Opticus werden zunächst von Adhäsionen mit der Umgebung befreit *(oben)*. Dies erfolgt bereits unter dem Operationsmikroskop, um passierende Gefäße, die zum Hypothalamus ziehen, zu schonen.

Im nächsten Schritt wird unter Zuhilfenahme einer hohen Vergrößerung nach den Grenzen zwischen Tumor und intaktem Nervengewebe gesucht, und zwar zunächst in Richtung der Gegenseite des Chiasmas.

Danach wird die die Nerven und den Tumor umgebende Scheide in Richtung der optischen Strukturen inzidiert *(Mitte)*. Damit kann eine Beurteilung des Ausmaßes der Infiltration nervaler Strukturen durch die Geschwulst erfolgen. Hiervon hängt die Entscheidung darüber ab, ob der Tumor mitsamt den optischen Strukturen exstirpiert wird oder ob ein Auspräparieren der Tumorteile aus dem Chiasma erfolgt.

Da sich unter dem Mikroskop die nervalen Strukturen aufgrund der Gestalt und der Farbe recht gut vom Tumorgewebe abgrenzen lassen, kann nach entsprechend subtiler Präparation *(unten)*, die ohne Zeitdruck erfolgen muß, auch das Auspräparieren durchaus zum radikalen Ergebnis gebracht werden. Bei Tumorstückchen, die man nicht genügend abgrenzen kann und deshalb belassen muß, ist zu klären, ob sich die versorgenden Gefäßchen differenzieren lassen. Deren bipolare Koagulation soll dann die Degeneration des Tumorrestes erreichen *(unten)*.

Dehnt sich die Geschwulst weiter in den retrosellären Raum aus, so ist besonders auf die verlagert verlaufenden Aa. cerebri anterior und communicans anterior zu achten. Sie müssen atraumatisch derart abgedrängt werden, daß ein genügend großer Trichter zur Präparation der hinteren Tumorteile vom Hypothalamus und vom Infundibulum entsteht. Ist diese Voraussetzung nicht zu erfüllen (ausgeprägte Verwachsungen zwischen Tumor, Nervengewebe und Gefäßen; Infiltration des Hypothalamus; zu feste Tumorkonsistenz), dann wird dieser Tumorteil belassen.

Verläuft der Tumor sekundär weiter in den Canalis n. optici hinein, so schließt sich die Entdachung des Kanals nach dem auf S. 184 geschilderten Verfahren und die bulbusnahe Durchtrennung des Optikus an.

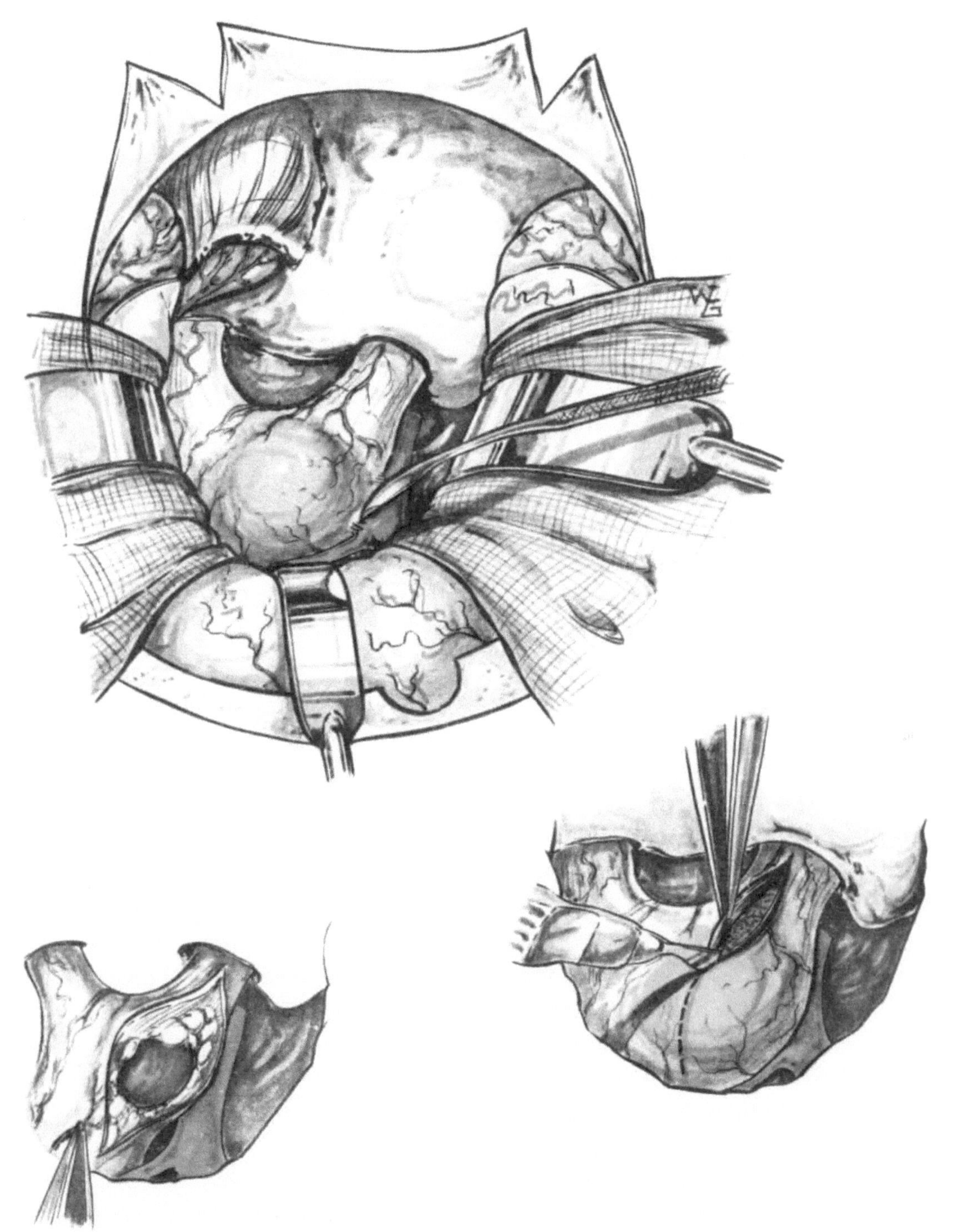

VI Operationen bei zerebralen Gefäßprozessen

Prinzipien der Versorgung von Hirngefäßaneurysmen I

An dieser Stelle wird nicht auf die Präparation und Separierung der Aneurysmen eingegangen, sondern auf den Verschluß ihres Halses und Körpers. Durch die ausgedehnten Erfahrungen einer Reihe von Operateuren wurden Standardmethoden ausgearbeitet. Trotzdem fällt die Entscheidung für die eine oder andere Methode keineswegs immer leicht. Auch weiterhin sind persönliche Erfahrungen und technische Ausrüstung wichtig.

Das operative Ziel der Aneurysmaversorgung, nämlich sein Verschluß, ist einfach, die Wege dazu aber schwierig. Erst unter der Präparation bekommt man völlige Klarheit über die Breite und die Richtung des Aneurysmenhalses. Damit fällt die Entscheidung über die zu wählende Versorgungsart.

Zunächst zur Koagulations-Klippungs-Methode *(Yasargil)*. Mit Hilfe schlanker bipolarer Pinzetten, die längs zum Aneurysmahals präparierend geführt werden, wird der schmalste Bezirk freigelegt und danach der Hals mit gleichzeitig und gleichmäßig von beiden Seiten angelegten Pinzettenbranchen mit schwachem Koagulationsstrom behandelt *(oben links)*. Nach zwei bis drei Sekunden ist die Pinzettenspitze jeweils zu lokkern oder zu entfernen und wenige Sekunden später der Vorgang zu wiederholen. Das Ziel ist also nicht die sofortige »Durchschmorung« des Aneurysmahalses, sondern seine allmähliche Reduzierung im Durchmesser und seine allmähliche Vergrößerung in der Länge *(oben Mitte)* Insgesamt können bei diesem Verfahren mehrere Minuten vergehen, bis ein optimaler Zustand erreicht ist. Außerordentliche Vorsicht muß während dieses Arbeitsgangs auf die umgebenden kleinen aber oft lebenswichtigen Gefäße verwendet werden; sowohl durch Separierung als auch durch Zwischenschieben kleinster Wattestreifen wird für genügenden Abstand gesorgt *(oben links)*. Die benachbarten Gefäße bepinselt man außerdem in regelmäßigen Abständen mit 4%igem Papaverin, um Spasmen vorzubeugen. Daß die Blutdrucksenkung (Beispiel Nitroprussidnatrium) eine entscheidende Hilfe in dieser Phase bedeutet, braucht nicht extra betont zu werden. Auf die Notwendigkeit der optischen Vergrößerung soll nicht gesondert hingewiesen werden. Die ganze Sorge während dieser Koagulationsphase liegt im Vermeiden des Festklebens der Pinzettenspitze am zerreißlichen Aneurysmahals. Deshalb das intermittierende Vorgehen, und deshalb die ständige Reinigung der Pinzettenspitzen. Im Endeffekt ist der bestehende schlanke Hals des Aneurysmas verschlossen oder ein breiterer Hals zum schlanken Schlauch verkleinert *(oben Mitte)*. Nun kann der passende Klipp angebracht werden *(oben rechts)*. Eine generelle Empfehlung für eine Klippform wird nicht gegeben. Hier spielen persönliche Erfahrung und technische Entwicklung eine zu bedeutende Rolle.

Sitzt der Klipp sicher am Aneurysmahals, so wird die Aussackung eröffnet, ausgeräumt und abgetragen oder aber durch weiteres Vorgehen in der beschriebenen intermittierenden bipolaren Koagulation ausgeschaltet.

Beim Vorliegen arteriosklerotischer Plaques im Bereich der Klippungsstelle muß zunächst eine Art Endarteriektomie vorgenommen werden. Hierzu sind die zu- und abführenden Gefäßanteile mit Temporärklipps kurzseitig zu verschließen, die Aneurysmakuppe zu eröffnen und die Plaques auszuräumen *(unten links)*. Danach kann die Koagulationsklippung in der beschriebenen Weise angeschlossen werden *(unten rechts)*. Die Abnahme der Temporärklipps entscheidet über die Dichtheit des Verschlusses.

Eine letzte Sicherung für den Klipp erreicht man durch das Anlagern eines flachgeklopften Muskelstückchens oder eines kleinen Faszienstreifens, der mit sich und mit dem Klipp durch einige Tropfen eines schnellhärtenden Gewebeklebers verbunden wird.

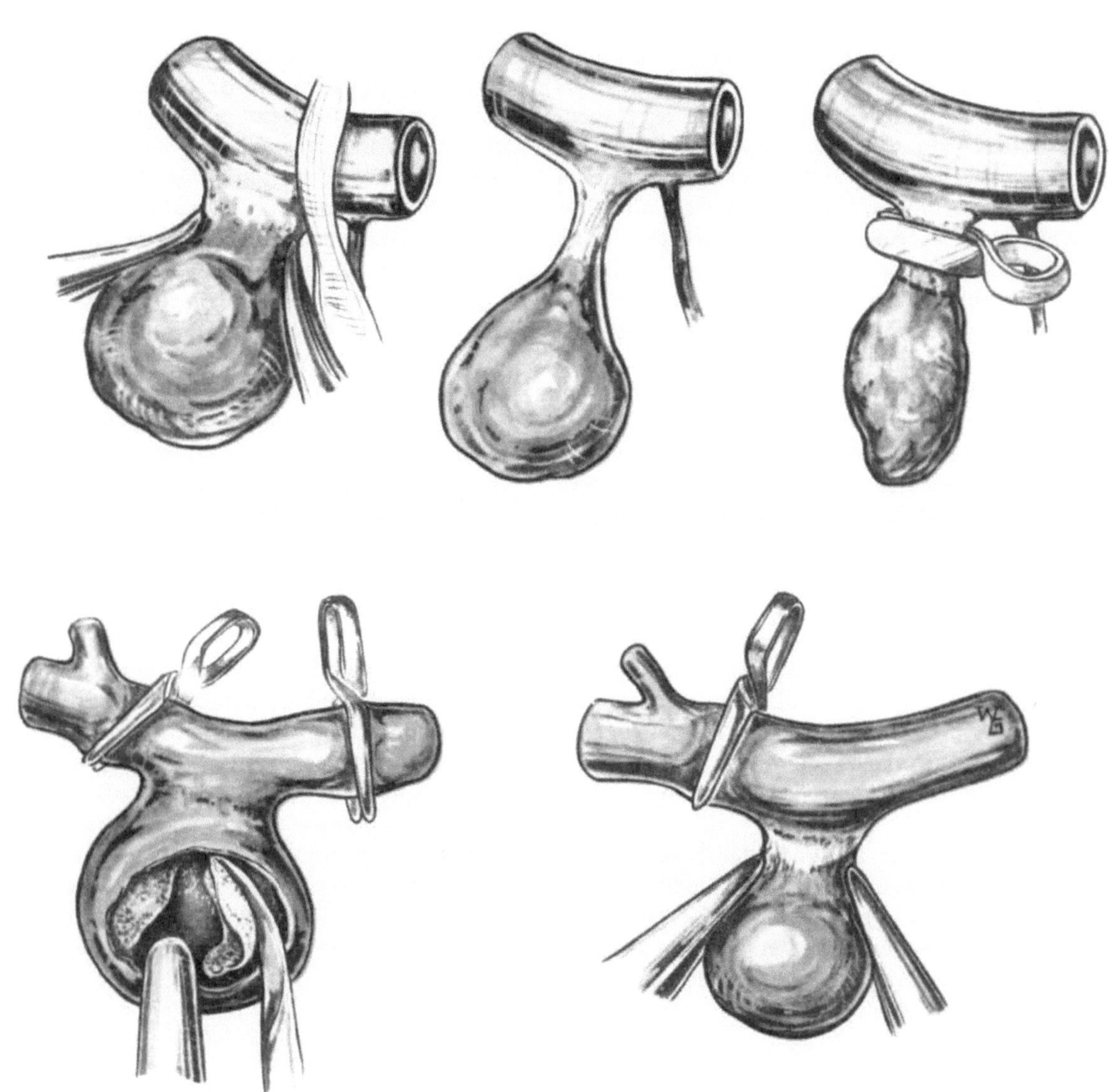

Prinzipien der Versorgung von Hirngefäßaneurysmen II

Eine Reihe von Operateuren wendet die alleinige Klippung des Aneurysmas an. Viele Schritte gleichen dem Vorgehen bei der Koagulationsklippung (S. 222). Die Art der verwendeten Klipps differiert je nach Art des Aneurysmas aber auch unter den Operateuren. Die einfachste Form setzt quer am Aneurysmahals an (*a*), stets unter Beachtung des Nichterfassens benachbarter kleiner Gefäße. Eine weitere Form ist breit konstruiert und geht von der Kuppe des Aneurysmas aus nach der Basis in unmittelbarer Nähe des tragenden Gefäßes vor (*b*). Hier muß der Klippsetzer so konstruiert sein, daß zunächst die peripheren Teile des Aneurysmas und dann erst sein Hals verschlossen werden, um die Rupturgefahr zu vermindern. Angewendet wird die breite Klippform für breite Basen von Aneurysmen, bei denen sich keine Verkleinerungen erreichen lassen. In die gleiche Richtung gehen Klipps, die das tragende Gefäß röhrenförmig umfassen und sich erst jenseits schließen (*c*). Hier soll gleichzeitig für einen unverrückbaren Sitz des Klipps gesorgt werden. Seine größere Bedeutung liegt jedoch in der Anwendbarkeit bei Aneurysmen, deren Hals sich in entgegengesetzter Richtung entwickelt hat, also sonst Torquierungen des tragenden Gefäßes nötig machen würde.

Schließlich sei auf die Notwendigkeit absolut angeglichener Klippsetzer hingewiesen. Optimal kann nur der genau passende und leichtgängige Klippsetzer arbeiten. Er muß außerdem in verschiedenen Abwinkelungen vorhanden sein, um wirklich alle Aneurysmahalslokalisationen zu erreichen.

Seltener wird die Methode der Ligatur eines Aneurysmahalses eingesetzt. Das eigentliche operative Problem ist die atraumatische Umführung der oder des Fadens um den Aneurysmahals. Eine Grundforderung besteht wiederum in der ausreichenden Präparation des Aneurysmahalses. Das Zusammenziehen einer breiten Basis mit mehr oder weniger vielen bedeckenden Gewebsschichten führt mit großer Sicherheit zur Stenosierung des tragenden Gefäßes, ist also nicht anzuwenden. Einige Fadenführungen zeigen die Abbildungen *d–f*. Die hierfür konstruierten Fadenführer beruhen letzten Endes auf dem bekannten *Deschamp*schen Instrument, sind teilweise mit einer flexiblen Spitze ausgerüstet und dürfen keinerlei schneidende Kanten aufweisen. Letzteres ist immer wieder zu kontrollieren. Benutzt man die Zwei-Faden-Methode (*g–h*), so sollte der erste Knoten nicht auf den Aneurysmahals aufgesetzt werden. Das Ligaturmaterial muß von glatter Struktur und eingeölt sein.

Das Verfahren der Umlagerung, das auf eine verstärkte lokale Narbenbildung hinzielt, muß hin und wieder eingesetzt werden. Hierbei umlagert man das Aneurysma sowie benachbarte und begleitende Gefäße mit flachgeklopften Muskelstückchen oder kleinen Streifen aus der Temporalmuskelfaszie. Die lokale Fixierung geschieht durch Klipps oder durch das Aufgeben einiger Tropfen eines schnellhärtenden Gewebeklebers. Eine völlige Umhülsung des Aneurysmas wird dabei angestrebt, meist aber nicht optimal erreicht.

Eine besondere Situation entsteht beim Platzen des Aneurysmas während der Präparation. Neben der Senkung des arteriellen Mitteldrucks durch den Anästhesisten kommen hier der Einsatz temporärer Klipps und das gezielte Aufsetzen eines Saugers mit runder Spitze zum Einsatz. Ohne Hast ist die Präparation des Halses und seine Versorgung fortzusetzen. Anderenfalls besteht die Gefahr des Einreißens des tragenden Gefäßes, was wiederum zeitraubende Gefäßnähte nötig macht.

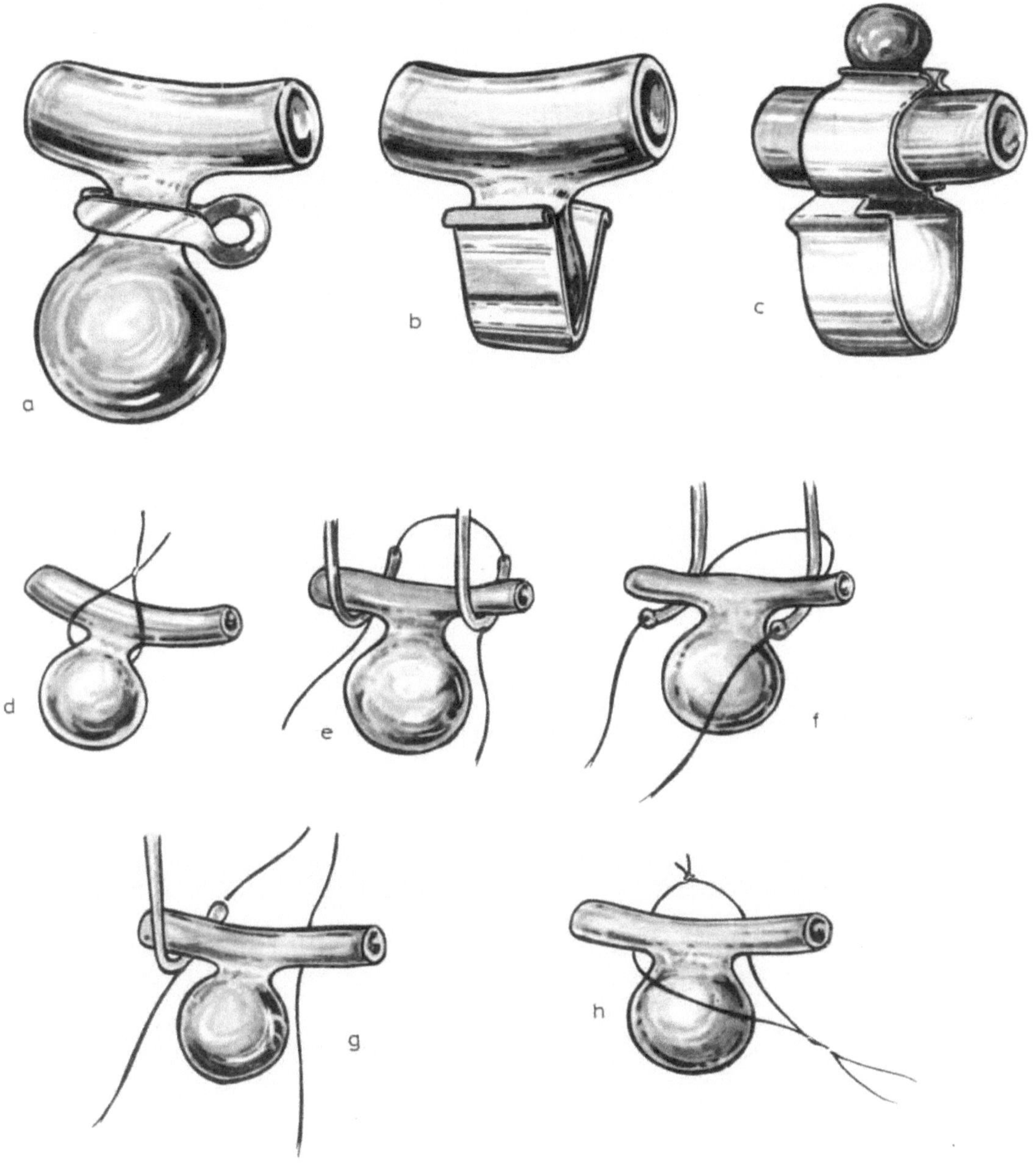
a
b
c
d
e
f
g
h

Versorgung von Aneurysmen der Arteria carotis interna

Die Entscheidung über den genauen Zugangsweg richtet sich nach der Richtung, in die sich das Aneurysma ausdehnt; vornehmlich handelt es sich um median–unteres Vordringen in Gegenrichtung des N. opticus oder ein laterales gegen die Innenseite des Temporallappens. Die erste Form zielt auf das Niveau des Tentoriumansatzes, die zweite deutlich oberhalb. Während der Zugang für die erste Form in einem flachem Winkel zur Basis gehalten werden kann, muß er für die zweite Form deutlich steiler, also mit einer etwas größeren Eröffnung des Sulcus lateralis (*Sylvius*sche Furche) vorgehen.

Das operative Ziel besteht in möglichst optimaler Schonung der umgebenden Hirnstrukturen und der Erhaltung einer maximalen Durchlässigkeit der Karotis nach der Aneurysmaversorgung. Optische Vergrößerung und Mikroinstrumentarium sind unbedingt nötig.

Die Lagerung des Patienten erfolgt ähnlich der Sella-Chiasma-Freilegung mit um 40–50 Grad zur Gegenseite gedrehtem und um 15–20 Grad nach hinten gesenktem Kopf. Kopfhalter bringen erhebliche Vorteile. Der Hautschnitt verläuft in Bogenform im Haaransatz; er beginnt 1–2 cm neben der Mittellinie, zieht sich über die Stirnhöhe nach der Schläfe bis in Höhe des Jochbogens, und zwar knapp vor dem oberen vorderen Ohransatz. Die Muskeldurchtrennung kann an seiner Basis erfolgen, insbesondere beim flachen Zugang. Er kann aber auch am osteoplastisch umsägten Knochendeckel verbleiben. Die Trepanationsöffnung braucht nicht besonders groß zu sein, sollte aber die basale Umschlagfalte auf jeden Fall erreichen. *Lüer*sche Zangen und Fräsen sorgen für zusätzliche Knochenabtragungen. Erst nach Herstellung eines möglichst ebenen Zugangs, notfalls unter osteoplastischer Wegnahme des Zygomatikumfortsatzes oder/und Abschleifens von Teilen des Orbitadaches, wird die Dura indiziert. Die Orbitakapsel muß unverletzt bleiben, da sich sonst Orbitafett störend ins Operationsfeld vordrängt. Die den Sulcus lateralis bedeckenden Arachnoideateile können nach bipolarer Koagulation von Brückenvenen teil stumpf teils scharf getrennt werden. Mit selbsthaltenden Spateln werden die beiden Hirnlappen auseinandergedrängt, bis Optikus und die begleitende Carotis interna zu Gesicht kommen (*a*). Die Kuppe der sich in Höhe des Tentoriumrandes nach lateral erstreckenden Aneurysmen bleibt in den Verwachsungen hinter dem Klinoidfortsatz eingebettet. Die Präparation erfolgt unmittelbar an der Karotis und versucht die Separierung des Aneurysmahalses (*a*). Liegt er seitlich des Gefäßes, so schließen sich Koagulation (*b*) und Klippung (*c*) an. Bei nach unten–innen gerichtetem Hals benötigt man abgewinkelte Klippsetzer und mitunter die Unterfädelungsligatur (*d*). Zum Teil muß mit zwei Fäden proximal und distal des Aneurysmahalses vorgegangen werden, wobei der entstehende Knoten abseits des Aneurysmas liegt.

Bei den Formen, die sich nach lateral-unten in den Schläfenlappen erstrecken, wird der Sulcus lateralis etwas weiter eröffnet und der Temporalpol in situ belassen. Die Karotis wird solange verfolgt, bis der nach lateral gelegene Hals freiliegt und in üblicher Weise (S. 222) versorgt werden kann.

Bei beiden Formen können Palliativversorgungen die einzige lokale Operationsmöglichkeit sein. Dies gilt sowohl für Muskelumscheidungen wie auch für Faszien- und Kunststoffanlagerungen.

Zu beachtende Nachbarstrukturen sind vor allem der Okulomotorius und der Sinus cavernosus. Dura-, Knochen- und Wundverschluß bereiten keinen besonderen Probleme.

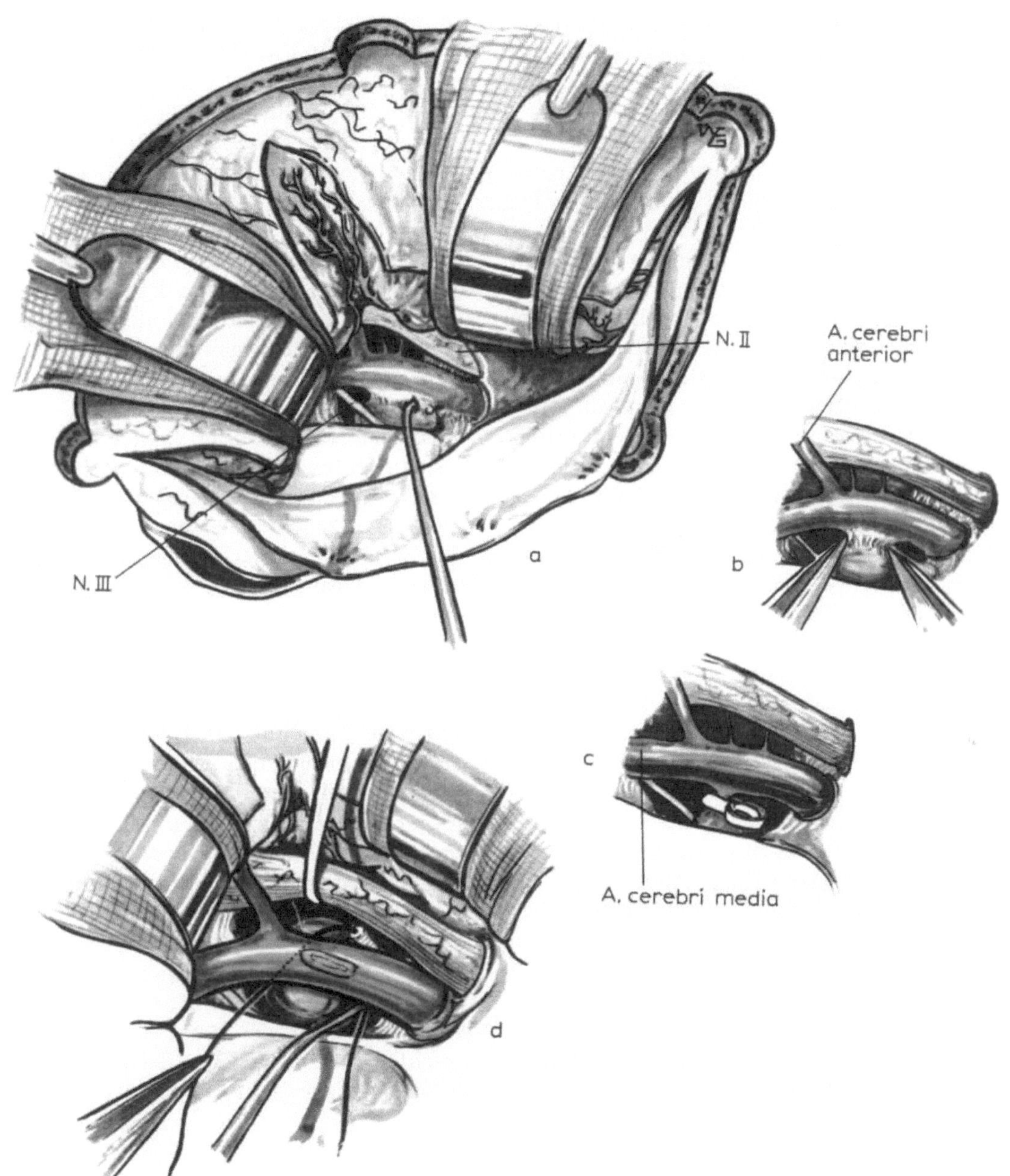
N. II
A. cerebri anterior
N. III
a
b
c
A. cerebri media
d

Versorgung von Aneurysmen der Arteria cerebri anterior

Der Weg zum Erreichen der A. cerebri anterior muß sich nach den lokalen Verhältnissen richten. Bei noch bestehender Hämatomhöhle kann transzerebral vorgegangen werden, in der Mehrzahl ist jedoch der extrazerebrale Zugang vorzuziehen. Er entspricht in vielem dem Zugang für Aneurysmen der A. communicans anterior (S. 230). Daher wird an dieser Stelle das transzerebrale Vorgehen dargestellt.

Die Lagerung des Patienten erfolgt auf dem Rücken. Der in einem Halter eingespannte Kopf wird nach der Gegenseite (meist links) um 30 bis 35 Grad gedreht und um 10–15 Grad nach hinten gekippt. Die Kippung kann unter der Operation etwas verstärkt werden.

Der Hautschnitt verläuft bogenförmig im Haaransatz, beginnend vor dem Ansatz des Os zygomaticum und endend in Höhe des Jochbogens vor dem oberen Ohransatz. Der Temporalmuskel wird entweder an seiner Basis untertunnelt oder in Basisnähe quer durchtrennt. Die Bohrlöcher liegen in der Frontotemporalregion; an der Basis wird entweder osteoklastisch erweitert oder mit der Fräse abgeschliffen. Die Stielung des Duralappens erfolgt dergestalt, daß ein größerer Teil der Dura als Schutz für das freigelegte Hirn dienen kann.

Am besten macht sich das mit einem halbmondförmigen basisnahen Schnitt, von dem aus tangentiale Entlastungsinzisionen in die Winkel ziehen.

Nach Arachnoideaöffnung und Entleerung lokaler Liquormengen dringt man vorsichtig entlang des Keilbeinflügels zu Optikus und Karotis vor. Kleine Brückenvenen zur Basis werden bipolar koaguliert. In kleinen Schritten wird außerdem in den Sulcus lateralis hineinpräpariert, um Frontalbasis und Temporalpol voneinander zu trennen. Es erscheinen schließlich A. carotis interna, Optikus und Olfaktorius im Blickfeld *(links)*. Nach dem Lösen arachnoidaler Maschen und lokaler Verwachsungen läßt sich auch die Teilungsstelle der Karotis einstellen. Die Maßnahmen sollten unter dem Mikroskop erfolgen.

Der sich direkt an die Chiasmagebilde anschließende Hirnteil ist der Gyrus rectus. Oberflächlich wird er bipolar koaguliert und längs inzidiert *(links)*, wobei für eine stumpfe vorsichtige Abdrängung des Olfaktorius Sorge getragen werden muß. Mit dem schwach gestellten Sauger wird im Hirnmark auf die beiden Anteriores eingegangen *(oben)*; die Richtung weist also zwischen die beiden Tractus n. optici, was an den Winkelgraden der beiden Sehnerven ablesbar ist. Das stumpfe Vorgehen richtet sich in seiner Geschwindigkeit nach der präoperativ im Angiogramm festgestellten Lage des Anterioraneurysmas zur A. cerebri anterior. Das Aneurysma kann ins Hirngewebe eingebettet sein, es kann aber auch erst nach Passage des Marks zum Vorschein kommen.

Die weitere Präparation richtet sich nach dem Ausmaß der lokalen Vernarbungen, insbesondere aber nach begleitenden und umgebenden Gefäßen. Dies macht auch die Lokalisierung der A. communicans anterior nötig. Infolge der lokalen Veränderungen kann sogar ein Vortäuschen eines Communicans-anterior-Aneurysmas vorübergehend vorkommen. Die Präparation des Aneurysmahalses schafft dann die endgültige Klarheit. Das weitere Vorgehen richtet sich nach der Ausdehnung und der Richtung des Aneurysmas sowie nach seiner Halskonfiguration. Mitunter ist eine Ligatur angezeigt, häufiger ist die bipolare Koagulation mit anschließender Klippung *(oben)*. Mitunter bietet sich das Anlegen eines die Anterior umfassenden Spezialklipps an *(rechts)*. Auch bei derartigen Aneurysmen ist in seltenen Fällen nur die Umlagerung mit Muskel, Faszie oder Kunststoff möglich.

Die abschließenden Schritte der Duranaht, des Wiedereinsetzens der Knochenklappe und der Weichteilnähte bieten keine Besonderheiten. Eine *Redon*-Drainage ist nur mitunter nötig.

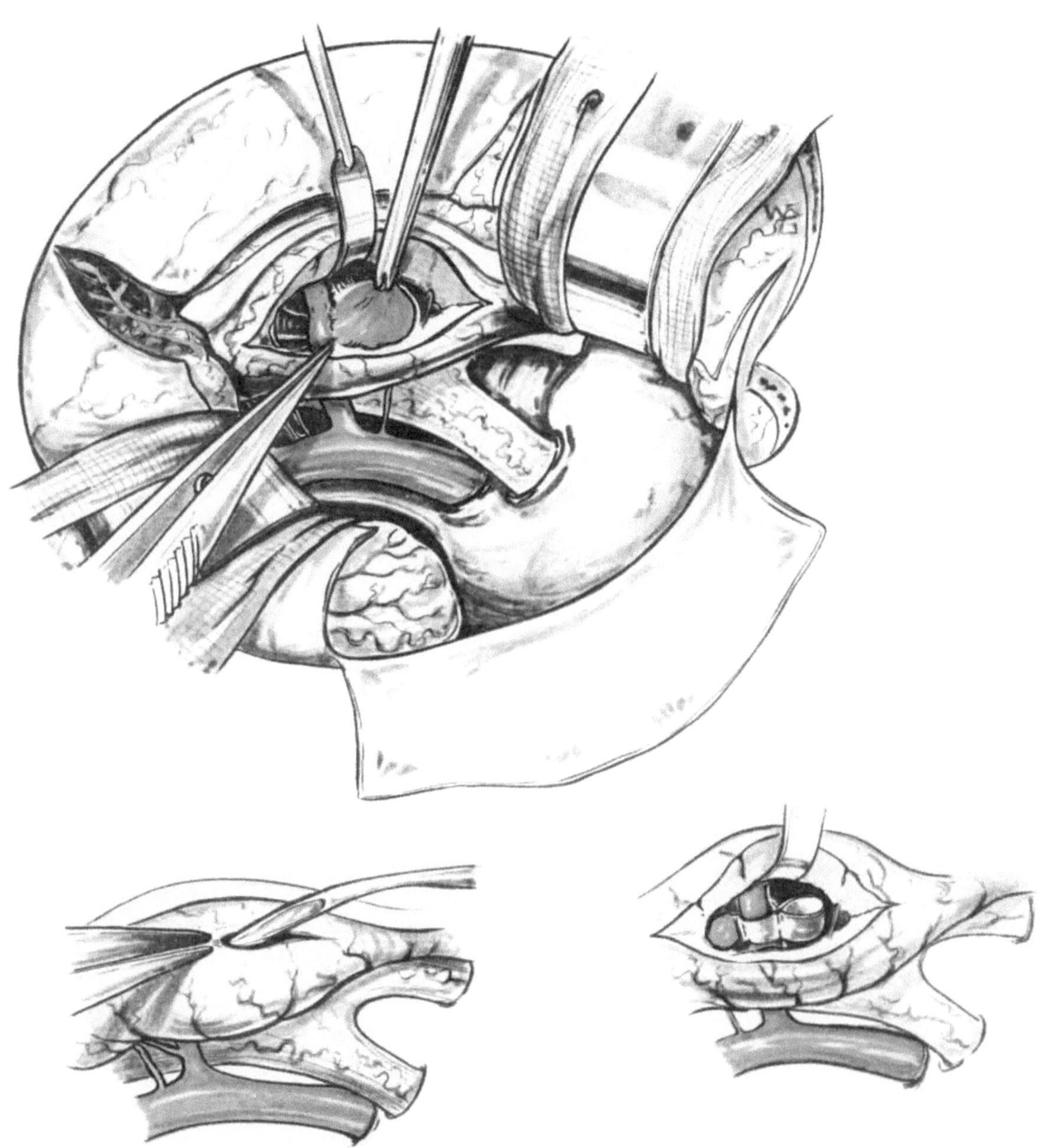

Versorgung von Aneurysmen der Arteria communicans anterior

Unter den verschiedenen Zugangswegen (frontal, bifrontal, hochfrontal) hat der flache frontotemporale Zugang, der auf der frontalen Basis tangential zum Optikus und zur Communicans anterior vorgeht, sich durchgesetzt. Das operative Ziel der minimalen Alterierung umgebender Strukturen, speziell des Stirnlappens, ist auf diese Weise optimal zu erreichen, benötigt aber das Mikroinstrumentarium.

Der Kopf des auf dem Rücken gelagerten Patienten wird mit einer Linksdrehung von 30 bis 45 Grad, einer Linkskippung von 15–20 Grad und einer Rückkippung von 15–20 Grad scharf im Halter eingespannt. Der Bogenschnitt *(rechts oben)* beginnt zwei Querfinger neben der Mittellinie am Haaransatz und verläuft über die Schläfe vor den vorderen oberen Ohransatz. Das Schnittende liegt am Os zygomaticum. Der Temporalmuskel kann untertunnelt werden; zugangsmäßig günstiger ist seine quere Durchtrennung in Z-Form. Die Fossa temporalis ist voll einsehbar. Im Schnittgebiet erscheinen Äste der A. temporalis profunda und des Fazialis. Die Bohrlochlokalisation zeigt das Bild *oben rechts*, ebenso die Richtung der anzuschließenden Sägeschnitte. Obere hintere Teile des Os zygomaticum werden mit der Fräse abgeschliffen, bis die seitlich-obere Orbitaumgrenzung sichtbar wird. Auch sie kann herausgesägt werden, falls der Einblick dadurch günstiger wird *(unten rechts)*, desgleichen sich stark hochwölbende Orbitadächer.

Die Dura wird halbmondförmig zum Orbitadach hin gestielt und mit tangentialen Entlastungsschnitten versehen. Danach läßt sich die Frontoorbitalgegend mit einem breiten selbsthaltenden Spatel leicht anheben. Die Zisternen werden eröffnet und entleert, desgleichen die Liquorbedekkungen des Sulcus lateralis (*Sylvius*sche Furche). Einzelne Brückennerven sind bipolar zu koagulieren. Der Sulcus lateralis wird soweit eröffnet, bis ein genügender Einblick frei ist; die Öffnung wird also so klein wie möglich gehalten.

Beim langsamen weiteren Vordringen zur Mitte stellen sich die A. carotis interna und der N. opticus dar. Die Bifurkation kommt nach Lösung arachnoidaler Maschen und Narbenstränge zu Gesicht. Es folgt der A 1-Abschnitt der A. cerebri anterior, umgeben von der Zisterne der Lamina terminalis. Hier machen sich erneute Arachnoideaeröffnungen nötig. Der eigentliche gefährliche Abschnitt der Operation beginnt (Platzen des Aneurysmas, Schonung der den Hypothalamus versorgenden Gefäße *(unten links)* usw.). Die frontopolaren Gefäßäste sind gut sichtbar; sie können aber unterbrochen werden.

Die typische Lage des Aneurysmas geht eher nach hinten und nach hinten-unten bzw. hinten-oben *(oben links)*. Zum Teil liegen begleitende Unterentwicklungen benachbarter Gefäßanteile vor. Um einen ausreichenden präparativen Zugang zu haben, kann es angezeigt sein, den benachbarten Gyrus rectus etwas einzuschneiden. Auch dies erfolgt unter dem Mikroskop. Die Aneurysmafreilegung beschränkt sich im wesentlichen auf seinen Hals. Weitere Teile werden nur insoweit separiert als sie die Abgrenzung der unbedingt zu schonenden Hypothalamusarterien nötig macht.

Das Vorgehen am Aneurysma entspricht den auf S. 222 geschilderten Maßnahmen: bipolare Koagulationsklippung, Aufsetzen eines Klipps auf die Aneurysmakuppe, mitunter Umlagerung mit Muskel, Faszie oder Kunststoff. Bei allen Maßnahmen am Aneurysma ist die Durchgängigkeit der benachbarten Gefäße ständig zu überprüfen.

Den Abschluß der Operation bilden Durahochnähte, Duranähte, das Wiedereinsetzen des Knochen und der Hautverschluß. Gelegentlich legt man eine *Redon*-Drainage ein.

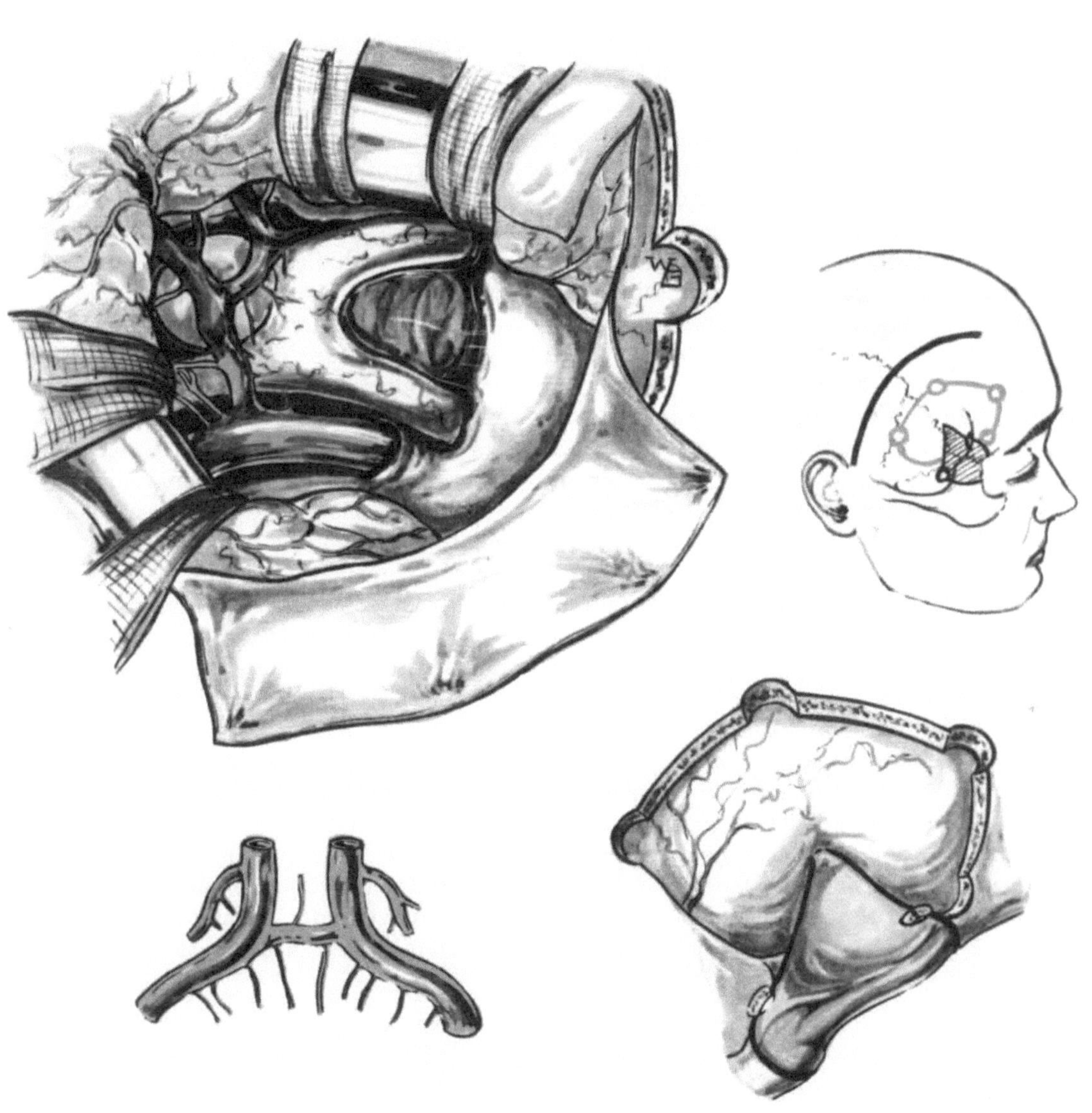

Versorgung von Aneurysmen der Arteria cerebri media

Die wesentlichen Schwierigkeiten bei der Operation dieser Aneurysmaform liegen in der unbedingten Schonung zahlreicher abgehender kleiner Gefäße für die Stammganglien und deren oft ausgeprägten Verwachsungen. Leitgebilde ist die Carotis interna. Sie wird im Chiasmabereich aufgesucht, bis zur Teilungsstelle verfolgt und dann das Aneurysma ausgehülst sowie versorgt.

Der Kopf des auf dem Rücken gelagerten Patienten ist um 50–60 Grad zur gesunden Seite gedreht. Ein Polster unter der Schulter und ein Längskippen des Operationstisches verbessern die Position. Der bogenförmige Hautschnitt beginnt kurz oberhalb des lateralen Augenbrauendrittels und zieht über den frontotemporalen Übergang zum Ohransatz. Nach osteoplastischer Trepanation wird zur basalen Umschlagfalte osteoplastisch erweitert. Die Durainzision ist nach präfrontal gestielt, wobei Durateile als natürlicher Schutz auf dem Hirn liegenbleiben können. Tangentiale Inzisionen erweitern den Zugang; untere Durazipfel werden hochgenäht. Langsam geht man nun auf die Chiasmagegend ein, löst die Arachnoidea und ihre Verwachsungen über dem unteren Bereich des Sulcus lateralis und koaguliert einige störende Brückenvenen. Nach Anheben des Stirnlappens sind Optikus und Karotis einstellbar. Danach muß die Spitze des Schläfenlappens durch bipolare Versorgung kleiner, nach den Sinus cavernosus und sphenoparietalis verlaufender Brückenvenen mobilisiert werden, um den Sulcus lateralis nach hinten öffnen zu können. Die meist um die A. carotis interna und ihre Bifurkation entwickelten Arachnoideamaschen und Narbenstränge werden auf kleine stumpfe Häkchen aufgeladen und danach mit dem Bipolator von proximal nach distal aufgetrennt *(Mitte)*. Nach und nach läßt sich damit die A. cerebri media darstellen und das Aneurysma freilegen. Liegt es unmittelbar an der Bifurkation, so sind keine wesentlichen begleitenden Gefäße zu erwarten. Die weitere Präparation des Aneurysmahalses kann also unmittelbar angeschlossen werden. Weiter distal liegende Aneurysmen sind von zu den Stammganglien ziehenden Mediaästen ganz oder teilweise umgeben; sie erfordern hohe präparative Anstrengungen *(oben)*. Unabhängig vom Ausmaß der Verwachsungen und der Zahl der umgebenden Gefäße sollte spätestens zu diesem Zeitpunkt auf die optische Vergrößerung übergegangen werden, um die in den Briden und Platten verlaufenden kleinen Stammgangliengefäße sicher abzugrenzen und vor allem auch die Wand des Aneurysmas sicher zu schonen.

Nach ausreichender Separierung des Aneurysmahalses kann die Versorgung mit Klipp und/oder bipolarer Koagulation angeschlossen werden *(oben)*. Keineswegs immer muß die Kuppe des Aneurysmas vollständig ausgelöst werden *(oben)*. Falls die umgebenden Mediaäste kein genügendes Freilegen des Aneurysmahalses gestatten, so bleibt nur die Umgießung mit rasch härtendem Kunstharz *(unten)* oder die Umlagerung mit Muskel oder Faszie. Beim Einsatz der Kunststoffe ist deren Hitzeentwicklung während der Polymerisation zu berücksichtigen und für eine entsprechende Berieselung zu sorgen. Die Umlagerung mit flachgeklopftem Muskel oder Faszie bringt nie eine sofortige Abdichtung.

Eine Sonderform ist auch beim Mediaaneurysma die Zerstörung des umliegenden Gewebes durch eine Wühlblutung. Hier ist der Zugang nicht selten erleichtert. Bei ausgeprägten Blutungen kann sogar der Zugang durch den Schläfenlappen hindurch angezeigt sein.

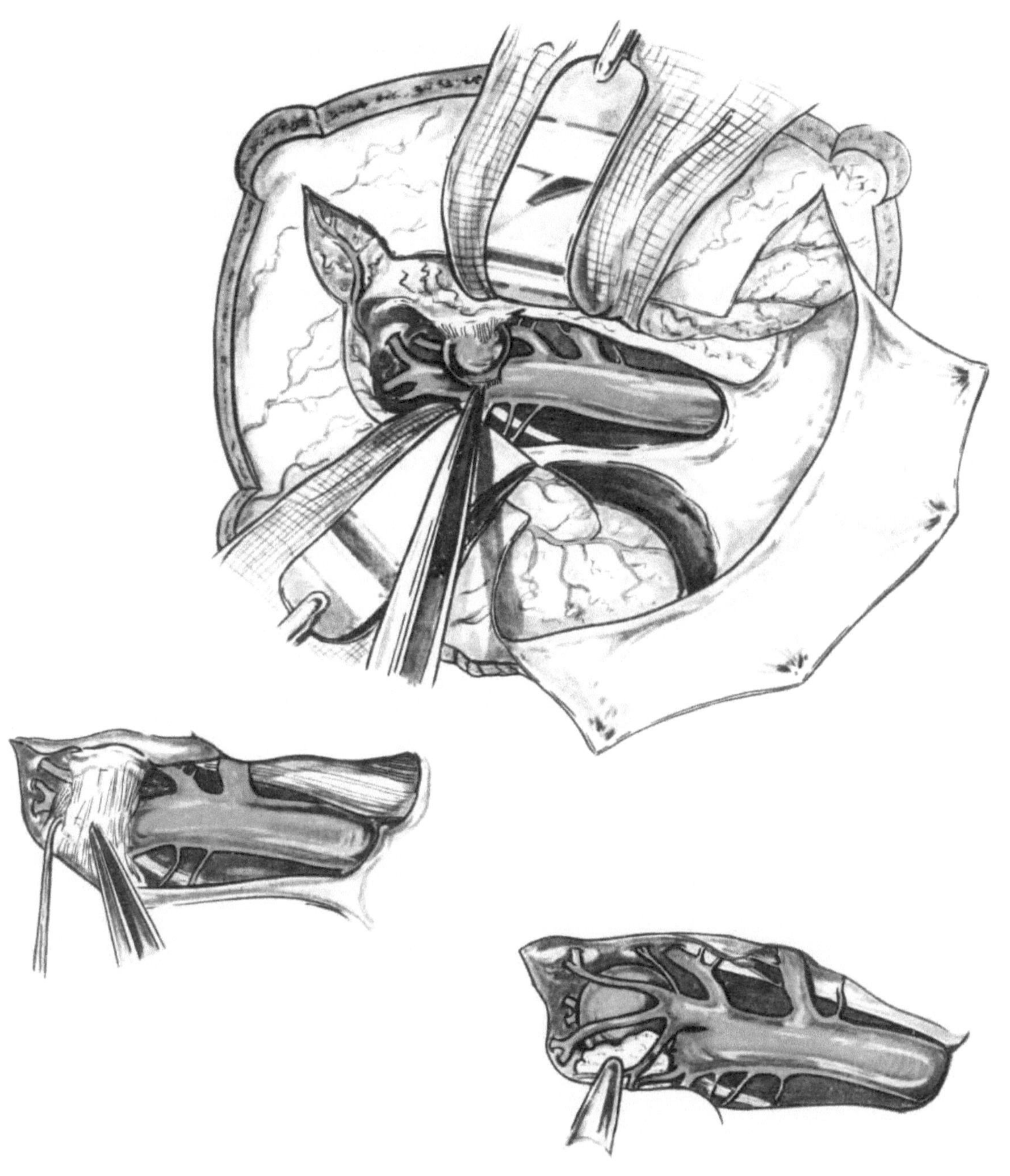

Versorgung von Aneurysmen der Arteria communicans posterior

Der günstigste Zugang zu dieser Aneurysmaform erfolgt von frontotemporal. In Sagittalrichtung wird gegenüber der Versorgung von Interna- und Bifurkationsaneurysmen lediglich etwas steiler vorgegangen. Nach Eröffnung des Sulcus lateralis (*Sylvius*sche Furche) und unter Erhaltung zahlreicher kleiner Stammgangliengefäße ist das Aneurysma auf mikrochirurgischem Wege anzugehen. Trotz der präoperativen Angiografie können Größe und Lage des Aneurysmas operative Überraschungen bringen.

Der auf dem Rücken gelagerte Patient wird mit seinem Kopf um 25–30 Grad zur Gegenseite gedreht und um 10–15 Grad in den Nacken gekippt. Optimal ist ein scharfer Kopfhalter. Der bogenförmige Hautschnitt verläuft in der Haargrenze, beginnt nahe der Stirnmitte und endet in Jochbogenhöhe nahe dem vorderen oberen Ohransatz. Der Muskel kann untertunnelt am umsägten Knochendeckel verbleiben; günstiger ist jedoch seine quere Durchtrennung an der Basis, um einen flachen Eingangswinkel zu erzielen. Dem Ziel dient auch die Abtragung störender Teile des Zygomatikums oder sehr hoch gewölbter Orbitadächer. Entlang des Keilbeinflügels kann nun auf Karotis und Optikus eingegangen werden. Nach deren Darstellung ist zunächst zu entscheiden, ob zwischen Sehnerv und Arterie oder aber zwischen Arterie und N. oculomotorius weiter in die Tiefe präpariert werden soll. Gewählt wird der breitere natürliche Zugang. Die Arachnoidea der unteren Anteile des Sulcus lateralis werden teils stumpf, teils scharf aufgetrennt *(oben)*, bis man einen Einblick auf die tiefer gelegenen Strukturen des Circulus arteriosus cerebri *(Willis)* erhält. Auch hier sind mehrere Arachnoideamaschen und -flächen zu durchtrennen. Es beginnt mit der sogenannten *Liliequist*schen Membran, die sich basalwärts der Karotis erstreckt und durch die die abgehenden Karotisäste durchtreten müssen *(rechts)*. Geht man medial der Karotis ein, so wird eine mehrere Millimeter lange Strecke der A. cerebri anterior freigelegt, beim lateralen Eingehen betrifft dies die Media *(rechts)*. Dementsprechend ist im ersten Fall die frontale Hirnbasis etwas mehr anzuheben, während dies im zweiten Fall den Temporalpol betrifft. Die Zunahme der Verwachsungen weist auf das Aneurysma. Alle Präparationen ab der *Liliequist*schen Membran sind daher besonders subtil zu handhaben. Die nächsten benachbarten Gefäße gehören zur vorderen Chorioideagruppe und zu den Hypothalamusarterien; sie sind auf jeden Fall zu schonen *(oben)*. Die Lage des Aneurysmahalses kann die temporäre Unterbrechung der benachbarten Abschnitte der A. communicans posterior nötig machen, um eine blutarme Ausschaltung des Aneurysmas zu erreichen *(unten)*. Das Vorgehen am Aneurysma selbst entspricht den allgemeinen Regeln (S. 222). Sowohl die Koagulation mit angeschlossener Klippung als auch die Verwendung überlappender Klipps und in selteneren Fällen das Einbringen von Muskel- und Faszienumscheidungen sowie Kunststoffeingießungen kommen infrage. Nur selten ist eine Inzision des Tentoriums nötig, um ausreichend an das Aneurysma heranzukommen.

Der Verschluß von Dura, Knochen und Weichteilen bereitet keine besonderen Probleme. Nur mitunter sind *Redon*-Drainagen nötig.

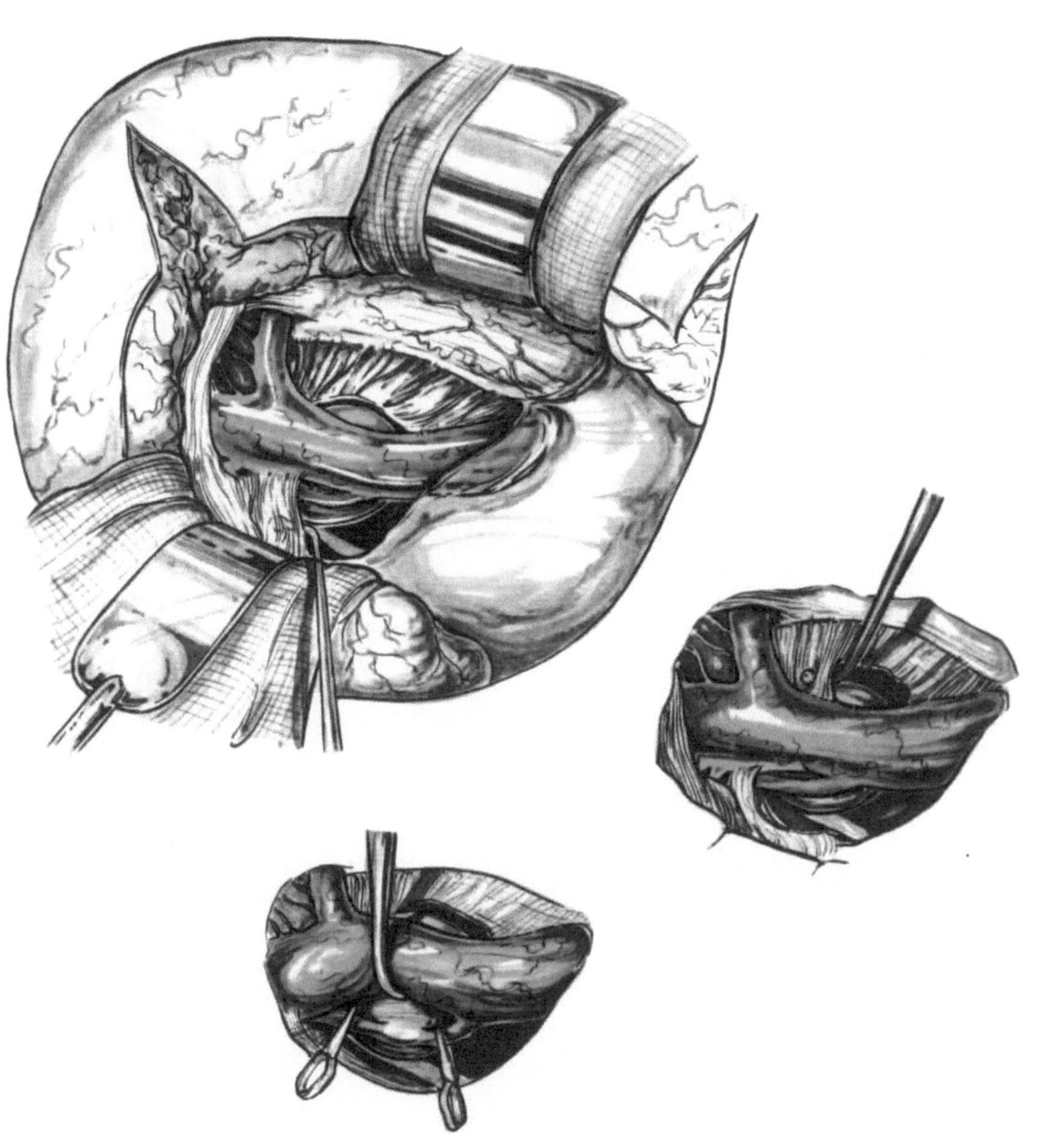

Versorgung von Aneurysmen der Bifurkation der Arteria carotis interna

Entsprechend ihrer Lage pflegen diese Aneurysmen ein kombiniertes Vorgehen zu benötigen. Es ist nicht nur die Ablösung von der Media, sondern auch von der Interna sowie die Halsseparierung an der Interna nötig. Damit potenzieren sich die lokalen Komplikationsmöglichkeiten. Die präoperative Angiografie kann Zweifel über die genaue Größe und Ausdehnung des Aneurysmas offenlassen; dementsprechend zurückhaltend gestaltet sich die Lösung der Verwachsungen des Aneurysmas mit seiner Umgebung. Operationsziel ist das Vorgehen auf der frontalen Basis unter Einhaltung eines flachen Winkels.

Der Kopf des auf dem Rücken gelagerten Patienten wird um 40–50 Grad zur Gegenseite gedreht und um 15–20 Grad nach hinten in den Nacken gekippt. Empfehlenswert sind scharfe Kopfhalterungen.

Der bogenförmige Hautschnitt beginnt nahe der Stirnmitte und zieht hinter dem Haaransatz bis vor den oberen vorderen Ohransatz. Die nicht sehr große osteoplastische Trepanation erreicht die basale Umschlagfalte und kann osteoplastisch nach unten erweitert werden. Falls nötig, wird der Ansatz des Os zygomaticum herausgesägt und herumgeklappt. Erreicht wird ein ebener Zugang zu den medianen Strukturen. Knöcherne Leitlinie ist der Keilbeinflügel, an dem entlang Optikus und Karotis aufgesucht werden. Mitunter reichen die blutungsbedingten Vernarbungen deutlich nach lateral und müssen teils stumpf, teils scharf gelöst werden. Bei der Verfolgung der Karotis ist stets zu berücksichtigen, daß eine erhebliche Anzahl von Abgängen kleineren Durchmessers, aber hoher funktioneller Bedeutung aus dem Gefäß entspringen. Die Präparation benötigt die Mikrochirurgie. Vom Karotisstamm aus werden die Arachnoidalmaschen an der Gefäßaußenseite getrennt *(unten)*; das gleiche Vorgehen schließt sich an der Oberseite des Gefäßes an. Die Präparation der Media und der Anterior von ihren peripheren Abschnitten aus legt schließlich Teile des Aneurysmas frei *(unten)*. Die umgebenden Hirnteile sind in dieser Phase mitunter noch etwas zurückzunehmen *(oben links)*; hierzu ist der Sulcus lateralis etwas weiter zu eröffnen.

Das endgültige Präparationsergebnis kann zeigen, daß ein Abklippen des Aneurysmas nicht möglich ist, da Teile der Media oder Teile der Anterior in die Wand des Aneurysmas einbezogen sind. Dann müssen Umlagerungen als Palliativmaßnahmen dienen. Ist die Separierung eines Aneurysmahalses möglich, so wird in beschriebener Weise (S. 222) mit bipolarer Koagulation und anschließender Klippung vorgegangen *(oben rechts)*. Auf jeden Fall ist eine Einengung aller drei Gefäße zu vermeiden. Mitunter ist daher nur die partielle Versorgung durch breite und eines der drei Gefäße umfassende Klipps möglich.

Die abschließenden Phasen des schichtweisen Verschlusses der Operationsöffnung bieten keine Besonderheiten.

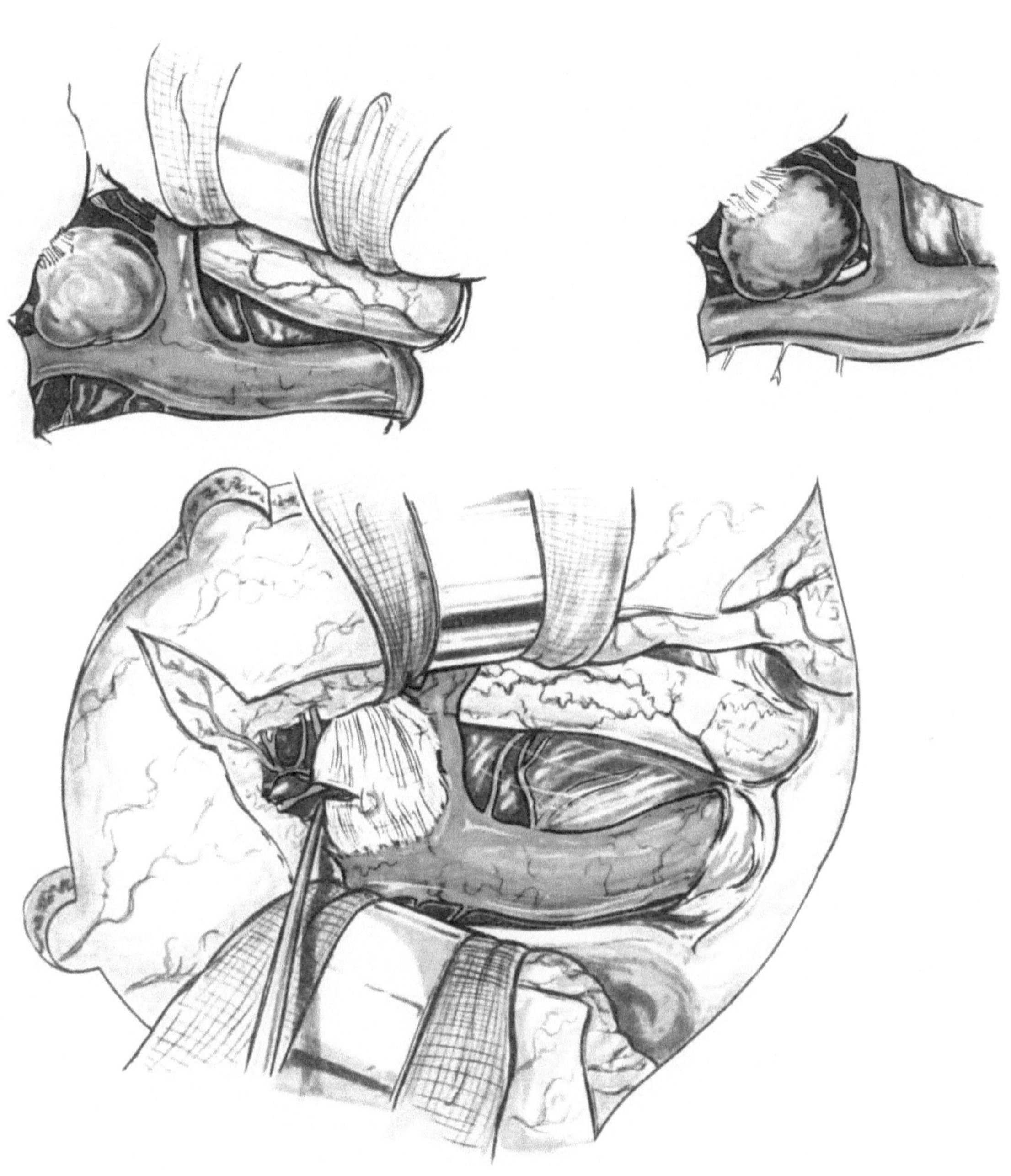

Versorgung von Aneurysmen der Arteria basilaris

Aufgrund der Lage und Größe dieser Aneurysmen *(links)* sind zunächst zwei spezielle Zugänge ausgearbeitet worden: von der Seite unter dem Temporallappen beziehungsweise durch Mundhöhle und Klivus. Eingeführt hat sich durch *Yasargil* das übliche Vorgehen von vorn–seitlich quasi als verlängerter Zugangsweg zur A. communicans posterior. Das letzte Vorgehen wird im folgenden geschildert.

Der Kopf des auf dem Rücken gelagerten Patienten wird um 30 Grad nach links gedreht und um 10–15 Grad in den Nacken gekippt. Kopfhalter mit scharfen Dornen fixieren die Position. Der bogenförmige Hautschnitt beginnt 2 cm neben der Mittellinie etwas hinter dem Haaransatz und geht bis in Höhe des Jochbogens vor dem Ohransatz. Der Fazialis bleibt außerhalb der Schnittlinie. Der Muskel wird mit einem S-förmigen Schnitt in seinen unteren Anteilen quer durchtrennt und nach oben und unten abgeschoben. Die Bohrlöcher reichen weit nach der frontotemporalen Basis. Höherstehende Anteile von Keilbein und Zygomatikumansatz werden abgefräst, desgleichen hochragende Orbitadachteile. Es entsteht ein flacher Zugang zum Chiasma.

Im nächsten Schritt erfolgt eine knappe Mobilisierung des Sulcus lateralis, beginnend mit der bipolaren Koagulation von Brückenvenen zwischen frontaler Basis und Stirn- und Schläfenhirn. Es folgt die teils stumpfe, teils scharfe Inzision der verbindenden Arachnoideamaschen und die Abdrängung der Gefäße der Fissur. Durch selbsthaltende Spatel wird die Sicht auf Optikus und Karotis freigehalten. Die weitere Präparation geht zwischen Sehnerv und Karotis *(unten)* oder zwischen Karotis und Okulomotorius *(rechts)* vor. Das Leitgebilde ist die A. communicans posterior.

Sie passiert die sogenannte *Liliequist*sche Membran, die sich direkt unter der Karotis nach medial und lateral erstreckt. In kleinen Schritten werden die Zisternenbegrenzungen entlang der Karotis und der Media eröffnet, bis man einen Einblick in die Tiefe erhält. Der Zugang wird durch eine kleine Inzision des Tentoriums kurz nach seinem Ansatz erweitert. Sowohl der Trochlearis als auch der Okulomotorius sind sichtbar *(rechts)*. Mit der Eröffnung der interpedunkularen Zisternen, deren Dach die *Liliequist*sche Membran bildet, kann ausreichend Raum für die weiteren Präparationen geschaffen werden. Erschwert wird diese Präparation durch die zunehmenden Verwachsungen im Umkreis der ehemaligen Blutungshöhle. Insbesondere müssen die zahlreichen nach dem Hypothalamus und den Stammganglien ziehenden Arterien dieser Region auf das sorgfältigste geschont werden. Ein Vorgehen ohne optische Vergrößerung und ohne Mikroinstrumentarium ist hierfür unbrauchbar.

Die Versorgung des Aneurysmas selbst geschieht nach den bekannten Möglichkeiten. Die Auswahl der Methode erfolgt aufgrund der lokalen Verhältnisse; sie reicht von der Koagulation des Aneurysmahalses mit anschließender Klippung über breitflächige Reduzierungen bis zu Umlagerungen mit Muskel, Faszie oder Kunststoffen.

Der geschilderte Zugang hat den weiteren Vorteil, daß zusätzliche Aneurysmen beim selben Patienten in einer Operation beseitigt werden können. Hingewiesen sei an dieser Stelle auch darauf, daß sich die intermittierende Bestreichung der größeren Gefäße der Umgebung mit Papaverin im Sinne der Spasmenprophylaxe bewährt.

Der Verschluß der Operationswunde in Schichten bereitet keine besonderen Probleme.

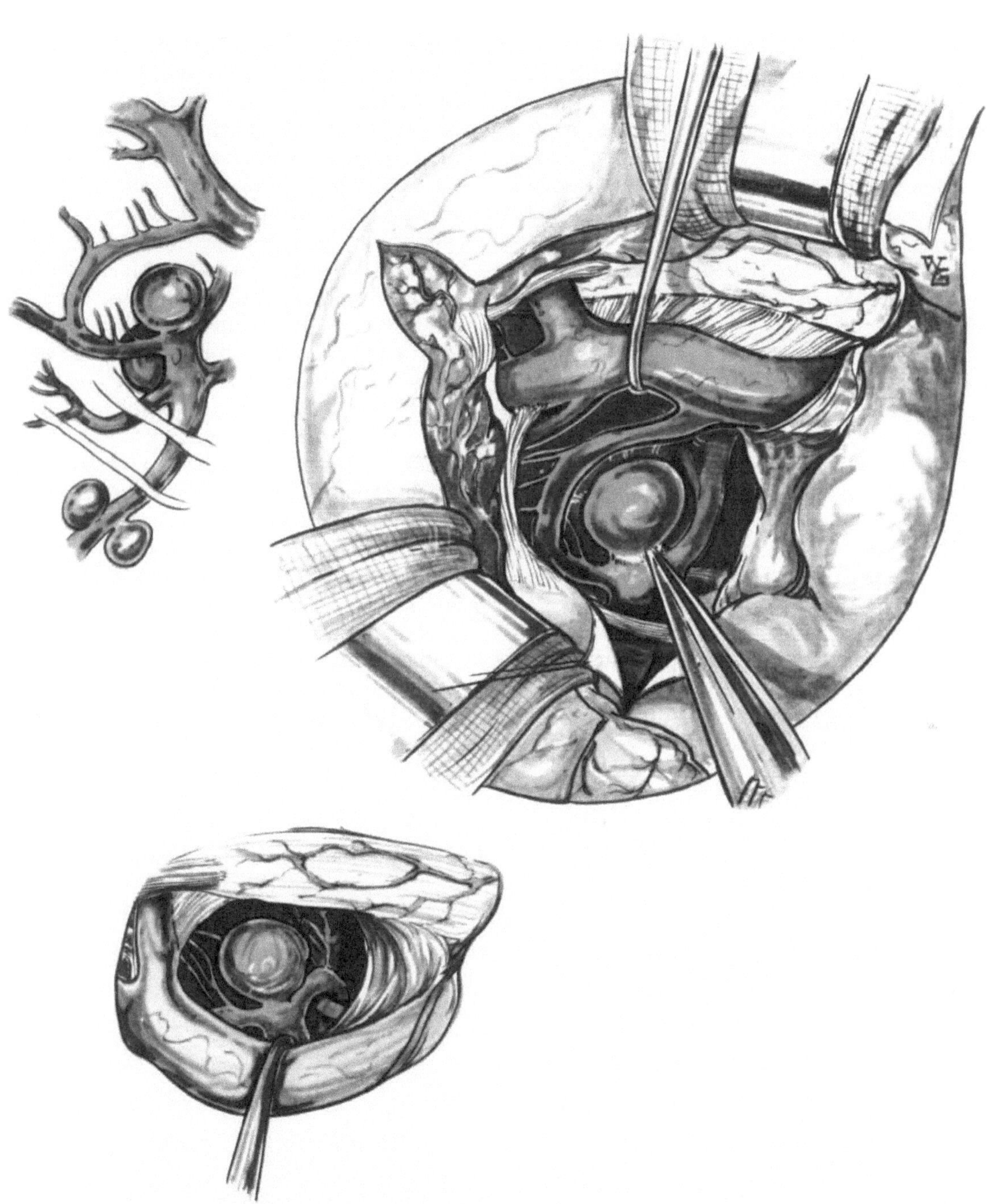

Versorgung von intrakraniellen Aneurysmen der Arteria vertebralis

Aufgrund der anatomischen Verhältnisse handelt es sich um Aneurysmen, die knapp oder nur wenig oberhalb der Eintrittsstelle der Vertebralis in das Endokranium lokalisiert sind. Sie können extra- oder intradural liegen. Ihre angiografische Darstellung bemüht sich, durch gedrehte und gekippte Aufnahmen sowie die Subtraktionstechnik genaue Angaben über die Lage des Aneurysmahalses zu bekommen. Von den umgebenden Strukturen pflegen die Hirnnerven der unteren Gruppe alteriert zu werden; von den Arterien ist die A. cerebelli posterior inferior (PICA) unmittelbar benachbart.

Das operative Ziel besteht in der trans- oder intraduralen Präparation des Aneurysmas nach Kleinhirntrepanation.

Die Lagerung des Patienten erfolgt in sitzender Position zur typischen Freilegung der hinteren Schädelgrube. Ein scharfes Einspannen des Kopfes in einen entsprechenden Halter bringt viele Vorteile und erleichtert das mikrochirurgische Vorgehen deutlich. Der Hautschnitt kann sowohl in der Mittellinie als auch mit einer leichten Verlagerung zur Aneurysmaseite geführt werden. Sein unteres Ende erreicht den 2.–3. Halswirbeldornfortsatz. Nach dem Spalten der Muskulatur in der Mittellinie und dem Abschieben der medianen Muskelansätze an der Hinterhauptschuppe lassen sich ein bis zwei Bohrlöcher über dem Kleinhirnbereich anbringen. Von hier aus wird in typischer Weise eine doppelseitige osteoklastische Kleinhirntrepanation gemacht, die etwas nach der Herdseite ausgebuchtet wird. Der Atlasbogen wird breit reseziert, auch Teile des nächsten Bogens sollten abgefräst werden. Die Duraeröffnung erfolgt in Form eines Ypsilon, nach den Seiten wird der Raum möglichst intensiv genutzt. Nach dem Eröffnen der Arachnoidea über der Zisterne entleert sich ausreichend Liquor, um die beteiligte Kleinhirnhemisphäre mit einem selbsthaltenden mittelbreiten Spatel anzuheben. Danach pflegt sich das von weiteren Arachnoideamaschen oder Narbenflächen bedeckte Aneurysma zu zeigen. Im nächsten Schritt wird die laterale Zacke des 1.Ligamentum denticulatum abgelöst *(links)* und auf diese Weise ein Einblick zur A. vertebralis erhalten. Die Separierung und Identifizierung der Nerven und Gefäße der Umgebung ist der nächste Arbeitsgang *(rechts)*. Dies betrifft von der Gefäßseite vor allem die A. cerebelli posterior inferior (PICA).

Erst nach der ausreichenden Verlagerung der bedeckenden Nerven und der klaren Abgrenzung des Abgangs der PICA kann der Aneurysmahals angegangen und versorgt werden. Je nach den lokalen Verhältnissen benutzt man hierzu bipolare Koagulation und Klippung oder die Ligatur. Umlagerungen mit Muskel, Faszie oder Kunststoff sind die Ausnahmen.

Zum Verschluß der Wunde sind keine besonderen Hinweise nötig. Auf optimale Dichte ist zu achten. Drainagen bilden die Ausnahme.

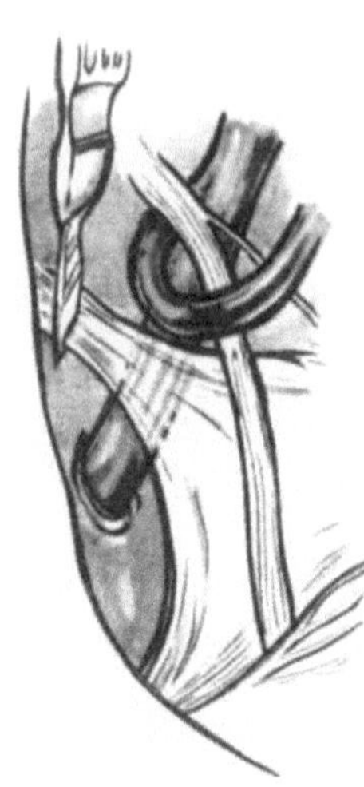

Operation eines arteriovenösen Angioms des Hirns

Aufgrund der Angiogramme, die die Diagnose eines arteriovenösen Angioms aufzustellen erlauben, erfolgt auch die erste Entscheidung über die Operabilität. Die zweite Entscheidung kann dann nach der operativen Freilegung trotz primärer Annahme eines operablen Befundes doch noch Inoperabilität ergeben. In jedem Zweifelsfall sollte die Trepanation erfolgen.

Das operative Ziel besteht, neben der Entfernung eines mehr oder weniger großen raumfordernden intrakraniellen Prozesses, in der Unterbrechung des arteriovenösen Kurzschlusses, der das umgebende Hirngewebe stark schädigt.

Die Lagerung des Patienten und die Schnittführung richten sich nach der Position des Angioms. Rindennahe parietale Angiome werden dementsprechend durch eine bogenförmige Inzision der Parietalgegend mit basaler Stielung freigelegt. Die Trepanation erfolgt dann osteoplastisch. Angiome im Kleinhirnraum werden osteoklastisch freigelegt. Bereits bei der Umschneidung der Dura ist zu berücksichtigen, ob direkte Verbindungen zwischen den venösen Angiomteilen und einem der Sinus vorliegen. Die Durastielung muß dann von dieser Region abgewendet erfolgen.

Das weitere Vorgehen richtet sich nach der Lokalisierung der speisenden Gefäße. Das bedeutet, daß durchaus einmal entfernt vom eigentlichen Angiom zum Beispiel ein Ast der A. cerebri media präpariert und verschlossen wird. In der Mehrzahl geschieht dies jedoch in der Nähe des Angioms. In kleinen Schritten und unter genauer Kontrolle der Gefäßzugehörigkeit zum Angiom werden nun die Venen und Arterien der Mißbildung verschlossen *(oben)*. Man braucht hierzu neben der bipolaren Koagulation (kleinere bis mittlere Gefäße) nicht selten auch Klipps. Bei keilförmig in die Tiefe reichenden Angiomen ist es sehr zu empfehlen, eine Form der optischen Vergrößerungen einzusetzen, um zufällig benachbarte, aber nicht speisende Gefäße von den eigentlichen Angiomgefäßen abzugrenzen. Das Operationsmikroskop bietet außerdem den Vorteil der optimalen Ausleuchtung des Operationstrichters.

Allmählich läßt sich dann der Gewebsblock des Angioms aus seinem Bett auslösen *(unten)*, wobei jegliches Ziehen vermieden werden muß, um nicht Gefäße abzureißen, die dann nur unter Mühe im Hirnmark aufgesucht werden müssen.

Bei lokal inoperablen Angiomen versucht man durch das Auflagern plattgeklopfter Muskelstückchen oder Faszienteilen, die durch einige Tropfen eines schnellhärtenden Gewebeklebers fixiert werden, wenigstens eine verstärkte lokale Narbenbildung zu erreichen. Das Ergebnis dieser Methode ist natürlich nicht vorhersehbar. Mitunter ist auch das Aufgeben des Kunststoffs auf das Angiom angezeigt, jedoch ist stets für die Ableitung der entstehenden Wärme zu sorgen.

Verschluß von Dura, Knochen und Weichteilen macht keine besonderen Schwierigkeiten.

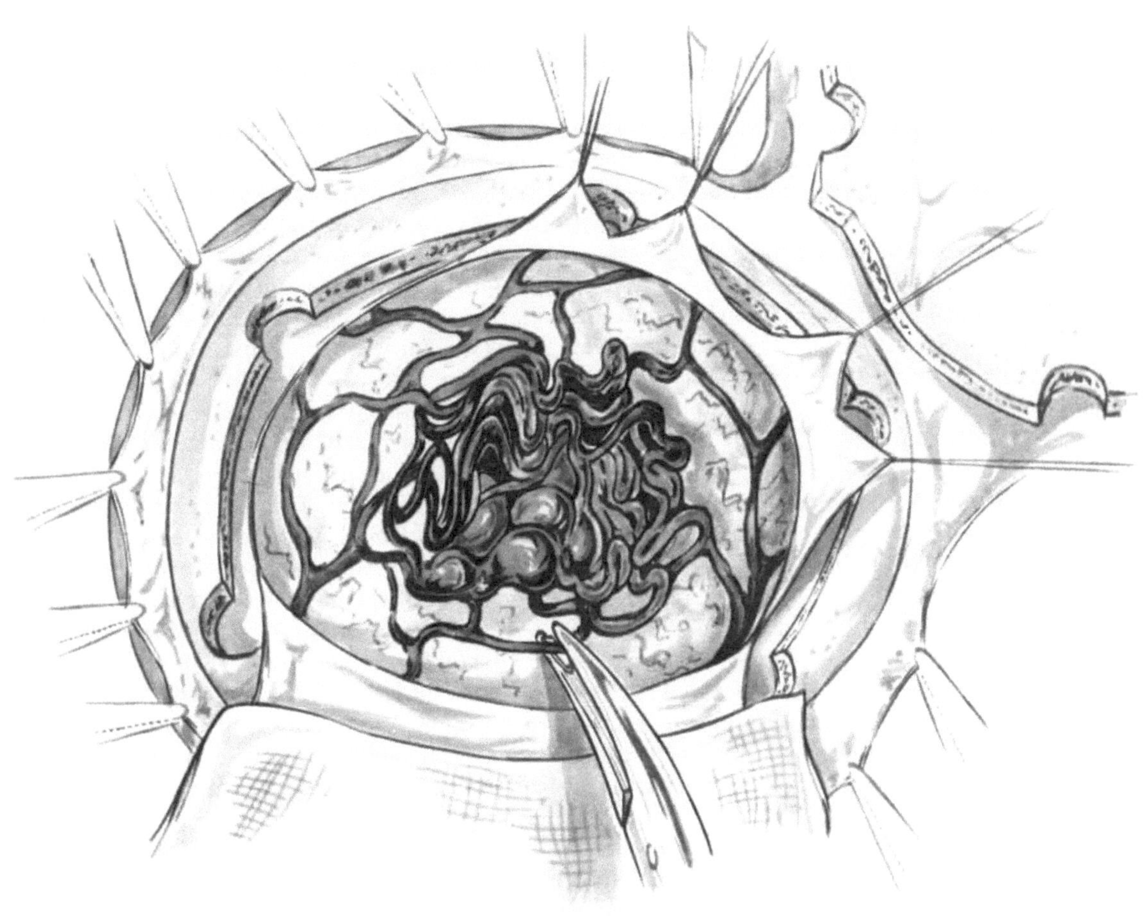

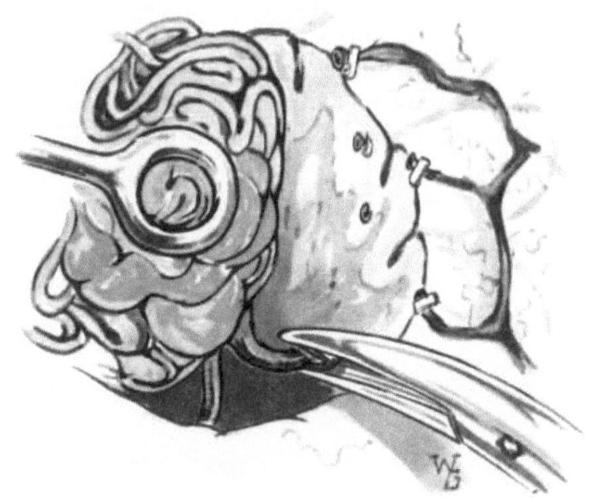

Gefäßanastomosen zwischen den Gefäßgebieten der Arteriae carotis externa und interna

Das operative Ziel dieser Eingriffe ist die Herstellung einer patenten Anastomose zwischen einem Ast der A. temporalis superficialis und einem Ast aus dem Bereich der A. cerebri media. Die angezielten Gefäße sind vorher ausreichend genau stereoskopisch zu lokalisieren, z. B. mit Hilfe der Angiogrammbetrachtung im Stereokomparator oder im stereotaktischen Koordinatensystem. Mikroskop und Mikroinstrumentarium sind unbedingte Voraussetzung. Der Kopf des auf dem Rücken gelagerten Patienten wird zur Seite gedreht. Polster und Operationstischkippung unterstützen die Zugänglichkeit. Falls nötig, muß auch ein Ast der A. occipitalis erreichbar sein. Die Rasur des Kopfes kann sich auf die Halbseite beschränken. Der Verlauf der A. temporalis superficialis wird mit Ritzern markiert.

Der Lappenschnitt wird so gelegt, daß Temporalis- und Okzipitalisäste geschont werden, aber Platz für eine kleine Trepanation im temporoparietalen Übergang entsteht *(oben links)*. Die Inzision ist zunächst oberflächlich, um die Arterie in ihrem Zusammenhang zu lassen. Die Ligatur des oder der zu verwendenden Arterienäste im Schnittniveau schließt sich an (parietaler und/ oder frontaler Ast der A. temporalis superficialis). Auf 6–7 cm Länge wird das gewählte Gefäß einschließlich der Vasa vasorum auspräpariert *(oben rechts)*; größere Äste erhalten feinste Ligaturen oder bipolare Koagulationen. Die Gefäßwand muß unbedingt unbeschädigt bleiben, sonst tritt der thrombotische Verschluß ein. Faszie und Muskel können nach einem Winkelschnitt nach hinten–unten geklappt werden. Das Bohrloch über der hinteren Temporalregion wird auf 3 cm mal 4 cm osteoklastisch erweitert und eventuell bei stärkerem Knochen ein basaler Knochenkanal gebildet *(oben links)*, um einen möglichen Gefäßknick zu vermeiden.

Durch eine kleine bogenförmige Durainzision legt man die Hirnrinde in der Nähe des Sulcus lateralis frei und wählt eine in Größe und Lage passende Arterie aus dem Angularis- oder Temporalisgebiet der A. cerebri media aus. Nach kleinen Arachnoideaöffnungen über dem Gefäß entsteht Platz für Mikroklipps *(oben rechts)*. Die Gefäßrückseite wird auf Gefäßabgänge kontrolliert; hierdurch lassen sich gefahrlose Torquierungen vornehmen, ohne Blutungen zu provozieren.

Nach diesen Vorbereitungen wird die A. temporalis superficialis am Stamm durch eine weiche Mikroklemme unterbrochen, der ausgewählte Ast unterhalb der distalen Ligatur durchtrennt und durch kleine Längsschnitte an seinem Ende geweihartig erweitert *(oben rechts)*. Im nächsten Schritt inzidiert man die Rindenarterie längs und vernäht die Spenderarterie T-förmig in diesen Längsschlitz *(unten rechts)* mit Nahtmaterial 9–10 × 0 und Einzelknopfnähten. Nach Abnahme der drei Mikroklemmen prüft man die Durchgängigkeit der Anastomose, vernäht die Dura, ohne die eintretende Arterie einzuengen und schließt Muskulatur sowie Haut.

Sobald Gefäßlumina eröffnet wurden, füllt man mit Heparinlösung auf. Eine Erleichterung für die Naht der Anastomose kann das Einlegen eines zarten Silikongummischlauchs sein, der als Widerlager dient. Er wird erst nach Anlage der letzten Nähte entfernt.

Gelegentlich ist zu prüfen, ob die Anlage von zwei Anastomosen vorzuziehen ist. Es ist damit nicht etwa mit einer prinzipiellen Steigerung des Blutzuflusses aus dem Externakreislauf zu rechnen. Die Methode zeigt aber einen Ausweg bei sehr begrenzten Gefäßlumina. Schließlich kann auch die A. occipitalis externa zur Anastomosierung verwendet werden.

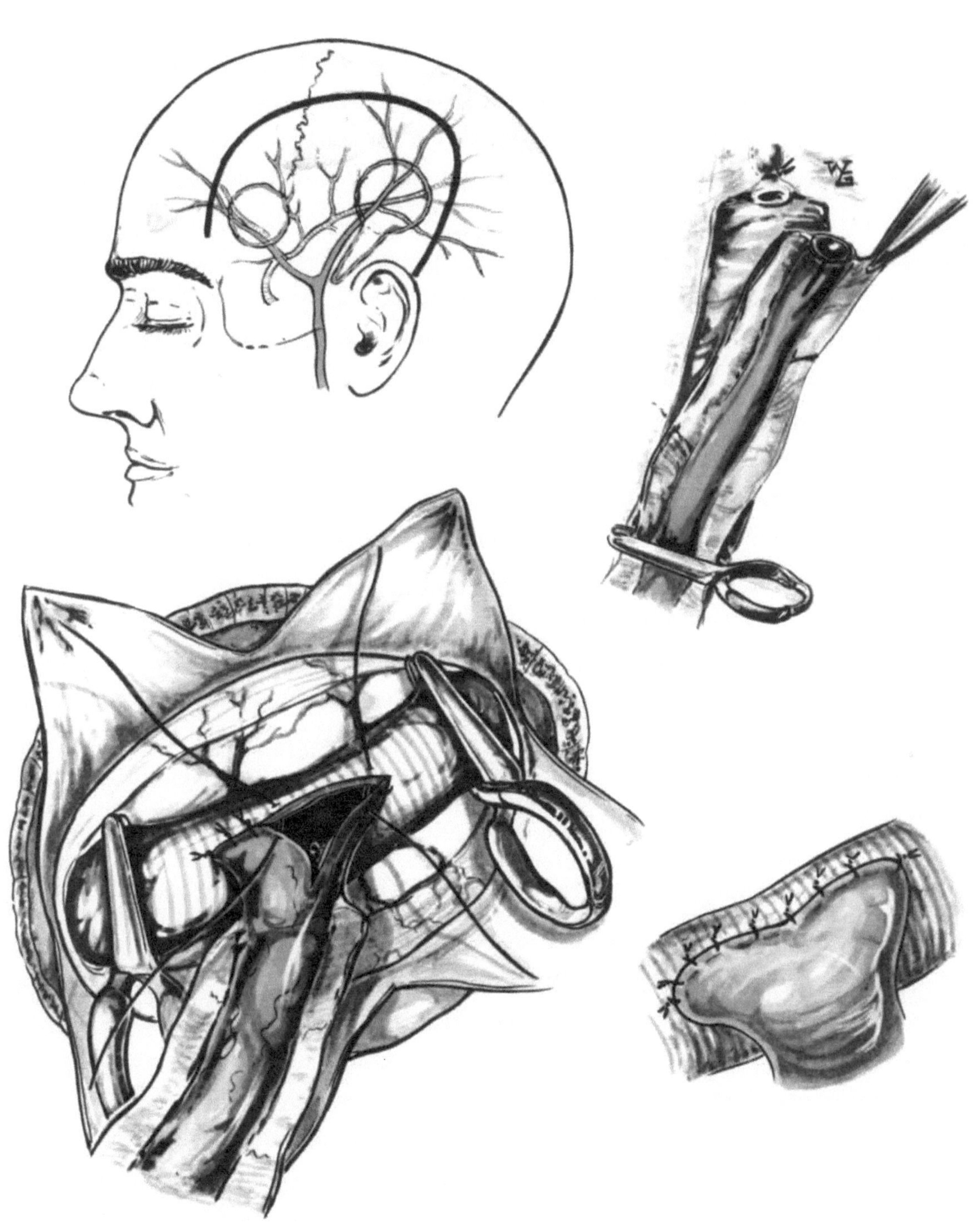

Extrazerebrale Operationen bei zerebralen Gefäßprozessen

Unter diese Gruppe fallen die verschiedensten Formen der zerebrovaskulären Insuffizienz, die ihre Ursache in Veränderungen der arteriellen Strombahn im extrakraniellen Abschnitt der Karotiden haben. Es kann sich sowohl um angeborene und erworbene Stenosen als auch um Gefäßknickungen handeln. Zur Diagnostik ist also die Darstellung aller vier Hirnarterien im Angiogramm nötig. Meist weisen die Patienten Zeichen des Schlaganfalls oder seiner Vorstufen auf.

Die Durchführung entsprechender Gefäßeingriffe setzt auch eine entsprechende operative Erfahrung voraus. Wo immer möglich, werden diese Operationen daher vom Gefäßchirurgen ausgeführt. In Anbetracht eventueller Weiterungen des operativen Vorgehens in den intrakraniellen Raum erscheint es aber angezeigt, daß der Neurochirurg schon in dieser ersten Phase mit dem Gefäßchirurgen zusammenarbeitet.

Angeborene Stenosen werden durch Interposition von natürlichen oder künstlichen Gefäßabschnitten überbrückt. Nicht selten entscheidet sich der Fachmann für eine Umgehungsanastomose oder auch eine Reinsertion des abzweigenden Gefäßes.

Der speziellen Besprechung bedarf die Thrombendarteriektomie, also die Entfernung des die Arterie fast oder völlig verlegenden Thrombus einschließlich seiner Matrix, der Gefäßinnenauskleidung. Der Patient wird ähnlich der operativen Karotisangiogrfie (S.104) mit nach hinten gekippten und etwas zur Gegenseite geneigtem Kopf gelagert; zur Vermeidung von Venenstauungen ist der Oberkörper etwas erhöht. Der Längsschnitt am Vorderrand des M. sternocleidomastoideus eröffnet die Gefäßscheide. Falls nötig, muß die Öffnung bis zur Schädelbasis zu erweitern sein, um die Karotiden verfolgen zu können. Es empfiehlt sich hierfür das Vornähen des Ohres. Oberhalb der angiografisch oder mit Ultraschall festgestellten Stenose wird der Blutstrom unterbrochen. Viele Operateure überbrücken nun die Operationsstrecke möglichst rasch mit einem Bypass, damit das Hirn weiter blutversorgt wird. Mit speziell angepaßten Kunststoffschläuchen, die proximal und distal mit einer passenden abgewinkelten und das Gefäß umfassenden Ringklemme fixiert werden *(oben)*, ist dies möglich. Vor dem Öffnen der hirnnahen Klemme werden lose Emboli mit Hilfe des Blutstroms aus dem proximalen Teil ausgespült. Dementsprechend wird auch bei der Shuntabnahme zunächst proximal, dann im Bereich der Externa und erst zuletzt an der Interna die Abklemmung gelöst. Begleitende Heparinisierung ist zu empfehlen.

Die Karotis wird über der Stenose längs inzidiert, und die Auflagerungen werden weitgehend unter Sicht entfernt *(rechts)*. Die Gefäßinnenauskleidung wird ebenfalls entfernt, soweit sie deutliche Veränderungen oder Verbindungen mit dem Thrombus aufweist. Kleinere proximale oder distale Veränderungen lassen sich auch mit Ballonkatheter oder Ringstripper herausholen und -spülen. Am leichtesten läßt sich die Intima in der Übergangsschicht zur Media abpräparieren.

Nach dem Ausspülen aller Reste und Luftblasen wird die Gefäßwand fortlaufend vernäht. Bei einem kleineren Teil von Patienten würde diese Naht zur erneuten Stenose des Gefäßes führen. Hier wird in den wetzsteinförmigen Defekt eine Plastik aus Vene oder Kunststoff mit fortlaufenden Nähten eingefügt *(links)*.

Im letzten Schritt kann aus den verbliebenen kleinen Schlitzen der Bypass entfernt werden; auch diese kleinen Öffnungen werden vernäht, ebenso wie die Wunde.

Lokal sind bei den Präparationen auch der Vagus und das Glomus caroticum zu beachten.

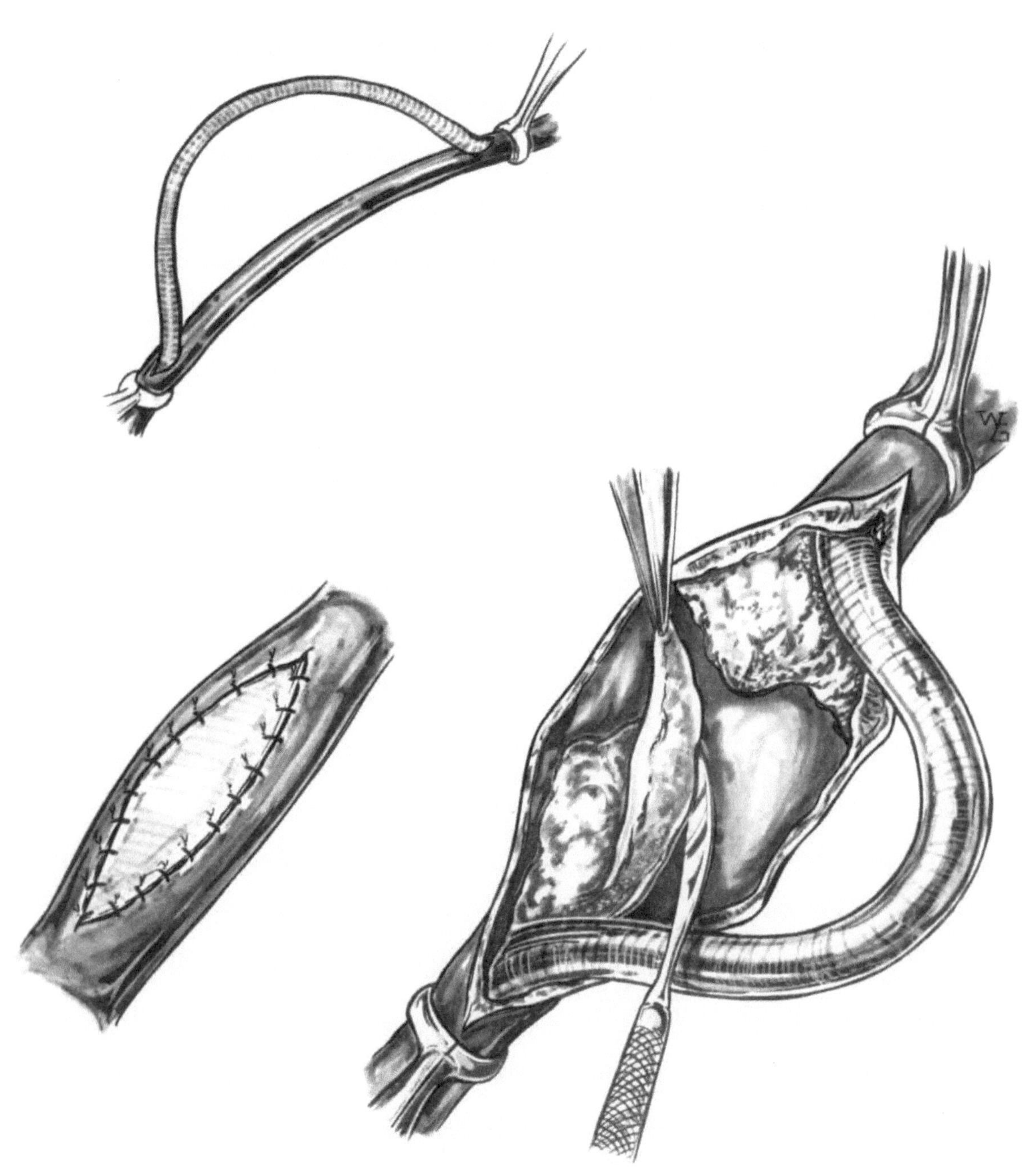

VII Operationen im Kleinhirnbereich

Operationen bei Kleinhirntumoren: Hautschnitte

In den folgenden Tafeln ist das operative Vorgehen bei einem Erwachsenen mit einem paramedian rechts gelegenen großzystischen Tumor geschildert. Da die neurologische und radiologische Diagnostik meist sehr genaue Angaben zum Sitz des Tumors machen kann, läßt sich auch entsprechend oft eine gezielte Trepanation anlegen; es muß also nicht von vornherein gleichmäßig doppelseitig eröffnet werden, und auch die Wegnahme des Atlasbogens entscheidet sich erst unter der jeweiligen besonderen operativen Situation.

Den Hautschnitt legt die Mehrzahl der Operateure in Längsrichtung, also median oder leicht S-förmig von paramedian nach median *(oben rechts)*. Die paramedian beginnende Schnittführung hat den Vorteil, daß im oberen Teil der Wunde keine direkte Verbindung zwischen der Hautinzision und der Duranaht verbleibt, sondern sich dieser obere Wundteil über der dazwischenliegenden Muskelschicht befindet. Weiter unten pflegt die Naht der Muskulatur so eng möglich zu sein, daß auch der Hautschnitt in der gleichen Ebene liegen kann.

Einige Autoren bevorzugen den sogenannten tiefen Querschnitt *(unten links)*, der allerdings die Muskulatur in ganzer Breite quer durchtrennt und auch die Ligatur der beiden Aa. occipitales erfordert; dabei darf der N. occipitalis nicht mit in die Ligatur einbezogen werden! Liegen Schädelverformungen vor oder will man primär weit nach den Seiten kommen, so ist diese Schnittführung durchaus von Vorteil.

Bei dem verbreiteten Vorgehen mit dem Längsschnitt wird für eine rasche und endgültige Blutstillung im Hautniveau Sorge getragen. Bipolare Koagulation sowie einige Ligaturen werden hierfür gebraucht. Auf den Druck der Sperrer sollte man sich nicht verlassen. Nach dem Abdecken der Wundränder mit Tüchern kann es sonst unbemerkt zum Abfließen einer beträchtlichen Menge von Blut aus eröffneten Weichteilgefäßen kommen.

Die Muskulatur wird ebenfalls in Längsrichtung und in der Mittellinie durchtrennt. Hierfür eignet sich das elektrische Messer in besonderem Maße; durch gleichzeitiges Absaugen von Qualm und Blut erhält man eine ausgezeichnete Übersicht. Das Einhalten der Mittellinie bildet dadurch kein Problem.

Im nächsten Schritt wird die Muskulatur an ihrem oberen Ansatz mit breiten Raspatorien vom Knochen gelöst und nach lateral abgedrängt. Es kann notwendig sein, 1–2 cm vor der Insertion an der Okzipitalschuppe Querschnitte in der Muskulatur anzubringen, um genügend Platz nach den Seiten zu bekommen. Hier entscheidet die Stärke der Nackenmuskulatur.

Auch bis an den Atlas heran wird die Muskulatur von der Mittellinie abgedrängt *(unten rechts)*. In dieser Gegend benutzt man außer den breiteren auch schmale und scharfe Raspatorien.

Beim Abschieben von Muskulator und Periost entstehen nicht selten kleinere Knochenblutungen, die mit einer kleinen bipolaren Koagulation meist zu stillen sind. Die etwas größeren Blutungsstellen und vor allem die zum Teil erheblichen Blutungen aus Emissarien bedürfen des Eindrückens von Wachs; sie reagieren auf Koagulation überhaupt nicht.

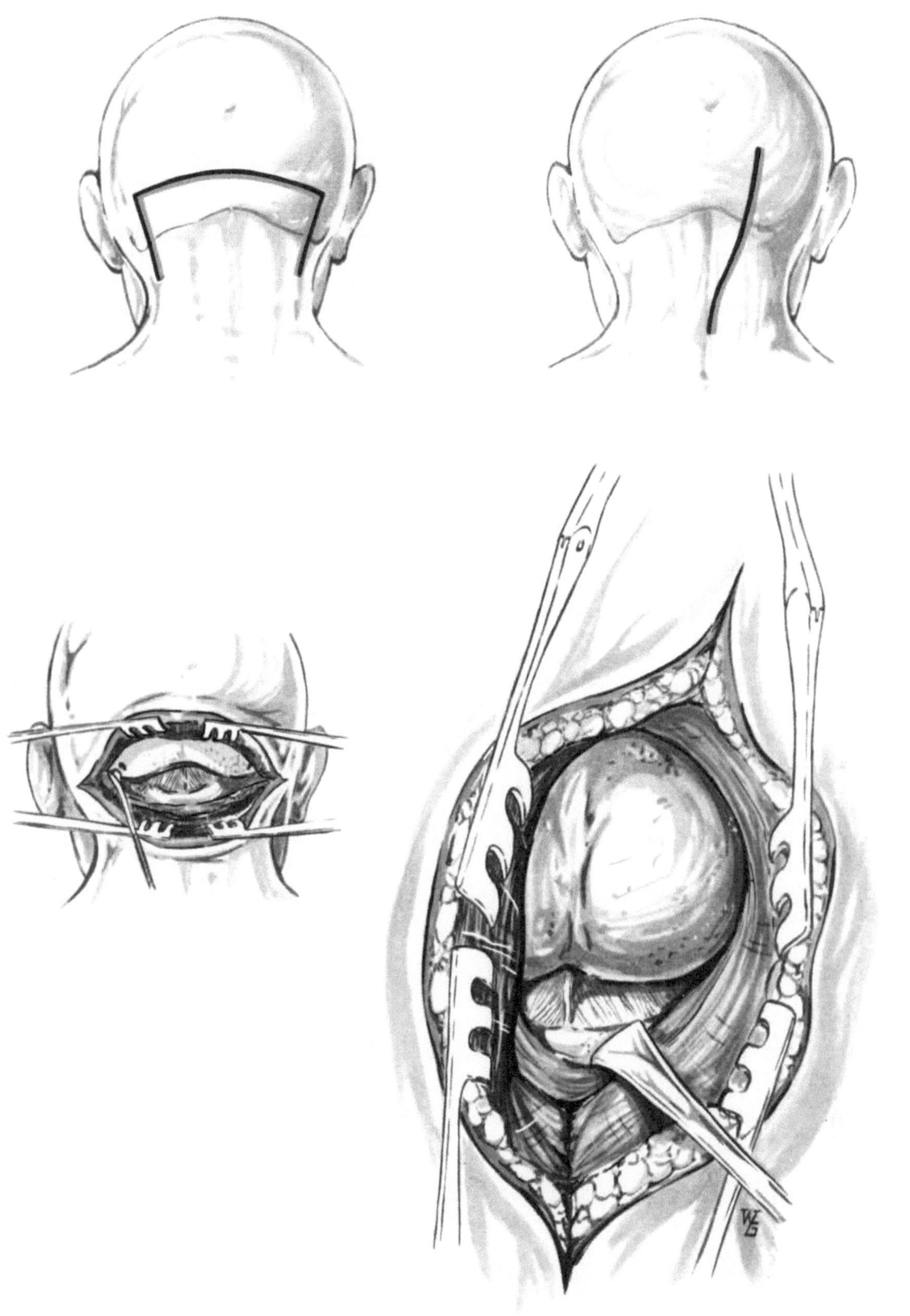

Operationen bei Kleinhirntumoren: Knochen- und Duraeröffnung

Der Knochen wird zunächst beiderseits der Mittellinie mit je ein bis zwei Bohrlöchern eröffnet *(oben)*. Die Erweiterung der Trepanation geschieht osteoklastisch mit Hilfe von *Lüer*schen Hohlmeißelzangen und verschieden abgewinkelten Knochenstanzen. Dabei ist auf die Schärfe dieser beißenden Instrumente zu achten, um Einrisse in darunterliegende Gefäße oder die Hirnhaut zu vermeiden. Es entsteht schließlich eine querovale Knochenöffnung mit begradigten und glatten Rändern *(oben)*.

In ihren untersten Teilen erfaßt die Trepanation den hinteren Rand des Foramen occipitale magnum. Die von einigen Operateuren geübte prinzipielle Wegnahme des Atlasbogens vertreten wir nicht, sondern tragen ihn nur bei tief eingeklemmten Kleinhirntonsillen ab. Die Trepanation reicht nach der Tumorseite deutlich weiter als zur Gegenseite *(oben)*, ist aber bei Mittellinienprozessen symmetrisch. Von den oberen Trepanationsrändern pflegt öfters venöses Blut zu sikkern, mitunter bestehen Zusammenhänge mit dem Sinus occipitalis. Hier hilft das Einschmieren von Wachs *(unten)*, kaum dagegen die Koagulation. Sickerblutungen aus dem Epiduralraum werden nach Duraeröffnung mit Hochnähten gestillt. Sickerblutungen in den unteren seitlichen Epiduralwinkeln pflegen aus seitlichen Emissarien zu stammen (Wachsverschmierung).

Die Duraeröffnung beginnt mit einer Mittellinieninzision kurz oberhalb der sichtbaren unteren Kleinhirnbegrenzung *(unten)*. Auf untergelegten schmalen Hirnspateln oder zwischen die Dura anhebenden Pinzetten kann danach die sternförmige Durainzision erfolgen, teils mit feinem Messer, teils mit schlanker *Cooper*-Schere. Die unteren Durateile werden nach außen umgeschlagen.

Da sich in der zerebellaren Dura Sinus in verschieden ausgeprägtem Maße befinden können und diese Blutleiter keineswegs immer durch die Duraoberfläche zu sehen sind, empfiehlt sich das Bereithalten von Klemmen und Klipps. Die regelrecht schwammartige Durchdringung der Kleinhirndura mit venösen Gefäßen ist zwar sehr selten, kann aber zum Abbruch der Operation zwingen. Die Präparation wird dann erst nach Einzelversorgung aller Sinus möglich. Schlankere Zweige des Okzipitalsinus lassen sich auch durch die bipolare Koagulation verschließen.

Nach dem Hochschlagen der Durazipfel *(rechts)* wird zunächst die Kleinhirnoberfläche genau inspiziert. Sowohl Veränderungen der Lage (Mittellinie!) als auch der Gyrusbreite sowie der Gefäßverteilung können auf benachbarte Prozesse hinweisen.

Es schließt sich die Punktion der Hemisphäre zum Nachweis einer Zyste an *(rechts)*. Hierzu wird mit bipolarer Koagulation eine kleine gefäßfreie Stelle geschaffen und dann entweder mit einer *Cushing*-Kanüle oder einer scharfen Kanüle in Richtung auf den vermuteten Tumor eingestochen. Ein harter Gewebsteil läßt sich natürlich auch tasten. Trifft man auf eine Zyste, so entleert sich meist rasch gelierende stark gelbliche und teilweise eingedickte Flüssigkeit.

Das weitere Vorgehen entspricht der Operation des kindlichen Kleinhirntumors, wie es auf den S.256–260 beschrieben ist. Auch der Verschluß der Weichteile unterscheidet sich nicht prinzipiell, sondern nur in der Dicke der zur Naht zur Verfügung stehenden Muskulatur.

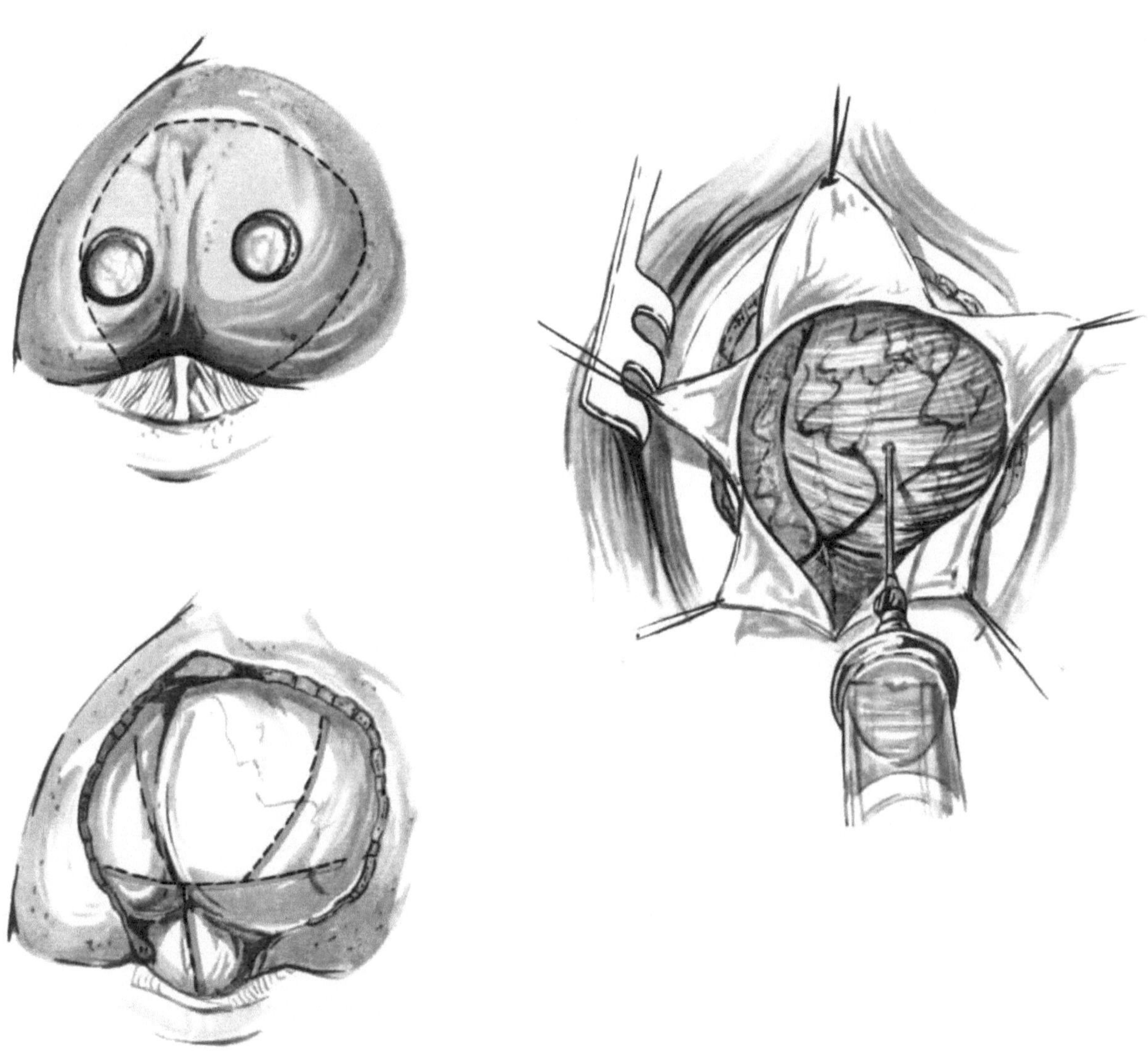

Kleinhirntumoren bei Kindern: Vorgehen im Bereich der Weichteile

Ganz ähnlich wie bei den Erwachsenen wird auch bei Kindern zur Kleinhirntrepanation meist ein Medianschnitt (*b*) und seltener der tiefe Querschnitt (*a*) angewendet. Es gelten hierfür die gleichen Grundsätze, wie sie auf S. 250 angegeben sind. Gerade bei den noch dünnen Weichteil- und Muskulaturverhältnissen kleiner Kinder ist man bestrebt, Hautschnitt und Muskelinzision möglichst etwas voneinander zu entfernen. Deshalb ist in Abbildung *b* der Paramedianschnitt gesondert eingezeichnet.

Die anatomischen Verhältnisse sind in der nebenstehenden Tafel gesondert dargestellt. An Arterien kommen beim tiefen Querschnitt die Aa. occipitales ins Gesichtsfeld, so daß Ligaturen notwendig werden. Dabei ist auf die sorgfältige Abpräparierung des N. occipitalis zu achten, um postoperative Okzipitalisneuralgien zu vermeiden. Unterhalb der Hinterhauptschuppe tritt in den seitlichen Bezirken der Membrana atlanto-occipitalis die A. vertebralis von lateral nach medial hindurch. Weicht die Präparation nach der Seite ab, entweder weil die Mittellinie verloren worden ist oder weil ein Zwerchsacktumor diese Gebiete mit einbezieht, dann ist eine Verletzung dieser Arterie möglich. Zunächst wird versucht, den Defekt durch feinste atraumatische Gefäßnähte zu schließen. Anderenfalls ist man zur Unterbindung des Gefäßes gezwungen. Die mindeste Folge besteht in einem Ödem des Kleinhirns, das, je nach seinem Grade, die Fortsetzung des zerebellaren Eingriffs erst in einer zweiten Sitzung ermöglicht.

An Venen verlaufen nur die Begleitvenen des N. occipitalis major mit einer ausreichenden Regelmäßigkeit. Sie münden kurz unterhalb des Emissarium mastoideum in die V. cervicalis profunda. Diese beiden Bezirke bedürfen daher der besonderen Beachtung. Während die Vene durch Koagulationen zu schließen ist, kann das Emissarium nur durch das Einschmieren von Wachs geschlossen werden. Falls man allerdings die Vene etwas außerhalb des Emissariums verletzt hat, genügt ebenfalls der bipolare Koagulationsverschluß. Unterhalb des Knochens sind die Sinus besonders wichtig. Die absolute Schonung des Sinus transversus und des Confluens sinuum braucht nicht betont zu werden. Der Sinus occipitalis kann einschließlich seiner verschieden ausgeprägten Äste verschlossen werden. Prinzipiell führt dies natürlich auch zu Rückstauungen; ohne die Unterbindung des Sinus occipitalis ist aber andererseits keine Duraeröffnung zur Operation eines Kleinhirntumors möglich.

Als zu schonender Nerv sei der N. occipitalis major nochmals erwähnt. Einzelne seiner Äste fallen auch der Längsinzision gelegentlich zum Opfer. In seiner Gesamtheit ist er aber nur beim entsprechend weit zu den Seiten geführten Querschnitt gefährdet.

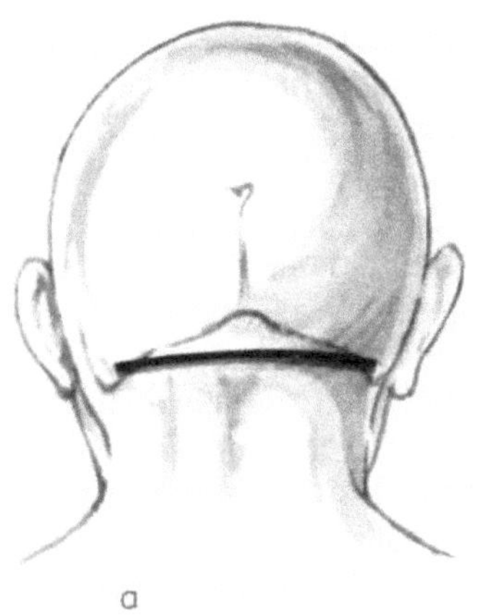
a

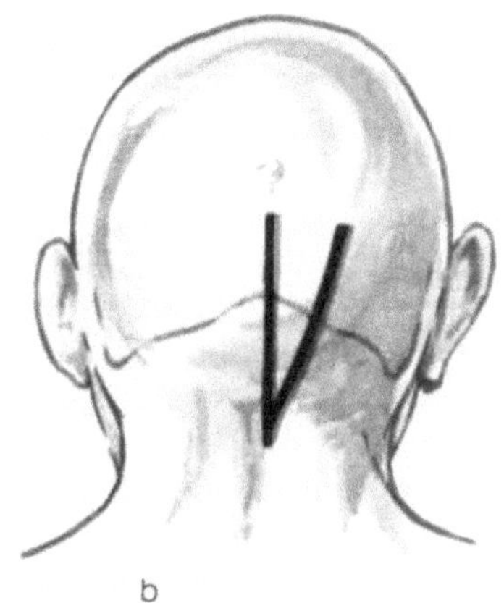
b

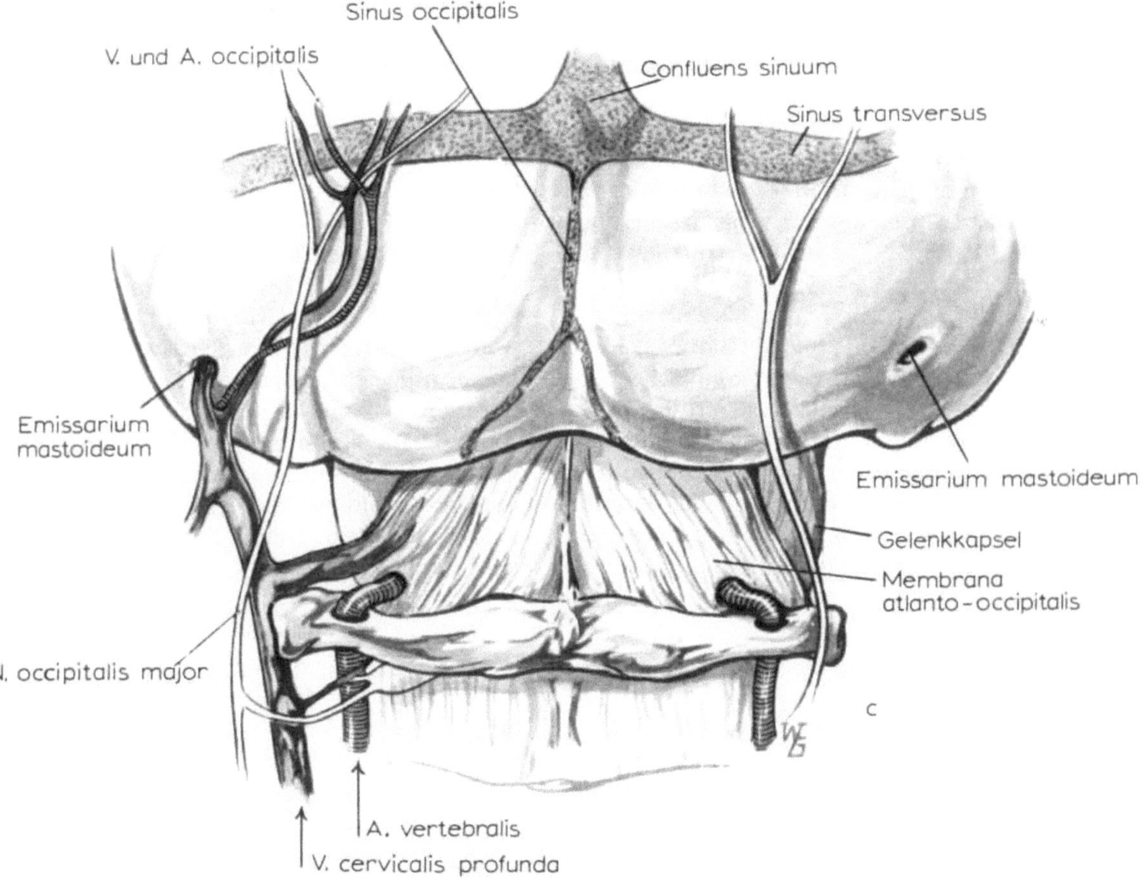
Sinus occipitalis
V. und A. occipitalis
Confluens sinuum
Sinus transversus
Emissarium mastoideum
Emissarium mastoideum
Gelenkkapsel
Membrana atlanto-occipitalis
N. occipitalis major
A. vertebralis
V. cervicalis profunda
c

Kleinhirntumoren bei Kindern: Tumorentfernung

Nach dem Liquorabfluß aus der Arachnoideaöffnung wird der Spinalkanal durch ein Wattezöpfchen abgedichtet. Die anschließende Palpation kann harte Tumoren und prallgespannte Zysten erfassen; bereits ein mäßiges Kleinhirnödem macht den Befund unsicher. Die Inspektion beobachtet Verbreiterungen der Gyri sowie Veränderungen der Lage und Anzahl oberflächlicher Gefäße. Auch Änderungen in der Arterialisierung des durchströmenden Bluts sind zu vermerken. Sie bieten Hinweise für oberflächennahe angiomatöse Tumoren. Verlaufen Inspektion und Palpation negativ, so wird punktiert. Nach kleiner bipolarer Oberflächenkoagulation wird mit *Cushing*-Kanüle oder schlanker, scharfer Kanüle auf den vermuteten Prozeß eingegangen (*a*). Erfaßter Zysteninhalt ist nicht völlig abzulassen, um das zystische Gebilde anschließend besser auffinden zu können. Läßt man den gesamten Zysteninhalt ab, deren solider Tumorteil mitunter mikroskopisch klein sein kann, so richtet die operative Suche zum Teil beträchtlichen »Flurschaden« an.

Findet sich kein zystischer Bestandteil, so wird zunächst zwischen den Kleinhirntonsillen in den 4. Ventrikel eingegangen (*b*). Zum Spreitzen sind schmale Elevatorien oder Hirnspatel geeignet. Eine gute Ausleuchtung erfordert lokale Lichtquellen.

Müssen weitere Anteile des 4. Ventrikels dargestellt werden, so erfolgt die Spaltung des Kleinhirnwurms in seiner Mitte. Nach bipolarer Koagulation kann das Gewebe in Schritten durchtrennt werden. Falls die Tumorausdehnung nicht zu groß ist, gelingt es von dieser Freilegung aus, den gesamten 4. Ventrikel einschließlich der Mündung des Aquädukts einzusehen. Auch zarte Sondierungen des Aquädukts sind dann möglich.

Ist der Tumor in das Gebiet des 4. Ventrikels vorgedrungen, so wird nach Eröffnung der Ependymdecke mit der bipolaren Koagulation am Tumorrand schrittweise in die Tiefe der Kleinhirnhemisphäre eingedrungen. Mobilisierte Teile des Tumors werden mit schlanken Faßzangen abgetragen (*c*). Der Spalt zwischen Tumor und umgebendem Hirngewebe wird mit Elevatorien präpariert und danach mit schlanken Wattestückchen ausgefüllt. Auch mit diesen Wattestückchen kann weiter präpariert werden.

Liegt die Geschwulst primär nur innerhalb der Kleinhirnhemisphäre, so wird über eine Inzision der Kleinhirnrinde vorgegangen. In einem gefäßarmen Bezirk erfolgt die bipolare Koagulation in Richtung der Kleinhirnfurchen und das anschließende Eingehen mit Elevatorien und Wattestückchen. Die Wunde ist durch schmale Spatel offenzuhalten; am geeignetsten sind selbsthaltende Spatel. Nach dem Erreichen des Tumors wird wiederum mit schlanken Faßzangen, Rongeurpinzetten, Elevatorien und Wattestückchen die Tumorentfernung in kleinen Portionen vorgenommen. Beim Arbeiten in der Tiefe des Kleinhirns ist auf dort verlaufende Gefäße, insbesondere die A. cerebelli posterior inferior (PICA), sorgfältig zu achten (*d*).

Einige Autoren lehnen die Längsinzision des Kleinhirns mit der Begründung ab, daß der anschließende Spateldruck zum Einreißen des umgebenden Gewebes führe. Sie bevorzugen primäre kreisförmige Exzisionen der Kleinhirnrinde und darunterliegender Markanteile.

Unabhängig von der Art des oberflächlichen Vorgehens muß die operative Taktik unbedingt auf die Schonung der medialen Kleinhirnkerne ausgerichtet sein. Deren Topografie ist stets zu beachten (S. 44).

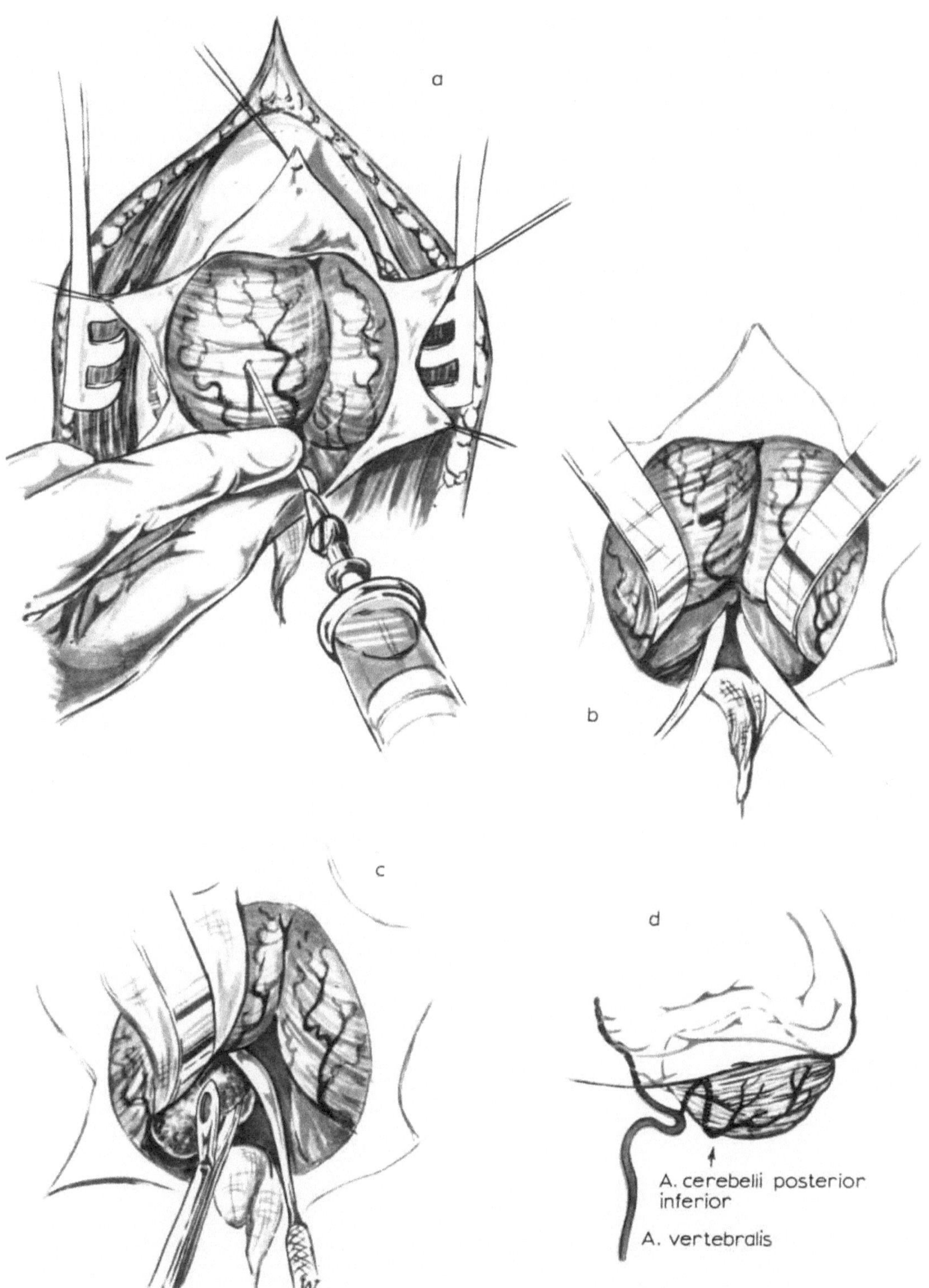
a
b
c
d
A. cerebelii posterior inferior
A. vertebralis

Das Lösen eines Tumors oder einiger seiner Anteile von der Medulla ist seit Einführung der Mikroneurochirurgie in den Bereich der technischen Möglichkeit gerückt. Das Gebiet ist nicht mehr tabu. Dies bedeutet jedoch nicht, daß generell jede Tumorinfiltration des Bodens des 4. Ventrikels komplikationslos entfernt werden kann. Hier gibt es nur Entscheidungen von Fall zu Fall und eben unter der entscheidenden optischen Vergrößerung.

Das technische Vorgehen beginnt mit dem Abtragen möglichst vieler kleiner Tumorstücke mit Hilfe der bipolaren Koagulation, Mikropinzetten, Mikroscheren und feinsten scharfen Faßzangen. Durch Berieselung mit Kochsalzlösung ist für eine sofortige Kühlung der Umgebung beim bipolaren Koagulieren zu sorgen, um nicht auf diese Weise eine zusätzliche Medullaschädigung zu setzen. Nachdem die letzten losen, also nicht mit der Unterlage verwachsenen Tumorpartikel entfernt worden sind, benutzt man die größte Vergrößerung zur Beurteilung der oberflächlichen Gefäßverhältnisse der Medulla, insbesondere der Verhältnisse zu den in den Tumor ziehenden oder aus ihm austretenden Gefäße. Bei der starken Vergrößerung ist meist auch eine Aussage zur Tiefenausdehnung des Tumorteils möglich. Man kann einen derartigen Zapfen auch minimal mobilisieren, um diese Tiefenausdehnung zu kontrollieren. In der Mehrzahl ist sie nicht sehr groß. Hier kann die allmähliche Mobilisierung und Entfernung des Tumorpartikels angeschlossen werden. Wesentlich ist dabei die Vermeidung eines diffusen oder aber tiefreichenden Drucks auf das Mark, etwa durch das allzu kräftige Aufdrücken blutstillender Wattestückchen mit einer Saugerspitze.

In den lateralen Bezirken können etwas größere und tieferreichende Tumorinfiltrationen zutage kommen. Auch hier erfolgt das gleiche geschilderte Vorgehen der schrittchenweisen und subtilen Prüfung der Tiefenausdehnung und angeschlossenen Entfernung. Erweist sich der tiefe Anteil als ein »Eisberg«, ist er also größer als der oberflächliche Bezirk, so muß eine Inzision darüberliegender unbeteiligter Medulla erfolgen. Dieser Schritt ist besonders zu überlegen, aber keineswegs von vornherein ausgeschlossen. Immerhin wirkt ein verbleibender Tumorteil ebenfalls als Ödemzentrum, das eine entsprechende, nicht selten deletäre Wirkung auf die Umgebung ausübt.

Beim Präparieren in die oberen seitlichen Winkel ist auf die dort lokalisierten Arterien und Venen zu achten (S. 24). Neben den Kleinhirngefäßen kann es sich auch um die A. vertebralis handeln, die dann plötzlich hinter einer Tumorbarriere auftaucht. Wiederum ist die Bedeutung einer optimalen Ausleuchtung und Vergrößerung des Operationsfeldes einleuchtend.

Schwierig wird die Entscheidung, wenn die infratentorielle Geschwulst paramedian in den supratentoriellen Raum hinaufreicht. Diese Ausdehnung, die sich nicht ganz selten bei Astrozytomen des Kleinhirns findet, ist präoperativ nicht immer zu erkennen. Als Regel kann dienen, daß wenig mit der Umgebung verbundene Tumorteile auch in den höheren Regionen abgetragen werden können. Bei allen festeren Verbindungen sollte man sich jedoch mit der subtotalen Tumorentfernung bescheiden und stattdessen durch Markierungen (kleine Klipps, kleine Stücke Tantalfolie oder etwas Tantalpuder) für eine gute Lokalisierung anzuschließender Bestrahlungen (konventionell oder stereotaktisch) sorgen.

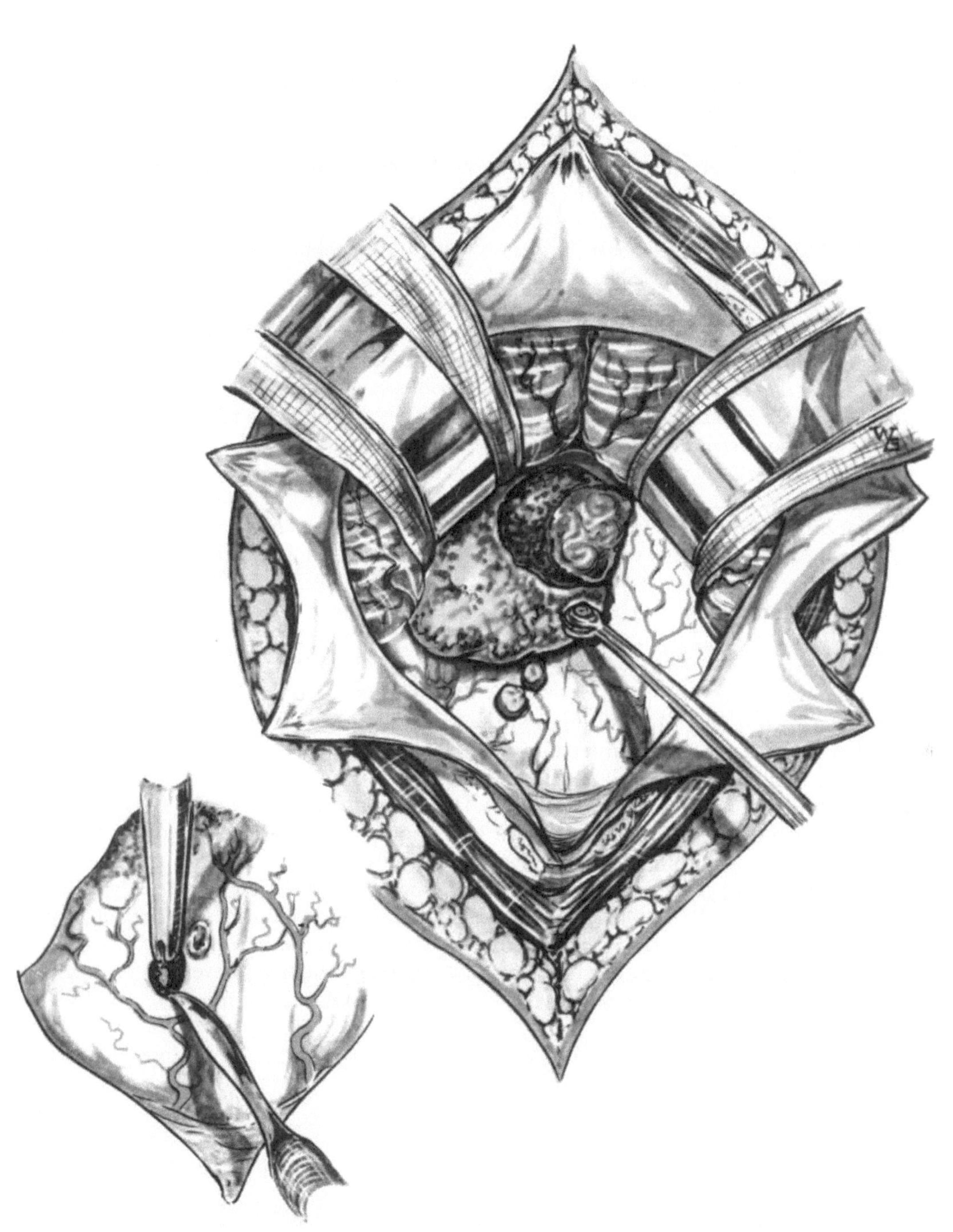

Kleinhirntumoren bei Kindern: Vorgehen bei zystischen Tumoren – Verschluß der Operationswunde

Einer besonderen Taktik bedarf das Vorgehen bei zystischen Tumoren. Hier finden sich stark unterschiedliche Befunde, die von der monströsen Zyste mit keinem oder mikroskopisch kleinem solidem Tumor bis zu fast entgegengesetzten Verhältnissen reichen. Ist man in eine größere Zyste gelangt, so wird deren Wand einer genauen Inspektion bei optimaler Beleuchtung unterzogen. Die Benutzung des Operationsmikroskops bietet sich an. Gelingt kein Nachweis eines soliden Tumors, so muß die gesamte erreichbare Zystenwand auspräpariert und entfernt werden. Gelingt andererseits die komplette Entfernung des soliden Tumors *(oben)*, so müssen nicht unbedingt alle Zystenwandteile reseziert werden. Dies bringt an Gefäßen und in der Nähe der Medulla natürlich Vorteile. Mit der Präparation der Zyste muß aber auch die genaue Inspektion und Palpation der unmittelbaren Umgebung verbunden werden, da sich hinter dem durchaus zufriedenstellenden Operationsbefund einer großen Zyste mit kleinem solidem Tumor noch ein weiterer solider Tumor verbergen kann.

Nach dem Abschluß des eigentlichen Hirneingriffs und subtiler Blutstillung kann der Wattepfropf aus der Zisterne entfernt werden. Der dichte und spannungsfreie Verschluß der Dura schließt sich an *(Mitte)*. Meist beginnt man mit einer zentralen Naht der oberen, unteren und seitlichen Zipfel. Eng gesetzte Einzelknopfnähte schließen den Defekt. Fortlaufende Nähte sind nur selten möglich und nötig. Insbesondere bei zerreißlicher Duraqualität empfiehlt sich die Verwendung atraumatischen Nahtmaterials. Sollte sich an einigen Stellen der Verschluß nicht oder nur unter Spannung erzielen lassen, so verwendet man die Zwischenschaltung eines Plastikstücks aus Galea oder Lyodura, das eingenäht wird.

Die Knochenöffnung wird in keinem Fall gedeckt. Die darüberliegende Muskulatur schützt in jedem Maße ausreichend.

Daher muß auf eine ausreichende und exakte Muskelnaht ein besonderer Wert gelegt werden *(unten)*. Dies bedeutet vor allem den schichtweisen Verschluß. Schwierigkeiten ergeben sich insbesondere bei kleineren Kindern am oberen Wundpol, also in der Nähe der Protuberantia occipitalis externa. Hier kann es notwendig werden, die benachbarte Muskulatur noch etwas weiter abzulösen und nach Art des Schwenklappens in die Mitte hineinzulegen, um den entsprechenden Verschluß zu bekommen. In den halswärts gelegenen Muskelpartien pflegen dagegen keine Probleme aufzutreten. Es kann insbesondere bei kräftiger Muskulatur angezeigt sein, die beiden Muskelseiten durch U-förmig geführte Drahtnähte zu adaptieren *(unten rechts)*, um eine möglichst breite Auflagefläche zu schaffen.

In der Hautebene werden Subkutannähte nur bei entsprechender Stärke des Hautlappens verwendet. Die eigentlichen Hautnähte können ebenfalls in U-Form oder in horizontaler U-Form geführt werden.

Entscheidend für die Dichtheit des okzipitalen Verschlusses ist das Vermeiden einer lokalen Liquorstauung, des sogenannten Liquorkissens. Daher müssen schon unter der Operation genaue Überlegungen angestellt werden, ob die Liquorpassage ausreichend und die Liquorresorption gewährleistet sind. Anderenfalls machen sich noch im gleichen Eingriff oder wenig später liquorableitende Operationen (Beispiele atrioventrikulärer Shunt, *Torkildsen*-Drainage, gelegentlich auch externe Drainage des Ventrikels) zur Wiederherstellung und eventuellen Kontrolle der Liquorverhältnisse nötig..

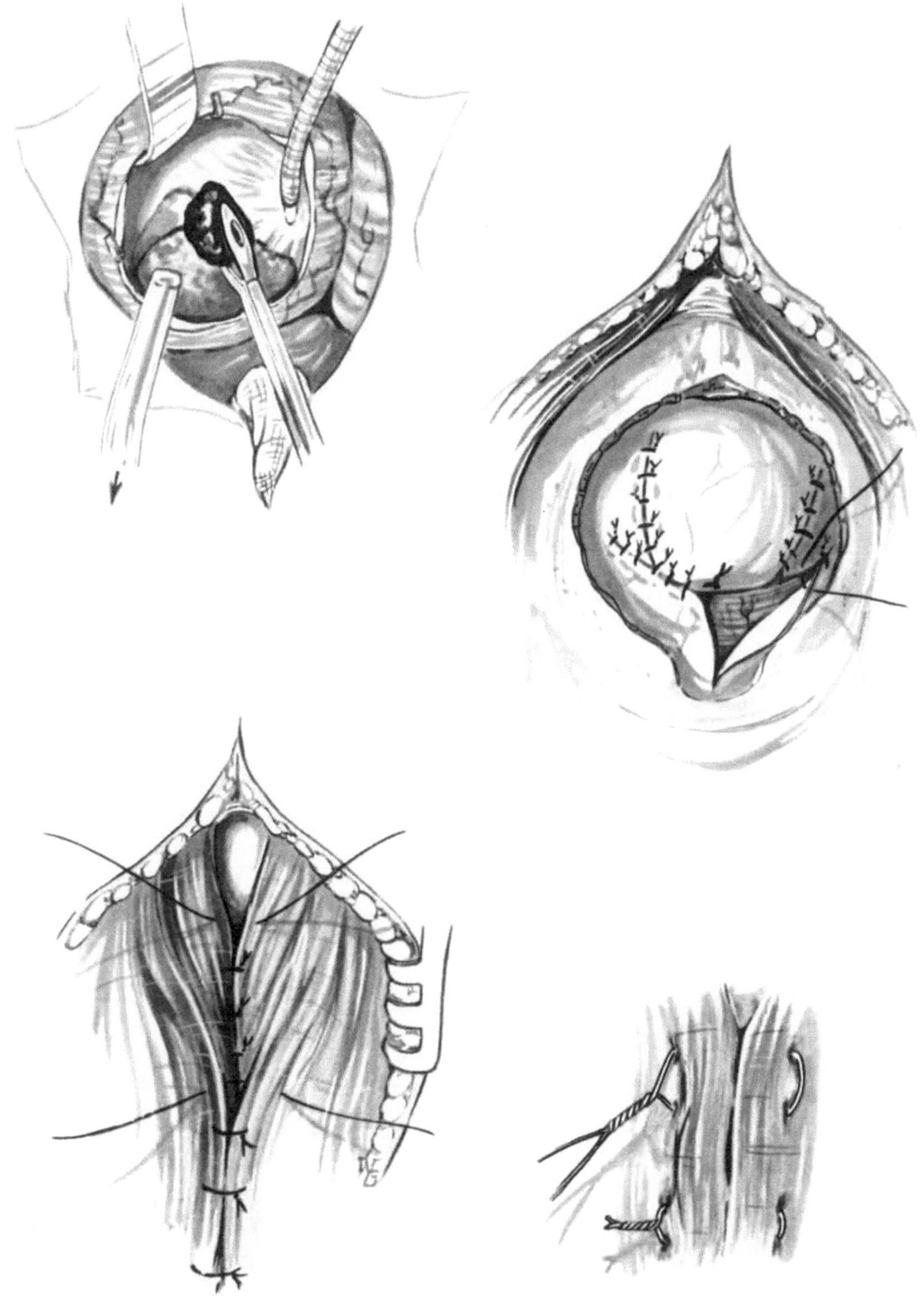

Kleinhirnbrückenwinkeltumoren: Hautschnitte – Eröffnung von Knochen und Dura

Kleinhirnbrückenwinkeltumoren können auf verschiedenen Wegen angegangen werden. Lange Zeit war dies das dorsolaterale Vorgehen über eine zur Geschwulstseite reichende Kleinhirntrepanation. Nicht selten war hierbei die primäre Resektion lateraler Kleinhirnanteile nötig. Verbesserungen der Diagnostik, der Anästhesie und vor allem die Mikroneurochirurgie haben zur Bevorzugung der lateralen Zugänge geführt. Sie verlaufen entweder supratentoriell durch Labyrinth oder Felsenbein (Domäne der Otochirurgen) oder infratentoriell entlang dem Felsenbein. Letztere, als subokzipital-transmeatales Vorgehen bezeichnete Methode, ist derzeit die Methode der Wahl unter den Neurochirurgen. Prinzipiell können natürlich die supra- und die infratentoriellen Methoden kombiniert werden.

Tumoren, die sich noch innerhalb des inneren Gehörgangs befinden, werden mit einem der otochirurgischen Wege operiert; diese Tumoren sind weniger als 10 mm groß. Überragen die Neoplasmen den Meatus acusticus internus nur um 5 bis 8 mm, so können die gleichen Methoden eingesetzt werden. Deutlich größere Tumoren sollten auf neurochirurgischem Wege angegangen werden. Die anatomischen Verhältnisse der unterschiedlich großen Tumoren zeigt Abbildung *a*. Auch die Ponsalteration ist deutlich zu sehen.

Die Lagerung des Kranken erfolgt sitzend mit nach vorn und zur Gegenseite gekipptem Kopf. Der Kopf hat die Haltung eines Horchenden *(links)*. Die Kippung sollte nicht zu stark sein, um Einflußstauungen zu vermeiden. Scharfe Kopfhalter ergeben optimale Verhältnisse. Anderenfalls erfolgt die Befestigung des Kopfes mit Heftpflasterstreifen am Haltebügel.

Der Hautschnitt liegt 1–1,5 cm hinter einer Linie, die leicht bogenförmig vom asMtoid nach oben um den Hinterrand des Ohrs gezogen wird. Er ist 8–10 cm lang. Die Ohrmuschel wird nach der Wange genäht. Der Hautschnitt reicht bis in Höhe des Mastoids *(links)*. Die Längsspaltung der Muskulatur mit dem elektrischen Messer und das Abschieben des Periosts schließen sich an. In den blanken Knochen setzt man ein zentrales Bohrloch und schafft mit *Lüer*schen Zangen eine osteoklastische Öffnung. Man kann auch drei Bohrlöcher im Dreieck setzen, von denen eines nahe dem Mastoid und die beiden anderen nach hinten liegen. Das Dreieck kann osteoplastisch umsägt und später wiedereingesetzt werden. Beim üblichen osteoklastischen Vorgehen wird am Mastoid auch auf Knochenfräsen zurückgegriffen *(rechts)*, da Stanzen zum Abreißen von Emissarienvenen aus dem Sinus sigmoideus und damit zur Operationsverzögerung führen können. Beim Fräsen pflegt man diese Venen zu sehen, so daß die bipolare Koagulation möglich ist. Meist muß eine mehr oder weniger große Anzahl von Mastoidzellen eröffnet werden, wodurch eine Infektionsmöglichkeit entsteht. So rasch wie möglich werden diese eröffneten Zellen mit Wachs verschmiert und mitunter sogar mit Lyodura überklebt. Der Knochen wird bis zum Sinus sigmoideus und zum Sinus transversus abgetragen. Deren Sichtbarwerden macht die anschließende Duraeröffnung sicherer.

Die Dura selbst eröffnet man in K-Form *(unten)*, der etwas halbmondförmige senkrechte Balken des K verläuft von hinten–oben nach hinten–unten, die schrägen Balken ziehen nach vorn–oben sowie vorn–unten. Die entstehenden drei Zipfel werden hochgenäht, die hintere Platte bleibt als Schutz auf dem Kleinhirngewebe.

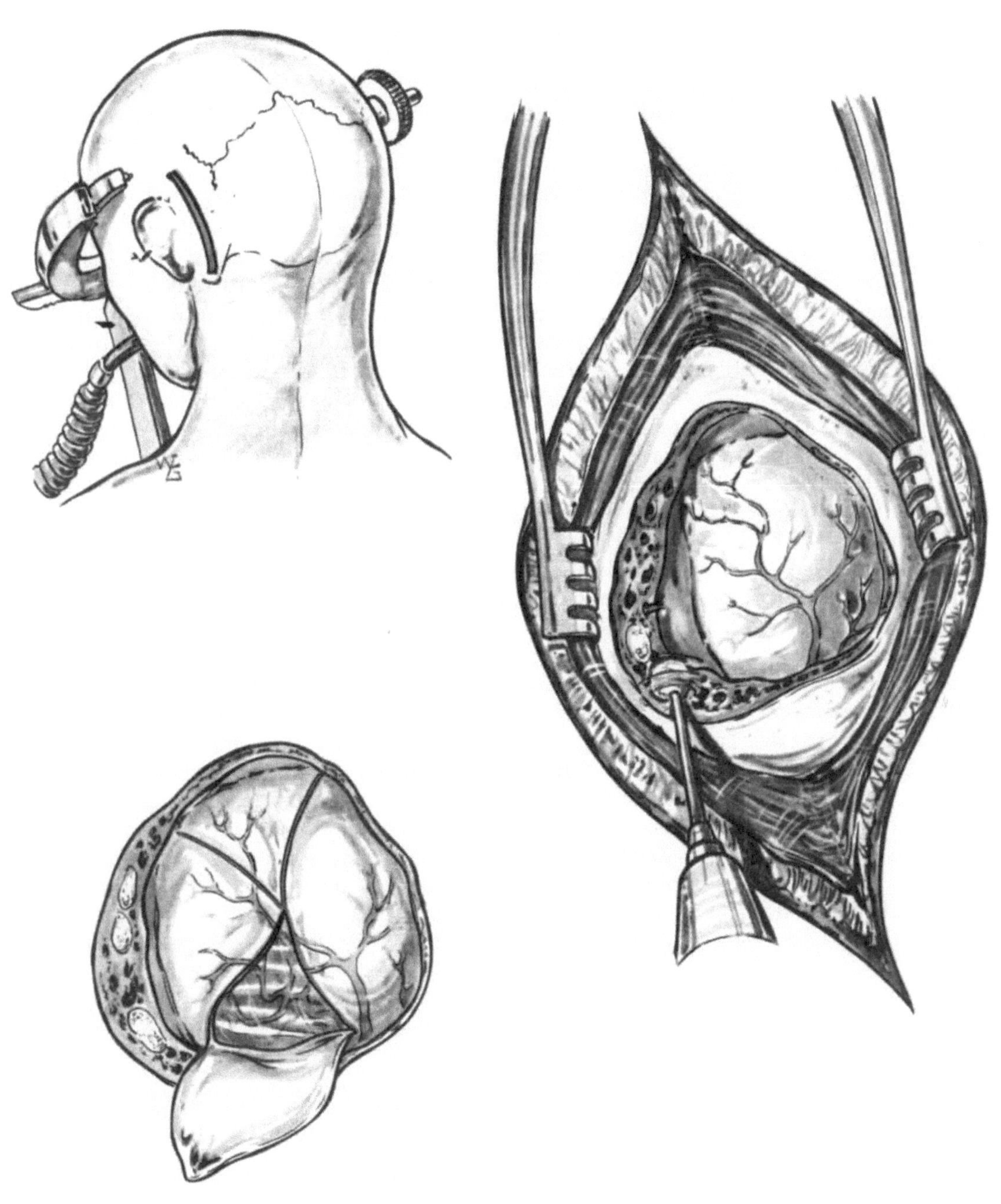

Kleinhirnbrückenwinkeltumoren: Darstellung des Operationsgebiets – Präparation des Tumors

Ohne Mühe läßt sich die Kleinhirnhemisphäre nach hinten-oben anheben und die seitliche Kleinhirnzisterne einstellen. Als nächstes erscheint der N. accessorius. Nach dem Eröffnen der Arachnoidea läuft Liquor ab, so daß die Hemisphäre weiter angehoben werden kann. Vom Tumor erscheinen die vorderen und seitlichen Bezirke. Man geht auf die optische Vergrößerung über, um die A. cerebelli anterior inferior (AICA), die Hirnnerven IX–XI und die Gefäßversorgungen der Tumorkapsel zu identifizieren. Die Kleinhirnhemisphäre kann jetzt mit einem selbsthaltenden Spatel fixiert werden; ein Kippen des Patienten um seine Längsachse unterstützt diesen Vorgang. Der Anästhesist sorgt für eine optimale Entspannung der lokalen Verhältnisse. Die Kapselgefäße werden in versorgende und in zufällig vorbeiziehende unterschieden. Erstere werden koaguliert. Die A. cerebelli anterior inferior pflegt in einer Arachnoideaduplikatur am hinteren und mehr noch am unteren Teil des Tumors zu haften. Zusammen mit Arachnoidea wird sie abgeschoben, wobei man bemüht ist, überall die Zwischenzone zwischen den beiden Anteilen der Arachnoideaduplikatur einzuhalten. Während kleine Tumoren nun direkt exstirpiert werden können, muß die große Mehrzahl der größeren Neoplasmen bipolar eröffnet und von ihrem Inhalt befreit werden *(oben)*. Die benötigten Instrumente richten sich nach der Konsistenz des Tumorgewebes; mitunter gelingt müheloses Absaugen, meist muß sukzessiv mit Rongeurpinzetten, scharfen Faßzangen, kleinen biegsamen scharfen Löffeln usw. abgetragen werden. Sobald das Zentrum des Tumors erreicht ist, wird nach vorn und hinten abgebogen, um den Pons nicht zu alterieren. Nach Lösen der Verbindungen zwischen Kleinhirn und Tumor gelangt man an die medianen Bezirke. Ist man noch sicher innerhalb der Arachnoideaduplikatur, so kann hier weiter mobilisiert werden. Anderenfalls sollte man von oben und unten freilegen. Regel ist, unter keinen Umständen eine Ablösung in der Nähe des Pons ohne direkte und gute Sicht auszuführen. Nur die optische Vergrößerung erlaubt die Schonung der kleinen lokalen Gefäße (Rr. ad pontem), die für die postoperative Prognose ausschlaggebend sind. Jedes zu koagulierende Gefäß ist deshalb auf Ursprung und Einzug zu differenzieren.

Schließlich kommen Teile der Brücke, die A. cerebelli inferior posterior (PICA) und schmale Anteile von Akustikus und Fazialis zu Gesicht. Letztere verlaufen auf der ventralen Tumorseite, sind also erst spät ausreichend einzusehen. Dies wiederum erklärt ihre leichte Verletzbarkeit. Bei den größeren Tumoren ist außerdem schon eine Aufsplitterung der beiden Nerven in einzelne, meist in der Kapsel verlaufende Fasern erfolgt *(unten)*. Die Entfernung dieser Kapselteile kann daher nur in kleinsten Portionen erfolgen.

Durch das sukzessive Vorgehen erreicht man schließlich einen Zustand, in dem die Hauptmasse der Geschwulst entfernt ist. Unbedingt muß aber für die Exstirpation aller Tumorreste Sorge getragen werden. Zunächst ist hierzu die Gegend der Apertura lateralis ventriculi quarti (Foramen *Luschkae*) auszuleuchten. Die Brücken zwischen diesen Tumorzapfen und dem Tumorhauptteil können ausgesprochen schmal sein. Sind in der Apertur Reste des Neoplasmas gefunden worden, so sollte auch der 4. Ventrikel inspiziert werden.

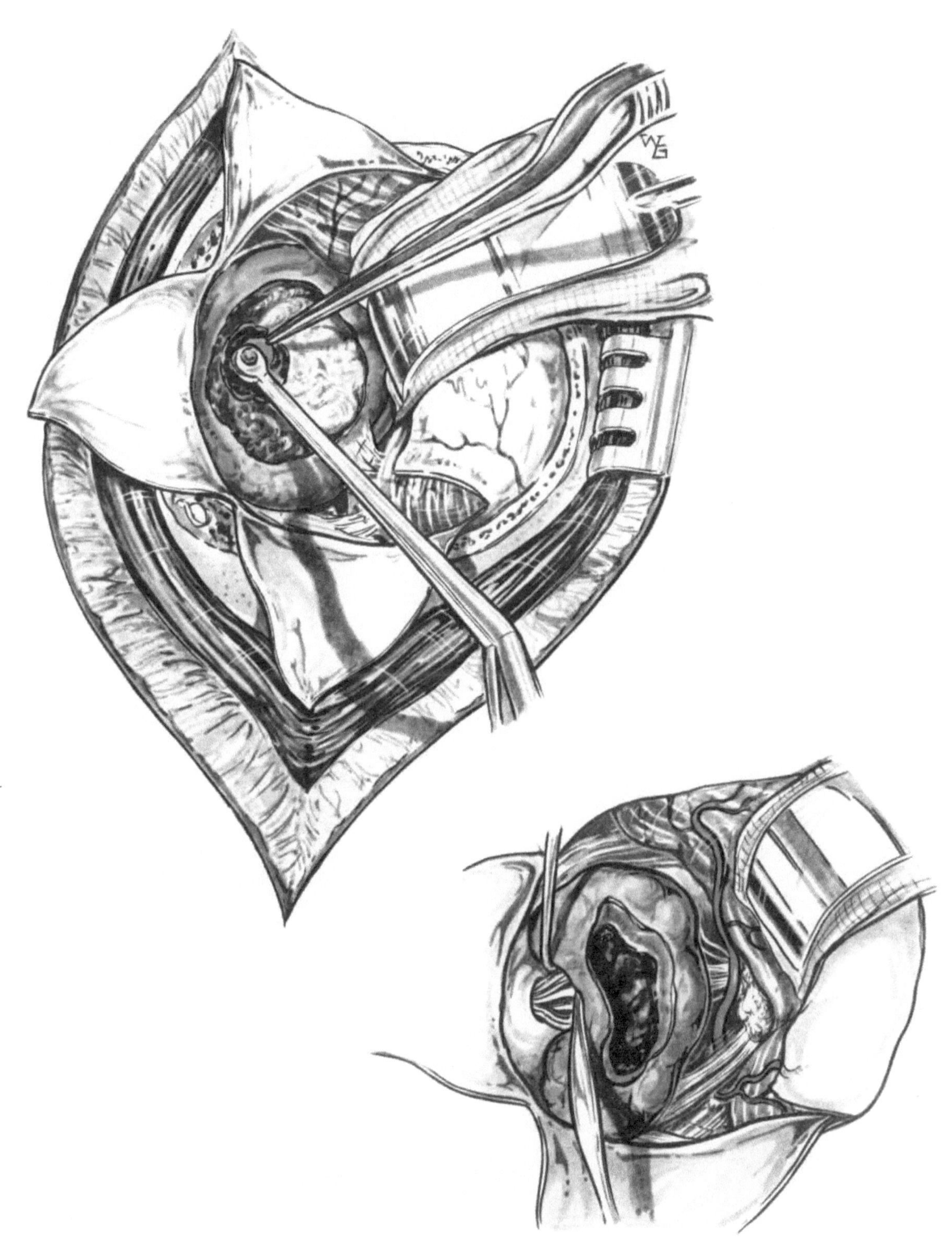

Kleinhirnbrückenwinkeltumoren: Eröffnung des inneren Gehörgangs – Entfernung basaler Tumorreste

Über dem inneren Gehörgang wird anschließend die Dura mit dem Bipolator flächenhaft koaguliert und längs inzidiert. Am Meatusrand bleibt eine Duramanschette stehen. Über der größten Aufwölbung des Gehörgangs oder vom Meatus her läßt sich der Gehörgang mit einer Knochenfräse eröffnen, wobei ganze Breite angestrebt ist. Begrenzende Strukturen sind die Bogengänge, der Fazialiskanal sowie das Foramen jugulare. Man wird also weder nach basal noch nach lateral mit der Knochenabtragung zu weit gehen, aber die beiden Nerven und den im Kanal verbliebenen oft sehr großen Tumorteil freilegen *(oben)*. Der Fazialis liegt meist oberhalb des Akustikus; man kann sie separieren und danach auf stehengebliebene extrameatale Kapselteile verfolgen. Im Gehörgang sind die Tumorreste meist mobil, am Porus sind sie mit der Dura und den Nerven verwachsen, so daß die Präparation schwierig werden kann und auf jeden Fall unter dem Mikroskop erfolgen soll. Zur Blutstillung dienen Wattestückchen und Gelatineschwamm, nicht jedoch stärkerer Druck und Koagulationen.

Machen Verwachsungen eine Identifizierung der einzelnen Nerven auf optischem Wege unsicher, so kann mit Hilfe der Elektrostimulation vorgegangen werden. Führend ist hier der Fazialis.

Nachdem alle Tumorteile entfernt sind *(unten)*, wird die Wundhöhle mit körperwarmer Flüssigkeit ausgespült und nach zurückgebliebenen Wattestückchen abgesucht. Dies ist mitunter durchaus auf den ersten Blick nicht möglich. Auch die Durchblutungsverhältnisse an der Brücke und den beiden freigelegten Arterien (AICA und PICA) werden nochmals kontrolliert, ebenso der sichere Verschluß eventueller Sinuseröffnungen. Kleine Sinusdefekte lassen sich mit flachgeklopften Muskelstückchen verkleben; bis zur Härtung des Klebers wird das Muskelstückchen mit dem schwachgestellten Sauger auf die blutende Stelle gepreßt.

Der Duraverschluß ist anzustreben und meist zu erreichen. Mitunter muß eine kleine Plastik eingefügt werden. Osteoplastisch entfernte Knochenteile können wieder eingesetzt werden.

Spezieller Wert sollte auf den schichtweisen Verschluß der Muskulatur gelegt werden, um postoperativen Liquorfisteln vorzubeugen. Das gleiche gilt für die Hautnaht, für die wir aus diesem Grunde die fortlaufende Matratzennaht bevorzugen.

Es kann unter der Präparation der Kapselteile zu einer Verletzung des noch intakten N. facialis kommen. Ist seine Aufspaltung in einzelne Fasern, wie sie sich bei größeren Tumoren so häufig findet, noch nicht ausgeprägt, so sollte trotz des Zeitaufwands im gleichen Operationsgang eine direkte Wiedervereinigung der beiden Stümpfe oder die Interposition von Suralistransplantaten erfolgen. Dieses Verfahren hat gegenüber der Sekundärplastik in verschwielten Operationsgebieten deutliche Vorteile und wird eigentlich nur durch Situationen verhindert, die zu einer Beendigung der Operation wegen des Zustandes des Patienten zwingen.

Doppelseitige Akustikusneurinome, wie sie im Rahmen der Neurofibromatosis *von Recklinghausen* nicht ganz selten vorkommen, werden nur ausnahmsweise in einem Zug operiert. Im allgemeinen sollte man einen bis mehrere Monate zwischen den Operationen verstreichen lassen.

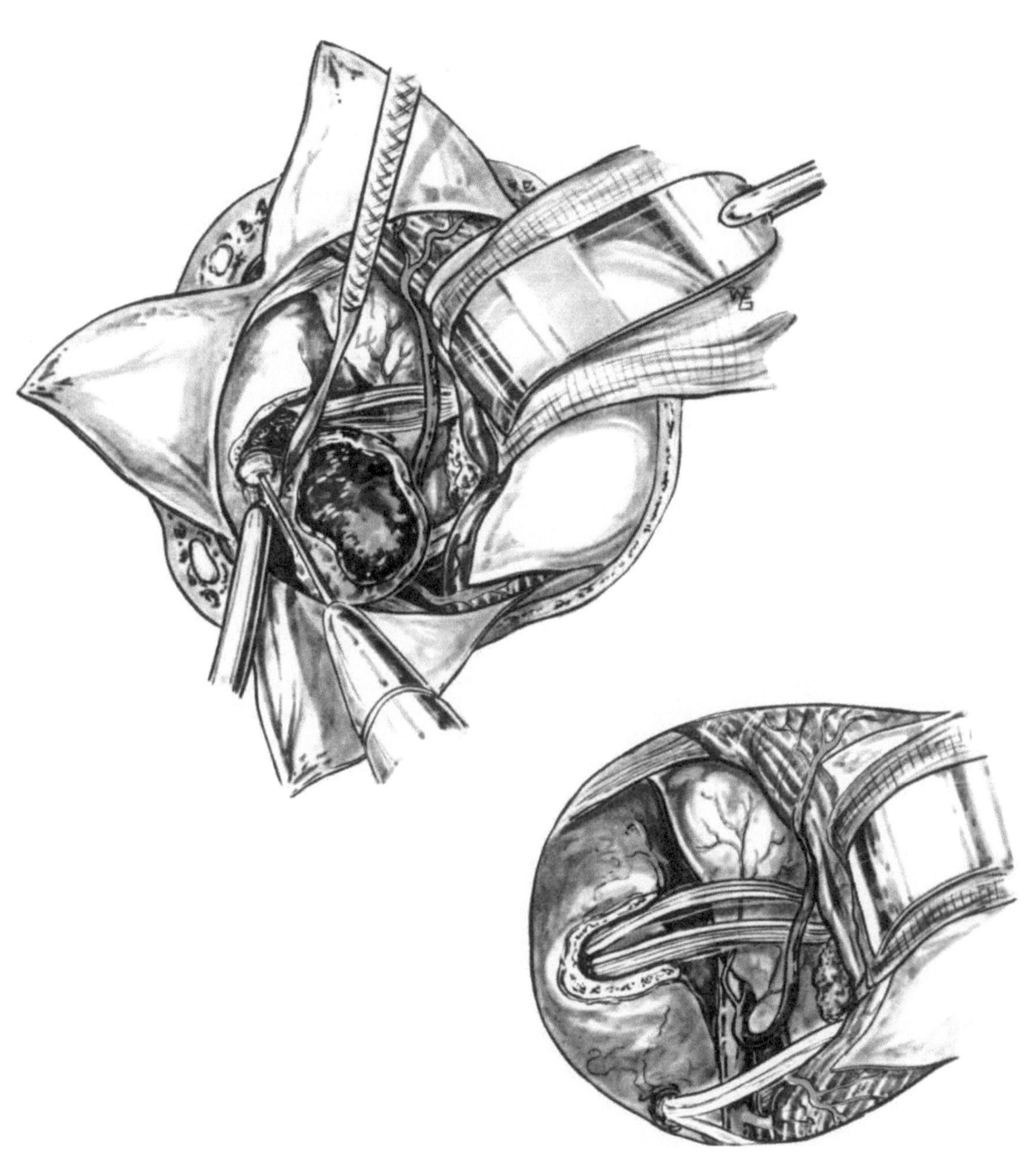

Operation eines Glomus-jugulare-Tumors

Operable Geschwülste dieses Gebiets sind meist Chemodektome. Lokale Metastasen entfallen für die operative Therapie. Aufgrund der sehr engen Verbindungen zwischen dem Tumor und den Gefäßen sowie Nerven handelt es sich um ein anatomisch und zeitlich aufwendiges Vorgehen. Das gemeinsame Vorgehen mit dem Otochirurgen und dem Kiefer-Gesichts-Chirurgen ist sehr zu empfehlen.

Ziel der Operation ist die Freilegung der lateralen Schädelbasis nach Abtragung des Mastoids und die anschließende Tumorentfernung einschließlich der Vena jugularis interna.

Die Lagerung des Patienten erfolgt mit leicht erhöhtem Oberkörper und zur Gegenseite gedrehtem Kopf. Das Ohr wird nach vorn genäht, damit die Hinterohrgegend gut zugänglich ist.

Der Hautschnitt umkreist die hinteren Ohranteile und geht hinter dem Mastoid am Hinterrand des Kopfnickermuskels noch etwa 10 cm nach unten *(unten)*. Nach dem Spalten der Faszie wird die Parotis etwas mobilisiert, um den N. facialis zu Gesicht zu bekommen. Dieser Nerv sollte im weiteren Vorgehen stets überblickbar sein. Die Mm. biventer und sternocleidomastoideus werden vom Mastoid abgelöst und danach das Mastoid mit Drahtsäge oder Fräse abgetragen. Jetzt ist der weitere Fazialisverlauf überschaubar. Fortgefahren wird mit dem Ablösen weiterer an der Schädelbasis ansetzender Muskeln. Am auftauchenden Querfortsatz des 1. Halswirbels ist auf die Schlinge der A. vertebralis zu achten. Anschließend werden die Zuflüsse zur V. jugularis bipolar koaguliert oder ligiert. Hiermit ist die Vene von den übrigen Gefäßen und Nerven separiert.

Im nächsten Arbeitsgang ist eine typische Mastoidektomie vorzunehmen. Die Mastoidzellen liegen frei, Sinus sigmoideus, Canalis n. acustici und Bulbus v. jugularis sind sichtbar.

Im Operationsfeld sind danach die Umrandung des Foramen jugulare sowie die internen Anteile des Fazialiskanals sichtbar. Zu diesem Zeitpunkt wird die V. jugularis interna ligiert, vom N. accessorius separiert und zusammen mit dem abhängenden Tumor mobilisiert *(oben)*. Um lokale Blutungen zu stillen, kann es notwendig sein, in den Sinus sigmoideus Blockerkatheter (Beispiel *Fogarthy*-Katheter) einzuführen. Auf diese Weise ist auch die öfters notwendige Resektion von Teilen des Sinus sigmoideus leichter durchzuführen. Im Endeffekt läßt sich dann der Tumor komplett oder fast komplett entfernen. Reste können nach dem Mittelohr und nach dem äußeren Gehörgang reichen; sie werden unter dem Mikroskop erkannt und stückchenweise entfernt.

Mit der abschließenden Kontrolle des N. facialis wird der Eingriff beendet. Zeigt sich wider Erwarten doch eine Nervenschädigung, so erfolgt die primäre Naht oder Plastik des Fazialis unter mikroneurochirurgischen Bedingungen, also mit der interfaszikulären Technik.

Die Ausdehnung des Operationsgebiets kann eine lokale Saugdrainage angezeigt erscheinen lassen. Der übrige Wundverschluß zeigt keine Besonderheiten.

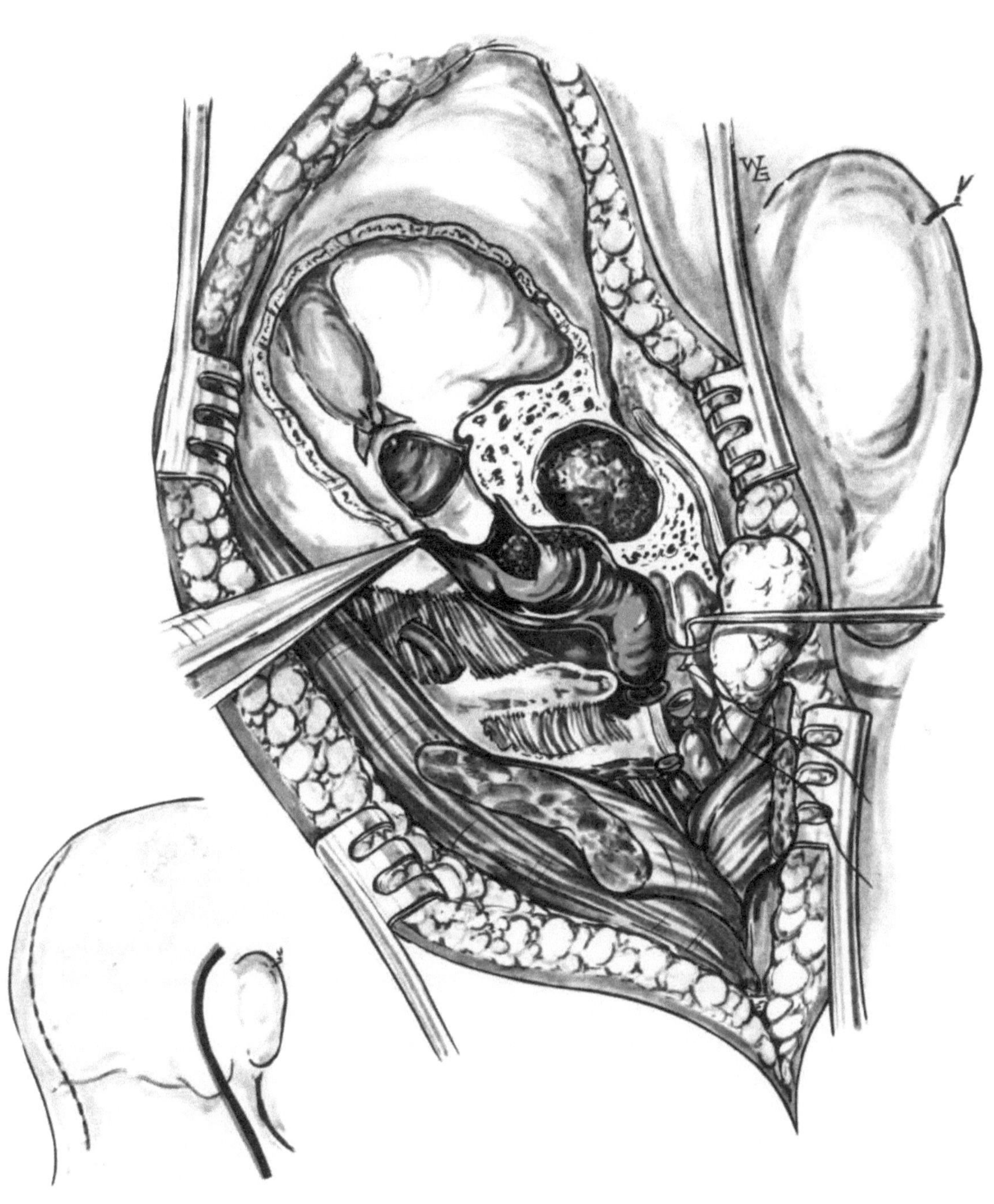

Dorsale Freilegung eines Tumors am Foramen magnum

Bei den hier zu beschreibenden Neoplasmen handelt es sich vornehmlich um Meningiome, die am Vorderrand oder am vorderen Seitenrand des großen Hinterhauptlochs ansetzen, sich nach oben und unten ausdehnen und erhebliche Ausmaße annehmen können.

Operationsziel ist die Tumorfreilegung bei möglichst geringer Alteration der schon verlagerten Hirnstammanteile. Daher kann nicht von hinten, sondern von dorsolateral eingegangen werden, ein dem Zugang zum Kleinhirnbrückenwinkel ähnliches Verfahren.

Der Kopf des sitzend gelagerten Patienten wird scharf eingespannt und etwas zur Gegenseite sowie nach vorn gedreht. Der bogenförmige Hautschnitt verläuft von der gegenseitigen Kleinhirnregion über den parietookzipitalen Grenzbereich bis fingerbreit hinter den gleichseitigen Mastoidfortsatz. Bei schwachen Muskelverhältnissen empfiehlt sich der S-förmige Längsschnitt.

Nach dem Anlegen von Bohrlöchern erfolgt eine osteoklastische Kleinhirntrepanation, die Mittellinie überschreitend und bis an den Sinus sigmoideus reichend. Die Dura wird Y-förmig eröffnet; der obere Lappen bleibt als Schutz auf dem Kleinhirn liegen.

Der nächste Operationsschritt strebt nach optimaler, aber schonender Einstellung des Tumorgebiets mit selbsthaltenden Spateln, die am scharfen Kopfhalter befestigt werden. Da man unter dem Kleinhirn vorgehen muß, hängt vieles von der Form der hinteren Schädelgrube ab. Ist sie sehr gewölbt, so kann die zusätzliche Resektion lateraler Kleinhirnteile angezeigt sein. Hierbei dürfen die Kleinhirnkerne, die in den medialeren Portionen liegen, nicht beschädigt werden. Der Zugang wird dann nach dem Abdrängen des Kleinhirns in Richtung oben und Gegenseite erfolgen.

Schließlich kommen Tumor, Seitenfläche des Pons und die zum Teil verlagerten Hirnnerven VII–XI zur Darstellung *(oben)*. Diese Gebilde können bei der Mikroskoppräparation absolut geschont werden; sie ziehen zum Hirnstamm oder befinden sich in seiner unmittelbaren Nähe. Durch das Vorgehen außerhalb der Arachnoideaschichten der Zisternen, die Kleinhirnbrückenwinkel und Pons umgeben, gelingt dies meist ohne größere Schwierigkeiten. Arachnoideaunterblutungen versucht man zu vermeiden, da sich sonst das Operationsfeld rasch trübt.

Nun kann die Tumoroberfläche in einem kleineren Bezirk mit dem Bipolator koaguliert werden; hier wird inzidiert und das Gewebe mit Rongeurpinzetten, scharfen Faßzangen, dosierbaren Saugern u. ä. entnommen *(unten)*. Die Konsistenz des Tumorinhalts bestimmt das zu wählende Instrument. Jedes Reißen oder Ziehen an der Tumorbasis ist zu vermeiden, da es sich auf den Pons überträgt. Das Abtragen der Kapsel- und Randgebiete erfolgt anschließend in kleinen bis kleinsten Portionen unter dem Mikroskop. Damit läßt sich eine traumatisierungsarme Präparation am Hirnstamm erreichen.

An Gefäßen kommen sowohl die inferioren Zerebellararterien als auch die Basilaris mit ihren Abgängen ins Gesichtsfeld. Die Identifizierung der Hirnnerven macht infolge der Darstellung ihrer Knochenaustritte keine wesentlichen Schwierigkeiten.

Die Matrix des Tumors, die sich meist am Vorderrand des Foramen occipitale magnum befindet, läßt sich teils mit kleinsten Raspatorien und teils mit bipolarer Koagulation versorgen.

Ob ein temporärer oder dauernder Liquorshunt angelegt werden muß, ist nur im Einzelfall zu klären.

Duraverschluß, Naht der Weichteile und Hautnaht bieten keine Besonderheiten.

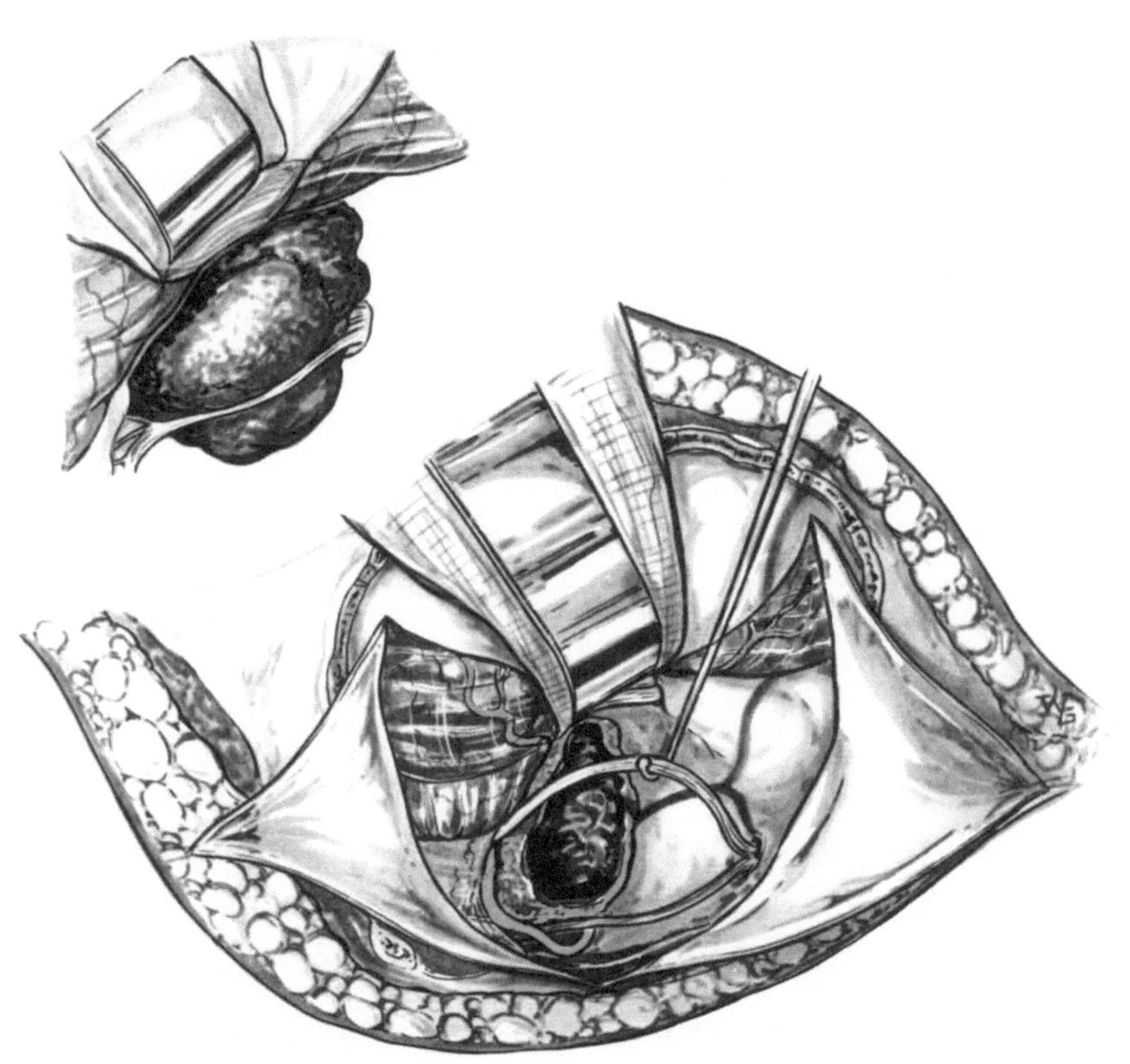

VIII Operationen beim Schädel-Hirn-Trauma und seinen Folgen

Offene Schädel-Hirn-Verletzungen: Verletzungen der Kopfschwarte

Derartige Verletzungen pflegen, bedingt durch die zahlreichen Gefäße der Kopfhaut, meist stark zu bluten. Daher bedürfen die intraoperative und die endgültige Blutstillung eines höheren Aufwands. Da die Blutungen begleitende Knochenverletzungen überdecken können, ist für gute Beleuchtung und ausreichende Assistenz auch bei einer anscheinend unbedeutenden Kopfschwartenverletzung Sorge zu tragen.

Die Blutversorgung entstammt zum größeren Teil der A. carotis externa (*a*): A. temporalis superficialis und A. occipitalis. Die frontalen Gebiete erhalten ihre Zuflüsse via A. ophthalmica aus der A. carotis interna. Die Gefäße dieser drei Regionen treten an zahlreichen Stellen miteinander in Verbindung und überlappen sich untereinander (S. 16). Selbst die Unterbindung eines dieser drei Hauptäste pflegt nicht von einer Nekrose größerer Hautbezirke gefolgt zu sein. Dies bedeutet jedoch nicht, daß die großen Gefäße verletzungsfern ligiert werden, um die intraoperative Blutung zu mindern. Auch wegen der in ihrer Stammnähe verlaufenden Hautnerven, die dann Gefahr laufen mitligiert zu werden, sollen die größeren Gefäße soweit als möglich geschont werden.

Beim Grundtyp der Wundversorgung wird, ebenso wie an anderen Körperteilen, die wetzsteinförmige Umschneidung angewendet (*b*). Dabei wird das Skalpell etwas schräg nach innen geführt, um die spätere Adaptation des ganzen Schnittrandes zu erleichtern. Soweit der Wundverlauf nichts anderes vorschreibt, wird die Exzision so gelegt, daß Gefäße und Nerven geschont werden.

Zeigen sich Hinweise für eine Verletzung tieferer Schichten, so muß im allgemeinen die Hautinzision verlängert werden. Damit kommt Galea-Periost in einer Ausdehnung zutage, daß Klemmen angelegt werden können (*c*). Anstelle der *Kocher*-Klemmen oder *Halstead*-Klemmen kann man auch Wundklammern benutzen (*d*). Ob dafür Sparklammern oder *Michel*-Klammern oder andere Modelle benutzt werden, richtet sich nach den Erfahrungen der entsprechenden Behandlungsstelle. Alle Klemmen und Klammern sollen breitflächig und mit dosiertem Druck wirken, um lokale Drucknekrosen zu vermeiden.

Größere spritzende Gefäße werden mit Klemmen gefaßt und ligiert. Es sind auch Koagulationen uni- oder bipolarer Art möglich. Bei der unipolaren Koagulation ist darauf zu achten, daß die entstehende Nekrose nicht zu groß ist und damit die Wundheilung beeinträchtigt wird.

Die Inspektion der Wunde bis in ihre tiefsten Punkte sucht vor allem nach Fremdkörpern. Neben ausgestanzten Hautteilen sind dies vornehmlich Reste der jeweiligen Kopfbedeckung (Stoff bis Stahlblech) sowie Haare. Eingeklemmte Haare können Hinweise für eine kaum sichtbare Knochenfissur geben. Es sei deshalb nochmals an die Bedeutung einer guten Ausleuchtung des Operationsgebiets erinnert.

Die Naht der Kopfplatzwunde erfolgt meist einschichtig. Die Form der Naht unterliegt keinen besonderen Vorschriften gegenüber anderen Körperpartien; sie kann in üblicher Weise durchgreifend sein, sie kann aber auch als horizontale U-Naht (*e*) angelegt werden. Letztere erzielt bessere kosmetische Effekte.

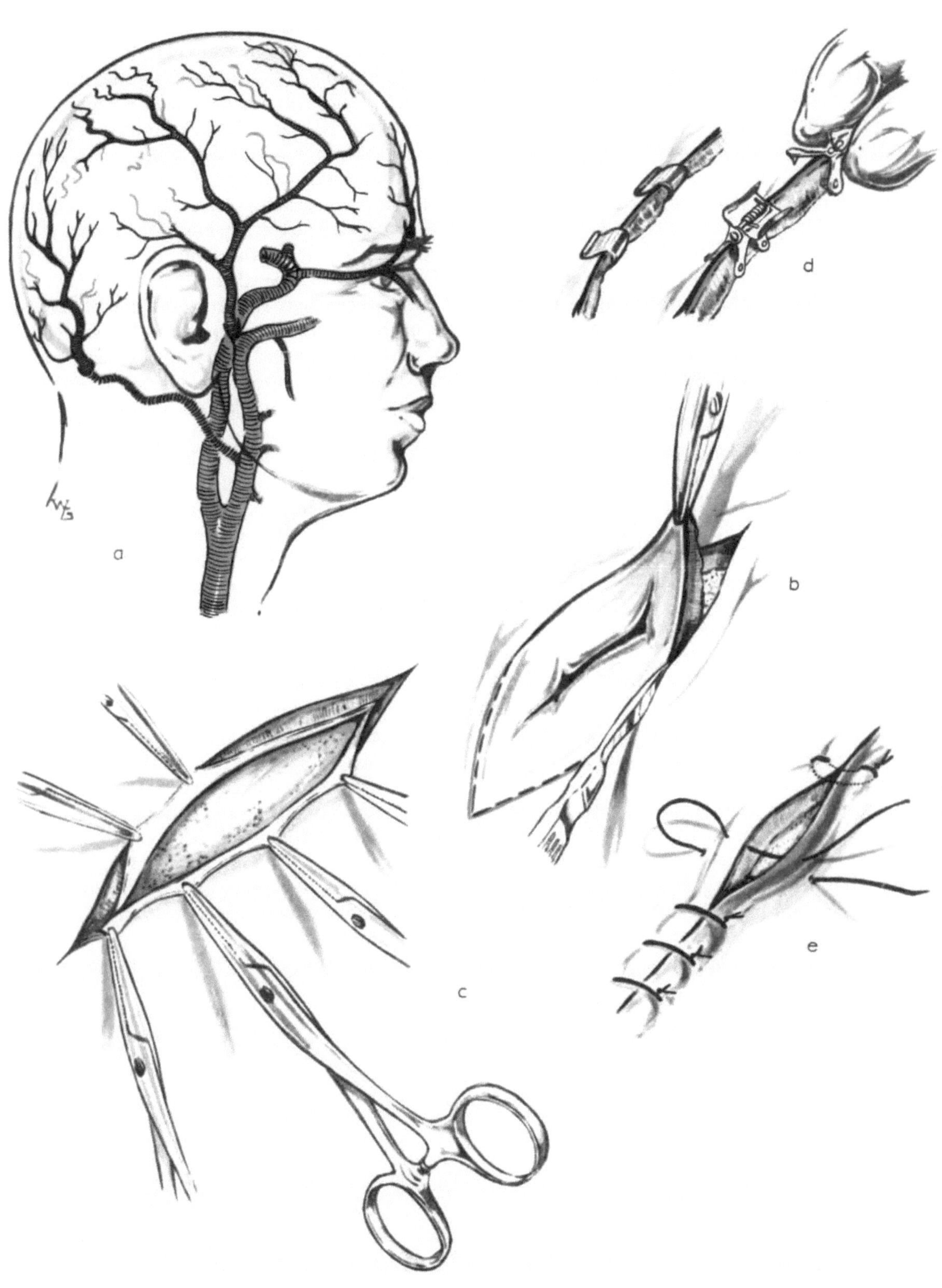

a
b
c
d
e

Offene Schädel-Hirn-Verletzungen: Möglichkeiten der Blutstillung

Für die einzelnen Schichten kommen die folgenden Verfahren der Blutstillung zum Einsatz:
Kopfschwarte: *Michel*-Klammern, Sparklammern, *Kocher*-Klemmen, *Halstead*-Klemmen, Wundspreizer, Ligaturen, Koagulation;
Knochen: Wachs, *Passow*scher Meißel, Koagulation;
Dura: Klipps, bipolare Koagulation, Umstechungen;
Hirnrinde: Klipps, bipolare Koagulation, Laser;
Hirnmark: Klipps, bipolare Koagulation, Tamponaden mit heißer Kochsalzlösung, Wasserstoffperoxid, Gelatineschwamm, Thrombinlösung.

Die Maßnahmen im Bereich der Kopfschwarte sind auf S. 274 dargestellt. Die Stillung von Blutungen aus dem Knochen *(oben)* erfolgen zunächst durch das Einschmieren von Bienenwachs oder einem entsprechenden synthetischen Präparat. Um das Wachs auf der entsprechenden Temperatur zu halten, also für seine optimale Geschmeidigkeit, wird das Petrischälchen mit in das Wasserbad für die heißen Kompressen gestellt. Die Operationsschwester kann auch eine etwa bohnengroße Wachskugel auf die Hohlhandpartie ihres Gummihandschuhs legen und einen zweiten Gummihandschuh darüberziehen. Das Einschmieren in die offenen Spongiosabezirke erfolgt mit der Fingerbeere oder, an schlechter zugänglichen Knochenkanten, auf einem geraden oder gebogenen *Killian*schen Spatel. Will man das Eingeben von Fremdkörpern vermeiden, so wird mit einem stumpfen viereckigen Meißel die Spongiosa zusammengestaucht und verkeilt. Besonders in schlecht erreichbaren Ecken kann dieses Verfahren helfen. Koagulationen im Knochenniveau nutzen nur bei isolierbaren und freigelegten Gefäßen (Beispiel Äste der A. meningea media). Diffuse Sickerblutungen venöser Herkunft pflegen auf unipolare Koagulation eher zuzunehmen.

Die Stillung von Blutungen an oder in der Dura *(Mitte)* geschieht mit bipolarer Koagulation sowie durch Klipps. Die A. meningea media und ihre größeren Äste werden umstochen. Bei allen Verfahren wird auf das Vermeiden einer Duraschrumpfung geachtet, da sonst die abschließende Naht unmöglich werden kann. Unipolare Koagulationen können daher nur in sehr schwacher Form eingesetzt werden.

Blutungen aus der Hirnrinde *(unten)* benötigen je nach ihrer Quelle angepaßte Stillungsverfahren. Kleine arterielle und venöse Blutungen stehen auf bipolare Koagulation; ein größeres Gefäß wird geklippt. Dabei sind kleine Klipps zu bevorzugen.

Blutungen aus dem Hirnmark haben verschiedenste Ursachen. Daher ist zunächst die Blutungsquelle exakt darzustellen. Einstellbare Gefäße werden mit kleinen Klipps oder bipolarer Koagulation verschlossen. Oft genug handelt es sich aber um kleine bis kleinste Sickerblutungen, die in ihrer Quelle nicht exakt ausgemacht werden können. Hier erfolgen Tamponaden mit Wattestreifen, die in heißer Kochsalzlösung getränkt wurden, das Einlegen von Wattestreifen mit H_2O_2 oder die Auffüllung des Wundtrichters mit Gelatineschwammstückchen, über die Thrombinlösung getropft wird.

Von der Dura an kann zur Blutstillung, falls vorhanden, auch der Laserstrahl verwendet werden. Seine Vorzüge liegen in der genauen Dosierbarkeit der Größe und Tiefe der Koagulation, dem geringen Schrumpfen der Umgebung und dem raschen Wechsel zwischen schneidender und koagulierender Wirkung ein und desselben Laserstrahlhandstücks.

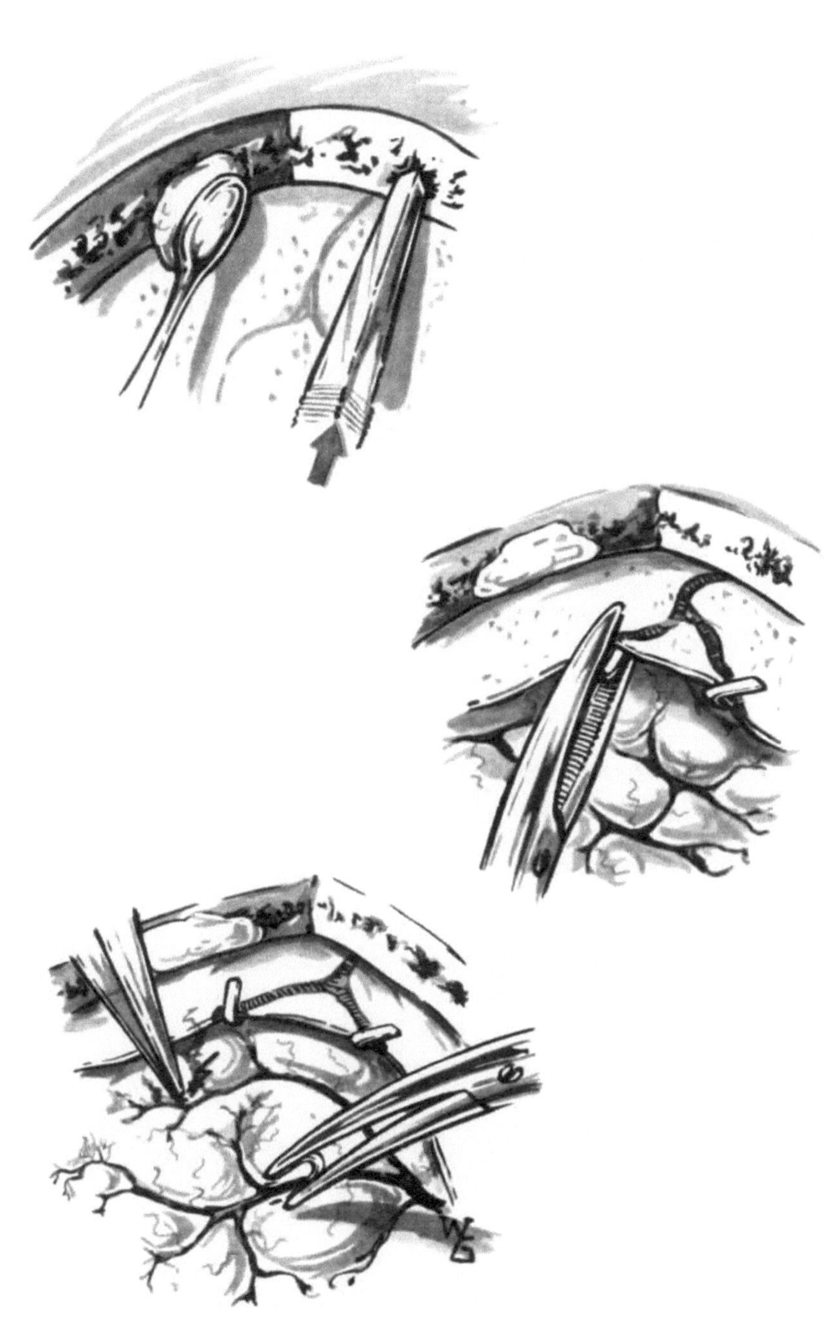

Impressionsfrakturen

Unter zwei Voraussetzungen machen Impressionsfrakturen die operative Versorgung notwendig; beim Vorliegen einer korrespondierenden Kopfschwartenverletzung und falls die Eindellung die Dicke des Knochens in der betroffenen Region überschreitet. Der Hautschnitt benutzt entweder die Wunde oder umfaßt die Fraktur bogenförmig (*a*); mitunter muß er unter der Operation vergrößert werden, sei es wegen weiterer Impressionen oder zur Versorgung intrakranieller Hämatome. Die Rasur muß also weit genug reichen. Die Ausdehnung der Impression kommt nach dem Abschieben der Weichteile zutage; feinste Einklemmungen von Fremdkörpern weisen auf Fissuren, unter denen durch die erhebliche Gewalteinwirkung Dura- und Hirnschädigungen liegen können. Eine nicht imprimierte Fissurlinie ist also nicht gleichbedeutend mit einer fehlenden Operationsindikation.

Das Vorgehen im Knochenniveau kann unkompliziert, es kann auch voller Schwierigkeiten sein. In ballartig imprimierten Bezirken, deren Fragmente im Zusammenhang geblieben sind, findet sich zunächst kein Punkt, von dem aus die Fraktur gehoben werden kann. Fissurenhäkchen passen zwar in den Spalt, biegen sich aber auf oder brechen ab. Deshalb werden ein oder wenige Bohrlöcher dicht am Außenrand der Impression gesetzt (*b*), die Dura vorsichtig abgedrängt und ein Elevatorium unter die Fragmente geschoben. Mit dem Bohrlochrand als Auflage lassen sich jetzt die Imprimate hochdrücken. Elastische Bezirke kommen dabei komplett hoch.

Häufiger müssen die Fragmente jedoch einzeln entfernt werden (*c*), um die darunterliegenden Schichten nach Fremdkörpern und Hämatomen absuchen zu können. Die Knochenränder sind zu glätten (*d*); größere Knochenteile werden wieder eingesetzt (*e*). Eine komplette Deckung des Defekts ist mit dieser Methode nur selten möglich. Die verbleibenden Knochenlücken können im gleichen Operationsgang mit eingegossenen Kunststoffen ausgefüllt werden. Wir bevorzugen die sekundäre Deckung nach 6–8 Monaten. Gelegentlich, insbesondere bei jungen Patienten, ist es zu diesem Zeitpunkt zur spontanen Überknöcherung gekommen.

Zum Teil sind die größeren Knochenstücke durch feine Drahtnähte miteinander zu verbinden, um eine primäre Festigkeit zu erreichen. Das jeweils auszuwählende Verfahren (völlige Entsplitterung, Wiedereinsetzen größerer Stücke, Knochennaht, Plastik) ergibt sich aus der Größe und der Lage der Impression, ist also eine Einzelentscheidung.

Erwähnt seien noch die Impressionen über Blutleitern. Ergibt sich aus der Lage der Frakturen auch nur der geringste Verdacht, daß ein Sinus einbezogen sein könnte, so sind Vorbereitungen für einen großen neurochirurgischen Eingriff zu treffen (Anästhesie, Beleuchtung, Assistenz, Blutersatz, Instrumentarium usw.). Die Entsplitterung erfaßt zunächst nur die Gebiete, in denen mit einiger Sicherheit keine Sinusverbindungen bestehen. Sobald die sinusnahen Knochenbezirke angegangen werden, darf keine hebelnde Kraft mehr ansetzen. Vielmehr wird der Knochen mit scharfen Stanzen osteoklastisch abgetragen. Auf diese Weise kann auch ein den Sinus tamponierender Knochensplitter dargestellt werden. Die weitere Versorgung derartiger Sinusverletzungen ist auf S. 280 dargestellt.

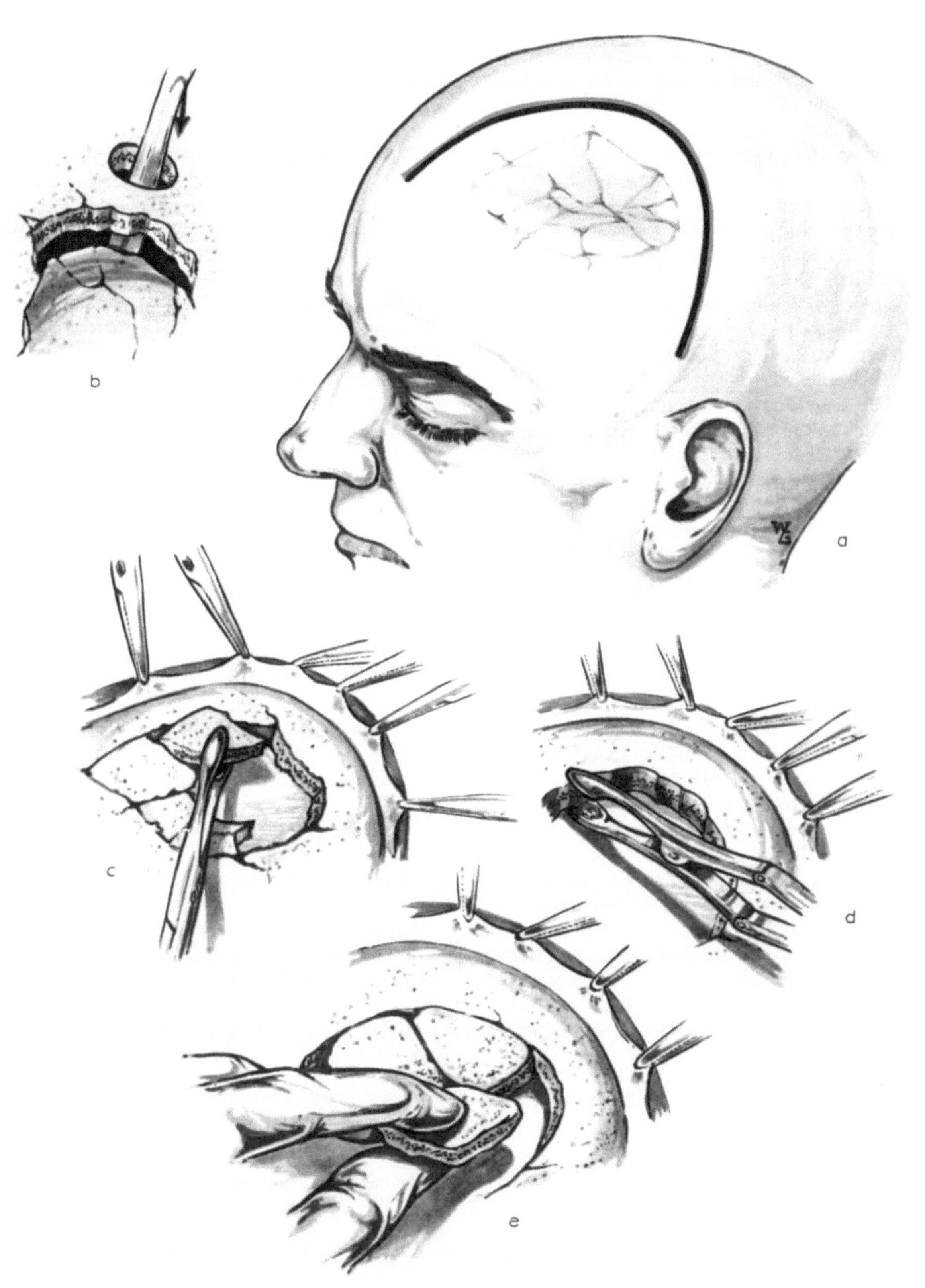
b
a
c
d
e

Versorgung von Sinusblutungen

Sinusverletzungen können sowohl beim Schädel-Hirn-Trauma als auch unter Hirnoperationen auftreten. Schnelles und zielgerichtetes Handeln ist in jedem Falle nötig, wobei die Erhaltung des ganzen oder des größten Teils des Querschnitts des Blutleiters das operative Ziel ist. Dies gilt zunächst auch für die Sinusbezirke, die unterbunden werden dürfen. Plastiken bei völligen Sinuszerreißungen sind aufwendige Prozeduren.

Generell sollte man stets beide Duraseiten neben einem Sinusdefekt eröffnen; damit lassen sich weitere Verletzungen erkennen und ausreichend Platz für die Versorgung schaffen. Für den Sinus transversus bedeutet dies supra- und infratentorielle Freilegung.

Die Lagerung des Patienten erfolgt mit etwas erhöhtem Kopf und Oberkörper (Lufttemboliegefahr). Über sichere oder mögliche Sinuseröffnungen ist der Anästhesist sofort zu informieren. Die kleinste Form der Verletzung entsteht durch den Ausriß einer Brückenvene. Lokale Koagulationen haben hierbei nur Sinn, wenn ein ausreichend langer Stumpf der Vene stehengeblieben ist (*a*). Beim Ausriß im Sinuswandniveau vergrößert die Koagulation den Defekt. Hier wird ein flachgeklopftes Muskelstück oder ein kleines Galeastück mit schnellhärtendem Kleber oder einer Paketnaht auf dem Sinusdefekt verankert (*b*). Längere Risse im Sinus werden analog verschlossen, wobei man mit der Klebetechnik bei austretendem Blut Schwierigkeiten haben kann. Man ist mitunter gezwungen, zarte Gefäßklemmen anzulegen. Plastikstücke können auch mit der den Sinus umgebenden Dura vernäht werden (*c*); hierbei darf die Nadel jedoch nicht eine weitere Sinusverletzung oder einen Brückenveneneinriß provozieren. Damit möglichst wenig Blut aus- und keine Luft eintritt, drückt der Assistent das Plastikstück mit einem oder zwei Fingern auf den Defekt, bis die umlaufende Naht vollendet ist. Auch die gestielte benachbarte Dura kann auf den Defekt gesteppt werden.

Zirkuläre Defekte versucht man durch ein passendes Stück aus der V. saphena des Patienten zu überbrücken; dabei muß die Blutströmungsrichtung mit der Öffnungsrichtung der Venenklappen übereinstimmen. Die Vene muß durch eine äußere Schienung offengehalten werden. Mehrere Verfahren wurden angegeben, aber verständlicherweise nur in jeweils wenigen Operationen angewendet. So kann ein 3–4 cm breites Lyodurastück mit feinsten Einzelknopfnähten in einem 3 mm breiten Streifen an der Venenwand befestigt und diese Lyodura nach dem Einsetzen der Plastik mit der umgebenden Dura vernäht werden (*d*). Oder man streift über die Plastik einen mit zahlreichen Löchern versehenen Kunststoffschlauch, durch dessen Löcher die Venenwand nach außen verankert wird. Für die akute Phase läßt sich ein T-förmiger Kunststoffschlauch mit einfachen Ringligaturen in den beiden Sinusöffnungen befestigen; durch dessen T-Stück werden kleine Heparinmengen eingegeben und kleinere Thromben abgesaugt. Mitunter bleibt das T-Stück bis zur Behebung der akuten lebensbedrohlichen Phase liegen und wird erst im zweiten Eingriff durch die endgültige Plastik ersetzt. Im Einzelfall ist außerdem zu entscheiden, wieviele und welche Brückenvenen mit dem Venentransplantat anastomosiert werden sollen. Jeder zusätzliche Abfluß dient der Ödemprophylaxe. Andererseits thrombosiert kein geringer Teil dieser kleinen Anastomosen trotz Heparin, Azetylsalizylsäure usw.

Schließlich ist jeweils zunächst zu klären, welche Operationszeiten dem Patienten überhaupt zugemutet werden können. Eine geschiente Venenplastik ist durch jeweils eine zirkuläre Ligatur mit dem Sinus zu verbinden (*e*); die anderen Transplantate erfordern mehr Zeit, lassen aber keinen Kunststoffschlauch zurück. Optische Vergrößerung (Operationsmikroskop) und Mikroinstrumentarium in angepaßter Auswahl sind notwendig.

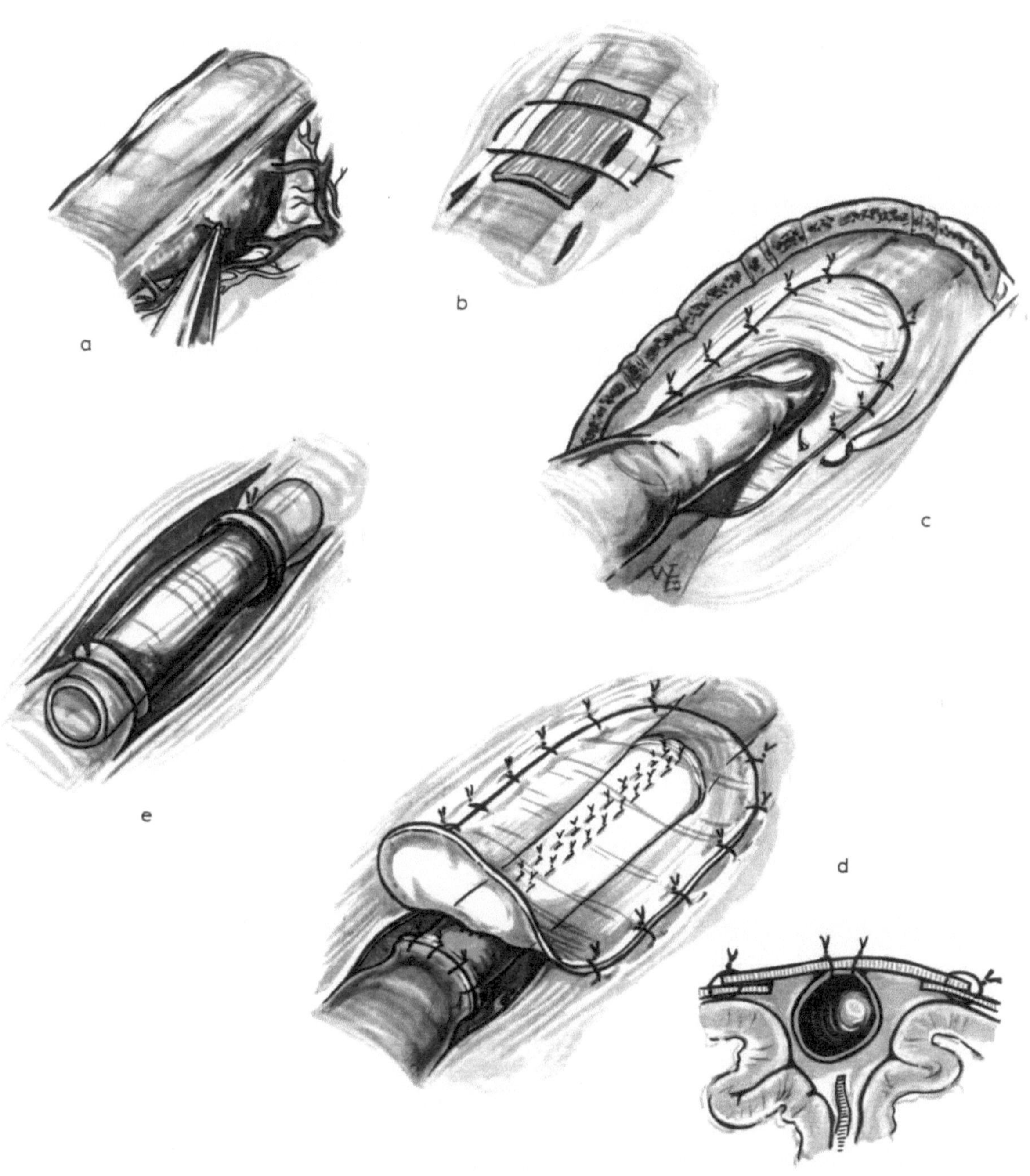
a
b
c
e
d

Unkomplizierte perforierende Schädelverletzungen

Als Ursache derartiger Verletzungen kommen eine ganze Reihe von Möglichkeiten infrage: Schußverletzungen, Bolzenschuß- und Tiertötungsapparate, verschiedene improvisierte »Waffen« bei Wirtshausauseinandersetzungen, herabfallende Werkteile, unter Spannung stehende und abspringende Teile, aber auch Suizidversuche. Es kann daher gar nicht deutlich genug darauf hingewiesen werden, daß sich auch hinter der kleinsten äußerlich sichtbaren Hautwunde tief ins Hirn perforierende Verletzungen verbergen können. Besteht der Verdacht auf das Eindringen von Fremdkörpern, so werden vorher Röntgenaufnahmen mit exakter Seitenbezeichnung gemacht. Ist mit Sicherheit keine Verletzung des Knochens und kein Eindringen von Fremdmaterial erfolgt und ist die Wunde nur bis erbsgroß, so kann zunächst abgewartet werden.

In allen anderen Fällen wird am weitgehend oder völlig rasierten Kopf der Wundbereich inspiziert und gespreizt. Ein Austasten mit der Sonde ist gefährlich; es können sowohl Gefäßperforationen gesetzt als auch Keime in die Tiefe verschleppt werden. Die Inspektion ist dieser Palpation bei weitem überlegen.

Bei einfachen Wunden erfolgt die wetzsteinförmige Umschneidung des Skalps bis aufs Periost *(oben links)*, wobei das Messer schräg nach innen geführt wird. Nach dem Entfernen des Hautstücks entsteht eine gute Übersicht des traumatisierten Bereichs. Die Blutstillung erfolgt mit Wundspreizern, Klemmen und Koagulation, wobei auf das Vermeiden von Nekrosen zu achten ist. Die Hautnaht schließt sich an.

Eine besondere Situation ergibt sich bei flächenhaften Hautverletzungen, die nach der Versorgung nicht mehr primär in den Wundrändern vereinigt werden können. Dies trifft vor allem für Verletzungen durch stumpfe Gewalten zu. Die Exzision der einzelnen Wunden kann hier zur Bildung schmaler Brücken führen, die dann sekundär nekrotisch werden. In diesen Fällen kann die primäre Exzision des gesamten betroffenen Hautbezirks angebracht sein. Zur Deckung derartiger Defekte wird eine Reihe von Verfahren angewendet. Bekannt ist die Bildung eines Revolverstiellappens *(oben rechts)*, bei dem auf jeden Fall der eigentliche Wundbezirk abgedeckt werden kann. Bei der Visierplastik *(unten rechts)* setzt man zur Exzisionswunde parallel einen Entlastungsschnitt, der nach dem Verschluß der primären Wunde ebenfalls vernäht wird. Schließlich wird gelegentlich auch das doppelseitige Anlegen von Entlastungsschnitten empfohlen *(unten links)*, wobei diese Zusatzschnitte erst tamponiert und nach einigen Tagen vernäht werden.

Besser angebracht ist allerdings die Versorgung mit freien Transplantaten oder auch Interimsplastiken. Hierfür sei auf die einschlägige Literatur verwiesen.

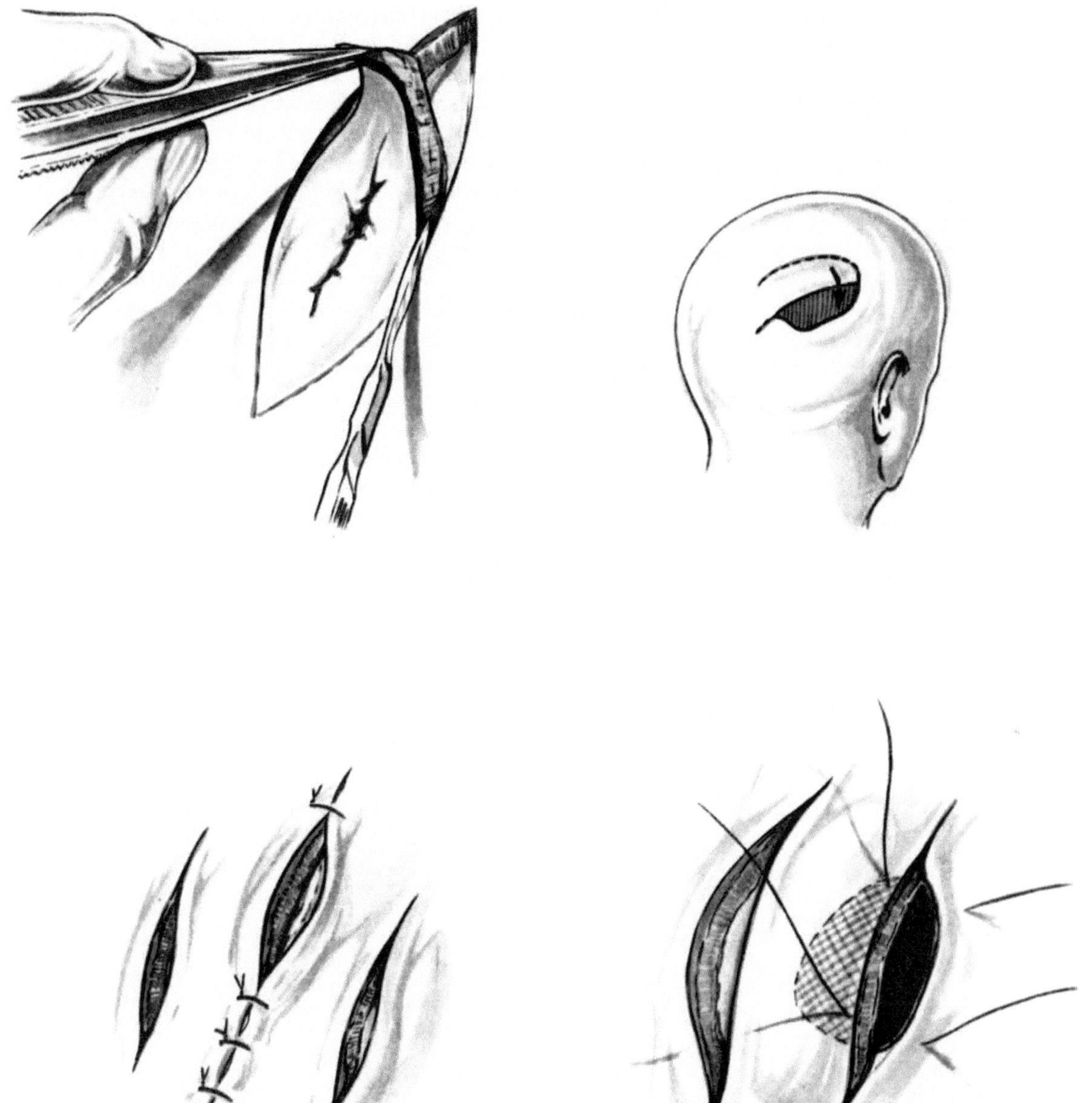

Versorgung der Duraverletzungen

Ergibt die Inspektion der Hautwunde eine Knochenbeteiligung oder ist sogar der Abgang von Liquor und Hirnbrei zu sehen, so muß die Versorgung in die tieferen Schichten fortgesetzt werden.

Zunächst ist für eine endgültige Stillung der Blutungen aus dem Wundrand mit Klemmen oder Koagulation zu sorgen *(oben rechts)*. Ligaturen sind nur selten nötig. Auf die Wirkung durchgreifender Nähte sollte man sich nur bei kleinen und auf die Haut begrenzten, also rasch zu versorgenden Wunden verlassen.

Im Bereich des Knochens wird nach den auf S. 278 geschilderten Grundsätzen vorgegangen; große Knochenstücke werden entnommen und aufbewahrt, kleinere Splitter werden verworfen und eingespießte Knochenteile zunächst belassen.

Um die nun sichtbare Durawunde herum wird ein mindestens 1 cm breiter Saum unverletzter Hirnhaut gebildet, und zwar durch osteoklastische Fortnahme angrenzender Knochenbezirke. Auch bei kleinen Duraverletzungen entsteht auf diese Weise meist ein 3–4 cm großer Knochendefekt *(unten rechts)*. Dieser Abstand zwischen Durawunde und Knochenrand hat seinen Grund in der unbedingt notwendigen Übersicht sowie in der Bereitstellung eines genügend breiten Durasaums zum Anlegen von Hochnähten zur Stillung epiduraler Blutungen.

Blutungen im Durabereich *(unten links)* werden durch bipolare Koagulation oder kleine Klipps gestillt. Die unipolare Koagulation führt zu einer übermäßigen Schrumpfung der Hirnhaut, so daß bei der Naht plastische Maßnahmen nötig werden.

Kaum einmal endet die Verletzung im Duraniveau. Eine Durawunde wird also in der Regel von einer Hirnwunde begleitet. Zu deren Versorgung bedarf es wiederum einer genügenden Übersicht. Hierfür werden im nächsten Operationsschritt kreuz- oder sternförmige Inzisionen der Dura angelegt, die vom Wundrand bis an den Knochenrand verlaufen *(oben links)*. Eine vorherige Exzision der eigentlichen Durawunde ist nicht nötig, weil die Dura als kaum infektionsgefährdet zu betrachten ist. Bestehen schon derbere Verbindungen zwischen der Durainnenfläche und der Arachnoidea, so sollten sie nach Möglichkeit belassen werden. Reicht die Hirnwunde weiter oder zeigen sich Unterblutungen der Arachnoidea, so sind auch diese Verbindungen zu lösen.

Zur Versorgung eingetretener Duradefekte siehe S. 288.

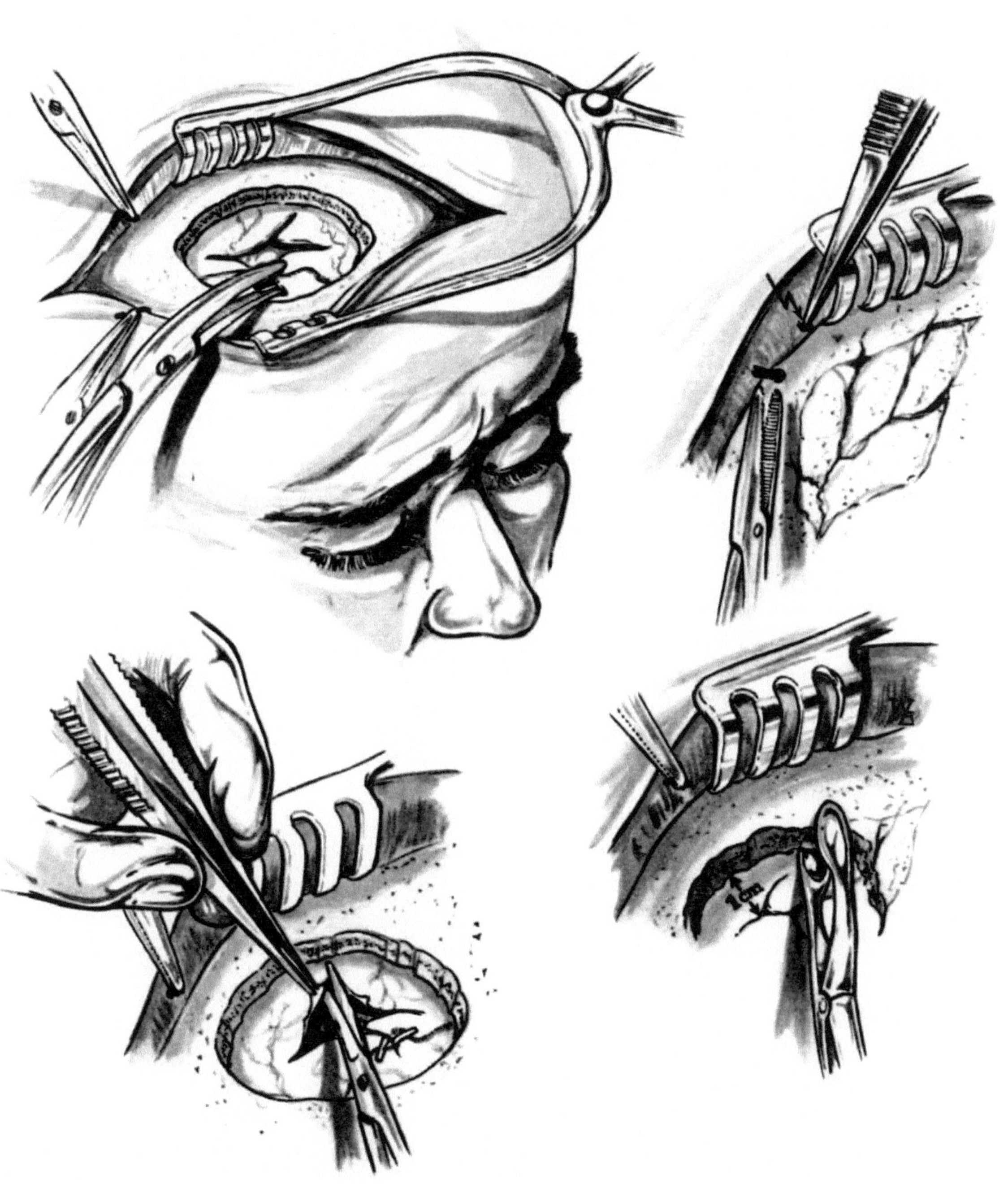
1cm

Versorgung der Hirnverletzungen

Nach dem ausreichend weiten Öffnen der Dura läßt sich der geschädigte Hirnbezirk übersehen. Das operative Ziel ist die Entfernung aller Fremdkörper sowie der Hirntrümmer. Hierzu bedarf es der präzisen Blutstillung mit bipolarer Koagulation und Klipps *(oben)*. Beim schrittweisen Eindringen in die Trümmerhöhle bewährt sich der dosierbare Sauger, vor dessen Spitze kochsalzgetränkte Watte gelegt wird. Sowohl festere Fremdkörper lassen sich so aufspüren als auch zerfetztes Gewebe absaugen *(oben)*.

Dieses Eindringen in das Hirninnere kann sich sehr heikel gestalten. Kräftigere Gefäße können dem eindringenden Fremdkörper beim Unfall ausgewichen sein, kommen aber plötzlich in die Saugerspitze. Diese Spitze muß daher häufig auf Kanten und Zacken kontrolliert werden. Beim Präparieren schräger Verletzungskanäle kommt es zur Darstellung der Hirnrinde in anderen Bezirken oder auch der Insel und damit zur möglichen retrograden Gefäßverletzung. Daher muß stets für eine optimale Blutstillung gesorgt werden. Neben der bipolaren Koagulation sichtbarer Gefäße ist Watte in heißer Kochsalzlösung bereitzustellen, um die unbedeutenden aber im Operationsfeld störenden Sickerblutungen unter Kontrolle zu bekommen *(Mitte)*. Auch Wasserstoffperoxid kommt zum Einsatz; die dabei verwendeten Sauger müssen wegen der Verstopfungsgefahr öfters durchgespült werden.

Allmählich entsteht auf diese Weise ein Wundkanal oder eine Wundhöhle, die die Ausmaße des verletzenden Fremdkörpers erheblich überschreitet. Man muß sich daher stets überlegen, ob in Ausnahmefällen sichere Fremdkörper und Gewebsreste bewußt zurückgelassen werden, um die begleitende zusätzliche Schädigung durch die Präparation nicht zu groß zu machen. Solche Situationen ergeben sich zum Beispiel bei Schußverletzungen mit abgelenktem Projektil, wo dann der Präparationskanal auch noch »um die Ecke« gehen müßte. Hier ist zu erwägen, den wesentlichen Geschoßteil durch eine zusätzliche Trepanation freizulegen. Bei basaler Lage ist dies oft auch nicht möglich. Als Resume ergibt sich eine Fall-zu-Fall-Entscheidung über das Ausmaß der Ausräumung. Sie wird um so weiter getrieben, je infektionsbeladener die perforierende Gewalt war (Beispiele Mistgabel einerseits und heißer Bolzen andererseits).

Auch ohne sichtbaren Liquorabgang kann die primäre Verletzung das Ventrikelsystem eröffnet haben; dies kann natürlich auch erst bei der Versorgung erfolgen. Hinweise sind neben dem plötzlich hochsteigenden Liquor in der Wundhöhle das Sichtbarwerden von Plexusanteilen *(unten)*. Die Versorgung dieser Plexusbezirke ist die einzige operative Arbeit dabei. Die Öffnung der Ventrikelwand ist nicht nähbar und stellt meist im Endeffekt die Verbindung zum extraventrikulären Liquorraum her, so daß sich später eine Ventrikelapertur ergibt.

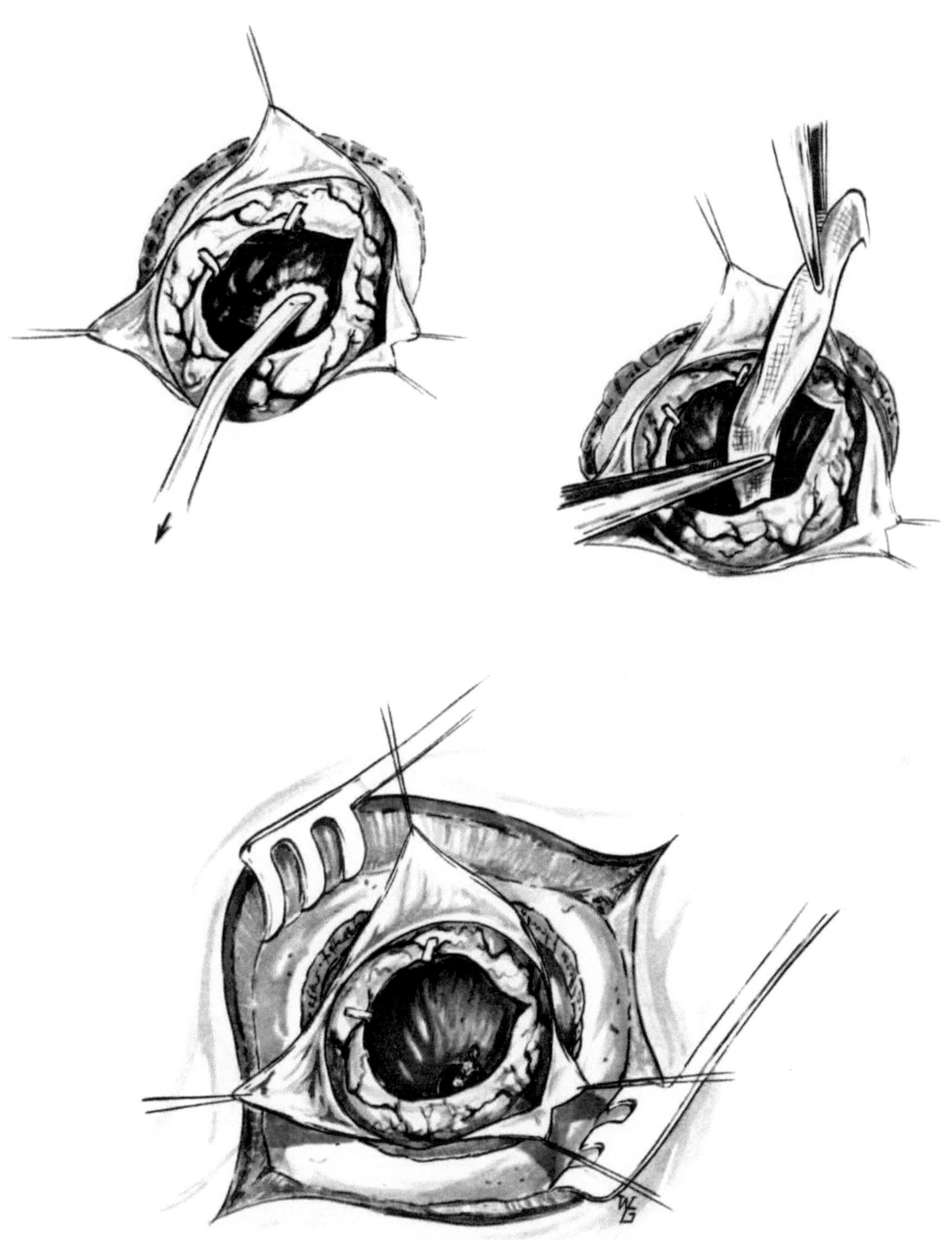

Entfernung von Fremdkörpern – Duraplastik

Für die Entfernung der dargestellten Fremdkörper sind verschiedene Instrumente bereitzustellen. Sie sind stets erst nach erfolgreicher Blutstillung anzuwenden. Ganz besonders gilt dies für Faßzangen (*a*). deren Form dem Verlauf des jeweiligen Wundtrichters angepaßt sein muß. Zu vermeiden ist das gewaltsame Lösen eines Fremdkörpers. Erst nach ausreichender Sichtbarmachung des eingesprengten Teils kann die Mobilisierung beginnen. Anderenfalls kommt es häufig genug zu profusen Blutungen, weil der Fremdkörper ein ausgerissenes Gefäß bis dahin tamponiert hat.

Das schonendste Präparieren erfolgt mit dem dosierbaren Sauger (*b*), wobei die andere Hand einen gegenüber eingesetzten weichen Hirnspatel führt. Kleine und mittlere Fremdkörper lassen sich damit ansaugen und vorsichtig extrahieren.

Für tiefgelegene Trümmergebiete ist nach wie vor ein Nasenspekulum nach *Killian* (*c*) ein schonend wirkendes Instrument, das der Operateur mit der Gegenhand zum Sauger und zur Faßzange selber führen kann. Damit ist die Assistenz für andere Aufgaben frei. Das Spekulum muß aber horizontal geführt werden; die vertikale Erweiterung der Wunde erfolgt mit Spatel, *Killian*schem Elevatorium und bipolarer Koagulation. Anderenfalls besteht die Gefahr des Ausreißens größerer Gefäße.

Besonderer Wert ist auf das gute Ausleuchten der gesäuberten Wundhöhle zu legen. Mancher Fremdkörper ist überhaupt nur visuell auszumachen. Lichtquelle kann eine konventionelle Operationsleuchte sein; bessere Resultate erzielt man mit Stirnlampen oder Lichtleitkabeln (sogenanntes Kaltlicht).

Nach der endgültigen Versorgung der Wundhöhle muß sich ein optimaler Duraverschluß anfügen. Mitunter ist er mit Hilfe der vorher inzidierten Durateile möglich, häufiger ist jedoch mit der Hirnverletzung auch ein partieller Duraverlust eingetreten. Es kann nun versucht werden, benachbarte Durabezirke so in den Defekt hineinzudrehen, daß der Verschluß schließlich doch möglich wird (*d*). Es kann auch der »Kunstgriff« des gestielten Galea-Periost-Lappens (*e*) angewendet werden, bei dem aus dem zurückgeschlagenen Weichteillappen ein passender innerer Teil mobilisiert und mit den vorhandenen Durarändern dicht vernäht wird. Weitaus häufiger empfiehlt sich aber die freie Transplantation, entweder von Galea-Periost des Patienten oder aber von lyophilisierter Leichendura. Hiermit läßt sich eine ausgezeichnete, dichte und vor allem spannungsfreie Plastik der Duralücke erreichen. Voraussetzung ist allerdings die ausreichend lange Einweichung der Lyodura in physiologische Kochsalzlösung, damit beim Einnähen dann auch eine optimale Plastizität des Lappens eingetreten ist.

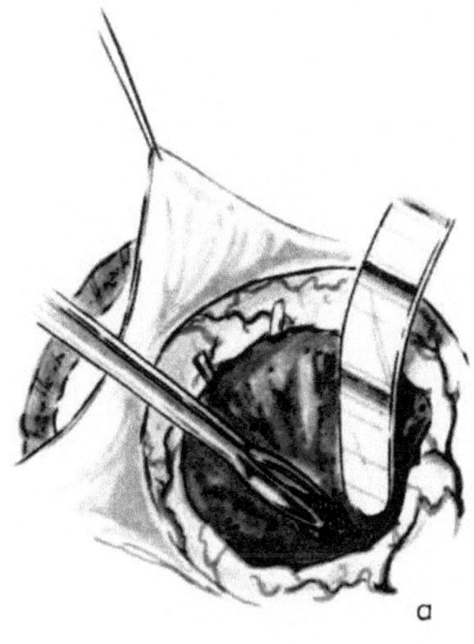
a

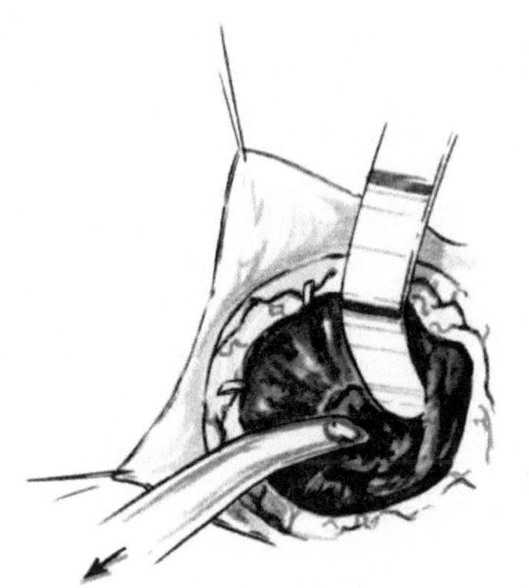
b

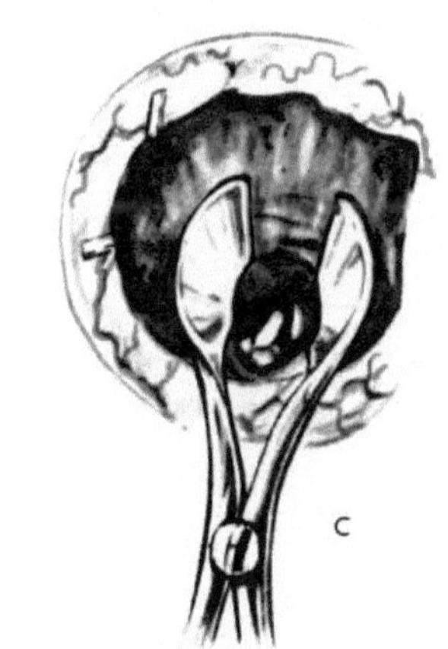
c

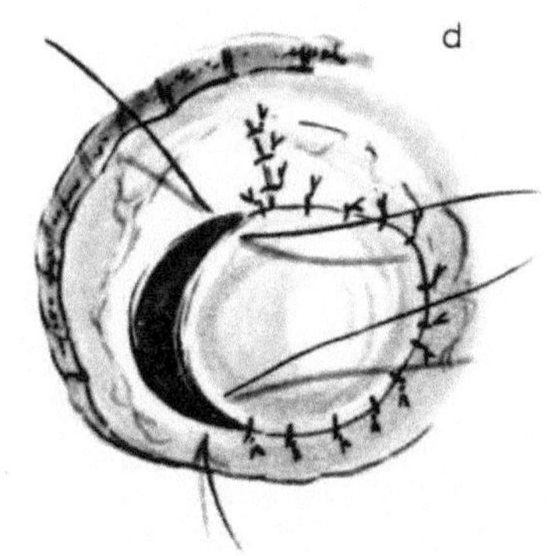
d

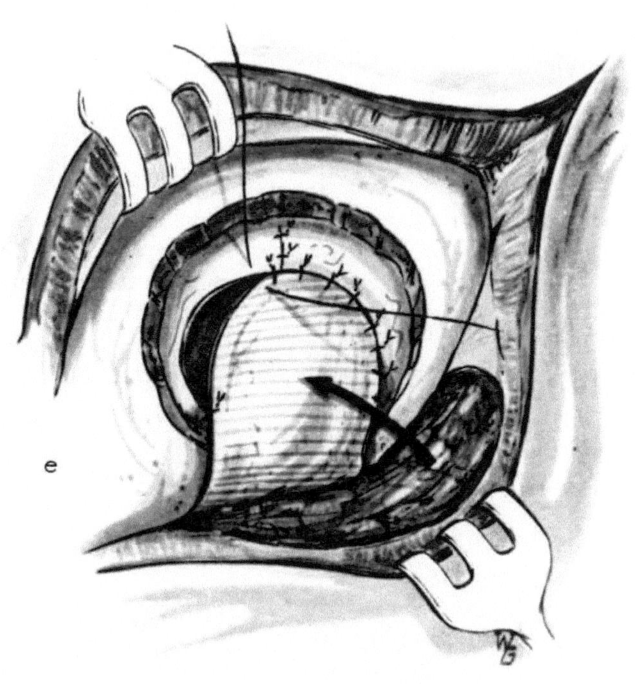
e

Plastische Versorgung operativ oder traumatisch entstandener Schädelknochendefekte

Derartige Plastiken werden zum Schutz des darunterliegenden Gehirns gegenüber den häufigen leichten Traumen des täglichen Lebens sowie aus kosmetischen Rücksichten hergestellt.

Defekte unterhalb 3 cm Durchmesser brauchen nur aus kosmetischen Gründen gedeckt werden. Defekte unter einer kräftigen Muskelschicht bedürfen ebenfalls keiner Deckung. Sie können so gar von sich aus überknöchern; in muskelfreien Bezirken ist dies die Ausnahme.

Ursachen derartiger Knochendefekte sind angeborene Defekte, weggelassene Knochenklappen, osteoklastische Trepanationen sowie entsplitterte Impressionsfrakturen. Die Technik ihrer plastischen Deckung unterscheidet sich kaum voneinander.

Der Zeitpunkt der Plastiken liegt nicht generell fest. Er kann unmittelbar nach Hirneingriff und Duraverschluß liegen, er kann auch erst nach 6 Monaten eintreten. Wir differenzieren nach der Genese des Defekts. Nach vorangegangener Eiterung lassen wir mindestens 6 Monate bis zur Plastik verstreichen; bei der Fortnahme des Stirnbeins wegen eines den Knochen durchsetzenden Meningioms machen wir die Plastik in derselben Sitzung.

Materialien für die Plastik können natürlich oder synthetisch sein. So bilden Stücke aus der Darmbeinschaufel und nebeneinandergelegte Rippenhälften, die sich der Schädelwölbung anpassen, gut einheilende Transplantate; für die Herstellung planer Flächen ohne Rillen und Kanten sind sie wenig geeignet. Mitunter ist durch Auskochen versucht worden, einen infizierten oder mit Tumorteilen durchsetzten Knochen als sogenannten Totknochen in den Defekt wiedereinzusetzen. Auch lyophilisierte Bankknochen kamen zum Einsatz. Beide Formen haben die Neigung zur Resorption und zur Totenladenbildung. Da sich im einzelnen Fall keine Voraussagen treffen lassen, werden diese Methoden auch in Zukunft noch gelegentlich verwendet.

Kunststoffe können als vorgefertigte Plastik oder in flüssiger Form in den Defekt eingebaut werden. Die Kunststoffplatte wird nach einer Form hergestellt, die entweder bei der Erstoperation abgeformt, nach dem bei der Erstoperation entfernten Knochendeckel gestaltet oder der tastbaren Knochenmulde durch die Haut angepaßt wurde. Zur Eingabe flüssiger Kunststoffe siehe S. 292.

Ausgedehnte Erfahrungen mit Kunststoffen und Edelmetallen haben gezeigt, daß gegenüber jeder Substanz Abstoßungsreaktionen auftreten können, was aber wiederum für den einzelnen Patienten nicht vorausgesagt werden kann. Zur Zeit gelten teflonbeschichtete Tantalplatten als besonders reaktionsarm. In naher Zukunft kann sich das schon wieder geändert haben.

Technisch wird direkt oder indirekt vorgegangen. In den freiliegenden oder in einer zweiten Sitzung freipräparierten Knochendefekt wird die fertige Plastik eingepaßt; hierfür sind Knochenzangen und Feilen nötig. Einen festeren Sitz und die Vermeidung von Flüssigkeitsansammlungen unter der Platte sollen zahlreiche Löcher erreichen *(unten)*. Die Befestigung erfolgt mit Drähten oder Perlon nach der üblichen Methode für osteoplastische Trepanationen.

Beim indirekten Vorgehen liegt der Hautschnitt innerhalb der behaarten Kopfhaut, und die Plastik wird subkutan in den Defekt placiert *(oben rechts)*, sie ist also nicht fest mit dem umgebenden Knochen verbunden.

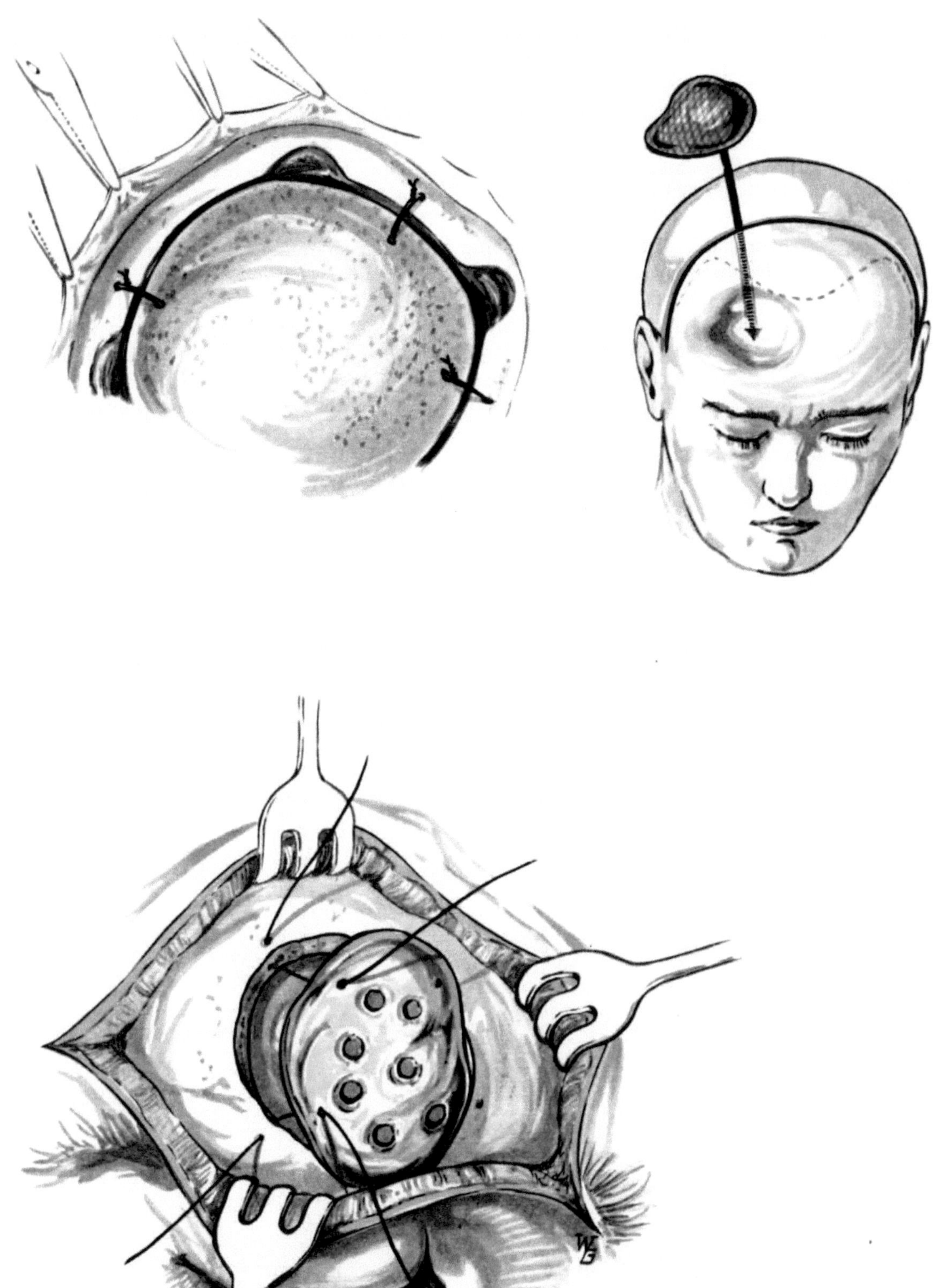

Einzeitige plastische Versorgung von operativ oder traumatisch entstandenen Schädelknochendefekten

Die Vorzüge dieses Verfahrens bestehen in der sofortigen Versorgung eines Knochendefekts nach seiner Entstehung sowie in einer optimalen Oberflächengestaltung. Dementsprechend angesehen ist die Methode. Nachteile sind die unausbleibliche Wärmeentwicklung bei der Polymerisation sowie die Möglichkeit der sekundären Abstoßung durch reizende Restmonomere. Beide Nachteile sind im Prinzip zu eliminieren; in der Praxis führen sie jedoch immer wieder zu Schwierigkeiten. Dementsprechend unterschiedlich sind die Einstellungen der verschiedenen Kliniken. Völliger Ablehnung einerseits steht große Euphorie andererseits gegenüber.

Das technische Vorgehen sei an einem Knochendefekt dargestellt, wie er sich nach einer entsplitterten Impressionsfraktur nicht selten findet. Nach völliger Glättung der Knochenränder und genauer Blutstillung wird der Defekt mit einer paraffinbestrichenen Gummilasche ausgelegt. Der Gummi muß sich so gut wie möglich den Rändern anschmiegen. Die zentralen Defektbezirke, in denen sich das Hirn direkt unter der Dura befindet, sind außerdem mit dünnen, feuchten Wattelagen abzupolstern. Nach dieser Vorbereitung können die beiden Komponenten des Kunststoffs zusammengerührt und in den Defekt eingegossen werden *(oben)*, wobei bereits auf eine möglichst gute Oberflächengestaltung Wert gelegt werden sollte. Sobald der Kunststoff eine ausreichende Festigkeit erlangt hat, wird die Platte auf dem Gummi herausgehoben, um außerhalb der Trepanationsöffnung auszuhärten. Nach Abschluß der Härtungsprozesse wird die Plastik solange in neutralisierende Lösungen gelegt, bis die Restmonomere soweit wie möglich beseitigt sind. Einige Autoren betonen jedoch, daß auch noch nach Monaten sich aus der Kunststoffplatte derartige Restmonomere abspalten können. Sogar ein mehrstündiges Kochen der Plastik – was aus technischen Gründen des Operationsablaufs kaum möglich ist – könne diesen Vorgang nicht völlig sicher beseitigen. Wahrscheinlich wird die technische Fortentwicklung hier jedoch Lösungen bringen.

Die auspolymerisierte Plastik wird auf ihren genauen Sitz kontrolliert, in ihrer Oberfläche endgültig gestaltet, mit Perforationen versehen und mit Drahtnähten oder Perlonfäden im Defekt befestigt *(unten)*.

Ein Abstoßen der Plastik kann auf ungenügende Beseitigung von Restpolymeren zurückzuführen sein. Es kann daher durchaus ein zweiter Plastikversuch mit Kunststoff gemacht werden, allerdings mit einer ganz besonderen Beachtung der Polymerisationskomponenten.

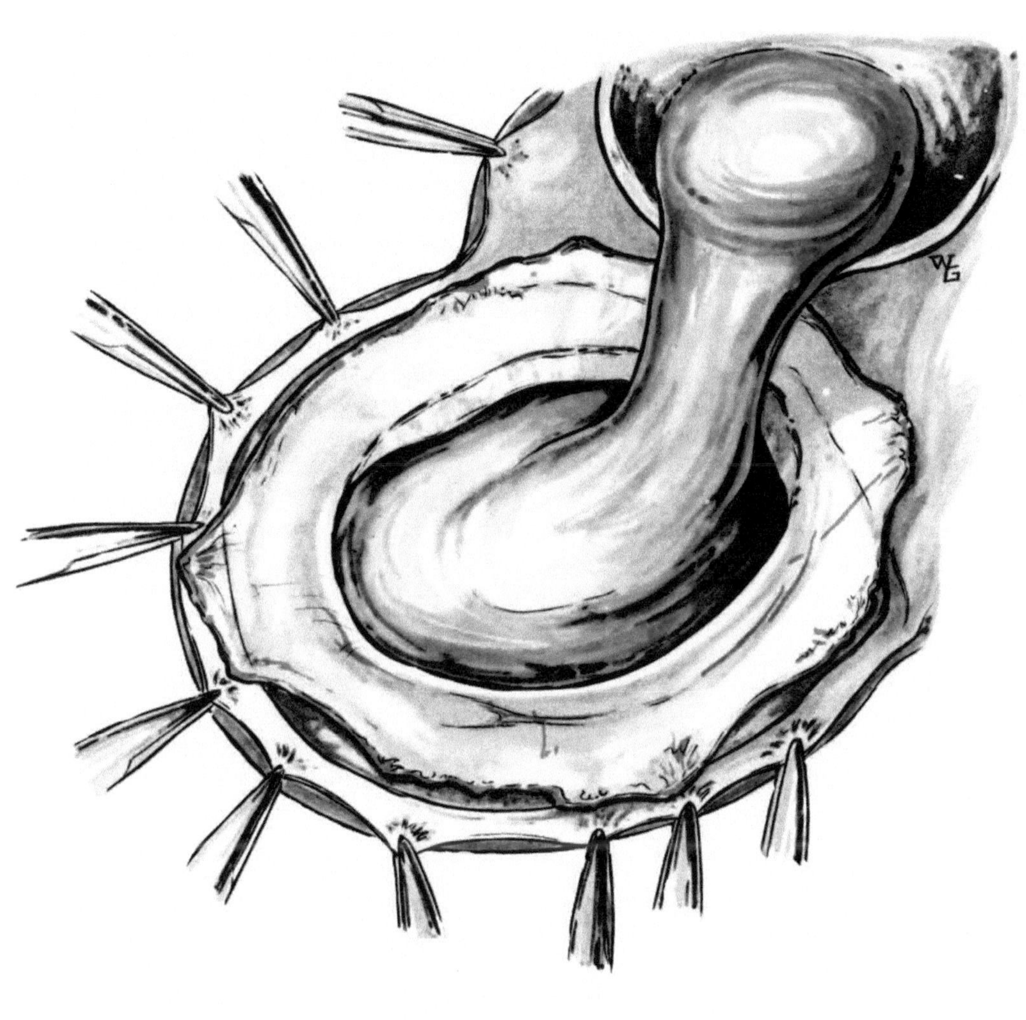
WG

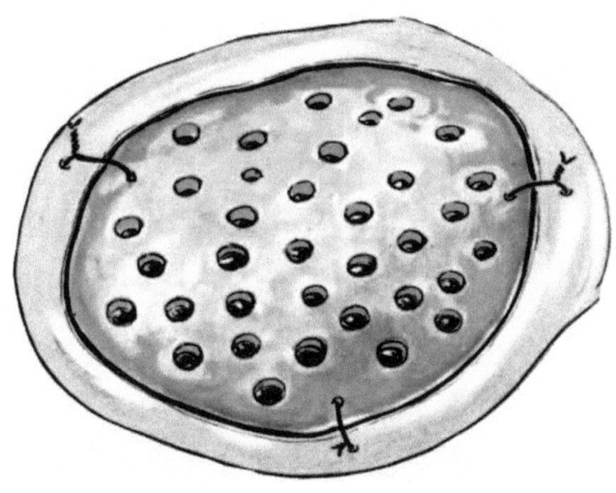

Extrakranielle Versorgung frontoorbitaler Schädel-Hirn-Verletzungen

Die anatomischen Verhältnisse der Orbita zeichnen sich durch mehrere Besonderheiten aus. Für die frontoorbitalen Verletzungen spielen die Zartheit der knöchernen Wand sowie die erhebliche Mobilität des Augapfels die wesentliche Rolle. Es kann daher eine perforierende Verletzung durch Stich oder Schuß den Bulbus unverletzt verdrängen, aber die dünne Knochenwand zur vorderen Schädelgrube zertrümmern. Damit besteht eine offene Hirnverletzung. Der Vorgang wird durch die zerreißliche Qualität der frontobasalen Dura noch unterstützt.

Keineswegs immer bleibt der Bulbus oculi unverletzt. Zur Beantwortung der Frage nach der möglichen Versorgung des Augapfels oder nach seiner Entfernung durch Enukleation sollte der erfahrene Augenarzt hinzugezogen werden. Die Priorität des operativen Vorgehens ist nicht generell zu entscheiden. Soweit organisatorisch möglich, sollten beide Fachgebiete bei einem Eingriff zusammenwirken.

Der verletzende Gegenstand ist fast immer oberhalb des Bulbus, also im Bereich des Oberlids, eingedrungen. Die hier vorhandene Wunde wird sparsam angefrischt und dann zu einem Bogenschnitt oberhalb des Oberlids erweitert (*a*). In dem engen Raum der Orbita ist Platz nur auf Kosten der Bulbusverlagerung und der Orbitafettverschiebung zu gewinnen. Hierzu drückt man den Bulbus mit einem Löffel oder löffelartigen Instrument (*a*) nach unten.

Zeigt sich beim weiteren Vordringen, daß ein weniger als erbsgroßer Knochendefekt bereits durch einen Pfropf aus Orbitafett verschlossen ist, so kann der Eingriff beendet werden. Jeder größere und jeder auffallend gesplitterte Defekt bedarf der Erweiterung (*b*), um einen intakten Durarand herzustellen. Die Durawunde wird soweit vergrößert, bis schlanke Faßzangen und Sauger die ins Hirn eingedrungenen Fremdkörper herausziehen können (*c*). Auch das zertrümmerte Hirngewebe wird auf diesem Wege entfernt. Eine wesentliche Voraussetzung für eine optimale Durchführung dieses Operationsschritts ist die bestmögliche Beleuchtung des Operationstrichters. Ob hierfür die Stirnlampe oder die Lichtleitung über Kunststoffkabel benutzt werden, hängt von der technischen Ausrüstung ab, kann aber in seiner Bedeutung nur unterschätzt werden.

Der Duradefekt muß abschließend plastisch versorgt werden. Mitunter gelingt das Zwischenschieben eines passend zurechtgeschnittenen Lyodurastücks, mitunter kann auch ein hochgezogener Zipfel orbitalen Fettgewebes befestigt werden (*d*). Man kann die Naht versuchen, wird aber häufig genug ein Verkleben der Durränder vorziehen müssen. Das Einpressen von Gelatineschwamm oder Lyodura in die Orbita außerhalb des Defekts pflegt zur Abdichtung der Duralücke, aus der Liquor fließt und durch die die Infektion eintreten kann, im allgemeinen nicht auszureichen. Die sorgfältige und kosmetisch einwandfreie Hautnaht beschließt den Eingriff.

Zusätzliche operative Probleme entstehen, wenn die Trümmerfraktur bis in die orbitalen Siebbeinzellen hineinreicht. Hier machen sich die Erweiterung in Richtung Stirnhöhle und die Versorgung der vorfallenden Schleimhaut notwendig, so daß die Hinzuziehung des Rhinochirurgen sehr empfehlenswert ist.

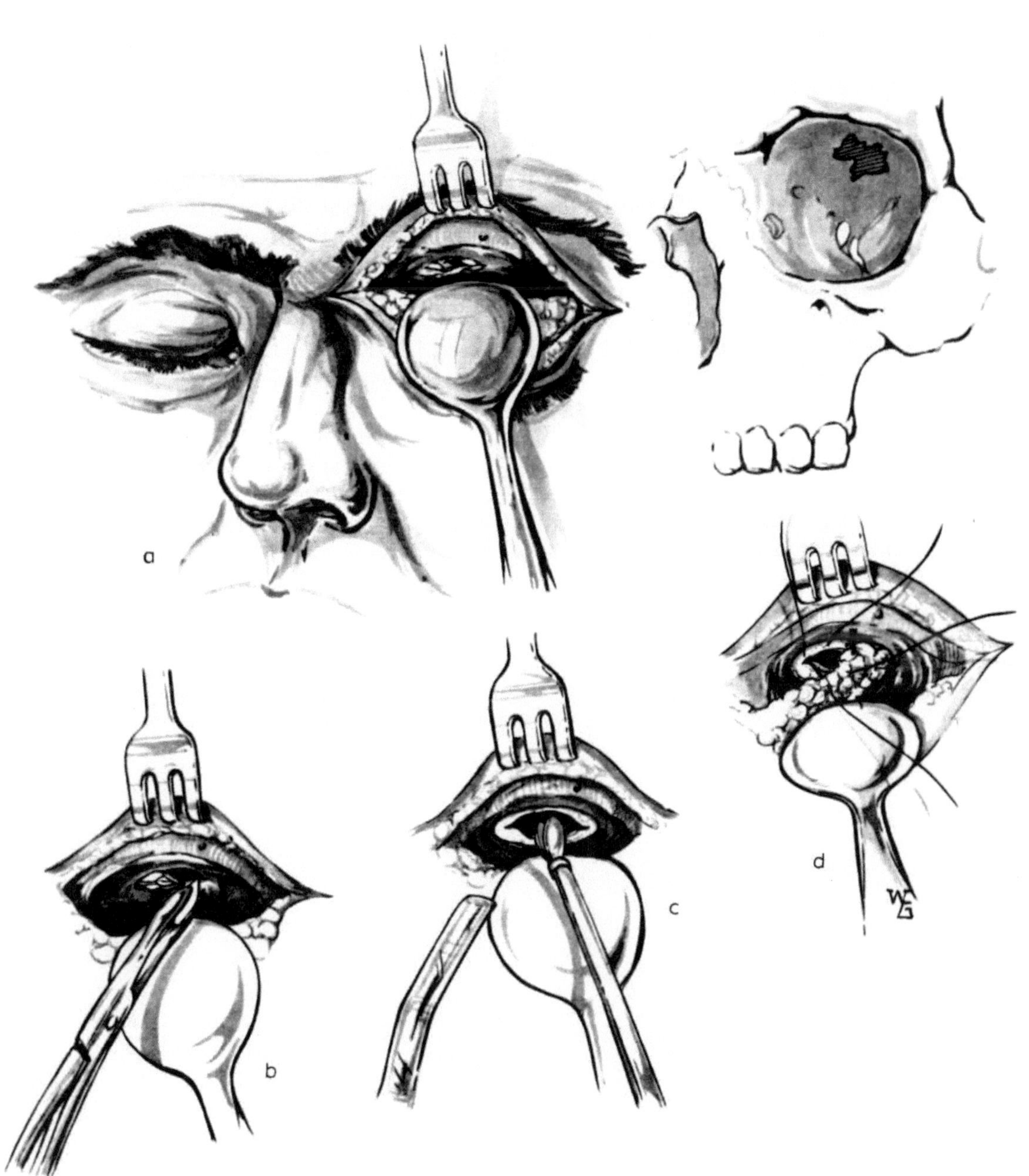
a
b
c
d

Intrakranielle Versorgung frontoorbitaler Schädel-Hirn-Verletzungen

Ist es zu einer größeren frontoorbitalen Fraktur gekommen, so ist das intrakranielle Vorgehen vorzuziehen. Sein Ziel ist die Duraplastik unter guter Sicht und die gleichzeitige Versorgungsmöglichkeit weitergehender Hirnverletzungen.

Zur Freilegung wird entweder der Bogenschnitt von frontal nach temporal oder der kosmetisch günstigere Bügelschnitt von Ohransatz zu Ohransatz benutzt. Nach genügend weit zur Basis reichender osteoplastischer Trepanation wird die Dura vom Knochen abgedrängt *(oben)*. Ist die Duraverletzung ausgedehnter, so empfiehlt sich das intradurale Vorgehen. Hierfür wird ein Bogenschnitt mit Stielung nach zentral durch die frontale Dura gelegt, wobei der umschnittene Lappen als natürlicher Schutz in situ bleibt.

Nach ausreichender Darstellung wird zunächst die zertrümmerte frontale Basis entsplittert *(unten links)*. Die Impressionen können bis in die orbitalen Siebbeinzellen oder auch bis in Siebbein und Stirnhöhle gehen. Auch diese Gebiete sind dann von Splittern und Fremdkörpern zu reinigen; man spricht dann allerdings nicht mehr von einer frontoorbitalen, sondern einer frontobasaten Fraktur (S.298).

Im nächsten Operationsschritt erfolgt die subtile Versorgung der Hirnwunde, am besten mit dosierbarem Sauger sowie mit schlanken Faßzangen, die tastend geführt werden.

Der genaue Verschluß der Duraverletzung schließt sich an. Beim intraduralen Vorgehen wird die Duraplastik auch intradural befestigt. Dies kann mit feinsten Nähten geschehen, mitunter und vor allem in Gebieten nahe dem Keilbeinflügel wird das Kleben bevorzugt.

Beim extraduralen Vorgehen muß auch die Plastik extradural verankert werden. Man kann gelegentlich mit dem einfachen Interponieren des plastischen Materials zwischen die frontobasale Dura und die knöcherne Basis auskommen. Vorzuziehen ist allerdings die möglichst dichte Befestigung der Plastik. Meist geschieht dies auf der Duraaußenseite. Gelegentlich muß aber auch der Knochen als Widerlager benutzt werden. Das nicht zu dünne Lyodurastück wird im allgemeinen durch Aufkleben befestigt; man kann aber auch kleine Nägel zu diesem Zweck einsetzen *(rechts)*.

Die Befürchtung der Lageinstabilität des Bulbus oculi besteht bei den frontoorbitalen Frakturen mit angeschlossener Entsplitterung nur in geringerem Maße. Derartige Lageveränderungen des Augapfels, wie sie nach den Orbitabodenbrüchen auftreten können und von Doppelbildern begleitet werden, sind nicht zu befürchten. Daher können alle Überlegungen zur Wiederherstellung eines festen Knochenniveaus auf die Gegend des Siebbeins beschränkt bleiben (S.304).

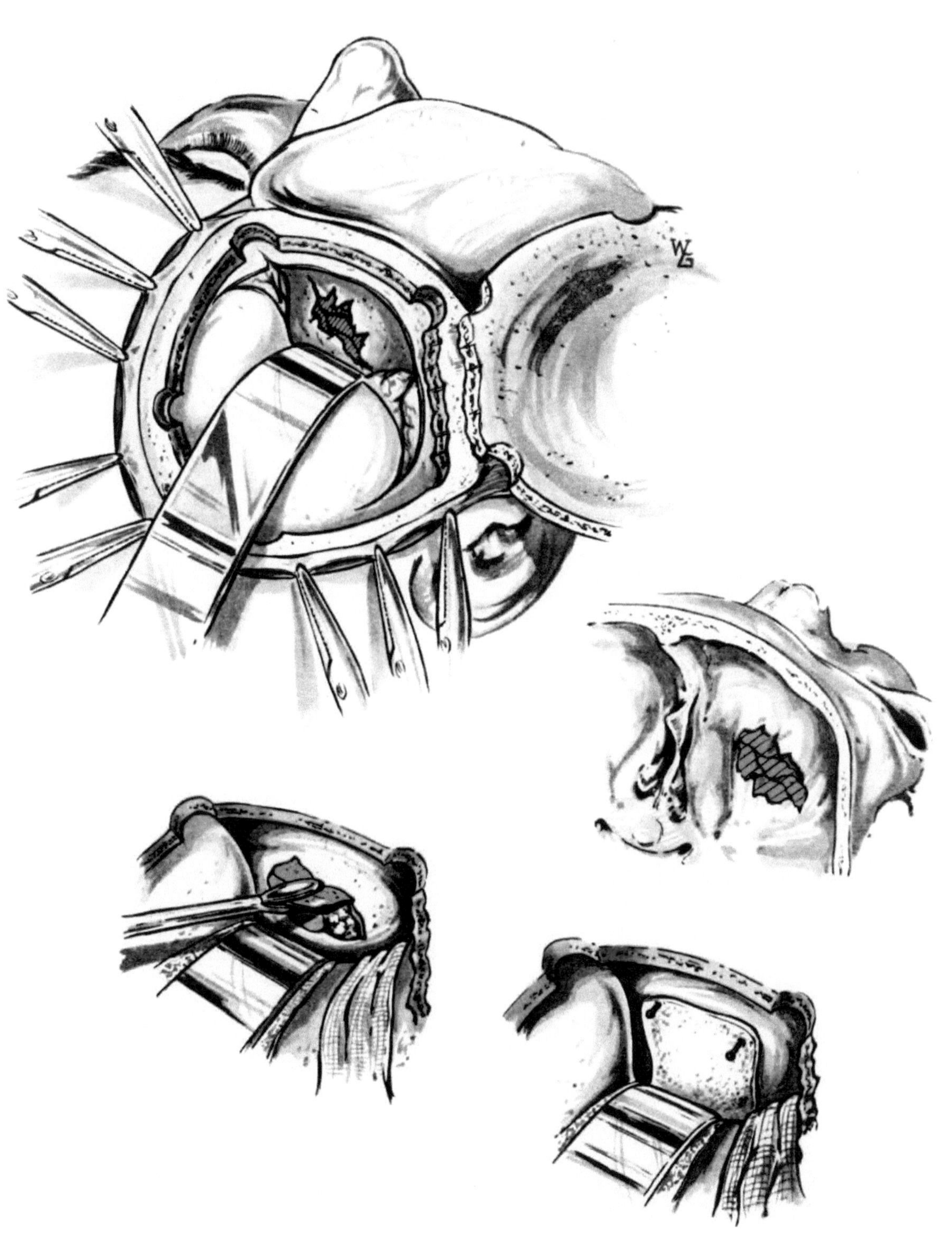

Frontobasale Schädel-Hirn-Verletzungen: Schnittführung – Operative Taktik

Prinzipiell sind frontobasale Frakturen sowohl vom Rhinochirurgen als auch vom Neurochirurgen versorgbar; die einzige Voraussetzung ist das Vorliegen spezieller Erfahrungen mit dieser Frakturform. Es sollte also derjenige operieren, der über die entsprechenden Erfahrungen verfügt. Ein Optimum bietet die gegenseitige Abstimmung.

Beide Fachgebiete haben verschiedene Schnittführungen vorgeschlagen (*a*); inzwischen wenden beide Disziplinen alle angegebenen Inzisionen an. Der primär vom Rhinochirurgen ausschließlich benutzte Zugang mit Monokel- oder Brillenschnitt besitzt nach wie vor sein Einsatzgebiet. Führt man ihn vorschriftsmäßig in der (unrasierten!) Augenbraue, so ist der kosmetische Effekt meist gut. Negative Effekte gehen außerdem fast ausschließlich auf Knochendefekte zurück, und die treten unabhängig von der Schnittführung auf. Die Verlängerung des Schnitts nach oben führt allerdings durch die Durchtrennung mimischer Muskulatur meist zu einem etwas deutlicheren Defekt. Hier würde man also den Bügelschnitt von Ohransatz zu Ohransatz bevorzugen.

Oft genug wird die zu wählende Schnittführung allerdings durch die vorliegende Hautwunde vorgeschrieben. Hierüber ist keine nähere Erläuterung nötig. Generell ist zur Schnittführung zu sagen, daß die operationsfeldfernen, oft kosmetisch günstigeren Schnitte keine Drainage oder Tamponade im Operationsfeld zulassen, es sei denn über eine zusätzliche lokale Inzision. Vor allem bei der Annahme eitriger Komplikationen werden deshalb die unmittelbar benachbarten Hautschnitte bevorzugt.

Schließlich sei darauf hingewiesen, daß die Versorgung frontobasaler Frakturen sowohl von extra- als auch intrakraniell erfolgen kann. Zunächst wird auf die extrakranielle Methode eingegangen. Ihr operatives Ziel ist die Versorgung der beteiligten Nebenhöhlen mit dem abschließenden Verschluß einer möglicherweise vorhandenen Dura-Hirn-Wunde. Das Schwergewicht liegt also auf dem knöchernen Eingriff. Dementsprechend verläuft der Operationsweg (*b*) durch die Stirnhöhle in die Siebbeinzellen und, falls notwendig, von dort in die Keilbeinhöhle. Die eintretende Drainage der Nebenhöhlen zur Nase ist nun direkt und die Gefahr einer eitrigen Komplikation stark reduziert.

Im Knochenniveau wird mit dem Abtragen der Knochensplitter über der oder den Stirnhöhlen begonnen (*c*). Es sei hier betont, daß keineswegs jede Stirnhöhlenvorderwandimpression operativ versorgt werden muß. Ist die Stirnhöhlenhinterwand intakt und fehlt eine darüberliegende Hautwunde, so ist die Indikation sogar nur eine kosmetische.

Liegt eine Fraktur der Stirnhöhlenhinterwand vor, so sollte nicht mit der Operationsindikation gezögert werden. In einem erheblichen Prozentsatz werden diese Frakturen von Verletzungen der darunterliegenden und recht zerreißlichen Dura begleitet, und dies bedeutet die Gefahr der intrakraniellen Infektion über die keimbesetzten Nebenhöhlen. Hätte man eine Methode, die sichere Auskunft über das Vorliegen oder Fehlen einer derartigen Duraverletzung abgäbe, dann könnte auch hier abgewartet werden; aber wir haben sie nicht! Außerdem ist zu bedenken, daß auf diese Weise ein raumforderndes Hämatom übersehen werden kann.

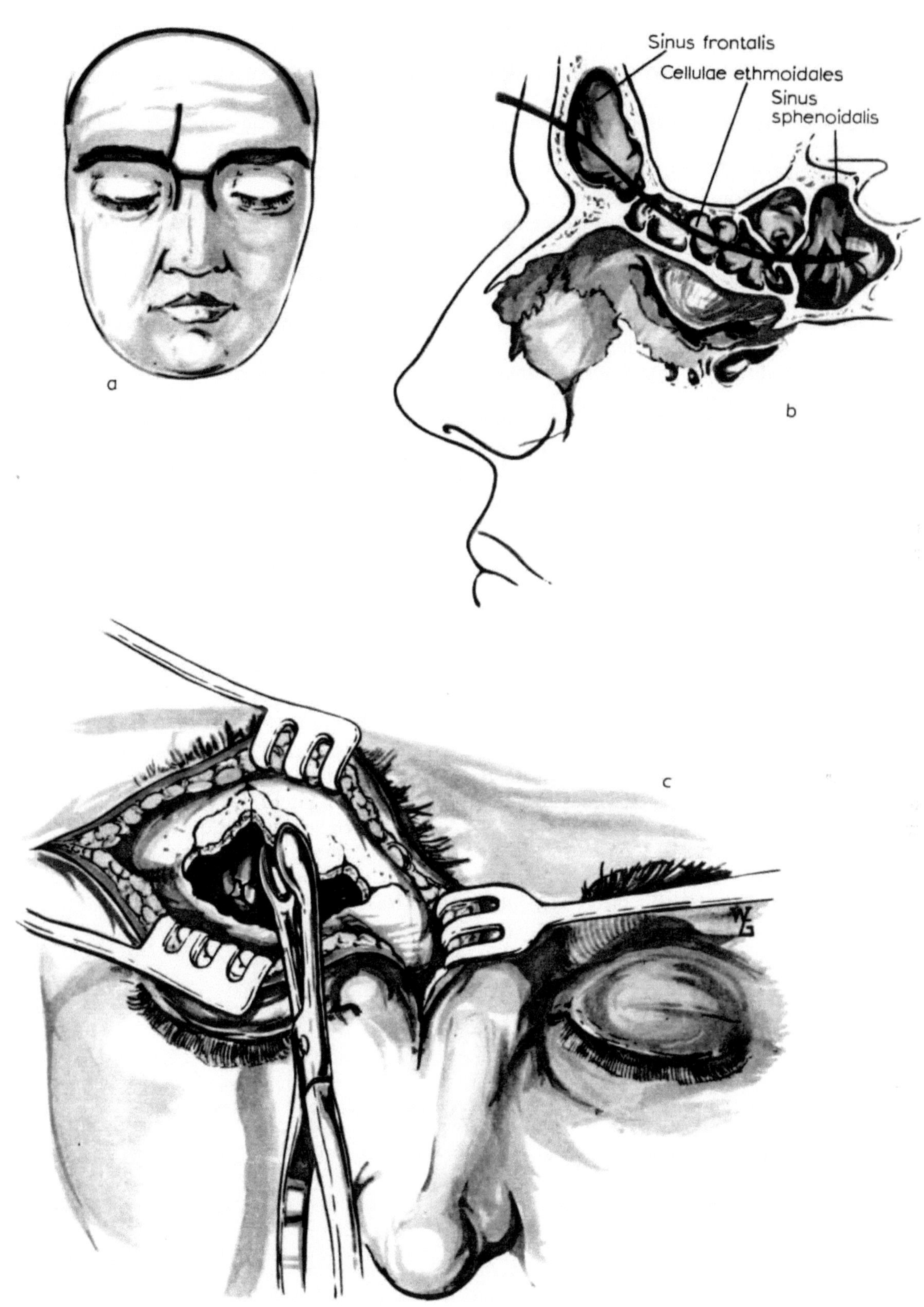

a
Sinus frontalis
Cellulae ethmoidales
Sinus
sphenoidalis
b
c

Frontobasale Schädel-Hirn-Verletzungen: Nebenhöhlenrevision – Duraplastik

Bei Anwendung des extrakraniellen Zugangs ergeben sich die folgenden Operationsschritte: Versorgung der Nebenhöhlen, Begradigung und Entsplitterung der Knochenränder, Versorgung der Hirnwunde, Duraplastik, Weichteilverschluß in Schichten.

Der Operationsweg (*a*) beginnt in der Stirnhöhle, geht dann in die Siebbeinzellen und endet in der Keilbeinhöhle. Die erreichbare Schleimhaut wird ausgeräumt (*b*) oder koaguliert. Es entstehen damit glatte und nicht blutende Knochenwände.

Der Zugang zu diesen Nebenhöhlen ist von der Lage der Fraktur, dem Ausmaß der Mittelgesichtsimpression, der Lage der Wunde sowie der Erfahrung und Einstellung des Operateurs abhängig. Es kann über der imprimierten Stirnhöhle eingegangen werden; nach Versorgung der Hinterwandfraktur folgt die Ausräumung der dahinter gelegenen Nebenhöhlen. Ein eleganter Zugang geht von der lateralen Nasenseite neben der Orbita aus, ähnlich dem Vorgehen bei der transsphenoidalen Hypophysenoperation S. 196, und saniert die Stirnhöhlen von unten her; Siebbeinzellen und Keilbeinhöhle liegen dann wieder auf dem direkten Zugangsweg. Insbesondere beim Einsatz des Operationsmikroskops ist durch die Vergrößerung und vor allem durch die optimale Beleuchtung eine ausgezeichnete Übersicht über die frontale Basis zu erhalten. Häufig gelingt auch der visuelle Nachweis von kleinen Duradefekten, die die Quellen von Liquorfisteln sind.

Nach der Versorgung der Hirnwunde kann der plastische Verschluß der Duraöffnung angeschlossen werden. Hierfür bietet sich eine ganze Reihe von Verfahren an. Verwendet werden natürliche und synthetische Materialien. Insbesondere bei Verwendung eines größeren Lappenschnitts stehen ausreichende Flächen von Galea-Periost für die Plastik zur Verfügung. Sehr bewährt hat sich auch lyophilisierte Dura. In Frage kommen auch Tantalnetze. Die Gestaltung der Plastiken pflegt keine Schwierigkeiten zu bereiten, ganz im Gegensatz zur sicheren Befestigung dieser Plastiken. Angestrebt wird zunächst einmal die Naht mit atraumatischem Material. Besonders bei den engen Zugangswinkeln des frontalen Vorgehens kann die Naht technisch unmöglich sein. Mitunter läßt sich die Plastik in den Raum zwischen Hirn und Durarand oder Duraaußenfläche und Knocheninnenseite einfüttern (*c*). Zunehmend eingesetzt wird jedoch die Klebung der Plastikränder auf das Wirtsgewebe. Soweit möglich muß der Klebstoff von der Hirnoberfläche ferngehalten werden, da immer einmal generalisierte Krampfanfälle durch den Kontakt von Klebstoffen mit dem Hirn ausgelöst werden. Feine Klebstoffpunkte sind flächenhaften Ausgießungen stets vorzuziehen, um die Masse an Fremdmaterial möglichst geringzuhalten. Durch sorgfältige Kontrolle der Plastikränder werden auch kleine Liquorfisteln erkannt.

Über eine abschließende Drainage des Operationsgebiets (*d*) besteht keine Einigkeit. Auf keinen Fall sollte aber eine Tamponade gelegt werden, weil hinter ihr Verhaltungen entstehen. Wir nehmen Drainagen nur selten vor und sorgen vielmehr für eine möglichst exakte Ausräumung der Nebenhöhlen und einen sicheren Abfluß nach der Nase.

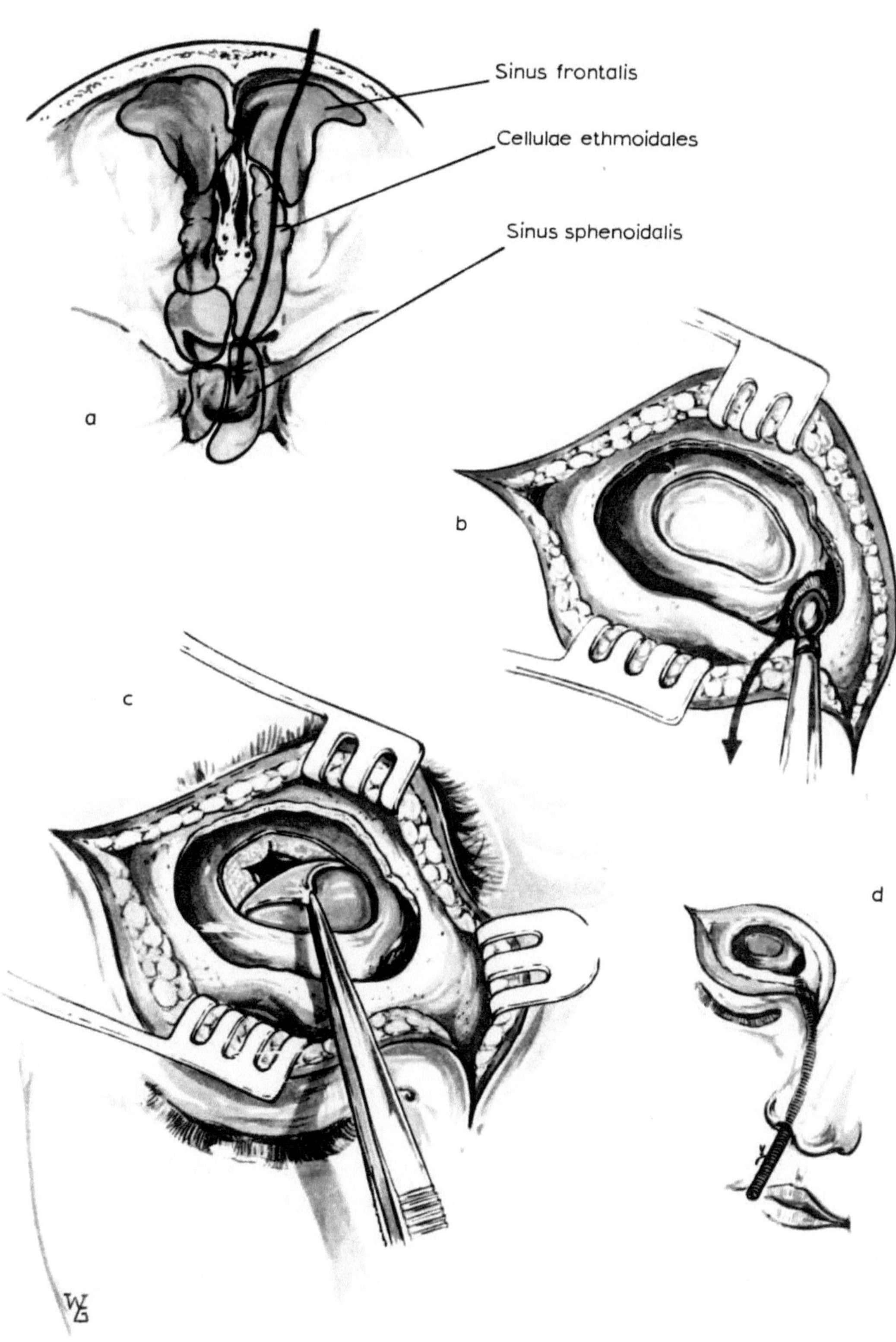

Sinus frontalis
Cellulae ethmoidales
Sinus sphenoidalis
a
b
c
d

Frontobasale Schädel-Hirn-Verletzung: Intrakranielle Versorgung I

Sind die Bruchlinien ausgedehnt, handelt es sich um eine massive Liquorrhoe oder sind nach einer länger zurückliegenden Fraktur Meningitiden aufgetreten, so empfiehlt sich die intrakranielle Versorgung der frontobasalen Fraktur. Sie erreicht einen erheblich größeren Überblick über die Dura des Stirnhirns und seiner Basis und gestattet die gleichzeitige Versorgung ausgedehnterer Hirnverletzungen und Hämatome. Auch die Enukleation eines Hirnabszesses ist nur mit dieser Methode möglich. Nicht zufriedenstellend ist die Erreichbarkeit keilbeinnaher Durabezirke.

Als Hautschnitt sollte der Bügelschnitt von Ohransatz zu Ohransatz bevorzugt werden, weil er sowohl den besseren kosmetischen Effekt erzielt als auch die Erweiterung der Trepanation zur Gegenseite ermöglicht. Ein Bogenschnitt nach Art der Inzision zur Hypophysenfreilegung kann selbstverständlich auch verwendet werden.

Die Trepanation wird meist nur einseitig vorgenommen, und zwar soweit basal, wie es die Stirnhöhlen zulassen. Letzteres wird durch die präoperativen Röntgenaufnahmen festgestellt. Zeigt sich unter der Operation die Notwendigkeit der Trepanation der Gegenseite, so wird sie in gleicher Weise und unter Belassen eines Knochenstreifens über dem Sinus *(unten)* vorgenommen. In den selteneren Fällen, bei denen bereits präoperativ die Notwendigkeit des doppelseitigen Vorgehens feststeht, kann man einen durchgehenden Deckel bilden; hier bleibt der Steg über dem Sinus nicht stehen. Je nach der Größe der Stirnhöhlen und dem Ausmaß der Knochen- und Durazerstörung macht sich die osteoklastische Erweiterung in die Stirnhöhlen hinein notwendig. Die vorfallende Schleimhaut wird sofort entfernt und koaguliert. Die beste Abgrenzung erreicht man durch das Übersteppen oder Überkleben mit Lyodura oder Galea-Periost.

Das Abdrängen des durabedeckten Stirnpols schließt sich an, um die Fraktur in ihrer ganzen Ausdehnung freizulegen *(oben links)*. Oft genug findet man dabei auch den Durariß, eingeklemmt in einen Bruchspalt. Dieses Einklemmen erfolgt um so eher, je dünner der Knochen ist, bedingt durch das stärkere Nachgeben unter der Gewalteinwirkung. Die meisten Duraeinklemmungen sahen wir über den Siebbeinzellen.

Geht die Impression durch die Stirnhöhle im Bereich der Umschlagkante Siebbein–vordere Basis, so muß entsprechend ausgedehnt die Schleimhaut entfernt und der Knochen entsplittert werden *(oben rechts)*. Dasselbe geschieht mit den frakturierten Siebbeinzellen; hier entsteht schließlich ein ziemlich tiefer Graben, dessen Versorgung besondere Probleme aufwirft.

Der Riß in der Dura kann nach Versorgung der Hirnverletzung und Ausräumung eines eventuell vorhandenen subduralen Hämatoms durch Naht oder Plastik verschlossen werden. Man muß hierfür verschiedene Methoden zur Verfügung haben. Nur gelegentlich läßt sich die gewohnte Naht beider Duraränder anwenden. Häufig muß eine Plastik aufgesetzt werden. Hierfür eignen sich von der Crista galli herumgeschlagene Periostlappen ebenso wie freitransplantierte Galea-Periost-Partien aus dem zurückgeklappten Hautlappen oder lyophilisierte Durastücke. Die Befestigung erfolgt mit atraumatischen feinen Nähten *(oben links)* oder mit der Klebetechnik. Für die weit zur Keilbeinhöhle gelegenen Partien des Durarisses ist fast immer nur das Kleben zu benutzen. Man muß in der ersten postoperativen Phase auf das Auftreten einzelner epileptischer Anfälle gefaßt sein, bedingt durch den trotz Abstopfung in den Subduralraum gelangten Klebstoff. Es bedarf daher der entsprechenden anästhesiologischen Vorbereitungen.

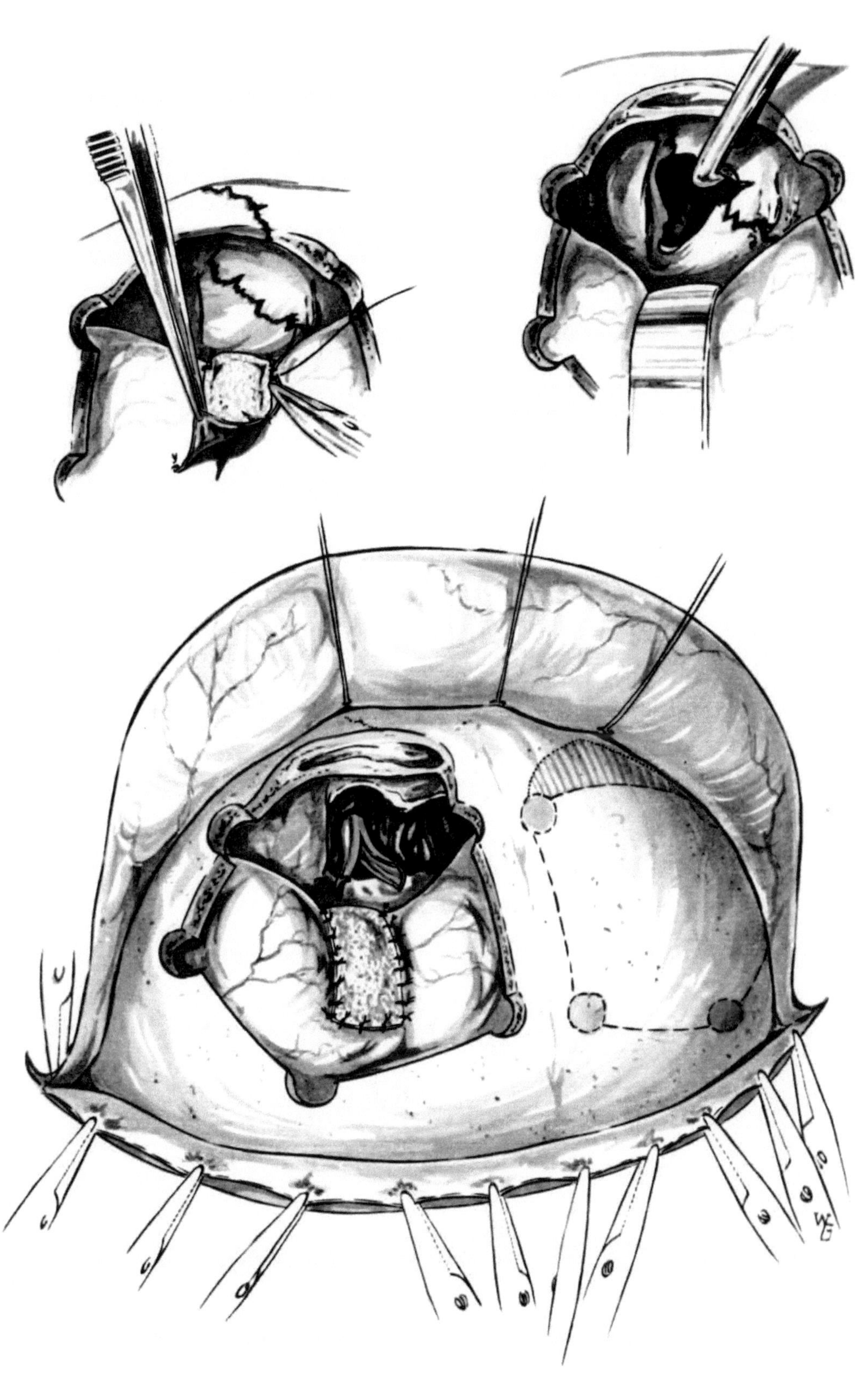

Frontobasale Schädel-Hirn-Verletzung: Intrakranielle Versorgung II

Einige Sonderformen des operativen Vorgehens bedürfen noch der gesonderten Darstellung. Gelegentlich finden sich mehrere und recht auseinander gelegene Durarisse auf der frontalen Basis. Dies wird durch die zerreißliche Qualität dieses Durabezirks stark gefördert. Hier sollte nicht mit vielen einzelnen Plastiken, sondern mit einem großen Stück abgedeckt werden. Man kann dazu ein großes Stück Lyodura benutzen. Der Anhänger der gestielten Plastik verwendet das folgende Verfahren: Das Operationsgebiet ist mit dem Bügelschnitt von Ohransatz zu Ohransatz freigelegt. Auf diesem großen Hautlappen wird nun ein ausreichend großer Galeabezirk umschnitten und in Richtung der Augenbrauen gestielt. Dieser Lappen wird durch die basal gelegte quere Durainzision in den Subduralraum eingelegt und durch Einzelknopfnähte mit der Durainnenfläche vernäht *(oben)*. Die Defekte müssen dabei sicher und weit genug überdeckt sein. Der obere Anteil der Dura wird dann mit dem eingeschlagenen Galealappen vernäht *(links)*.

Das gleiche Vorgehen empfiehlt sich bei veralteten Traumafolgen, bei denen nach dem Präparieren der frontalen Basis oft nicht mehr sicher zu sagen ist, welcher Duradefekt für die Liquorrhoe tatsächlich die Ursache ist.

Vornehmlich bei Rezidivoperationen fällt auf, in welchem Maße Dura und Hirn in den Graben der ausgeräumten Siebbeinzellen prolabieren können. Daher sind die Bemühungen um eine plastische Ausfüllung dieses Grabens vielfältig. Die Schwierigkeit liegt in der Tatsache, daß der von der Schleimhaut sorgfältig entkleidete Knochen des Siebbeins schlechte Voraussetzungen für das Anheilen transplantierter Gewebe bietet. Andererseits können sich in kleinen Schleimhautresten, wie etwa in der Keilbeinhöhle, Abszesse bilden, die keine natürliche Drainage zur Nase mehr haben. Man wird daher zunächst bemüht sein, die Plastik im Duraniveau so kräftig zu gestalten, daß ein Prolaps in den Siebbeingraben in Grenzen gehalten wird. Muß der Graben jedoch ausgefüllt werden, so sollte dafür kein Fremdmaterial und auch kein Muskel- oder Fettgewebe benutzt werden, sondern in kleine Würfel aufgeteilter Rippenknorpel des Patienten *(rechts)*.

Schließlich muß man, vor allem bei Operationen in einer späteren posttraumatischen Phase oder nach vorangegangener Meningitis, mit dem plötzlichen Auftauchen kleiner oder mittlerer Eitermengen rechnen. Sie werden sofort abgesaugt. Notwendiger nächster Schritt muß aber die Herstellung eines Abflusses in Richtung Nase – Rachen sein. Das kann vom intrakraniellen Zugang aus Schwierigkeiten bereiten; dann empfiehlt sich das Zuziehen eines Rhinochirurgen und das kombinierte Angehen von den Stirnhöhlen aus.

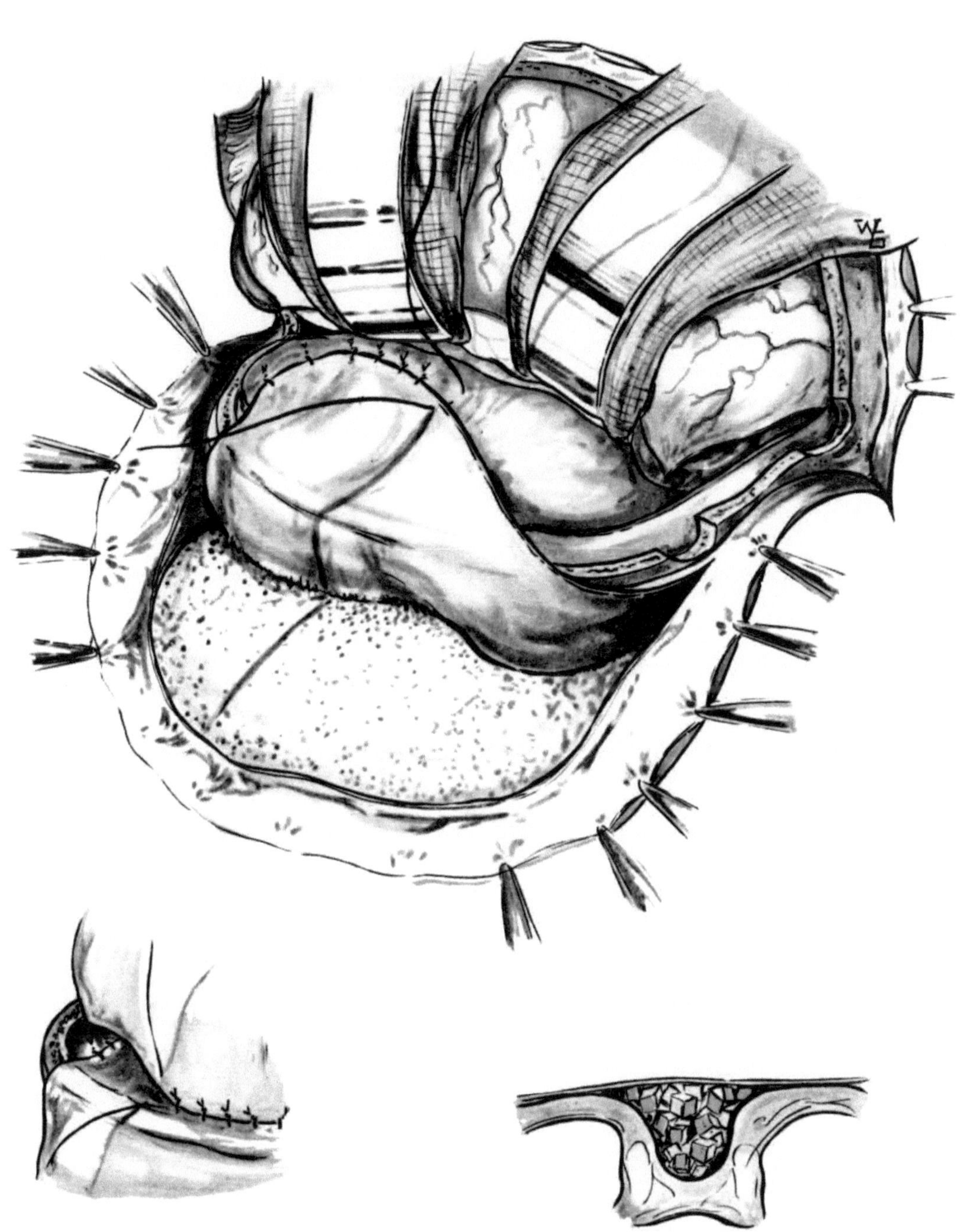

Temporobasale Schädel-Hirn-Verletzungen

Wegen der engen anatomischen Verbindungen bietet es sich an, diese Frakturform gemeinsam mit dem HNO-Arzt zu versorgen, vor allem bei Pyramidenfrakturen. Die Lokalisierung der Fraktur durch Röntgenbilder ist ausreichend möglich; trotzdem erlebt man unter der Operation immer wieder zunächst nicht vermutete Ausläufer in die mittlere Schädelgrube sowie zum Keilbein und zur Pyramide.

Frakturen unter unversehrter Haut, aber mit Liquorabgang aus dem Ohr werden nicht mit der gleichen Dringlichkeit wie die frontobasalen Liquorrhoen angegangen. Ein konservativer Versuch unter entsprechender antibiotischer Abschirmung kann bei geringer Fragmentverschiebung durchaus unternommen werden.

Bei offener Wunde und bei nicht sistierender Otoliquorrhoe muß operativ eingegriffen werden. Der Hautschnitt paßt sich entweder der Wunde an oder wird senkrecht über die Temporalregion gelegt. Es kann natürlich auch mit einem Bogenschnitt gearbeitet werden; dieser sollte jedoch soweit wie möglich innerhalb der behaarten Kopfhaut verlaufen.

In der nächsten Schicht ist der mitunter sehr kräftige Schläfenmuskel in Längsrichtung zu trennen und durch Spreizer auseinanderzuhalten *(oben)*. Die Spreizerbranchen dürfen nicht extrem angespannt werden, da sich sonst die Wundheilung verzögernde Nekrosen an den belasteten Muskelrändern bilden.

Die Entsplitterung der Wunde schließt sich an, wobei der Knochen soweit abgetragen wird, bis 1 cm intakte Dura um den Duradefekt herum zu sehen ist. Falls notwendig, wird die Öffnung in der harten Hirnhaut erweitert; eine Anfrischung kann im Duraniveau sehr knapp gehalten werden. Mit Sauger, feinen Elevatorien und Leuchtspateln wird die Hirnwunde sorgfältig gesäubert und auf eingesprengte Fremdkörper abgesucht *(oben)*. Die Blutstillung erfolgt mit bipolarer Koagulation und kleinen Klipps. Beim Versorgen der Hirnwunde sollte stets die funktionelle Wertigkeit der vorliegenden Hirnregion (Beispiel *Broca*-Zentrum) berücksichtigt werden.

Der Verschluß der Dura ist nur selten durch direkte Naht möglich. Meist muß in irgendeiner Form plastisches Material aufgesteppt werden. Hierbei bewährt sich eine gestielte Partie des Schläfenmuskels *(rechts)* genauso wie Lyodura oder ein Faszien- bzw. Galea-Periost-Padge. Aufgrund der guten Zugänglichkeit kann dabei meist mit Nähten gearbeitet werden; nur gelegentlich muß geklebt werden.

Besondere Gesichtspunkte ergeben sich, wenn die Verletzung als Trümmerbruch in das Felsenbein hineinreicht. Hier ist unbedingt der erfahrene Otochirurg hinzuzuziehen und nicht etwa großzügig zu entsplittern. Die beteiligten Sinus können zu erheblichen Blutungen Anlaß geben. Auf die Versorgung von Sinusverletzungen ist auf S. 280 hingewiesen worden.

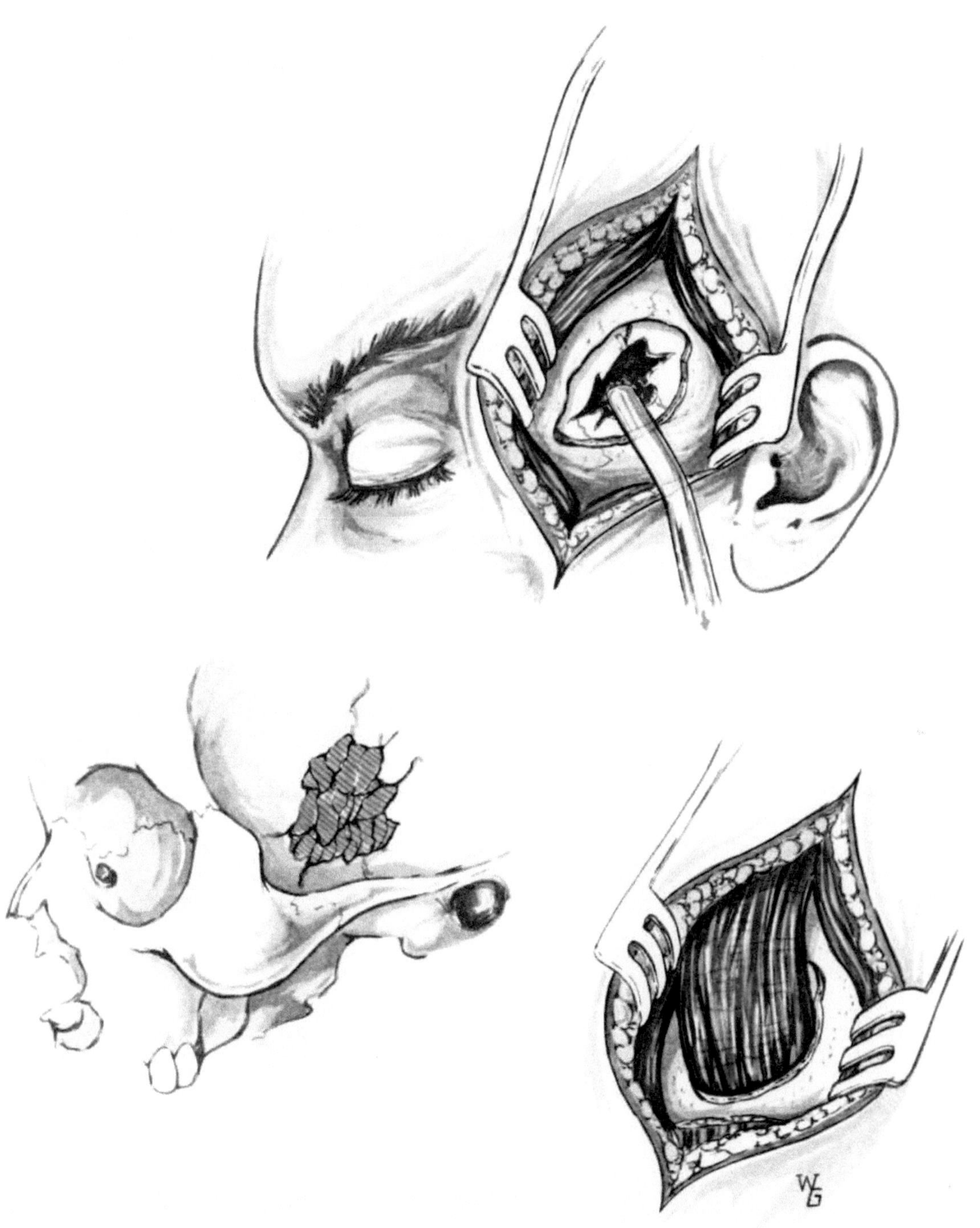

Transethmoidale Dekompression des Nervus opticus

Dieser Eingriff gehört in das Grenzgebiet von Neurochirurgie und Rhinochirurgie. Sowohl in der präoperativen Phase als auch bei der Operation selbst ist daher die enge Zusammenarbeit beider Disziplinen unbedingt angezeigt.

Das operative Ziel besteht in der Anwendung des transethmoidal-transsphenoidalen Zugangsweges, wie er von der Hypophysenoperation her bekannt ist, und der Entknochung des Optikuskanals von extrazerebral her *(unten)*.

Der Patient wird in halbsitzender Position und geradeliegendem Kopf gelagert. Mit einem Hautschnitt am inneren–oberen Orbitarand läßt sich die seitliche knöcherne Nase freilegen. Die Weichteile werden mit einem Raspatorium abgeschoben, bis der blanke Orbitarand erreicht ist. Dabei muß auf eine versehentliche Eröffnung der Orbitakapsel geachtet werden, da sonst Orbitafett störend ins Operationsfeld vorfällt.

Die laterale Nase kann mit einem scharfen Meißel eröffnet, die meist erheblich blutende Schleimhaut koaguliert und sukzessive entfernt werden. Die Nase selbst wird nicht eröffnet, sondern einschließlich der oberen Muschel nach medial und unten weggedrückt.

Die nun vorliegenden Siebbeinzellen sind komplett und mitsamt der Schleimhaut auszuräumen; danach steht auch die Blutung. Das gleiche gilt für die Keilbeinhöhle, deren Eingang nicht immer gleich zu finden ist. Die knöchernen Gebilde der Mittellinie sind keine sichere Leitspur. Exakte Röntgenaufnahmen sind sicherer. Nach der Sanierung der Siebbeinzellen und Keilbeinhöhle läßt sich die Wand der Orbita eröffnen *(oben)* und hiervon ausgehend der Canalis n. optici darstellen sowie mit einem feinen Meißel auftrennen *(rechts)*. Vermieden werden müssen das Abrutschen des Meißels und das Imprimieren von Knochenstückchen, um jede weitere Traumatisierung des Sehnerven auszuschalten. Mit feinen Stanzen lassen sich dann auch basale Teile des Sehnervenkanals entfernen, so daß der Nerv ausweichen kann und Platz gewinnt.

Der heikle Punkt des Vorgehens liegt ebenso wie bei der intrakraniellen Operation am Eintrittspunkt des Optikus in das Schädelinnere. Immerhin befinden sich die A. carotis interna und der Sinus cavernosus in unmittelbarer Nachbarschaft. Alle Präparationen in dieser Gegend sollten nur unter dem Operationsmikroskop vorgenommen werden. Nicht zuletzt dient dies der absoluten Schonung der den Optikus versorgenden Arterien und Venen.

Nicht selten erfolgt im gleichen Operationsgang die Versorgung eines Duradefekts, durch den es zur Liquorfistel gekommen ist. Die relativ breite Freilegung der Basis von unten läßt einen befriedigenden Zugang zu. Es kann sich natürlich doch als technisch unmöglich herausstellen, den Duradefekt von unten her zu verschließen; dann wird in einem zweiten Eingriff transkraniell vorgegangen (S. 296).

Gelegentlich ist eine kleine Sickerblutung in der Umgebung durch etwas Gelatineschwamm zu stillen. Eine Saugdrainage bildet die Ausnahme. Eine Hirschgeweihdrainage durch die Nase nach außen wird von einigen Operateuren prinzipiell gemacht. Wir verwenden sie bei transsphenoidalen Eingriffen nur in ausgewählten und seltenen Fällen.

Bei der Naht der Wunde sollte auf kosmetische Belange Rücksicht genommen werden.

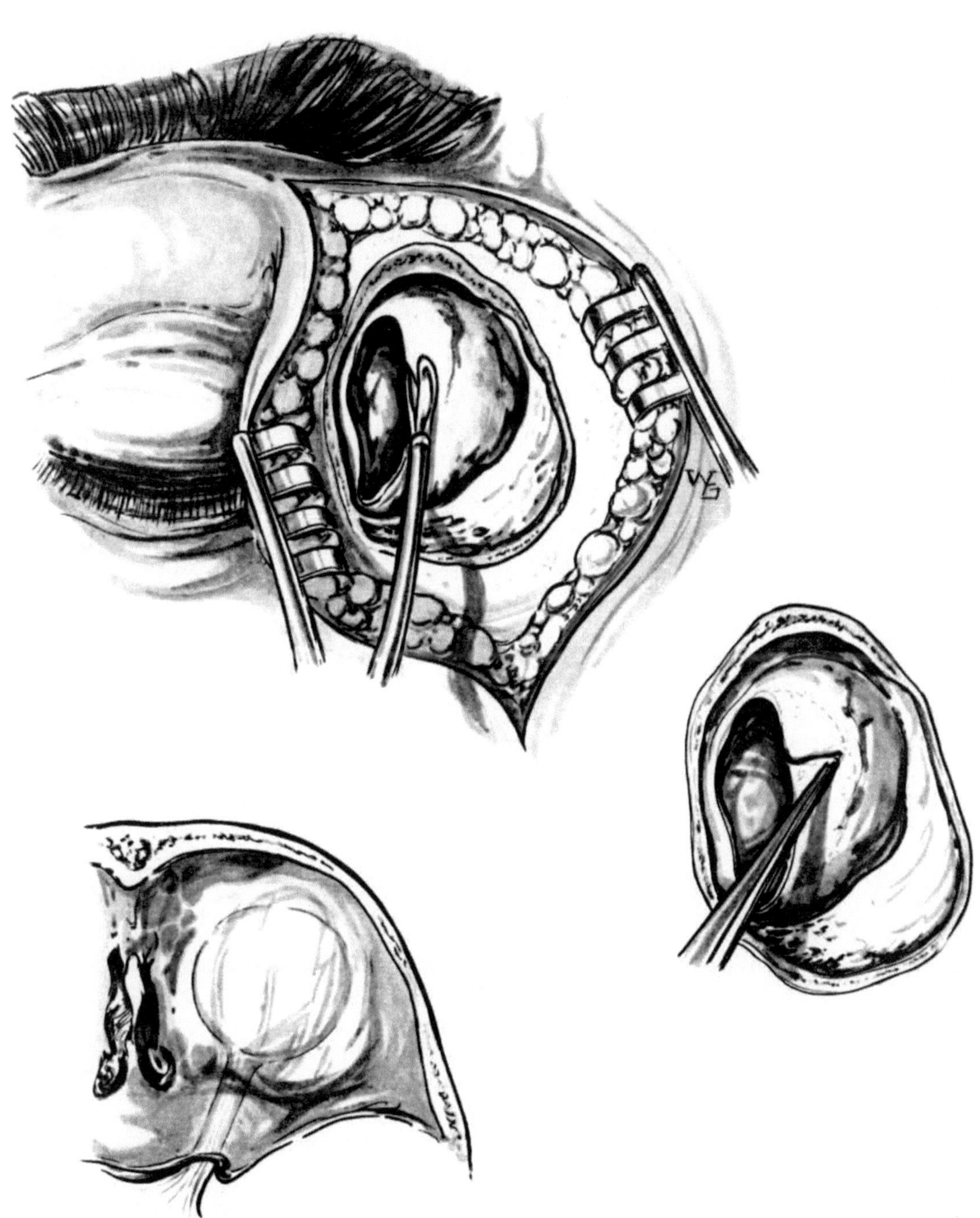

Prinzipien operativer Eingriffe bei der Karotis-Sinus cavernosus-Fistel

Bei Operationen innerhalb des Sinusbereichs werden zwei Gruppen unterschieden *(rechts)*: Eingriffe innerhalb der Strombahn sowie Verschlüsse der Fistel von extravasal.

Die Unterbrechung des Blutzuflusses durch Ligatur der A. carotis interna am Hals ist einfach und wenig belastend, hat aber nur 30% Erfolgschancen. Trotz Gefäßtraining und allmählicher Drosselung kann es zu irreversiblen zerebralen Ausfällen kommen. Zusätzlich zur Ligatur am Hals kann die A. carotis interna vor der A. communicans und der A. ophthalmica, also intrakraniell, ligiert werden *(oben)*. Meist wird mit der Ligatur der A. carotis communis begonnen und 1–2 Wochen später die Internaligatur angeschlossen; mitunter wird auch umgekehrt vorgegangen. Insgesamt kann man die Ligaturmethoden am Hals nur bei kleindimensionierten Fisteln (low-flow-Fistel) mit größerem Erfolg einsetzen.

Ausgesprochen elegant sind die Verfahren, die innerhalb des Gefäßes vorgehen. Begonnen hatte es mit dem Einbringen von Muskelstückchen in den Blutstrom der Karotis am Hals. Im Sinne des Embolus soll dieses Gewebestückchen in die Fistel hinaufgeschwemmt werden und die Verbindung verschließen. Auch Kunststoffe und Porzellan sind hierfür verwendet worden, wobei unterschiedliche Dimensionen auftraten. Die kleineren Fremdkörper sind so dimensioniert, daß ihr Hinausschwemmen über den Fistelbezirk in den Hirnkreislauf nicht zur Verlegung wichtiger Gefäße führen kann. Bei fehlgeleiteten größeren Emboli ist dies prinzipiell möglich. Daher hat man an ihnen Markierungen mit langen Fäden und Kunststoffschläuche befestigt, die gegebenenfalls eine Lagekorrektur des Embolus gestatten. Bildwandlerkontrolle und der Einsatz von Kontrastmitteln ist jedenfalls auch für die Embolisationsmethoden älterer Art angezeigt.

In den letzten Jahren wurde ein Verfahren erarbeitet, das darauf abzielt, die Fistel auszuschalten und die die Fistel speisende Karotis durchgängig zu erhalten. Dies kann nur als Idealziel in der Behandlung derartiger Fisteln angesehen werden. Ein dünner Kunststoffschlauch mit einem aufblasbaren Ballon an seiner Spitze wird unter Röntgenkontrolle in die Fistel oder in den Sinus cavernosus hineinmanövriert, der Ballon dann mit der vorherbestimmten Menge eines schnellhärtenden Kunststoffs aufgefüllt und schließlich der Kunststoffschlauch vom Ballon abgezogen. Im Idealfall ist damit die Fistel verlegt, die Arterie aber durchgängig. Auch in der Hand des Erfahrenen gelingt dieses Verfahren keineswegs immer. Nicht selten wird doch die A. carotis interna im Fistelbereich mitverschlossen. Trotzdem kann dieses Vorgehen als ein in der Hand des Spezialisten erfolgreiches und wenig belastendes Verfahren angesehen werden.

Die Versuche, die Fistel innerhalb des Sinus cavernosus direkt auszuschalten, sind trotz der geschilderten einfachen Methoden immer wieder aufgenommen worden. Sie haben in den letzten Jahren einen Stand erreicht, der ihre weitere Verbreitung in der Zukunft nicht unwahrscheinlich erscheinen läßt *(Parkinson)*. Hierbei geht es um die Idealforderung des Fistelverschlusses bei unbeeinträchtigter Karotisdurchgängigkeit. Nachdem zunächst mit kurzzeitigem intrazerebralem Kreislaufstillstand, also in tiefer Hypothermie, gearbeitet wurde, bieten sich jetzt Eröffnungen des Sinus cavernosus nach intravasaler Blockung der Zuflüsse durch Kunststoffballons an. Unter Sicht wird danach die Fistel ligiert *(unten)* oder übersteppt und der Sinus cavernosus in den angrenzenden Partien verschlossen. Dies erfordert den Einsatz der Mikrotechnik, insbesondere aber des Operationsmikroskops.

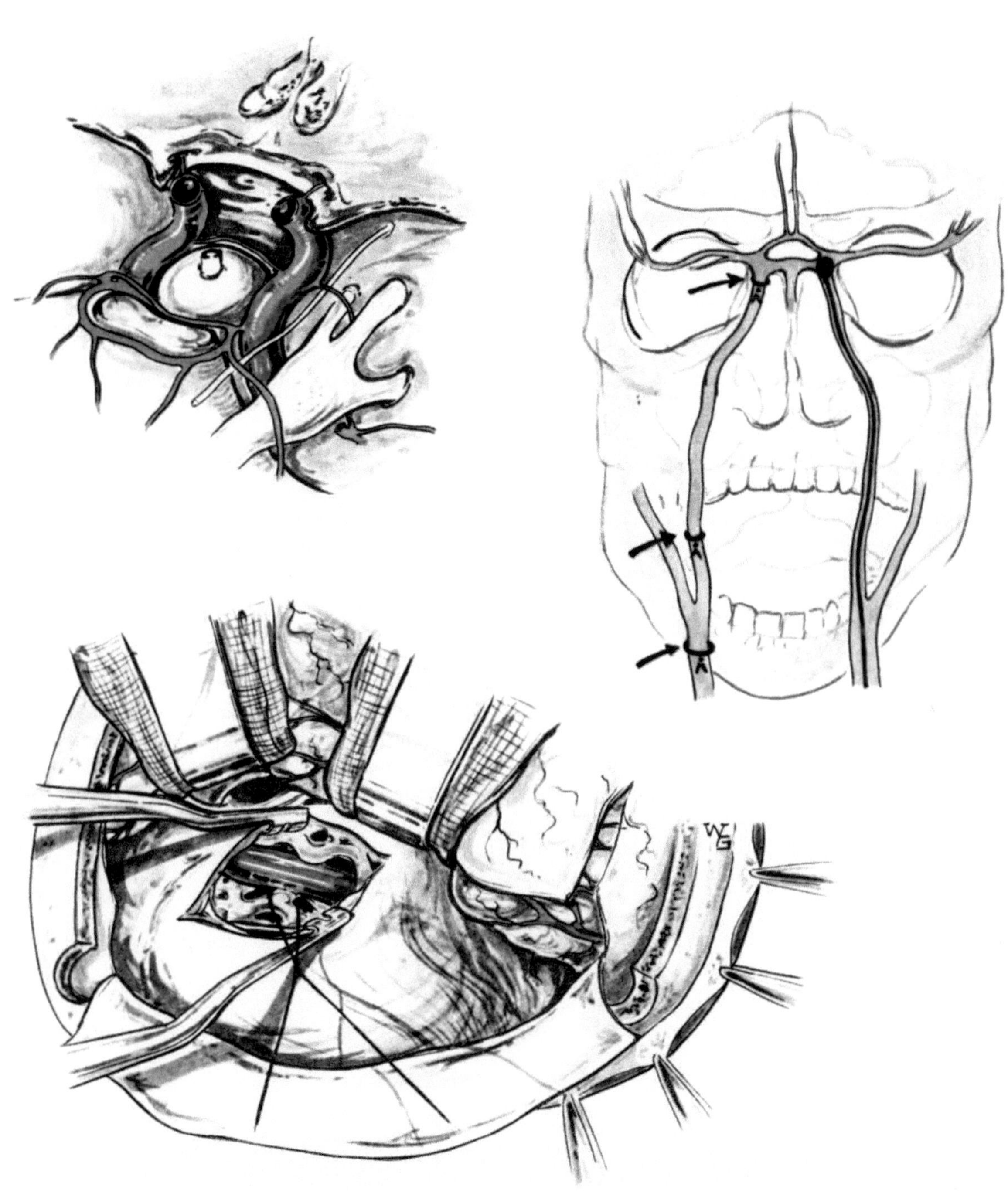

Versorgung von wachsenden Frakturen

Diese recht seltene Komplikation einer Fraktur des Kindesalters kann erhebliche Versorgungsschwierigkeiten machen: Begleitende Hirndruckzustände, verschieden strukturierte Vorgänge im Bruchspalt usw. Die typische Form besteht in einer zunächst relativ oberflächlichen später aber tiefer reichenden Narbe, die Subkutis, Periost, Dura, Arachnoidea und Hirn einbezieht *(links)*. Die Meningen sind dabei fast immer zerrissen; in der Narben-Hirn-Hernie können sich kleinere Zysten finden. Mitunter handelt es sich um eine falsche Meningozele, die sogar eine breit offene Verbindung zum Ventrikel aufweisen kann. Trotz präziser präoperativer Diagnostik muß man für einen größeren Eingriff gerüstet sein (Anästhesie, geheizter Operationstisch, optimale Blutstillungsmöglichkeiten usw.).

Die Operation bezweckt die Entfernung vernarbter Bezirke und Zysten, den Verschluß der Duralücke und die Deckung des Knochendefekts; letzteres kann auch zweizeitig erfolgen. Mitunter ist die vorangehende Anlage einer Liquorableitung zur Reduktion der Liquordrucksteigerung indiziert, gelegentlich wird sie angeschlossen.

Die Lagerung des Patienten richtet sich nach der Frakturlage. Oft ist sie parietal, seltener okzipital oder frontal. Die Wendung des Kopfes kann durch Unterpolstern der gleichseitigen Schulter unterstützt werden. Der bogenförmige Hautschnitt legt die Fraktur indirekt frei, die Stielung des Lappens richtet sich nach der Blutversorgung der Haut. Schon beim Zurückschlagen des Hautlappens ist häufig die scharfe Trennung narbiger Subkutisverbindungen nötig. Schon jetzt können sich Zysten entleeren. In der zweiten Schicht wird das Periost des umgebenden Knochens von der Frakturkante abgelöst und unterminiert *(oben)*. Danach werden die inneren Narbenbezirke mobil, so daß der Knochenrand begradigt und geglättet werden kann. Nun bemüht man sich um die optisch klare Darstellung der Dura, so daß klare Abgrenzungen zwischen dem Narbenbezirk und der intakten Umgebung entstehen *(unten)*. Die Präparation benötigt Bipolatorpinzette, kleine stumpfe Elevatorien und feine Messerchen. Kleine Zysten werden eröffnet, größere auspräpariert. Besonders große Hohlräume erhalten eine Verbindung zum Ventrikel (Ventrikelapertur). Auftauchende Fremdkörper sind sorgfältig zu entfernen.

Eine direkte Duranaht bildet die Ausnahme. Meist muß eine Plastik aus benachbarter Galea oder lyophilisierter Dura gemacht werden. Die spannungsfreie und dichte Duranaht ist notwendig.

Der Knochenlückenverschluß kann nach unterschiedlichen Methoden erfolgen. Bei kleineren Kindern scheiden Kunststoffplastiken wegen des fehlenden Mitwachsens aus. Hierfür sollte mindestens das Schulalter erreicht sein. Als Ausweg bieten sich Drehplastiken aus benachbarten Knochengegenden, gespaltene Rippen, umgeklappte aufgespaltene Frakturränder oder schalenförmige Längsspaltungen aus anderen Knochenbereichen des Patienten an. Weichere Materialien wie etwa gewürfelte Knorpelabschnitte, pflegen wegen der Federung keine feste Platte zu ergeben.

Für eine gute lokale Blutstillung ist auch aus Gründen des Vermeidens postoperativer Infektionen zu sorgen. Hierfür dient auch die exakte Naht des vom eigentlichen Defekt entfernt verlaufenden Hautschnitts.

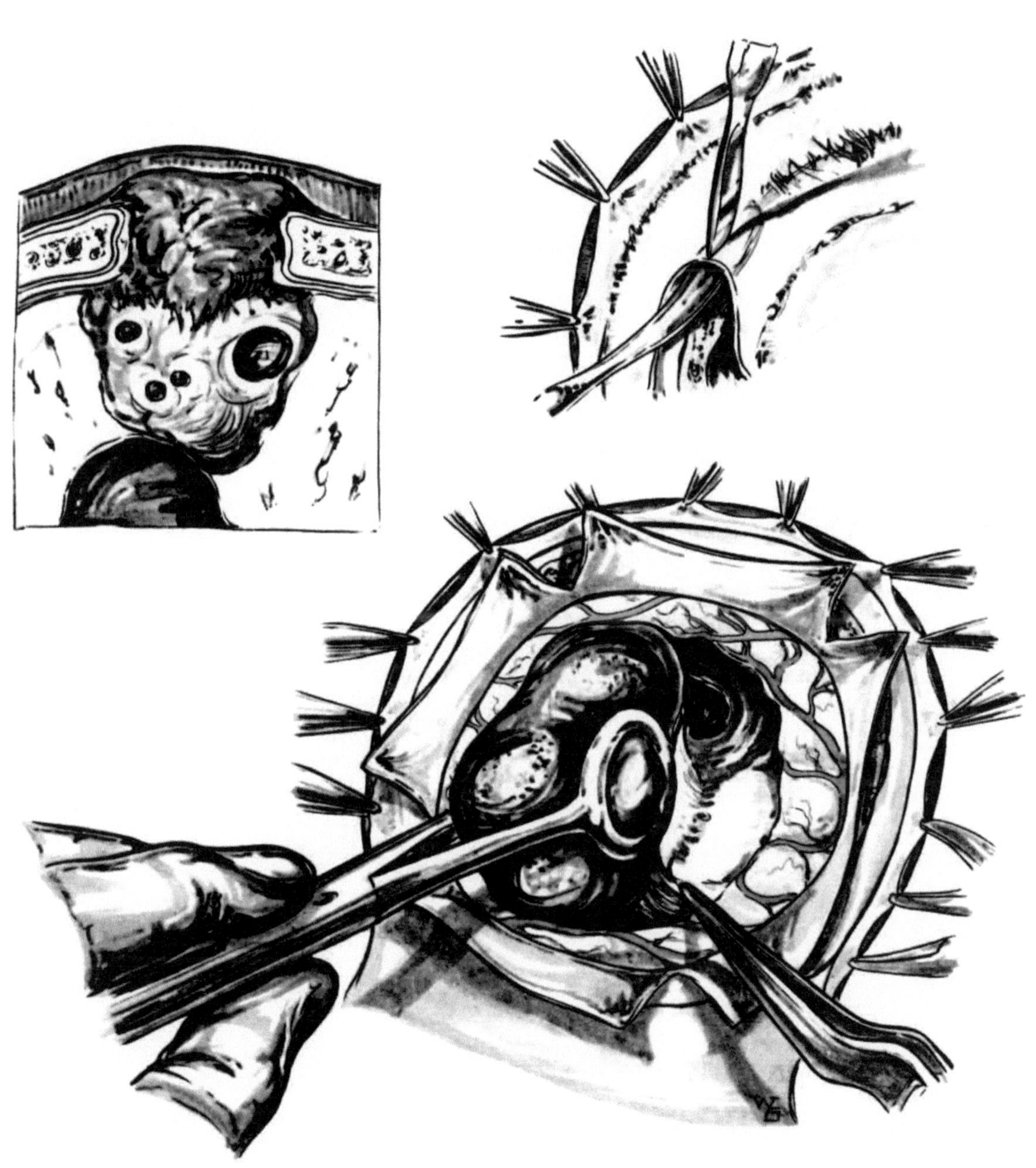

Epiduralhämatom

Diese Blutungsform bildet wegen ihres meist sehr raschen Verlaufs eine Operationsindikation für alle chirurgischen Einrichtungen. Wegen der Entfernungen und wegen der Belastung für den Kranken kommen Verlegungen in neurochirurgische Zentren nicht infrage. Die instrumentellen Methoden (EchoEG, Angiografie, Computertomografie) weisen ein extrazerebrales Hämatom nach, dessen Beziehung zur Dura (epidural, subdural) unsicher ist; dies hat keine klinische Bedeutung. Fehlen instrumentelle Diagnostikmethoden, so muß auch aufgrund des klinischen Verdachts operiert werden!

Meist liegen Epiduralhämatome temporal und zur Basis gerichtet *(oben)*; bedingt ist dies durch ihre häufigste Quelle, die durch eine Fraktur abgerissene A. meningea media. Es sind aber auch andere Blutungsquellen und damit auch andere Lokalisationen möglich bis hin zum okzipitalen und infratentoriellen Sitz. Dies ist bei der Lokalisierung und bei der Zahl der anzulegenden Bohrlöcher zu berücksichtigen. Auch an doppelseitige Hämatome ist zu denken.

Für die »typische«, also temporobasale Hämatomlokalisation wird nach einem Längsschnitt *(rechts)* über der Schläfenschuppenmitte ein Bohrloch angelegt und osteoklastisch auf 3 cm Durchmesser erweitert. Das frischere Hämatom fließt jetzt schon ab. Organisierte Anteile erfordern schlanke Elevatorien und kleine scharfe Löffel sowie die Wundspülung über einen Nelatonkatheter.

Nicht in jedem Fall muß die Blutungsquelle aufgesucht und koaguliert werden *(unten)*. Besteht über den eingetretenen Verschluß des zerrissenen Gefäßes der geringste Zweifel, so wird die Trepanation bis zur Freilegung der Blutungsquelle erweitert und die Blutung verschlossen.

Nimmt man das Vorliegen weiterer Hämatome an oder fehlt das Hämatom an »typischer« Stelle, so werden in der folgenden Reihenfolge weitere Bohrlöcher gesetzt: frontal, okzipital, parietal, hintere Schädelgrube. Der Verlauf der Schnittführungen wird so gewählt, daß diese Bohrlochinzisionen notfalls zum Hautlappen für die osteoplastische Trepanation verwendet werden können; sie liegen also frontal und okzipital senkrecht und parietal waagerecht.

Unter optimalen äußeren Umständen und ausreichender Zeit kann osteoplastisch operiert werden, damit begleitende Subduralblutungen und Hirnverletzungen besser erkannt und versorgt werden können. Für das häufigere Notverfahren ist dies zu zeitaufwendig!

Ist nur nach klinischer Seitenlokalisation operiert worden und hat sich auf dieser Seite kein Hämatom gefunden, so muß folgerichtig noch die Gegenseite eröffnet werden. Diese Ausführungen belegen den Wert der präoperativen instrumentellen Diagnostik, die ein viel gezielteres Vorgehen erlaubt, aber eben auch einen zusätzlichen Zeitaufwand erfordert.

Über das Einlegen einer *Redon*-Drainage in die ehemalige Hämatomhöhle und über die Notwendigkeit einer lumbalen Injektion von Kochsalz- oder *Ringer*-Lösung, die das durabedeckte Hirn wieder in das Knochenniveau bringen sollen, ist im Einzelfall zu entscheiden. Meist füllt das Hirn die Höhle rasch aus, im Gegensatz zu den chronischen Subduralhämatomen.

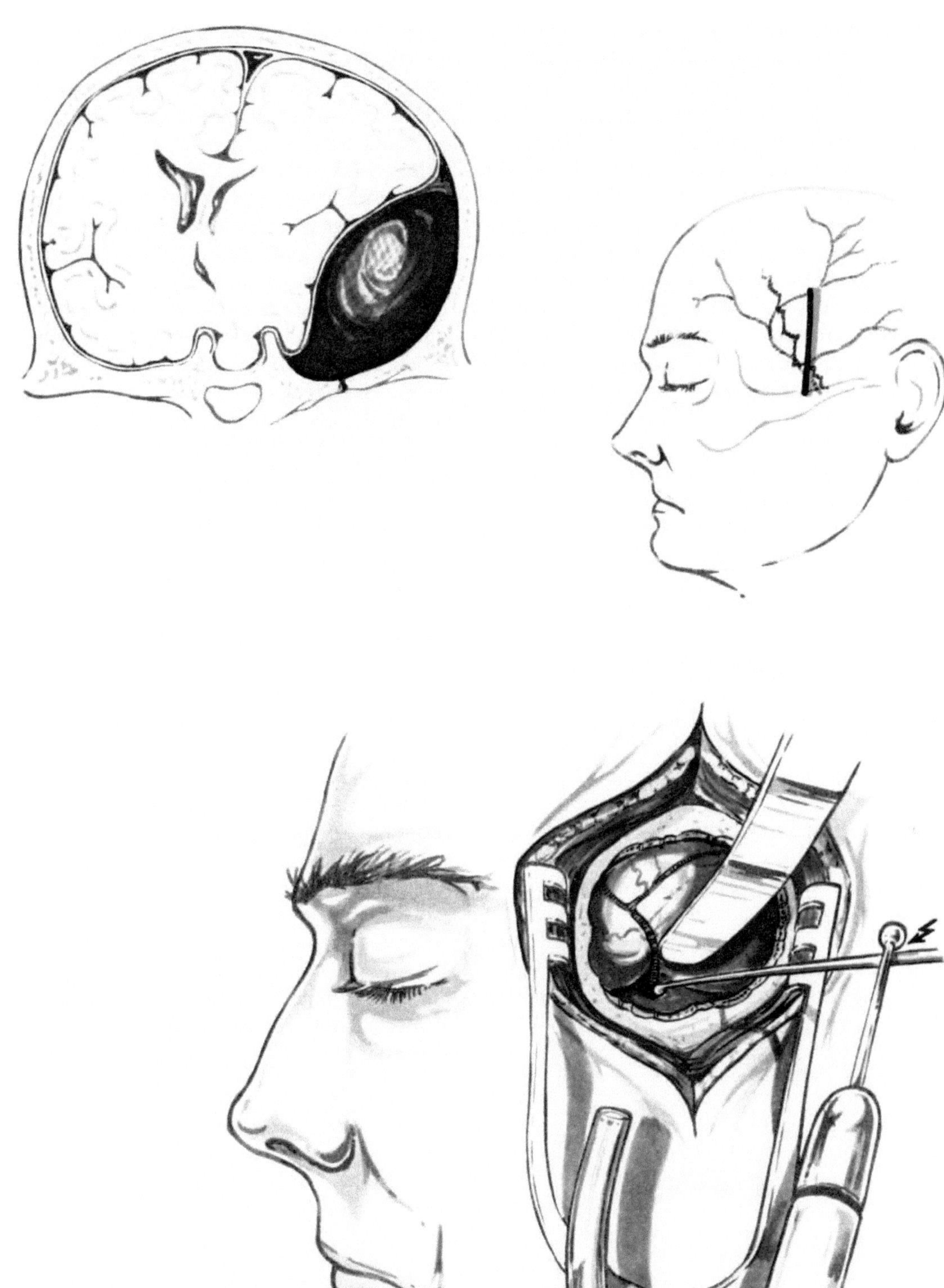

Subduralhämatom I

Subdurale Blutungen bilden sich aus verschiedenster Ursache, in sehr unterschiedlichem Ausmaß und kommen in unterschiedlichsten Stadien der Organisation zur Behandlung. Bei den eine schwere offene oder gedeckte Schädel-Hirn-Verletzung begleitenden intrakraniellen Blutungen breitet sich das Hämatom oft epi- und subdural aus; die Dura ist auf einer mehr oder weniger großen Strecke zerrissen. Oft genug ist eine genaue Differenzierung zwischen reinem Hämatom und zertrümmertem blutdurchsetztem Kontusionsgebiet gar nicht möglich. Dies hat jedoch für die Therapie keine Bedeutung, da die Ausräumung aller raumbeengenden und aller zertrümmerten Strukturen sowieso vorgenommen werden muß.

Es soll deshalb im folgenden auf die subakuten und die chronischen Subduralhämatome eingegangen werden. Sie weisen bei genauer Eruierung oft eine lange Anamnese auf, die in sich jedoch uncharakteristisch ist. Offensichtlich kann sich das raumbeengende Hämatom auch in Schüben bilden.

Das operative Vorgehen wird in seiner Art von der Akuität des klinischen Bildes und von dem Grad der Organisation des Hämatoms bestimmt. Eingesetzt werden die Bohrlochmethode sowie die osteoplastische Trepanation mit Resektion der Kapsel.

Nachdem fast immer die Lage des Subduralhämatoms mit Hilfe instrumenteller Maßnahmen präoperativ gesichert worden ist, kann der operative Zugang auch exakt angesetzt werden. Der »typische« Sitz eines subakuten oder chronischen Subduralhämatoms ist die Zentroparietalregion *(oben)*. Es kommen aber auch Hämatome in den anderen Hirnregionen vor.

Für die Bohrlochmethode werden zwei senkrechte Hautschnitte am Übergang von der Temporal- zur Zentroparietalregion gesetzt *(Mitte)*, die Wunden mit Sperrern gespreizt und je ein Bohrloch angelegt *(unten)*.

Die Stärke der Dura hängt vom Ausmaß der Organisation der anhaftenden Hämatomkapsel ab. Soweit eine Trennung der beiden Strukturen möglich ist, empfiehlt es sich, zunächst nur die Dura kreuzförmig zu inzidieren und danach die Hämatomkapsel zu eröffnen. Der spontan heraustretende bräunlich-grünliche Inhalt wird abgesaugt. Unter das Duraniveau wird nicht mit dem festen Sauger eingegangen, sondern nur mit einem an den Sauger angeschlossenen *Nelaton*-Katheter. Um alle lösbaren Reste aus der Hämatomhöhle zu entfernen, empfiehlt es sich, über den *Nelaton*-Katheter körperwarme Flüssigkeit einzuspülen und vom anderen Bohrloch her wieder abzusaugen *(unten)*.

Ein sehr wichtiger Schritt ist das Wiederanlegen des Hirns an die Durainnenfläche. Geschieht dies nicht, so pflegen sich die Hämatomhöhlen mehr oder weniger rasch wieder aufzufüllen. Es bedarf der Einzelentscheidung, ob lediglich eine *Redon*-Drainage eingelegt oder das Hirn durch Erweiterung der Ventrikel zur Anlage gebracht wird. Hierfür wird der primär schon auf die Seite gelagerte Patient lumbalpunktiert und der Liquorraum mit körperwarmer *Ringer*lösung sukzessive aufgefüllt. Durch die notfalls etwas erweiterten Bohrlöcher beobachtet man den Effekt dieser Auffüllung.

Da sich trotz des Anlegens des Hirns erneut ein Hämatom ansammeln kann, empfiehlt sich die über einige Zeit fortgesetzte postoperative Kontrolle der lokalen Verhältnisse.

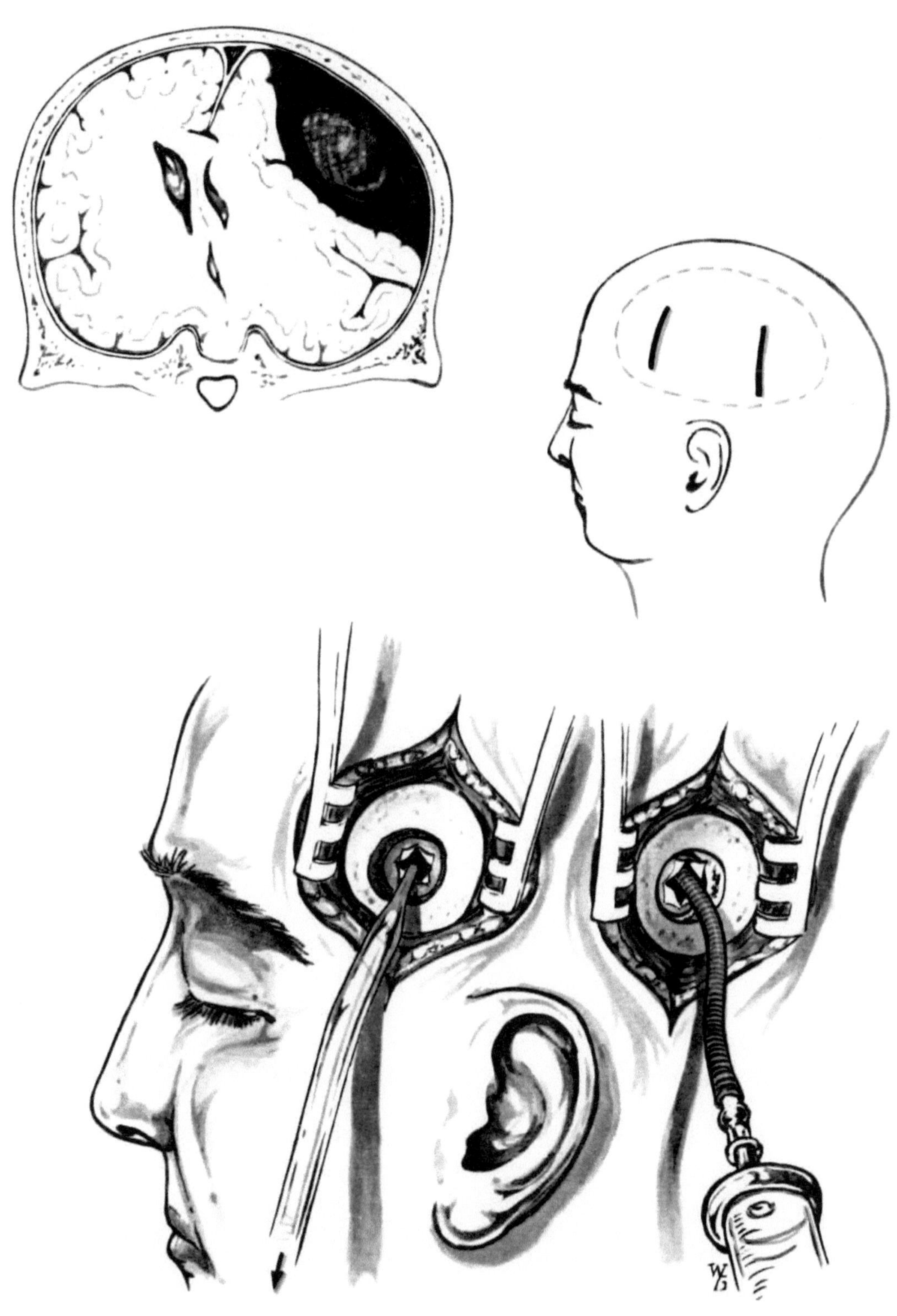

Subduralhämatom II

Einer gesonderten Schilderung bedarf das organisierte Hämatom. Auf der Tafel ist die ausgeprägteste Form dieser Organisation dargestellt, die Verkalkung. Häufiger sind Zwischenformen, die von der Konsistenz frischer Leber bis zur Derbheit eines Fibroms reichen.

Das operative Vorgehen besteht bei diesen Hämatomen in der typischen osteoplastischen Trepanation, also in der Art eines Tumoreingriffs. Da sich nicht selten die Notwendigkeit des osteoplastischen Vorgehens erst bei der Durchführung der Bohrlochmethode ergibt, ist bei deren Besprechung (S. 314) auf den senkrechten Verlauf der typisch gelegten Hautschnitte hingewiesen worden. Die beiden Inzisionen bilden die vordere und die hintere Begrenzung des Bogenschnitts für den Hautlappen, und die Bohrlöcher werden gleich für die Trepanation mitbenutzt.

In den meisten Fällen kann die Dura nach bogenförmiger Inzision von dem organisierten Hämatom abgezogen und zurückgeschlagen werden *(oben)*. Der nächste Schritt besteht in der Eröffnung der Kapsel, falls dies von der Struktur des Inhalts noch möglich ist. Wie bei einer Tumoroperation wird nun das organisierte Hämatom in kleinen oder größeren Stücken abgetragen. Ist es völlig organisiert, so ist die Exstirpation in toto möglich *(unten)*. Bei den weicheren Formen tritt die Frage nach dem Ausmaß der Kapselentfernung auf. Es wird immer wieder auf die mögliche epileptogene Wirkung von narbigen Kapselresten hingewiesen; es ist auf der anderen Seite mitunter mit erheblichen Risiken verbunden, alle Kapselreste zu entfernen (Beispiel oberer Längssinus und Brückenvenen). Man wird daher gut tun, nach dem Einzelfall zu entscheiden.

Beim Auspräparieren der Kapselteile benutzt man sowohl stumpfe Instrumente (schlanke Elevatorien) als auch kleine Messer und kleine scharfe Scheren. Zur Stillung der kleinen Blutungen sind sowohl die bipolare Koagulation als auch Wasserstoffperoxid und heiße Kochsalzlösung nötig.

Die abschließende Ausfüllung der ehemaligen Hämatomhöhle stößt aufgrund ihres langen Bestehens oft auf Schwierigkeiten. Selbstverständlich wird durch lumbale *Ringer*-Injektionen ein Wiederanlegen des Hirns an die Durainnenfläche versucht, oft muß aber zur über einige Zeit fortgesetzten Saugdrainage gegriffen werden. Gelegentlich ist bei sehr großen Höhlen auch zu erwägen, ob intraoperativ eine Apertur zum nächstgelegenen Ventrikelabschnitt hergestellt wird. Schließlich ist auch das Anlegen eines Shuntsystems zur inneren Drainage der Höhle von einigen Autoren vorgenommen worden.

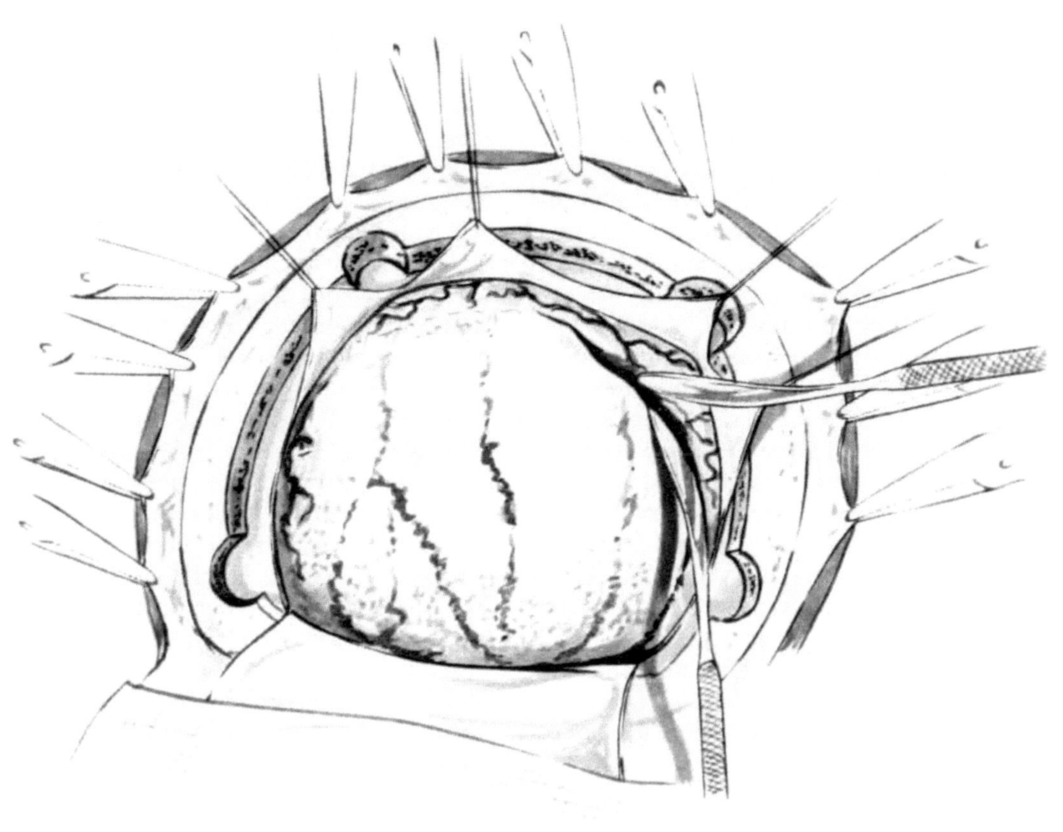

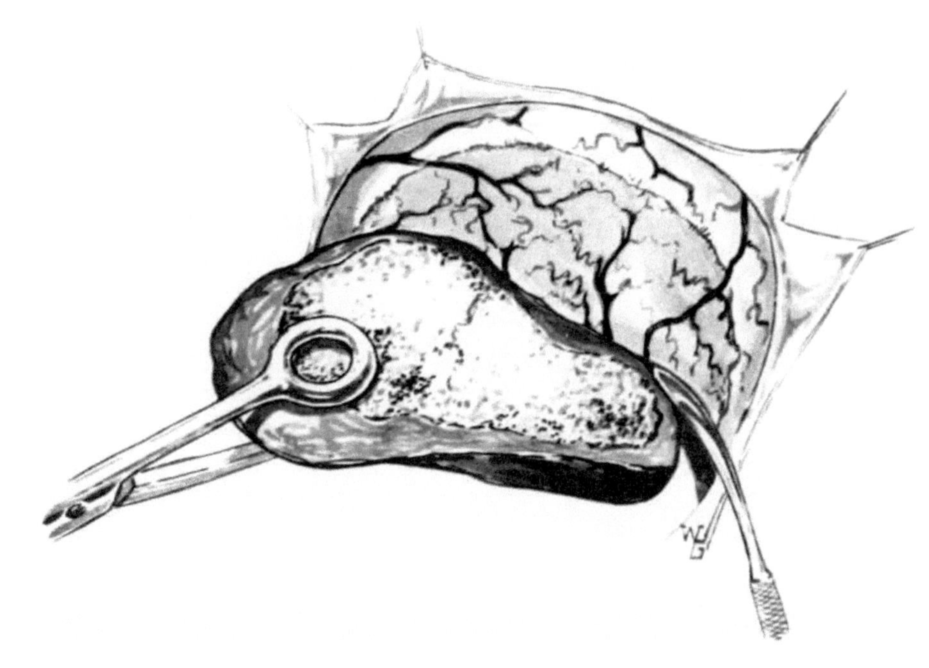

Intrazerebrales Hämatom

Die Form des raumfordernden intrazerebralen Hämatoms kann durch die direkte Gefäßruptur beim Trauma entstehen oder sich erst sekundär im Gebiet eines Kontusionsherdes bilden. Für die Art der operativen Versorgung bestehen keine generellen Unterschiede. Das operative Ziel muß die Ausräumung der Raumforderung und die Stillung noch bestehender Blutungsquellen sein.

Die Diagnostizierung einer raumfordernden intrazerebralen Blutung erfolgt instrumentell, desgleichen die Lokalisierung.

Beim Anlegen der osteoplastischen Trepanation wird berücksichtigt, daß das intrazerebrale Vorgehen möglichst keine zusätzlichen Schädigungen funktionell wichtiger Hirngebiete setzt. Da sich die traumatischen intrazerebralen Hämatome oft in Marklagergebieten des Stirn- und des Schläfenlappens befinden, ist diese Überlegung besonders wichtig.

Der Hautschnitt erfolgt entweder in üblicher Bogenform mit basaler Stielung oder als Bügelschnitt von Ohransatz zu Ohransatz; entscheidend ist die Lokalisation der Blutung. Die osteoplastische Trepanation bietet keine Besonderheiten. Bei der Duraeröffnung kommt man nicht selten auf flachere subdurale Blutungen und zum Teil schon auf zertrümmertes Rindengewebe. Das sind dann die Formen mit den fließenden Übergängen vom reinen Hämatom zum hämatomdurchsetzten Kontusionsbezirk.

Die Entfernung des Hämatoms und/oder der zerstörten Hirngewebe geschieht mit dem dosierbaren Sauger und leichter Mithilfe eines präparierend geführten Elevatoriums *(oben)*. Alle in den Sichtbereich kommenden blutenden Gefäße werden sofort versorgt, teils mit bipolarer Koagulation, teils mit in der Größe angepaßten Klipps. Auch Tamponaden mit heißen, kochsalzgetränkten Wattestreifen können gegen kleine Sickerblutungen nötig werden. Mit dieser Methode wird Schritt für Schritt der raumfordernde zerstörte Bezirk auspräpariert.

Nicht ganz selten kommt es schon in der frühen Phase der Hämatomentwicklung zum Einbruch ins Ventrikelsystem; dementsprechend verschlechtern sich klinisches Bild und Prognose. Das ist für eine ganze Reihe von neurochirurgischen Zentren der Grund, nach der Diagnostizierung einer posttraumatischen intrazerebralen Raumforderung generell operativ vorzugehen, ganz gleich, ob es sich »nur« um eine Kontusion oder aber um ein Hämatom handelt. Die Entscheidung wird um so leichter fallen, je schlechter der Zustand des Patienten ist.

Findet sich bereits eine Verbindung zum Ventrikel, so ist für eine sorgfältige Entfernung von Blut und Koageln aus den benachbarten Ventrikelteilen zu sorgen *(rechts)*. Eine größere Öffnung wird zur Ventrikelapertur benutzt.

Große operative Schwierigkeiten entstehen, wenn sich das posttraumatische Ödem trotz der Entfernung von Hämatom und zerstörtem Hirngewebe sowie den entsprechenden anästhesiologischen Maßnahmen nicht beherrschen läßt und das Hirn durch den Trepanationsdefekt prolabiert. Es kann dann als einzige Lösung die Erweiterung der Knochenöffnung, das Fortlassen des Knochendeckels und die Erweiterungsplastik der Dura übrigbleiben, eventuell verbunden mit einer zirkulären Dekompression der Kalotte. Ehe derartige Maßnahmen vorgenommen werden, muß geklärt werden, ob sich nicht hinter dem Prolaps eine weitere Blutung oder aber eine Kontusion verbergen.

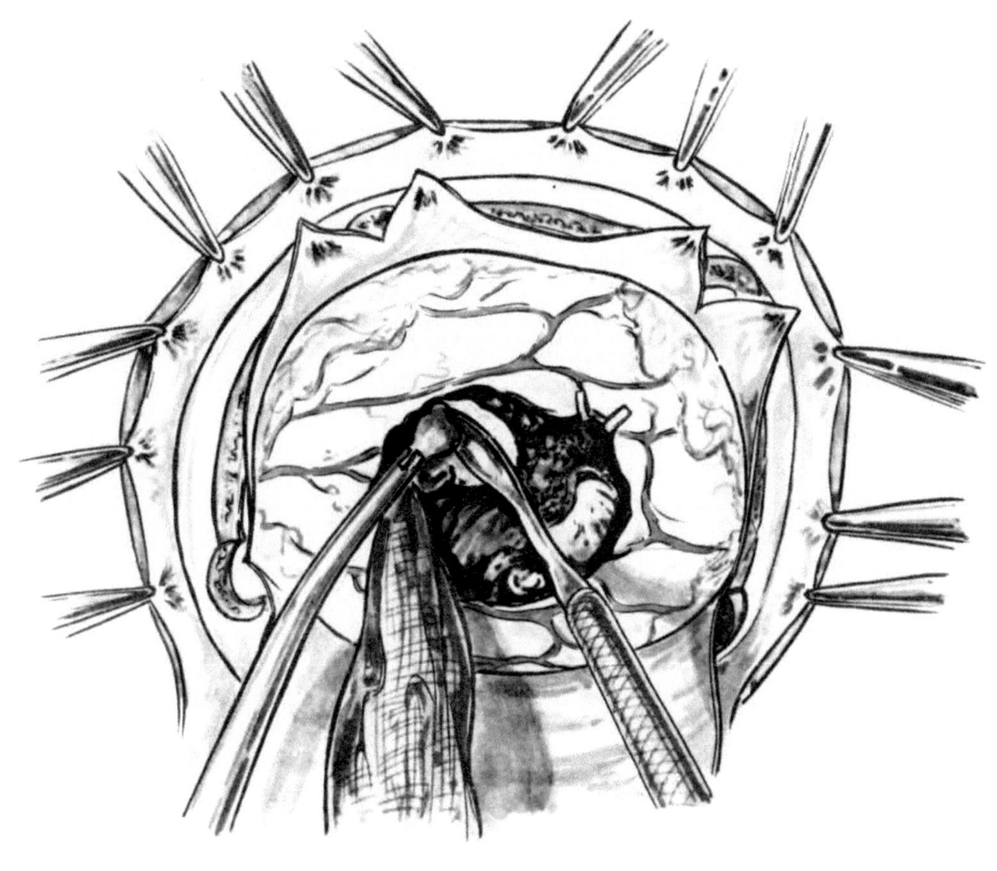

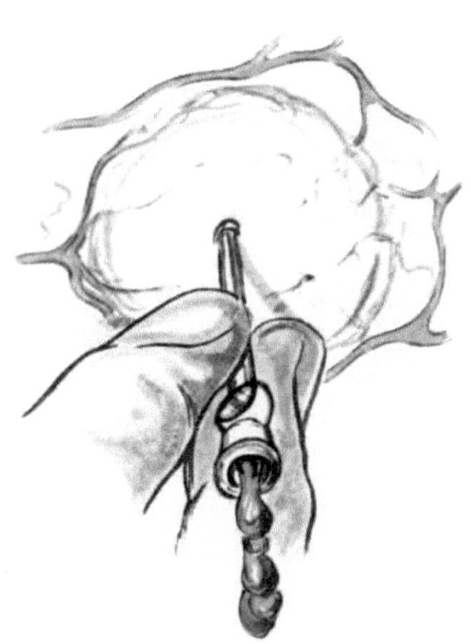

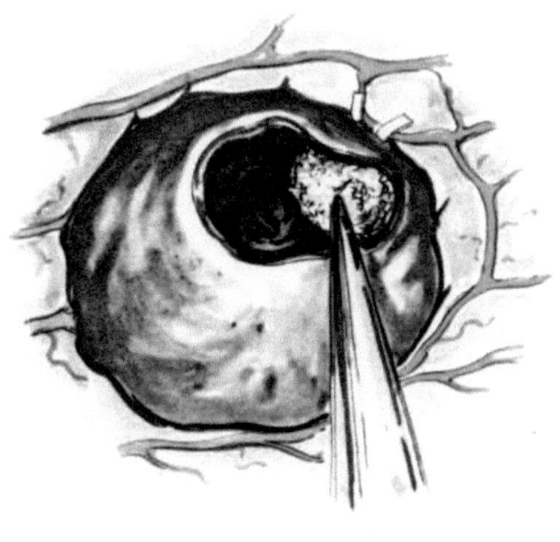

Punktion des Hirnabszesses

Das taktische Vorgehen beim Hirnabszeß ist sehr unterschiedlich, abhängig von der Lage, der Wandbeschaffenheit, der Anzahl, der Virulenz des Inhalts, der Ausgangsursache, aber auch von der Gesamtsituation des Kranken.

Daher sind die wesentlichen Formen nebenstehend dargestellt. Der »typische« otorhinogene Hirnabzseß ist frontal oder temporal lokalisiert, mehr oder weniger gut abgekapselt und mitunter mit Divertikeln versehen *(oben links)*. Hämatogene Abszesse weisen fast regelmäßig eine Multiplizität auf und sind ebenfalls hauptsächlich im Marklager lokalisiert; die multiplen Abszesse haben häufig genug keine verbindenden Gewebszüge, so daß die Entfernung aller Abszesse nur zufällig gelingen kann *(oben rechts)*. Eine Sonderform stellen die Abszedierungen im Verlauf eines Schußkanals dar. Hier entwickeln sich durch das regellose Zurückbleiben eingesprengter Fremdkörper häufig sogenannte Perlschnurabszesse *(Mitte)*. Die Präparation des Schußkanals stößt dann immer wieder auf kleine bis mittelgroße Abszedierungen, deren Wandqualität sehr unterschiedlich ist.

Eine die Therapie stark belastende Besonderheit stellt die Ausbildung mehrerer bis multipler Wandabszesse in der gliösen Randzone dar *(unten links)*. Hier versucht man, bei der Ausschälung alle Eiteransammlungen zu erfassen, kann dabei aber oft genug die Eröffnung derartiger kleiner Abszesse nicht vermeiden, so daß die Möglichkeit von Rezidiven nie ganz auszuschließen ist.

Die einfachste Methode der operativen Hirnabszeßbehandlung besteht in der Punktion. Hierfür wird nach Feststellung des nächstgelegenen und/oder günstigsten Punktionsortes ein Bohrloch gesetzt und die Dura oberflächlich koaguliert. Es folgt die Eröffnung der Dura. Sie kann beim rindennahen Abszeß auch unterbleiben, da sich dann genügend feste Adhäsionen zwischen Durainnenfläche und Hirnoberfläche gebildet haben, die einer Ausbreitung des Eiters in die extrazerebralen Liquorräume wirksamen Widerstand leisten. Die Abszeßhöhle wird mit zwei scharfen und kaliberstarken Kanülen punktiert *(unten rechts)*. Nachdem durch die eine Kanüle der spontane Eiterabfluß beendet ist, kann durch die andere Nadel Luft oder Antibiotikalösung unter vorsichtigem Druck eingespritzt werden, um alle erreichbaren Eiterreste herauszuspülen. Durch Luft oder positive Kontrastmittel ist eine komplette Röntgendarstellung der Abszeßhöhle möglich. Nachdem eine Kanüle entfernt ist, wird mit dem Eingeben von Antibiotikalösung der Eingriff beendet. Einige Autoren empfehlen das Einlegen eines kräftigen Drains zur Dauerableitung des Eiters. Wir bevorzugen die mehrfach wiederholte Punktion und Antibiotikaauffüllung der Höhle, um eine zusätzliche Keimbesiedelung von außen zu vermeiden.

Über die Art der verwendeten Antibiotikalösung lassen sich keine generellen Angaben machen. Das Medikament wird sowohl nach dem Antibiogramm als auch nach seiner Verträglichkeit gegenüber Hirngewebe und Liquorraum auszuwählen sein. Immerhin besteht für einige Antibiotika und Chemotherapeutika die erhöhte Gefahr zerebraler Krampfanfälle.

Einen besonderen Punkt stellen die primär sterilen Abszesse dar, bei denen das klinische Bild, der Ausgangspunkt und der Verlauf nicht so recht zur bakteriologischen Angabe »steril« passen wollen. Bei ihnen findet dann die Anaerobierzüchtung nicht ganz selten doch noch die auslösenden Keime.

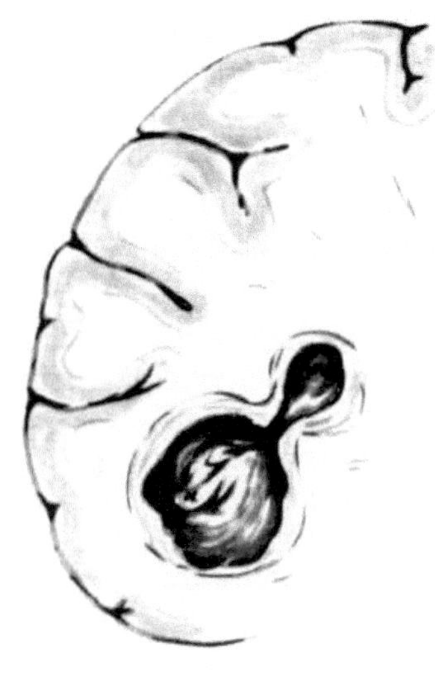
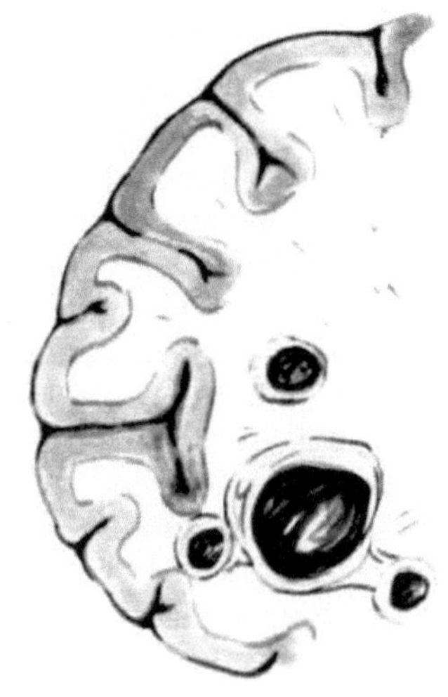
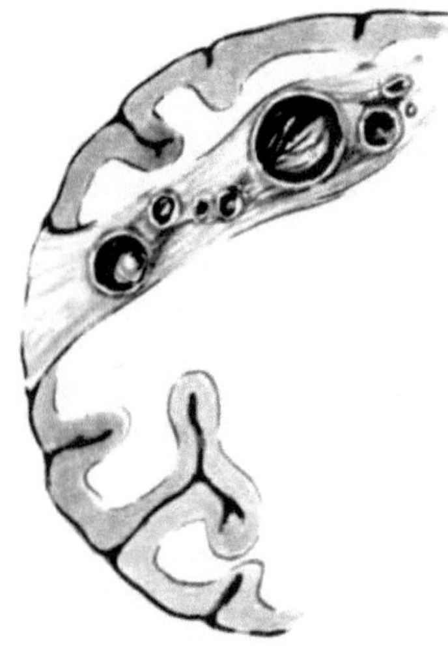
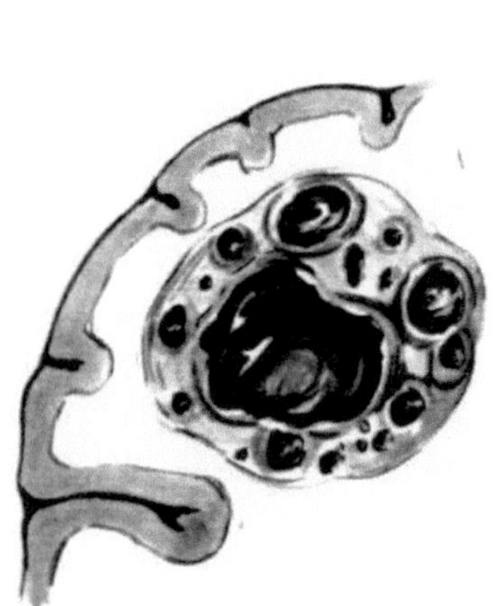
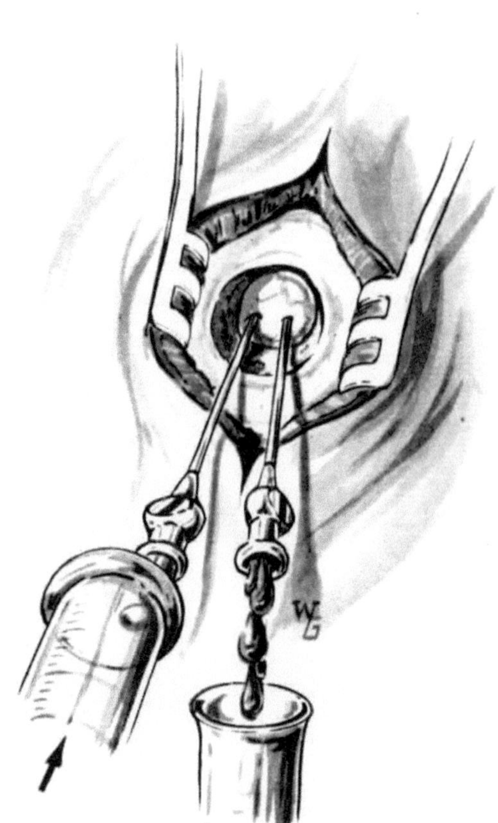

Offene Behandlung des Hirnabszesses

Unter offener Behandlung ist die Entdeckelung und anschließende Drainage eines rindennahen Abszesses zu verstehen. Ätiologisch handelt es sich meist um posttraumatische Frühabszesse nach offenen Schädel-Hirn-Verletzungen und seltener um Abszesse in Verbindung mit rhinootogenen Eiterungen. Das therapeutische Prinzip geht von der Richtlinie aus, den Abszeß nach außen weit zu öffnen und für einen möglichst dichten Abschluß gegenüber dem umgebenden äußeren Liquorraum zu sorgen.

Erreicht wird das Prinzip durch eine ausreichend große Knochenöffnung, entweder durch die Erweiterung und Entsplitterung der traumatisch bedingten Knochenverletzung oder durch die osteoklastische Fortnahme bedeckender Knochenschichten.

Die Größe der Duraöffnung richtet sich nach dem Ausmaß der notwendigen Hirnrindenentdeckelung und der Ausdehnung der Adhäsionen zwischen Durainnenfläche und Hirn, also der eigentlichen Absicherung des extrazerebralen Liquoraums.

Bei in der Rinde gelegenen Verletzungen mit kleineren Abszessen genügt auch eine kleinere Exzision *(oben links)*. Sobald es sich um einen Marklagerabszeß handelt, muß die zu exzidierende Hirnrindenscheibe auch größer gewählt werden. Sie wird kreisförmig mit bipolarer Pinzette und elektrischer Inzision herausgeschnitten. Die bedeckende Kapsel des Abszesses wird dabei mit entfernt *(oben rechts)*. Der Eiter läuft ab; nekrotische Anteile werden ausgekratzt und abgesaugt. Durch vorsichtiges Austasten mit dem Finger *(Mitte)* versucht man festzustellen, ob sich jenseits der Kapselwand weitere Abszesse oder Aussackungen befinden. Unmittelbar benachbarte Abszesse werden dann in die bereits eröffnete Höhle mit einbezogen.

Die Abszeßhöhle bedarf der offenen und breiten Ableitung nach außen. Tamponadenstreifen erreichen das Gegenteil; sie blockieren den Eiterabgang und sind daher ungeeignet. Gummihalbrinnen oder Handschuhgummi legen sich der Abszeßhöhle nur ungenügend an, so daß Verhaltungen entstehen können. Daher kann die Schwammdrainage auch heute noch als wichtige Methode für die Behandlung eines offenen Hirnabszesses angesehen werden. Ursprünglich wurde Gummischwamm benutzt; man kann genausogut Kunststoffschwamm nehmen. Wichtig ist der Hinweis auf die Großporigkeit der Schwämme. Aus dem Schwamm wird ein in Größe und Form der Abszeßhöhle angepaßtes Stück herausgeschnitten und in die Höhle eingelegt *(unten links)*. Um den Schwamm am Herauspressen zu hindern, sind Situationsnähte nötig. Der Schwamm kann mit Antibiotikalösung getränkt werden. Er wird zunächst täglich und nach einigen Tagen in größeren Abständen (2–4 Tage) gewechselt. Es empfiehlt sich vor dem Schwammwechsel die lumbale Punktion 20–30 ml Liquor, damit sich der Schwammwechsel leichter gestaltet. Über die Geschwindigkeit, mit der sich eine auf diese Weise behandelte Abszeßhöhle schließt, ist man oft erstaunt. Es bleibt schließlich nur noch die Entscheidung, ob eine Sekundärnaht der Haut die Gesamtheilung noch weiter abkürzen kann.

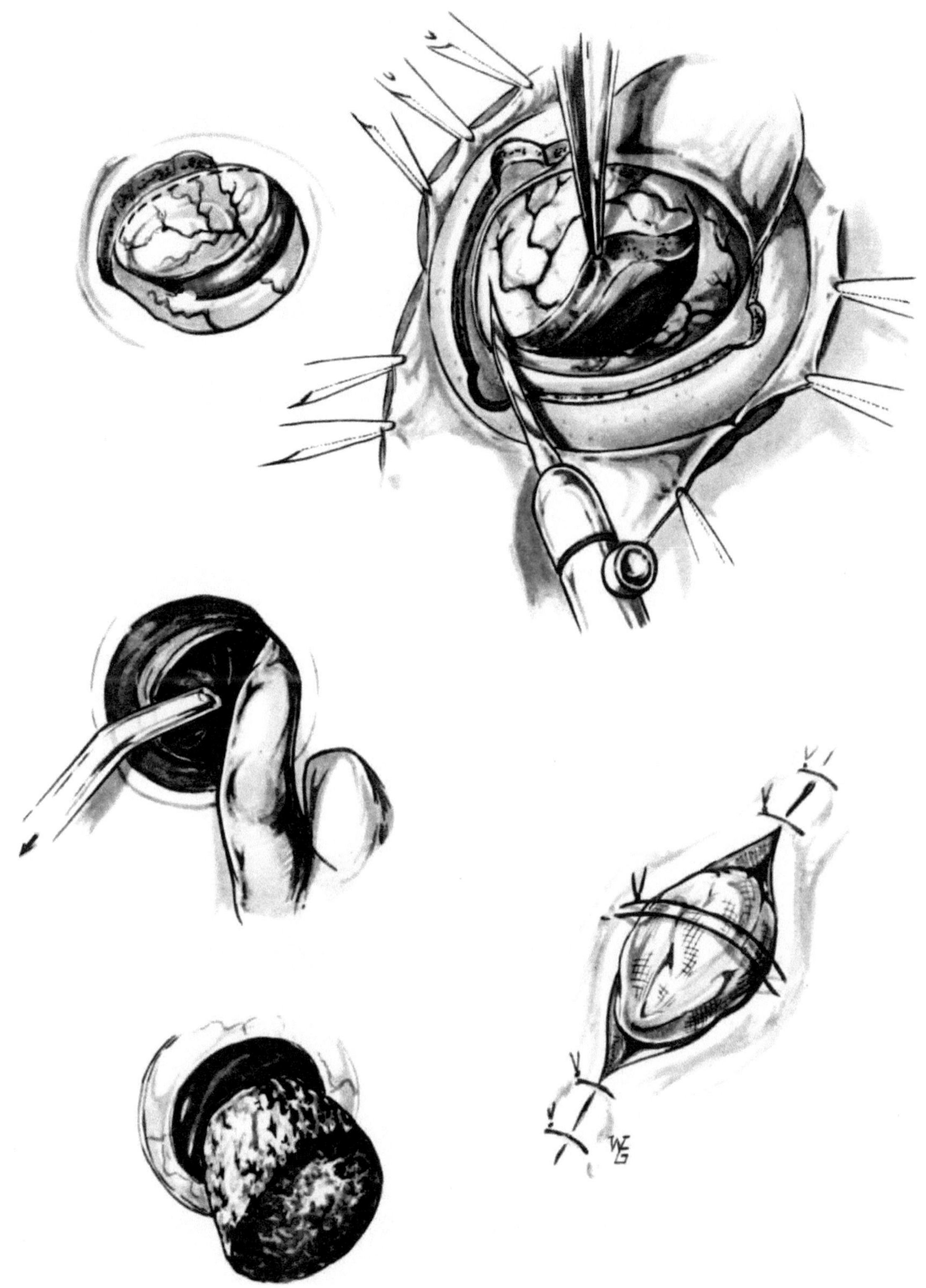

Exstirpation des Hirnabszesses

Schon aus theoretischen Erwägungen betrachtet der Neurochirurg die Totalentfernung eines Hirnabszesses nach Art der Operation eines Hirntumors als die optimale Methode. Aus verschiedenen, bereits erwähnten Gründen kann diese Methode jedoch nur bei einem Teil der Patienten eingesetzt werden.

Das technische Vorgehen entspricht dem bei einem Marklagertumor. Hautschnitt und osteoplastische Trepanation richten sich nach den für die jeweilige Hirnregion gegebenen Vorschlägen. Der Duralappen wird gestielt gebildet. Die Hirnoberfläche über dem Abszeß weist nicht selten eine Verbreiterung der Windungen und eine Vermehrung der kleinen und mittleren Gefäße auf *(oben)*.

Bei der Inzision der Hirnrinde werden die funktionell weniger wichtigen Areale benutzt; man geht langsam mit bipolarer Koagulation bis an die gliöse Randzone des Abszesses heran. Hier beginnt die Abdrängung des bedeckenden Hirngewebes von der Kapsel *(Mitte)*. Das operative Ziel besteht im absoluten Vermeiden einer Läsion der Kapselwand; dies ist mitunter leichter gesagt als getan, weil die Stärke der Abszeßwand sehr unterschiedlich sein kann.

Ist es gelungen, den Abszeß in toto zu entfernen, so muß noch nach benachbarten Abszessen gesucht werden *(unten links)*. Hierfür dienen neben der genauen Inspektion bei guter Beleuchtung auch das Tasten mit feinen stumpfen Elevatorien und dem Finger.

Die weiteren Abszesse sucht man insbesondere in der Verlaufsrichtung einer früher eingetretenen perforierenden Verletzung (Beispiel Schußkanal).

Ob das abschließende Austupfen der Wundhöhle mit einer getesteten Antibiotikalösung *(unten rechts)* großen Wert besitzt, bleibt dahingestellt. Falls nicht ein Antibiotikum mit epileptogener Wirkung benutzt wird, hat sie aber sicher auch keinen negativen Effekt, sollte also auch heute noch durchgeführt werden.

Nicht ganz selten bilden sich in den ehemaligen Operationsbereichen erneut Abszesse. Deren Versorgung erfolgt nach den gleichen Grundsätzen, kann aber durch narbige Veränderungen erschwert sein.

Eine etwas prekäre Situation tritt ein, wenn sich unter der Operation zeigt, daß die Abszeßkapsel bereits einen Wandbestandteil des Ventrikelsystems bildet. Hier ist in jeder Phase darauf zu achten, daß kein Eiter in das Kammersystem gelangt. Man wird daher zumindest besonders sorgfältig mit Wattestreifen abstopfen.

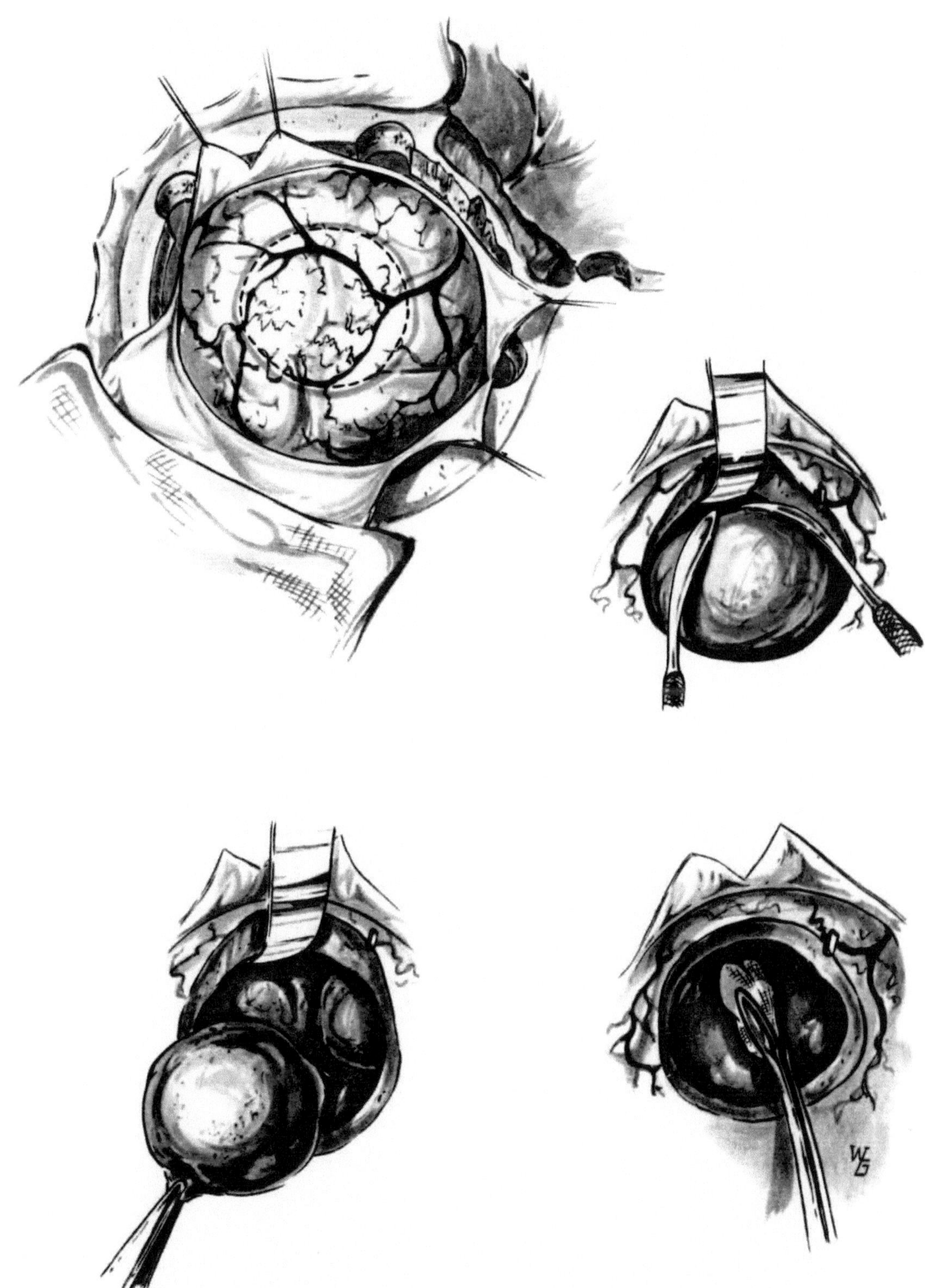

IX Operationen beim Hydrozephalus

Ventrikulozisternostomie nach *Torkildsen* I

Die theoretische Grundlage dieser Methode besteht in der Ableitung des Liquors aus zentralen Bereichen in die Cisterna cerebellomedullaris, um Hindernisse im Liquorabfluß zwischen den Foramina interventricularia (*Monroe*) und dem 4. Ventrikel *(oben)* zu umgehen. Das operative Ziel wird durch das epiossale oder subossale Verlegen eines Gummi- oder Kunststoffschlauchs zwischen einem oder beiden Seitenventrikeln und der großen Hinterhauptzisterne erreicht *(Mitte)*.

Das große Indikationsgebiet früherer Jahre ist nach der Einführung der atrioventrikulären Ableitungen deutlich kleiner geworden. Insbesondere bei Überproduktionszuständen und als Intermediärmethode haben die Shuntoperationen die Ventrikulozisternostomie ersetzt. In der Verbindung mit der Operation von Kleinhirntumoren sowie bei neoplastischen Verschlüssen im Gebiet des 3. Ventrikels und der Foramina interventricularia wird die *Torkildsen*-Drainage nach wie vor gebraucht. Sind diese Foramina sicher durchgängig, so genügt die einseitige Anlage der Ventrikulostomie. Ist ein Verschluß bereits vorhanden oder wird er in absehbarer Zeit eintreten, so wird doppelseitig abgeleitet.

Der Patient kann in sitzender Position oder auf dem Bauch gelagert werden. Die Nackenpartie wird durch Vornüberbeugen des Kopfes angespannt. Nach Desinfektion werden die Schnitte mit Farblösung oder Messerritzern markiert. Ein (oder zwei) Schnitte liegen über dem Hinterhorn des rechten Seitenventrikels, also parietookzipital, zwei bis drei Querfinger neben der ebenfalls angezeichneten Mittellinie. Der andere Schnitt wird median über dem Hinterhaupt und bis zum Dornfortsatz des 2. Halswirbelkörpers reichend aufgezeichnet.

Nach dem Anlegen des (oder der) Schnittes über dem Hinterhorn des Seitenventrikels wird in typischer Weise für Bohrlöcher gesorgt. An ihren unteren Enden erhalten sie eine rinnenförmige Ausbuchtung, in die der Ableitschlauch hineinpaßt *(unten links)*. Nach dem Anheben mit dem Fissurenhäkchen kann die Dura in kleinem Ausmaß kreuzförmig inzidiert werden.

Es folgt die Punktion des Hinterhorns mit einer *Cushing*-Kanüle. Richtung und Tiefe der eingeführten Kanüle werden markiert. Der Gummischlauch (*Nelaton*-Katheter *Charrière* 8–12) oder ein weichbleibender Kunststoffschlauch werden nun in die gleiche Position wie die *Cushing*-Kanüle gebracht *(unten rechts)*. Bei sehr kleinen Ventrikelverhältnissen empfiehlt sich die vorherige Schienung des Katheters mit dem Mandrin einer schlanken Lumbalkanüle.

Besonders beachtet werden muß jetzt schon das Einhalten der Länge des Ventrikelkatheters. Nicht selten begegnet man zu tief eingeschobenen Schläuchen, die den Ventrikel perforieren und sogar zur Gegenseite durchgestoßen sein können. Auch auf einen nicht zu engen Bogen am Austritt aus dem Knochen ist zu achten.

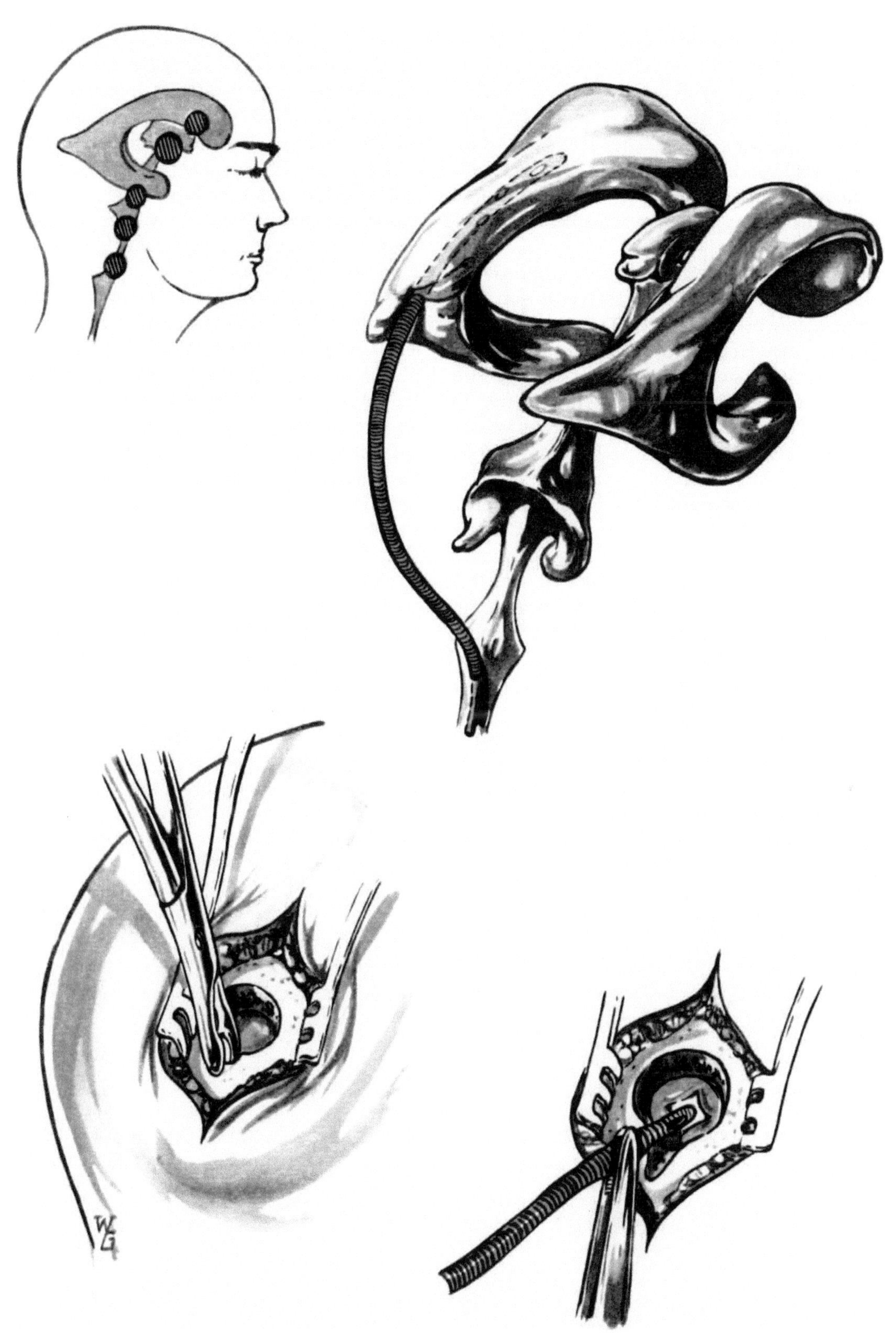

Ventrikulozisternostomie nach *Torkildsen* II

Es schließt sich der Längsschnitt über der Hinterhauptschuppe und bis in Höhe des Dornfortsatzes des 2. Halswirbelkörpers an. Die Muskulatur wird in der Mitte getrennt, wobei sich das elektrische Messer bewährt. Die Größe der Hautinzision wird so klein wie möglich gehalten; entscheidend für die Größe dieser Hautinzision ist die Stärke der den Nacken bedeckenden Muskulatur.

Direkt oberhalb der Membrana atlantooccipitalis wird ein Bohrloch gesetzt und von ihm aus eine kleine osteoklastische Trepanation oberhalb des großen Hinterhauptlochs angelegt. Nicht selten empfiehlt sich auch die zusätzliche Entfernung des hinteren Teils des Atlasbogens. In die nun freiliegende Dura wird eine Längsinzision gemacht *(oben)* und durch Nähte auseinander gehalten.

Der nächste Schritt besteht im Durchziehen des Schlauchs durch einen stumpf gebohrten Weichteiltunnel zwischen der parietookzipitalen und der Kleinhirntrepanation *(oben)*. Generell kann dies von oben nach unten oder umgekehrt erfolgen. Wir bevorzugen den Weg von oben nach unten nach vorheriger Einlage der Katheterspitze in das Hinterhorn des Seitenventrikels. Die durchziehende Öffnung des Schlauchs wird durch eine gummibewehrte Klemme verschlossen. Es schließt sich die genaue Längenabmessung des unteren Schlauchendes an. Dieses Ende darf weder beim extremen Vorbeugen des Kopfes herausgerissen noch beim Rückbeugen zu stark auf die Medulla gestaucht werden.

Ist die Länge des Katheters festgelegt, so wird das Ende geweihförmig aufgeschnitten und nochmals die freie Liquorpassage überprüft. Den Abschluß bildet des Einnähen des Schlauchendes in die Duraöffnung und der möglichst dichte Verschluß dieser Öffnung *(unten)*.

Aus Erfahrung empfiehlt sich noch im Operationsaal die Röntgenkontrolle der Lage des Schlauchs. Notfalls ist jetzt noch die notwendige Korrektur durchzufüren.

Über die Führung des Katheters oberhalb oder unterhalb des Knochens bestehen keine generellen Maßgaben. Die technische Durchführung über dem Knochen ist einfach zu bewerkstelligen. Beim subossalen Durchziehen muß immerhin der Sinus transversus passiert werden. Hier sind entsprechend vorsichtig von der oberen und der unteren Trepanation aus die Dura und damit auch der Sinus vom Knochen abzudrängen. Man tut gut daran, lange subossale Strecken zu vermeiden. Eine Komplikation, die bei epiossalen *Torkildsen*-Drainagen auftreten kann, die Bildung einer Hautnekrose über dem Schlauch, läßt sich durch die subossale Verlegung natürlich vermeiden. Da diese Komplikation fast ausschließlich bei sehr kleinen und unterernährten Kindern vorzukommen pflegt und in dieser Gruppe die Abstände zwischen den beiden Trepanationsöffnungen noch gering sind, bietet sich hier die subossale Drainverlegung an. Beim Erwachsenen dagegen ist die Polsterung durch die darüberliegende Muskulatur fast immer optimal, so daß epiossal drainiert werden kann.

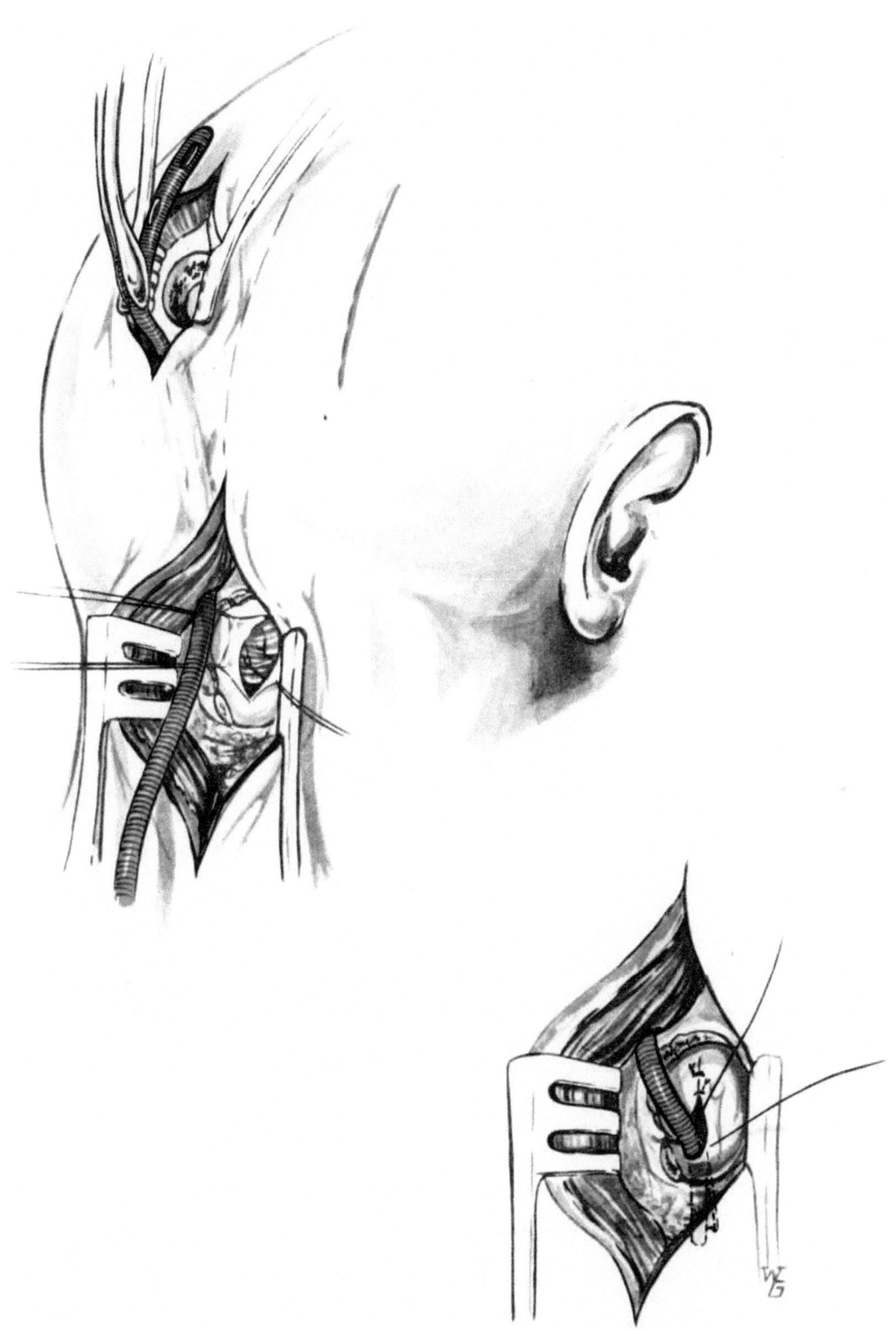

Atrioventrikuläre Shuntoperation *(Pudenz-Heyer-Schulte)*

Ableitungen des Liquors in das Blutgefäßsystem sind bereits Ende des vergangenen Jahrhunderts konzipiert und Anfang dieses Jahrhunderts ausgeführt worden *(Payr)*. Die verwendeten auto- oder heterologen Anastomosenmaterialien versagten aber nach kürzerer Zeit. Nach dem Aufkommen der modernen Kunststoffe fand das Prinzip dann weiteste Anwendung. Alle geläufigen Systeme leiten in den rechten Herzvorhof ab. Ihre Differenzen liegen in konstruktiven Details, die auf Einsatzmöglichkeiten gewisse Einflüsse haben.

Der Kopf des auf dem Rücken gelagerten Patienten wird nach links gedreht und etwas rekliniert. Ein festes Nackenpolster unterstützt die leichte Anspannung des Halsgebiets. Unter den Thorax kommt zur Kontrolle der Lage des Herzkatheters eine Röntgenfilmkassette; es kann auch der Bildwandler benutzt werden. Vor allem Säuglinge und kleinere Kinder sind gegen den Wärmeverlust zu schützen. Hierzu eignen sich Wattelagen oder die modernen metallbeschichteten Hitzeschutzfolien.

Der Hautschnitt wird in der hinteren Temporalregion, also hinter und oberhalb des Ohransatzes gelegt. Seine Basis zeigt nach vorn *(oben)*. Faszie, Muskel und Periost werden bogenförmig mit Stielung nach hinten umschnitten und hochgeklappt. Zentral wird nun ein Bohrloch gesetzt, dessen Durchmesser der unteren Halbkugel des Ventils nach *Pudenz-Heyer* entspricht. Mit feinen *Lüer*schen Hohlmeißelzangen wird die passende Größe vollendet und für glatte Knochenränder gesorgt, damit das Ventil später nicht beschädigt werden kann. Mit angelegt werden drei kleine Bohrlöcher, deren Lage sich aus den Bohrungen am breiten Ventilrand ergibt; auch die späteren Fixationsfäden werden gleich eingezogen. Als nächstes folgt ein 3–4 cm langer Hautschnitt über dem Hinterrand des Kopfnickers. Durch den Muskel gelangt man auf die V. jugularis interna und die einmündende V. facialis. Die Gefäße werden, insbesondere bei sehr kleinen Verhältnissen, nicht auspräpariert, sondern nur lokal zur Einführung des Herzkatheters vorbereitet. Vom Schnitt am Hals wird mit schlanker und leicht gebogener Klemme ein Weichteilkanal zur kranialen Inzision hergestellt und der Herzkatheter durchgezogen. Hierfür dürfen nur gummigepolsterte Klemmen und Pinzetten benutzt werden. Jetzt kann die V. facialis entweder zentral ligiert und durch den peripheren Stumpf der Katheter in den rechten Vorhof eingeschoben werden *(unten)*, oder man geht direkt in die V. jugularis und schließt mit Tabaksbeutelnaht. Durch Röntgenkontrolle ist die exakte Katheterspitzenlage vor der Trikuspidalklappe zu bestätigen. Einige Autoren benutzen hierfür typische EKG-Veränderungen (biphasische p-Zacke).

Durch eine kleine, dem Katheterdurchmesser angepaßte Duraöffnung wird nun der Ventrikelkatheter eingeführt *(Mitte)*. Dies kann direkt oder unter Verwendung einer Mandrinkanüle erfolgen. Vorher muß die Länge und Lage des Schlauchs genau festgestellt werden: Lage im Ventrikellumen, Vermeiden von Ventrikelgebieten mit Plexuszotten, Berücksichtigung der Verkleinerung des Ventrikels bei funktionierendem System, soweit möglich auch Berücksichtigung des Körperwachstums. Die Verbindung des Ventrikelschlauchs mit dem Ventil erfolgt zügig, um den Liquorverlust gering zu halten.

Im letzten Schritt erfolgt nun der Anschluß des mit Kochsalzlösung gefüllten Herzkatheters an die andere Seite des Ventils *(Mitte)*. Die Ligaturen sind zwar straff anzuziehen, aber nicht zu fest zu knoten, um ein Durchschneiden der Katheterschläuche zu vermeiden. Schließlich sind noch die drei Nähte, mit denen das Ventil am Knochenrand befestigt wird, zu knoten.

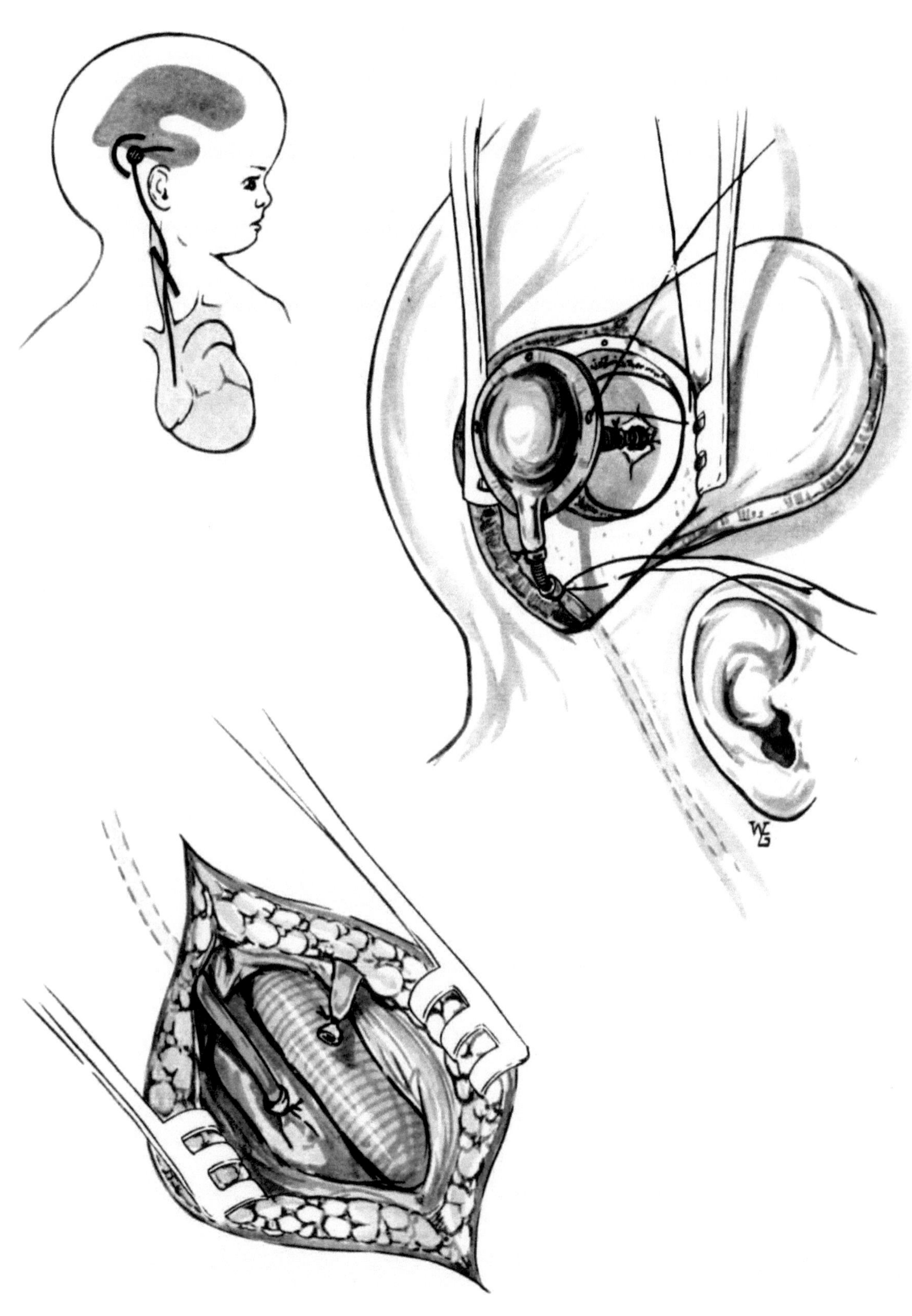

Atrioventrikuläre Shuntoperation *(Spitz-Holter)*

Das Grundprinzip dieses Systems entspricht dem des *Pudenz-Heyer-Schulte*-Shunt: Ableitung des Liquors aus dem rechten Seitenventrikel via V. jugularis interna in den rechten Herzvorhof. Ein großer Teil der operativen Schritte deckt sich daher mit dem auf S. 334 näher dargestellten Vorgehen.

Die Lagerung des Patienten erfolgt mit nach links gedrehtem und etwas rekliniertem Kopf. Der kraniale Hautschnitt wird bogenförmig im temporoparietalen Übergangsbereich angelegt, die Stielung kann sowohl nach vorn als auch nach hinten erfolgen. Wir bevorzugen die Stielung nach temporobasal, um eine möglichst gute Blutversorgung zu erreichen. In Längsrichtung ist nun eine Trepanationsrinne zu schaffen, in die das zylinderförmige Ventil hineinpaßt. Man setzt hierfür ein Bohrloch am oberen Ende und trägt die anschließenden Knochenpartien mit einer schlanken *Lüer*schen Hohlmeißelzange ab. Je dünner die bedeckenden Weichteile sind, um so genauer muß darauf geachtet werden, daß das Ventil möglichst wenig über das Knochenniveau hinausragt. Auch die beiden für die Ventilbefestigung notwendigen Bohrlöcher werden jetzt mit angelegt *(oben)*.

Als nächster Schritt erfolgt die Freilegung der V. jugularis interna an der Einmündung der V. facialis communis durch einen Längsschnitt über dem hinteren Kopfnickerrand. Analog wie beim Vorgehen für den *Pudenz-Heyer*-Shunt (S. 334) wird der Herzkatheter entweder via V. facialis oder direkt über die V. jugularis interna in den rechten Herzvorhof eingeführt und in ihrer exakten Lage durch Röntgenuntersuchung kontrolliert. Nach dem Fixieren des auf passende Länge gebrachten Herzkatheters am Einlaßventil (zwei Ligaturen) wird er mit einer eingeschraubten Spezialsonde in den Weichteilen zur kranialen Trepanation durchgezogen.

Durch eine kleine und genau passende Duraöffnung wird der Ventrikelkatheter in optimaler Länge eingeführt und danach mit der anderen Öffnung des Einlaßventils verbunden (zwei Ligaturen).

Als letzten Schritt fügt man das Ventil in seine Knochenrinne ein und knotet die bereits liegende Ligatur um die noch freie Furche am oberen Ende des Einlaßventils *(Mitte)*.

Über dem System sollten Weichteillappen und Hautlappen in entgegengesetzter Richtung als schützende Lagen vernäht werden *(unten)*.

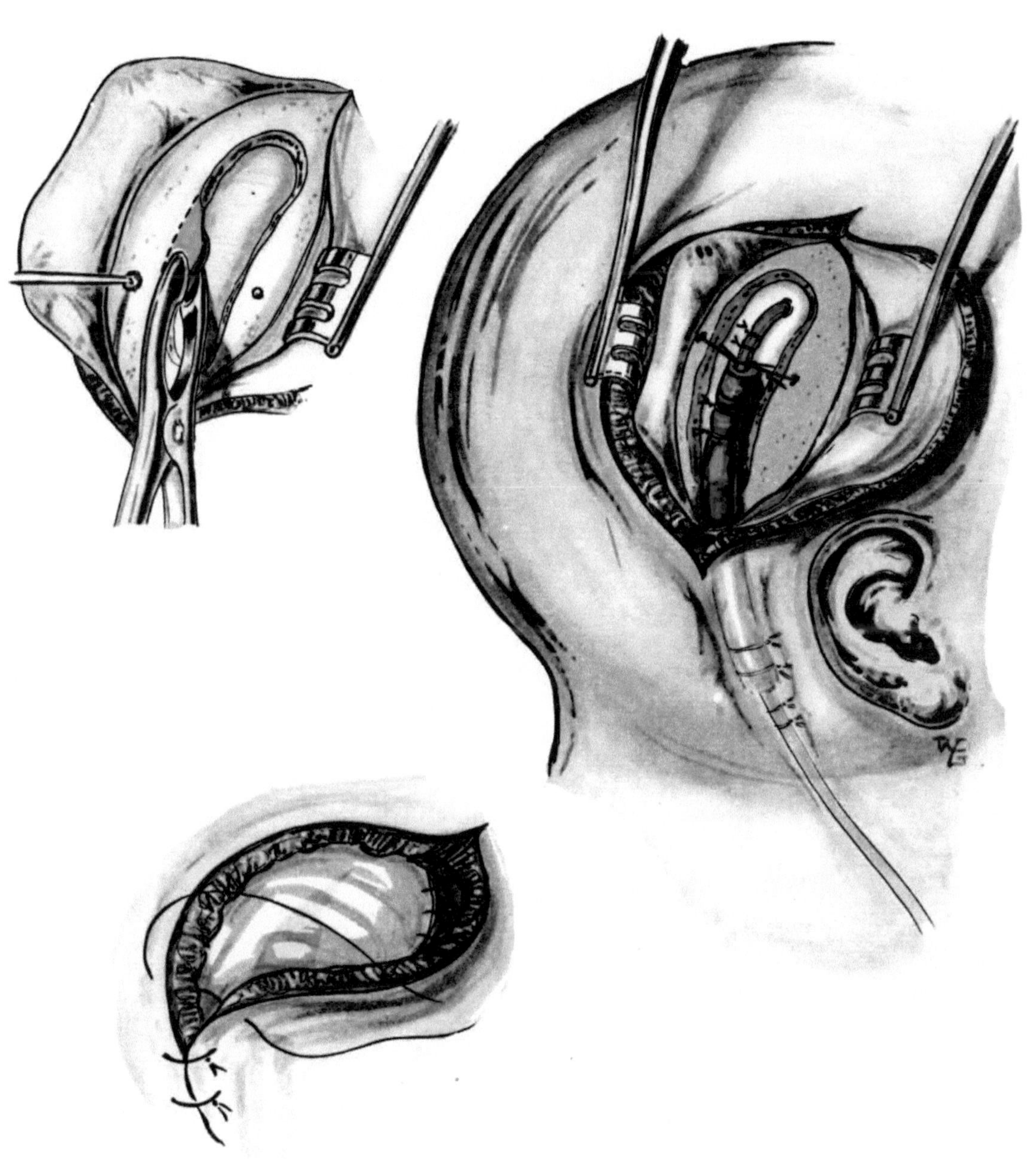

Ergänzungen und Komplikationen der atrioventrikulären Shuntoperationen – ventrikuloperitoneale Shuntoperation

Eine willkommene und mitunter lebensrettende Ergänzung stellt das Ventrikulostomiereservoir (nach *Rickham* oder *Ommaya*) dar. In das Bohrloch des *Pudenz-Heyer*-Ventils oder in das obere Ende der Knochenrinne für das *Spitz-Holter*-Ventil wird das schüsselförmige Metallreservoir eingefügt und an den Ventrikelkatheter angeschlossen. Die freie Öffnung des Reservoirs ist mit einer Silikongummikappe *(oben links)* abgeschlossen, die sich 40–50mal mit einer dünnen Kanüle punktieren läßt, ohne undicht zu werden. Danach wird, falls nötig, eine neue Kappe eingesetzt. Das Reservoir kann mit einem seitlichen Stutzen an das *Spitz-Holter*-Ventil angeschlossen werden *(oben rechts)*, so daß eine Doppelfunktion erreicht wird. Der Wert des Reservoirs liegt in der Möglichkeit der Sanierung eines infizierten Shuntsystems durch Liquorpunktionen, Liquoruntersuchung und direkte Eingabe von Antibiotika. Auch beim vorübergehenden Ansteigen des Liquoreiweißgehalts kann das Reservoir das Verstopfen des Auslaßventils am Herzkatheter verhindern.

Die Funktionsfähigkeit der Systeme kann durch Eindrücken ihrer elastischen Teile mit einiger Sicherheit geprüft werden. Läßt sich das Ventil nicht ausdrücken, so ist der Abfluß in die Blutbahn blockiert, dehnt es sich nur langsam wieder aus, so fehlt der genügende Liquorzustrom (Unterdruck, Verlegung der Einlaßöffnung).

Vor der Implantation des Systems ist außerdem durch Untersuchung der Liquordynamik das zum Druck passende Ventil herauszusuchen und auf das Übereinstimmen zwischen tatsächlicher Leistung und Verpackungsbeschriftung zu überprüfen: Über-, Mittel- oder Niederdruckventil.

Von großem praktischem Wert ist die weitgehende Austauschbarkeit von Teilen der Systeme nach *Spitz-Holter* und *Pudenz-Heyer*.

Die Ableitung des Liquors in andere Hohlorgane des Körpers hat eine Vielzahl von Variationen im Lauf der Jahrzehnte erfahren. Auch hier hat erst die Entwicklung der gewebsfreundlichen Kunststoffe zu einer Problemlösung geführt. Es ist schließlich nur noch das Prinzip der Ableitung ins Peritoneum übriggeblieben.

Hierfür wird ein Wechselschnitt im rechten Unterbauch angelegt und der Peritonealkatheter in den *Douglas*schen Raum eingeführt *(unten links)*. Danach wird dieser Katheter in möglichst gerader Linie an der rechten Leibseite bis hinauf zum Kopf in den Weichteilen nach oben gezogen. Um ihn sicher führen zu können, machen sich einige zusätzliche kleine Querschnitte im Verlauf der Katheterrichtung notwendig *(unten rechts)*. Am Schädel erfolgt dann der Anschluß an das Einlaßventil in der auf den vorangegangenen Seiten geschilderten Technik.

Wesentlicher Nachteil der peritonealen Ableitung ist das häufige Verlegen des Auslaßventils durch Darmzotten und bindegewebige Auflagerungen. Durch trichterförmige Kunststoffüberzüge und weitere technologische Veränderungen haben sich diese Verlegungen in ihrer Zahl erheblich reduzieren lassen.

Ein nicht durch das System lösbarer Nachteil wird durch das Körperwachstum der Kinder bedingt. Es bedarf also im Lauf der Jahre einer Anpassung der Herzkatheterlänge. Die hierfür notwendigen Operationen sind allerdings nicht sehr aufwendig.

Echte Schwierigkeiten entstehen nur, wenn es zu mehr oder weniger ausgedehnten Thrombosierungen der aufnehmenden Gefäße gekommen ist. Dies kann schließlich auch von der linken Seite nicht mehr umgangen werden, so daß die selten eingesetzten Verfahren der Liquorableitung (Beispiel *Ziemnowicz*-Schraube S. 344) nötig werden.

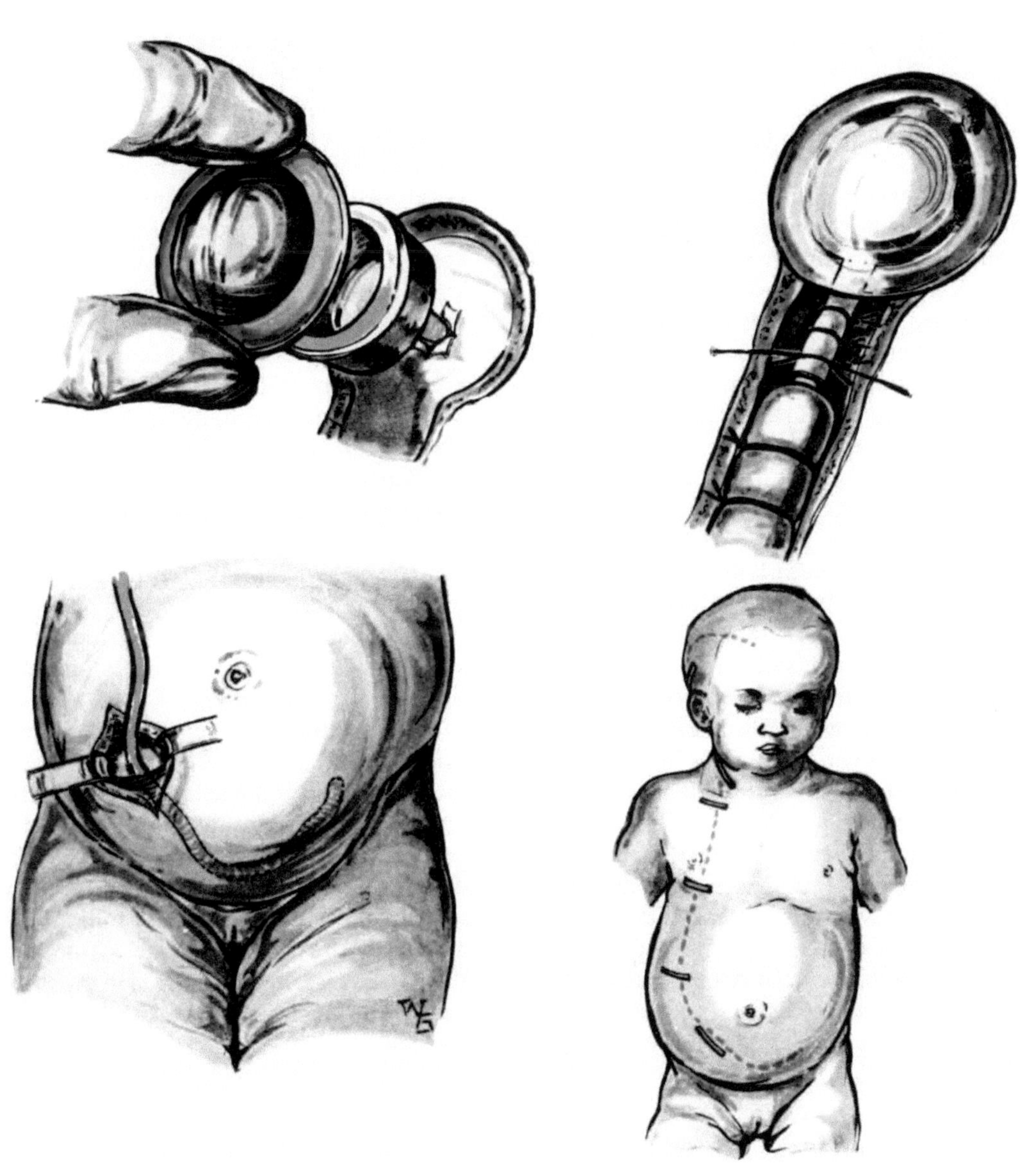

Perkutane Anlage eines lumboperitonealen Shunts

Mit dem Ausbau der Shuntsysteme, die in das Peritoneum ableiten, sind auch Bemühungen unternommen worden, den operativen Eingriff zu vereinfachen. Hierzu gehört das perkutane Verfahren.

Das operative Ziel besteht in dem perkutanen Einführen eines Plastkatheters in den Lumbalraum via Lumbalkanüle und dem gleichen Vorgehen am Abdomen unter Verwendung eines Trokars. Der dazwischenliegende Kunststoffverbindungsschlauch wird unter der Haut durchgezogen.

Das Verfahren soll nicht die bewährten atrioventrikulären und ventrikuloperitonealen Ableitungen ersetzen, sondern stellt eine Ergänzung der zur Verfügung stehenden Methoden dar, sei es wegen des Versagens der anderen Methoden, sei es zum temporären Einsatz oder sei es aufgrund der geringen Belastbarkeit des Patienten.

Die Lagerung des Kranken geschieht auf der linken Körperseite, die Beine werden angewinkelt. Während des Eingriffs ist der Operationstisch um seine Längsachse zu kippen. Zeitweise wird das Fußende gesenkt.

Im Intervertebralraum L 4/5 oder L 5/S 1 wird nach einer kleinen Inzision die Führungskanüle eingestochen und der Liquorraum punktiert. Durch die Kanüle läßt sich nun der lumbale Ansatz des Shunt einführen; er weist zahlreiche runde Perforationen auf. Ob er nach kranial oder kaudal gleitet, ist von sekundärer Bedeutung. Auf jeden Fall wird die einzuführende Länge des Katheters vorher markiert.

Im nächsten Operationsschritt schiebt man nach einer kleinen Hautinzision auf der rechten Flanke eine mit Mandrin versehene lange Kanüle subkutan nach der Inzision über der unteren Lendenwirbelsäule vor. Durch transkutanes Palpieren mit der gegenseitigen Hand ist ein gleichmäßiges Vorschieben der Führungssonde in der Subkutis möglich. In die Kanüle wird nach dem Entfernen des Mandrins der Plastverbindungskatheter eingeführt und auf diese Weise nach der Flanke befördert.

Im letzten Operationsschritt wird 3–4 cm unterhalb des Nabels in der Linea alba eine kleine Inzision gesetzt und wiederum das eben beschriebene Führungsgerät mit Mandrin eingestochen. Durch transkutane Führung ist auch hier eine sichere Passage ohne Verletzung der Haut von innen her möglich. Die Führungskanüle kommt an der kleinen Flankeninzision zum Vorschein. Nun wird nach Entfernung des Mandrins der Plastschlauch nach der abdominellen Inzision vorgeschoben. Die Eröffnung des Abdomens kann mit Hilfe eines Trokars geschehen. Dann sollte vorher für eine restlose Entleerung der Harnblase via Katheter gesorgt werden, damit keine Blasenverletzung entsteht. Bei knappen Muskel-Faszien-Verhältnissen kann man auch die Inzision bis an das Peritoneum fortsetzen und das Peritoneum dann unter Sicht öffnen. Danach wird der abdominale Teil des Shunt mit dem klappentragenden Ende in das Abdomen eingeschoben *(links)*, wobei das Ventil nach dem kleinen Becken hinweist.

Die einzelnen Teile des Systems sind durch kleine Muffen zu fixieren *(rechts)* und die kleinen Inzisionen zu vernähen.

Die Funktion des Ventils wird doppelt überprüft. Durch präoperative Messung ist der tatsächliche Öffnungsdruck des Ventils festzustellen und dem Druck, der im Liquorraum des Patienten herrscht, anzupassen. Postoperativ kann man durch subokzipitale Eingabe radioaktiver Substanzen die Geschwindigkeit und Intensität der Ausscheidung in den Peritonealraum überprüfen. Auch die Geschwindigkeit der Absorption aus dem Peritonealraum läßt sich auf diese Weise feststellen.

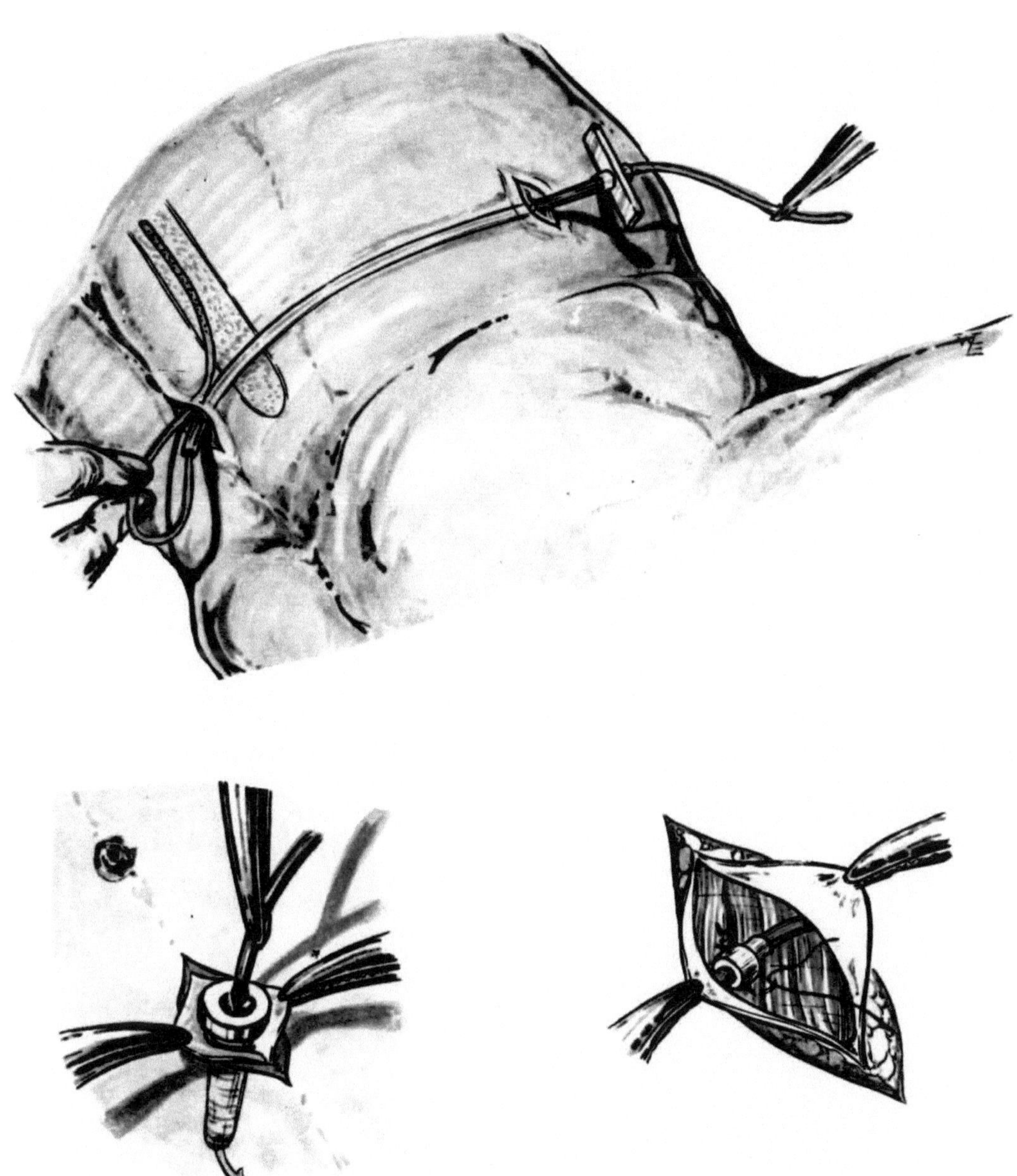

Plexusexstirpation beim Hydrozephalus

Unter den selten angewendeten Operationsverfahren beim Hydrozephalus sei auch die Plexusexstirpation angeführt, da sie mitunter doch noch zum Einsatz kommen muß und sich technische Verbesserungen gegenüber früheren Jahrzehnten durchgesetzt haben.

Vorausgeschickt sei, daß einige Zentren die Ausschaltung des Plexus chorioideus auch auf strahlentherapeutischem Weg durchführen. Über den einzuschlagenden Weg entscheidet also die persönliche Erfahrung und Einstellung der Behandlungsstelle.

Das therapeutische Ziel der Plexusexstirpation besteht, im Gegensatz zu allen anderen Hydrozephalusoperationen, in der Ausschaltung der Produktionsstätte. Da die Liquorproduktion nicht nur von den Plexus der Seitenventrikel aus erfolgt, bleibt nach der Entfernung eine Restproduktion übrig, die dann auf dem Resorptionswege in genügendem Maße verarbeitet werden kann.

Die Art der Ausschaltung erfolgt entweder in Form der endoskopischen Behandlung oder durch typische osteoplastische Freilegung.

Beim endoskopischem Vorgehen werden beiderseitige Bohrlöcher in der Parietookzipitalgegend benutzt, nach Art der »klassischen« Ventrikulografie. Durch den Einsatz moderner Endoskopiesysteme mit Glasfiberoptik, Kaltlicht und Weitwinkeloptik hält sich der durch das Hirn gelegte Punktionskanal in Grenzen. Bei guter Übersicht kann nun die partienweise Ausschaltung des Plexus chorioideus durchgeführt werden, wobei die Koagulation zwischen Schneid- und Verschorfungsstrom wechselt. Auf die sofortige Beherrschung von Blutungen ist besonders sorgfältig zu achten.

Erwähnung soll auch die nur noch von wenigen Autoren vertretene chemische Blockade des Plexus chorioideus, z. B. mit Eisenchlorid und Vesuvin, finden.

Die operative Freilegung geht von einem okzipito-parieto-temporalen Bogenschnitt aus, der nach basal gestielt ist. Nach ebenfalls bogenförmiger Duraeröffnung liegt das Hirn frei; es wird im Parietalbereich nach bipolarer Koagulation eröffnet. Im Augenblick der Eröffnung besteht die Gefahr des Kollapses das Hirnmantels, da der meist nur noch schmale Hirnsaum wie eine Kapselwand auf dem extrem erweiterten Ventrikel ausgespannt ist. Dementsprechend müssen sofort ausreichend Hirnspatel zur Stelle sein, um dieses Zurückfallen des Hirnsaums aufzuhalten *(oben)*. Es ist zu empfehlen, den Liquor nicht in üblicher Weise abzusaugen, sondern aufzubewahren und am Schluß der Operation wieder in das Ventrikelsystem einzugeben.

Der nun gut einzusehende Plexus chorioideus wird mit bipolarer Koagulation schrittchenweise verschorft und anschließend entfernt. Auch hier ist wieder das Vermeiden von Blutabflüssen in tiefergelegene Ventrikelabschnitte besonders zu beachten.

Das Wiedereingeben des auf Körpertemperatur gehaltenen Liquors und die Ergänzung noch fehlender Flüssigkeitsmengen schließen den Hirneingriff ab. Duranaht und Schädelverschluß erfolgen in üblicher Weise.

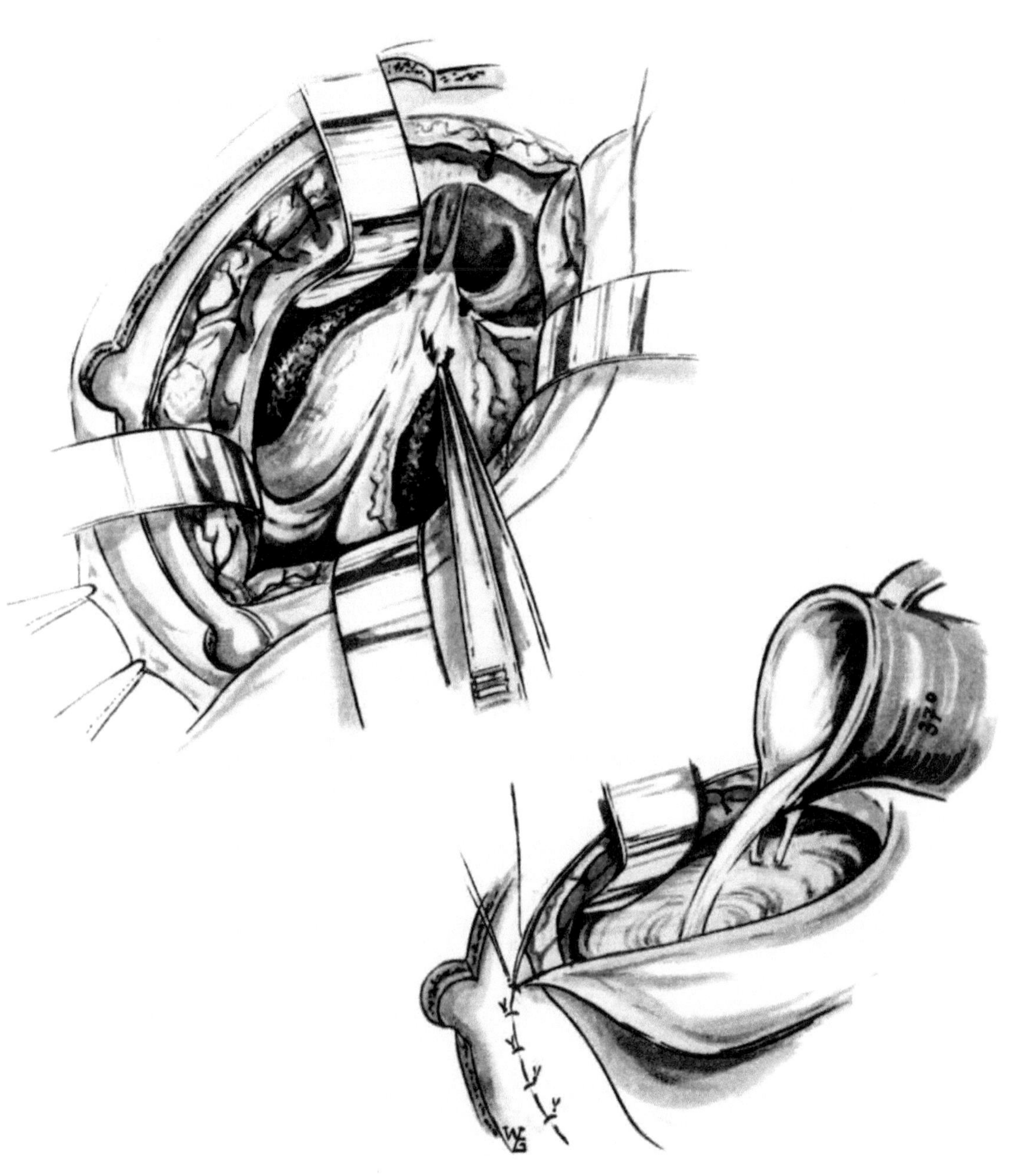

Schraubendrainage nach *Ziemnowicz* beim Hydrozephalus

Dieses früher häufiger verwendete Verfahren kommt nur noch gelegentlich zum Einsatz, wenn sich aus äußeren Gründen die anderen Verfahren nicht mehr durchführen lassen (Beispiele Thrombosierung aller verwendbaren Gefäße, Unmöglichkeit der peritonealen Einlage).

Das operative Ziel ist die Verbindung zwischen spinalem Liquorraum und der Spongiosa von Wirbeln, um die gute Resorptionsfähigkeit des Knochenmarkraums auszunutzen. Beim operativen Vorgehen werden hierfür die Laminektomie und speziell präparierte Schrauben eingesetzt.

Der Hautschnitt wird in oder knapp neben der Mittellinie über der oberen und mittleren Lendenwirbelsäule angelegt, also im Kaudabereich *(links)*. Nach vorsichtigem Abschieben der Muskulatur können zwei bis drei Dornfortsätze entfernt werden; die Eröffnung des Spinalkanals auf osteoklastischem Wege schließt sich an.

Die mediane Eröffnung der Dura erfolgt in üblicher Weise nach dem Anheben mit einem Fissurenhäkchen. Die Dura wird durch Hochnähte gespannt; kleine Sickerblutungen aus dem Epiduralraum pflegen sich auf diese Weise ebenfalls stillen zu lassen. Notfalls werden kleine Gelatineschwammstückchen untergefüttert.

Die Wurzeln im Kaudabereich werden in ihrer Mitte separiert und durch zarte Haken auseinandergehalten *(rechts)*. Dieser Vorgang muß besonders vorsichtig erfolgen, um nicht zusätzliche Schäden zu setzen. Da die Distraktion der Wurzeln über einige Zeit aufrecht gehalten werden muß, lohnt sich der Einsatz selbsthaltender Spatel in jeder Weise.

Durch die durabedeckte Vorderwand des Wirbelkanals werden nun mit *Kirschner*-Drähten die Mitten zweier oder dreier benachbarter Wirbelkörperhinterwände ertastet und markiert. Letzteres kann durch eine kleine Koagulation über den *Kirschner*-Draht direkt erfolgen. Nun wird der *Kirschner*-Draht bis zur reichlichen Mitte des Wirbelkörpers eingeschlagen *(rechts)*. Ein tieferes Eindringen ist mit der Gefahr des Anstechens großer abdomineller Gefäße verbunden. Auch aus diesem Grund kann die intraoperative Röntgen- oder Bildwandlerkontrolle nur aufs wärmste empfohlen werden. Ein anderer Punkt besteht im Vermeiden der Verwechslung von Bandscheibe und Wirbelkörper.

Der eingeschlagene Markierungsdraht dient nun als Leitschiene für die speziellen *Ziemnowicz*-Schrauben. Bei ihnen handelt es sich um Hohlschrauben mit Feingewinde, in deren Schaft zahlreiche Seitenlöcher eingebohrt sind. Vom technischen Prinzip her sind derartige Schrauben von jedem Feinmechaniker herzustellen; auf die Verwendung hochwertigen Stahls muß allerdings geachtet werden.

Sobald die Schraube gegriffen hat, kann der Markierungsdraht herausgezogen werden, und das überstehende Ende wird in herkömmlicher Weise mit dem Schraubendreher voll eingedreht *(unten)*. Hier ist natürlich durch präoperative Röntgenaufnahmen mit Maßstab dafür zu sorgen, daß die verwendete Schraubenlänge nicht die Wirbeltiefe überragt.

Dieses technisch einfache Vorgehen steht und fällt allerdings mit dem Freibleiben der Löcher, und dies ist nicht in jedem Fall zu garantieren.

Die Dura wird durch atraumatische Nähte wieder verschlossen. Die Naht der Muskulatur und der Haut schließt den Eingriff ab.

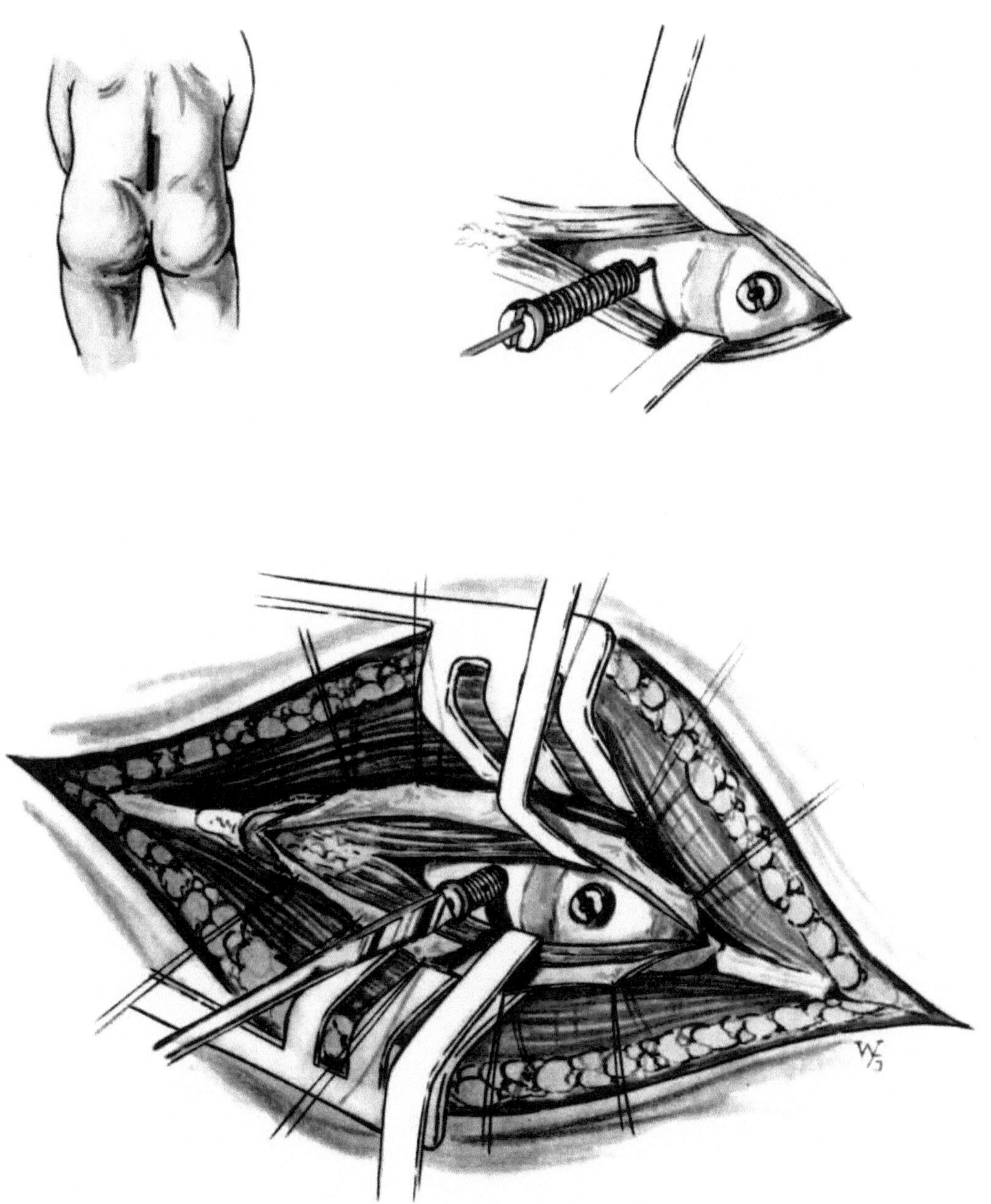

X Operationen an den Hirnnerven

Injektionen an den 1.–3. Trigeminusast im Gesicht

Trotz des Ausbaus intrakranieller Eingriffe gegen die Trigeminusneuralgie sind periphere Blockaden unverändert indiziert. Sie sind einfach und rasch durchführbar, belasten den Patienten kaum und haben keine geringe Erfolgschance. Angezielt werden jeweils die Austrittspunkte des entsprechenden Nervenastes aus seinem knöchernen Kanal. Eingesetzt werden verschiedene Lokalanästhetika (Lidocain, Bupivacain, Mepivacain, Procain), differenziert nach gewünschter Wirkungsdauer und Geschwindigkeit des Wirkungseintritts. Adrenalinzusätze können die Wirkungsdauer verlängern, bedürfen aber der genauen Überprüfung vor allem bei alten und kreislauflabilen Kranken. Zur endgültigen Ausschaltung dient Äthylalkohol (70 %ig, 98 %ig) oder Phenol (5–10 %ig) in kleinsten Mengen (0,3–0,5 ml). Am 1. Ast dürfen destruierende Substanzen wegen der Gefahr der Optikusschädigung nicht benutzt werden.

Zielpunkt für die Blockade des 1. Astes ist das Foramen supraorbitale. Mitunter ist die Stelle als kleine Furche innerhalb des Orbitarandes zu tasten. Bei starken Hyperästhesien benutzt man hierzu eine Kanülenspitze und setzt ein kleines Procaindepot. Eine 2,5–3 cm lange dünne Kanüle wird mit etwas nach unten gesenktem und nach innen gedrehtem Pavillon zwischen innerem und mittlerem Orbitaranddrittel auf die Inzisur eingestochen *(oben)*. Nach Erreichen des Nervs gibt der Patient Parästhesien im Versorgungsgebiet des 1. Astes an. Nun werden 1–1,5 ml Lokalanästhetikum langsam injiziert und der Vorgang medial und lateral wiederholt, um auch aberrierende Äste zu erfassen. Destruierende Substanzen werden nicht injiziert.

Zielpunkt für den 2. Trigeminusast ist das Foramen infraorbitale, das 1 cm unterhalb des Orbitarandes und 1,5–2 cm lateral des Nasenansatzes gelegen ist. Mitunter ist es tastbar. Die 4–5 cm lange dünne Nadel wird kurz oberhalb der Nasolabialfalte eingestochen und nach außen–oben geführt *(unten)*, bis der Patient Parästhesien und einschießende Schmerzen im Versorgungsgebiet angibt. Mit 1–1,5 ml Lokalanästhetikum wird blockiert, dann die Nadel 4–5 mm in den Kanal eingeführt und erneut mit 1 ml anästhesiert. Nach Wirkungseintritt kann mit 0,4–0,5 ml Alkohol destruiert werden. Zu beachten ist die ständige Führung der Nadel, da besonders bei alten Menschen sehr leicht die Wand der Kieferhöhle oder der Orbitaboden durchstoßen werden können. Läßt sich die Anästhesielösung im Kanal leicht einspritzen, so ist eine derartige Perforation eingetreten; Alkohol verbietet sich danach.

Zielpunkt für den 3. Trigeminusast ist das Foramen mentale an der Unterkiefervorderwand. Die Kanüle (4–5 cm lang) wird 3,5 cm lateral der Mitte und 1 cm unterhalb des unteren Lippenrandes in nach unten–innen zielender Richtung eingestochen, bis Parästhesien das Erreichen des Nervs anzeigen. Im Nervenkanal sorgen 0,5–1 ml Lokalanästhetikum und 0,3–0,5 ml Alkohol für die Blockade. Die Einstichstelle ist mit einem sterilen Tupfer über mehrere Minuten zu komprimieren, da sich sonst erhebliche Hämatome ausbilden können. Etwas zentraler kann der N. mandibularis von der Mundhöhle aus am aufsteigenden Unterkieferast getroffen und blockiert werden. In dieser Technik ist der Stomatologe erfahren; sie wird nicht mit Alkoholinjektionen verbunden.

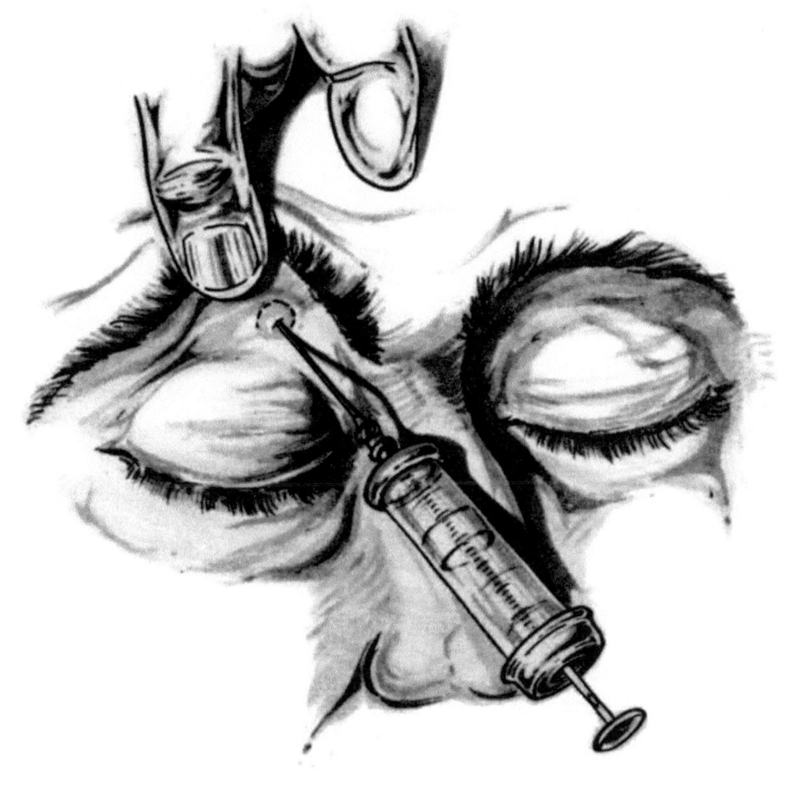

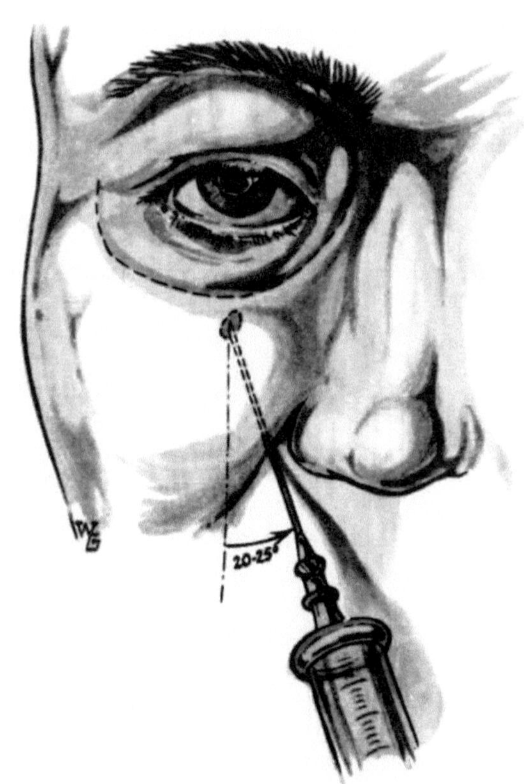
20-25°

Injektionen an die Trigeminusäste im Bereich der Schädelbasis

Für diese Methode kommen sowohl der 2. als auch der 3. Trigeminusast in Frage. Ihre Austrittspunkte an der Schädelbasis sind stabil und auch röntgenologisch nachweisbar. Die ausgearbeiteten Blockademethoden erfolgen von lateral durch die Unterkieferinzisur.

Die Blockade des 2. Trigeminusastes an der Basis: Zielpunkt ist das Foramen rotundum in der Fossa pterygopalatina (*a*). Der Kopf des liegenden Patienten wird genau senkrecht auf fester Unterlage fixiert. Der Einstichpunkt für die 6–7 cm lange und nicht zu kräftige Kanüle liegt 1 cm unter dem Jochbeinrand in der Mitte der Incisura mandibulae (*b*). Der Kanülenpavillon wird um 20 Grad nach vorn und unten geneigt und die Nadelrichtung etwa auf den Eintrittspunkt des Sehnerven in die Orbita ausgerichtet. Die Nadelspitze erreicht in 4–5 cm Tiefe den knöchernen Widerstand der Fossa pterygopalatina und nach leichter Anhebung des Kanülenpavillons einen knappen Zentimeter tiefer den 2. Trigeminusast. Es müssen sich die bekannten Parästhesien auslösen lassen. Danach wird die Kanüle so gedreht, daß ihre Öffnung in Richtung Schädelbasis zeigt. Die Injektion von 3–4 ml einer 2%igen Procain- oder 1%igen Lidocainlösung schließt sich an. Als Komplikationen sind Punktionen der Orbita und Schädigungen von Sympathikus (*Horner*sches Syndrom) sowie N. facialis möglich. Das Einspritzen von Alkohol sollte deshalb nur in kleinsten Mengen sowie bei einem ganz eindeutigen Parästhesiebefund erfolgen. Alkoholreste in der Kanüle sind durch das Nachspritzen von 0,5 ml des verwendeten Lokalanästhetikum zu verdrängen, bevor die Nadel herausgezogen wird.

Die Blockade des 3. Trigeminusastes an der Basis: Zielpunkt ist das Foramen ovale in der Fossa pterygopalatina (*a*). Eingegangen wird bei senkrecht ausgerichtetem Kopf des liegenden Patienten. Der Einstichpunkt liegt knapp unter dem Jochbogenunterrand und näher zum Kiefergelenk hin. Zunächst wird die 5–6 cm lange Nadel senkrecht eingestochen. Nach dem Passieren der Knochenebene des Unterkiefers neigt man den Kanülenpavillon um 10 Grad nach hinten und um 20 Grad nach unten. Der 3. Trigeminusast wird in 5 cm Tiefe am Austritt aus dem Foramen ovale erreicht. Dies macht sich durch ausstrahlende Schmerzen im Versorgungsgebiet bemerkbar. Erreicht man den Knochen, ohne derartige Parästhesien auslösen zu können, so liegt die Nadelspitze im allgemeinen zu weit stirnwärts. Nach dem Zurücknehmen der Kanüle erfolgt erneutes Einstechen mit mehr nach hinten gerichteter Spitze. Erst das sichere Auslösen der Parästhesien wird vom Einspritzen der 3–4 ml Lokalanästhetikum gefolgt. Die Kanülenöffnung ist wiederum nach der Basis gerichtet. Die zu injizierende Alkoholmenge sollte nicht 0,5–0,6 ml übersteigen. An lokalen Komplikationen sei auf die Angaben bei der basalen Blockade des 2. Trigeminusastes verwiesen. Tiefgelegene Hämatome sind prinzipiell möglich, können aber nicht durch Kompression bekämpft werden. Man muß ihre Resorption abwarten, was mehrere Wochen erfordern kann.

Bei derartigen Injektionen ist es in der Periode der Einarbeitung nützlich, die Kanüle vor der Injektion mit einem scheibenförmigen Reiter zu versehen, der auf die gewünschte Einstichtiefe eingestellt wird.

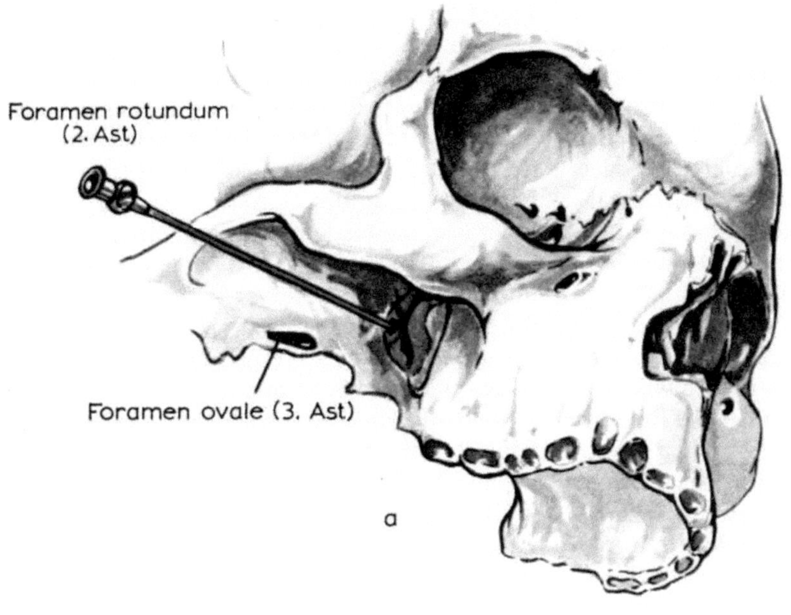
Foramen rotundum
(2. Ast)
Foramen ovale (3. Ast)
a

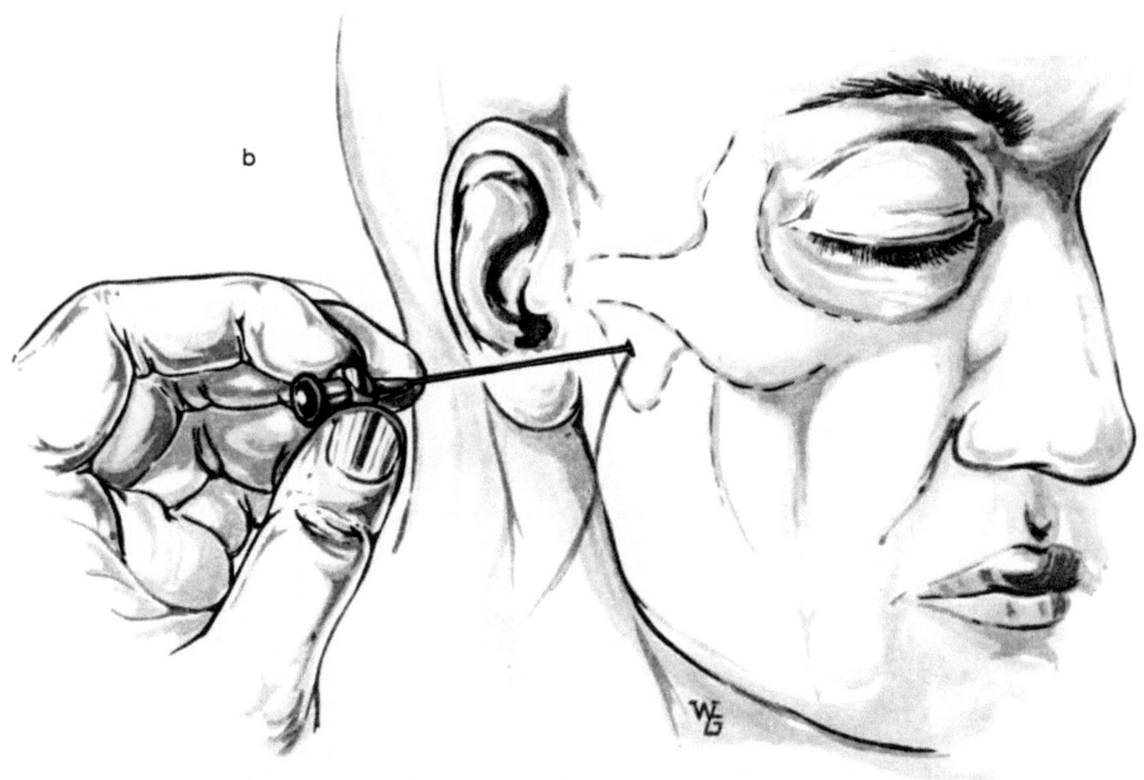
b

Punktion des Ganglion semilunare *(Gasser)*

Die Direktpunktion des Ganglion semilunare ist bereits um die Jahrhundertwende ausgearbeitet worden. In ihrer Verbreitung hat sie seit dieser Zeit sehr unterschiedliche Perioden durchgemacht. Seit der Einführung der temperaturgesteuerten Elektrokoagulation (*Sweet*) zeigt sich wieder eine erhebliche Zunahme dieser perkutanen Punktionsmethode. In der Hand des Erfahrenen ist die Methode erfolgreich, für den Patienten wenig belastend, daher auch bei alten und sehr vorgeschädigten Kranken einsetzbar und vor allem wiederholbar. Es muß aber auf die möglichen lokalen Komplikationen hingewiesen werden, die bis zur Keratitis neuroparalytica reichen können, sowie auf die nicht kleine Rezidivquote. Eine Reihe von Differenzen in den Ergebnissen verschiedener Behandlungsstellen ergeben sich aus den unterschiedlichen und unterschiedlich eingesetzten Methoden des lokalen Vorgehens. Erste Aufgabe der nachfolgenden Schilderung ist daher die Technik der Punktion des Ganglions, und zwar nach der Methode von *Härtel*. Zielpunkt ist hierbei das Foramen ovale in der Fossa pterygopalatina *(oben)*; zusammen mit dem 3. Trigeminusast wird in den Schädel eingedrungen und das Ganglion punktiert.

Der äußere Einstichpunkt *(unten)* liegt 2–3 cm lateral und etwas oberhalb des Mundwinkels auf einer gedachten Verbindungslinie zwischen Mundwinkel und Tragus *(rechts)*. Hier wird eine Hautquaddel gesetzt. Die eingestochene 10–12 cm lange und nicht zu dünne (Gefahr des Abbrechens!) Nadel wird nach zwei Punkten ausgerichtet. Von der Seite her ist es das Gelenkköpfchen des Unterkiefers *(rechts)* und von vorn her die gleichseitige Pupille *(unten)*. Zur sicheren Führung der Kanüle zwischen den Muskelschichten wird intraoral an die Wangenschleimhaut der Zeigefinger des Operateurs eingeführt *(unten)*. Die Schädelbasis ist in etwa 5–6 cm Tiefe erreicht. Etwas nach hinten tastend kommt die Nadelspitze in das Foramen ovale, was der Patient durch entsprechende Parästhesien bestätigt, und zwar durch blitzartig einschießende Schmerzen im Ausbreitungsgebiet des 3. Astes. Weitere 1–1,5 cm tiefer liegt die Nadelspitze dann mitten im Ganglion semilunare. Die exakte Lage der Nadel wird durch den Röntgenbildverstärker erleichtert und durch eine Röntgenaufnahme dokumentiert. Der Zentralstrahl dieser Aufnahme geht vom Mundboden nach der Scheitelhöhe.

Sehr wichtig sind sorgfältige Aspirationsproben. Es kann zum venösen oder arteriellen Blutabgang kommen. In beiden Fällen muß die Korrektur der Nadelspitze erfolgen oder der Eingriff zunächst abgebrochen werden. Die eigentliche Blockade wird mit 2 ml Lokalanästhetikum vorgenommen. Sitzt diese Blockade einwandfrei, so kann die Destruktion im Ganglion vorgenommen werden. Bei der (stark zurückgegangenen) Verwendung von Alkohol (70 %) genügen 0,5–0,8 ml. Die ungesteuerte Koagulation ist zugunsten der thermogesteuerten Methode (S. 354) ebenfalls im Rückgang begriffen.

Die Anwendung von Zielgeräten für diese Punktionsart des Ganglion semilunare geht schon auf *Martin Kirschner* (1931) zurück; sie wurde die erste routinemäßig klinisch angewendete stereotaktische Operationsart. Die Mehrzahl der Operateure bevorzugt heute die Freihandpunktion. Soweit eine Stereotaxieausrüstung vorhanden ist, sollte sie in schwierigen anatomischen Situationen sowie in der Einarbeitungsphase auch eingesetzt werden.

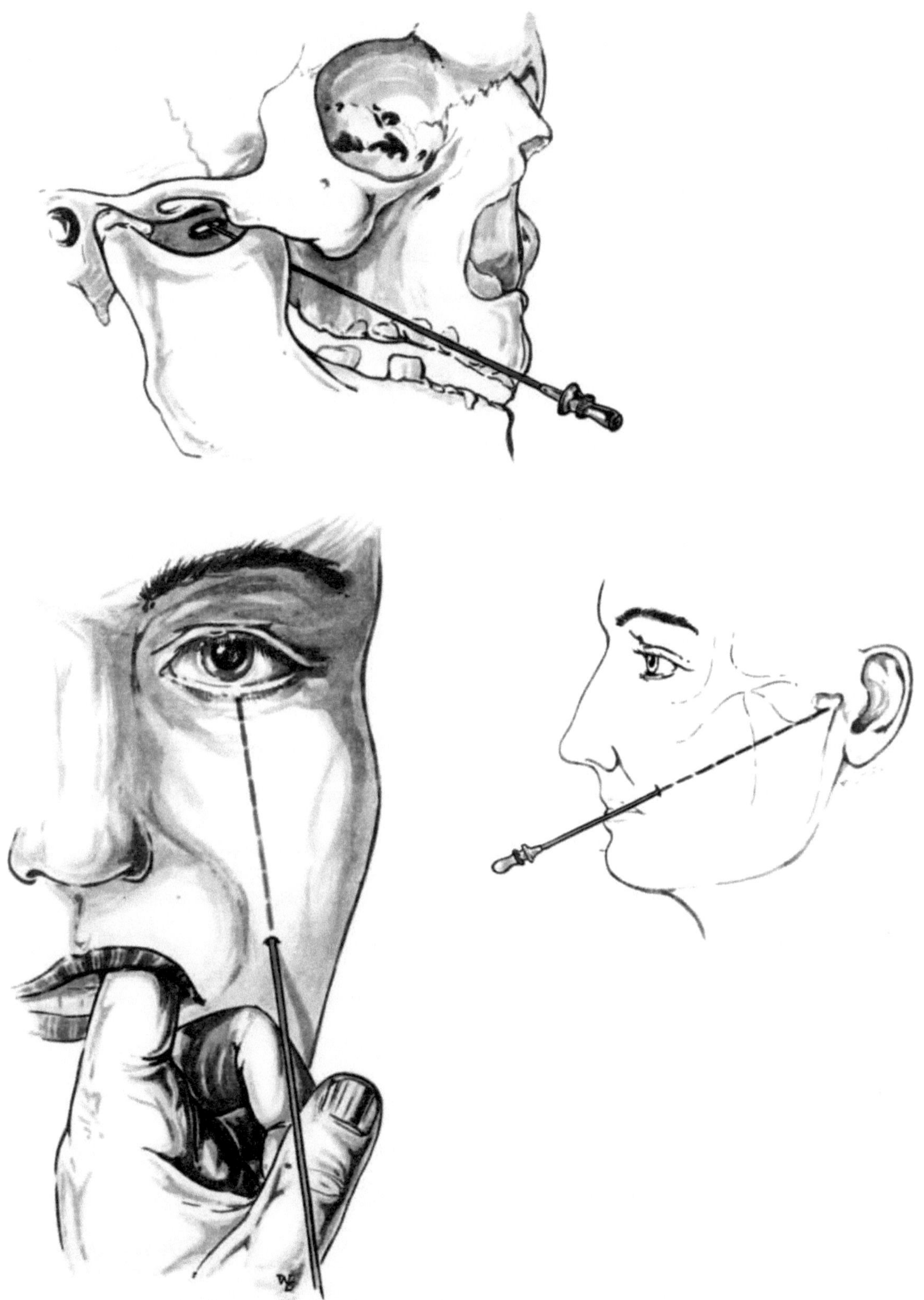

Gesteuerte Thermokoagulation des Ganglion semilunare *(Gasser)*

Diese Methode bildet eine wesentliche Verbesserung der schon lange bekannten ungesteuerten Elektrokoagulation des Trigeminusganglions. Sie geht von der Annahme aus, daß die schmerzleitenden Fasern (*A* delta und *C*) wegen ihrer geringeren Myelinisierung hitzeempfindlicher als die Berührungsfasern (*A* beta) sind. Sowohl die klinischen als auch die neurophysiologischen Ergebnisse sprechen für diese Hypothese, die auf *Sweet* (1965, 1969) zurückgeht.

Das Operationsziel ist die selektive Ausschaltung schmerzleitender Fasern im Ganglionbereich mit Hilfe der perkutanen Punktion. Die technische Ausrüstung benötigt Sonden und Koagulationsgeräte, die eine genaue Vorwahl der Temperatur an der Sondenspitze gestatten und diese Temperatur auch über einen geplanten Zeitraum exakt halten. Übliche Koagulationsgeräte sind ungeeignet. Dafür ist die weitere Operation so wenig eingreifend, daß der größere Teil der Patienten ambulant versorgt werden kann. Die Vorbereitung erfolgt mit Haloperidol und Fentanyl sowie einer intravenösen Dauertropfinfusion. Der Kranke wird auf dem Operationstisch mit erhöhtem Oberkörper und nach hinten gekipptem Kopf gelagert (*a*). Dadurch kann die Schädelbasis röntgenologisch exakt erfaßt werden. Der Zentralstrahl geht durch den Mundboden zur Scheitelhöhe.

Die bis auf die Spitze isolierte Kanüle wird mit eingelegtem Mandrin nach der Punktionsmethode von *Härtel* (S.352) eingestochen und an das Foramen ovale gebracht. Der Einstichpunkt rückt um so stärker vom Mundwinkel ab, je weiter reichend die Koagulation sein soll. Der 1.Trigeminusast wird in 3,5 cm seitlichem und 0,5 cm distalem Abstand zum Mundwinkel punktiert (*b*). Nach dem Erreichen des Foramen ovale erfolgt die Kontrolle im Röntgenbild. Bei exaktem Sitz wird die Nadel in das Ganglion hineingestochen, was sowohl am lokalen Widerstand als auch an den Angaben über Parästhesien und zuckende Schmerzen durch den Kranken zu erkennen ist. Beim Herausziehen des Mandrins entleert sich öfters Liquor, dies ist bei der Lage der Nadelspitze nicht verwunderlich. Die endgültige Position der Sondenspitze dokumentiert man mit je einer frontalen und seitlichen Aufnahme. Von der Seite her gesehen soll die Nadelspitze die hintere Begrenzung des Klivus auf keinen Fall überschreiten (*c*).

Die eigentliche physiologische Kontrolle geschieht durch Elektrostimulation (50–60 Hz, 100 bis 300 mV). Motorische Effekte am halbgeöffneten Mund und Angaben über Schmerzen bzw. Mißgefühle in Trigeminusversorgungsgebieten durch den Kranken bestätigen die gewünschte Lage der Sondenspitze. Jetzt wird der Mandrin gegen die Thermistorsonde ausgetauscht und dem Patienten ein kurzwirkendes intravenöses Narkotikum injiziert. Zur Koagulation werden 60 bis 70 Grad Celsius benutzt. Die gewünschte Koagulationsgröße stellt man in Vorversuchen an Hühnereiweiß oder Fleischstückchen fest. Sie differiert unter den verwendeten Geräten. Die während der Koagulation gemessenen Parameter liegen zwischen 30–40 V und 180–270 mA. Während der Koagulation wird die Gesichtshälfte auf vasomotorische Reaktionen beobachtet. Zeitig auftretende und sehr kräftige Gesichtsrötungen führen zu einer Verkürzung der Koagulationsdauer. Ob eine weitere Koagulation notwendig ist, wird nach dem Wiedererwachen des Patienten entschieden; das gleiche gilt für eine weitere Koagulation mit geänderter Sondenspitzenlage.

Die Nachbeobachtung richtet sich nach den anästhesiologischen Notwendigkeiten. Falls es doch zu einer zu starken Minderung der Hornhautsensibilität gekommen ist, wird beizeiten ein Uhrglasverband angelegt.

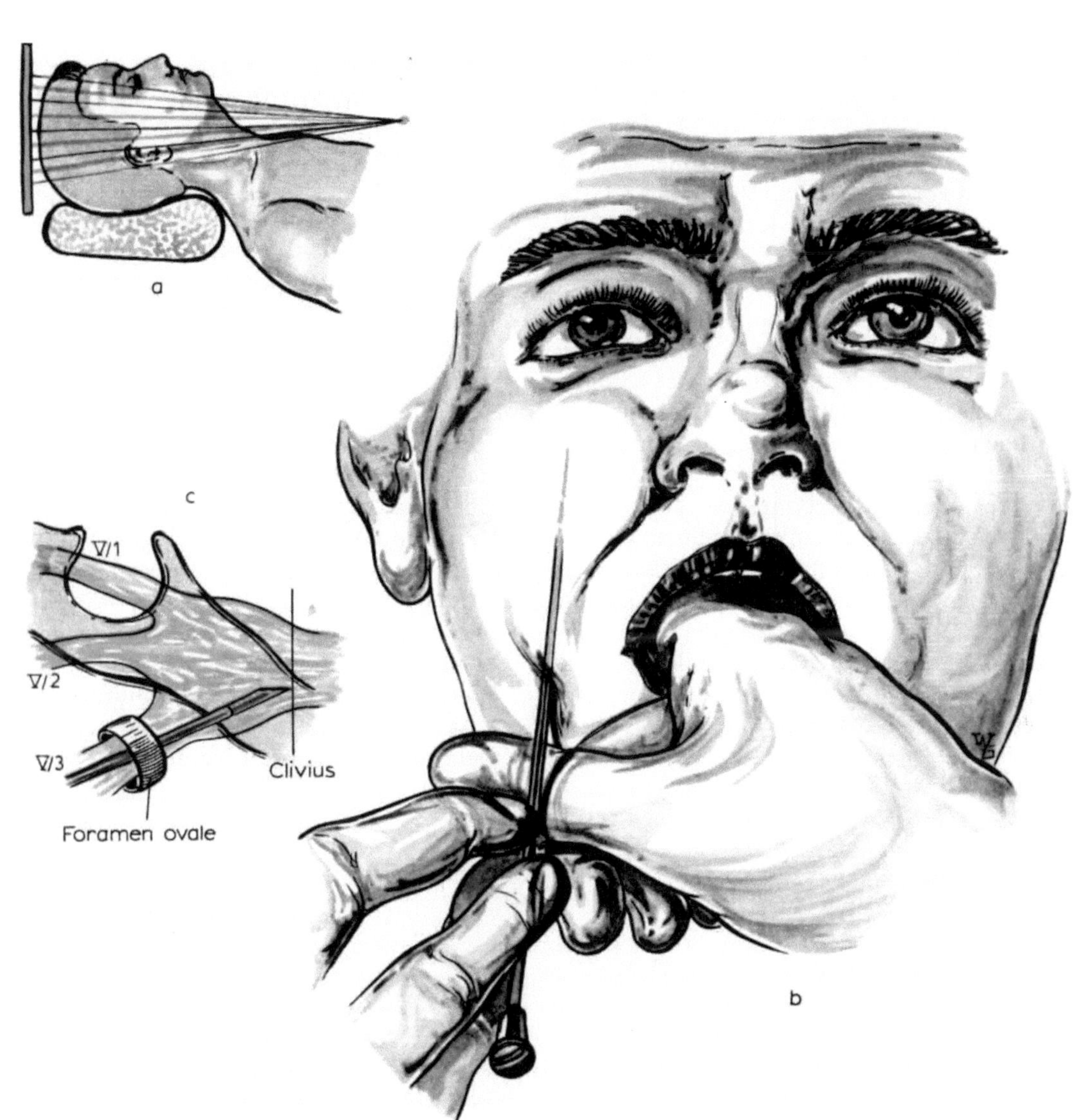
a
c
V/1
V/2
V/3
Clivius
Foramen ovale
b

Exhairese des Nervus supraorbitalis

Exhairesen wurden schon wiederholt totgesagt. Tatsächlich benutzen auch sehr erfahrene Schmerztherapeuten diese Methode immer wieder. Sei es, daß ein größerer Eingriff dem Kranken nicht mehr zugemutet werden kann, sei es zur Kupierung einer symptomatischen Trigeminusneuralgie mit dem kleinsten Eingriff.

Das Ziel der Operation besteht in der Entfernung der Anfangsstrecke des Nerven zwischen seinen Hautverzweigungen und seinem Eintritt in den Knochenkanal. Der N. supraorbitalis des Trigeminus kommt an der oberen Innenwand der Orbita nach vorn und verteilt sich am Orbitarand in mehrere Furchen und Kanäle *(oben links)*, durch die die Verzweigungen nach Nase, Stirn und präfrontaler Kopfhaut erfolgen.

Der Hautschnitt wird knapp unterhalb oder in die Augenbraue gelegt. Die Schnittlänge beträgt 2–3 cm. Nach dem Erreichen des Knochenniveaus drückt man den Bulbus oculi mit einem gebogenen breiten Spatel gering nach unten und fährt mit einem gebogenen stumpfen Häkchen unter die Kante des Orbitarandes *(Mitte)*. Auf diese Weise lassen sich die einzelnen Äste des supraorbitalen Trigeminusnervs aufladen und mit Hilfe eines kleinen Raspatoriums ausspräparieren. Am Stamm des freigelegten Nervenastes wird mit feinen Klemmen ein Wickelmanöver angesetzt, um sowohl zentrale als auch periphere Nerventeile herauszuziehen *(unten)*. Dies gilt vor allem für die vielen feinen Zweige, die in die Stirnhaut einstrahlen. In den Knochenkanal ist eine feine Sonde einzuführen, um durch Elektrokoagulation die häufigen Blutungen aus den Begleitgefäßen zu stillen. Man muß jedoch bedenken, daß diese Kanäle sich sehr bald öffnen und die Koagulationssonden sich nach wenigen Millimetern bereits im Kontakt mit dem Orbitainhalt befinden.

Das geschilderte Vorgehen wird innerhalb des ganzen Schnittverlaufs solange wiederholt, bis die letzten sichtbaren Fasern und Fäserchen mit genügender Sicherheit entfernt sind.

Die Subkutan- und Hautnähte sollten mit besonderer Beachtung des guten kosmetischen Effekts gelegt werden. Um postoperative Hämatome (»Veilchen«) im Augenbereich soweit möglich zu verhindern, ist die Wunde zunächst über 4–5 Minuten zu komprimieren und anschließend auch mit einem Druckverband zu versorgen.

Die Atypien im Verlauf des 1. Trigeminusastes können bereits kurz nach der Exhairese zu vermeintlichen Rezidiven führen. Grund ist das Übersehen einer atypisch verlaufenden Faser des Nervs. In seltenen Beobachtungen kommen derartige Fasern sogar an der temporalen Außenwand der Orbita zum Vorschein. Man wird daher eine weiter um den Orbitarand reichende Inzision vornehmen und nach derartigen Ästen suchen. Da die Nerven außerdem eine mitunter erstaunliche Regenerationskraft zeigen, kann ein- oder mehrfach re-exhairiert werden.

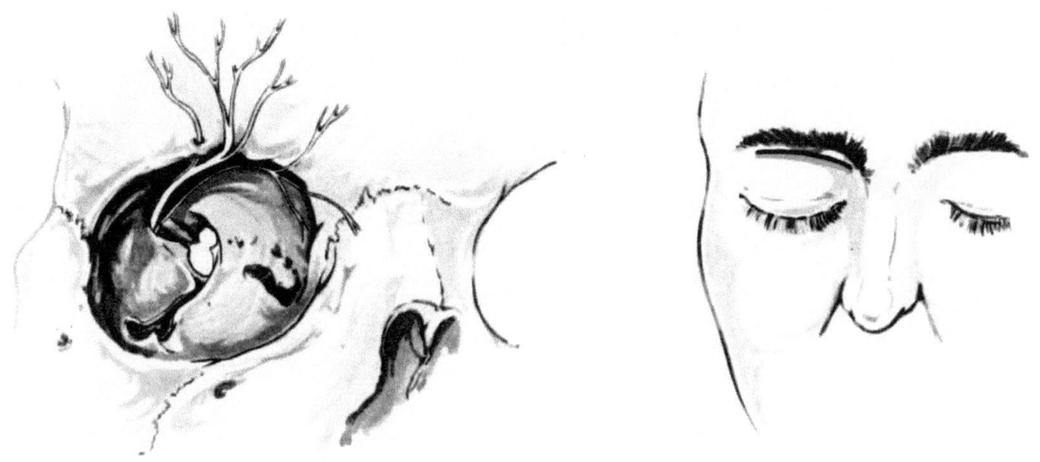

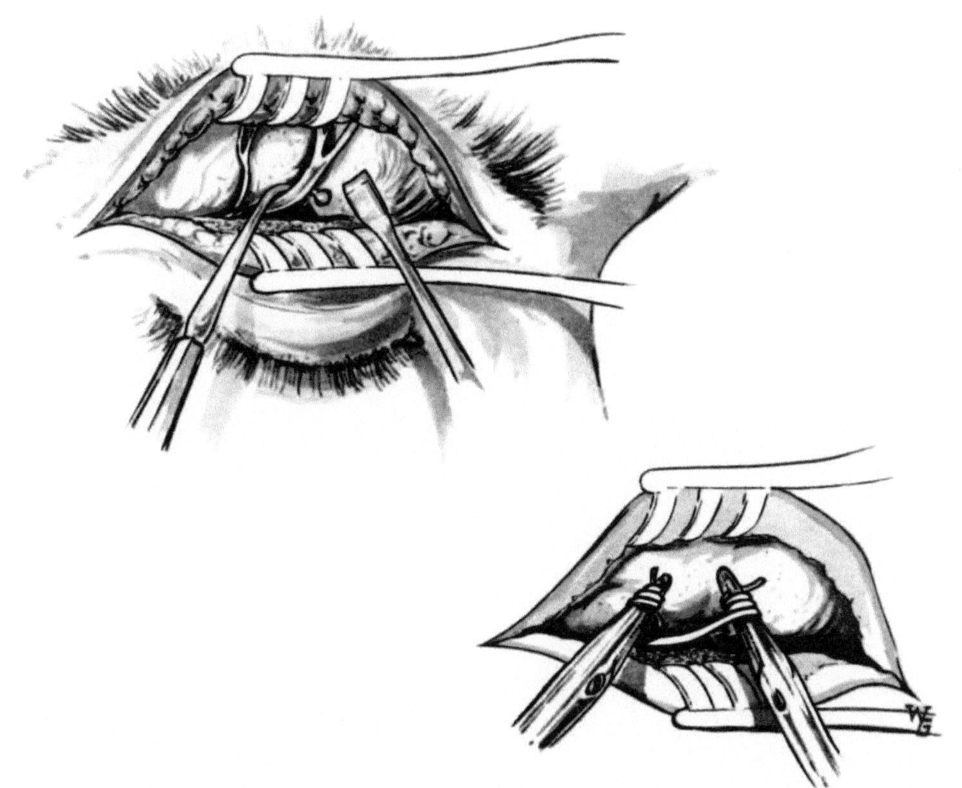

Exhairese des Nervus infraorbitalis

Über die generelle Indikation derartiger Exhairesen wurde auf S. 356 bereits gesprochen. Im Bereich des 2. Trigeminusastes läßt sich die Exhairese sowohl von der Haut als auch von der Schleimhaut aus durchführen. Im folgenden wird die perkutane Methode geschildert. Transoral operieren vor allem die Stomatologen.

Der Nerv verläuft durch die Fissura orbitalis sphenomaxillaris und Teile des inneren Orbitabodens. Die periphere Öffnung seines kurzen Knochenkanals liegt als Foramen infraorbitale wenige Millimeter unter dem medialen Teil des unteren Orbitarandes *(oben links)*. Seine peripheren Aufzweigungen sind sehr zahlreich.

Der Hautschnitt wird aus kosmetischen Gründen in die untere mediale Augenfalte gelegt. Nach dem Erreichen des Knochenniveaus sucht man das Foramen infraorbitale und präpariert den dort austretenden Nervenstamm *(Mitte)*. Ein kleines stumpfes gebogenes Häkchen (bei größeren Nervenstämmen mitunter auch ein Schielhäkchen) wird zum Aufladen des Nerven benutzt, um ihn besser aus der Umgebung präparieren zu können. Dadurch ist meist auch eine Schonung der begleitenden Vene, die ein nicht unbeträchtliches Kaliber hat, möglich. Anderenfalls werden die Begleitgefäße beizeiten koaguliert.

In der auf S. 356 geschilderten Weise ist nun sowohl aus der Peripherie als auch aus dem Kanal Nervengewebe herauszudrehen. Wiederum sei auf die Bedeutung der Entfernung möglichst vieler peripherer Nervenanteile hingewiesen. Eine Koagulation des Knochenkanals erfolgt nur auf eine kurze Strecke, da die anatomischen Verhältnisse *(oben links)* den Orbitainhalt in unmittelbare Nachbarschaft bringen.

Eine Verbolzung der Knochenöffnung mit Kunststoffstäbchen, Plexiglas, Stahlnadeln u. ä. benutzen einige Autoren, um den Patienten vor der Renervierung und damit dem Rezidiv zu schützen. Wichtiger ist das Aufsuchen benachbarter kleiner Knochenöffnungen mit weiteren aberrierenden Fasern des N. supraorbitalis. Diese bis zu mehrere Zentimeter entfernt liegenden Fasern sind die weitaus häufigere Ursache für ein Schmerz- und Berührungsrezidiv.

Beim Hautverschluß sollte besondere Sorgfalt auf ein gutes kosmetisches Ergebnis gelegt werden. Wir verwenden aus diesem Grund die horizontale U-Naht *(unten)*. Man kann natürlich auch die intrakutane Technik benutzen.

Stomatologen bevorzugen den Zugang von der Mundhöhle aus. Der Schnitt liegt an der Umschlagfalte der Wangenschleimhaut. Von dort aus wird bis zum Foramen infraorbitale fortpräpariert und dann die Exhairese in der oben beschriebenen Weise angeschlossen. Die Schleimhautnähte werden mit Catgut und in nicht zu weitem Abstand angelegt. Wird zu weit nach lateral präpariert, so kann der Parotisgang ins Operationsfeld geraten.

Aus kosmetischer Sicht ist dieses Vorgehen unauffälliger, aberrierende Nervenäste werden allerdings leichter übersehen.

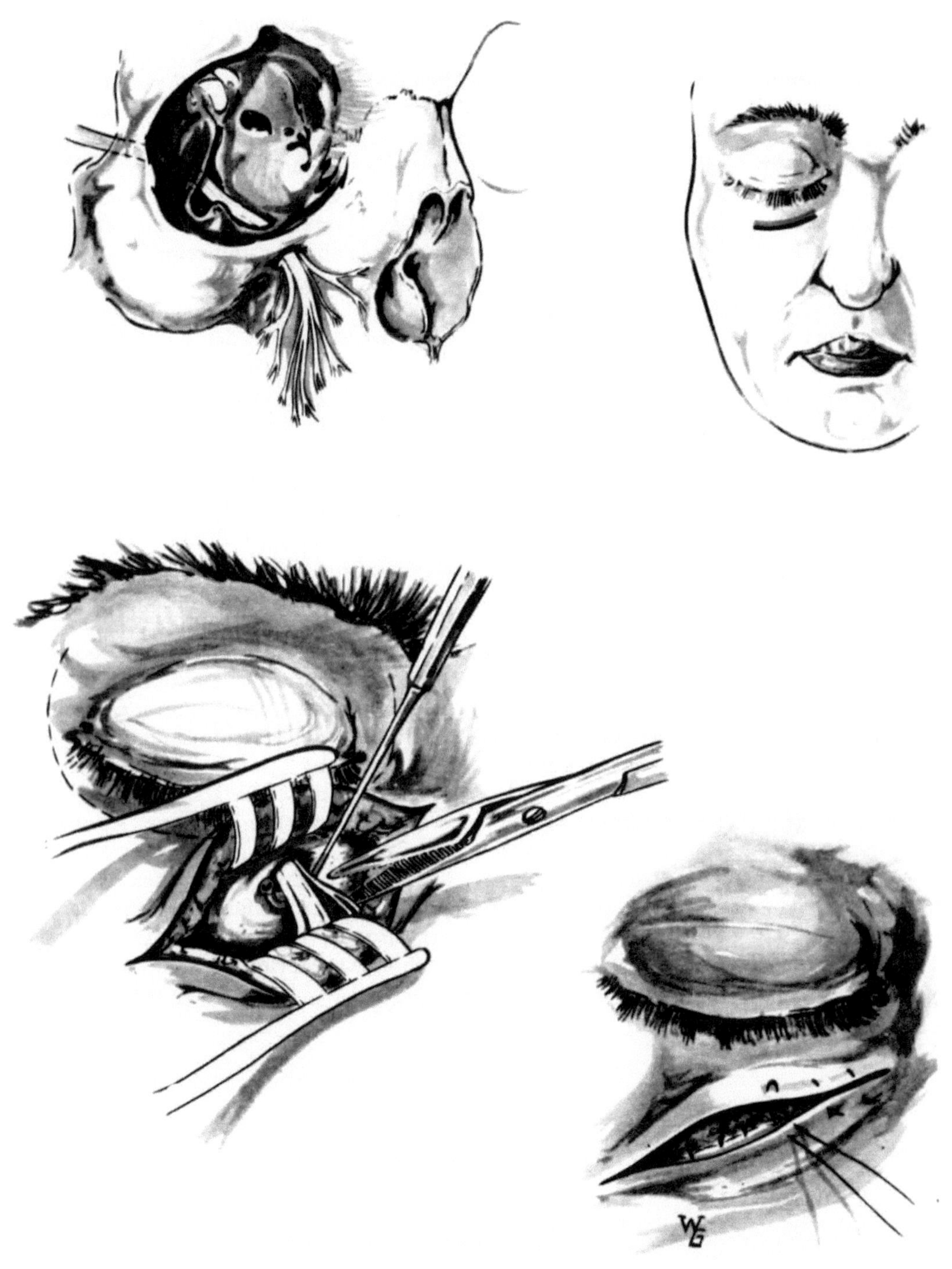

Exhairese des Nervus alveolaris inferior

Nach der Isolierung vom N. lingualis kommt der N. alveolaris inferior in der Inzisur des Unterkiefers nach unten und tritt hinter der Lingula in seinen Kanal ein *(oben links)*. Nach Passage des Unterkiefers tritt der R. mentalis wenige Zentimeter von der Mittellinie am Unterkiefervorderrand wieder aus dem Knochen heraus. Die Freilegung des 3. Trigeminusastes kann daher an verschiedenen Stellen erfolgen.

Handelt es sich lediglich um eine umschriebene Neuralgie am Kinnbereich, wie sie symptomatisch mitunter vorkommt, so genügt die Darstellung des R. mentalis. Der Hautschnitt wird über dem oft tastbaren Foramen mentale gelegt, der austretende Nerv präpariert und in typischer Weise mit feinen Klemmen peripher und zentral herausgedreht. Kosmetisch gute Hautnähte schließen den Eingriff ab. Es kann der Schnitt auch in die Umschlagfalte der Mundschleimhaut gelegt werden und von hier aus die Exhairese erfolgen. Bei beiden Verfahren wird nach Beendigung der Naht für eine über 4–5 Minuten ausgehaltene Kompression gesorgt, um lokale Hämatome möglichst gering zu halten.

Der häufigere Freilegungsort des N. alveolaris inferior liegt aber im Bereich des aufsteigenden Unterkieferastes. Um möglichst klare anatomische Verhältnisse zu bekommen, wählt man die Stelle, an der der Nerv in möglichst engen Kontakt mit dem Knochen kommt; dies ist kurz vor seinem Eintritt in den Knochenkanal der Fall. Der Hautschnitt geht in Längsrichtung von der Mitte zwischen Muskel- und Gelenkfortsatzspitze des Unterkiefers 4 cm nach unten. Die Präparation von Weichteilen und Muskulatur benutzt ebenfalls die Längsrichtung und muß zur Schonung von Fazialisästen und dem Parotisgang vorsichtig und stumpf erfolgen. Im tiefsten Punkt der Inzisur wird mit einer feinen Knochenstanze ein 1–1,5 cm langer und 6–8 mm breiter Graben gebildet *(unten links)*. Direkt hinter dem inneren Unterkieferrand kommt man nun auf den Stamm des N. alveolaris inferior, er kann reseziert werden *(unten links)*. Oft sieht man in diesem Bezirk auch noch den im schrägen Winkel verlaufenden N. lingualis. Sorgfältig muß die Blutstillung aus begleitenden Gefäßen erfolgen, da das Hämatom sonst zum Mundboden und zum Hals absackt und seine Resorption längere Zeit beanspruchen kann.

Schließlich ist die Freilegung auch noch im Bereich des Eintritts in den Knochenkanal möglich. Das Vorgehen entspricht etwa dem ebengenannten, liegt bloß 1,5 cm tiefer in Richtung auf den horizontalen Unterkieferast. Der Hautschnitt beginnt also über dem tiefsten Punkt der Inzisur. Die Präparation der Weichteile hat wiederum sehr auf Parotis und Fazialisäste zu achten. Auf dem freipräparierten Blatt des aufsteigenden Unterkieferastes wird nun 2–2,5 cm unter der Inzisur und etwas vor der Mitte der Knochenbreite mit der Knochenfräse ein Bohrloch gesetzt. Durch dieses notfalls etwas erweiterte Loch erfolgt die Mobilisierung und Resektion des N. alveolaris inferior in einer Ausdehnung von etwa 1 cm Länge sowie die anschließende Koagulation der beiden Nervenenden.

Auch für diesen Trigeminusast bestehen intraorale Methoden der Exhairese; sie werden bevorzugt vom Stomatologen angewendet und sind technisch keineswegs einfacher als die geschilderten perkutanen Verfahren. Nicht zuletzt entscheidet also bei der Wahl der Operationsmethode auch hier wieder die persönliche Erfahrung.

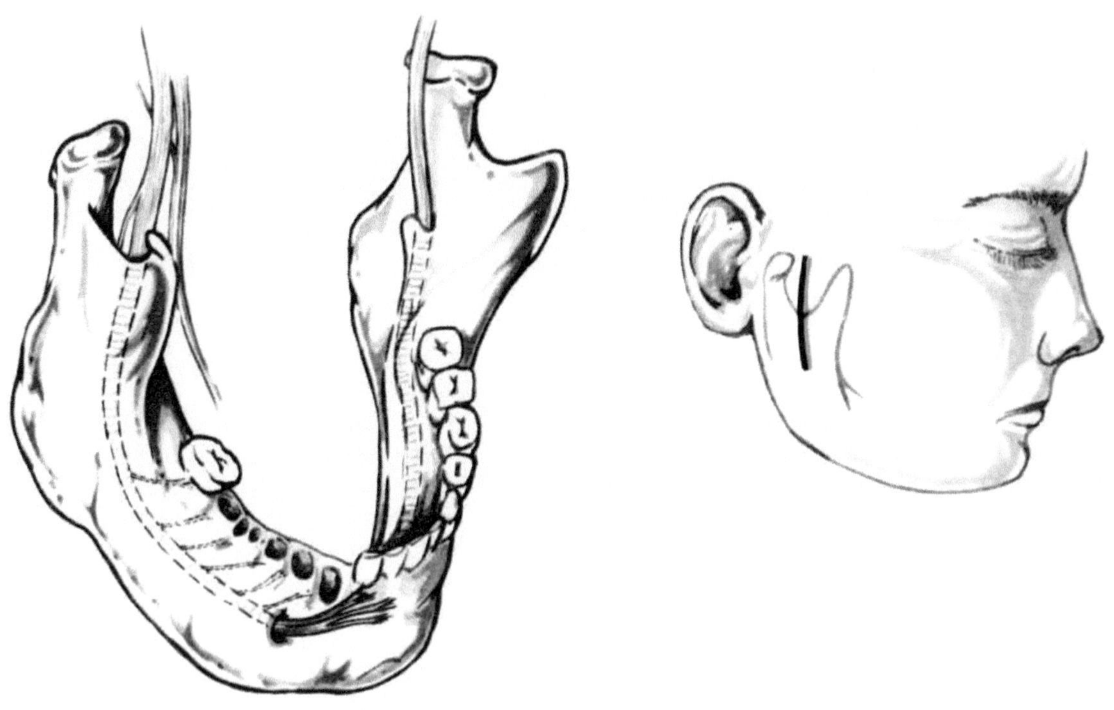

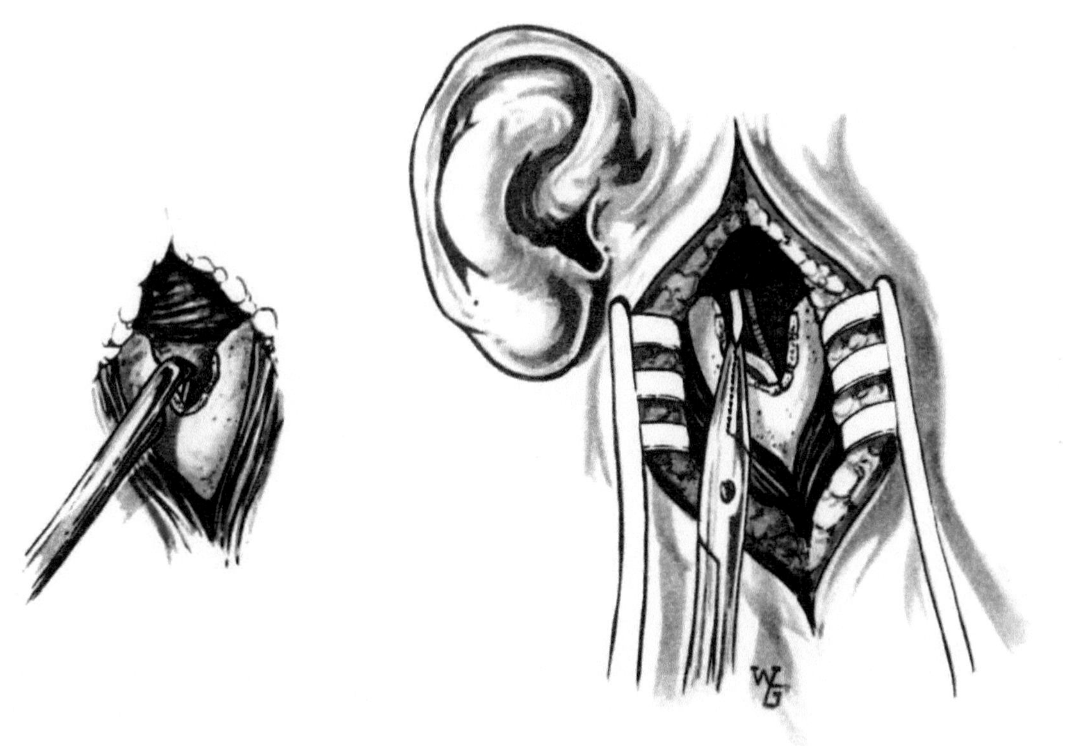

Intrakranielle anteganglionäre Trigeminotomie

Dieses Operationsverfahren steht in der Belastung des Patienten zwischen dem »typischen« retroganglionären Ganglioneingriff und der Exhairese in den weiter peripher gelegenen Astbereichen.

Das Operationsziel ist die Freilegung des 2. und 3. Trigemimusastes innerhalb des Schädels, aber außerhalb der Dura, also unmittelbar auf der Schädelbasis an den Knochenaustrittslöchern.

Der Hautschnitt und das Vorgehen im Muskel-Knochen-Bereich ähnelt dem retroganglionären Eingriff. Eine etwa 8 cm lange senkrechte Inzision wird über der Schläfenregion zwei Querfinger vor dem vorderen Ohransatz angelegt (*a*). Sie reicht bis auf den Jochbogen. Nach dem Einsetzen von Wundsperrern ist die Muskulatur ebenfalls längs zu inzidieren, wobei basal noch etwas tiefer als das Ende des Hautschnitts gegangen wird. Blutungen werden sofort koaguliert. Über dem Fazialisverlauf hat man sich Hautmarkierungen angebracht.

In die Schläfenschuppe wird ein Bohrloch gefräst und mit *Lüer*schen Hohlmeißelzangen auf 4 cm × 5 cm Größe osteoklastisch erweitert. Die basale Umschlagkante des Knochens wird knapp erreicht. Durch vorsichtiges Abdrängen des durabedeckten Temporalhirns legt man sich die anschließenden Strukturen der mittleren Schädelgrube frei. Als erstes pflegt das Foramen spinosum mit der dort eintretenden A. meningea media zu erscheinen. Man findet es am leichtesten durch das Verfolgen peripherer Meningeaäste zur Quelle hin. Der Meningeastamm muß häufiger unterbrochen werden. Die hierfür notwendige Blutstillung kann durch bipolare Koagulation, häufiger durch das Einstopfen kleinster Wattestückchen oder Metallstifte in das Foramen (*b*) erfolgen. Die Arterie wird dabei mit abgedrückt.

Nach sicherer Blutstillung kann weiter auf der Basis präpariert werden. Mit der Regel »vorn und medial« erreicht man den 3. Trigeminusast an seinem Austritt aus dem Foramen ovale (*c*). Er wird auf ein kleines stumpfes gebogenes Häkchen aufgeladen (*d*) und durchtrennt. Vorher kann man durch Elektrostimulation nach motorischen Effekten am Unterkiefer suchen. Jetzt ist genügend Platz, um nach dem 2. Trigeminusast zu fahnden; dessen Eintrittsstelle, das Foramen rotundum, befindet sich weiter vorn und noch weiter medial (*c*). Nach der Isolierung erfolgt ebenfalls die Durchtrennung auf einem daruntergeschobenen Häkchen.

Der 1. Trigeminusast sollte auf diesem Wege nicht freigelegt oder durchtrennt werden, da Augenmuskelnerven zu nahe an ihm verlaufen und die Gefahr der Mitverletzung erheblich ist.

Die Behandlung des durabedeckten Schläfenlappens hat unter allen Umständen äußerst schonend zu erfolgen. Anderenfalls können schwere psychische Ausfälle die Folge sein; Ausfälle, die keineswegs immer zurückgehen. Federnde selbsthaltende Spatel sind sehr zu empfehlen. Anästhesiologische Maßnahmen und die Altersatrophie des Hirns können sehr unterstützen.

Der anteganglionäre Eingriff ist ebenfalls nicht rezidivfrei. Muß eine retroganglionäre Trigeminotomie später angeschlossen werden, so wird man durch Verwachsungen und anatomische Verschiebungen beeinträchtigt. Die Indikation zum anteganglionären Vorgehen wird sich dementsprechend auf Kranke in schlechtem Allgemeinzustand, auf maligne Grundleiden sowie auf umschriebene symptomatische Neuralgien des 2. und 3. Astes beschränken.

Das Einlegen einer *Redon*-Drainage ist bei sehr entspannten Verhältnissen gelegentlich nötig. Die Naht von Muskulatur und Haut bietet keine Besonderheiten. Durchblutungsgestörte Muskelanteile unter zu stark gespannten Branchen des Wundsperrers werden vor der Naht exzidiert.

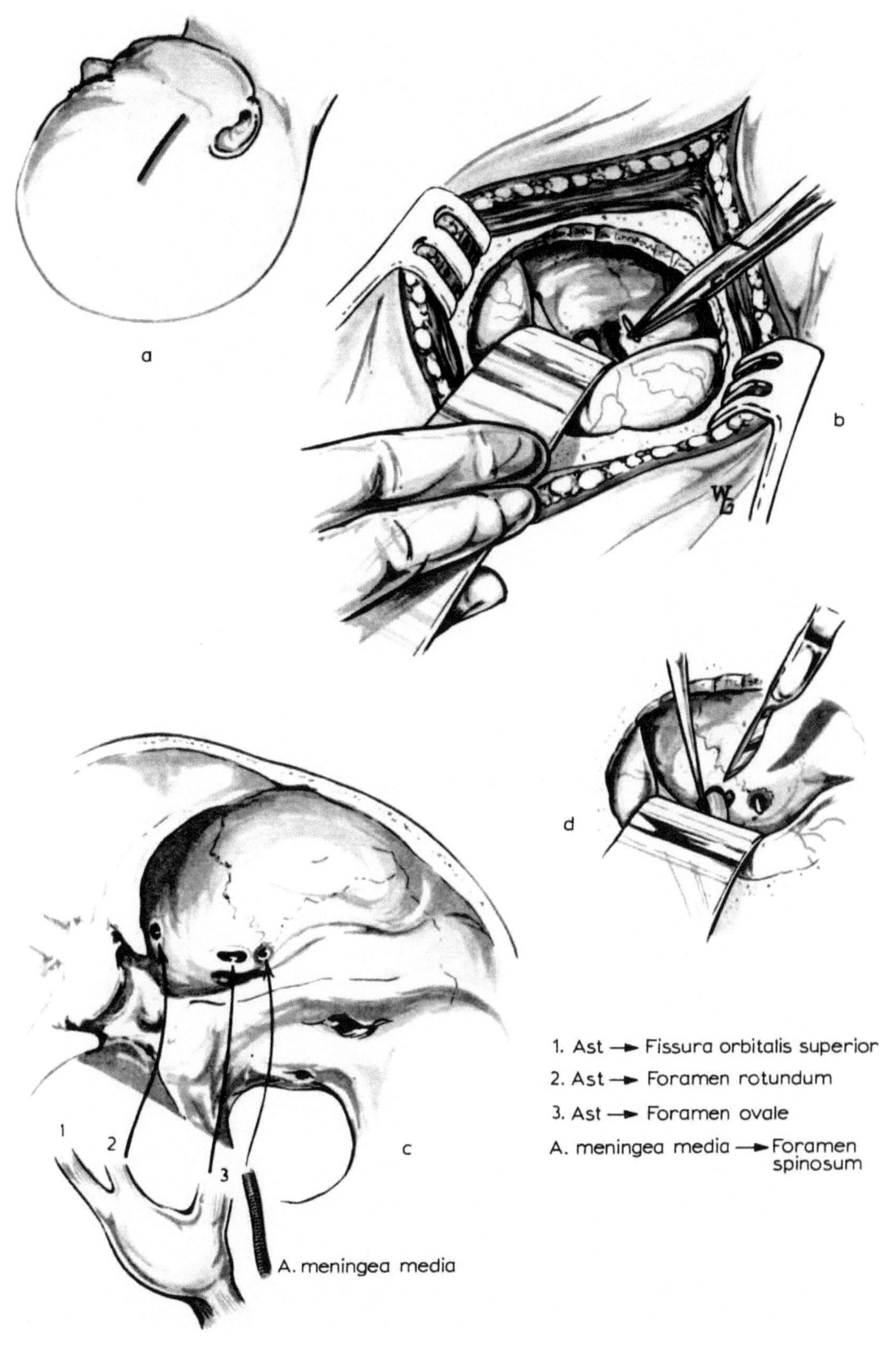
a
b
WG
d
1
2
3
c
A. meningea media
1. Ast → Fissura orbitalis superior
2. Ast → Foramen rotundum
3. Ast → Foramen ovale
A. meningea media → Foramen spinosum

Retroganglionäre Trigeminotomie

Unter den intrakraniellen Trigeminuseingriffen nimmt die retroganglionäre Gangliotomie auch heute noch den ersten Platz ein. Die Erfolgsquote und die Belastung des Kranken stehen in einem ausgewogenen Verhältnis; die Nebenerscheinungen und Komplikationen halten sich in Grenzen. Auf keinen Fall kann diese Operation jedoch unter die Begriffe »leicht« und »Routine« eingeordnet werden. Dagegen sprechen bereits die sehr engen Verbindungen des Ganglion semilunare mit anderen lebenswichtigen intrazerebralen Strukturen (Sinus cavernosus, Sinus petrosus, Karotis, Augenmuskelnerven, Optikus usw.). Die anatomischen Kenntnisse müssen groß sein. In Abbildung *a* und Tafel 45 sind sie zusammengefaßt.

Die Freilegung beginnt mit einem senkrechten Hautschnitt zwei Querfinger vor dem vorderen Ohransatz. Der Schnitt endet distal auf dem Jochbogen und oben in der Ebene des Orbitaoberrandes. Auch die Muskulatur wird in Längsrichtung getrennt, etwaige Blutungen werden gestillt, und ein Wundsperrer wird eingesetzt. Rund um ein Bohrloch nimmt man den Knochen in 4–5 cm Ausdehnung osteoklastisch fort, wobei der unterste Punkt der Trepanationsöffnung den Knochenumschlag erreichen sollte. Mit einem weichen und genügend breiten Spatel läßt sich der durabedeckte Temporallappen allmählich und vorsichtig abdrängen. Dabei kann der erste angestrebte anatomische Fixpunkt entweder die durch das Foramen spinosum eintretende A. meningea media oder aber der 2. Trigeminusast sein. Wir bevorzugen das Vorgehen auf den 2. Ast. Nach dem Darstellen dieser Strukturen pflegt sich die *Meckel*sche Duraduplikatur, in der das Ganglion semilunare liegt, von der den Schläfenlappen bedeckenden Dura durch eine Einschnürung abzugrenzen. Es kann nun eine Längsinzision dieser Tasche erfolgen, die am günstigsten eine Linie in der Verlängerung des 2. Astes einhält. Auf diese Weise sind die beiden benachbarten Sinus einigermaßen sicher zu vermeiden. Sobald die Fasern des Ganglions zu Gesicht kommen, kann mit einem feinen stumpfen Häkchen die Seperation erfolgen (*b*). Das operative Ziel ist die Durchtrennung der sensiblen bei Schonung der motorischen Wurzeln. Die Anwendung der optischen Vergrößerung erleichtert die Unterscheidung sensibler von motorischen Anteilen. Sie gestattet auch eine sichere Erhaltung des für die Hornhautsensibilität wichtigen medialen Teils des Ganglions.

Die Durchtrennung der einzelnen Fasern erfolgt entweder mit einem feinen Messer (*c*) oder mit bipolarer Koagulation.

Beim Wundverschluß ist zunächst zu prüfen, ob der entstandene epidurale Hohlraum durch Hochnähte verkleinert oder aber drainiert werden muß. Die Muskulatur ist auf nekrotische Anteile unter den Branchen der Spreizer zu untersuchen, sie werden exzidiert. Subkutan- und Hautnähte beinhalten keine Besonderheiten.

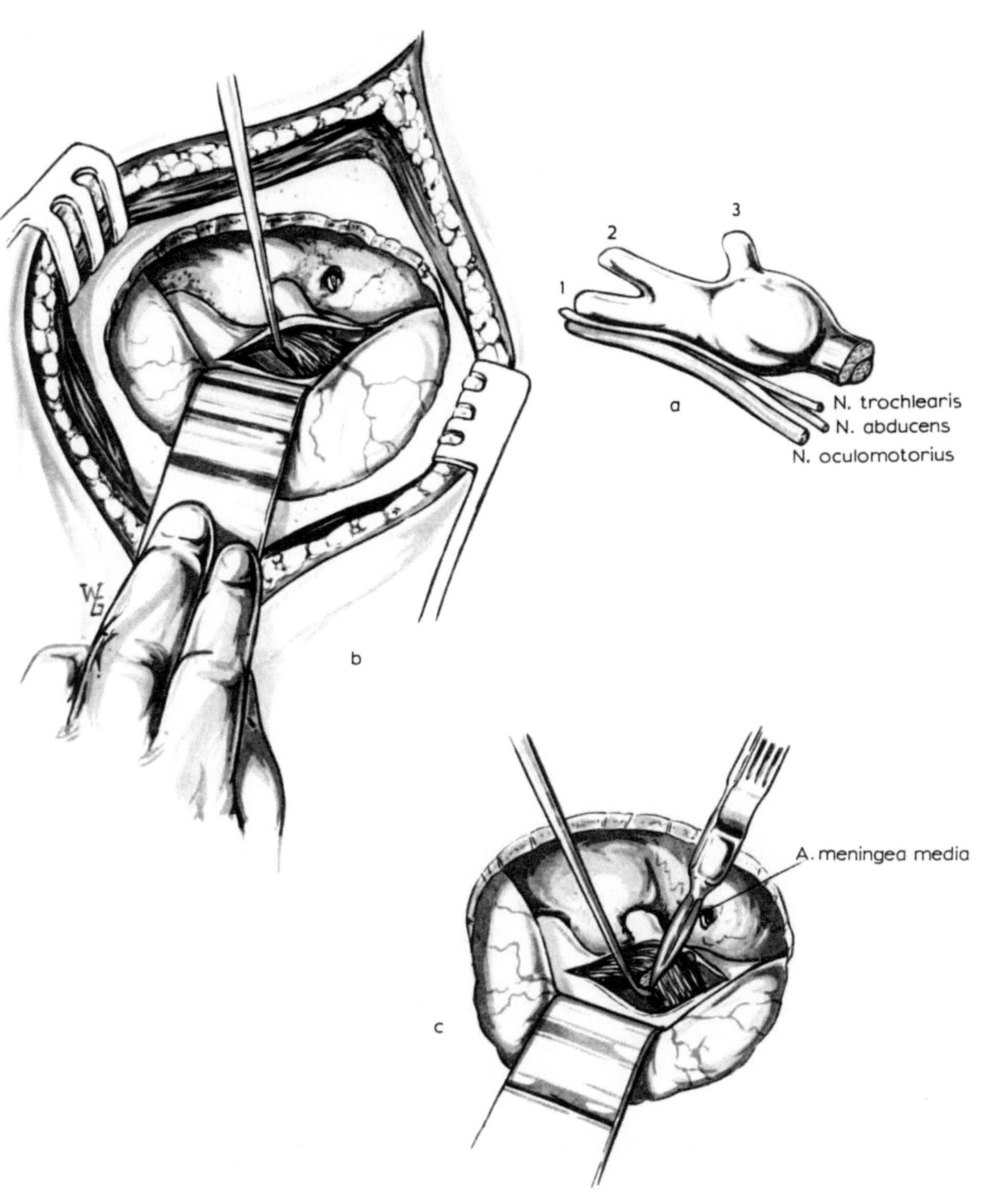

1
2
3
a
N. trochlearis
N. abducens
N. oculomotorius
b
A. meningea media
c

Modifikationen der retroganglionären Trigeminotomie

Ausgeprägte Verwachsungen der Dura mit der Schädelbasis durch vorangegangene perkutane Eingriffe am Ganglion oder aber sehr zerreißliche Duraverhältnisse über dem Ganglion zwingen zu einer Modifikation: Das typischerweise extradurale Vorgehen wird primär in einem intraduralen Eingriff umgewandelt. Das operative Ziel ist die transdurale Freilegung des Ganglions, wobei die Dura zweifach durchquert wird. Am Ganglion selbst erfolgt die retroganglionäre Durchtrennung in üblicher Weise. Der Hautschnitt und die Spaltung der Muskulatur geht in gleicher Weise wie bei der auf S. 364 geschilderten retroganglionären »typischen« Trigeminotomie vor sich. Die osteoklastische Eröffnung des Knochens der Temporalregion erfolgt in gering größerem Ausmaß. Danach wird die Dura bogenförmig mit Stielung zum Sinus eröffnet. Der gebildete Duralappen bleibt als natürlichster Schutz auf dem freigelegten Schläfenlappen liegen *(oben)*, die unteren Duraränder erhalten Hochnähte.

Mit weichen und breiten Hirnspateln wird der Temporallappen angehoben und nach median verdrängt. Eine Hirnatrophie erleichtert das Vorgehen, ebenso die Osmoonkotherapie des Anästhesisten.

Das weitere Vorgehen richtet sich nach der Tatsache, daß das in seiner *Meckel*schen Duratasche liegende Trigeminusganglion einen anderen Tastwiderstand als die knöcherne Basis abgibt. Dementsprechend wird zunächst mit einer breiten Pinzette *(oben)* und danach mit einer Kanüle *(Mitte)* dieser weichere Bezirk lokalisiert. Ist dies mit genügender Sicherheit geschehen, so kann sich die Längsinzision der Dura anschließen *(unten)*. Sie erfolgt in kleinen Schritten, um Verletzungen der Sinus zu vermeiden. Ist die Lage des Ganglions optisch klar, so werden quere Inzisionen auf den Längsschnitt aufgesetzt. Hier ist vor allem beim medianen Einschneiden auf den benachbarten Sinus cavernosus zu achten. Das Ganglion ist jetzt gut zu übersehen und kann in der auf S. 364 geschilderten Technik in seinen sensiblen Fasern durchtrennt werden. Die motorische Wurzel wird ebenso wie der Anteil für die Hornhautsensibilität geschont. Infolge der guten Übersicht pflegt dies keine besonderen Schwierigkeiten zu machen.

Unter den intraoperativen Komplikationen stehen Gefäß- und Nervenverletzungen an vorderer Stelle. Zusammen mit dem 3. Trigeminusast zieht der N. petrosus major über die mittlere Schädelbasis. Seine Schädigung führt zur Fazialisparese. Weder durch Spatelzug noch durch zu weit laterales Inzidieren ohne Unterlage darf er gefährdet werden. Dies ist einer der wesentlichen Gründe für das Anheben und Isolieren der einzelnen Ganglionfasern vor ihrer Durchtrennung. Die sich auf den ersten Blick anbietende Inzision des Ganglions auf der knöchernen Unterlage des Schädels ist auf keinen Fall vorzunehmen. Die unachtsame und zu weite Inzision der das Ganglion bedeckenden Dura nach hinten bringt den Sinus petrosus superior in Gefahr. Der Verschluß nach seiner Verletzung kann erhebliche Schwierigkeiten bereiten. Man benutzt hierfür Klipps und in geringerem Maße die bipolare Koagulation. Mitunter muß aber zunächst über längere Zeit komprimiert werden. Die versehentliche Inzision des Sinus cavernosus, der sich medial an den Ganglionbezirk anschließt, versucht man durch das Anpressen von Gelatineschwamm und darübergezogene und vernähte Dura zu verschließen.

Die sehr seltene Verletzung der A. carotis interna, die ja nur durch eine schmale Knochenlamelle vom Gangliongebiet getrennt ist, geschieht eher durch das Ausreißen kleiner Nebenäste als durch das direkte Einschneiden mit dem Messer. Die Stillung der Blutung wird mit lokalen Kompressionen versucht, wobei notfalls Wattestückchen endgültig belassen werden. Die Prognose quoad vitam ist bei den meist älteren Patienten schlecht.

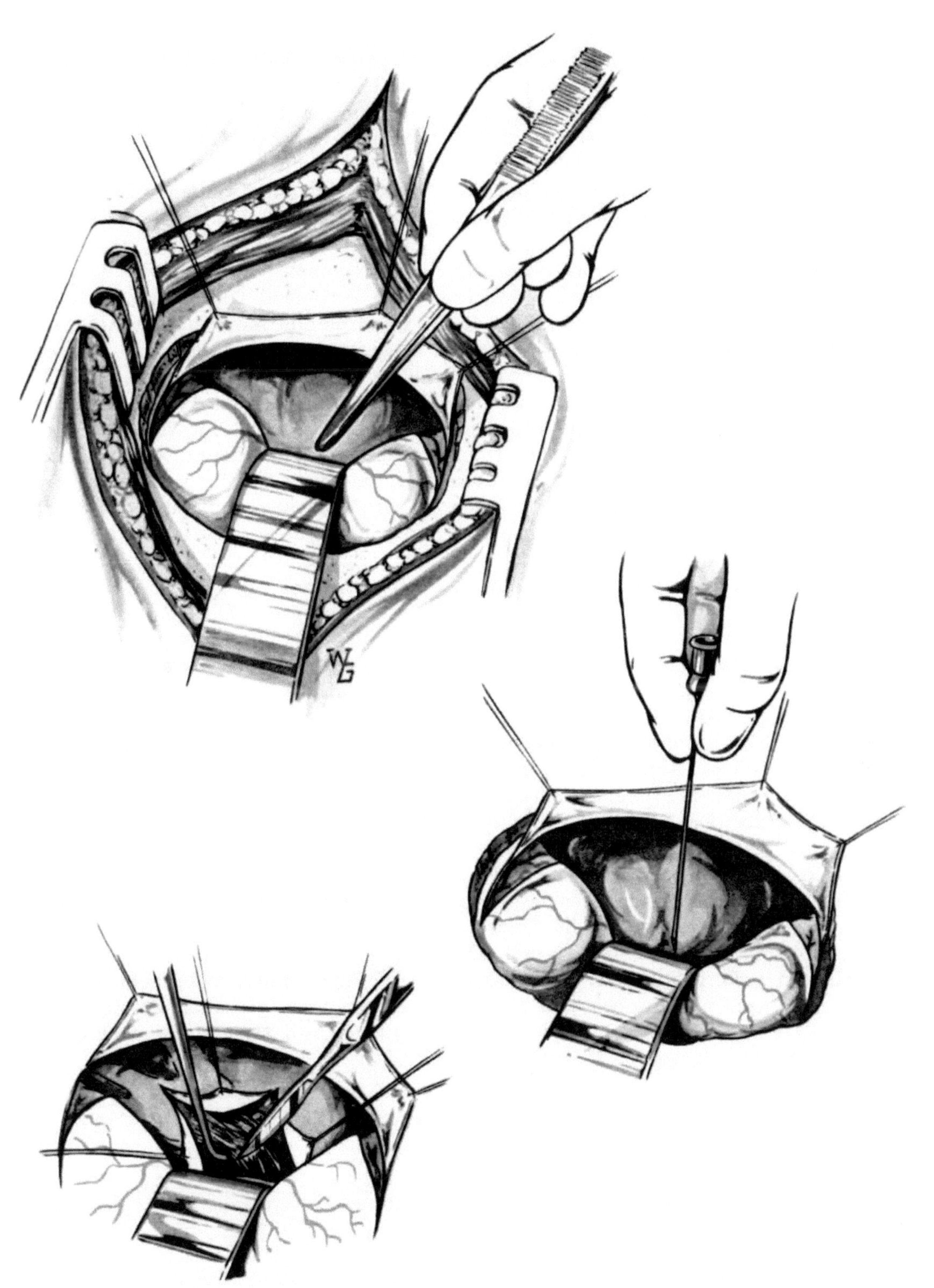

Parapontine Rhizotomie der Trigeminuswurzel

Das Verfahren wurde vor 50 Jahren ausgearbeitet und operativ erprobt *(Dandy)*. Seit einigen Jahren wird es in Verbindung mit der Mikrotechnik wieder in stärkerem Maße eingesetzt. Theoretische Grundlage ist die Annahme einer funktionellen und anatomischen Dreiteilung der Trigeminuswurzel in diesem Gebiet, wobei den akzessorischen Fasern die Berührungsempfindungsleitung zukomme. Dementsprechend sind motorische Wurzel und die oberen Anteile der sensiblen Wurzel zu schonen. Die mikrochirurgischen Untersuchungen sprechen eher dafür, daß die akzessorischen Fasern beiden Hauptanteilen angehören können und zwischen ihnen Anastomosen herstellen. Letztere werden als Ursache eventueller Rezidive betrachtet. Die derzeitigen anatomischen Untersuchungen sprechen von einer nur 50 %ig sicheren anatomischen Gliederung. Daher richtet man sich nach der durch klinische Ergebnisse untermauerten Regel, die rostralen Trigeminuswurzelbezirke unangetastet zu lassen; dies bezieht den motorischen Teil mit ein.

Das operative Ziel besteht in der Freilegung des Kleinhirnbrückenwinkels, der Isolierung der sensiblen Trigeminuswurzel und ihrer partiellen Durchtrennung. Das operative Vorgehen entspricht daher weitgehend der Freilegung des Kleinhirnbrückenwinkels beim Akustikusneurinom (S.264). Der retroaurikuläre Hautschnitt hat einen Zwei-Finger-Abstand vom hinteren Ohransatz und reicht bis 2 cm unterhalb der hinteren Schädelgrube. Die Muskulatur wird nach Inzision vom Knochen abgeschoben, bis Mastoid und anschließende Bezirke freiliegen. Bohrlöcher bilden den Anfang der osteoklastischen Trepanation, die vorn und oben die Sinus erreicht und 4 cm x 5 cm Durchmesser hat. Die Dura wird im K-Form inzidiert; die schrägen Balken zeigen nach hinten-oben und hinten-unten. Die Durazipfel werden hochgenäht, das Kleinhirn nach medial-hinten abgedrängt. Danach sind die Hirnnerven der hinteren Schädelgrube überschaubar (*b*). Besonders Akustikus und Fazialis fallen ins Auge. Über der kaudalen Hirnnervengruppe findet sich häufig ein arachnoidales Segel, desgleichen zwischen der spitzwinkligen Seite der Hirnnerven VII und VIII sowie der Pyramide. Diese Segel werden aufgetrennt, nicht jedoch zerrissen (Gefahr der Nervenzerrung). Oberhalb von Akustikus und Fazialis läßt sich dann der Trigeminus einstellen (*c*), und zwar in mehreren Portionen. Unter dem Operationsmikroskop ist die Differenzierung der motorischen Wurzel ausreichend sicher möglich. Um genügenden Platz für die anschließende partielle Durchtrennung zu gewinnen, wird die in der Mehrzahl der Freilegungen kreuzende V. petrosa bipolar koaguliert und durchtrennt. Kreuzt sie das Operationsfeld nicht, so wird sie erhalten, da sie nicht unbeträchtliche Anteile des oberen Kleinhirns drainiert. Man kann sie auch mit einem Klipp an die Trigeminuswurzel anheften (*c*). Die Fasern der sensiblen Wurzel lassen sich anschließend in ihren äußeren zwei Dritteln inzidieren, wobei ein stumpfes schlankes gebogenes Häkchen untergelegt wird. Je nach der lokalen Gefäßversorgung sind kleinste Koagulationen oder Watteauflagen mit H_2O_2 und Thrombin angezeigt. Die abschließende Duranaht wird dicht und spannungsfrei angelegt.

Viele Autoren haben die primäre Begründung *Dandys*, daß ein weiterer Vorteil dieses Zugangs der Nachweis oder Ausschluß eines die Wurzel irritierenden Prozesses ist, bestätigen können. Neben kleinen Tumoren kommen Adhäsionen, Narben, atypisch verlaufende und verkalkte Gefäße sowie zystische Prozesse infrage.

Weichteil- und Wundverschluß ergeben keine Besonderheiten gegenüber der auf S.266 geschilderten Akustikusneurinomoperation.

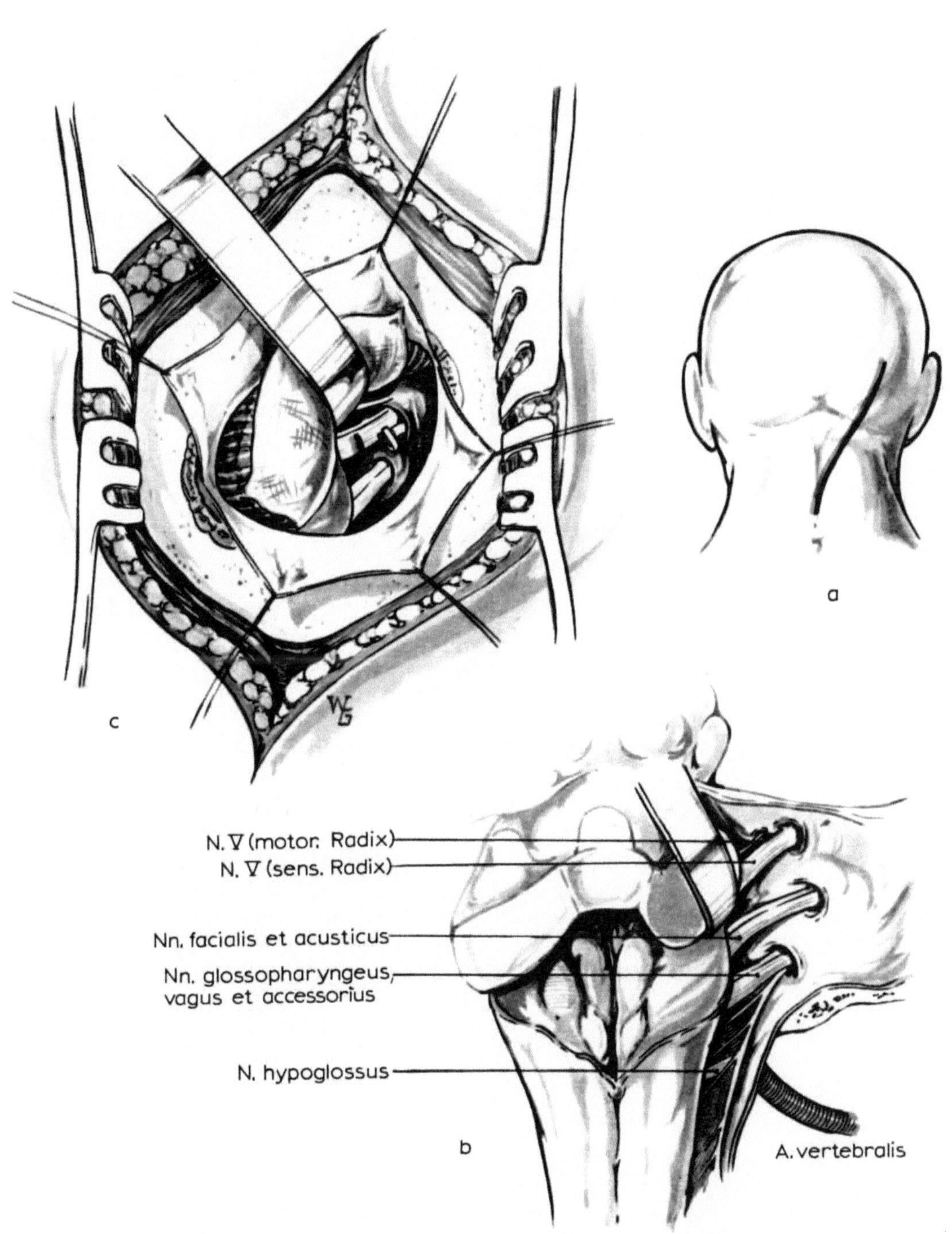

a
c
N. V (motor. Radix)
N. V (sens. Radix)
Nn. facialis et acusticus
Nn. glossopharyngeus, vagus et accessorius
N. hypoglossus
b
A. vertebralis

Medulläre Traktotomie des Trigeminus

Das von *Sjöqvist* 1938 angegebene Verfahren hat eine begrenzte, aber sehr überzeugte Anhängerschaft gewonnen. Zusammen mit der Mikrotechnik dürfte sich diese erweitern. In der Theorie geht die Methode davon aus, daß der Tractus n. trigemini eine anatomische Aufteilung zwischen Berührungsleitung und Temperatur-Schmerzempfindungs-Leitung aufweist. Außerdem besteht eine somatotopische Differenzierung, wonach die Vertretung des 1. Trigeminusastes am weitesten lateral liegt. Es schließen sich die Anteile für den 2. und 3. Ast an, die wiederum von den Fasern für Temperatur und Schmerz der Hirnnerven VII, IX und X gefolgt sind. Diese beiden Tatsachen bedeuten eine Steuerbarkeit der Ausschaltung von Körperregionen und spezifiziert auf den Schmerz. Dies ist auch das operative Ziel.

Die Lagerung des Patienten kann in sitzender Position oder in Bauchlage erfolgen. Es wird nach den Prinzipien der jeweiligen Klinik für Eingriffe im Kleinhirnraum vorgegangen. Hierzu wurde auf S. 60 näher eingegangen. Die Mehrzahl der Operateure operiert in Vollnarkose, andere bevorzugen die örtliche Betäubung, um intra operationem eine genaue Eingrenzung des auszuschaltenden Areals entsprechend den Angaben des Patienten vornehmen zu können. Man kann durch moderne Narkoseverfahren (Neuroleptanalgesie, Ketamine) beider Vorteile miteinander verbinden. Während der Stimulation kann dann der Patient ausreichend munter sein.

Der Hautschnitt verläuft über der Mitte der hinteren Schädelgrube oder dicht daneben. Er reicht bis in Höhe des 3. Halswirbeldornfortsatzes. Die Muskulatur wird in der Mittellinie gespalten, und auftretende Blutungen werden durch Koagulation oder Ligatur gestillt. Über der hinteren Schädelgrube ist nach dem Anlegen von 1–2 Bohrlöchern eine 3–4 cm große osteoklastische Trepanation anzulegen, die nach unten den Hinterrand des großen Hinterhauptlochs und den Atlasbogen miterfaßt. Die Dura wird bogen- oder kreuzförmig eröffnet, und zwar soweit, daß die Kleinhirntonsillen angehoben werden können.

Die anatomischen Zielpunkte sind der Obex, die nach oben–außen ziehenden Wurzeln des N. accessorius und die beiden obersten Zervikalwurzeln. Der Tractus n. trigemini verläuft lateral (*b*). Benachbarte Gefäße sind die Schleife der A. cerebelli posterior inferior (PICA) und die nach lateral ziehende medulläre Vene. Zwischen beiden ist ein gefäßarmer Bezirk, der etwa 4 bis 5 mm unterhalb der Obexebene und 14–15 mm oberhalb des 1. Filaments der 2. sensiblen Zervikalwurzel liegt. Hier erfolgt mit einem feinen Messerchen oder mit der herausgebrochenen Ecke einer Rasierklinge die 2–3 mm breite und 3–4 mm tiefe Inzision des Traktus.

Die engen anatomischen Beziehungen und die Feinheit der notwendigen Inzision lassen die Benutzung der optischen Vergrößerung und des Mikroinstrumentariums von großem Vorteil erscheinen.

Die Naht der Dura ist praktisch immer ohne Schwierigkeiten und ohne Spannung möglich. Der Verschluß von Muskulatur und Haut in den entsprechenden Schichten beschließt den Eingriff.

Die Traktotomie des Trigeminus kann auch perkutan ausgeführt werden. Hierfür muß aber eine spezielle stereotaktische Einrichtung vorhanden sein. Darauf wird auf S. 534 eingegangen.

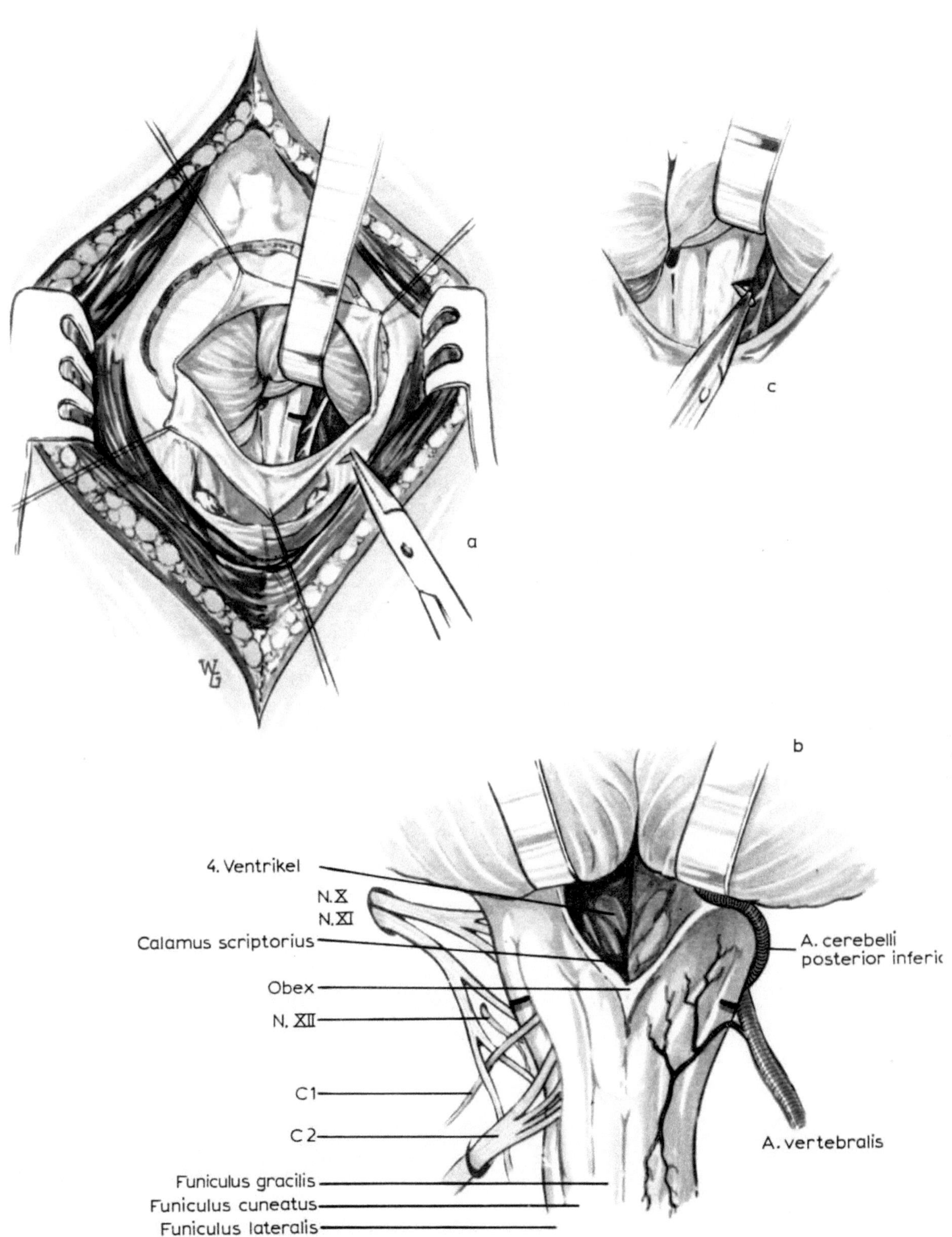

a
c
b
4. Ventrikel
N. X
N. XI
Calamus scriptorius
Obex
N. XII
C1
C2
Funiculus gracilis
Funiculus cuneatus
Funiculus lateralis
A. cerebelli posterior inferi
A. vertebralis

Operation der Nervus intermedius-Neuralgie

Der Ausschaltung des tiefen Ohrschmerzes dient die isolierte Durchtrennung des sensiblen Fazialisteils, des sogenannten XIII. Hirnnerven (N. intermedius, *Wrisbergscher* Nerv). Aus dieser anatomischen Kombination ergibt sich die wesentliche operative Schwierigkeit, nämlich die Differenzierung von den motorischen Fasern. Daraus erklärt sich auch die Empfehlung der Anwendung der optischen Vergrößerung. Das operative Ziel ist die Darstellung des Porus acusticus internus nach Art der Akustikusneurinomoperation und die isolierte Intermediusdurchtrennung (*a*).

Die Lagerung des Patienten erfolgt in sitzender Position; der Kopf wird zur gleichen Seite gedreht und zur Brust geneigt. Eine scharfe Befestigung im Kopfhalter ist empfehlenswert.

Der Hautschnitt liegt leicht bogenförmig in einer dem Ohransatz parallelen Linie 1–1,5 cm hinter dem Mastoid. Die Muskulatur wird in Faserrichtung durchtrennt und etwas von ihren Ansätzen abgeschoben, bis ein 5 cm × 5 cm großer retroaurikulärer Knochenbezirk freiliegt. Nach dem Anlegen von ein bis zwei Bohrlöchern erfolgt eine osteoklastische Trepanation auf 4 cm × 4 cm Größe. Sinus transversus und Sinus sigmoideus sind die Begrenzungen, die eben sichtbar gemacht werden. Eröffnete Mastoidzellen werden sofort mit Wachs verschlossen, das Abreißen von mastoidalen Emissarienvenen wird durch präliminare Koagulation verhindert. Die Dura wird K-förmig eröffnet, wobei die schrägen Balken nach den Sinuswinkeln ziehen. Danach läßt sich das Kleinhirn mit einem breiten Spatel anheben, so daß ein Einblick in den Kleinhirnbrückenwinkel entsteht. Einige Arachnoideamaschen und Zisternenwände sind dabei zu eröffnen. Es wird auf das Operationsmikroskop übergegangen. Nach der Identifizierung von Akustikus und Fazialis sind die umgebenden Maschen mit aller Vorsicht abzupräparieren, um jeglichen Zug am Nerven zu verhindern. Durch feine stumpfe Häkchen sind zunächst Akustikus und Fazialis voneinander zu separieren (*b*). Danach wird nach dem N. intermedius gesucht. Er besteht im allgemeinen nur aus einigen feinen Ästen, die aber deutlich von der motorischen Hauptmasse des N. facialis abgegrenzt sind. Teils liegen sie dem Fazialis unten an, teils findet man sie im Zwischenraum zum Akustikus. Mitunter ist eine engere Verbindung mit dem N. vestibularis vorhanden. Nachdem man sorgfältig alle begleitenden Gefäße abgeschoben hat, kann nach bipolarer Koagulation die Durchtrennung mit der Mikroschere erfolgen (*c*). Der Verschluß von Dura und Weichteilen bereitet keine besonderen Probleme. Mitunter ist eine *Redon*-Drainage indiziert.

Eine spezielle Maßnahme wird empfohlen, wenn es sich zeigt, daß Nerven im Kleinhirnbrückenwinkel durch benachbarte Gefäße (zum Beispiel A. vertebralis, A. cerebellaris posterior inferior) gedrückt werden. Neben dem Intermedius betrifft dies auch den gesamten Fazialis und auch den Glossopharyngeus. Hier kann die Zwischenlagerung eines Puffermaterials (zum Beispiel Muskel, Ivalon, nicht aber resorbierbare Materialien) angezeigt sein.

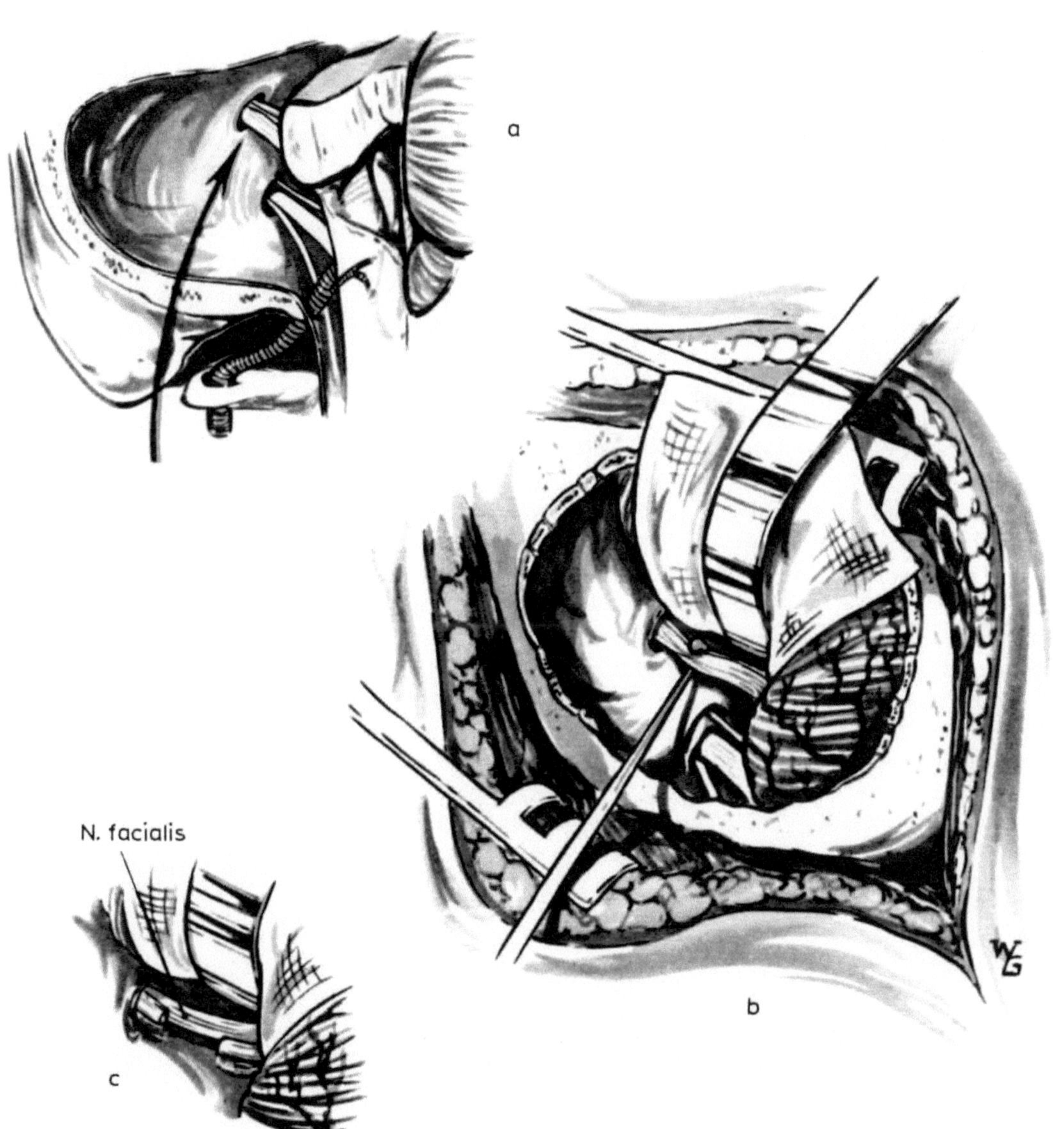
a
N. facialis
b
c

Durchtrennung des Muskelastes des Nervus accessorius beim Torticollis spasmodicus

Die Durchtrennung des Muskelastes des N. accessorius ist als alleinige oder als Kombinationsmaßnahme in der Behandlung des spastischen Schiefhalses nicht ohne Wert. Mit ihr soll die Nervenversorgung des M. sternocleidomastoideus unterbrochen werden.

Wenn man den anatomischen Verlauf des N. accessorius *(Mitte)* verfolgt und den weitaus häufigsten Abgangspunkt des Astes für den M. sternocleidomastoideus aufsucht, so ergibt sich zwangslos seine Freilegung hinter dem Kopfnicker. Hierzu wird der Hautschnitt in Längsrichtung am vorderen Rand des Sternocleidomastoideus oberhalb seiner Mitte geführt *(oben)*. Nach stumpfer Durchtrennung des Platysmas kann die Vorderkante des Kopfnickers dargestellt werden. Kreuzende Gefäße lassen sich meist durch bipolare Koagulationen verschließen, seltener sind Ligaturen nötig.

Nach dem Lösen der lockeren Verbindungen zwischen Muskelrand und Umgebung kann der Kopfnicker nach außen um seine Achse gedreht werden *(unten)*. Dabei kommt man zielgerichtet auf die ihn versorgenden Muskeläste, die aus dem Akzessorius entspringen. Bevor sie einzeln durchtrennt werden, sollte die Herkunft aus dem N. accessorius durch Präparation in Richtung Nervenstamm gesichert werden.

Da der Torticollis spasmodicus in seiner typischen Ausprägung ein Bestandteil der Torsionsdystonie ist, sich also oft auf weitere Muskeln des Schultergürtels erstreckt, ist präoperativ zu klären, ob nicht nur die Muskeläste für den Kopfnicker, sondern der komplette N. accessorius durchtrennt werden sollen. Dies läßt sich von dem geschilderten Zugang ohne Mühe durchführen.

Die benachbarten anatomischen Strukturen, die zu schonen sind, bestehen vor allem im absteigenden Ast des Hypoglossus, der Karotis und der V. jugularis.

Den gleichen Zielpunkt, den Muskelast des N. accessorius, versucht man mit lokalen Injektionen zu erreichen. Hierbei wird ein Lokalanästhetikum mit destruierenden Substanzen (Äthylalkohol, Chinin) kombiniert; da es aber nur als Zufall gelten kann, daß der oder die Muskeläste außerhalb des Kopfnickers getroffen werden, benutzt man die quere Aufquellung des Muskels mit diesen Lösungen. Am geläufigsten ist das Anlegen einer ganzen Reihe von Depots, die nebeneinander den Muskelquerschnitt durchsetzen und dadurch die Nervenfasern innerhalb des Muskels destruieren. Man benötigt für eine wirkungsvolle Ausführung dieser Injektionsbehandlung mehrere Monate. Erst die echte quere Narbe kann einen ausreichenden Erfolg herbeiführen, immer vorausgesetzt, daß der lokale Eingriff überhaupt das komplexe Krankheitsbild beeinflussen kann.

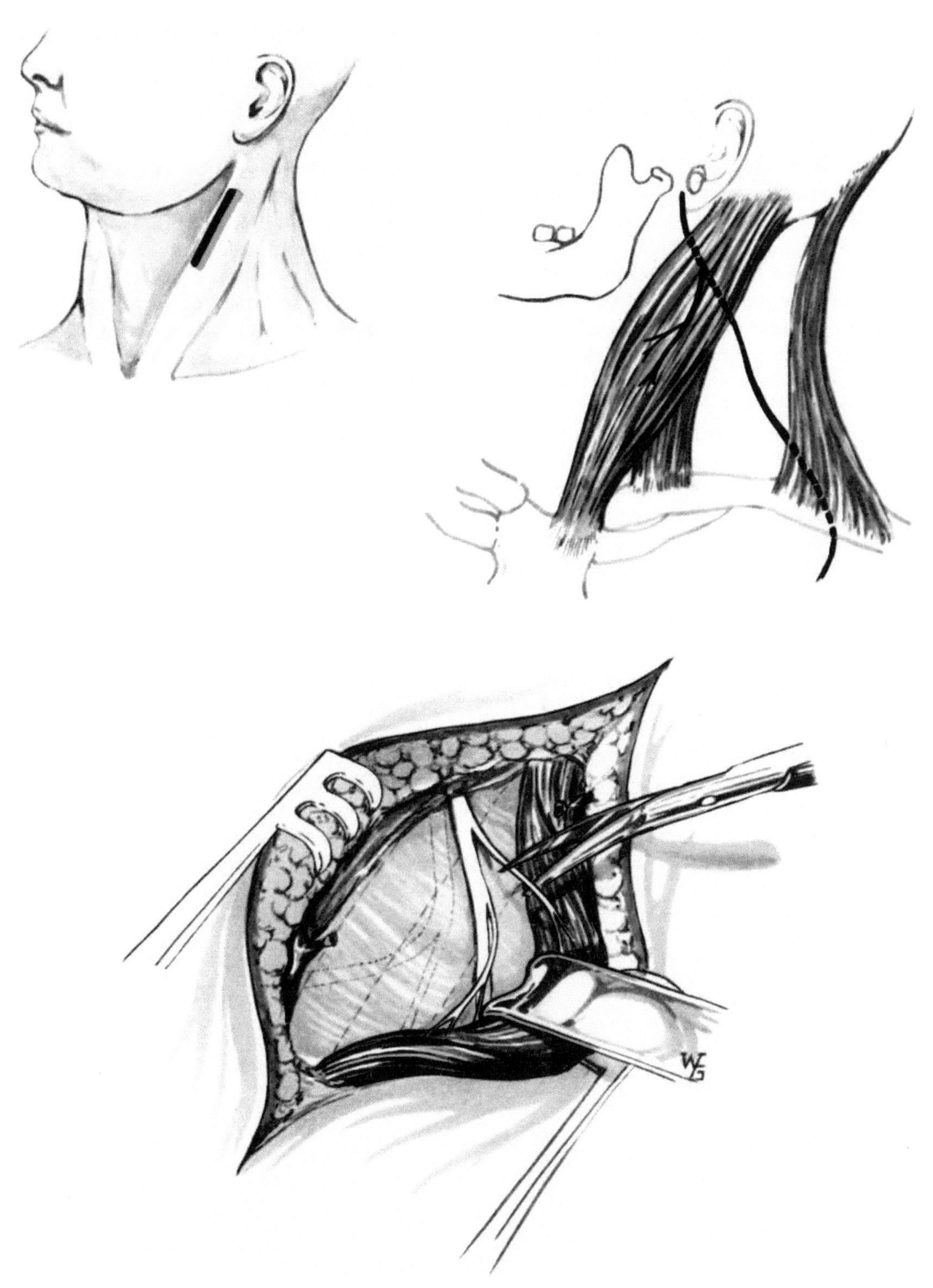

Wurzeldurchtrennung im Halsmarkbereich beim Torticollis spasmodicus

Dieses auf Untersuchungen von *Foerster* und *Dandy* zurückgehende Operationsverfahren ist belastend und liegt daher mit seiner Indikationsstellung nach den lokalen und den stereotaktischen Eingriffen gegen den spastischen Schiefhals. Sein Ziel ist die Denervation der betroffenen Muskelpartien des Halses und des Schultergürtels durch Unterbrechung der zugehörigen zervikalen Wurzeln sowie der Akzessoriuswurzeln. Hierzu bedarf es der Laminektomie und Rükkenmarkfreilegung. Der Patient wird in sitzende Position mit nach vorn gebeugtem Kopf gebracht, um eine gute Zugänglichkeit des kraniozervikalen Übergangs zu erreichen. Der Hautschnitt (*a*) erstreckt sich von der Protuberantia occipitalis externa bis in Höhe des 4. Halswirbeldornfortsatzes. Er kann median oder etwas bogenförmig geführt werden, je nach der Stärke der bedeckenden Muskulatur. Die Muskelansätze werden nach Inzision der Faszie nach lateral abgeschoben, bis ein Wundsperrer beiderseits eingesetzt werden kann. Es schließt sich die Abtragung der Dornfortsätze der Halswirbel 1–3 an. Danach erfolgt die typische und beiderseits ausreichende Eröffnung des Spinalkanals. Die hintere Umrandung des Foramen occipitale magnum wird auf einer Breite von reichlich 10 mm abgetragen, so daß untere Medulla und oberes Halsmark gut einsehbar sind. Anschließend kann die Dura in der Mittellinie längs inzidiert werden; atypische Sinusverläufe im Kleinhirnbereich sind zu beachten. Die Arachnoidea wird vorsichtig aufgetrennt. Die Wurzeln des N. accessorius bestimmt man nach Form und Abgang unterhalb der Schlinge der A. vertebralis (*d*). Begleitende Gefäße werden unter dem Mikroskop abgeschoben oder (seltener) bipolar oder mit Klipp versorgt. Danach können die Akzessoriuswurzeln beiderseits durchtrennt werden.

Die Identifizierung der 1. Zervikalwurzel richtet sich am besten nach dem (oft vergrößerten) Zackenband, das die A. vertebralis eben mit abdeckt (*d*). Auch sind Begleitgefäße abzuschieben oder zu versorgen, bevor die Wurzeln durchtrennt werden. Es handelt sich um die hinteren Zervikalwurzeln 1–3 beiderseits (*b*). Die 4. Hinterwurzeln kann auf der Seite der stärkeren Symptomatik ebenfalls durchtrennt werden. Doppelseitig sollte in dieser Höhe wegen der Beeinträchtigung der Zwerchfellfunktion nicht vorgegangen werden.

Über die Notwendigkeit der anschließenden Durchtrennung der Vorderwurzeln besteht unter den Autoren keine Einigkeit. In den letzten Jahren werden auf die Hinterwurzeln beschränkte Eingriffe bevorzugt. Entschließt man sich zur Vorderwurzeldurchtrennung, so werden die beteiligten Ligamenta denticulata mit feinen Instrumenten am Duraansatz durchtrennt und hochgezogen. Damit bekommt man genügend Platz für die Wurzeldurchtrennung (*c*), die wiederum auf einem feinen untergelegten Häkchen und nach Separierung begleitender Gefäße erfolgt.

Nach dem Verschluß der Dura erfolgt die übliche Naht der Muskulatur und der Haut in mehreren Schichten, um der Bildung einer Liquorfistel weitestgehend vorzubeugen.

Die postoperative Ruhigstellung kann eine mit Watte ausgestopfte Trikotschlauchbinde benutzen; die Verwendung einer verstellbaren Kunststoffkrawatte mit Klettenverschluß ist jedoch vorzuziehen.

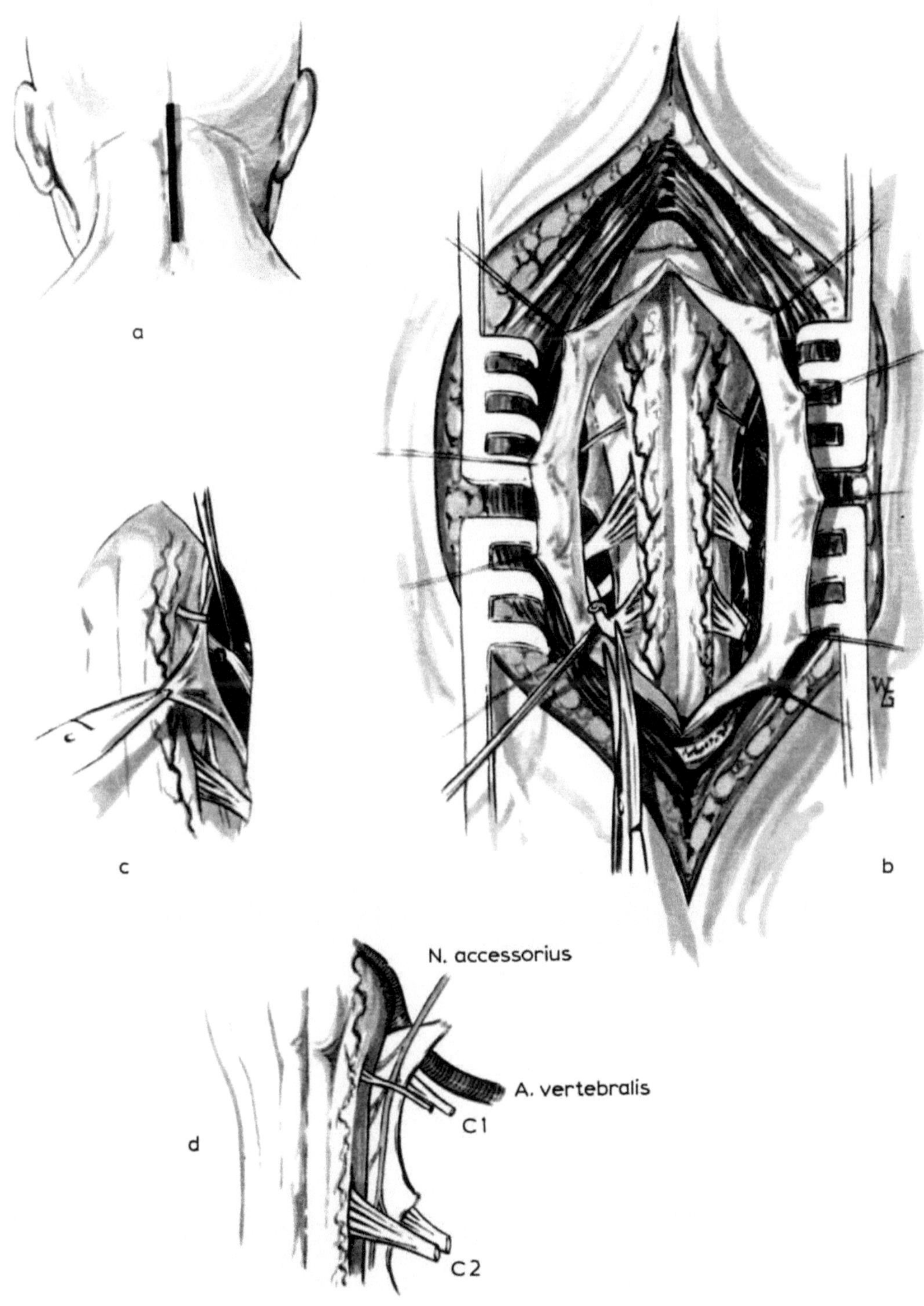
a
c
b
WG
N. accessorius
A. vertebralis
C1
C2
d

Muskelplastiken bei posttraumatischer und postoperativer Fazialisparese

Sind lokale Wiederherstellungsoperationen des Fazialis oder Nervenanastomosen mit dem Hypoglossus oder Akzessorius nicht möglich, oder waren sie ohne Erfolg, so treten die Muskelplastiken in Aktion.

Ihr operatives Ziel ist die Wiederherstellung einer gewissen Spannung der gelähmten Anteile der Gesichtsmuskulatur durch Überpflanzen benachbarter innervierter Muskelteile und -zügel. Die Wiederherstellung einer normalen Mimik kann natürlich nicht erwartet werden. Die verwendeten Spendermuskel sind der Temporalis und der Masseter. Man bemüht sich bei ihrer Präparation um Hautschnitte in kosmetisch günstigen Bezirken, also innerhalb der Haare oder in Hautfalten. Derartige Hautschnitte zeigt die obere Abbildung. Von einer Inzision innerhalb der temporalen Haargrenze läßt sich der vordere Anteil des M. temporalis freilegen und an seinem Knochenansatz ablösen *(Mitte)*. Der erzielte reichlich fingerbreite und nicht zu dicke, basal gestielte Muskelzipfel wird nun nach vorn geschlagen und unter der Haut bis zum Rand des M. orbicularis oculi gezogen. Der hierfür nötige Hautschnitt muß kosmetisch besonders beachtet werden. Mit dem gelähmten M. orbicularis oculi wird nun der Spendermuskel vernäht, wobei weder zu reichliche noch zu geringe Spannung vorliegen darf *(Mitte)*.

Im nächsten Schritt legt eine Inzision kurz hinter und unter dem Unterkieferwinkel den M. masseter frei *(Mitte)*. Auch von ihm wird ein vorderer fingerbreiter und nach oben gestielter Muskellappen gebildet. Die stumpfe Präparation achtet auf den Verlauf des Parotisgangs. Durch den Schnitt in der Nasolabialfalte läßt sich nun der M. orbicularis oris freilegen und zur Naht mit dem subkutan nach vorn geführten Masseterzügel vorbereiten *(Mitte)*. Zur Herstellung der optimalen Zugwirkung des Masseters am M. orbicularis oris bedarf es einiger Erfahrung. Anderenfalls kommt es zur Unter- oder Überkorrektur des hängenden Mundwinkels.

Von diesem Standardverfahren sind eine ganze Reihe von Modifikationen angegeben worden. Eine Methode (nach *Gohrbandt*) zum Beispiel verwendet lediglich den kompletten Temporalmuskel zur Plastik von Auge und Mundwinkel. Hierfür wird nach einem Bogenschnitt innerhalb der temporalen Haargrenze der gesamte Temporalmuskel vom Knochen abgelöst, längs gespalten und nach vorn und unten umgeschlagen. Der vordere Teil des Spendermuskels zieht subkutan nach dem M. orbicularis oculi und der hintere Teil zum Mundwinkel *(unten links)*. Die Präparation der beiden Empfängermuskel erfolgt in gleicher Weise wie oben geschildert. Die technischen Probleme liegen in der Bildung flacher Muskelzügel, die nicht zu stark über das Hautniveau hervortreten, sowie im Vermeiden eines die Ernährung des M. temporalis störenden Knicks an der Umschlagfalte.

Ein weiteres Verfahren (nach *McLaughlin*) trennt den Temporalmuskel einschließlich des Processus coronoides am Unterkiefer ab und verwendet ihn zum Hochziehen des Mundwinkels *(unten rechts)*. Da die Länge in der Mehrzahl der Operationen nicht zur direkten Befestigung am M. orbicularis oris ausreicht, wird ein Faszienstreifen als Zügel zwischengesetzt.

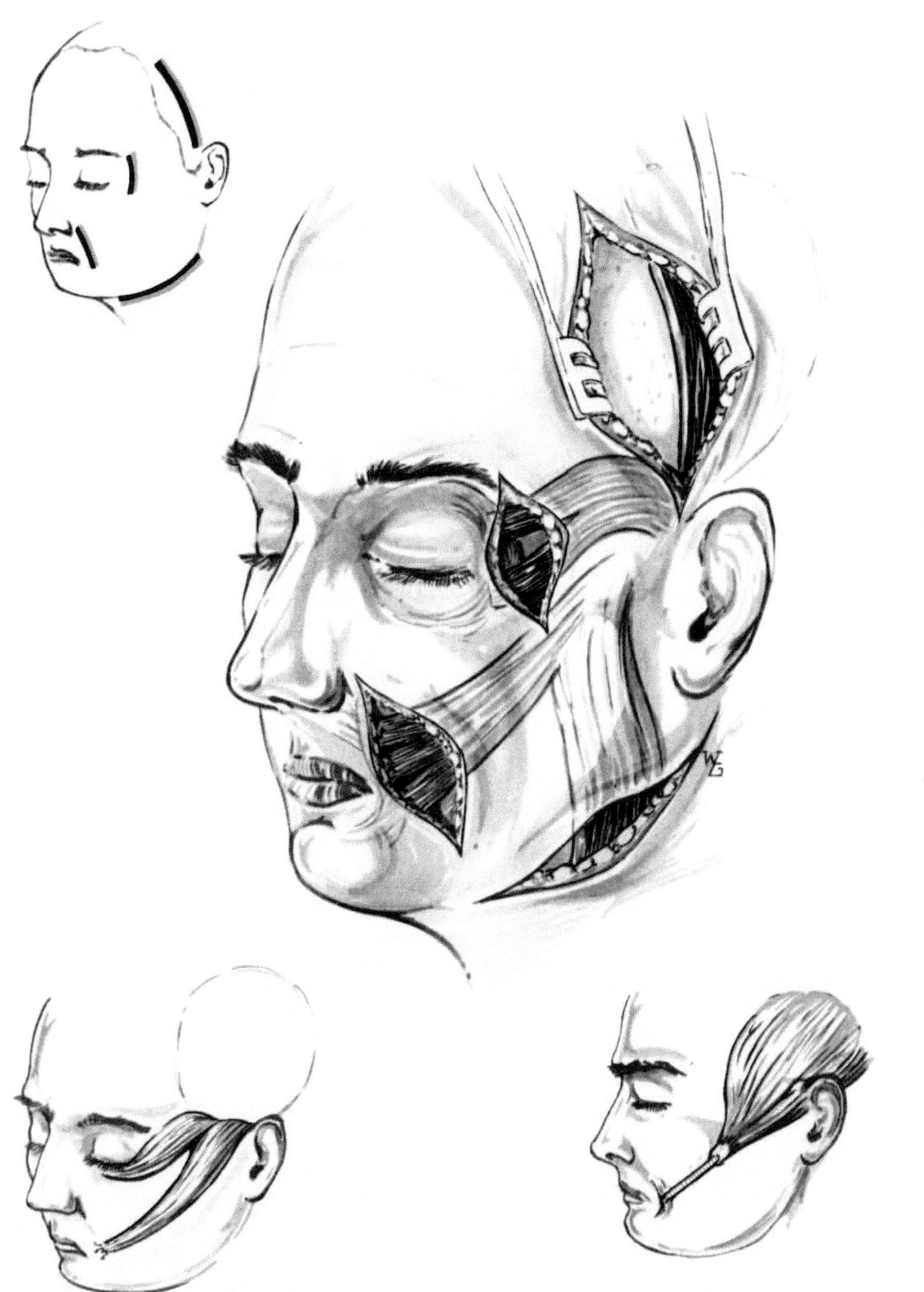

Hirnnervenanastomosen bei posttraumatischer und postoperativer Fazialisparese

Sind Muskelplastiken nicht indiziert und direkte Anastomosen an der Verletzungsstelle nicht möglich, so werden nach wie vor Übertragungen von anderen benachbarten Hirnnerven vorgenommen. In erster Linie kommen hierfür die Nn. accessorius und hypoglossus infrage. Die verschiedenen Arbeitsgruppen bevorzugen den einen oder den anderen Nerv; es muß aber betont werden, daß operativ-technische Gesichtspunkte des jeweiligen Patienten sowie sein Beruf oder seine muskuläre Lernfähigkeit von größerem Einfluß sind. Ein Instrumentalist darf keine Anastomose mit dem Akzessorius und ein Sänger keine Unterbrechung des Hypoglossus bekommen. In der Übersicht pflegen Patienten leichter mit den Akzessoriusausfällen als mit Hypoglossuslähmungen fertig zu werden. Das operative Ziel besteht dementsprechend in der Herstellung einer Anastomose zwischen dem peripheren Fazialisteil oder -stumpf und dem zentralen Teil des operativ durchtrennten Spendernerven. Die technische Durchführung sollte nach den heutigen Erkenntnissen über Nervennähte mit optischer Vergrößerung und Mikroinstrumentarium durchgeführt werden.

Die Anatomie der beteiligten drei Nerven zeigt Abbildung *a*. Der Hautschnitt verläuft hinter dem aufsteigenden Unterkieferast und eröffnet die Fossa retromandibularis. Er darf nicht zu großzügig geführt werden, um nicht den peripheren Fazialis mit zu durchtrennen. Dieser wird nach stumpfer Präparation in seinem am unteren hinteren Ohransatz herumkommenden Stamm freigelegt und nach peripher etwas mobilisiert. Diese Mobilisation braucht nur soweit zu gehen, bis genügend Platz zur Resektion des Epineuriums und zur Naht geschaffen ist. Im allgemeinen genügen 5–8 mm.

Um den N. accessorius zu erreichen, geht man zwischen dem hinteren Bauch des M. digastricus und der V. jugularis in der Verlaufsrichtung der Vene nach kranial vor. Dabei trifft man auf den die Vene im flachen Winkel kreuzenden Akzessoriusstamm (*b*). Er wird soweit wie möglich nach distal verfolgt und schließlich abgetrennt. Zwischen dieser Schnittfläche und dem peripheren Fazialisstamm stellt man nun die Anastomose her (*b*). Hierfür sind die auf S. 86 dargestellten Prinzipien der mikrochirurgischen Nahttechnik anzuwenden. Alles überflüssige Bindegewebe wird entfernt, die Faszikel werden mit einzelnen und sehr feinen Adaptationsnähten versehen. Es handelt sich also um die von der Chirurgie der peripheren Nerven her bekannte interfaszikuläre Nahttechnik.

Weist der Akzessorius eine hohe Teilung auf, so verwendet man den stärkeren Ast zur Anastomose.

Um den N. hypoglossus zur Anastomose freizulegen, wird am Unterrand des M. digastricus die V. jugularis von vorn her etwas abgeschoben. Der darunterliegende Nerv kann nun in seinem nach vorn gerichteten Verlauf präpariert und weit distal durchtrennt werden. Auch hier achtet man auf eventuelle Teilungen. Die eigentliche Anastomose wird wiederum nach den Prinzipien der mikrochirurgischen Nervennaht, also nach Entfernung der bindegewebigen Anteile und unter Vermeidung jeglicher Zugwirkung, vorgenommen.

Eine Umhüllung der Anastomose mit synthetischen oder natürlichen Strukturen (Millipore, Fettgewebe, Arterien- oder Venenstücken) hat eher schädliche Einflüsse. Man unterläßt sie deshalb.

Beim Verschluß der Wunde sollten kosmetisch günstige Nähte Anwendung finden (Beispiel horizontale U-Naht).

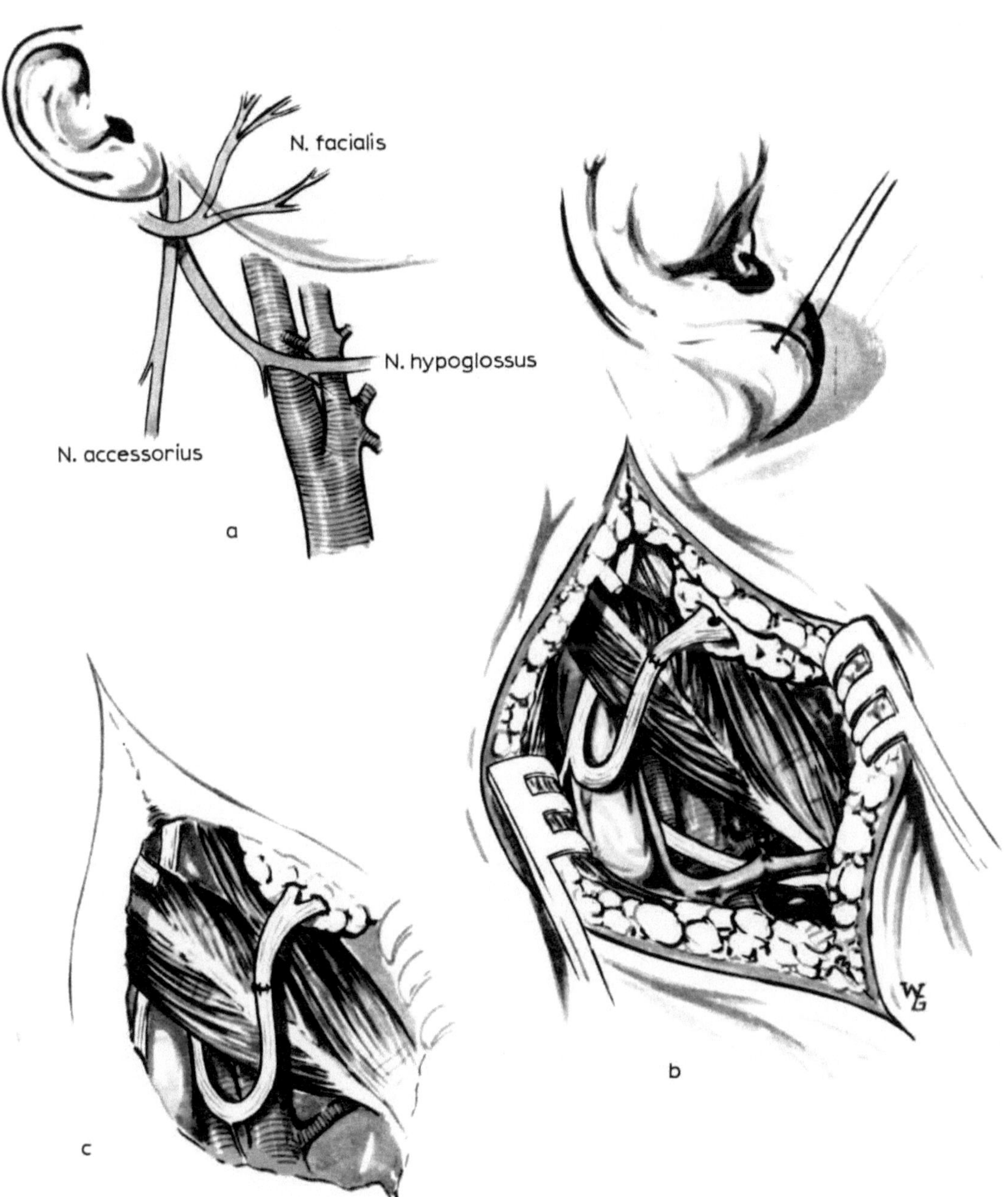
N. facialis
N. hypoglossus
N. accessorius
a
b
c

Interpositionsanastomosen von der Gegenseite bei posttraumatischer und postoperativer Fazialisparese

Nerventransplantationen mit mikrochirurgischer Technik haben den Beweis erbracht, daß auch die Interposition langer Transplantate zur optimalen Reinnervation führen kann. Daher wurde das Prinzip auch auf die Fazialislähmung übertragen. Ziel der Operation ist die Herstellung einer direkten Verbindung zwischen Ästen des intakten N. facialis der Gegenseite über interponierte Suralistransplantate zu den peripheren Anteilen des gelähmten Fazialis. Eingesetzt wird diese mikrochirurgische Methode, wenn eine direkte Wiederherstellung des Nervenverlaufs durch Interposition nicht möglich ist.

Außerdem darf die Muskeldegeneration noch nicht so ausgeprägt sein, die Fazialisparese sollte also jünger als 12 Monate sein. Aufgrund der Länge des Transplantats muß man ja noch weitere Monate bis zu einem eventuellen positiven Effekt einkalkulieren. Andererseits ist zu berücksichtigen, daß andere Verfahren (Muskelplastik, Lidmagnete usw.) durch diese Plastik nicht verbaut werden.

Die Identifizierung der Äste des N. facialis erfordert bereits auf der gesunden Seite präparatives Geschick *(links)*; erst recht ist dies auf der gelähmten Seite nötig. Aufgesucht werden kleine Äste in den Versorgungsgebieten des R. buccalis, des R. zygomaticus und des R. mandibulae. Entsprechende Inzisionen erfolgen am Außenrand des M. orbicularis oculi sowie 1 cm oberhalb der Nasolabialfalte am Außenrand des M. orbicularis oris *(rechts)*. Im Netzwerk der Nervenäste werden 2–4 kleine Faszikel ausgesucht und durch kleine Mengen eines Lokalanästhetikums ausgeschaltet. Durch proximale elektrische Reizung wird geprüft, ob die periphere Muskelkontraktion noch ausreichend ist, damit nicht eine Fazialisparese der Spenderseite hinzukommt. Die ausgewählten Faszikel werden durchtrennt und mit einem ausreichend langen Suralistransplantat anastomosiert *(unten)*. Meist genügt eine Naht. Das korrespondierende, durch einen subkutanen Kanal zur Gegenseite gezogene Ende wird durch Drahtnaht markiert. Die feinen abgehenden Äste des Transplantats zeigen zur paretischen Seite. Auf der paretischen Seite wird analog vorgegangen. Strittig ist der Zeitpunkt der Operation. Manche Autoren warten 5–6 Monate auf die Bildung eines Neuroms am freien Ende des Suralistransplantats, als Beweis für das Durchsprießen der Fasern vom Spendernerven. Nach Abtragen des Neuroms erfolgt dann die Vereinigung der Nervenstümpfe mit den Empfängerästen.

Die Identifizierung dieser Spender- und Empfängeräste bildet die eigentliche Schwierigkeit der Operation; sensorische Trigeminusäste verzweigen sich im Operationsgebiet, sie verzweigen sich eng neben den Fazialisästen und können bei der elektrischen Reizung mitreagieren, also täuschen. Im Zweifelsfall muß daher bis auf den Nervenstamm rückpräpariert werden. Die Rr. buccales begleiten den Ductus parotideus, die Äste der 2.Trigeminusastes dagegen treten aus dem Foramen infraorbitale, aus dem Knochenniveau aus.

Zum Teil wurde beobachtet, daß die seitlichen Abgänge der Suralistransplantate von hinten in die passierten Muskeln eindringen und so für eine direkte Verbesserung der Muskelspannung sorgen können.

Auf die prä- und postoperative Physio- und Elektrotherapie muß besonders großer Wert gelegt werden.

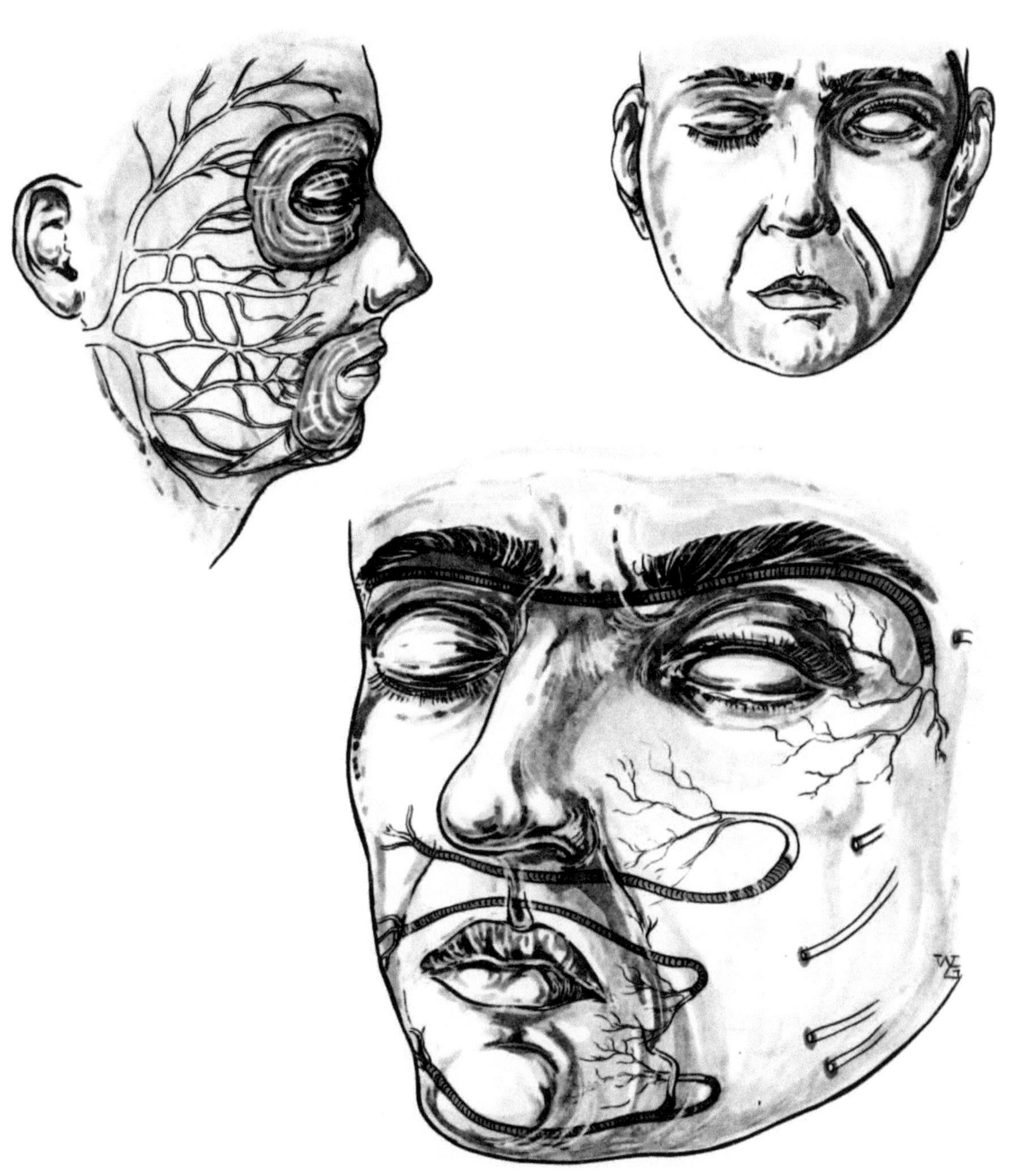

XI Operationen an Wirbelsäule und Rückenmark

Laminektomie: Lagerung des Patienten, Hautschnitt, Freilegung der Dornfortsätze

Die Lagerung des Patienten hängt von verschiedenen Faktoren ab: Bevorzugte Technik der Klinik, Allgemeinzustand des Kranken, anästhesiologische Notwendigkeiten, Grundleiden, Tumorausdehnung. Während sich für einen Bandscheibeneingriff die hockende »Häschen«-Stellung immer mehr durchgesetzt hat, lassen sich die Mehrzahl der Tumoren bequem in Seitenlage operieren. »Bequem« gilt für alle Beteiligten, also auch für den Patienten. Der Operationstisch wird dabei zusätzlich um seine Längsachse zur Ventralseite des Kranken gekippt. Der Grad des Anziehens der Beine wird durch die Höhe der Laminektomie bestimmt; sie werden stärker angezogen, je weiter lumbal operiert wird. Zervikale Laminektomien erfolgen am besten sitzend.

Markierungen des Operationsgebiets sind sehr wichtig. Krankheitsbedingte Verbiegungen und Verspannungen der Wirbelsäule lassen präoperativ häufig genug nur nichtorthograde Röntgenaufnahmen zu. Verschiebungen um 2–3 Wirbel bei der Höhenlokalisation können auftreten. Sicherung können nur zwei Verfahren bringen: Entweder wird präoperativ der nach Bildwandler- oder Röntgenkontrolle ausgewählte »richtige« Wirbel mit einer kräftigen Kanüle angestochen und dann durch die Injektion einer kleinen Menge Methylenblau markiert oder es wird in den Dornfortsatz ein *Kirschner*-Draht eingeschlagen, seine exakte Höhe im seitlichen Röntgenbild dokumentiert und danach der überstehende Drahtteil abgekniffen. Die Operation sollte sich bei der letztgenannten Methode innerhalb von 3–4 Stunden anschließen; das Blau hält sich über einige Tage. Bei der Markierung von Dornfortsätzen ist außerdem zu beachten, daß sie vor allem an der Brustwirbelsäule deutlich unterhalb des angepeilten Wirbelkörpers liegen. Die Operationsfeldmitte lokalisiert man daher höher. Schließlich kann bei schlanken Patienten auch durch Inspektion und Palpation ausreichende Übersicht zur Höhenlokalisation erreicht werden (Vertebra prominens, Dornfortsatz des Epistropheus usw.).

Der Hautschnitt wird längs geführt *(links)*. Vernarbte Gebiete und Dekubitalulzera können einen Querschnitt erfordern. Der Längsschnitt kann in der Mittellinie oder leicht bogenförmig etwas neben ihr geführt werden; letzteres hat Vorteile für die Wundheilung.

Auf jeden Fall überschreitet die Länge des Hautschnitts den vorgesehenen Laminektomiebezirk um mindestens eine Wirbelhöhe; bei Adipösen können nach oben und nach unten sogar 2–3 Wirbelhöhen nötig werden. Die Blutstillung im Hautniveau sollte sich nicht auf den mechanischen Zug-Druck-Effekt der einzusetzenden Wundsperrer verlassen, sondern mit uni- und bipolarer Koagulation und Ligatur erfolgen. Ebenfalls unter Verwendung der Koagulation wird die Faszie beiderseits der Dornfortsätze längs inzidiert *(oben)*. Es schließt sich das Abschieben der Muskulatur von Interspinalbändern und Dornfortsätzen an, wobei gerundete Elevatorien schonender als die oft benutzten scharfen Meißel sind *(rechts)*. Die auftretenden Blutungen, die kräftig sein können werden sofort durch Koagulation und Ligatur versorgt *(rechts)*. Sobald die Mobilisierung bis auf die Basis der Dornfortsätze gekommen ist, wird der entstandene Raum mit in heißer Kochsalzlösung getränkten Kompressen ausgestopft. Hiermit vollendet man das Abschieben der Muskulatur, stillt aber auch die restlichen Blutungen.

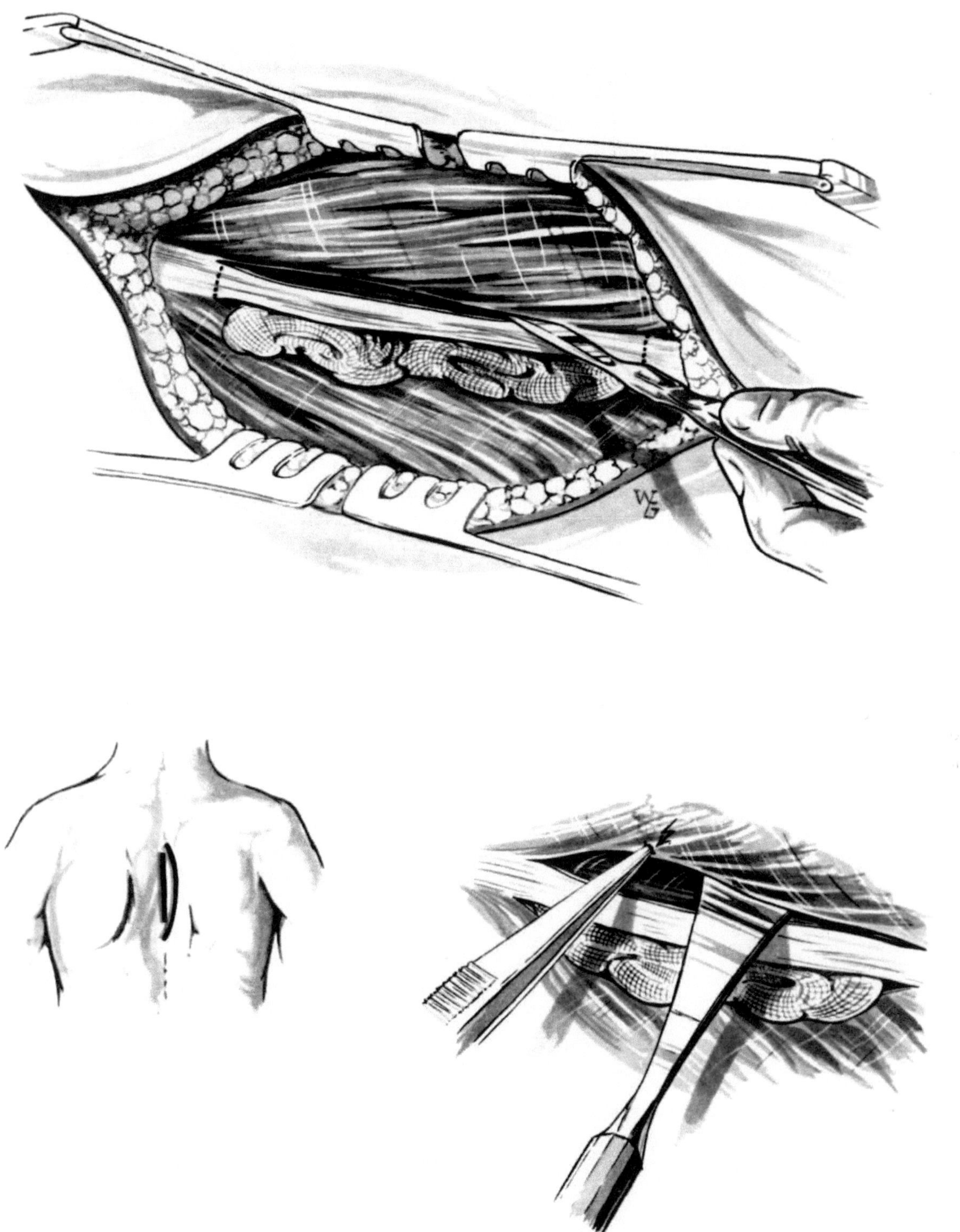

Laminektomie: Abtragen der Dornfortsätze, Eröffnen des Spinalkanals

Die nun freistehenden Dornfortsätze sind im nächsten Operationsschritt abzutragen. Hierfür können sowohl kräftige kastenförmige Hohlmeißelzangen nach *Lüer (oben)* als auch eine *Liston*sche Knochenschere benutzt werden. Mit der Knochenschere ist auch eine En-bloc-Resektion der zu entfernenden Dornfortsätze samt ihrer Ligamenta interspinalia möglich. Die Begrenzung des Resektionsbereichs geschieht durch vorangehende senkrechte Inzisionen der Interspinalbänder am Ober- und Unterende der Laminektomie.

Die Blutungen aus den knöchernen Basen der Dornfortsätze sind meist zu vernachlässigen. Lediglich bei Blutkrankheiten sieht man mitunter schon in dieser Phase Blutungsausmaße, die ein sofortiges Verschmieren mit Wachs erforderlich machen.

Das Eröffnen des Spinalkanals kann osteoklastisch *(Mitte)* oder osteoplastisch erfolgen. Für das osteoplastische Vorgehen bedarf es spezieller scharfer, kleiner und abgewinkelter Knochenscheren (S.394), die die bedeckende Knochen-Bänder-Platte umschneiden lassen. Sie bleibt an der Schmalseite in Verbindung mit anschließenden Strukturen.

Beim meist geübten osteoklastischen Vorgehen versucht man zunächst einen Zugang zum Lig. flavum zu erreichen. Hierfür ist sowohl der Einsatz einer Knochenfräse als auch von schlanken spitzen *Lüer*schen Zangen möglich *(Mitte)*. Meist versucht man den Zugang im Winkel zwischen dem Stumpf des abgetragenen Dornfortsatzes und dem anschließenden Bogen.

Sobald das gelbe Band auftaucht, geht die Resektionsebene vom Sagittalen ins Transversale über. Man versucht die Knochenlücke so groß zu gestalten, daß schlanke Knochenstanzen eingeführt werden können *(unten)*, die erfahrungsgemäß die weitere Knochenentfernung am leichtesten gestalten. Selbstverständlich sind prinzipiell auch Knochenfräsen für diesen Schritt verwendbar.

Aus den jetzt freigelegten Knochenbezirken können deutlich häufiger Blutungen austreten, die das Einbringen von Wachs nötig machen. Die typische Blutungsquelle dieses Operationsschritts kommt aber aus dem Epiduralgewebe. Hier genügen schon ganz leichte Verletzungen beim Zubeißen der Stanze, um eine heftige Blutung zu provozieren. Deren Stillung erfolgt mit Hilfe der bipolaren Koagulation. Reicht dies nicht aus oder liegt die Blutungsquelle außerhalb des eröffneten Knochenbezirks, so macht sich das Einfüttern von Wattestreifen oder Gelatineschwammstückchen nötig, die danach über einige Zeit leicht angedrückt werden. Die letzte Möglichkeit der Blutstillung benutzt die Dura nach ihrer Inzision als Widerlager und zwar mit Hilfe von Hochnähten. Diese Methode enthebt den Operateur oft genug aber nicht der Notwendigkeit, beim Operationsschluß doch nach der Blutungsquelle zu suchen. Notfalls ist also eine Erweiterung des Knochendefekts notwendig.

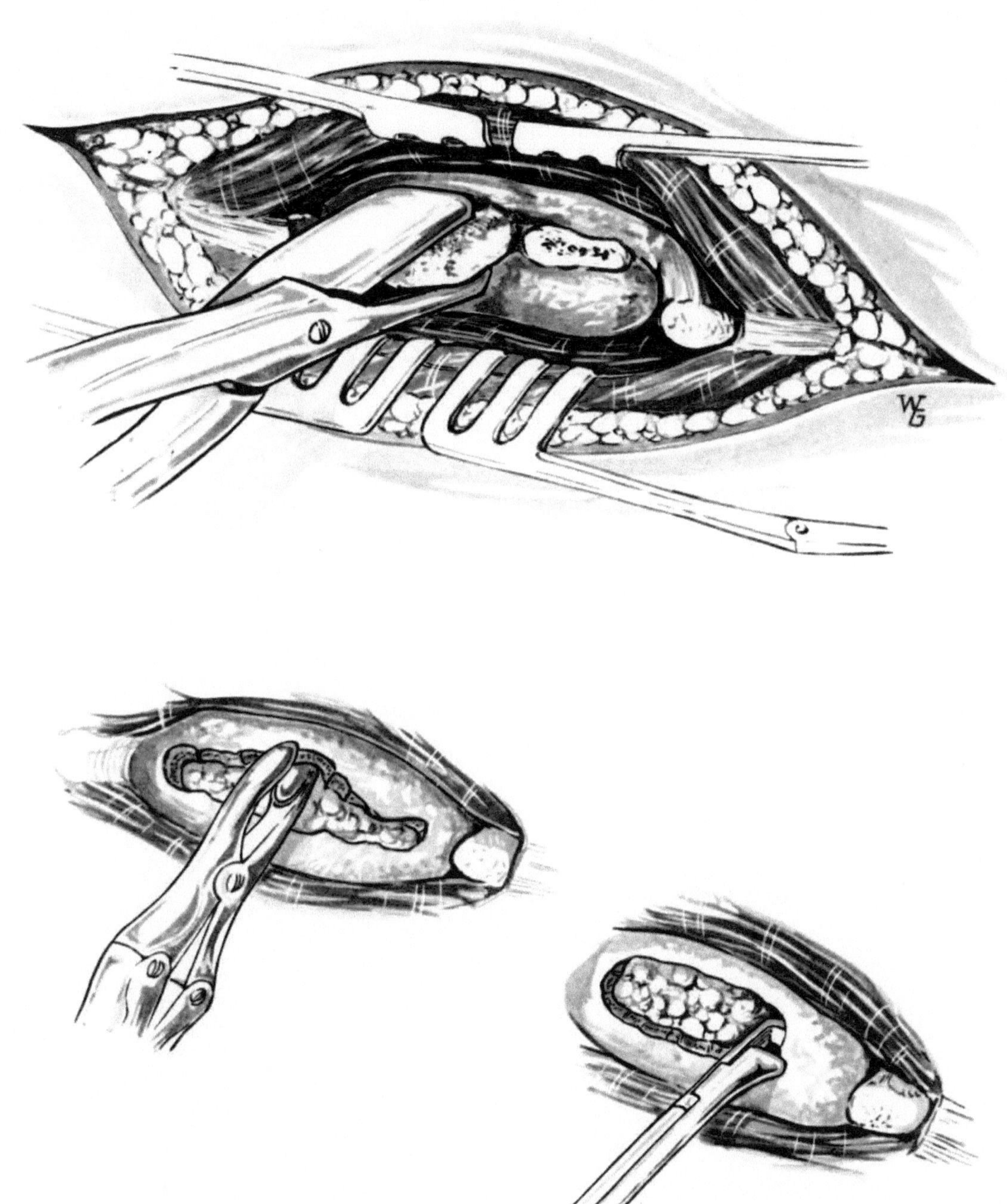

Laminektomie: Duraeröffnung, Blutstillung und Inspektion des intraduralen Raums

Nach ausreichender Stillung von epiduralen Blutungen kann das auf der Dura liegende Fettgewebe vorsichtig zur Seite geschoben werden; es schließt sich das Anheben der Dura mit einem Fissurenhäkchen und die Längsschlitzung mit Hilfe eines feinen Messerchens an *(links)*. Die Länge der Durainzision wird durch die genaue Lage des intraduralen Prozesses bestimmt; man wird sie so gering wie möglich halten.

Die Ränder der inzidierten Dura sind mit dünnen Haltefäden hochzunähen *(oben)*. Manche Autoren benutzen für diesen Zweck auch kleine mit Fäden und Gewichten unter Zug gebrachte Häkchen.

Kommen aus dem epiduralen Raum noch Sickerblutungen, so können hinter die hochgezogene Dura Gelatineschwammstreifen eingefüttert werden *(rechts)*. Die Kombination zwischen Druck und Zug sorgt für die endgültige Stillung derartiger geringer Blutungen.

Nachdem das Rückenmark freiliegt, kann die Inspektion einsetzen. Es wird auf Verlagerungen des Marks, auf Form- und Farbänderungen sowie auf Zahl und Verlauf der Gefäße geachtet. Verlagerungen können zu den Seiten und nach dorsal erfolgt sein, der konträren Lage des jeweiligen Tumors entsprechend. Bei den medial lokalisierten Geschwülsten werden dabei auf den ersten Blick Bilder simuliert, wie sie beim intramedullären Tumor vorkommen. Dafür scheint auch die verbreiterte Form des Rückenmarks zu sprechen. Bei ausgeprägten und lange bestehenden Raumforderungen kann die Verformung des Marks derart ausgeprägt sein, daß man über noch vorhandene Funktionen in den peripher gelegenen Körperregionen sehr überrascht ist. Es ist also aus der äußeren Form der Medulla spinalis nicht ohne weiteres auf die Funktionstüchtigkeit und auf eventuelle Restitutionen zu schließen. Es besteht aber kein Zweifel, daß gerade bei derart ausgeprägten Alterationen jede weitere Schädigung des Marks die endgültige Querschnittlähmung herbeiführen kann. Dies ist der Grund für die im folgenden immer wieder betonte Forderung, alle intraspinalen Eingriffe auf eine Weise auszuführen, die das Rückenmark weitestgehend in seiner Lage beläßt.

Große Bedeutung hat auch die Beurteilung der Gefäße an der Oberfläche und an den Seiten des Marks. Auf deren Anatomie ist Tafel 57 eingegangen. Eine genaue Bestimmung der Gefäßanatomie läßt sich nur mit der optischen Vergrößerung erreichen. Daher der wiederkehrende Hinweis auf die Verwendung von Operationsmikroskop und Mikroinstrumentarium bei operativen Eingriffen am und im Rückenmark. Auch unter Anwendung der Vergrößerung bedarf es einiger Erfahrung, um zwischen normalen und bereits in die weitere Tumorversorgung einbezogenen Gefäßen zu unterscheiden.

In der Phase der Inspektion erfolgt auch die Beurteilung der Wurzeln und ihrer begleitenden Gefäße, sofern dies ohne Dislokation des Marks möglich ist.

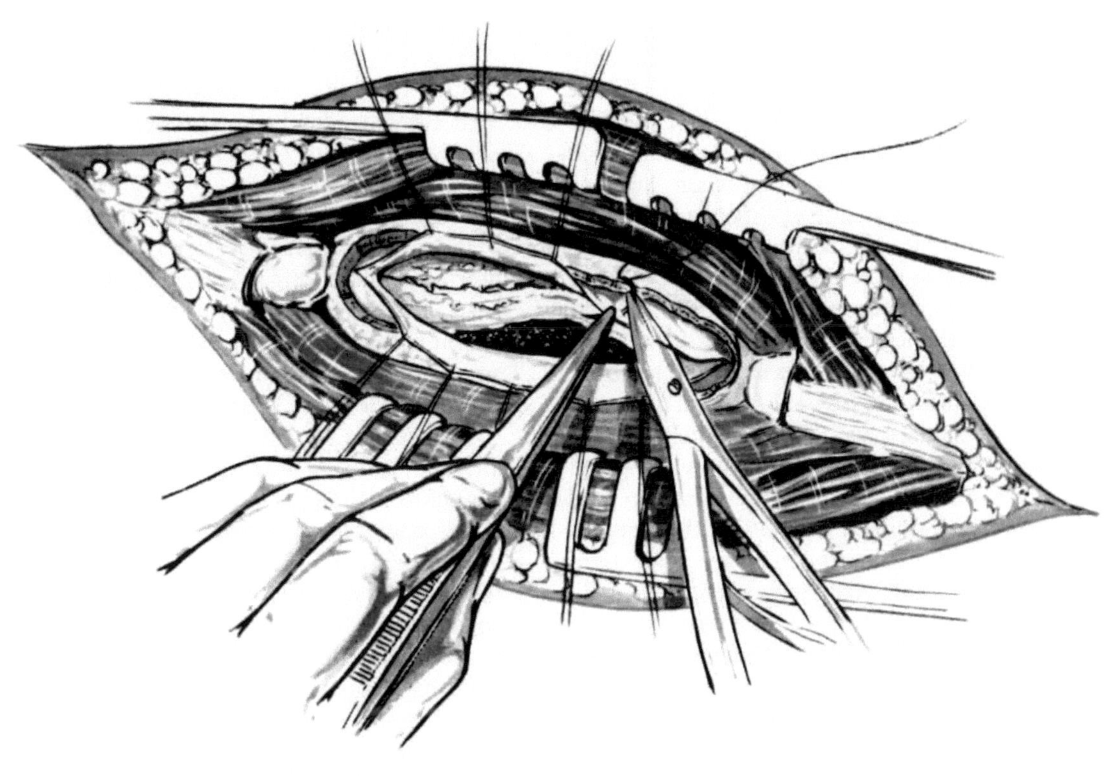

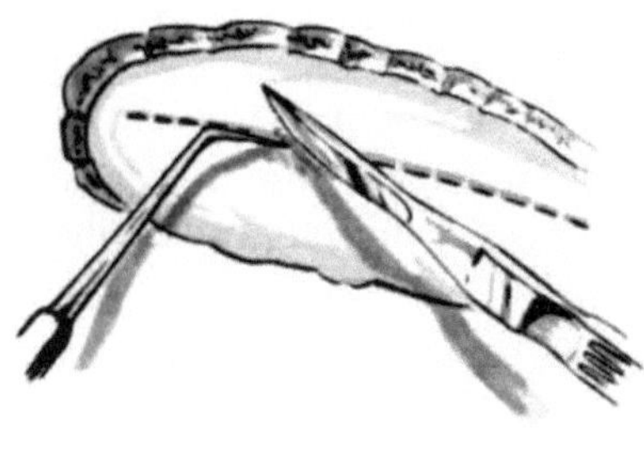

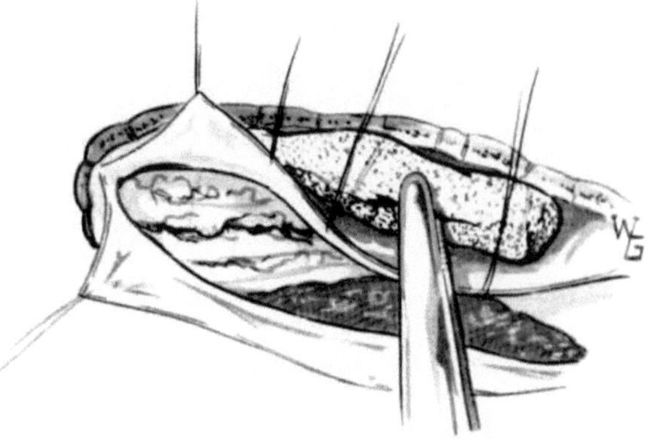

Laminektomie: Sondierung des Spinalkanals, spinale Endoskopie, Dura- und Weichteilverschluß

Trotz positiver instrumenteller Diagnostikbefunde kommt man immer einmal wieder auf einen negativen Lokalbefund; im freigelegten Bezirk ist kein raumfordernder Prozeß auszumachen. Der nächste Schritt besteht dann im sorgfältigen Absuchen der Wirbelkörperrückseite. Hierzu muß das Mark etwas aus seiner Lage gedreht werden. Zum Teil ist dies erst nach Durchtrennung beteiligter Zackenbändchen möglich. Außer der Inspektion dieses Raums hilft auch das Austasten mit schlanken stumpfen Elevatorien; hierbei ist auf transversal verlaufende Gefäße sorgfältig zu achten.

Ist in der freigelegten Höhe weder dorsal noch lateral noch ventral des Marks ein pathologischer Prozeß nachzuweisen, obwohl die instrumentelle Diagnostik »sicher« war, dann kann nur in der Höhe verfehlt worden sein. Bevor eine Erweiterung der Laminektomie vorgenommen wird, sollte mit einem dünnen *Nelaton*-Katheter extra- und intradural nach einem höher oder tiefer gelegenen Hindernis getastet werden *(oben)*. Ein Verhaken der Katheterspitze ist vor allem im Epiduralraum auch an Normalstrukturen möglich. Es sind also mehrere tastende Versuche notwendig, wobei mit größter Vorsicht vorgegangen wird, um keine Gefäßverletzungen zu setzen. Tastet man mit Sicherheit einen Stop, so wird die Laminektomie entsprechend erweitert; die Durahochnähte werden gelockert, die benachbarten Dornfortsätze abgetragen und die anschließende spinale Rückwand mit Stanzen weggenommen. Danach ist die Durainzision zu verlängern und mit weiteren Hochnähten zu versehen.

Nach Abschluß des intraduralen Teils der Operation ist die Dura fest und dicht zu verschließen. In der Mehrzahl der Operationen genügt hierfür die Naht der inzidierten Dura, im allgemeinen mit Einzelknopfnähten *(unten)*. Bei zarten Duraverhältnissen und dünner bedeckender Weichteilschicht sollte atraumatisches Nahtmaterial verwendet werden. Mitunter bietet sich auch das Anlegen einer fortlaufenden Naht an.

Sollte aufgrund der operativen Notwendigkeiten ein Duradefekt entstanden sein (Beispiel Exzision der Matrix eines Tumors), so ist unbedingt eine Plastik einzufügen. Verwendet werden kann Faszie des Patienten (meist aus der Oberschenkelvorderseite) oder Lyodura. Plastikmaterial ist auch nötig, wenn der Lokalbefund zu einer Erweiterung der Duraöffnung zwingt (Beispiel inoperabler und erheblich raumfordernder Tumor). Es ist im Prinzip auch möglich, diese Plastik mit Gewebekleber aufzukleben.

Die Naht der Muskulatur erfolgt in mehreren Schichten, um eine möglichst starke Deckung des Laminektomiedefekts zu erreichen. Man kann in einer oder zwei Schichten hierfür auch Draht benutzen; er wird in U-förmigen Bahnen geführt. Nochmals wird in diesem Operationsschritt auf eine völlige Stillung der Blutungen geachtet. Von der Sicherheit dieses Vorgangs hängt die Entscheidung über das Einlegen einer *Redon*-Drainage ab.

Auch die Faszie ist mit Einzelknopfnähten zu schließen; es entsteht damit eine glatte Weichteilplatte über dem Laminektomiebereich. Die Naht der Haut erfolgt mit Einzelknopfnähten, wobei U-förmige Horizontalnähte subkutane Hohlräume verhindern.

Die Methode der spinalen Endoskopie mit Hilfe von Kaltlicht ermöglicht die Einsicht benachbarter intraduraler Bezirke, ohne primäre Erweiterung der Laminektomie. Sie setzt das Vorhandensein der notwendigen technischen Ausrüstung voraus.

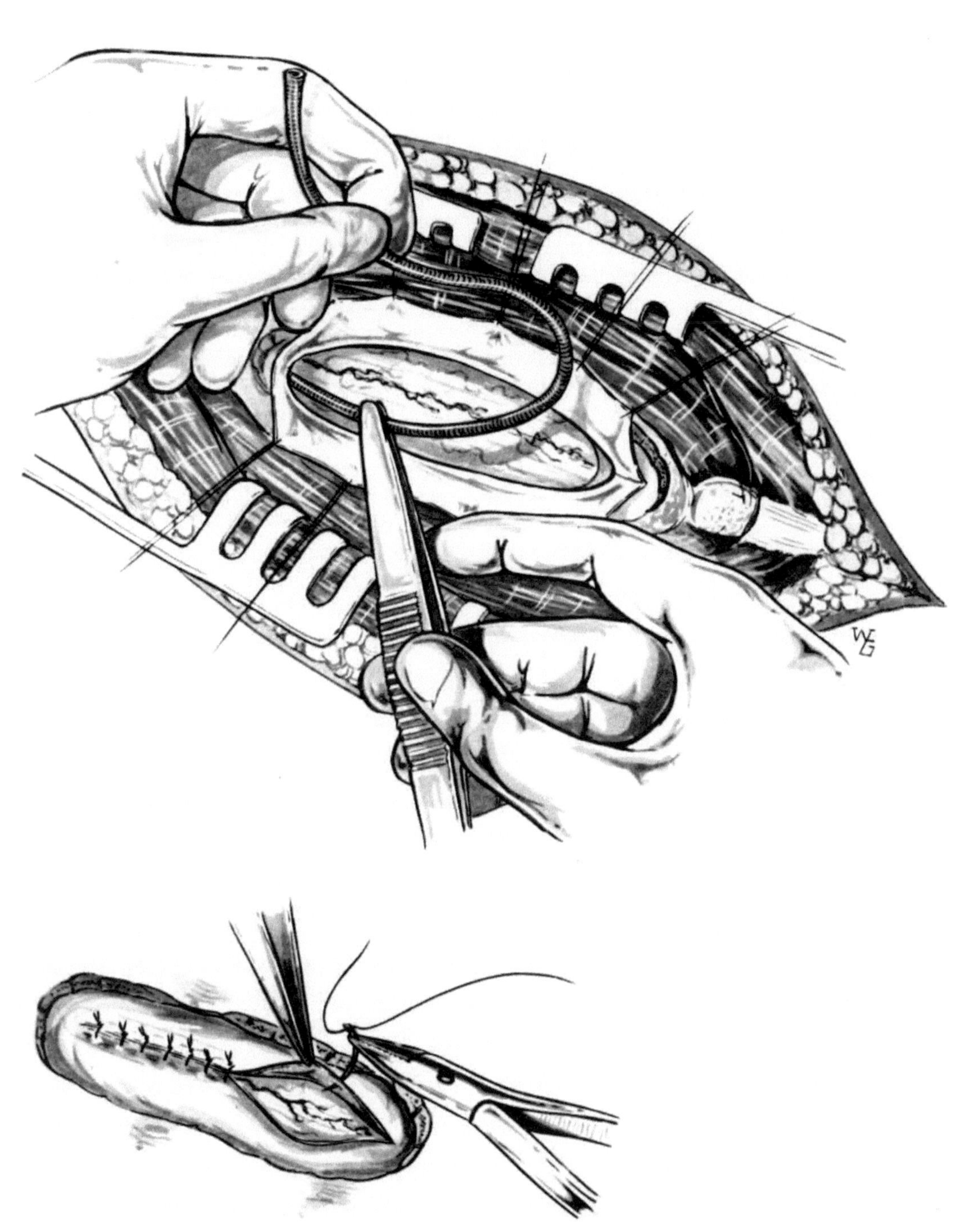

Versuche, die hintere Bedeckung des Spinalkanals nach dem intraspinalen Eingriff wieder plastisch zu verschließen, sind alt. Aufgrund der Größe der verwendeten knochenspaltenden Instrumente waren diese Maßnahmen nur gelegentlich erfolgreich. Außerdem ist bei den meisten Patienten die muskuläre Deckung so stark, daß ein knöcherner Verschluß überflüssig erscheint. Die Tatsache der Lockerung des Segmentgefüges der Wirbelsäule durch die Wegnahme der Bogen spielt aber bei einer etwas ausgedehnteren Eröffnung des Spinalkanals eine erhebliche funktionelle Rolle, vor allem im Kindesalter. Da bei der Operation mancher intramedullärer Tumoren ein über 8–10 Wirbel reichender Defekt auftreten kann, sollte man an die Möglichkeit der Laminotomie denken. Der Orthopäde steht bei bestimmten Skolioseoperationen vor einem ähnlichen Problem.

Die Lagerung des Patienten entspricht dem üblichen Vorgehen der jeweiligen Klinik, kann also auf dem Bauch oder auf der Seite sein. Nach der beidseitigen Faszieninzision werden die Muskeln nach lateral geschoben; alle Bänderverbindungen sind sorgfältig zu schonen. Ganz besonders gilt dies für die Verbindungen zwischen den Dornfortsätzen und zwischen den Bögen. Knapp jenseits der kleinen Wirbelgelenke verschafft man sich mit einem kleinen Raspatorium einen Zugang zum Spinalraum und schiebt danach einen *Deschamps*schen Fadenführer zum nächsthöheren Interspinalraum *(oben rechts)*. Mit Hilfe des Fadenführers kann entweder ein Draht oder gleich eine *Gigli*sche Drahtsäge durchgezogen werden. Diese wiederum durchtrennt den Wirbelbogen *(oben links)*.

Dieses Vorgehen wird an so vielen Wirbeln wiederholt, wie präoperativ durch die instrumentelle Diagnostik zur Eröffnung vorgesehen worden sind. Eine quere Durchtrennung der Bänderverbindungen zwischen den Bögen erfolgt nur distal. Im kranialen Bereich der Laminotomie bleibt der Deckel in Verbindung mit dem nächsthöheren Wirbel. Die Durchführung der weiteren Operation erfolgt nach den Notwendigkeiten des speziellen Falls. Man versucht, möglichst keine knöchernen Anteile an den lateralen Bogenwurzeln zusätzlich zu entfernen, um einen festen Sitz des zurückgeklappten Knochen-Bänder-Deckels zu gewährleisten.

Nach dem Duraverschluß klappt man den umsägten Bereich wieder in seine Knochenlücke zurück. Danach gilt es, jeden Wirbelbogen wieder mit seinen Bogenwurzeln zu verbinden *(unten)*. Großzügige Adaptierungen sind nicht zu empfehlen. Da Nähte der bedeckenden Bindegewebsschichten keinen ausreichend festen Halt geben, sollte man auf das bei der osteoplastischen Trepanation übliche Drahtnahtverfahren zurückgreifen. Hierfür müssen auf dem medialen und auf den lateralen Bogenanteilen Bohrlöcher gesetzt werden. Ähnlich wie bei der osteoplastischen Trepanation bietet es sich an, die Löcher noch vor der Umsägung des Deckels, also als ersten Schritt, anzulegen. Die Bohrlöcher liegen korrespondierend in 6–8 mm Abstand voneinander im lateralen Bereich der Bogenwurzel *(oben links)*. Um nicht in den Spinalkanal hineinzurutschen, bringt man am Bohrer einen nach dem jeweils gemessenen Knochendurchmesser arretierten Anschlag an. Will man aus den geschilderten Gründen der Verletzungsmöglichkeit die Bohrlöcher unter Sicht anlegen, so erfolgt dieser Operationsschritt nach dem Duraverschluß.

Die quer durchtrennten Bänderanteile zwischen den unteren Dornfortsätzen werden wieder genäht, notfalls unter zusätzlichem Anlegen von kleinen Löchern in den benachbarten Dornfortsätzen. Eine Adaptierung der Muskulatur an den replazierten Knochendeckel ist dagegen nicht nötig. Hier genügen die Annäherungsnähte der beiden Muskelseiten.

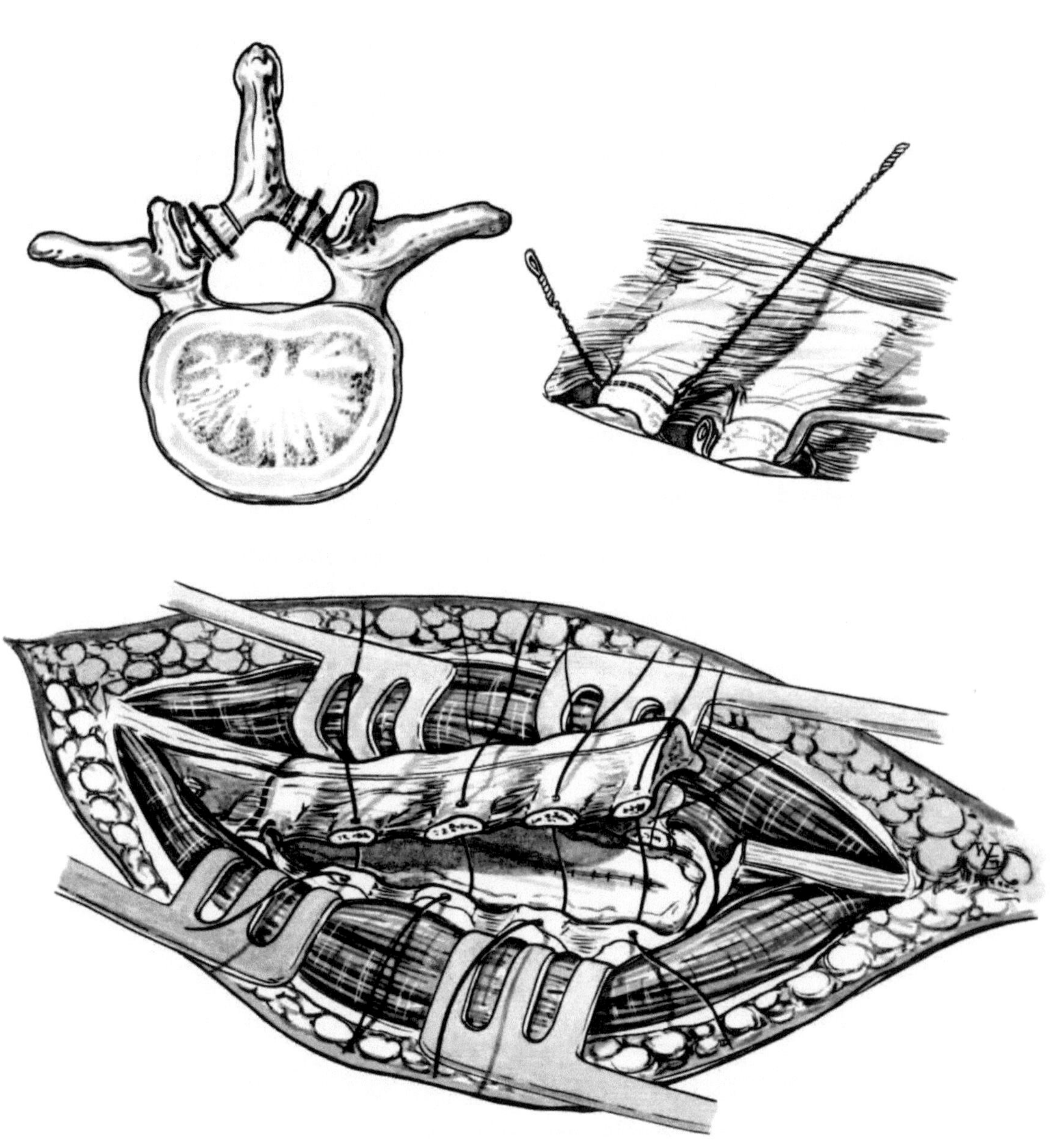

Operation des extraduralen Spinaltumors

Nach genauer Höhenlokalisation durch Röntgenmarkierung (S.386) werden in typischer Weise Haut und Muskulatur eröffnet und die Dornfortsätze abgetragen. Bereits beim Eröffnen der knöchernen Hinterwand des Spinalkanals kann eine Verletzung des Tumors eintreten, jedoch ist dieses Ereignis eher selten.

Sobald der Tumor in seiner Lokalisation genügend sichtbar geworden ist, wird die Abtragung des Knochens lokal soweit getrieben, wie es zur Geschwulstentfernung notwendig ist *(oben)*. Das kann bedeuten, die Seitenwand des Spinalkanals bis zum Querfortsatz fortzunehmen. Insbesondere bei engen Verbindungen mit den Wurzeln ist dieses Vorgehen angezeigt.

Im nächsten Schritt wird Klarheit über die Verbindungen des Tumors mit Strukturen seiner Nachbarschaft geschaffen; teils ist dies durch Inspektion und teils durch Palpation möglich.

Alle Manipulationen am Tumor müssen von dem Grundsatz ausgehen, das Mark nicht noch zusätzlich zu alterieren. Praktisch bedeutet dies, daß das durabedeckte Mark soweit wie irgend möglich in seiner Lage belassen wird. Für diesen Schritt bewährt sich der Einsatz der optischen Vergrößerung. Auf diese Weise ist auch die klare Differenzierung der örtlichen Gefäße in zufällig Passierende und in den Tumor Versorgende möglich. Mit bipolarer Koagulation hat der Verschluß von Tumorgefäßen zu erfolgen. Gelegentlich kann auch die Benutzung eines kleinen Klipps nötig sein. In allen anderen Fällen werden in heißer Kochsalzlösung getränkte Wattestreifchen verwendet.

Das Auspräparieren von Verbindungen mit der Wurzel und den sie begleitenden Gefäßen bedarf besonderer Sorgfalt. Die Entscheidung zur Resektion einer Wurzel sollte man sich nicht leicht machen. Nur bei sicherer Tumorinfiltration der begleitenden Strukturen wird reseziert.

Liegt die Matrix, was selten ist, auf der Außenseite der Dura, so ist das betreffende Stück zu exzidieren und durch eine Plastik aus Faszie oder Lyodura zu ersetzen. Die Plastik kann prinzipiell auch aufgeklebt werden, jedoch bildet der Gewebekleber einen zusätzlichen Fremdkörper.

Ob die probatorische Eröffnung der Dura notwendig ist, läßt sich nur im Einzelfall entscheiden. Es kann möglich sein, daß der Verdacht auf das Vorliegen eines intraduralen Tumors oder Tumorteils vorliegt. Dann wird auch intradural inspiziert. Anderenfalls werden Duraverletzungen peinlichst vermieden oder sofort wieder mit Naht oder Kleber verschlossen, um möglichen Komplikationen (Liquoraustritt, Infektionspforte usw.) vorzubeugen.

Zum Verschluß der Weichteile und der Haut brauchen keine besonderen Hinweise gegeben zu werden. Eine *Redon*-Drainage macht sich nur in der Minderzahl der Operationen nötig, und zwar bei nicht völlig bluttrockenen Verhältnissen sowie bei restlichen Liquorabgängen.

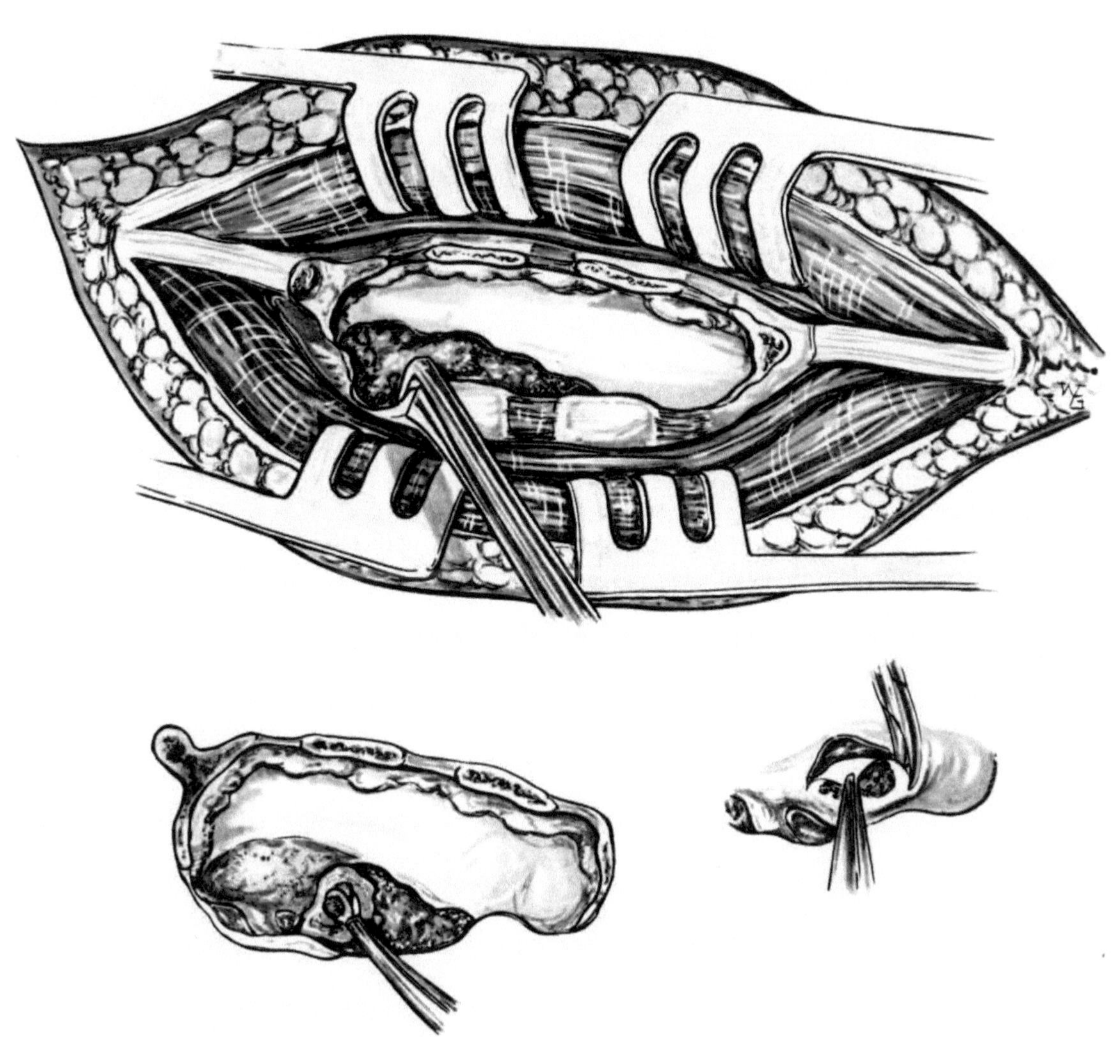

Operation des intraduralen extramedullären Spinaltumors

Die Freilegung der Dornfortsätze erfolgt nach genauer radiologischer Markierung der gewünschten Operationshöhe. Die Muskulatur wird abgeschoben und mit Spreizern zur Seite gebracht. Das Abtragen der Dornfortsätze und der dorsalen Bedeckung des Spinalkanals schließen sich an.

Nach dem Abschieben des epiduralen Fettgewebes sieht man nicht selten bereits eine geringe bis deutliche Vorwölbung der Dura, die dann allerdings schon einem größeren Tumor entspricht. An der Blutgefäßverteilung in der Dura sind nur dann pathologische Veränderungen feststellbar, wenn die Matrix des intraduralen Tumors an der dorsalen Dura sitzt; dies ist selten. Die Mehrzahl der Tumoren sitzt lateral oder vor dem Rückenmark.

Nach Duralängsinzision und Anlegen von Durahochnähten wird die Arachnoidea eröffnet. An der Lage der Mittelraphe des Marks lassen sich Hinweise auf die Lage des Tumors erkennen. Der median vor dem Rückenmark gelegene Tumor pflegt das Rückenmark zu verbreitern, und zwar auf Kosten seiner Tiefe. Auf den ersten Blick kann der Anschein einer intramedullären Geschwulst erweckt werden: deutliche Blässe des Marks, Abnahme der oberflächlichen Gefäße an Zahl und Stärke, Verbreiterung des Marks.

Im nächsten Schritt wird lateral am oberen Pol der Duraeröffnung mit feinen Elevatorien eingegangen. Die Präparation benutzt die Richtung der Nervenwurzeln, um möglichst schonend zu sein und um eine rasche Differenzierung zwischen Wurzel und Tumor beim Präparieren zu gewinnen. Bestehende arachnoidale Maschen werden vorsichtig durchtrennt. Sobald der Tumor erreicht ist, erfolgt die Separierung vom Mark *(oben)*. Dieser Schritt bedarf ganz besonderer Vorsicht, damit das Mark möglichst wenig in seiner Lage verschoben wird. Man wird also nicht auf eine Tumorentfernung in toto hinarbeiten, sondern die Zerstückelung der Geschwulst vornehmen. Nur ausnahmsweise liegt ein kleiner Tumor so günstig, daß er als Ganzes exstirpiert wird *(links)*. Das Abtragen kleiner Stückchen *(rechts)* erfolgt mit Faßzangen, kleinen Stanzen und der bipolaren Koagulation bei gleichzeitiger Kühlung durch Kochsalzlösung.

In dieser Phase kommt es nicht selten zu lokalen Blutungen, sowohl aus Tumorgefäßen als auch aus epiduralen Gefäßen, die bisher durch den Tumor und die begleitenden Manipulationen komprimiert waren. Alle Blutstillungsmaßnahmen müssen unter größtmöglicher Schonung des Marks erfolgen. Koagulationen dürfen also keine ernährenden Gefäße erfassen, und Kompressionen mit Watte und Gelatineschwamm erfolgen stets von medial nach lateral.

Ist eine Geschwulst weit nach median gewachsen, so wird zur Raumgewinnung eher eine Durchtrennung von 1–2 Wurzeln als eine stärkere Kippung und Drehung des Rückenmarks vorgenommen.

Einer besonderen Versorgung bedarf die Tumormatrix; dies betrifft vornehmlich die Meningiome. Gelegentlich ist die Ansatzstelle so klein, daß Koagulationen ausreichen. In der Mehrzahl muß aber eine Exzision der Matrix mit anschließendem Verschluß der Duralücke durch Faszie oder Lyodura erfolgen. Sowohl die Einzelknopfnaht als auch die Klebtechnik können dabei angewendet werden.

Den Abschluß bilden die dichte Duranaht und der mehrschichtige Verschluß von Muskulatur und Haut.

In Anbetracht der meist beträchtlichen Vorschädigung des Rückenmarks und der engen räumlichen Verhältnisse im Operationstrichter können die Anwendung der optischen Vergrößerung (Operationsmikroskop) und die Verwendung der mikrochirurgischen Technik ganz besonders empfohlen werden.

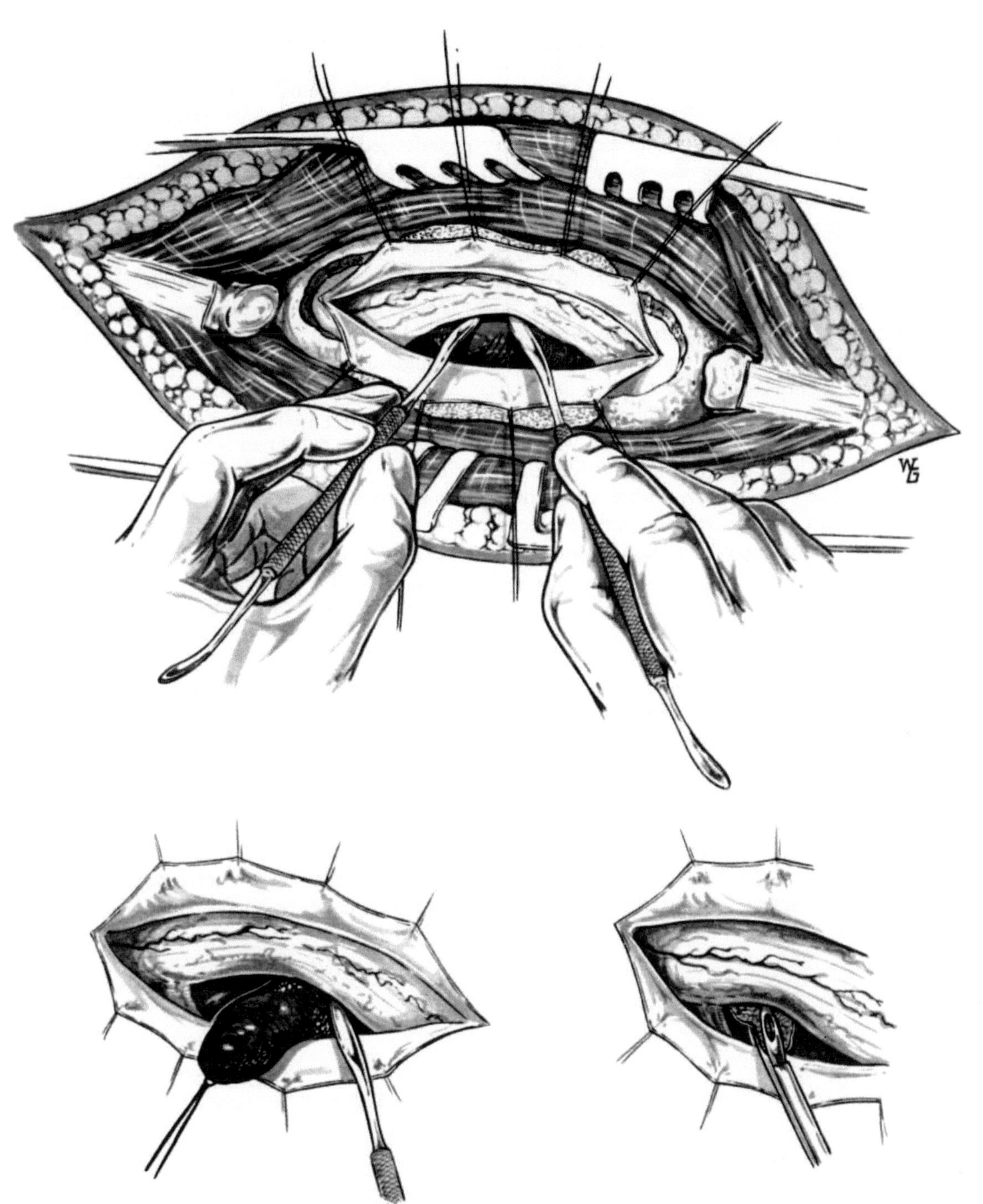

Operation des intramedullären Spinaltumors

In den letzten Jahren haben die Zahl und das Ausmaß der Operationen von intramedullären Tumoren erheblich zugenommen. Grund hierfür ist neben der besseren Kenntnis physiologischer und anatomischer Abläufe die Einführung der Prinzipien der Mikrochirurgie.

Das Ziel der Operation besteht in der möglichst weitgehenden Entfernung von Tumorteilen unter größtmöglicher Schonung der noch erhaltenen Rückenmarkbezirke.

Das operative Vorgehen bis zur Duraöffnung unterscheidet sich nicht von den üblichen Operationsschritten. Allerdings wird bereits bei der Lagerung und der Abdeckung des Patienten darauf geachtet, daß, falls nötig, eine Erweiterung der Laminektomie möglich ist. Nach wie vor kommt es trotz Myelografie von beiden Seiten usw. vor, daß sich der intramedulläre Tumor als ausgedehnter erweist, als operativ freigelegt wurde.

Nach Eröffnung und Anspannung der Dura fällt das blasse und hochgewölbte verbreiterte Mark auf. Hinter diesem optischen Befund kann sich durchaus auch ein extramedullärer medianer Tumor verbergen (S.398); dies zeigt sich bei den nächsten Schritten. Unter dem Mikroskop, das von diesem Zeitpunkt an eingesetzt werden sollte, sind die passierenden von den tumorversorgenden Gefäßen ausreichend gut abgrenzbar. Mitunter zeigt sich sogar eine recht scharfe Begrenzung. Um einen zystischen Bestandteil festzustellen, wird meist zunächst mit einer feinen Kanüle in der Mittellinie punktiert *(links)* und aspiriert. Mit der Nadel bekommt man auch einen Hinweis auf das Vorliegen eines derben Tumors oder Tumorteils.

Im nächsten Schritt erfolgt die Inzision des Rückenmarks. Meist nimmt man hierfür die Mittellinie *(oben)*; bei lateraler gelegenen Tumoren empfiehlt sich die Inzision über der größten Vorwölbung. Ein fester und abgekapselter Tumor kann nun mit feinen Elevatorien von der Umgebung gelöst werden *(oben)*. Seine endgültige Entfernung ist nur mitunter en bloc *(rechts)*, meist jedoch in Stückchen möglich. Voraussetzung für die entsprechende Entscheidung ist die größtmögliche Schonung des umgebenden Rükkenmarks. Bildet es über dem Tumor nur noch eine papierdünne Membran, dann kann auch der Tumor im Gesamten exstirpiert werden. Die Präparation unter der optischen Vergrößerung empfiehlt sich auch aufgrund der notwendigen Umgehung von Markgefäßen.

Die intramedullären sogenannten Stiftgliome haben nicht ganz selten eine Ausdehnung, die bis über 10 Wirbelhöhen reicht. Besonders bei Kindern entsteht hier die Gefahr, daß die Wirbelsäule nach einer derart ausgedehnten Laminektomie ihren Halt verliert und Kyphoskoliosen die Folge sind. Manche Autoren empfehlen daher, aller 3–4 entfernten Dornfortsätze einen Dorn mit Bogen (oder auch nur Bogen) stehenzulassen. Man muß sich darüber im klaren sein, daß die Stabilität über die Querfortsätze, die dann auch nur möglich ist, eben keine ausreichende Stabilität für das Wachstumsalter darstellt. Es empfiehlt sich daher, in engster Zusammenarbeit mit dem Orthopäden über die beste Art der Stabilisierung der Wirbelsäule zu beraten. Dies kann in operativen Maßnahmen bestehen, es kann aber auch die Anlage äußerer redressierender Apparate ausreichen. Die Entscheidung gibt der Orthopäde.

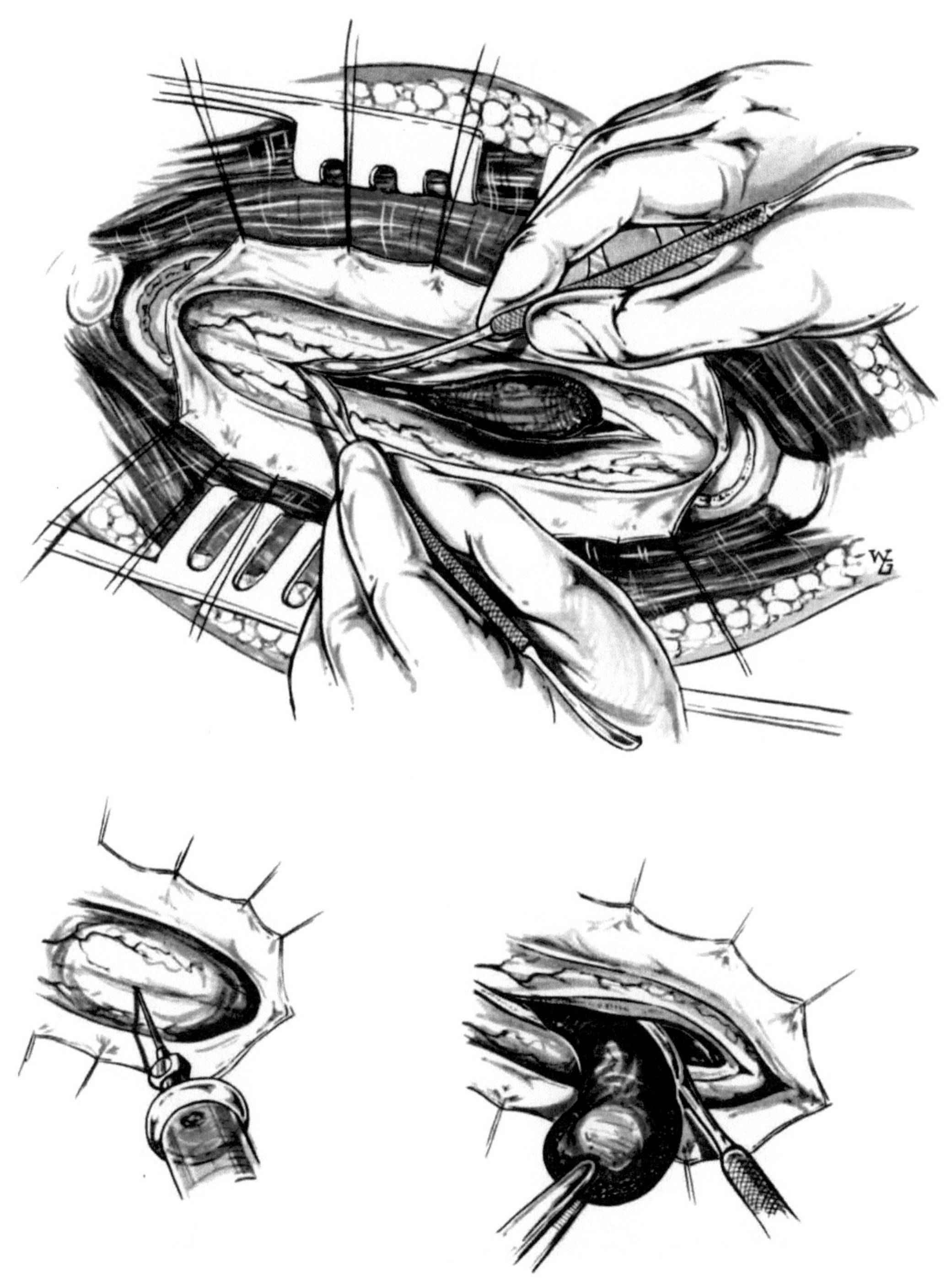

Operation von Tumoren im Kaudabereich

Diese Gruppe bedarf der besonderen Besprechung aufgrund der besonderen anatomischen Verhältnisse des Kaudagebiets und den pathologischen Eigenheiten der hier häufig zu findenden Tumoren, speziell also der Ependymome und Lipome.

Das operative Ziel besteht im Auslösen aller Tumorteile aus den mehr oder weniger dichten und verwachsenen Kaudafasern. Dies hat seine operativen Probleme in der besonderen Schonung von Konus und Kauda zur Vermeidung schwerwiegender postoperativer zusätzlicher Ausfälle. Immerhin stellt die in der nebenstehenden Tafel dargestellte Situation eines gekapselten und gut mobilisierbaren Tumors nicht die Regel dar. Die zapfen- und beetartigen Tumorausläufer können bis zum Konus hinaufreichen, so daß sich die Entfernung dabei sehr schwierig gestaltet. Die Verwendung der optischen Vergrößerung und des mikroneurochirurgischen Instrumentariums kann nicht genug empfohlen werden. Hautschnitt, Abschieben der Muskulatur und Eröffnung des Spinalkanals bieten keine Besonderheiten gegenüber den Schilderungen der S.386–388.

Bei der Duraeröffnung kann sich schon eine Verbindung mit dem Tumor darstellen, so daß die Dura schrittweise und nicht in einem Zuge inzidiert wird.

Intradural finden sich die verschiedensten Bilder; sie reichen vom gut sichtbaren abgekapselten runden Tumor *(oben)* bis zu zunächst nicht sichtbaren beetartigen Tumoren der Duravorderwand. Auch ein medianer Nucleus-pulposus-Prolaps kann Ursache für die Tumorsymptomatik sein; die Wirbelkörperrückseite muß dementsprechend abgetastet werden.

Entsprechend der Wachstumsform erfolgt das weitere Vorgehen. Solide abgekapselte Tumoren können mitunter en bloc, häufiger in Stückchen exstirpiert werden. Bei den Geschwülsten, die den einzelnen Kaudafasern anhaften, ergibt sich ein mühevolles Präparieren unter dem Operationsmikroskop, um eine Tumorentfernung wenigstens weitgehend zu erreichen. Tumorteile, die dem Filum terminale anhaften, lassen sich mitsamt dem Filum resezieren.

Der Verschluß von Dura, Muskulatur und Haut bietet keine besonderen intraoperativen Probleme.

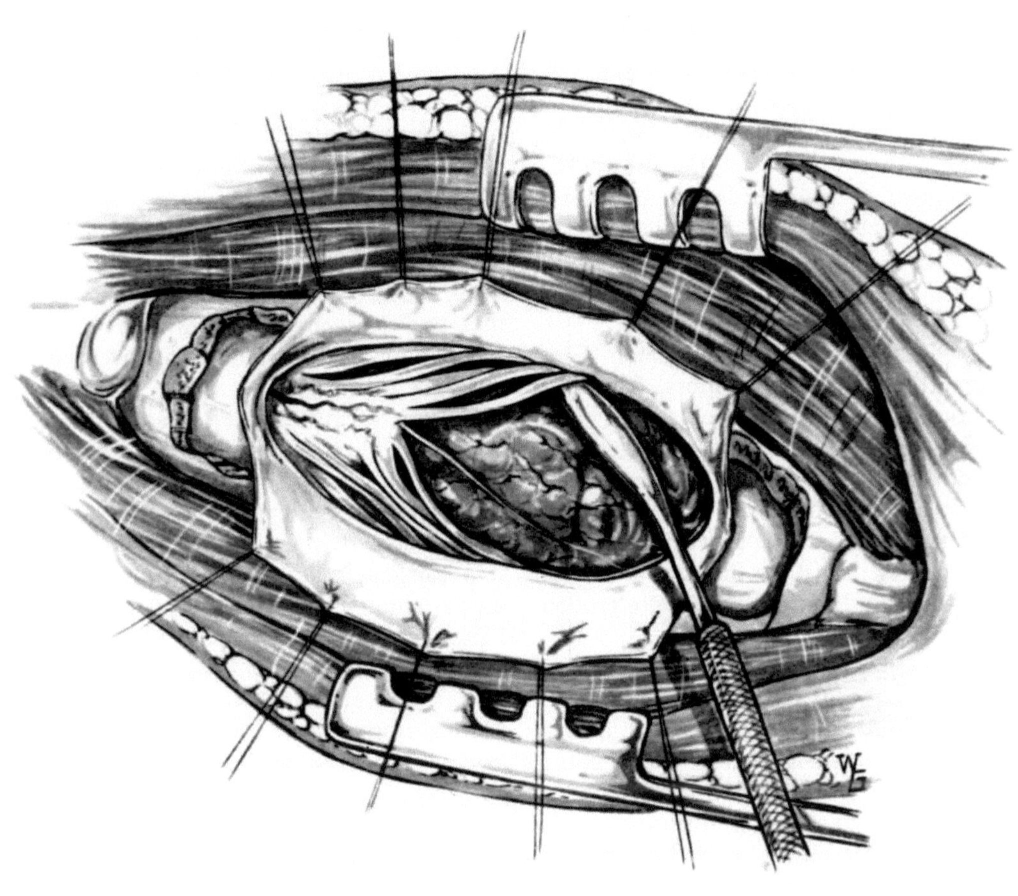

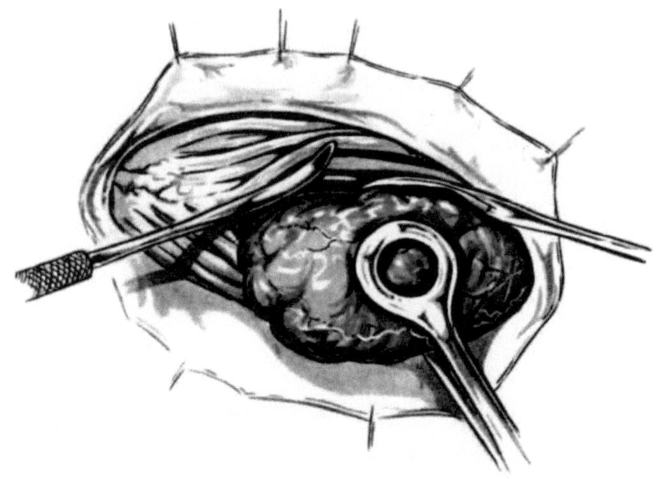

Operation von spinalen Zwerchsacktumoren

Zwerchsacktumoren passieren während ihres Wachstums das Intervertebralloch, liegen also inner- und außerhalb der Wirbelsäule *(oben)*. Klinische Erscheinungen pflegen daher erst aufzutreten, wenn der intraspinale Tumoranteil zu beginnenden Querschnittsymptomen führt. Die extraspinalen, im Thorax- oder Bauchraum liegenden Tumoranteile sind zu diesem Zeitpunkt oft schon von erheblicher Größe. Histologisch handelt es sich vornehmlich um Neurinome; Ganglioneurome und Sympathoblastome sind seltener.

Das Operationsziel besteht in der gleich- oder zweizeitigen Entfernung des Tumors. Die Mithilfe des Thorax- oder Abdominalchirurgen kann angezeigt sein. Für die in der Tafel dargestellte Größe ist dies nicht nötig. Der operative Aufwand wird von der Höhe der Tumorlokalisation bestimmt. An der Halswirbelsäule sind Plexus und A. vertebralis, im Brustraum Lunge und Mediastinum und im Bauchraum die großen Gefäße zu beachten.

Im dargestellten Fall handelt es sich um die Entfernung eines thorakalen Zwerchsackneurinoms. Ein T-Schnitt, dessen Längsbalken über dem Interkostalspalt verläuft, legt den Tumor frei. Begonnen wird mit dem intraspinalen Tumorteil, also der typischen Laminektomie mit Abtragen der Dornfortsätze und Entfernung der dorsalen Spinalkanalumrandung. Weitere Knochenabtragungen ergeben sich aus der jetzt sichtbar werdenden Tumorlage und -ausdehnung. Es handelt sich um Rippenteilresektionen und Querfortsatzabtragungen.

Die intraspinalen Tumorteile dehnen sich nicht selten intra- und extradural aus, so daß die Dura längs inzidiert werden muß *(unten)*. Dabei gewinnt man Klarheit über die Beziehungen zu Nervenwurzeln und Gefäßen. Jetzt kann, falls nötig, die optische Vergrößerung eingesetzt werden. Man mobilisiert den intraduralen Tumorteil und entfernt ihn in Stückchen. Insbesondere die von den Interkostalarterien kommenden Gefäße sind sorgfältig zu schonen. Danach wird extradural in gleicher Weise vorgegangen und der Tumor stückchenweise abgetragen; wiederum sind die Gefäßverbindungen zu schonen.

Jetzt erst erfolgt die Präparation des Intervertebralkanals. Ob er völlig entdacht werden muß, hängt von den Adhäsionen zwischen Tumor und Nervenwurzel sowie den Gefäßen ab. Nur völlig mobile Tumorteile werden einfach aus dem Kanal gezogen.

An den intrathorakalen Geschwulstknoten gelangt man nach der Resektion des medialen Rippenanteils *(unten)*. Meist reicht es aus, etwa 10 cm der Rippe zu entfernen. Mitunter ist es nötig, benachbarte Rippen teilzuresezieren. Das weitere Vorgehen ist auf die Schonung der Pleura ausgerichtet. Dieser Schritt pflegt aufgrund der Pleuraverdickungen meist keine besonderen Schwierigkeiten zu machen. Man ist oft genug erstaunt, in welch großem Maße die Gebilde des Mediastinums sowie Pleura und Lunge von derartigen Tumoren verdrängt und eingedellt werden. Nochmals sei auf die Schonung der Interkostalarterien hingewiesen.

Sollte es zu einer Pleuraverletzung gekommen sein oder bleibt ein Hohlraum im Thorax bestehen, der nicht durch die Lunge ausgefüllt ist, so wird drainiert. Für die Laminektomiewunde ist eine Drainage nur selten notwendig.

Die Ausführungen zeigen, daß bei jedem größeren extraspinalen Tumoranteil nur der Operateur beide Operationsteile durchführen kann, der mit der Technik intrathorakaler und retroabdomineller Eingriffe vertraut ist. Anderenfalls wird der entsprechende Spezialist zugezogen.

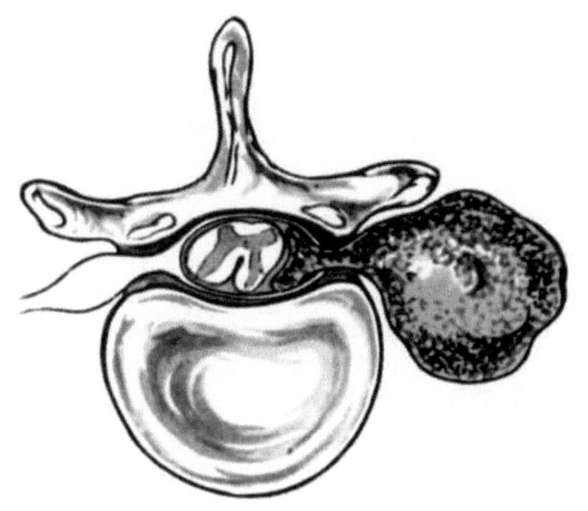

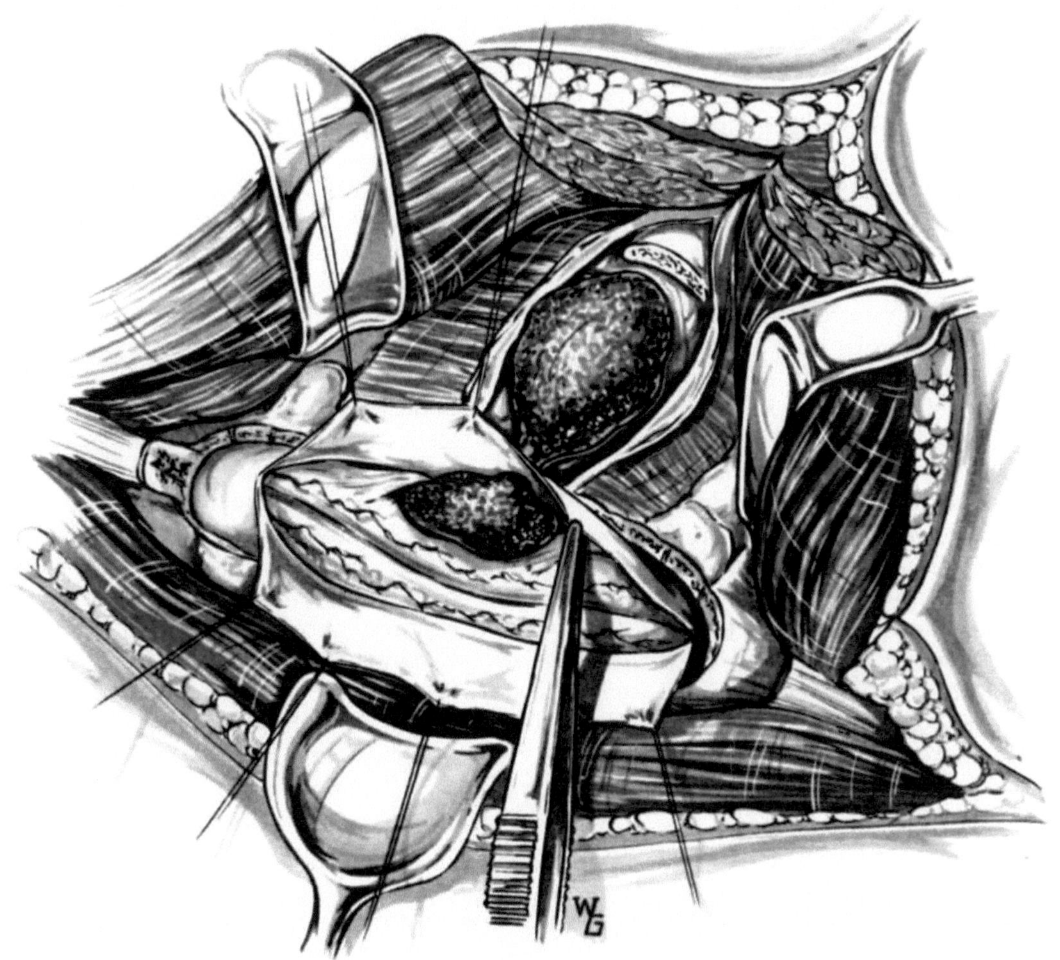

Operation von Tumoren des spinozerebellaren Übergangs

Aufgrund ihrer überwiegenden Benignität haben derartige Tumoren eine erhebliche operative Bedeutung. Sie müssen durch eine kombinierte Freilegung von Kleinhirnraum und oberem Halsmark angegangen werden, wobei das Mark weitestgehend in seiner Lage bleiben muß, sich also seitliche Knochenfortnahmen bei ventralen Tumoren nötig machen.

Der Kopf des sitzend gelagerten Patienten wird leicht nach vorn gekippt. Der Hautschnitt liegt in der Mitte oder etwas S-förmig paramedian *(oben)*, er beginnt über der Protuberantia occipitalis externa und endet 1–2 Dornfortsätze tiefer als die geplante Laminektomie. Die in der Mitte getrennte Muskulatur wird bis zur Okzipitalschuppe nach den Seiten geschoben. Nach dem Anlegen von 1–2 Bohrlöchern erfolgt die osteoklastische Kleinhirntrepanation auf 6–7 cm Durchmesser, die Fortnahme des Atlasbogens, die Abtragung der Dornfortsätze und die Durchtrennung der Wirbelbögen. Es entsteht ein durchgehendes Operationsfeld, das vom Sinus transversus bis zum Unterrand des untersten freizulegenden Halswirbels reicht. Intraoperative Erweiterungen dieser Öffnung sind jederzeit möglich.

Nach der Y-förmigen Duraeröffnung *(oben)* erhält man eine Übersicht zur Lage des Tumors und der Nachbarschaft *(links)*. Nach dem Einreißen der Arachnoidea und dem Abtropfen des Liquors sollte auf die optische Vergrößerung übergegangen werden. Bei dorsal gelegenen Tumoren ist das Vorgehen ohne weitere Besonderheiten; beachtet werden muß natürlich die vorsichtige Ablösung vom darunterliegenden Mark. Laterale Tumoren pflegen zu mehr oder weniger ausgeprägten Seitenverschiebungen des Marks zu führen *(links)*. Hier richtet sich die Präparation nach dem Verhältnis zu den Zakken des Lig. denticulatum. An lokalen Nerven spielen neben den obersten Spinalwurzeln vor allem die Akzessoriuswurzeln die wichtigste Rolle. Die A. vertebralis pflegt außerhalb des Operationsgebiets zu verlaufen. Eine Ausnahme ergibt sich lediglich, wenn der Tumor außerdem noch zwerchsackartig in die paravertebrale Richtung wächst.

Schwierig wird die Entfernung ventral gelegener Tumoren, da eine zusätzliche Seitverlagerung des ohnehin nach dorsal verschobenen verlängerten Marks unbedingt vermieden werden sollte. Hier kann die Resektion einer Kleinhirntonsille notwendig werden, um lokal Platz zu gewinnen. Natürlich müssen auch Teile der Spinalwurzeln und Zackenbändchen durchtrennt werden, falls damit ein verschiebungsfreier Zugang erreicht werden kann. Man versucht aber auf jeden Fall, die Eröffnung von Kleinhirnraum und Spinalkanal soweit wie möglich nach lateral zu treiben. Hier kann sehr wohl die Schlinge der A. vertebralis ins Operationsfeld geraten. Ähnliches gilt für die A. cerebelli posterior inferior.

Generell sollte nicht auf eine En-bloc-Entfernung des Tumors hingearbeitet sondern die teilchenweise Entfernung wegen ihres schonenderen Effekts vorgezogen werden. Nach bipolarer Koagulation der Tumoroberfläche wird inzidiert und anschließend der Inhalt mit Saugern, Ronegurpinzetten, scharfen Faßzangen und scharfen Löffeln entleert *(rechts)*. Die bröckchenweise Entfernung der Kapsel bildet den Abschluß. Je schonender die begleitenden Strukturen behandelt werden, um so geringer sind die postoperativen Komplikationen und um so günstiger das postoperative Ergebnis.

Die Dura wird lückenlos verschlossen; falls die Tumormatrix Teil der Dura war und daher exzidiert werden mußte, wird eine Plastik mit Lyodura eingesetzt. Die Naht der Muskulatur erfolgt in mehreren kulissenartig überlappenden Schichten. Bei der Hautnaht bestehen keine Besonderheiten.

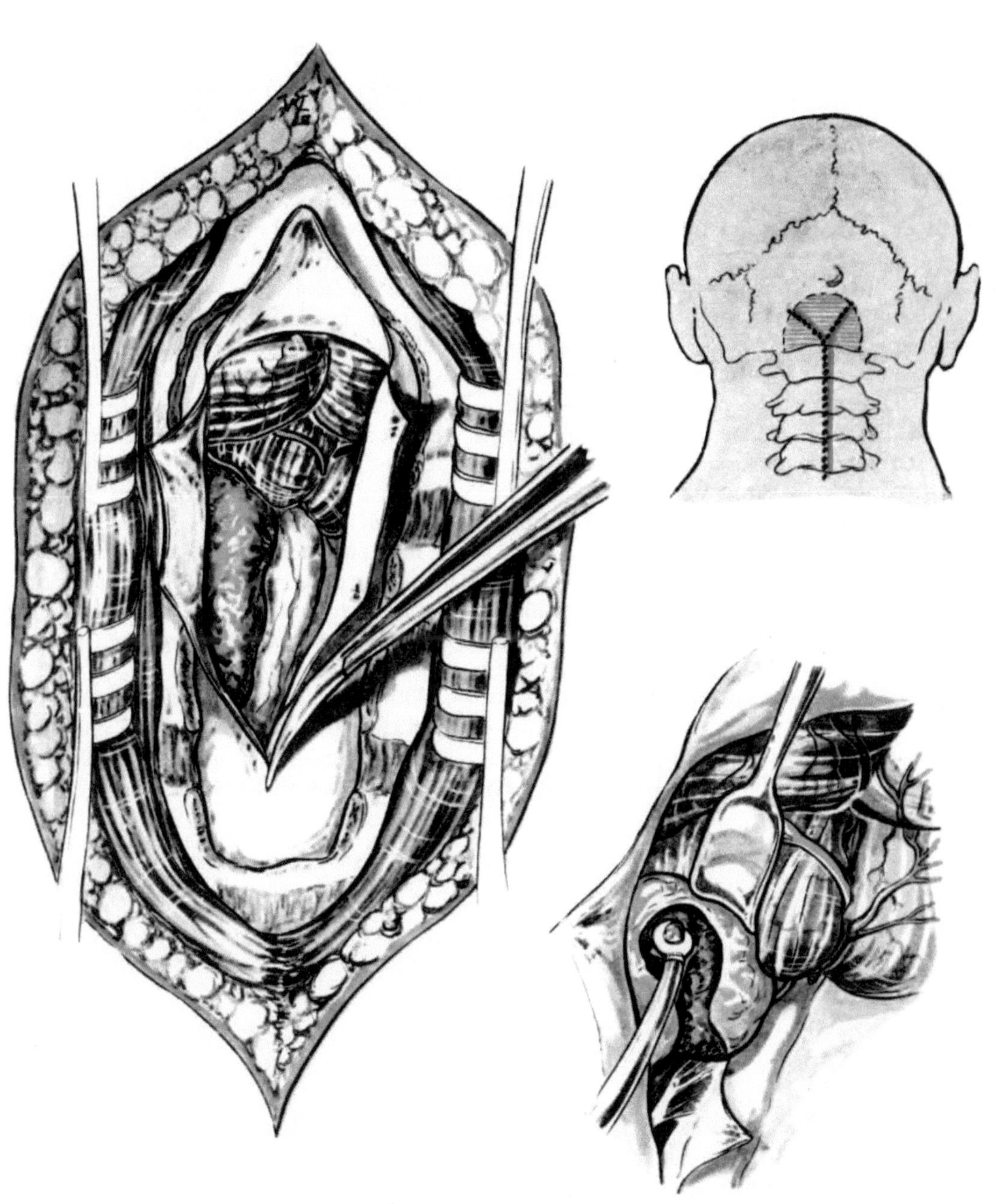

Operation des spinalen arteriovenösen Angioms

Mit dem Ausbau der angiografischen Diagnostik des Spinalkanals ist auch die Zahl der präoperativ erkannten Angiome des Rückenmarks gestiegen. Die Angiografie bringt außer der Diagnose auch den entscheidenden Hinweis über die Lage der das Angiom speisenden Arterien. Mitunter ergibt sich bereits aus dem Angiogramm der Nachweis der Inoperabilität, aufgrund der gleichzeitigen Versorgung von Angiom und Rükkenmark über dasselbe Gefäß.

Das operative Ziel ist die Entfernung der mißgebildeten und oft genug auch raumfordernden Gefäße bei Erhaltung der normalen Durchblutung des Rückenmarks.

Hautschnitt, Faszieninzision, Abschieben der Muskulatur und Eröffnung des Spinalkanals erfolgen nach den üblichen Regeln der Laminektomie (S. 386–388). Bei der Eröffnung der Dura ist auf kleinere verbindende »Brücken«-Gefäße zwischen Durainnenfläche und Mark zu achten. Sie stehen im allgemeinen im Zusammenhang mit Adhäsionen der Arachnoidea an der Dura, die wiederum durch vorangegangene Blutungen bedingt sind.

Alle weiteren Schritte sollten unter Einsatz des Operationsmikroskops und des mikrochirurgischen Instrumentariums durchgeführt werden. Die Gefahr der unbemerkten Unterbrechung einer das Mark versorgenden Arterie ist sonst zu groß.

Im ersten operativen Schritt werden die zuführenden Gefäße aufgesucht und verschlossen. Dies kann mit Unterbindungen *(oben)* erfolgen, häufiger benutzt man Klipps. Die Arterien sind nur bis zu einer begrenzten Größe bipolar zu koagulieren. Da die Mehrzahl der zuführenden Gefäße von kaudal an das Angiom herankommt, wird auch am kaudalen Pol mit der Auslösung begonnen. Stückchen um Stückchen läßt sich ein auf dem Mark aufliegendes Angiom mit dieser Methode aus dem Kreislauf ausschalten und ablösen. Je weiter man zum oberen Pol der Mißbildung kommt, um so mehr nimmt die Zahl der ableitenden, also venösen Gefäße zu. Sie werden in der Mehrzahl mit bipolarer und genau dosierter Koagulation und nur mitunter mit Klipps verschlossen *(unten)*.

Einer besonderen Beachtung bedürfen Gefäße, die aus dem Mark in das Angiom eintreten. Man mache sich die Regel zu eigen, keine größeren Präparationen in das Mark hinein vorzunehmen, also auch ein sicher krankhaft verändertes Gefäß nicht ins Mark hineinzuverfolgen, sondern in Höhe des äußeren Niveaus auszuschalten.

Bei den selteneren intramedullären Angiomen kann aus diesem Grund die Ausschaltung hämodynamisch ungenügend sein. Die Gefahr der nachfolgenden Marknekrose ist jedoch als zu groß anzusehen.

Duranaht sowie Verschluß von Muskulatur und Haut beenden den Eingriff, nachdem für eine subtile intradurale und epidurale Blutstillung Sorge getragen wurde.

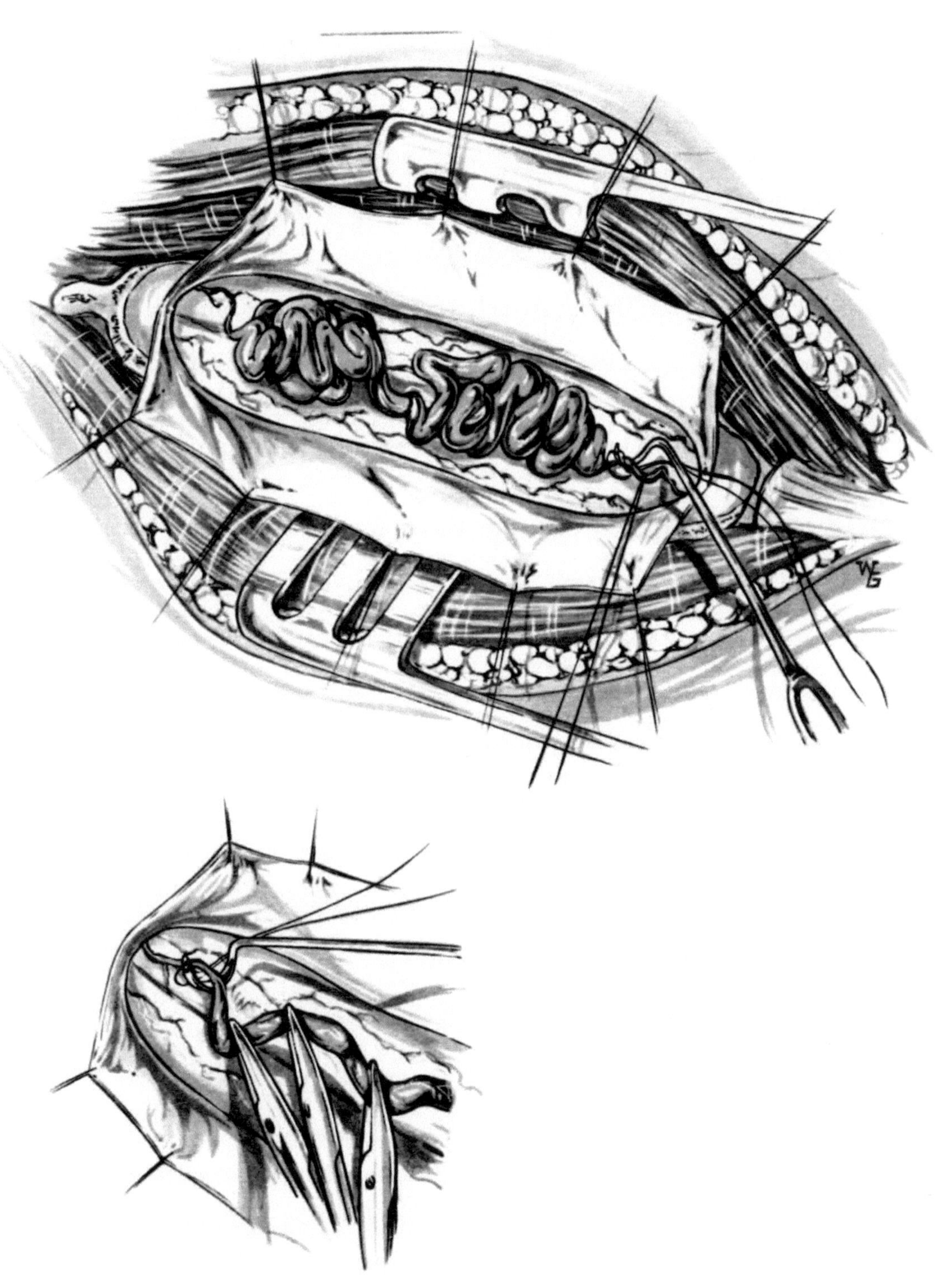

Spinale Operationen bei der Syringomyelie

Mit dem Ausbau der pathophysiologischen Vorstellungen über Entstehung und Unterhaltung der Syringomyelie ist das Schwergewicht der Operationen bei Syringomyelien auf die ableitenden Shunts und Eingriffe am Beginn des Zentralkanals verlegt worden. Rein spinale Eingriffe erfolgen nur noch seltener; im allgemeinen werden sie sogar erst intra operationem als syringomyeliebedingt diagnostiziert.

Das operative Ziel besteht in der Beseitigung der intraspinalen Raumforderung durch Eröffnung und Drainage der Zysten.

Hautschnitt, Abschieben der Muskulatur und typische Eröffnung des Spinalkanals richten sich nach der neurologischen und instrumentellen Höhenlokalisation des Befundes. In der Mehrzahl stehen die Zysten unter Überdruck. Das bedeutet, daß bereits bei der Duralängsinzision eine Mitverletzung der Zyste möglich ist. Man versucht dies durch blattweise Eröffnung der Dura zu vermeiden. Nach dem Anlegen der Durahochnähte stellt man durch die Inspektion fest, an welcher Stelle die Zyste die bedeckende Rückenmarkschicht am meisten verdünnt hat. Dies kann in der Mittellinie, aber auch paramedian sein *(links)*. Über diesem Punkt erfolgt die Inzision mit feinen Messerchen. Unter Druck stehender Zysteninhalt spritzt dabei heraus *(rechts)*. Dies sind die Befunde, bei denen der lokale Eingriff unverändert seine Berechtigung hat. Bei schlaffen Syringomyeliehöhlen dagegen liegt eine Drainage vor, die Raumbeengung kann damit entweder nur intermittierend oder durch Verwachsungen bedingt sein.

In der Zyste wird eine subtile Blutstillung mit Kompressen und bipolarer Koagulation vorgenommen. Alle Maßnahmen sind dabei darauf ausgerichtet, nicht noch weitere Anteile des Rükkenmarks zu alterieren. Praktisch bedeutet dies weitgehenden Verzicht auf Lageveränderungen des Marks, den Einsatz kleiner und weicher Spatel, die Verwendung von Mikroinstrumenten. Wo vorhanden sollte nicht auf die optische Vergrößerung verzichtet werden.

Das eigentliche operative Problem stellt jedoch die permanente Drainage der Zystenhöhle dar. Nach wie vor benutzen wir zu diesem Zweck schmale dünne Gummistreifen, die möglichst weit in das Innere der Höhle eingelegt werden und deren anderes Ende unter die Arachnoidea geführt wird *(unten)*. An Stelle des dünnen Handschuhgummis kann man auch eine Halbrinne aus weichem Silikongummi benutzen.

Trotz dieser Maßnahmen wachsen bei einem Teil der Patienten diese Drainagen wieder zu, so daß sich der alte Zustand erneut einstellt. Dabei läßt sich aufgrund des Operationsbefundes keinerlei Voraussage machen; schon bestehende Arachnoiditiden brauchen keineswegs auch den Verschluß der Drainage zu bedeuten und umgekehrt. Hat sich nach einem derartigen Drainageeingriff die klinische Ausfallssymptomatik zunächst gebessert, so sollte bei erneuter Verschlechterung des Befundes auch erneut operiert werden.

Auf die Technik der Anlage eines atrioventrikulären Shunts ist auf S. 334–338 eingegangen. Verschlüsse des oberen Endes des Zentralkanals erfolgen nach der Freilegung des kraniospinalen Übergangs (S. 406).

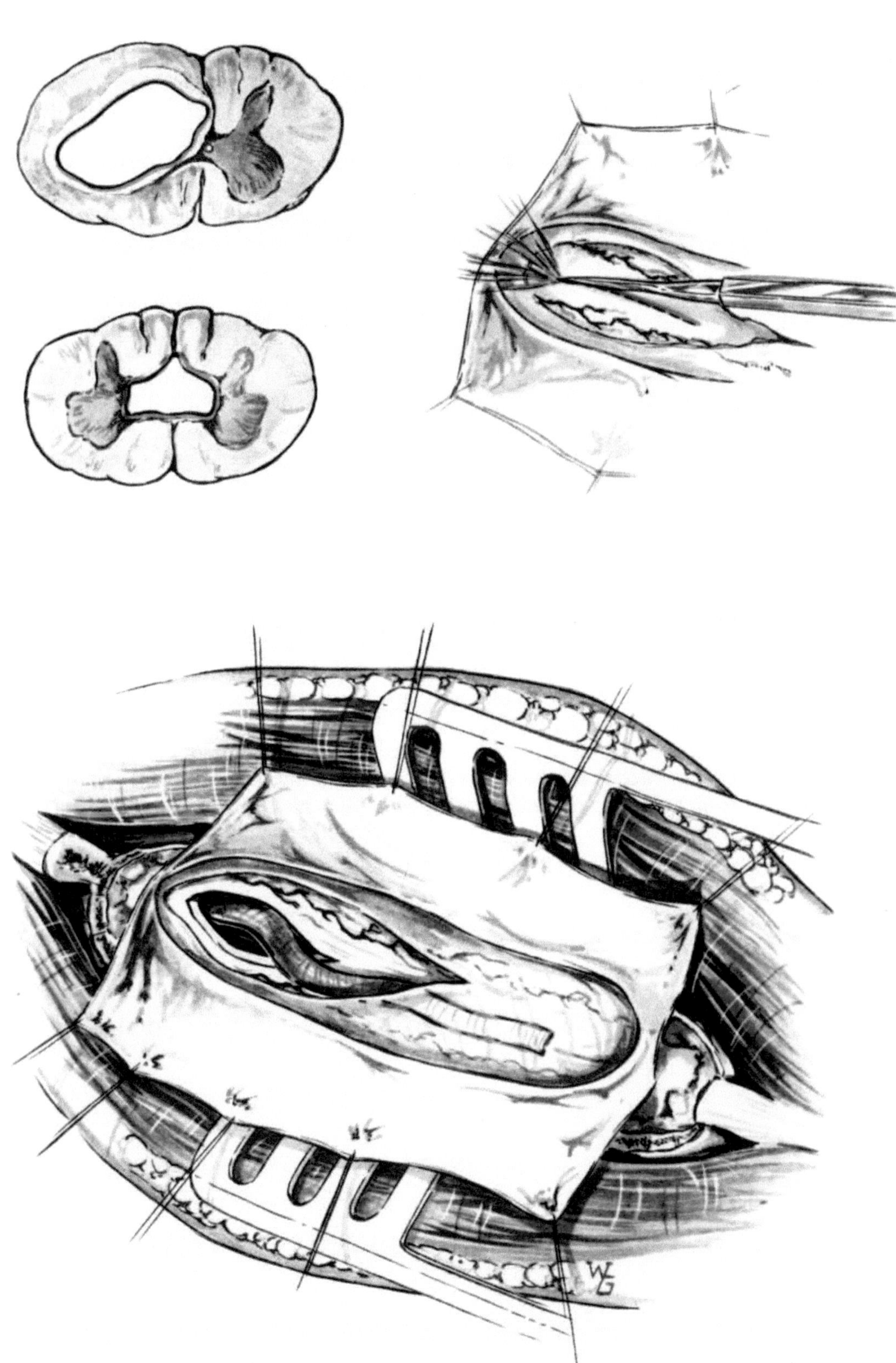

Operation der narbigen Arachnoiditis spinalis

Das klinische Bild der Arachnoiditis spinalis ist unspezifisch und zuzüglich nicht selten durch begleitende entzündliche Grundprozesse (Beispiel Knochentuberkulose) beeinflußt. Die präoperative Diagnose kann keine Sicherung der Diagnose Arachnoiditis abgeben, sondern weist auf eine intraspinale Raumforderung.

Das Ziel des operativen Eingriffs besteht in der Freilegung und Beseitigung der Narben und Zysten, um dem Rückenmark wieder freien Raum zu verschaffen.

Hautschnitt, Abschieben der Muskulatur und Eröffnung der Rückseite des Spinalkanals richten sich nach den üblichen Prinzipien der Laminektomie (S. 386–388). Bereits die Eröffnung der Dura kann aber aufgrund ausgedehnter Verwachsungen schwierig sein. Man wird die Verbindungen zwischen Durainnenseite und narbiger Platte Schritt für Schritt lösen, um eine ausreichende Übersicht zu bekommen *(oben)*. Es schließt sich die allmähliche Auspräparierung des Marks aus seinen narbigen Umhüllungen an. Als günstig erweist sich dabei der Beginn im Bereich abgehender Wurzeln. Von hier aus trennt man Adhäsionen, entleert die kleinen bis mittleren Zysten und entfernt schließlich in einzelnen Stückchen die Narbenplatte. Daß die Benutzung der optischen Vergrößerung und des Mikroinstrumentariums für eine derart penible Operation von außerordentlichem Wert ist, bedarf keiner näheren Erläuterung.

Besondere Aufmerksamkeit erfordern die Bezirke, in denen die Narben unmittelbar an die Rückenmarkgefäße angrenzen *(unten)*. Gerade wegen der länger bestehenden Grundschädigung des Marks ist man ja bemüht, auf keinen Fall nutritive oder ableitende Gefäße zu alterieren. Das ganze Vorgehen gestaltet sich so mühevoll, weil im Gegensatz zu den meisten anderen raumfordernden intraspinalen Prozessen die Arachnoidea in die Narbe einbezogen ist und dadurch kein Subarachnoidalraum mehr besteht. Vielmehr hat die Narbe direkten Kontakt mit der Oberfläche des Rückenmarks.

Sollte sich in erreichbarer Nähe noch ein florider entzündlicher Prozeß befinden, so wird er im gleichen Operationsgang mit entfernt oder ausgeräumt. In der Regel operiert man jedoch zu einem Zeitpunkt, in dem akute Entzündungsherde verschwunden sind.

Einer besonderen Sorgfalt bedarf der Duraverschluß. Nicht selten ist es bei der Präparation der narbigen Veränderungen zu einigen bis mehreren kleinen und größeren Duradefekten gekommen. Es kann daher günstiger sein, nicht alle Defekte einzeln zu übernähen, sondern eine Duraplastik aus Faszie oder Lyodura einzufügen.

Zum Verschluß der Weichteile und der Haut bedarf es keiner besonderen Hinweise. Ausgeräumte floride Knochenherde werden in speziellen Fällen nach außen drainiert. Hier entscheidet das Urteil des Spezialisten.

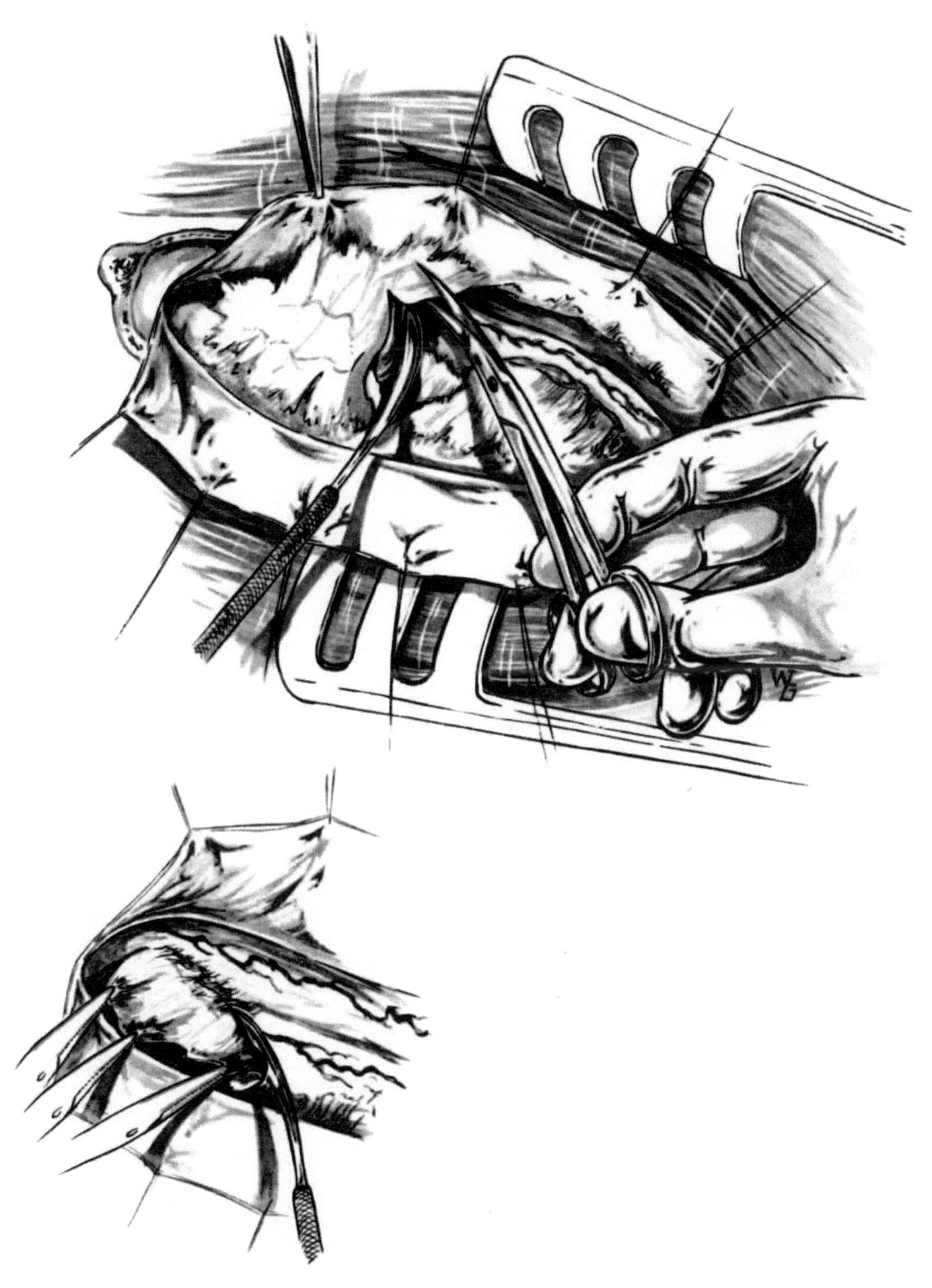

Operation des Epiduralabszesses

Nach dem antibiotikabedingten starken Rückgang zentraler Abszesse und Phlegmonen in den 60er und 70er Jahren ist derzeit wieder verstärkt mit derartigen Krankheitsbildern zu rechnen. In Anbetracht der Gefährlichkeit des Leidens und der Heilungsmöglichkeit bei rechtzeitiger Erkennung wird deshalb auf den Epiduralabszeß im folgenden eingegangen.

Das Operationsziel besteht in der ausreichenden Eröffnung des Spinalkanals zur Ableitung des Eiters und in der Sanierung des primären Infektionsherdes. Obwohl epidurale Eiterungen auch auf hämatogenem Wege entstehen können, hat doch die überwiegende Zahl einen osteomyelitischen Prozeß der Umgebung zur Grundlage. Diesen gilt es auszuräumen.

Schwierigkeiten können bei der Höhenlokalisation entstehen, bedingt durch verschieden starke und verschieden organisierte Eiteransammlungen. Sind osteomyelitische Veränderungen an einem oder mehreren Wirbeln röntgenologisch nachweisbar, so wird in dieser Höhe zunächst auch eingegangen. Mitunter macht sich aber eine Erweiterung des primären Operationsgebiets notwendig. Besteht bereits eine Durchbruchstendenz in Richtung Haut, so leiten die entsprechenden an der Haut sichtbar werdenden Entzündungszeichen. Nicht ganz selten handelt es sich aber um einen intraoperativ festgestellten Befund; myelografisch war vorher lediglich eine intraspinale Raumforderung festgestellt worden, ohne daß eine Artdiagnose erfolgte.

Hautschnitt und Abschieben der Muskulatur richten sich nach den üblichen Grundsätzen der Laminektomie. Ist es noch nicht zu einer Organisation der Eiterung gekommen, so tritt bei der Eröffnung der Rückseite des Spinalkanals der erste Eiter aus. Durch das Unterlegen steriler Gummi- oder Plastflächen wird versucht, die Verschmutzung von Muskulatur und Weichteilen zu vermindern *(oben)*. Mit mehreren starken Saugern läßt sich sämtlicher vorhandener Eiter rasch beseitigen. Dabei ist ein rascher Wechsel der Saugeransätze zu gewährleisten, weil manche Portionen des Eiters diese Ansätze sehr rasch zusetzen können. Nach der Eiterentfernung liegt die mehr oder weniger verdickte Dura frei. Sie wird nur bei starkem Verdacht auf das Übergreifen der Eiterung in den Intraduralraum eröffnet. Da sie eine hervorragende natürliche Barriere gegen derartige Eiterungen darstellt, sollte sie nicht ohne Not durchbrochen werden.

In dieser Phase zeigt sich, ob die vorgenommene Laminektomie ausreicht oder ob sie erweitert werden muß. Mitunter benutzt man bei sehr ausgedehnten Eiterungen je eine kleinere Laminektomie am oberen und am unteren Pol.

Im nächsten Schritt wird geklärt, ob von der Laminektomie aus eine genügende Ausräumung des eitrigen Grundprozesses, also der benachbarten Osteomyelitis, möglich ist. Nekrotische Herde im Wirbelkörper werden kürettiert, befallene Bogenanteile entfernt und osteomyelitisch veränderte Wirbelgelenke durch Entfernung der Knorpelbezirke stabilisiert. Nicht selten empfiehlt es sich, für diese Phase der Operation den Rat eines erfahrenen Knochenchirurgen oder Orthopäden einzuholen.

Der Eingriff endet mit dem Einlegen von Gummidrains und Handschuhgummis *(unten)*. Die Wunde selbst wird durch einige durchgreifende Nähte etwas eingeengt. Um die Granulation anzuregen, kann nach dem Abklingen der akuten Entzündung auch imprägnierte Gaze eingelegt werden. Gelegentlich machen sich auch Sekundärnähte notwendig.

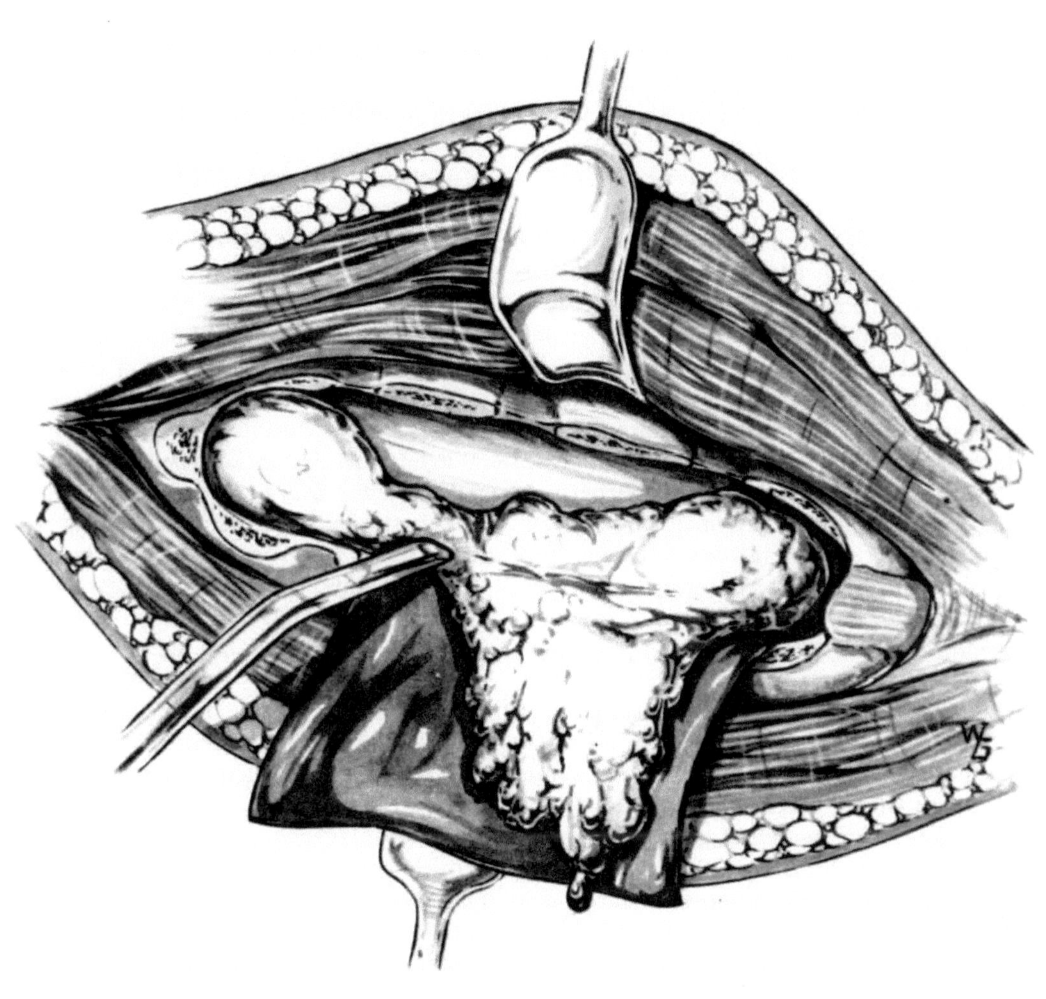

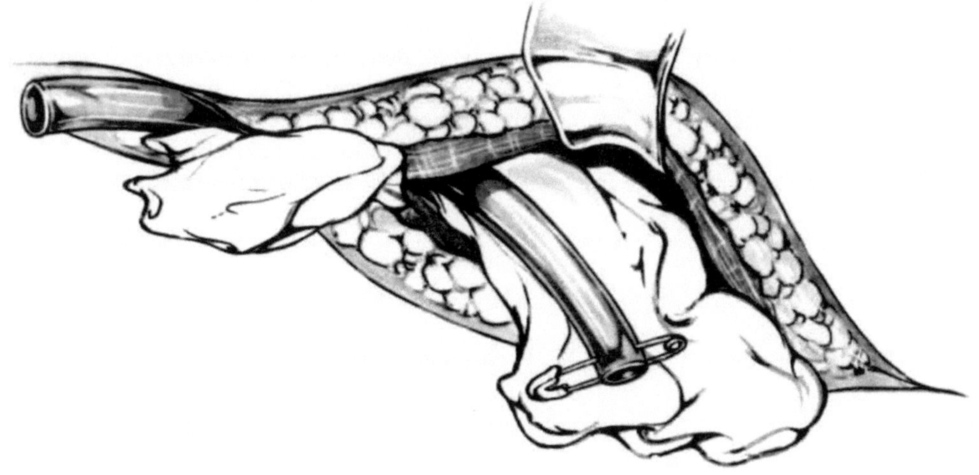

Entlastungslaminektomie nach Wirbelsäulentraumen

Im Zuge der Versorgung von Wirbelsäulentraumen werden Operationsindikationen mit Vorsicht gestellt. Haben Röntgenaufnahmen, zunehmende klinische Symptome und besondere instrumentelle Untersuchungen die Indikation stellen lassen, so ist beim operativen Eingriff in jeder Richtung mit besonderer Vorsicht vorzugehen. Dies gilt nicht nur für das Gewebe von Medulla und Spinalwurzeln, sondern ebenso für die verschiedenen knöchernen Anteile. Der Erhaltung oder Wiederherstellung der Wirbelsäulenstabilität wird besondere Aufmerksamkeit gewidmet. Prinzipiell kann das ventrale oder das dorsale Vorgehen indiziert sein. Während es an der Halswirbelsäule zugangsmäßig keine Schwierigkeiten macht, stehen an der Brustwirbelsäule nur die dorsalen und die lateralen Zugänge zur Verfügung, und lumbal ist das ventrale Vorgehen mit der Passage des Abdominalraums verbunden. Beim Einbruch der Bogenregionen in den Spinalraum wird von dorsal her vorgegangen. Nach Mittellinienschnitt oder leicht bogenförmiger paravertebraler Inzision lassen sich die Muskeln abschieben. Mobile Bögen sind an ihrem mobilen Dornfortsatz zu erkennen. Dieser Dornfortsatz wird entfernt *(oben)* und danach mit schlanken Hohlmeißelzangen der darunterliegende Bogenabschnitt exstirpiert. Auch partielle Resektionen an festen umgebenden Bogenwurzelteilen sind nötig, um Dura- und Markschädigung zu Gesicht zu bekommen. Für feinere Arbeiten am Knochen benutzt man Fräsen.

Duraverletzungen werden erweitert, vom Mark wird nur in Ausnahmenfällen Gewebe entfernt, meist sind es Zerquetschungen. Intradurale Blutungen stillt die bipolare Koagulation. Die Dura wird direkt oder nach Einpassen einer Lyoduraplastik verschlossen.

Beim Vorgehen von ventral handelt es sich um Zertrümmerungen ganzer Wirbelkörper. Nach Dura- und Markversorgung erfolgt die Restabilisierung des Wirbelsegments. Es sind bereits komplette Kunststoffwirbel in den Defekt eingepaßt worden. Im allgemeinen wird man sich aber span- und blockförmiger Knochenteile aus Bekkenkamm und Tibia des Patienten oder aus der Knochenbank zur Ausfüllung der Lücke bedienen. Dieses Ausfüllen hängt sehr von der Lage im Einzelfall ab. Es kann sein, daß die beste Stabilisierung mit einem kräftigen Knochenspan, der in eine Nut in der Vorderfläche der angrenzenden intakten Wirbelkörper eingepaßt wird, erfolgt *(links)*. Es können auch zusätzliche Verschraubungen mit dem AO-Besteck angezeigt sein *(rechts)*. Mitunter füllt man Hohlräume mit Würfeln aus Rippenknorpel vom Patienten aus. Das in jeder Weise unorthodoxe Vorgehen dient der bestmöglichen Restabilisierung unter Vermeidung eines erneuten Drucks auf die medullären Gebilde. Man bedenke stets auch die Auswirkungen derartiger Plastiken über längere Zeit (Knickbildungen). Die alleinige Stabilisierung des Wirbelkörpers reicht nicht aus. Entweder muß er mechanisch sicher verblockt werden, also einen Blockwirbel bilden, oder es müssen auch die beiderseitigen kleinen Wirbelgelenke statisch rekonstruiert sein.

Das Anlagern von Knochenteilen kann prinzipiell von allen vier Seiten aus erfolgen. Beim dorsalen Vorgehen ist es fast ausschließlich mit dem Widerlager der Dornfortsätze verbunden, beim seitlichen Vorgehen können auch die Querfortsätze in die Rekonstruktion mit einbezogen werden, während das ventrale Vorgehen immer die Wirbelkörper zur Grundlage hat.

Postoperative Ruhigstellung und langzeitige postoperative Überwachung der Statik können erst den Erfolg derartiger Rekonstruktionen gewährleisten. Das alleinige mechanische Vorgehen einer Entlastung des gedrückten Rückenmarks ohne Berücksichtigung der folgenden Perioden ist absolut unzureichend.

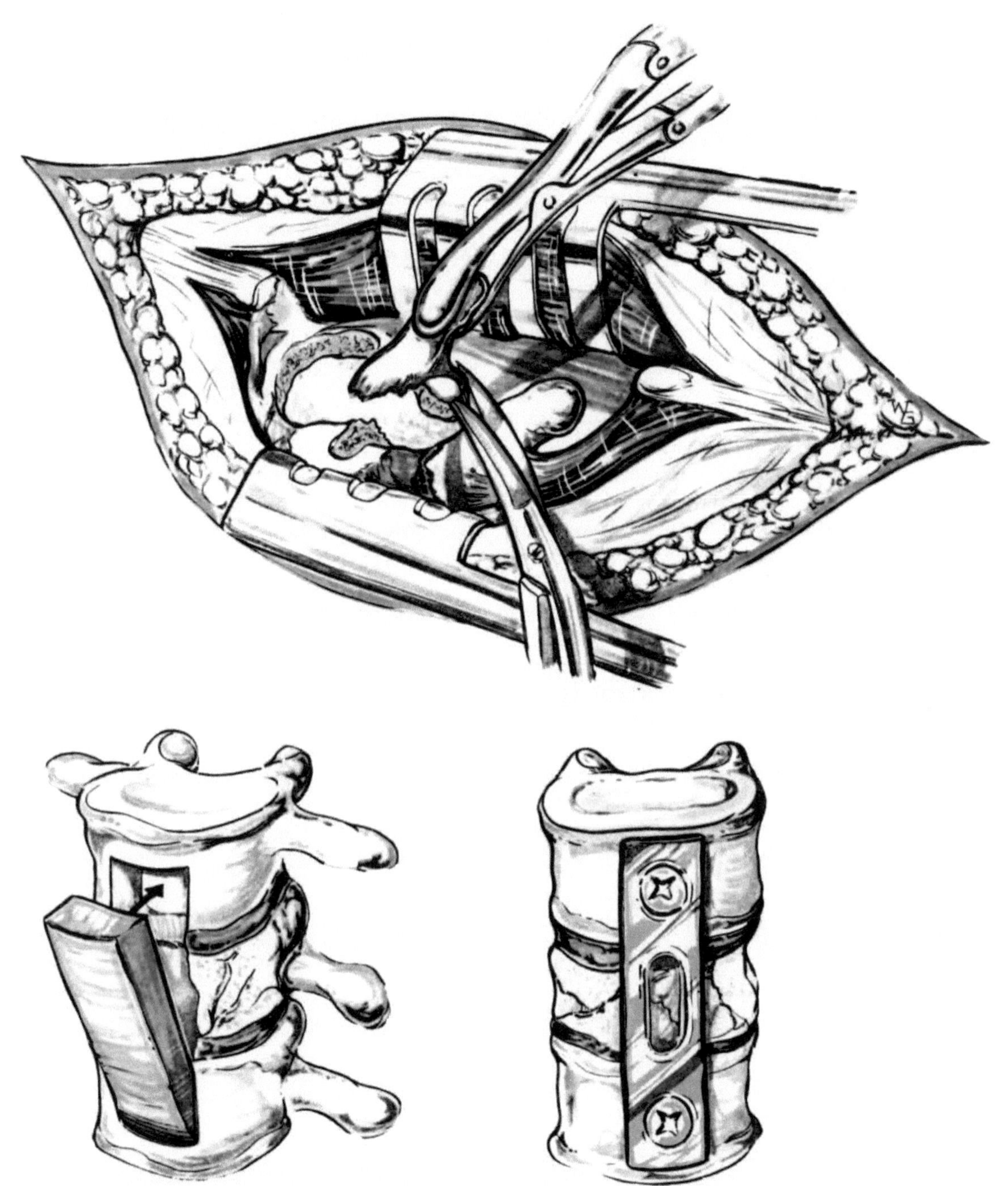

Operation der Spina bifida occulta

Die operativen Ziele des Eingriffs bestehen in der Beseitigung des Längszuges, der auf das kaudal gefesselte Rückenmark im Laufe des Körperwachstums immer stärker einwirkt, sowie in der Befreiung der Nervenwurzeln von Adhäsionen und Narbenplatten. Auf diese Weise wird versucht, zunehmenden neurologischen Ausfallerscheinungen Einhalt zu gebieten.

Die Hautinzision liegt über der okkulten Spina bifida; entsprechend der Häufigkeit handelt es sich meist um den Bereich L_2–S_2. Es empfiehlt sich der paravertebrale oder Bogenschnitt, da die Hautverhältnisse in der Mittellinie nicht selten narbige Veränderungen zeigen.

Innerhalb der Weichteile versucht man die Grenze zwischen normalem und narbig verändertem Gewebe darzustellen und zu präparieren. Praktisch bedeutet dies nicht selten die Freilegung und Abtragung des oberhalb der Spalte gelegenen Dornfortsatzes, um einen Einstieg in den pathologischen Bezirks zu bekommen.

Nach dem Abdrängen der Muskulatur wird die aus verschiedenen Strukturen bestehende Platte, die sich vom Duraniveau nach oben entwickelt, schritt- und schichtweise präpariert. Die spezielle Suche geht dabei nach Nervenstrukturen, die die operativen Möglichkeiten stark einengen können. Nur wenn klare Grenzen zwischen dem Narbenbezirk und der undurchbrochenen Duraoberfläche bestehen, kann Radikalität angestrebt werden. In diesem Operationsschritt ist zunächst einmal die Kompression der Kauda zu entfernen.

Im nächsten Schritt erfolgt die Lösung intraduraler Adhäsionen und Narben *(unten)*. Die Dura wird in Längsrichtung inzidiert, wobei sich hier schon Schwierigkeiten durch adhärente Nervenwurzeln einstellen können. Das Lösen der Verschwartungen zwischen den Kaudafasern wird durch Verwendung der optischen Vergrößerung und des Mikroinstrumentariums wesentlich erleichtert, zum Teil sogar überhaupt erst möglich gemacht. Neben dieser Lösung von Verwachsungen der Fasern untereinander geht die Präparation vor allem nach der Lösung von Verwachsungen, die die Kauda nach unten zu fesseln. Neben diesen pathologischen Strukturen trifft dies auch für das fixierte Filum terminale zu. Es wird daher nach bipolarer Koagulation seiner Gefäße auf einige Zentimeter Länge reseziert *(oben)*. Nach Vollendung der »Entfesselung« der Kauda läßt sich der Raumgewinn nicht selten direkt sehen: Konus und Kauda wandern deutlich nach kranial.

Der Duraverschluß erfolgt in üblicher Weise. Sind Defekte vorhanden oder wird der Verschluß nur unter Spannung möglich, so näht man eine Plastik aus Faszie oder Lyodura ein.

Der dichte Verschluß der Weichteile kann problemlos sein. In der Mehrzahl der Operationen machen sich aber Türflügelplastiken oder Mobilisationen der benachbarten Rückenmuskulatur nötig.

Auch bei der Hautnaht sind nicht selten Verschiebeplastiken oder wenigstens weiterreichende Mobilisierungen benachbarter Hautpartien erforderlich, um den unbedingt notwendigen spannungsfreien Verschluß der Haut zu erreichen.

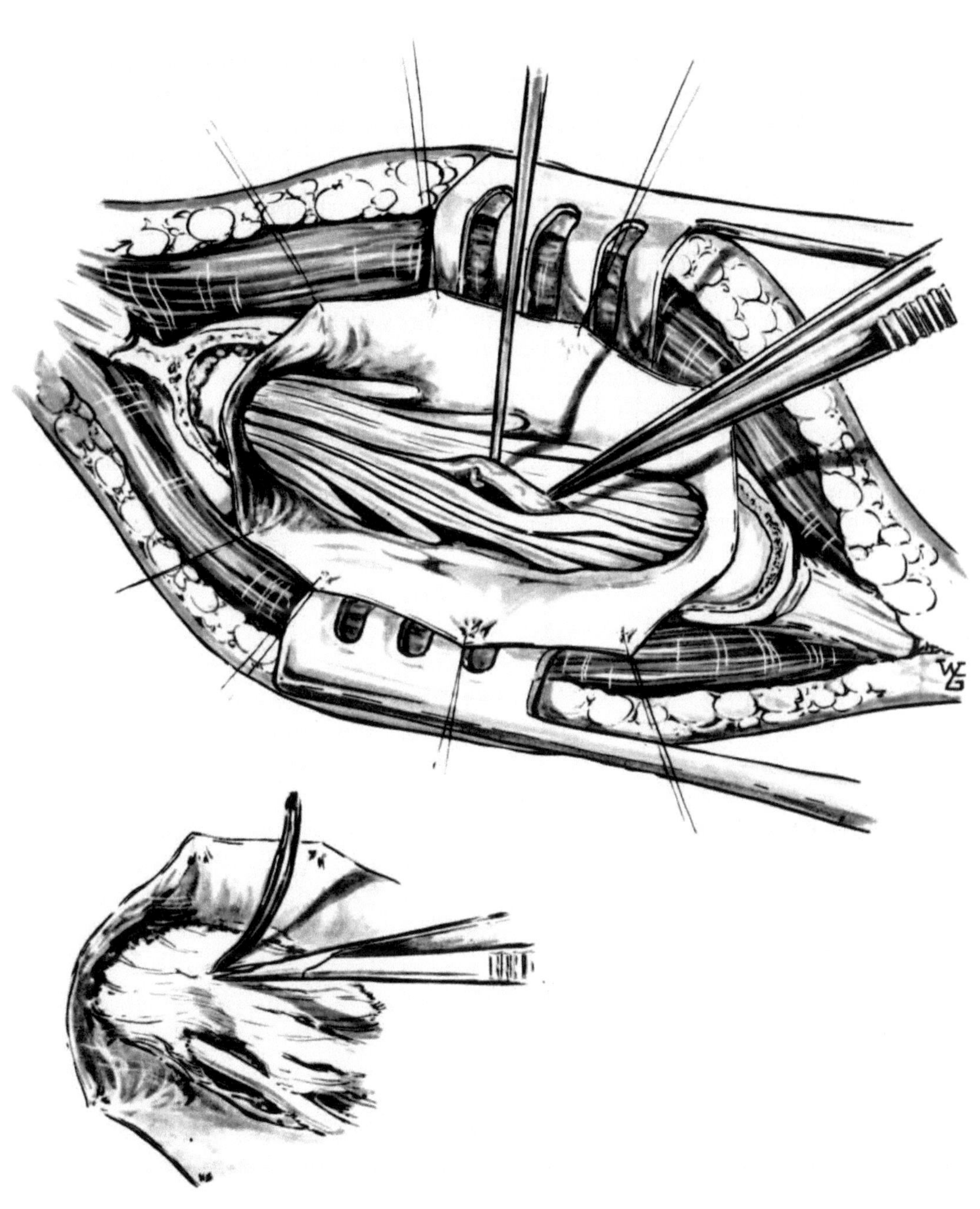

Operation der Meningozele

Unter den lumbosakralen Mißbildungen stellt die reine Meningozele die prognostisch günstigste Form dar. Sobald Wurzel- oder Markanteile einbezogen sind, ist sowohl das technische Vorgehen schwieriger als auch die Operationsindikation viel unsicherer. Gerade bei den letztgenannten Formen bestehen häufig genug weitere Mißbildungen und endgültige Querschnittlähmungen, so daß die Anzeige zum operativen Eingriff mit hochgradigen Unsicherheiten belastet ist.

Ziel des operativen Eingriffs bei der Meningozele ist die Beseitigung der Ausstülpung des Durasacks und die möglichst kräftige plastische Dekkung des bestehenden Weichteildefekts.

Die Inzision der Haut verläuft meist quer in Form eines Wetzsteins *(oben)*. Bedingt ist dies sowohl durch den Wunsch nach räumlichem Abstand zu den Infektionsquellen Kot und Urin als auch durch die günstigeren Bedingungen für notwendige Hautplastiken. Auf jeden Fall wird die Haut soweit abgetragen, bis ausreichendes Subkutangewebe dargestellt ist. Dünne Kutisgebilde pflegen, insbesondere bei den kleinen Kindern, schlecht oder nicht zu heilen.

Entlang den narbigen Wänden des Zystentrichters wird nun bis zur Faszie weiterpräpariert und die Öffnung in der Faszie dargestellt *(Mitte)*. Es entsteht schließlich ein regelrechter Stiel. Je nach seiner Stärke kann sofort eine Ligatur herumgelegt werden, oder es wird zunächst durch eine kleine Inzision überprüft, ob sich doch Nervenstränge in die Zele hinein erstrecken. Letzteres ist nach der Definition natürlich keine Meningozele mehr.

Letztendlich liegt ein ligierter Stumpf vor, der sorgfältig in die Tiefe versenkt wird.

Der wichtigste Operationsschritt besteht in der festen Plastik des Gebiets. Hierzu werden sowohl die Muskulatur als auch deren Faszie in Partien mobilisiert, bis sie sich kulissenartig übereinander schieben und vernähen lassen *(unten)*.

Im Zusammenhang mit dem lokalen Eingriff ist präoperativ und vor allem in regelmäßigen Abständen nach der Operation zu überprüfen, ob sich ein Ungleichgewicht zwischen Resorption und Produktion des Liquors einstellt. Damit entsteht dann die Indikation für das Anlegen eines atrioventrikulären Shunts.

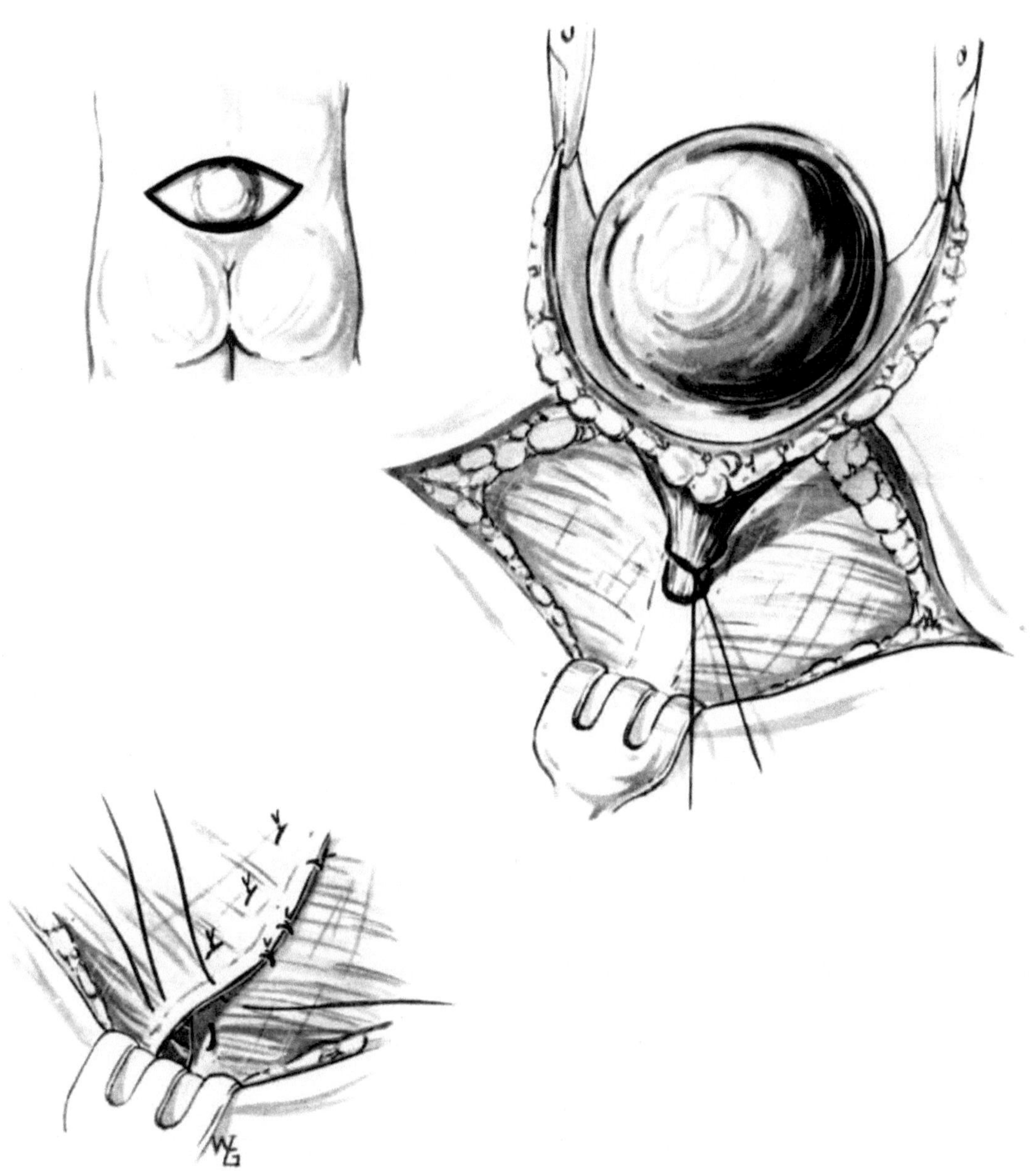

Operation der Myelomeningozele

Das Krankheitsbild stellt eine Kombination der Meningozele und der Myelozele dar. Das gleiche trifft auch auf die operative Versorgung zu. Das Operationsziel ist dementsprechend die Lösung und Präparation der neuralen Elemente ohne zusätzliche Schädigung auch nur kleinster Anteile, die Beseitigung des Zelensacks und die möglichst feste Deckung der Weichteillücke.

Die Schnittführung bevorzugt quere Inzisionen, sowohl wegen der Minderung der Infektionsgefahr als auch zur besseren Mobilisierung benachbarter Muskel- und Hautbezirke. Zusammen mit der Exzision des narbigen Zelenbezirks entsteht damit die Form eines horizontal liegenden Paragrafen *(links)*. Besondere Beachtung muß auf die Herstellung von Hauträndern mit genügend dickem Subkutangewebe gelegt werden. Da sich bei dieser Zelenform die operativen Eingriffe meist nicht in kleinstem Lebensalter erforderlich machen, sind die umgebenden Hautverhältnisse für die notwendigen Plastiken besser geeignet als bei den Myelozelenoperationen.

Nach dem Zurücknehmen der Haut läßt sich der breite Stiel des sich vorwölbenden Myelomeningozelensacks von der Faszie abschieben und an seiner basalen Durchtrittsöffnung darstellen.

In mindestens 2 cm Abstand vom Faszienniveau erfolgt die zirkuläre Umschneidung des Zelenstiels *(rechts)*, immer unter peinlichster Berücksichtigung in der Wand verlaufender neuraler Komponenten.

Der nächste Schritt bildet den subtilsten Teil der Operation. Es gilt, die neuralen Elemente von den narbigen Bestandteilen zu trennen. Die Präparation verläuft entlang der vorgefallenen Nervenwurzeln bis zu der ebenfalls ausgestülpten Medullarplatte. Auch zarte Nervenwurzeln sind zu schonen; einzige Ausnahme sind kurze Verbindungen zur Kuppe der Zele. Man sollte diesen Operationsschritt unbedingt mit optischer Vergrößerung und mikroneurochirurgischen Instrumenten vornehmen.

Nach Abschluß des Auspräparierens entsteht eine mobile Medullarplatte, von der die Nervenwurzeln stelzenartig abgehen. Dieses ganze Gebilde läßt sich in den Spinalraum zurückverlagern *(unten)*. Da es keine narbigen Verbindungen in Höhe des Filum terminale mehr hat, ist auch die Gefahr der Unterzugsetzung des Rükkenmarks beim sich anschließenden Längenwachstum des Körpers sehr gemindert. Sollten sich doch wieder Fesselungen einstellen, ein Vorgang, der an der erneuten Verschlechterung neurologischer Symptome bemerkbar ist, so ist die operative Freilegung nach Art der Operation bei der Spina bifida oculta (S. 418) zu wiederholen.

Die schüsselartigen Ränder des umschnittenen Zelensacks werden mit Einzelknopfnähten verschlossen und das Gebilde durch die kulissenartig darübergelegten benachbarten Muskel- und Faszienbezirke plastisch gedeckt. Sind die Ränder der Muskulatur schlecht mobilisierbar oder von minderer Qualität, so kann auch aus den benachbarten Muskelpartien ein Kipplappen gebildet und doppelt über dem Defekt vernäht werden. Schließlich kann im Faszienniveau auch mit freitransplantierter Faszie oder mit Lyodura für eine Verstärkung der lokalen Verhältnisse gesorgt werden.

Die Hautnaht über dem Plastikbezirk muß dicht und absolut spannungsfrei sein. Es werden entfernter gelegene Hautdefekte, entstanden bei Verschiebeplastiken, durchaus in Kauf genommen; sie können nach anderen Methoden oder sekundär gedeckt werden.

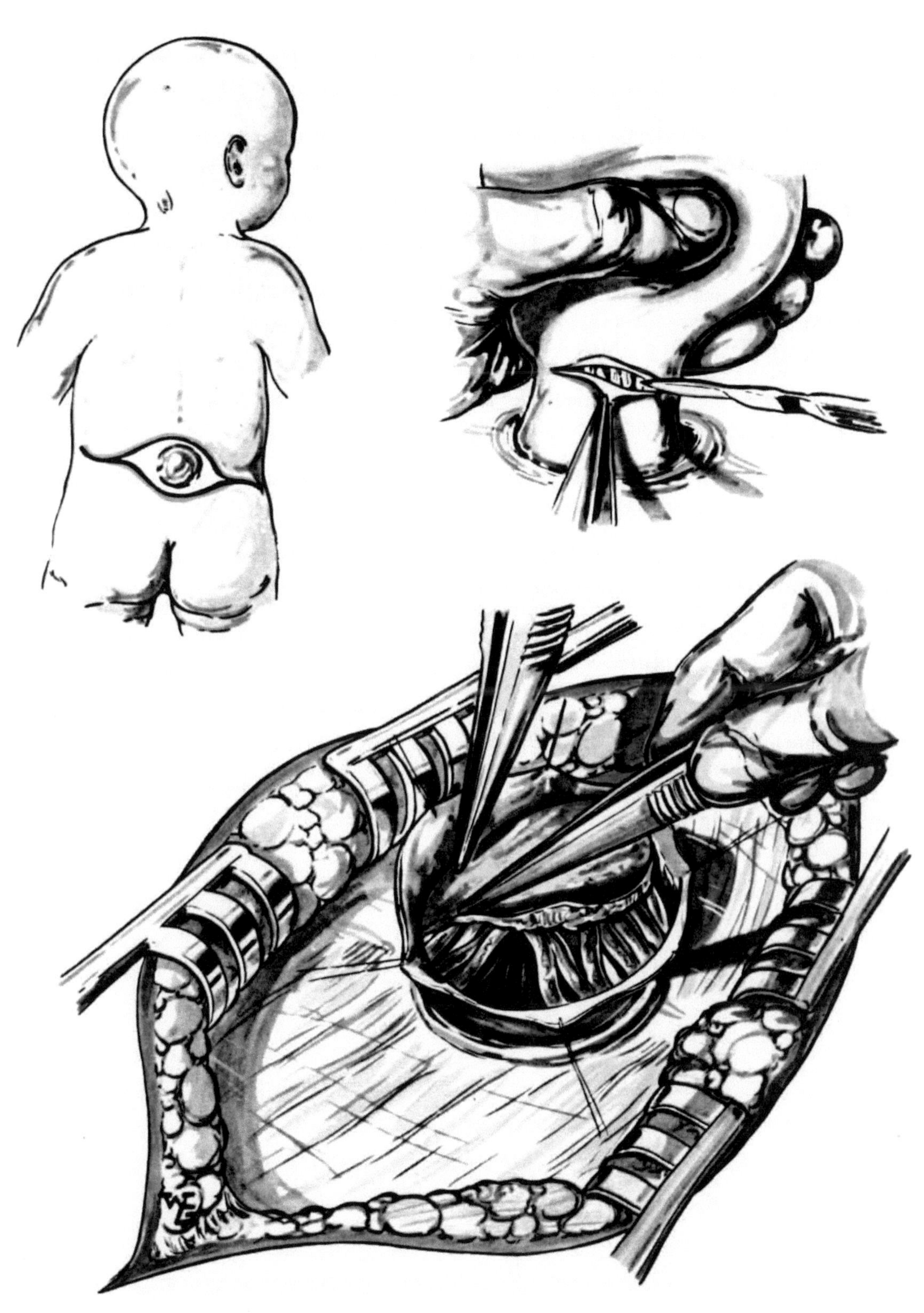

Operation der lumbalen Myelozele

Wird die Indikation zur Operation einer derart schweren Mißbildung, wie sie die Myelozele darstellt, als gegeben betrachtet, so darf mit dem Eingriff nicht gezögert werden, um rasch auftretenden entzündlichen Komplikationen zuvorzukommen. Es sei aber nochmals darauf hingewiesen, daß die Stellung der Operationsindikation auf keinen Fall unter rein lokalen und rein operativ-technischen Gesichtspunkten erfolgen kann, sondern die Gesamtprognose, die Möglichkeit oder Sicherheit weiterer Mißbildungen, den Nachweis einer Querschnittlähmung u.ä. einzubeziehen hat.

Das operative Ziel strebt die Mobilisation der vorgefallenen neuralen Anteile unter größtmöglicher Schonung sowie die anschließende plastische Deckung der verschiedenen Schichten des Weichteildefekts an.

Bereits die Lage des Hautschnitts muß unter den speziellen Gesichtspunkten der notwendigen Deckung mit funktionstüchtiger benachbarter Haut geplant werden. Die einzig mögliche Ausweichzone liegt nach den Seiten; dementsprechend werden meist bogenförmige laterale Schnitte benutzt, die insgesamt die Form eines querliegenden Paragrafenzeichens haben (S.423). Der Hautschnitt muß auf jeden Fall so weit weg von der narbig veränderten Zone gelegt werden, daß Haut mit einem ausreichend dicken Subkutangewebe zum Vorschein kommt.

Nachdem man auf der Faszie angelangt ist, pflegt die Abgrenzung des sich eisbergähnlich in die Tiefe erstreckenden vorgefallenen Gebildes meist keine besonderen technischen Schwierigkeiten zu machen, vor allem bei Verwendung der optischen Vergrößerung und des Mikroinstrumentariums.

Der nächste Operationsschritt, nämlich die exakte Trennung der unbedingt zu schonenden Zona medullaris von den beiden Haut- und Epithelzonen *(oben)* verlangt die größte Aufmerksamkeit. Nach seiner optimalen Durchführung ist das vorgefallene neurale Gewebe mobil und kann als Ganzes in den darunterliegenden leeren Teil des Spinalkanals gestülpt werden. Auch hier ist jeder stärkere Druck oder Zug zu vermeiden (S.422).

Man ist versucht, einen Verschluß der Dura herzustellen. Fast immer versagt aber die Suche nach einem nahtfähigen Durarand in der Umgebung, so daß um so mehr Akkuratesse auf den dichten Verschluß in der nächsten Schicht gelegt werden muß. Dies erfolgt in Form einer Umkipp- oder Verschiebeplastik von benachbarter Faszie und Muskulatur *(unten)*. Bei der häufig nur und noch schlecht entwickelten Muskulatur der Säuglinge kann dies trotzdem nur ein dürftiges Ergebnis haben.

Letzteres gilt schließlich auch für die plastische Deckung durch die mobilisierten Hautlefzen. Insgesamt handelt es sich um ein aufwendiges operatives Vorgehen, das insbesondere im plastischen Teil kaum zu überwindende Schwierigkeiten bieten kann.

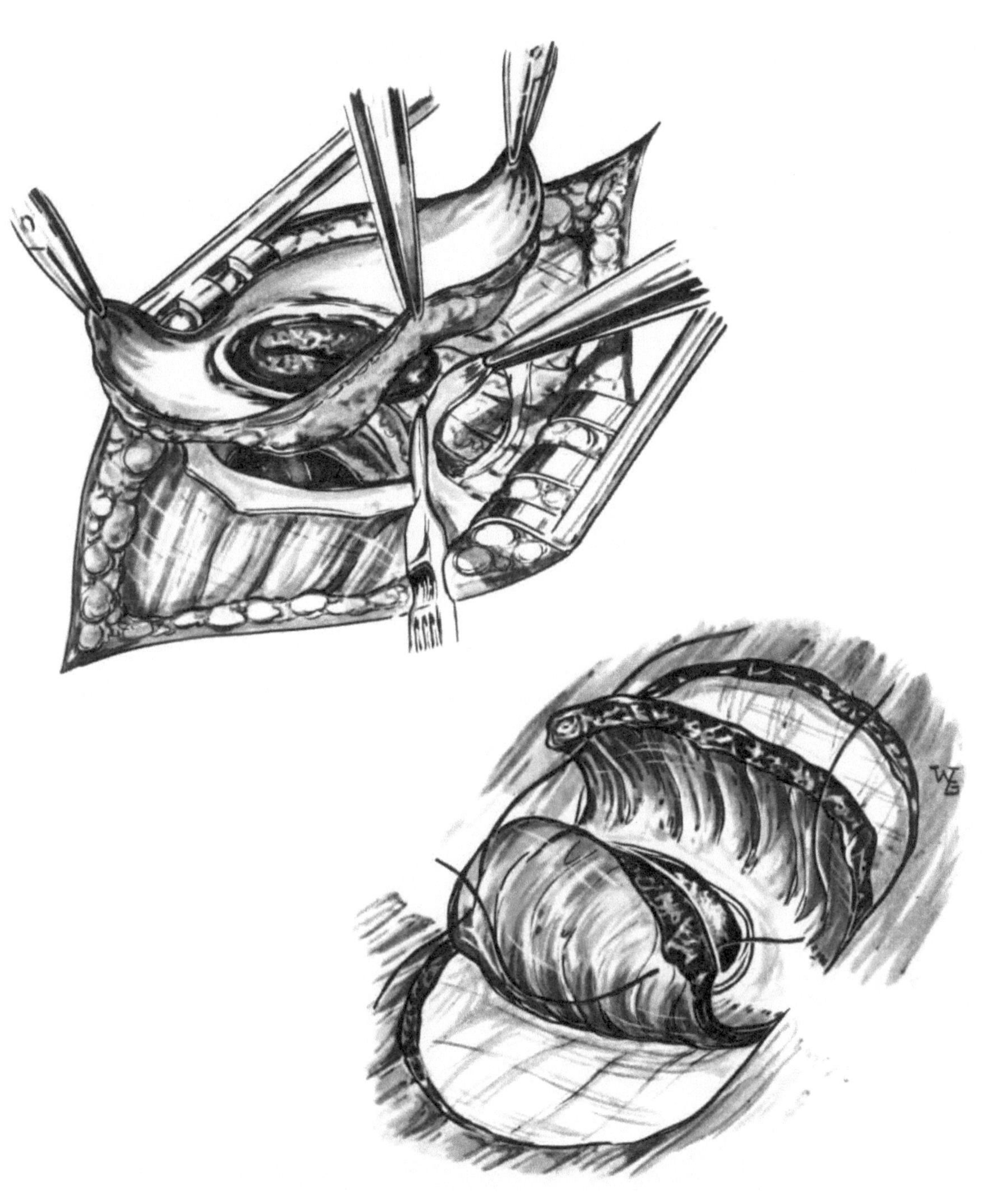

Ventrale Verriegelungsoperation beim zervikalen Nucleus-pulposus-Prolaps I

Zervikale Bandscheibenvorfälle bieten operationstaktische und -technische Besonderheiten. Der Zwischenraum ist von ventral und von lateral leichter als von dorsal zu erreichen; mediane Prolapse sind zervikal prozentual häufiger; eine Verschiebung des durabedeckten Halsmarks ist riskanter als im Lumbalbereich; ventrale Operationen beeinflussen die Wirbelsäulenstabilität kaum. Nachdem *Verbiest* und *Cloward* Pionierarbeit geleistet haben, sind ventraler und ventrolateraler Zugang zu Methoden der Wahl geworden. Einige Autoren sehen Nachteile in der schlechten Erreichbarkeit der Wurzeln und lateraler Osteochondrosen. Auch sei der Überblick von Mark und Dura ungenügend. Dieser Einwand hat keine Grundlage; gerade die Ventralseite des Marks ist ja von dorsal überhaupt nicht einsehbar. Schließlich haben optische Vergrößerung und Mikroinstrumente Verbesserungen ungeahnten Ausmaßes gebracht.

Die einzelnen Schritte des von *Cloward* perfektionierten Verfahrens haben folgende Ziele: Entlastung des Marks von Prolaps- und Osteophytendruck, Befreiung angrenzender Wurzelbereiche sowie Herstellung eines knöchern durchgebauten Doppelsegments, um weitere Reizungen in diesem Bereich auszuschließen.

Der Eingriff erfolgt in Rückenlage des Patienten mit leicht zur Gegenseite gedrehtem Kopf. Unter den Nacken kommt ein Sandsack. Auf jeden Fall ist peinlichst darauf zu achten, daß nach dem Eintreten von Narkose und Myorelaxation keine extremen oder ruckartigen Bewegungen des Kopfes mehr erfolgen; anderenfalls kann es zu zusätzlichen Druckschäden des Halsmarks durch die prolabierten Nucleus-Anteile kommen. Der Hautschnitt (*a*) wird als halber *Kocher*scher Kragenschnitt in Höhe des gewünschten Zwischenwirbelraums auf der rechten Halsseite angelegt. Bei starken Vernarbungen (zum Beispiel nach vorangegangener Verriegelungsoperation des Nachbarsegments) kann auch links operiert werden, desgleichen wenn das kombinierte ventrolaterale Vorgehen notwendig ist. Nach dem scharfen Spalten der oberflächlichen Muskeln kann der Kopfnicker stumpf nach lateral abpräpariert werden. Die Karotis und die Jugularis kommen ins Blickfeld (*b*). Sie können im Prinzip mit unter den später einzusetzenden Spezialspreizer genommen werden; wir bevorzugen die optische Kontrolle durch ihren freien Verlauf im lateralen Operationsfeld.

Palpatorisch können nun die meist gut tastbaren Zwischenwirbelräume lokalisiert werden. Flötenschnabelartige Veränderungen, die aus den Röntgenbildern bekannt sind, lassen sich erkennen. Ist bei der vorangegangenen Diskografie anschließend etwas Methylenblau eingespritzt worden, so kann man den gewünschten Zwischenwirbelraum sofort erkennen. Anderenfalls wird er mit einer Lumbalkanüle punktiert und durch laterale Röntgenkontrolle die exakte Höhe verifiziert.

Im nächsten Schritt erfolgt die sorgfältige Koagulation der ventrolateralen, an der Halswirbelsäule ansetzenden prävertebralen Muskeln, um lästige intraoperative Sickerblutungen zu vermeiden.

Nun können das bedeckende Faszien- und Bändergewebe inzidiert und die Wirbelkörpervorderwand dargestellt werden. Nach genauer Bestimmung der Richtung des Zwischenwirbelraums wird die Bohrerführung auf den Zwischenwirbelraum aufgesetzt und durch Hammerschläge mit ihren scharfen Zacken in den benachbarten Wirbeln verankert (*c*). Durch die Hülse erfolgt das Ausbohren eines zylinderförmigen Kanals, der sowohl die Zwischenwirbelscheibe als auch benachbarte Partien der beiden angrenzenden Wirbelkörper erfaßt.

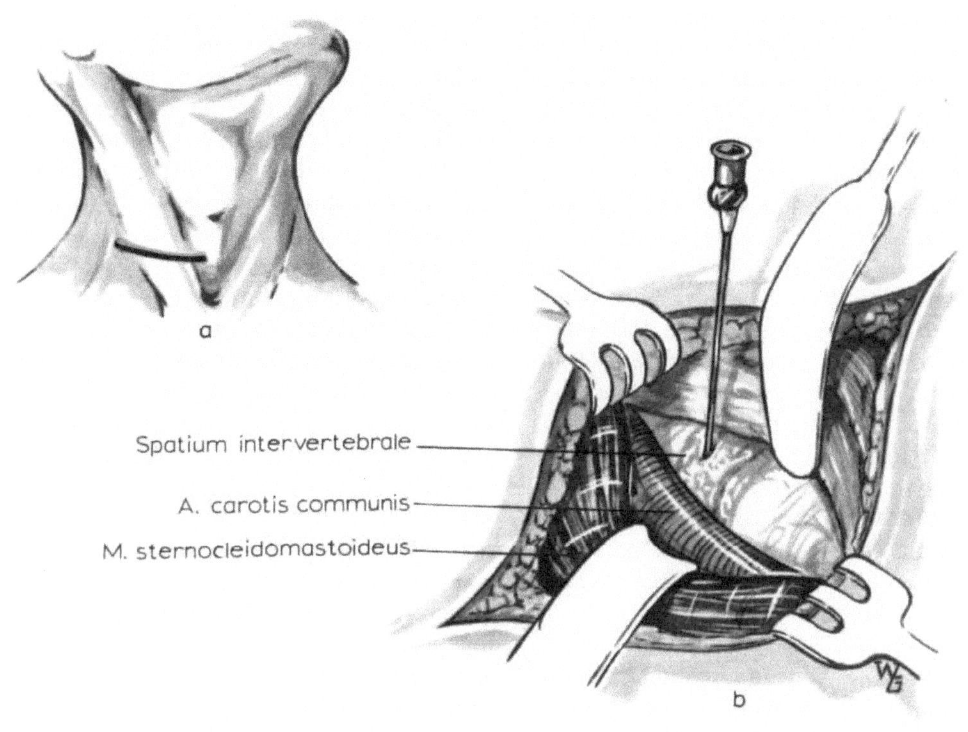
a
Spatium intervertebrale
A. carotis communis
M. sternocleidomastoideus
b

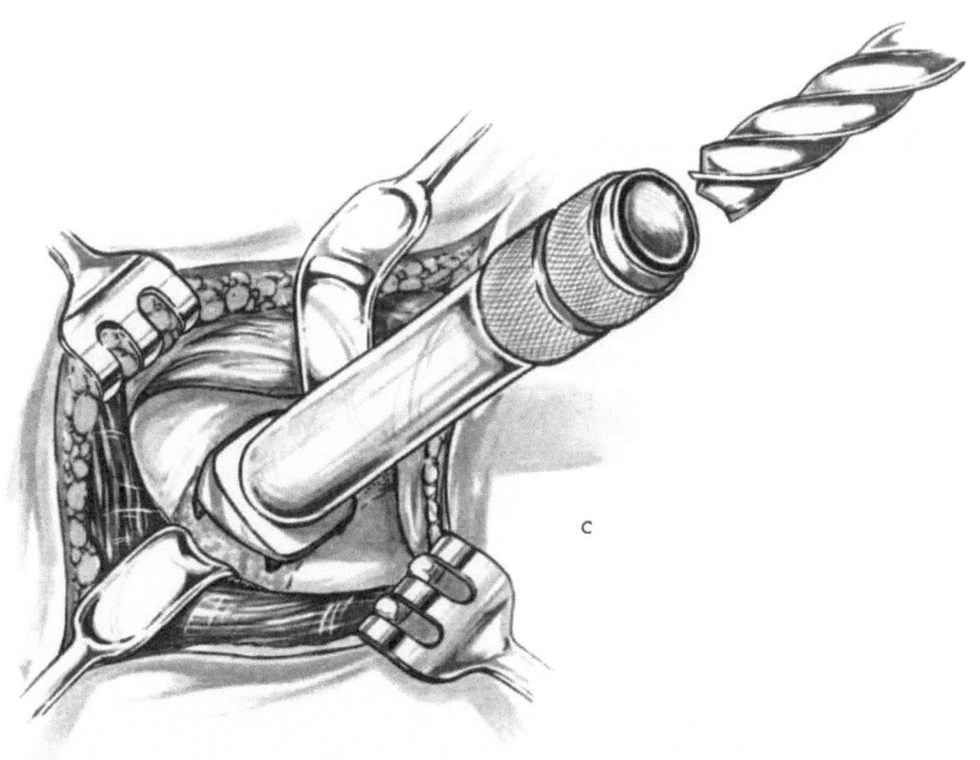
c

Ventrale Verriegelungsoperation beim zervikalen Nucleus-pulposus-Prolaps II

Nach dem Absaugen des ausgebohrten Gemisches aus Knochen und zertrümmertem Bandscheibengewebe ist der zylinderförmige, bis auf die verbliebene dünne dorsale Knochenlamelle leere Kanal gut einsehbar. Damit der in der Hülse geführte Bohrer nicht etwa die dorsale Begrenzung des Wirbelkörpers perforiert und dabei ruckartig das Prolapsgewebe auf das durabedeckte Mark drängt, ist an der Hülse die auszubohrende Strecke eingestellt worden. Hierfür wird präoperativ eine seitliche Röntgenaufnahme mit in der Mittellinie aufgelegtem, in Zentimeter eingeteiltem Meßstab gemacht. Auf dem Röntgenbild kann damit der genaue Vergrößerungsfaktor festgestellt und die echte Entfernung, die der Bohrer im betroffenen Segment zurücklegen soll, bestimmt werden. Natürlich kann die Bohrung auch soweit vorgenommen werden, daß die letzte Knochenlamelle zentral bereits perforiert ist. Uns erscheint aber der etwas größere Sicherheitsabstand günstiger.

Im nächsten Schritt wird die letzte Knochenlamelle mit einem langen und schlanken Bohransatz im Handstück des Zahnbohrers (Beispiel *Lindemann*-Fräse) abgelöst und entfernt *(oben rechts)*. Danach können die gut sichtbaren osteochondrotischen Appositionen und die Teile der zerdrückten und prolabierten Bandscheibe mit schlanken Faßzangen in kleinen Stücken exstirpiert werden. Kleine scharfe Löffel und die bereits erwähnten Fräsen unterstützen das Vorgehen *(oben links)*. Es hat sich sehr bewährt, diesen Operationsteil unter dem Operationsmikroskop durchzuführen. Hiermit gelingt die genaue Abgrenzung der kleinen Duragefäße, der gezielte Verschluß von blutenden Gefäßen aus dem epiduralen Fettgewebe, der Verschluß blutender Spongiosalakunen durch kleinste Wachsmengen *(unten rechts)*, vor allem die genaue Inspektion der Dura und, falls nötig, nach Duraeröffnung auch des Marks.

Ob der Eingriff an dieser Stelle mit dem Verriegeln abgeschlossen werden kann, hängt von der schon präoperativ anzunehmenden und weitgehend zu sichernden Beteiligung der Wurzeln ab. Handelt es sich um eine zervikale Myelopathie ohne besondere Beeinträchtigung der Zwischenwirbellöcher und -kanäle, so bedarf es keiner weiteren Darstellung. In der Mehrzahl der Operationen sind derartige Beeinträchtigungen aber nachweisbar. Dann wird der freigelegte, meist deutlich bis stark verschmälerte Zwischenwirbelraum von der zylinderförmigen Bohröffnung aus nach den Seiten ausgeräumt. Hierzu eignen sich wiederum die Zahnfräsen *(unten links)*, schlanke scharfe Löffel und Faßzangen verschiedener Abwinkelung. Durch das Einspannen einer speziellen Wirbelspreizzange in das Bohrloch versucht man das Operationsfeld noch etwas zu erweitern *(oben links)*. Meist gelingt dies nur in geringem Maße. Auch der Zug am Kopf pflegt bei älteren Menschen mit zervikalen Osteochondrosen kaum akute Dehnungseffekte einzelner Wirbelsegmente zu erreichen; er muß sehr dosiert erfolgen.

Die seitliche Begrenzung des Operationsfeldes erscheint dort, wo kein direkter Einblick mehr zu erhalten ist. Ohne eine Erweiterung der Weichteilöffnung (S. 433) darf also nicht an die äußere Öffnung des Zwischenwirbelkanals herangegangen werden.

Nicht selten erweist sich ein Teil des prolabierten Bandscheibengewebes als fest verwachsen mit der ventralen Dura. Hier entscheidet die genaue Inspektion, ob eine scharfe Trennung und Entfernung derartiger Gewebepartikel nötig ist oder ob der gewonnene Raum diese kleine verbliebene Raumforderung toleriert.

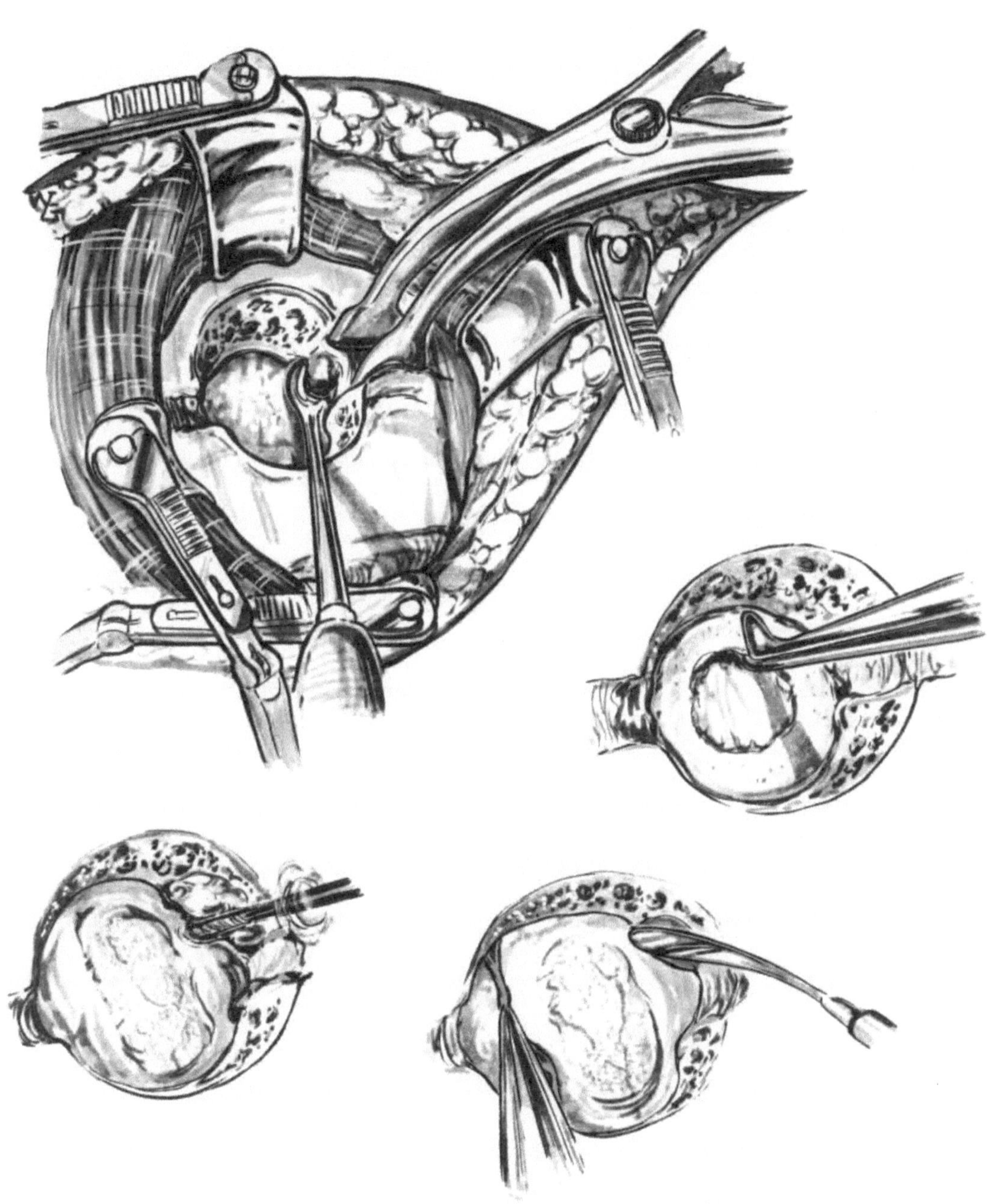

Ventrale Verriegelungsoperation beim zervikalen Nucleus-pulposus-Prolaps III

Der letzte, aber für den Effekt der Operation sehr wichtige Operationsteil ist die knöcherne Verriegelung der benachbarten zwei Wirbelsegmente. Durch die entstehende Immobilisation fallen bewegungsbedingte Irritationen von Mark und Wurzeln fort. Wir legen daher im Gegensatz zu einigen Autoren immer eine Knochenverriegelung ein. Sie muß allerdings in gleichbleibender Höhe einheilen. Als Material können Kunststoffe oder Bankknochen genommen werden. Wir benutzen ohne Ausnahme einen Pflock aus dem Beckenkamm des Patienten *(rechts)*. Hierfür werden, am zeitsparendsten während der Anfertigung der Höhenmarkierungsröntgenbilder, aus dem rechten Beckenkamm ein oder mehrere Knochenpflöcke entnommen, abhängig von der Zahl der vorgesehenen Verriegelungen sowie der Beckenkammdicke. Es gibt Frauen mit derart zarten Beckenschaufeln, daß zwei bis drei Scheiben für eine zervikale Verriegelung nötig sind. Der Hautschnitt wird in Richtung des Beckenkamms geführt, die angrenzende Faszie parallel doppelt inzidiert und an die Innenfläche der Beckenschaufel ein stumpfes Elevatorium eingeschoben *(links)*, um Verletzungen der Bauchorgane beim anschließenden Ausbohren des Knochenpflocks zu vermeiden. Die Muskulatur an der Außenseite der Beckenschaufel wird in Längsrichtung inzidiert und die Ausbohrhülse mit ihrer Führung in den Knochen geschlagen *(links)*. Mit der Handleier erfolgt nun das Ausbohren des oder der Knochendübel, wobei auf Übereinstimmung des Querschnitts von zervikaler Ausbohrung und Knochenpflock zu achten ist. Die Weichteile werden unter Einhaltung ihrer gegeneinander verschiebbaren Zwischenräume vernäht. Trotz der sorgfältigen schichtweisen Naht klagen die Patienten oft für mehrere Wochen über Schmerzen an der Knochenentnahmestelle, ganz im Gegensatz zur zervikalen Operationsstelle.

Der oder die Knochendübel werden auf ein Einschlaginstrument mit einer festen Schraube an der Spitze aufgesetzt und können auf diese Weise sicher und richtungsstabil in die zylinderförmige Knochenbohrung an der Halswirbelsäule eingeschlagen werden *(unten)*. Durch einen wirklich medianen Sitz des Lochs wird auch der sicherste Halt des Knochendübels erzielt; zusätzliche Sicherungen mit Platten oder Schrauben sind dann nicht notwendig. Sobald das Wirbelsegment jedoch instabil ist, sei es infolge einer Luxationsfraktur oder durch ein zu weit reichendes Durchtrennen lateraler Bänder und Muskeln, muß die Sicherung des Pflocks auf die angegebene Weise erfolgen. Inwieweit hierfür auch Kunststoffe verwendet werden, entscheidet die persönliche Erfahrung des Operateurs. Wir ziehen die Benutzung körpereigener Knochen vor. Beim Knochendübel sollte sehr darauf geachtet werden, daß auf beiden Seiten Kompaktscheiben vorhanden sind und auch bis an den Rand des Dübels reichen. Nur sie sichern in der ersten Phase der Heilung die ausreichende Distanz der beiden Wirbel.

Die Naht der Weichteile und der Haut gestaltet sich rasch und unkompliziert.

Postoperativ wird noch auf dem Operationstisch eine Krawatte aus Kunststoff oder, falls diese Spezialkrawatten nicht vorhanden sind, in Form des wattegefüllten Trikotschlauchs (nach *Schanz*) angelegt. Er muß eng sitzen und täglich in seiner Straffheit kontrolliert werden. Regelmäßige Röntgenkontrollen sollen über den Sitz und die Stabilität des Knochendübels sowie den Vorgang der Verknöcherung des Segments Auskunft geben. Bei gutem Sitz von Dübel und Krawatte kann der Patient nach 2–3 Tagen aufstehen.

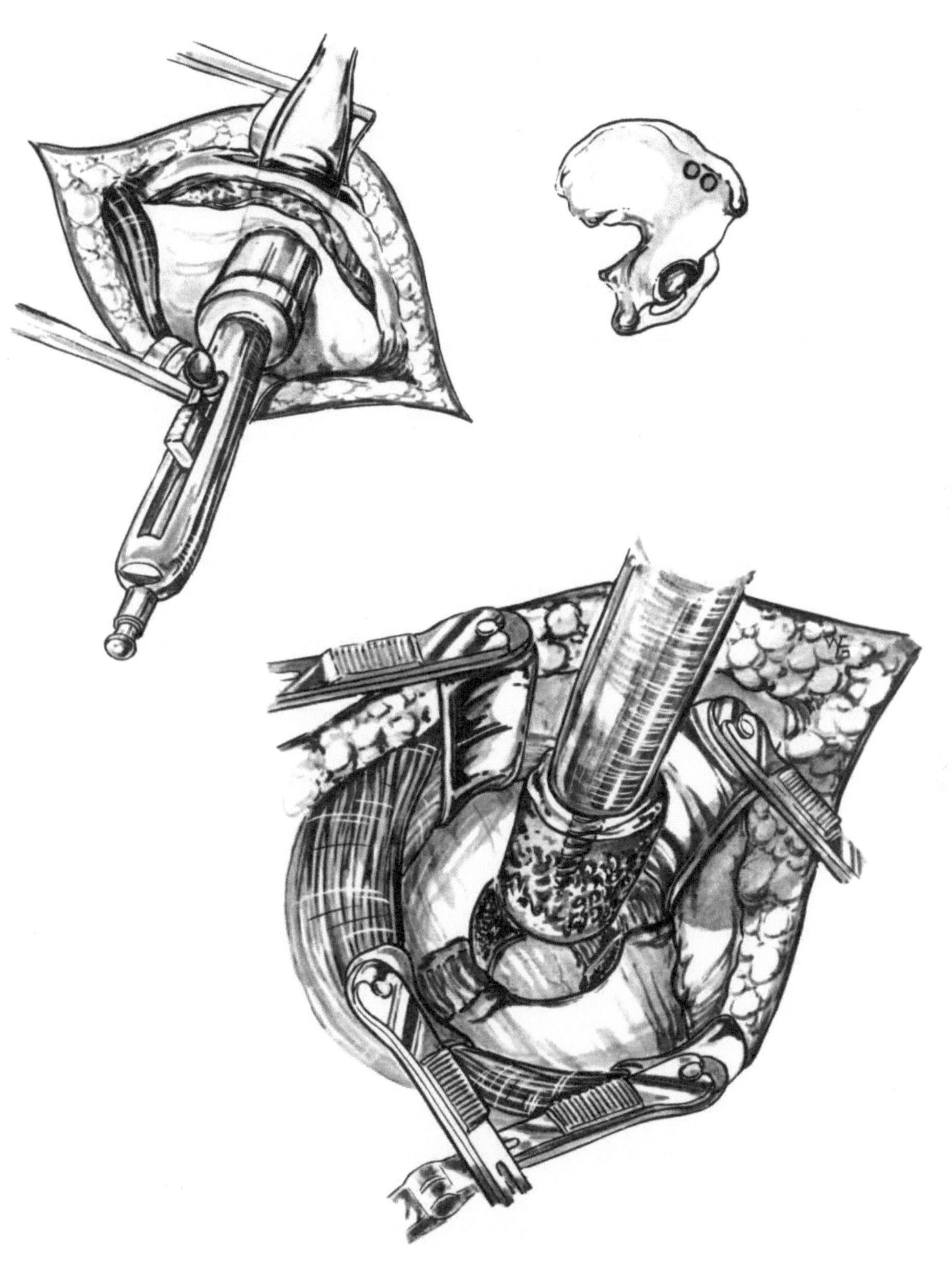

Laterale Freilegung des zervikalen Intervertebralraums I

Das taktische Prinzip beim lateralen Vorgehen besteht darin, auch die austretenden Nerven, die Querfortsätze und die A. vertebralis zu Gesicht zu bekommen, um Prozesse, die diese Gebilde alterieren, operativ anzugehen. Aufgrund der zahlreichen sich überlappenden und überschneidenden anatomischen Strukturen ist die Präparation schwieriger als bei den sagittalen Methoden.

Der Patient wird in Rückenlage gebracht und der Kopf mäßig zur Gegenseite gedreht. Insbesondere bei anamnestischem Verdacht auf das Vorliegen einer Vertebralisirritation sollte die Drehung und Kippung des Kopfes sich sehr in Grenzen halten; er darf nach Narkosebeginn auch nur noch vorsichtig gehoben und gesenkt werden. Der Hautschnitt liegt bei eng umgrenztem Vorgehen quer in Höhe des freizulegenden Segments und bei jeder nur etwas darüber hinaus gehenden Präparation längs am vorderen Kopfnickerrand, eventuell mit einer Fortsetzung zum Mastoid *(links)*.

Das Platysma wird in Verlaufsrichtung stumpf auseinandergeschoben und der M. sternocleidomastoideus an seinem Ansatz etwas eingekerbt. Der auf dem darunter zu Gesicht kommenden M. scalenus anterior verlaufende N. phrenicus wird sorgfältig geschont, insbesondere wenn der Skalenus abgetrennt werden muß.

Es werden nun Kopfnicker und große Halsgefäße nach lateral und der Skalenus nach medial gezogen, wobei die austretenden Spinalwurzeln sichtbar werden. Das weitere Vorgehen richtet sich nach den Angriffspunkten. Ist lediglich die Ausräumung der zertrümmerten Bandscheibe vorgesehen, so genügt das Abschieben des M. longus colli und der prävertebralen Faszie, um an den Intervertebralspalt heranzukommen *(unten)*. Ähnlich dem ventralen Vorgehen (S.428) kann man sowohl mit der Bohrhülse als auch im freien Verfahren den Zwischenwirbelraum ausräumen *(rechts)*.

Für Eingriffe an den Wurzeln, dem Wurzelkanal oder der A. vertebralis ist allerdings eine Erweiterung des Zugang nötig. Es bedarf hierfür der Ablösung der Ansätze des M. longus colli von den vorderen Tuberkeln der Querfortsätze. Bei höherem Eingehen ist dies auch für die Ansätze des M. longus capitis nötig. Klar ist, daß dieses Ablösen sich immer nur auf die jeweils benachbarten Querfortsätze erstrecken kann.

Das weitere Vorgehen besteht im Aufpräparieren des Foramen transversarium (Transversotomie), in der Abtragung des Unkus mit völliger Freilegung der A. vertebralis (Unkusektomie) oder in der Freilegung der Nervenwurzel durch Aufpräparieren des Foramen intervertebrale (Foraminotomie). Diese Eingriffe können auch in jeweils angepaßter Form kombiniert werden.

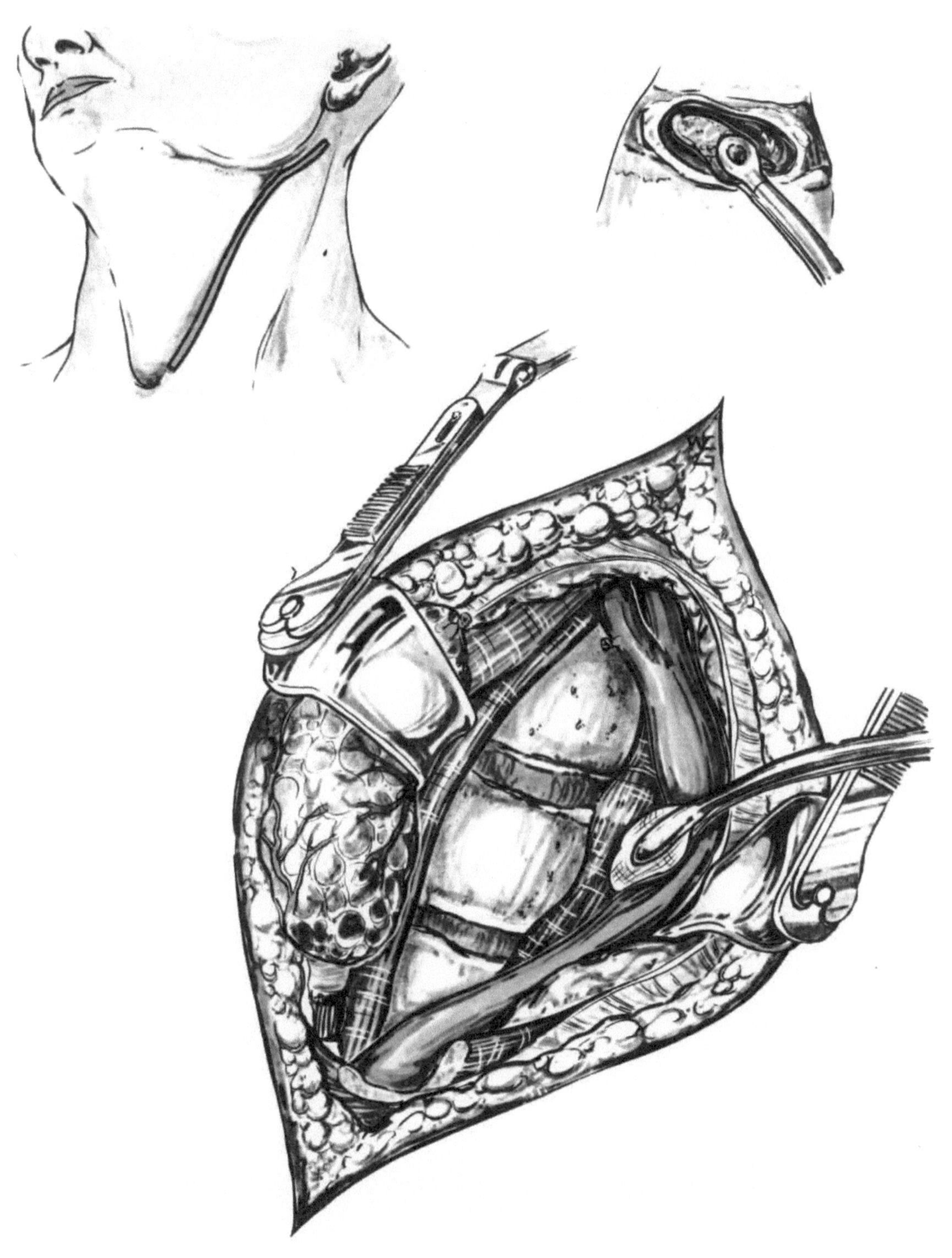

Laterale Freilegung des zervikalen Intervertebralraums II

In der oberen Abbildung sind die verschiedenen Eingriffsformen im Schema dargestellt.

Die Transversotomie *(links)*, also die Eröffnung des Knochenrings, durch den die A. vertebralis verläuft, wird mit schmalen schlanken *Lüer*schen Hohlmeißelzangen vorgenommen. Eine Zahnfräse ist zwar ebenfalls einsetzbar, birgt aber doch eine größere Verletzungsgefahr für die darunterliegenden Gefäße. Zwischen dem Periost der Hinterwand des Foramen transversarium und der Adventitia von A. und V. vertebralis können erhebliche Adhäsionen bestehen, so daß die Präparation unter optischer Vergrößerung angezeigt sein kann. Um wirklich klare anatomische Verhältnisse zu erhalten, kann mit der Transversotomie in Höhe C 6, also dem häufigsten Eintritt der A. vertebralis in ihren Knochen»kanal«, begonnen werden.

Die Unkusektomie *(Mitte rechts)* bildet den sich anschließenden operativen Schritt. Hierfür müssen die Vertebralgefäße mit einem weichen Haken nach lateral gezogen werden, ehe ein schlanker Meißel in 70 Grad Einfallswinkel zur Körperachse in die ventrolateralen Unkusteile eindringt. Der auf diese Weise mobilisierte Unkusteil kann nun mit einer schlanken Faßzange vorsichtig extrahiert werden.

Die endgültige Entlastung der Nervenwurzeln erfolgt durch die Foraminotomie *(unten)*. Hierfür wird der schlanke Meißel in einem Winkel von 45 Grad zur Körperachse in die Unkusarthrose eingeführt und der Knochenkeil dadurch entfernt. Arbeitet man mit optischer Vergrößerung, so leisten Zahnfräsen in diesem Abschnitt Erhebliches. Sie lassen eine Rundung und Glättung des Zwischenwirbelkanals zu, so daß optimale Verhältnisse für die Wurzeln entstehen.

Die angegebene Reihenfolge Transversotomie – Unkusektomie – Foraminotomie ergibt sich operativ zwangsläufig; eine Foraminotomie ist nur nach Durchführung der vorangehenden Schritte möglich. Der zusammengefaßte Eingriff wird daher oft als Unkoforaminotomie bezeichnet.

Prinzipiell kann auch von diesem lateralen Zugang her eine Verriegelung des befallenen Segments vorgenommen werden. Ob hierfür der in einer Hülse geführte Bohrer (Verfahren nach *Cloward*) oder die frei geführte Zahnfräse benutzt werden, ergibt sich aus der Einstellung und Ausrüstung der jeweiligen Klinik. Letzteres entscheidet auch über die Form des verriegelnden Knochens, also Dübel oder Knochenspan.

Ob eine abschließende Ruhigstellung mit Kunststoff- oder Wattekrawatte erfolgt, hängt vom Ausmaß der Mobilisierung des Wirbelsegments ab (Dauer etwa 5–6 Wochen). In der Mehrzahl der Operationen macht sich eine derartige Fixierung nicht notwendig.

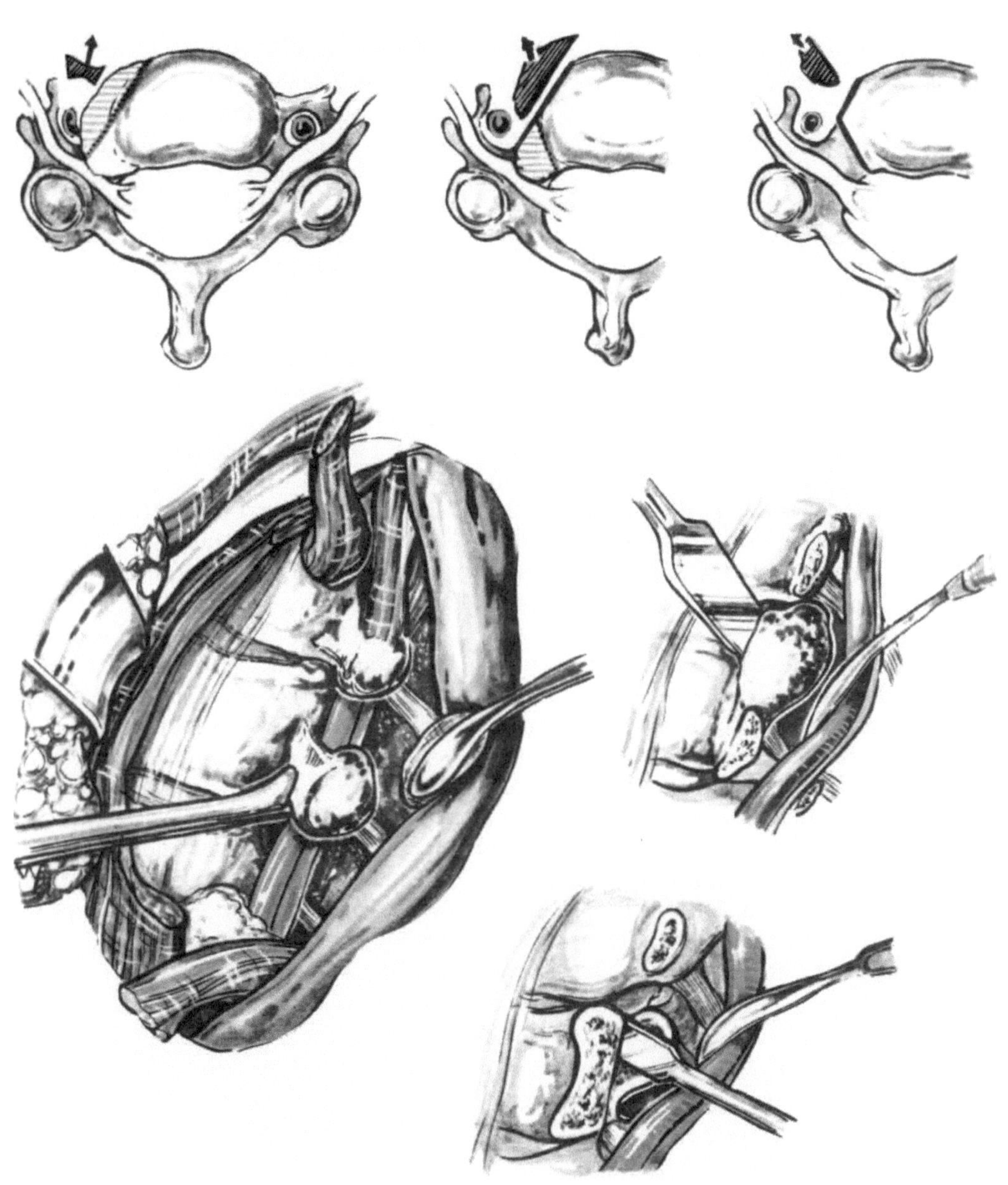

Dorsale Freilegung des zervikalen Intervertebralraums

Das dorsale Angehen eines zervikalen Bandscheibenvorfalls sollte nur unter zwei Bedingungen erfolgen: Wenn es sich mit Sicherheit um einen lateralen Vorfall handelt sowie bei Annahme eines Tumors. Alle anderen Situationen, insbesondere der Verdacht auf einen medianen Bandscheibenvorfall, gehen wir von ventral an, um jede über ein geringes Maß hinausgehende Verlagerung des durabedeckten Halsmarks auszuschließen.

Das Ausmaß der Freilegung von hinten (*a*) hängt, analog dem lumbalen Nucleus-pulposus-Prolaps, von der Größe und von der genauen Lokalisation des Vorfalls ab: Laminektomie, Hemilaminektomie, Facettektomie oder Foraminotomie. Auf die Laminektomie wird im Zusammenhang mit der Operation des kraniospinalen Tumors eingegangen (S.406). Die Hemilaminektomie beginnt mit einem medianen oder leicht paramedianen Hautschnitt, der vom befallenen Segment etwa einen Wirbel nach oben sowie nach unten reicht. Je dicker Weichteile und Muskulatur, um so länger muß auch der Schnitt sein. Mit Raspatorien wird die Muskulatur von den Dornfortsätzen und den Lig. interspinalia abgeschoben und zur Seite gedrängt. Mit einer Kugelfräse trägt man einen kleinen Bezirk des inneren Teils des Wirbelbogens ab, wodurch man an das schräg verlaufende gelbe Band kommt. Nach der Inzision des Lig. flavum auf einem schmalen Elevatorium entsteht ein Defekt, durch den eine schmale Stanze eingeführt werden kann. Mit ihrer Hilfe wird osteoklastisch die Erweiterung soweit getrieben, bis die darzustellenden Wurzeln und der laterale Durarand freiliegen (*d*). Im unteren oder oberen Dura-Wurzel-Winkel muß nun der Prolaps erscheinen. Das oft recht störende epidurale Fettgewebe hat eine reiche Gefäßversorgung, so daß bipolare Koagulation und gelegentlich auch Klipps notwendig werden.

Bei der Foraminotomie wird nach einem deutlich kleineren Hautlängs- oder -querschnitt die Muskulatur in einem begrenzten Bezirk zwischen den benachbarten Ansätzen der Dornfortsätze auseinandergeschoben. Im Winkel zwischen Wirbelbogen und Dornfortsatz muß ein Bohrloch gesetzt werden, wobei sowohl der Knochentrepan als auch die Zahnfräse benutzt werden können (*b*). Falls nötig, wird mit der kleinen Knochenstanze etwas erweitert. Nach dem Anheben durch ein Durahäkchen kann das Lig. flavum inzidiert oder auch ausgeschnitten werden. In der nächsten Schicht wird die bipolare Koagulation der Gefäße im epiduralen Fettgewebe vorgenommen. Danach liegt der Wurzel-Mark-Winkel durabedeckt frei. Unter ihm läßt sich der eigentliche Prolaps herausziehen. Auf jede Verlagerung des Marks durch Spatel sollte verzichtet werden.

Die Facettektomie besteht in der Erweiterung der Foraminotomie in das benachbarte kleine Wirbelgelenk hinein (*c*). Hierfür werden kleine Stanzen und Kugelfräsen verschiedener Durchmesser verwendet. Nach dieser Freilegung kann die Scheide der Nervenwurzel geschlitzt werden. Damit ist auch die Lösung von Adhäsionen innerhalb dieser Scheide möglich (*c*). Zum Schluß läuft die Wurzel frei von ihrem medullären Anfang bis in das Wirbelloch hinein.

Erleichtert oder erschwert werden vor allem die begrenzten Eingriffsformen durch die unterschiedliche Stärke der Muskulatur. Sobald enge Operationstrichter entstehen oder diffizile Entscheidungen über freigelegte Strukturen zu fällen sind, empfehlen sich optische Vergrößerung und die Mikrotechnik. Ganz besonders gilt dies für das Operationsmikroskop.

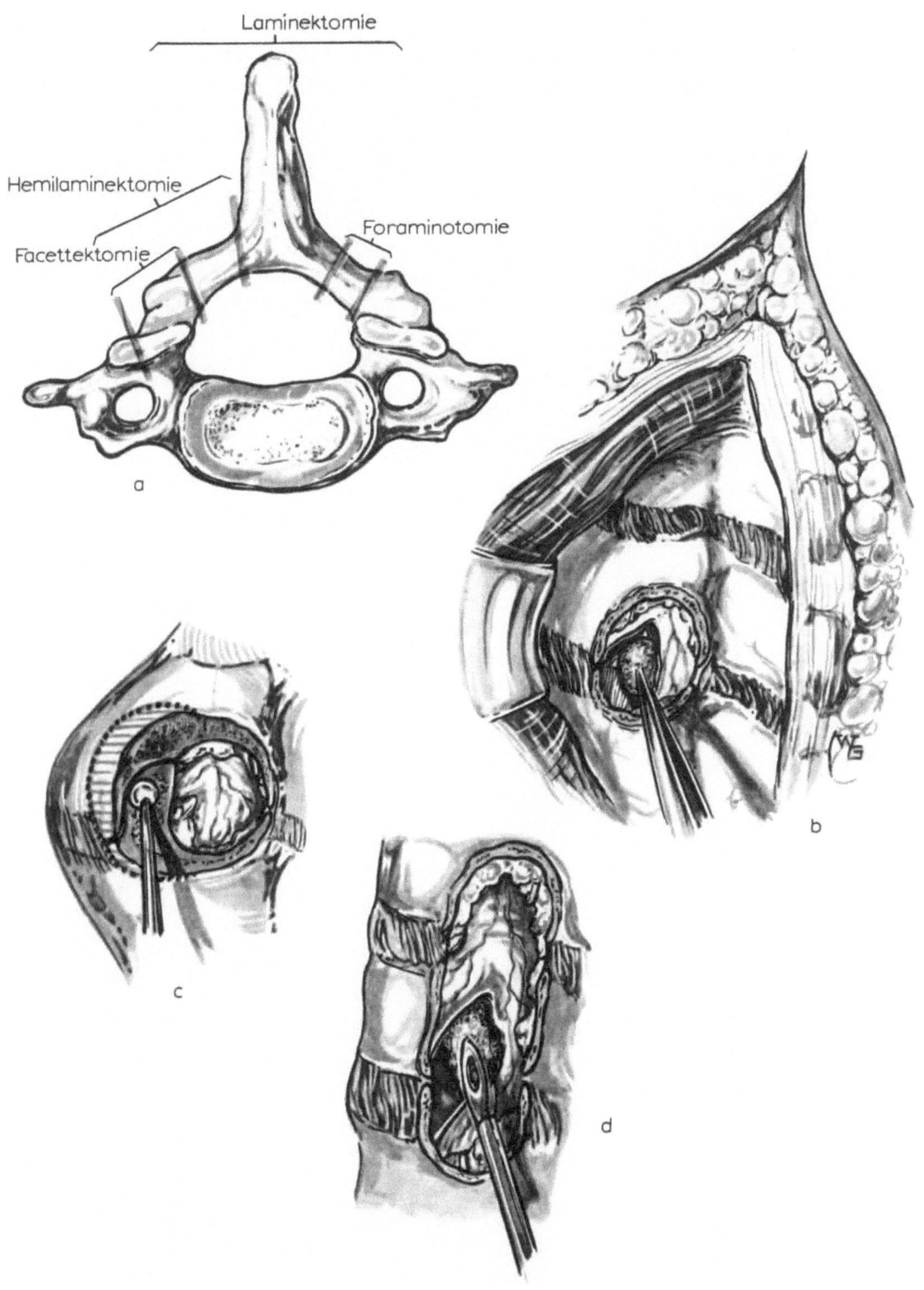

Laminektomie
Hemilaminektomie
Foraminotomie
Facettektomie
a
b
c
d

Operationen bei Frakturen und Luxationen der Halswirbelsäule

Derartige Eingriffe dienen der Entlastung des Rückenmarks von Knochensplittern sowie der Beseitigung der Instabilität. Vorher muß allerdings fundiert zum operativen oder konservativen Vorgehen Stellung genommen worden sein. Neben den lokalen Faktoren der Knocheneinsprengung spielen hierbei auch Lagerungs- und Pflegeprobleme eine Rolle.

Um die Halswirbelsäule wieder in ihre Normalstellung zu bringen, kann die Extension nach Anlage einer *Crutchfield*-Zange notwendig sein *(oben links)*. Etwa 10 cm oberhalb der äußeren Gehörgänge werden in Lokalanästhesie Stichinzisionen gesetzt, mit einem Spezialbohrer Löcher in die Tabula externa gebohrt und dann die Dornen der Extensionszange eingeführt. Abschließend wird die Zange in festem Sitz arretiert und an den Gewichtszug gehängt. In dieser Extension ist sowohl die Anlage eines Gips- oder Kunststoffkragens als auch die Operation von ventral oder dorsal möglich.

Beim ventralen Vorgehen handelt es sich um eine etwa modifizierte Verriegelungsoperation nach *Cloward.* Der Zugang erfolgt über einen halben *Kocher*schen Kragenschnitt oder bei ausgedehnterer Traumatisierung über einen Längsschnitt am Vorderrand des Kopfnickers. Dann kann die Wirbelsäule von vorn freigelegt werden. Je nach dem Ausmaß der Zertrümmerungen schließt sich die Entsplitterung oder das Aufbohren mit dem in einer Hülse geführten Bohrer an. Die Verriegelung richtet sich ebenfalls nach dem Lokalbefund, kann also zum Teil mit dem Knochendübel erfolgen, braucht aber zum Teil mehrere Dübel, Knochenspäne, Kunststoffinterponate und Metallschienen mit Schrauben.

Beim dorsalen Vorgehen wird die Wirbelsäule nach dem Abschieben der Muskulatur beider Seiten freigelegt. Danach läßt sich ein Überblick über die frakturierten Knochenstücke und über gerissene Bandteile erreichen. Lose Knochenteile von Bogen und Dornfortsatz müssen entfernt werden, ebenso zertrümmerte Bandscheibenanteile.

Erweist sich das Gefüge der Wirbelsegmente als instabil, so müssen Verriegelungen geschaffen werden. Dies kann durch das Einfügen eines Knochendübels erfolgen, was aber die Operation von ventral voraussetzt. Ist die dorsale Freilegung erfolgt, so greift die Verriegelung an noch festen benachbarten Knochenstrukturen an. Beispiele sind die Verdrahtung benachbarter Dornfortsätze *(oben rechts)*, das Einfügen von Knochenspänen zwischen unmittelbar benachbarte Dornfortsätze *(unten links)* oder die Überbrükkung von Defekten mit Knochenspänen *(unten rechts)*, die klammerförmig die Dornfortsätze umgreifen oder einerseits am Okziput und andererseits an den Bogen oder aber Dornfortsätzen angreifen.

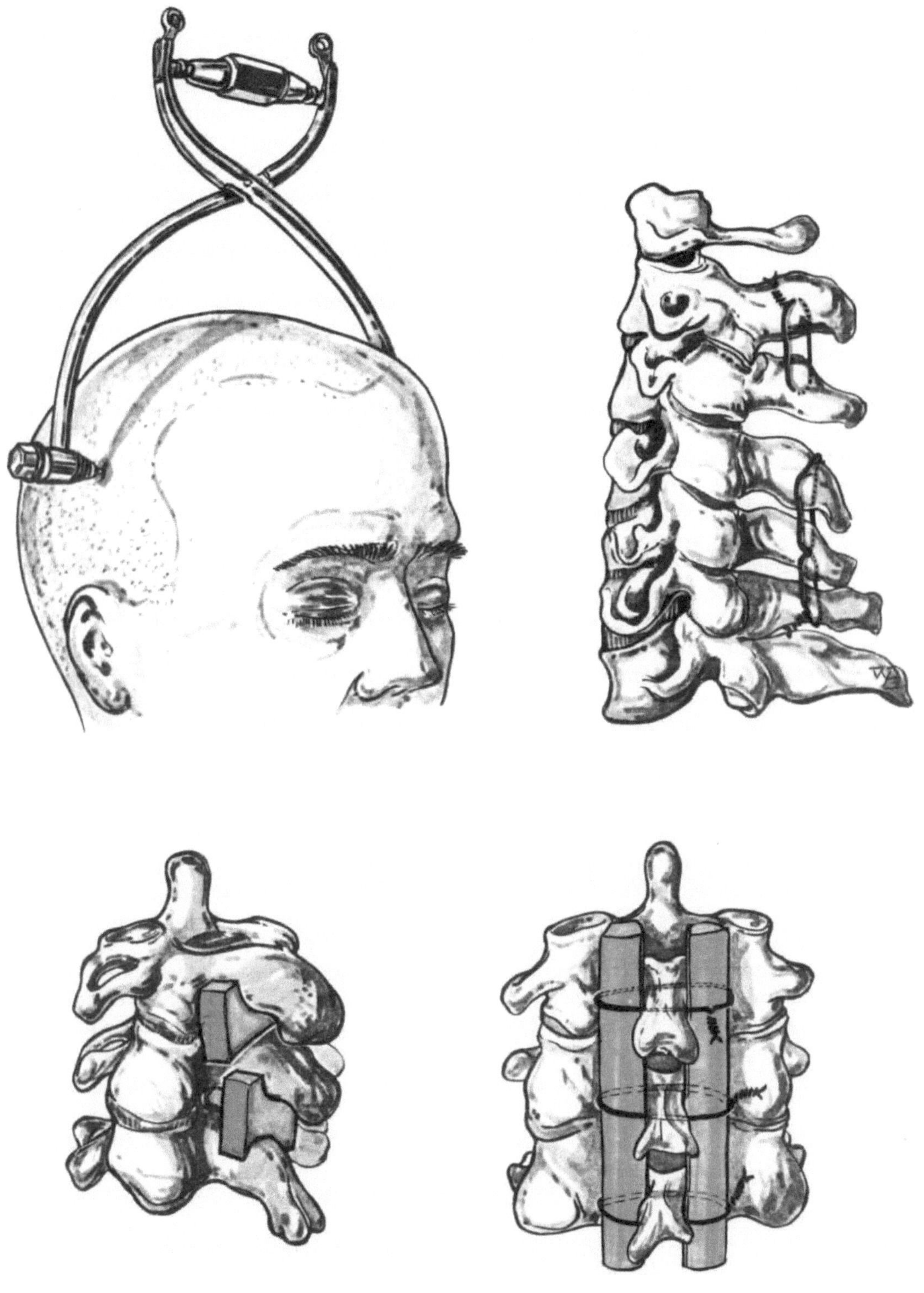

Retroperitoneale extrapleurale Freilegung der Vorder- und Seitenflächen der Wirbel des thorakolumbalen Übergangs

Nachdem sich die gute Zugänglichkeit der Wirbelsäulenvorderseite für den Zervikalbereich und für den mittleren und unteren Lumbalabschnitt in der Praxis bewährt hat, blieb der thorakolumbale Übergang ein Problem. Meist mußte auf das dorsale Verfahren der Laminektomie zurückgegriffen werden. *Mirbaha* hat jedoch ein Umgehungsverfahren ausgearbeitet. Dessen operatives Ziel besteht in der gestaffelten Durchtrennung der bedeckenden Muskelschichten, im Eindringen in den Retroperitionealraum und hinter die Pleura, um die seitliche Vorderfläche der Wirbel zu Gesicht zu bekommen (*b*). Die Lagerung des Patienten erfolgt auf der rechten Seite; der Arm wird nach vorn–oben geführt, das obenliegende Bein gestreckt. Riemen und Formkissen stabilisieren die Lage.

Der Hautschnitt beginnt in Höhe des 9. Brustwirbeldornfortsatzes, biegt in Höhe des 12. Brustwirbeldornfortsatzes nach links ab, begleitet die 12. Rippe und geht an ihrem Ende wieder in den Längsverlauf über (*a*).

Nach dem Spalten der oberflächlichen Faszie werden zunächst die Mm. latissimus dorsi und obliquus externus quer zur Faserrichtung durchtrennt. Das gleiche geschieht mit den Mm. serratus (hinterer–unterer Anteil), obliquus internus und transversus abdominis, soweit sie ins Operationsfeld hineinragen. Danach lassen sich die Mm. sacrospinalis und multifidus in Höhe des Querfortsatzes des 12. Brustwirbelkörpers inzidieren und subperiostal aus der paravertebralen Vertiefung herausdrängen. Das Ausmaß der Inzision hängt jeweils von der Stärke dieser Muskeln ab. Die mittlere Faszie, die sich in das kräftige Lig. lumbocostale fortsetzt, wird in ihrem unteren Anteil durchtrennt. Nun kann der M. quadratus lumborum in seiner ventralen Fläche durch Präpariertupfer von der Pleura abgeschoben werden. Der gewonnene Raum läßt die Resektion der hinteren Hälfte der 12. Rippe zu. Damit ist der Ansatz des M. quadratus lumborum quer durchschnitten, und er kann nach Abtrennung des nächsttieferen Lig. arcuatum nach hinten aus dem Operationsfeld herausgeschlagen werden (*c*). Unbedingt zu schonende Leitstruktur ist jetzt der N. subcostalis. Der darunterliegende Teil des Diaphragmas wird nun am Übergang vom muskulären zum sehnigen Teil inzidiert, wobei der Sympathikus beachtet werden muß. Nach der Versorgung einiger lokaler Zwerchfellgefäße kann das Diaphragma nach oben gedrängt werden. Im weiteren wird teils stumpf, teils scharf der Zugang erweitert; Pleura und Diaphragma lassen sich Schritt für Schritt weiter abdrängen. Zum Teil bedarf es auch der Durchtrennung des Bandes, das die linke Flexur des Kolons anspannt. Anschließend werden die darunter liegenden Wirbelkörper nach dem stumpfen Abdrängen der vom Peritoneum bedeckten Gebilde frei (*d*). Der Einblick umfaßt den Raum zwischen dem 10. Brust- und dem 1.–2. Lendenwirbel.

Die eigentlichen Eingriffe an den Wirbeln oder den Intervertebralräumen entsprechen den geschilderten Maßnahmen der anderen Segmenthöhen. Es kann auch die *Cloward*-Technik angewendet werden.

Der Verschluß der Operationswunde muß sehr auf eine Wiedervereinigung der getrennten Bänder und Muskeln achten. Mehrfach sollte auch die Intaktheit der Pleura überprüft werden. Auch das getrennte Bett der 12. Rippe wird wieder vernäht, um nicht einer Diaphragmahernie Vorschub zu leisten. Es empfiehlt sich in Anbetracht der Tiefe des Operationstrichters die Einlage einer Dauerdrainage über 24–48 Stunden, beginnend im subphrenischen Raum. Subkutan- und Hautnähte bedürfen keiner besonderen Besprechung.

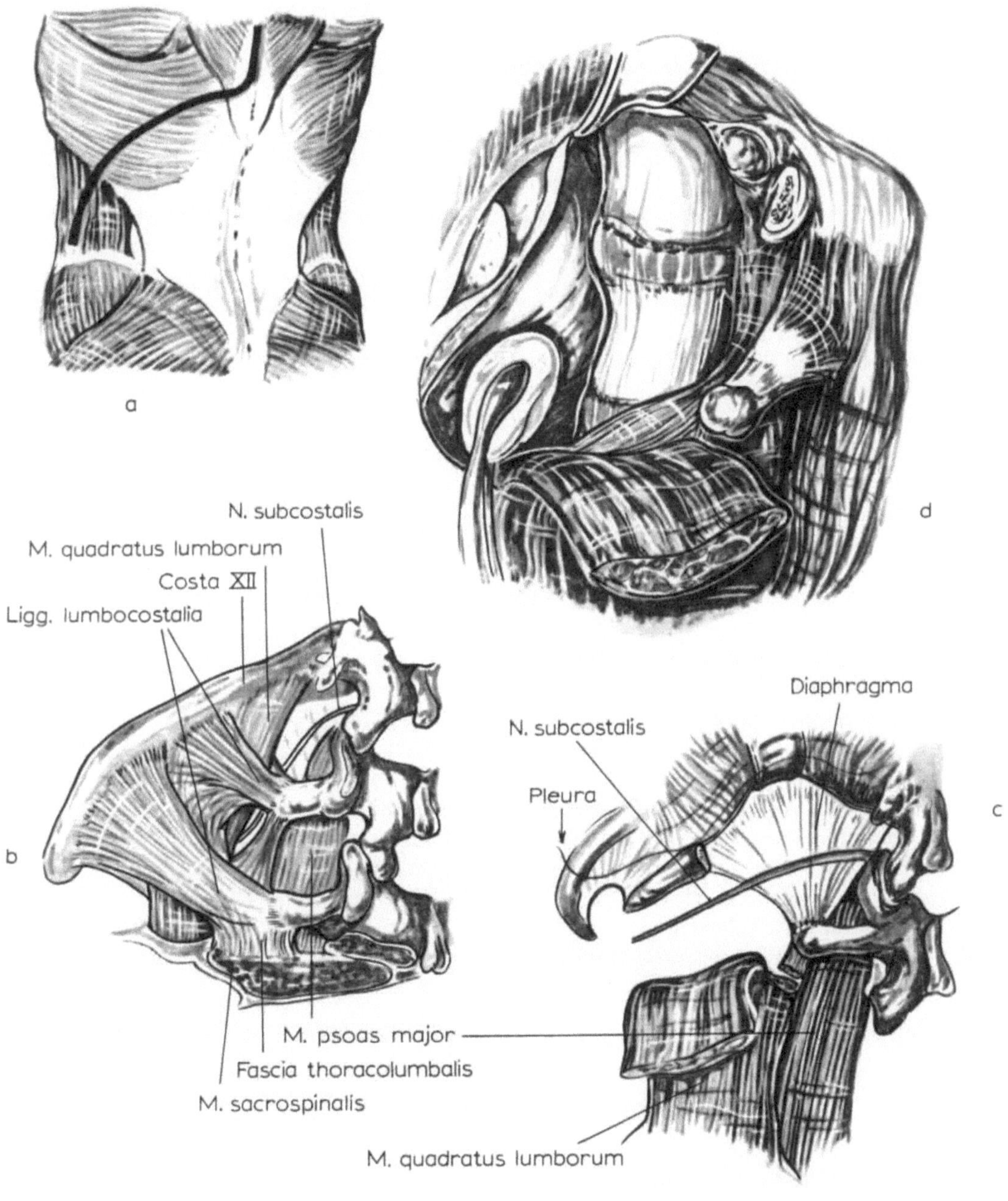
a
d
N. subcostalis
M. quadratus lumborum
Costa XII
Ligg. lumbocostalia
b
M. psoas major
Fascia thoracolumbalis
M. sacrospinalis
Diaphragma
N. subcostalis
Pleura
c
M. quadratus lumborum

Fensterungsoperation des lumbalen Nucleus-pulposus-Prolapses

Neurologisch und myelografisch in der Höhe gesicherte und nach lateral prolabierte Bandscheibenvorfälle können durch den kleinen Eingriff der Fensterung erreicht werden. Operationsziel ist die isolierte Freilegung des Wurzel-Dura-Winkels bei weitgehender Schonung von Muskeln und Knochen. Erweiterungen sind in allen Etagen möglich. Ein Stabilitätsverlust der beteiligten Wirbelsegmente fehlt.

Ein wichtiger Ausgangspunkt ist die Lagerung. Verbreitet ist die Seitenlage mit an die Brust gezogenen Knien. Besonders günstige Verhältnisse bringt die »Häschen-Stellung«, also eine Lagerung in Hockstellung mit freier Bauch- und Brustatmung. Den Ausschlag über die zu wählende Lagerung gibt der Allgemeinzustand.

Der Hautschnitt wird neben der Wirbelsäule auf der freizulegenden Seite gelegt; er ist 4–8 cm lang. Über seine Länge entscheidet die Stärke der Muskulatur. Die den Muskel bedeckende Faszie wird neben den Dornfortsätzen gespalten, wobei jeweils bis zu den benachbarten Dornfortsätzen inzidiert wird *(oben)*. Danach werden die Muskeln von den Interspinalbändern abgeschoben, indem man passende Raspatorien zwischen zwei Dornfortsätzen so weit nach unten führt, bis sie auf die queren Strukturen aufkommen *(oben)*. Mit kleinen Raspatorien wird das Abpräparieren der Muskulatur im Bereich des oder der freizulegenden Interspinalräume vollendet.

Das nun freiliegende Lig. flavum wird mit einem Fissurenhäkchen angehoben und dann bogenförmig mit einem spitzen Messerchen inzidiert. Durch eine untergelegte Durasonde läßt sich die Verletzung von Gefäßen und Nerven sicher vermeiden *(links)*. Über die Behandlung des Lig. flavum bestehen verschiedene Meinungen. Einige Autoren nähen das gelbe Band gegen Operationsschluß; hierfür benötigt man die optische Vergrößerung. Unter der Ebene des gelben Bandes kommen das epidurale Fettgewebe und oberflächliche kurze Bandverbindungen ins Gesichtsfeld. Nach deren Verlagerung und Entfernung liegen die durabedeckten Strukturen frei *(Mitte)*. Im Winkel zwischen Wurzel und Duralsack wölbt sich im Idealfall der Prolaps vor. Häufiger muß man mit schlanken Elevatorien den freigelegten Bezirk austasten und die benachbarten Strukturen etwas verlagern. Da der Prolaps auch oberhalb der Wurzel oder hinter ihr hervortreten kann, sind im Zweifelsfall auch diese Gegenden auszutasten. Bei Protrusionen muß zunächst das hintere Längsband inzidiert werden *(rechts)*, um das sequestrierte Prolapsgewebe zu entfernen. Beim Auskratzen des Zwischenwirbelraums ist besondere Sorgfalt auf das Vermeiden von Perforationen des vorderen Längsbandes zu legen (Verletzungsmöglichkeit der unmittelbar davorliegenden großen Abdominalgefäße). Kommt es zu einer derartigen Gefäßverletzung, die meist vom Anästhesisten als unerklärlicher Volumenmangel bemerkt wird, so muß sofort laparotomiert und die Verletzungsstelle mit Gefäßnähten versorgt werden.

Zur Blutstillung benötigt man bipolare Koagulationen und heiße Wattekompressen sowie Gelatineschwamm. Einzige lästige Blutungsquelle sind epidurale Venen. Knochenblutungen sind selten.

Auch kleine Duraverletzungen sollten durch Naht oder durch das Aufpressen eines plattgeklopften Muskelstückchens verschlossen werden, um dem unkontrollierten Liquorausfluß (postoperative Kopfschmerzen) und der Infektionsgefahr vorzubeugen.

Die Wundnaht erfolgt mehrschichtig. Eine *Redon*-Drainage macht sich nur ausnahmsweise notwendig.

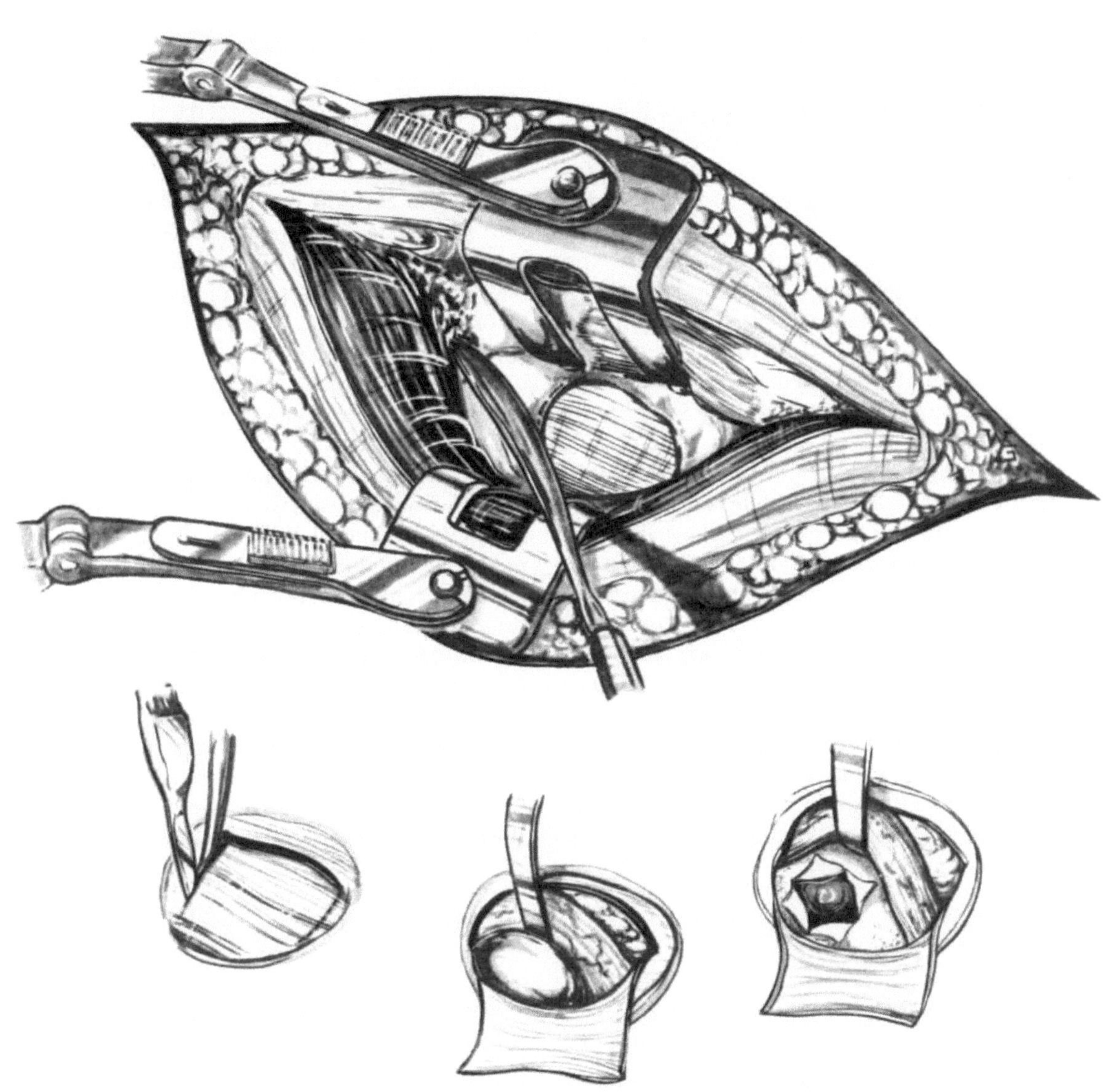

Hemilaminektomie beim lumbalen Nucleus-pulposus-Prolaps

Ist die Höhenbestimmung trotz Myelografie nicht ganz exakt oder beteiligt der Prolaps außer der Wurzel auch etwas medialere Strukturen, dann wird von vornherein hemilaminektomiert. Das operative Ziel wird also durch die primäre Wegnahme von Bogenwurzelanteilen erreicht. Das anatomische Bild der Position von Pulposusprolapsen, die durch Hemilaminektomie behandelt werden sollten, zeigt die linke Abbildung.

Der Hautschnitt liegt 1 cm neben der Mittellinie auf der zu operierenden Seite. Die Schnittlänge ergibt sich aus der Zahl der zur Freilegung vorgesehenen Wirbelsegmente. Die Faszie inzidiert man hart neben den Dornfortsätzen und den sie verbindenden Lig. interspinalia. Es schließt sich das Abschieben der Muskulatur von den Interspinalbändern und den Dornfortsätzen mit Hilfe schlanker Raspatorien an. Man nimmt besser mehrere schlanke Instrumente zum Abtrennen und benutzt die breiten Meißel oder Raspatorien nur zum Weghalten, um die Schädigung der Muskeln in Grenzen zu halten. Alle auftretenden Blutungen werden mit bipolarer Koagulation und durch das Einstopfen von mit heißer Kochsalzlösung getränkten Kompressen gestillt.

In der Knochenebene wird mit der Inzision des gelben Bandes mittels Durahäkchen und schlankem Messer begonnen. Es kann auch eine Knochenfräse benutzt werden. Von der entstandenen Öffnung aus kann dann mit schlanken Stanzen und *Lüer*schen Hohlmeißelzangen der umgebende Knochenrand im notwendigen Ausmaß abgetragen werden *(unten)*. Das Lig. flavum fällt auf jeden Fall mit weg, desgleichen die dicht dahinter verlaufenden Bandzüge *(unten)*. Hier muß vor einer Verwechslung mit Teilen der Wurzel gewarnt werden. Durch die entstandene Öffnung sind jetzt mindestens die zwei benachbarten Nervenwurzeln sichtbar. Der Unterschied zu einer in zwei Höhen durchgeführten Fenestration besteht in der Einsehbarkeit auch der dazwischen gelegenen Strecke.

Das weitere Vorgehen hängt von der Position und dem Grad des Vordringens des Prolapses ab. Ist eine weitgehende Sequestierung bereits eingetreten, so quillt das zertrümmerte Gewebe aus dem Winkel zwischen Dura und Wurzel heraus, und weitere Anteile können mit schlanken Faßzangen entfernt werden. Immer wieder müssen mehr oder weniger feste Adhäsionen und Verwachsungen zwischen sequestrierten Geweben und Umgebung mit schlanken Elevatorien gelöst werden *(rechts)*. Ist das Leiden erst im Zustand der Protrusion, so erfolgt die Schlitzung des hinteren Längsbandes, um an die sequestrierten Bandscheibenanteile heranzukommen.

Der Zwischenwirbelraum ist mit schlanken, aber vorn gut abgerundeten Löffeln, Elevatorien und Faßzangen zumindest von allen abgestoßenen Partikeln zu befreien. Eine völlige Wegnahme der Bandscheibe sollte nur in Einzelfällen (fast fehlender Zwischenwirbelraum, ausgeprägte zirkuläre knöcherne Überbauung) vorgenommen oder mit einer knöchernen Verriegelung verbunden werden. Hierzu kann das auf S.430 beschriebene Vorgehen von *Cloward* benutzt werden, wobei allerdings nicht selten die Erweiterung der Knochenöffnung zur Laminektomie nötig ist, um ausreichend Platz zwischen Wurzel und Duralsack zu haben.

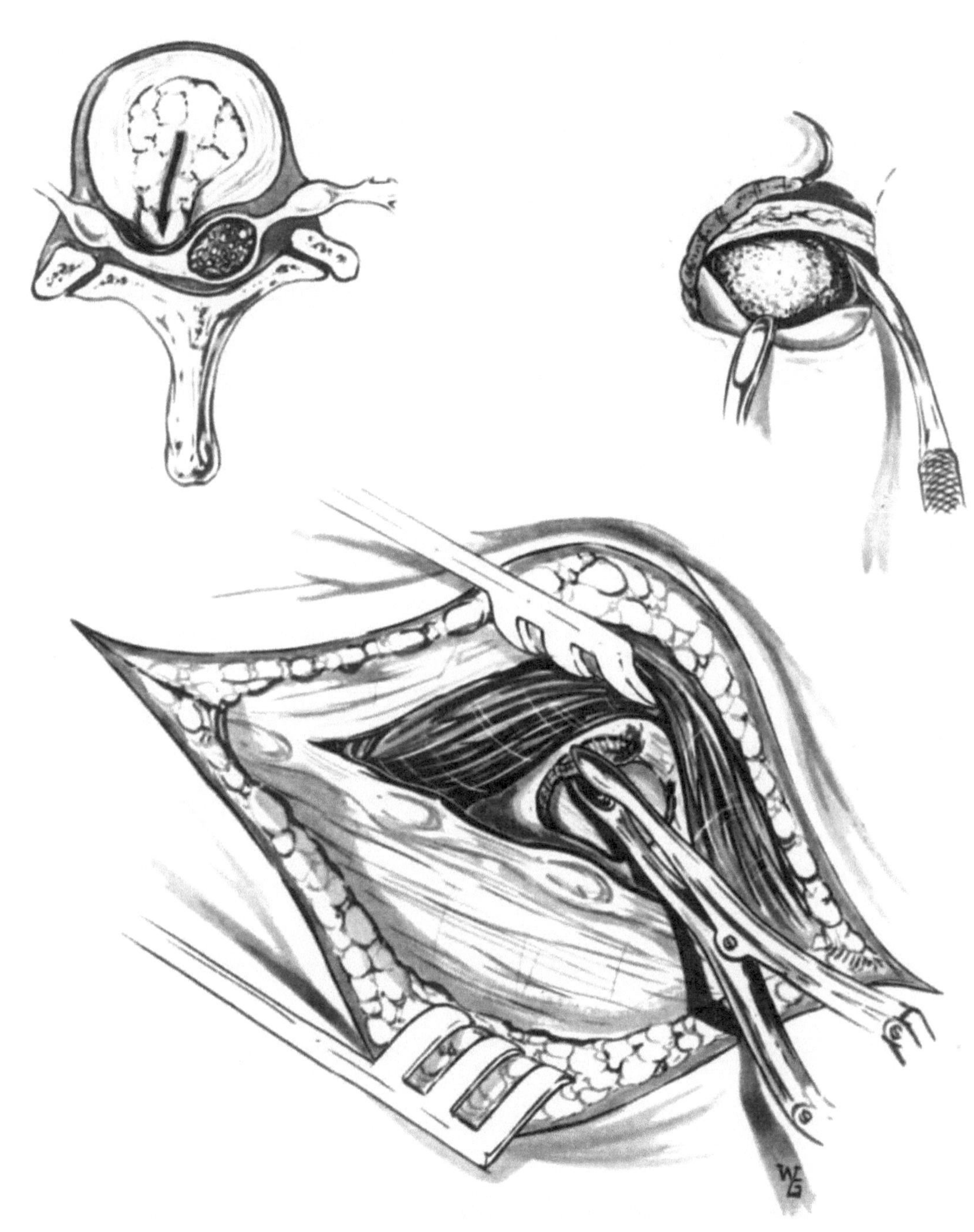

Laminektomie beim lumbalen Nucleus-pulposus-Prolaps

Bringen Fenestration oder Hemilaminektomie keinen ausreichenden Zugang, so muß laminektomiert werden; desgleichen wenn unter der Annahme eines Neoplasmas operiert wird. Auch bei Rezidivoperationen kann die komplette Laminektomie nötig sein.

Der Hautschnitt kann median oder leicht bogenförmig paramedian gelegt werden. Letzteres bringt Vorteile für die Wundheilung, ohne daß ein prinzipieller Wertigkeitsunterschied zum Medianschnitt besteht. Die Faszie wird beiderseits der Interspinalbänder und der Dornfortsätze inzidiert. Danach lassen sich die Muskeln mit schlanken Elevatorien zur Seite drängen. Die Blutstillung erfolgt mit Koagulation, Ligaturen und dem Einfüttern von mit heißem Kochsalz getränkten Kompressen. Im nächsten Schritt sind die Dornfortsätze einschließlich der Interspinalbänder mit Hohlmeißelzangen oder der *Liston*schen Knochenschere *(oben)* abzutragen. Das Gewebe kann also einzeln oder auch als Streifen reseziert werden. Der Knochenstreifen von der Rückwand des Spinalkanals läßt sich auch als Ganzes herausklappen *(Mitte)*. Der Operateur und die technische Ausrüstung entscheiden über das verwendete Verfahren. Reseziert man in einzelnen Portionen so bieten sich schlanke, aber kräftige Knochenstanzen an. Für En-bloc-Resektionen bedarf es spezieller abgewinkelter und gut schneidender Scheren mit Stanzenübersetzung. Man kann sogar nach Art der Laminotomie (S. 394) den Knochendeckel gestielt umschlagen.

Ein medianer Pulposusprolaps kann extra- oder transdural angegangen werden. Ist das extradurale Vorgehen möglich, so ist es vorzuziehen, allerdings immer unter der Voraussetzung, daß die Wurzeln im Duralsack nicht übermäßig unter Zug genommen werden müssen. Wäre dies der Fall, so wird die Dura längs gespalten. Mit schlanken Haken sind die Wurzeln vorsichtig auseinanderzudrängen, bis die Vorderwand des Duralsacks erreicht ist. Hier machen sich nicht selten einige bipolare Koagulationen kleiner Duragefäße nötig. Danach kann die Duravorderwand ebenfalls längs inzidiert werden, und der sequestrierte Prolaps ist erreicht *(unten)*. Falls nötig, muß über ihm das hintere Längsband eingeschnitten werden. Die Ausräumung der zertrümmerten Prolapsanteile schließt sich in üblicher Weise mit schlanken Faßzangen, Löffeln und Elevatorien an. Zwischen Wirbelhinterwand und Duravorderseite füttert man etwas Gelatineschwamm ein; auf ihm kann die Dura genäht werden. Gleiches geschieht mit der Durarückseite. Auch kleine probatorisch gesetzte Duralöcher sind zu verschließen, um postoperative Kopfschmerzen zu mindern und einen potentiellen Infektionsweg zu unterbrechen.

Von diesem Zugang aus sind auch Verriegelungen sowohl der benachbarten Wirbelkörper als auch der kleinen Wirbelgelenke möglich. Diese Entscheidungen sind meist schon präoperativ getroffen worden und werden zum Teil unter Mitarbeit des erfahrenen Orthopäden durchgeführt.

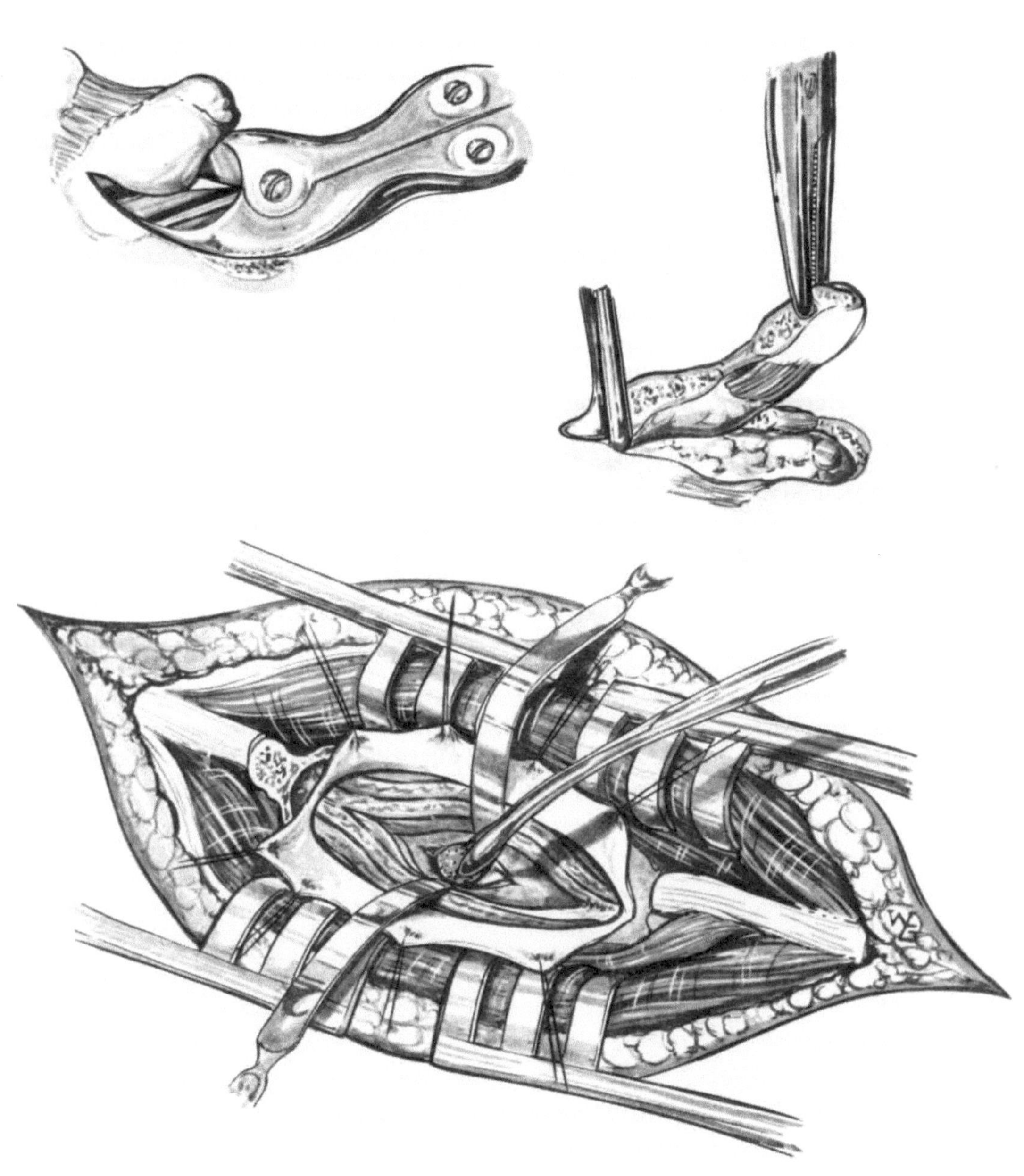

Ventrale transperitoneale Operation des lumbalen Nucleus-pulposus-Prolapses

Das Verfahren wird nicht sehr häufig eingesetzt, kann aber den entscheidenden Ausweg anbieten, wenn entweder von dorsal und dorsolateral wegen vorangegangener Eingriffe oder Entzündungen kein Herankommen mehr möglich ist oder wenn im gleichen Operationsgang die knöcherne Verriegelung des Bewegungssegments erreicht werden soll. Das operative Ziel besteht analog dem zervikalen Vorgehen (S. 426) in der transperitonealen Freilegung der Wirbelkörpervorderwand, dem Ausbohren eines zylinderförmigen Knochenkanals, der Ausräumung des osteochondrotischen Gewebes sowie der zertrümmerten Bandscheibenanteile und in der knöchernen Verriegelung.

In Beckenhochlage wird ein unterer Mittelschnitt zwischen Nabel und Symphyse angelegt und bis auf das Peritoneum zwischen den geraden Bauchmuskeln eingegangen. Es kann auch der *Pfannenstiel*sche Querschnitt, der ein besseres kosmetisches Ergebnis hat, benutzt werden. Nach der Längsspaltung des Peritoneums werden die Darmschlingen nach dem Oberbauch gedrängt und durch Bauchtücher geschützte Spatel eingesetzt *(oben)*. Danach wird die Aortengabel exakt lokalisiert. Über dem meist gut sichtbaren Promontorium ist die hintere Fläche des Peritoneums längs zu inzidieren. In der prävertebralen Gewebeschicht verlaufen eine ganze Anzahl auch stärkerer Gefäße. Nach deren exakter Versorgung durch Ligaturen kann das Gewebe dieser Zwischenschicht auseinandergedrängt werden, so daß das vordere Längsband der Wirbelsäule zu Gesicht kommt.

Die Identifizierung des gewünschten Zwischenwirbelspaltes durch intraoperative Röntgenaufnahmen ist Voraussetzung für die Auftrennung des Anulus fibrosus und das anschließende Ausbohren von Bandscheibe und angrenzendem Knochengewebe mit dem hülsengeschützten Spezialbohrer nach *Cloward (links)*. Durch den Einsatz des Mikroinstrumentariums und der optischen Vergrößerung (Operationsmikroskop!) kann nun in sehr exakter Weise das zertrümmerte Prolapsgewebe ebenso wie Osteophyten und Knochenkanten mit der Zahnfräse abgetragen und durch Sauger, scharfe Löffel und schlanke Faßzangen entfernt werden *(oben)*.

Das hintere Längsband ist auf jeden Fall mit der Fräse in kleinen Schritten zu entfernen, um alle in den Spinalkanal vorgetretenen Prolapsanteile zu erreichen. Je weiter lateral der Prolaps liegt, um so weiter nach der Seite ist auch die Ausfräsung zu treiben.

In den Knochenkanal ist nach Blutstillung mit bipolarer Koagulation und Wachs der aus dem Beckenkamm entnommene und genau passende Knochenpflock einzuschlagen *(Mitte)*. Um einen sicheren Sitz des Dübels zu erreichen, benutzen einige Autoren auch schräg verkeilte Kortikalisstifte, die in die Spongiosa der beiden benachbarten Wirbel eingeschlagen werden *(rechts)*. Im allgemeinen reicht aber das Übereinstimmen von Dübel und Loch.

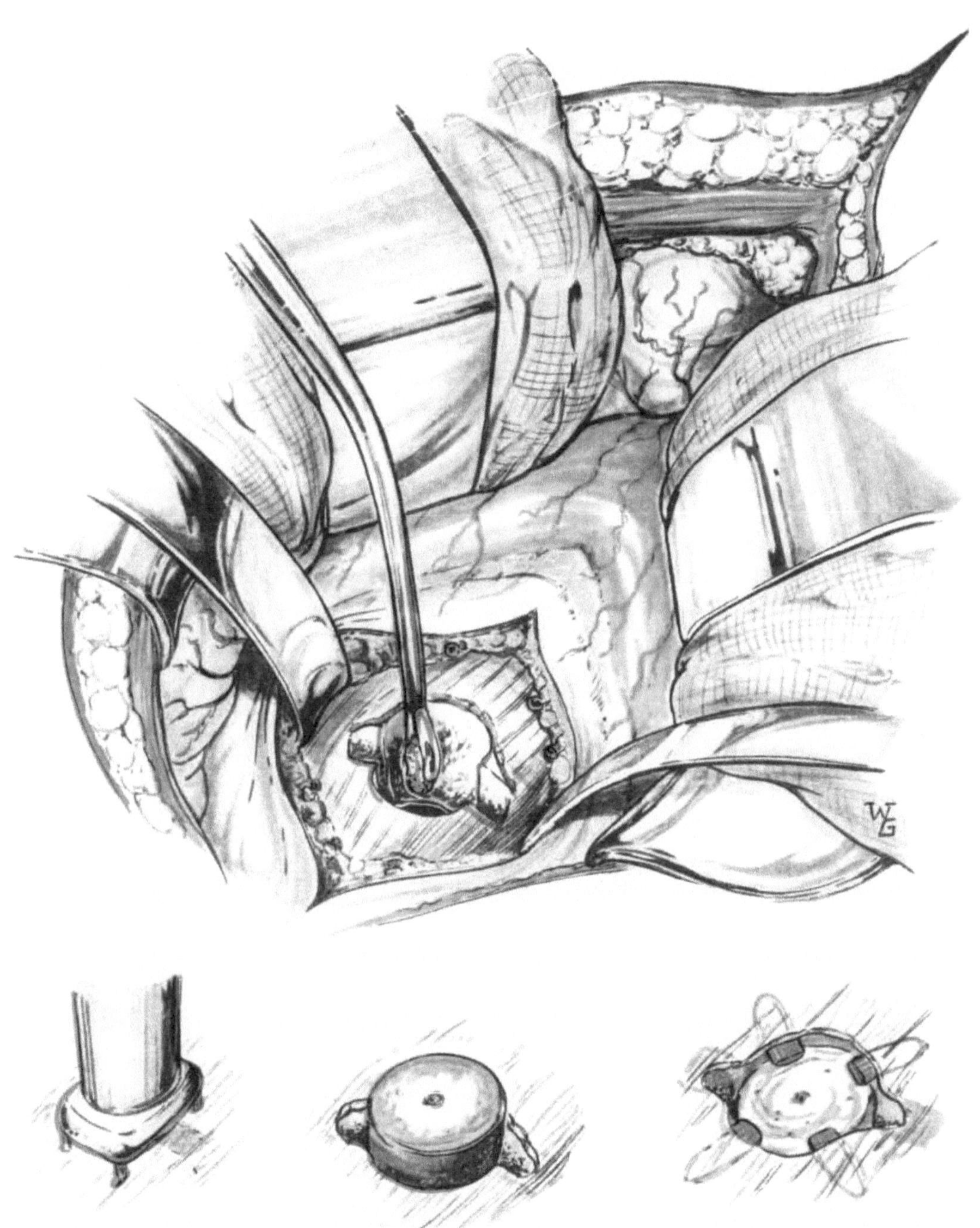

Chemische Nukleolyse

Die Anwendung der chemischen Schrumpfung des Nucleus-pulposus-Prolapses hat eine beschränkte Indikation. Weder akute Bilder noch Patienten mit deutlichen neurologischen Ausfällen (Fußheberparesen, Blasenstörungen usw.) werden mit dieser Methode operiert.

Der Sinn der Nukleolyse besteht im Eingeben eines Enzyms (derzeit Chymopapain), das einen schrumpfenden Effekt auf die eigentlichen Nukleusstrukturen, nicht jedoch auf die bindegewebigen Anteile des Anulus fibrosus hat.

Das operative Ziel ist demnach die Punktion des Zentrums des Discus intervertebralis und die anschließende Einspritzung des Medikaments, ähnlich einer Diskografie (S. 112).

Mit wenigen Ausnahmen bevorzugen die Operateure die Durchführung des Eingriffs in Intubationsnarkose, um bei etwaigen anaphylaktischen Reaktionen vorbereitet zu sein. Prinzipiell kann aber auch in Lokalanästhesie vorgegangen werden, allerdings ist dann alles zur Reanimation vorzubereiten.

Der Patient wird in Linksseitenlage auf einen röntgenstrahlendurchlässigen Operationstisch gelagert. Unter die untere Brustwirbelsäule und die Lendenwirbelsäule kommt eine flachgewölbte Auflage, so daß die Intervertebralräume ins Zentrum des Strahlengangs einer um drei Achsen kippbaren Bildwandlereinheit kommen. Beine, Becken und Oberkörper des Patienten werden mit breiten und sorgfältig gepolsterten Gurten fixiert.

Anschließend wird nach Desinfektion der Haut eine passende Lumbalkanüle 9–10 cm neben der Mittellinie und etwas unterhalb des zu erreichenden Intervertebralraums in einem Winkel von 35–45 Grad eingestochen und mit zusätzlicher Hilfe des Röntgenbildverstärkers in das Zentrum des Intervertebralraums bugsiert. Beim langsamen Einstechen kann man häufig den unterschiedlichen Widerstand der passierten Strukturen spüren.

Im nächsten Schritt erfolgt die typische Diskografie mit einem wasserlöslichen Kontrastmittel. Beim Vorliegen von zwei beteiligten Wirbelsegmenten wird auch zeitlich nebeneinander punktiert und kontrastgefüllt. Nach der endgültigen Bestätigung der erreichten richtigen Segmenthöhe gibt man das Chymopapain (2000–4000 IE pro Diskus) langsam ein. Dies entspricht einer Menge von 1–2 ml. Das Unterbringen einer derartigen Menge kann mitunter wegen des Widerstandes im zu engen Intervertebralspalt nicht möglich sein; man injiziert dann die maximal mögliche Menge.

Nachdem eine kleine Menge Kochsalzlösung nachgespritzt wurde, um alle Chymopapainteile aus der Nadel zu entfernen, kann die Kanüle wieder zurückgezogen werden. Die weitere Kontrolle besteht in der Beobachtung des Patienten auf eine anaphylaktische Reaktion auf das Enzym und notfalls in der entsprechenden Behandlung. An Symptomen zeigen sich neben der pilomotorischen Reaktion vor allem Atemstörungen, Tachykardien und Blutdruckabfall.

Die Mobilisierung erfolgt rasch und richtet sich nach den noch bestehenden Beschwerden. Diese können in den ersten Tagen durchaus noch etwas zunehmen. Jede stärkere Zunahme und auch das Anhalten der Beschwerden über längstens 8 Wochen indiziert den offenen Eingriff.

Die Punktion des Intervertebralspalts in der Mittellinie sollte vermieden werden, da die Passage des Lumbalraums die Gefahr des Eintritts von Kontrastmittel und Enzym in den Liquorraum in sich birgt. Ganz gelegentlich kann die paraspinale Punktion in Höhe der kleinen Wirbelgelenke notwendig werden, falls ein hoher Beckenkamm oder zu ausgeprägte Querfortsätze die übliche Punktion nicht zulassen.

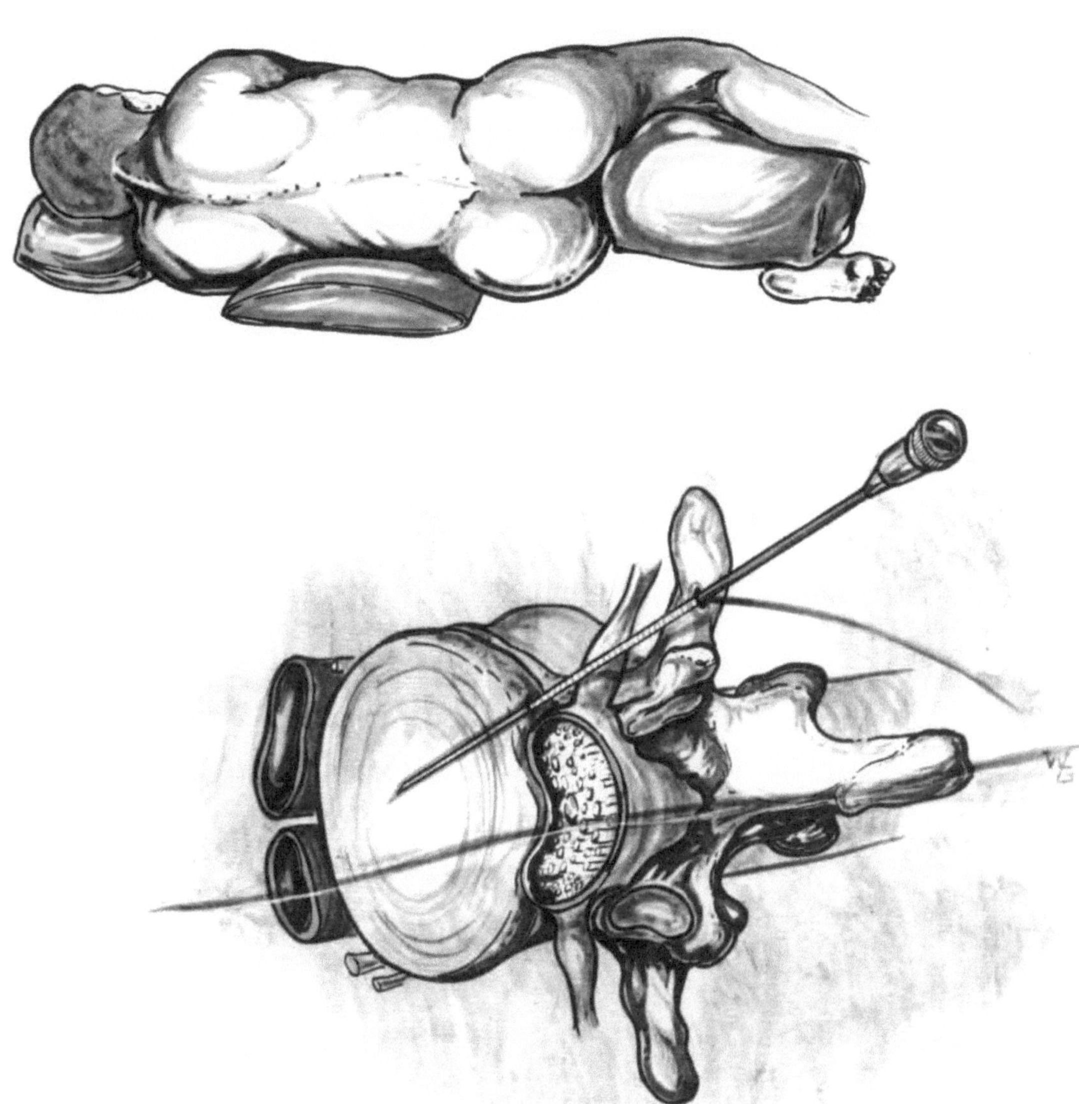

XII Operationen am peripheren Nervensystem

Durchtrennung des Musculus scalenus anterior

Die anatomischen Verhältnisse für die Gebilde, die zwischen dem M. scalenus anterior und dem M. scalenus medius hindurchziehen, erklären die Möglichkeit der lokalen Stenosierung. Dies betrifft neben den Plexuswurzeln C 5–C 7 auch die A. subclavia. Das operative Ziel kann nur in einer Befreiung dieser Strukturen aus der scherenartigen Enge des Skalenusdreiecks bestehen, und zwar mit Hilfe der Durchtrennung des M. scalenus anterior.

Eine Reihe von Gebilden verlangt eine anatomisch genaue Präparation *(Mitte)*, um zusätzliche Schädigungen zu vermeiden. Auf dem M. scalenus anterior zieht der N. phrenicus nach unten; er muß sorgfältig separiert und geschont werden. Auch die Zervikalwurzeln 4 sowie 5–7 sind von der Seiten- bzw. Rückwand des Muskels abzulösen, was ein zugfreies Arbeiten erfordert. Die A. subclavia zieht durch die unteren Anteile des Operationsgebiets und pflegt der 1. Rippe aufzuliegen.

Der Hautschnitt *(oben)* wird 1,5–2 cm oberhalb und parallel des Klavikelrandes auf einer Länge von 8–10 cm angelegt. Die Platysmadurchtrennung erfolgt ebenfalls horizontal, wobei kleinere Gefäße sofort koaguliert werden. Lateral des Kopfnickermuskels, der nach medial verzogen wird *(unten)*, kommt in der nächsten Schicht der M. scalenus anterior zum Vorschein. Er wird bis zu seinem Ansatz an der 1. Rippe verfolgt. Nach dem sorgfältigen Abschieben und Lösen des Phrenikus läßt sich der Muskel in kleineren Portionen quer durchtrennen *(unten)*. Wenn dies auf einer untergeschobenen Sonde oder auf dem Zeigefinger der linken Hand des Operateurs erfolgt, können keine daruntergelegenen Gebilde verletzt werden. Nach völliger Trennung des Querschnitts pflegt sich der obere Muskelanteil zurückzuziehen.

Im nächsten Schritt ist die Situation des Plexus abzuklären. Keineswegs in jedem Fall genügt die Skalenusdurchtrennung zur völligen Beseitigung des Drucks auf den Plexus. Es finden sich nicht selten atypische fibröse Bänder und Lamellen, die von einem Halsrippenstummel oder einem verbreiterten Querfortsatz des 7. Halswirbels nach den vorderen Teilen der 1. Rippe ziehen. Sie müssen ebenfalls reseziert werden. Kommt man wider Erwarten doch auf eine tastbare Halsrippe, so ist deren Resektion anzuschließen (S. 456). Auch die Form der A. subclavia wird genau betrachtet, um aneurysmatische Erweiterungen und Verlagerungen hinter die Plexusteile festzustellen. Schließlich kann auch der Ansatz des M. scalenus medius auf der 1. Rippe so weit nach vorn reichen, daß Gefäße und Nerven von unten–hinten her eingeengt werden. Dieser Muskelbezirk wird dann in seinem sehnigen Teil kurz oberhalb der 1. Rippe ebenfalls inzidiert.

Um eine gute Übersicht der tatsächlichen lokalen anatomischen Verhältnisse zu bekommen, läßt man durch eine Hilfsperson bei gut übersichtlichem Operationsgebiet den Kopf und den Arm in unterschiedliche Positionen bringen. Auf diese Weise ist eine bindende Aussage über die Entfesselung des Plexus und der A. subclavia möglich.

Der Wundverschluß erfolgt durch einzelne Platysmaadaptationen und durch exakte Hautnähte.

Mitunter empfiehlt sich das Einlegen einer *Redon*-Drainage über 24 Stunden.

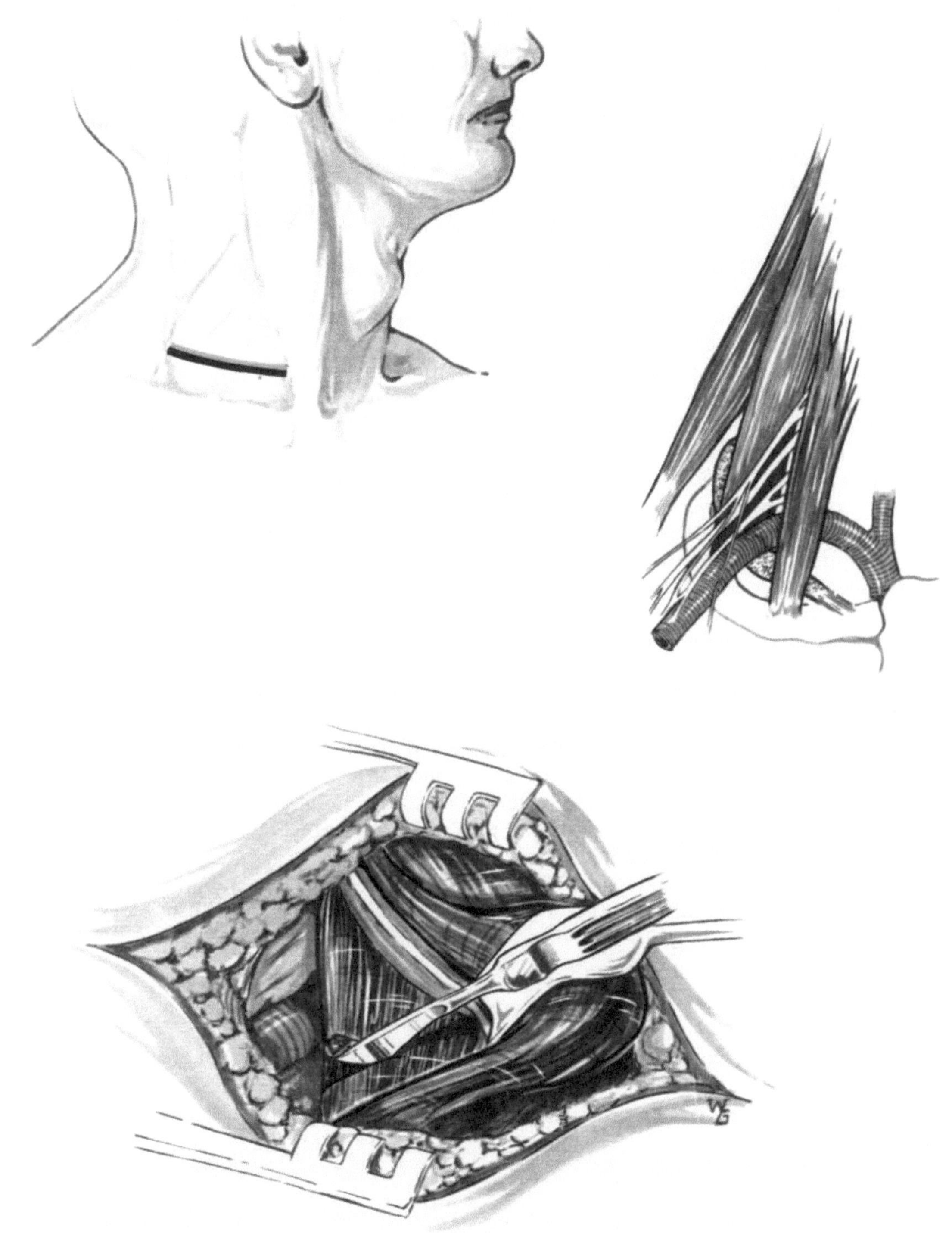

Resektion einer Halsrippe

Entsprechend den auf S.454 geschilderten Verhältnissen kann die vordere Skalenuslücke zusätzlich durch eine Halsrippe eingeengt werden, so daß die Erweiterung durch die Skalenusdurchtrennung nicht ausreicht, um Plexus und Gefäße vom Druck zu entlasten. Das operative Ziel besteht dann in der weitgehenden Abtragung der mehr oder weniger langen und starken Halsrippe.

Prinzipiell kann das ventrale oder das dorsale Vorgehen bevorzugt werden. Man greift also entweder an der Spitze oder am Ursprung der Halsrippe an. Generell bietet das dorsale Verfahren den Vorteil der kompletten Rippenentfernung im Gelenk; die Übersicht zu den Verhältnissen zwischen Rippenspitze und Nerven sowie Gefäßen ist aber nur begrenzt oder sogar schlecht. Dies hängt sowohl von der Länge dieser Rippe als auch von der Stärke der bedeckenden Muskulatur ab. Wir bevorzugen daher das Vorgehen von vorn. Es läßt eine gute Übersicht der klinisch beteiligten Gebilde zu, muß aber häufig auf die Entfernung der letzten paravertebralen Rippenreste verzichten. Das operative Ziel besteht in der Durchtrennung des M. scalenus anterior und anschließenden Entfernung möglichst großer Anteile der Halsrippe.

Das operative Vorgehen gleicht zunächst dem der Skalenotomie (S.454). Der 10–12 cm lange Hautschnitt verläuft in 2 cm Abstand dem Schlüsselbeinoberrand parallel; das Platysma wird quer durchtrennt. Nach der Separierung des Phrenikus läßt sich der M. scalenus anterior in kleineren Portionen durchtrennen. Damit ist Übersicht in der mehrseitig eingeengten Skalenuslücke erreicht. Die Spitze der Halsrippe hat stets Kontakt mit der darunterliegenden 1. Rippe. Das verbindende Band kann schmal und lang sein *(oben)*; häufiger ist es breitbasig und kürzer. Es wird durchtrennt. Mitunter sind auch die inneren Skalenusanteile verdickt und erlangen Bandcharakter. Dann werden sie ebenfalls reseziert. Im nächsten Schritt können jetzt die Arterie und die Plexuswurzeln unter Watteschutz vorsichtig nach ventral verlagert werden, so daß die tieferen Teile der Halsrippe zu Gesicht kommen. Vom Lokalbefund hängt es ab, ob die Rippe nach Inzision des Periosts ausgehülst oder ob sie aus der Umgebung mitsamt dem Periost reseziert wird. Dieses komplette Verfahren dient natürlich der Verhinderung einer Rippenregeneration, kann aber durch enge Verbindungen zwischen Periost und Nerven sowie Gefäßen zu risikoreich sein. Dann tritt die Aushülsung der Rippe mit in der Form möglichst weit angepaßten Rippenraspatorien in Funktion.

Ist der Knochen oder die komplette Rippe zirkulär freigelegt, so wird sie mit einer *Liston*schen Knochenschere durchtrennt *(unten)*. Die besondere Beachtung muß auf den Schutz umgebender Gebilde vor den Spitzen dieser Schere gelegt werden. Man wird also auf keinen Fall im Blinden arbeiten. Bei Nichtbeachtung dieses Hinweises kann als Komplikation eine Verletzung der A. subclavia oder eines ihrer Äste erfolgen. Hier wird die Gefäßnaht mit atraumatischem Nahtmaterial nötig, was einschlägige Erfahrungen voraussetzt. Verletzungen der Pleuraspitze sind vereinzelt beobachtet worden. Nach ihrem Bemerken wird drainiert.

Der Wundverschluß erfordert lediglich einige Adaptionen im Platysmaniveau und exakte Hautnähte.

Über die Notwendigkeit einer 24stündigen Saugdrainage ist von Fall zu Fall zu entscheiden.

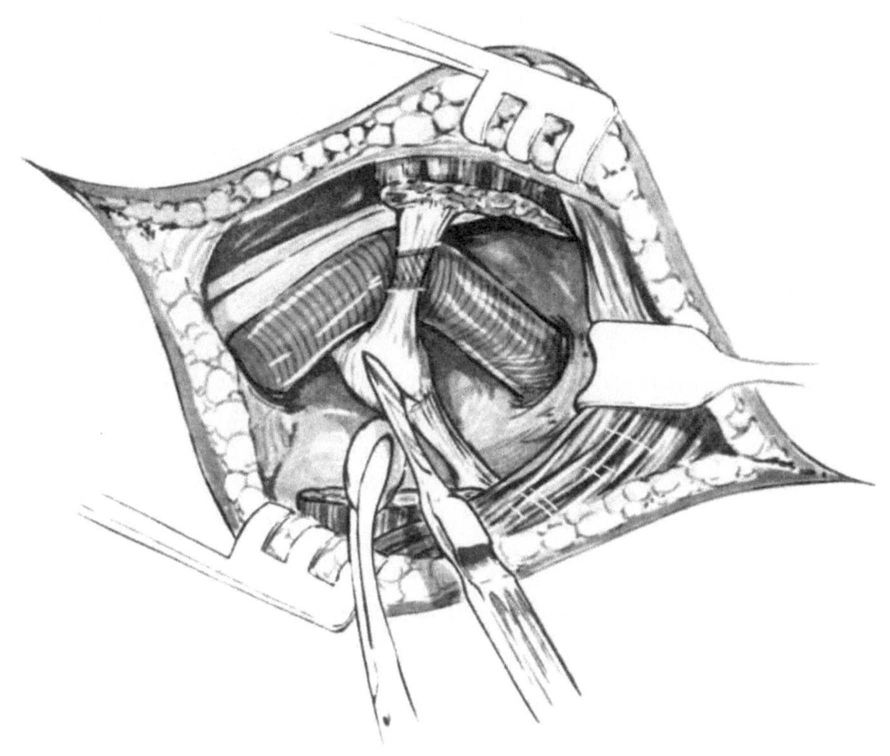

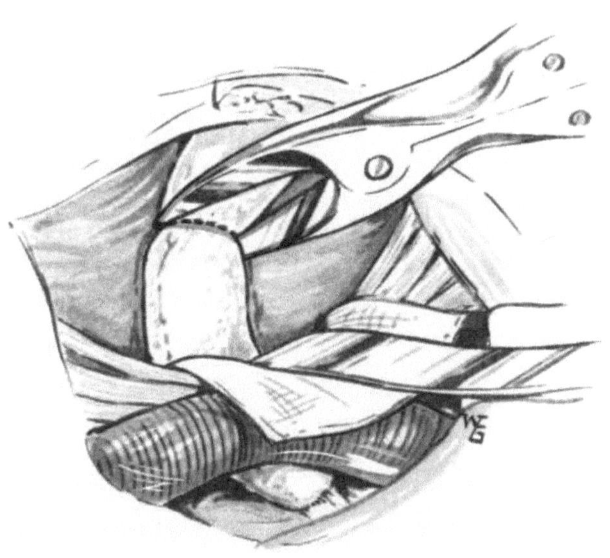

Transklavikuläre Freilegung des Plexus brachialis I

Das operative Ziel der Plexusfreilegung kann sowohl die lokale Wiederherstellung einer Kontinuitätsunterbrechung eines Plexusanteils nach scharfer Verletzung als auch die Anastomosierung von Plexusanteilen mit anderen Nerven (Beispiel Interkostales) sein. Voraussetzung für diese Eingriffe sind genaue anatomische Kenntnisse und die übersichtliche Plexusfreilegung. Die anatomische Darstellung *(links)* zeigt zunächst die Unterteilung der Primärstränge; oben aus den Zervikalwurzeln 4–6. in der Mitte aus C 7 und unten aus C 8 und Teilen von Th. 1. Danach tauschen oberer und mittlerer Primärstrang miteinander Teile aus und bilden den lateralen und den hinteren Sekundärstrang, während der mediale Sekundärstrang die Fortsetzung des unteren Primärstrangs ist. Im nächsten Abschnitt findet folgende Aufspaltung statt: Vom lateralen Sekundärstrang entwickeln sich der N. musculocutaneus und durch Kombination mit dem medialen Sekundärstrang der N. medianus. Die Nn. axillaris und radialis kommen aus hinterem Sekundärstrang und Teilen von Th 1, die Nn. ulnaris und cutaneus antebrachii medialis erscheinen in Fortsetzung des medialen Sekundärstrangs.

Das Verhalten gegenüber den Muskeln bezieht sich zunächst auf die kleinen Muskeln zwischen den Querfortsätzen und danach auf die Lücke zwischen den Mm. scalenus anterior und medius. Es folgen die Mm. subclavius, subscapularis und der Ansatz des M. pectoralis minor. Die Plexusanteile verlaufen dorsal der Vertebralgefäße, während die A. subclavia davor liegt und die A. axillaris vom Plexus umgeben ist. Die kräftige A. transversa colli zieht quer von der Subklavia aus durch den Plexus zur Schulter. Der Venenverlauf deckt sich im allgemeinen mit dem Arterienverlauf. Die Beziehungen zu den Zwischenwirbelkanälen und zu den Querfortsätzen sind für die Deutung der mechanischen Vorgänge bei den Wurzelausrissen von Wert. Die 1. Rippe und eine Halsrippe können als Hypomochlion wirken. Auch das Schlüsselbein stellt eine wesentliche knöcherne Gefahr für den Plexus dar. Von weiter entfernten Knochenteilen sind nur der Humeruskopf als Plexusdruckursache bei Luxationen und Frakturen zu nennen. Schließlich kann der Ductus thoracicus mitverletzt werden.

Die Operation erfolgt in halbsitzender Position, damit die Schultern herabsinken können; der Kopf wird zur Gegenseite gewendet, wird aber gegen Operationsende zur Mitte zurückgenommen, um dadurch eine lokale Entspannung zu erreichen.

Für die ausgedehnte, also primär supra- und infraklavikuläre Plexusfreilegung wird ein Hautschnitt in Wellen- oder Bajonettform angelegt *(rechts)*. Er beginnt nahe dem seitlichen Kopfnickerrand, geht schräg nach der Mitte des Schlüsselbeins. diesem dann eine kurze Strecke parallel und endet unterhalb des Humeruskopfes im medialen Bereich des Sulcus bicipitalis. Das Platysma wird in Faserrichtung getrennt. Danach kann das Schlüsselbein mit einer gebogenen Rinne unterfahren werden, wobei auf engsten Knochenkontakt zu achten ist, um Läsionen daruntergelegener großer Gefäße zu vermeiden. Auf der Rinne läßt sich eine *Gigli*sche Drahtsäge unter der Klavikel durchziehen und der Knochen durchsägen *(unten)*. Im nächsten Schritt sind die am Schlüsselbein ansetzenden Muskeln abzulösen. Vor allem betrifft dies den M. pectoralis major. Die Durchtrennung der Muskeln erfolgt in einem Abstand von 1–2 cm vom Knochen, um am Schluß der Operation den Muskel wieder befestigen zu können *(unten)*.

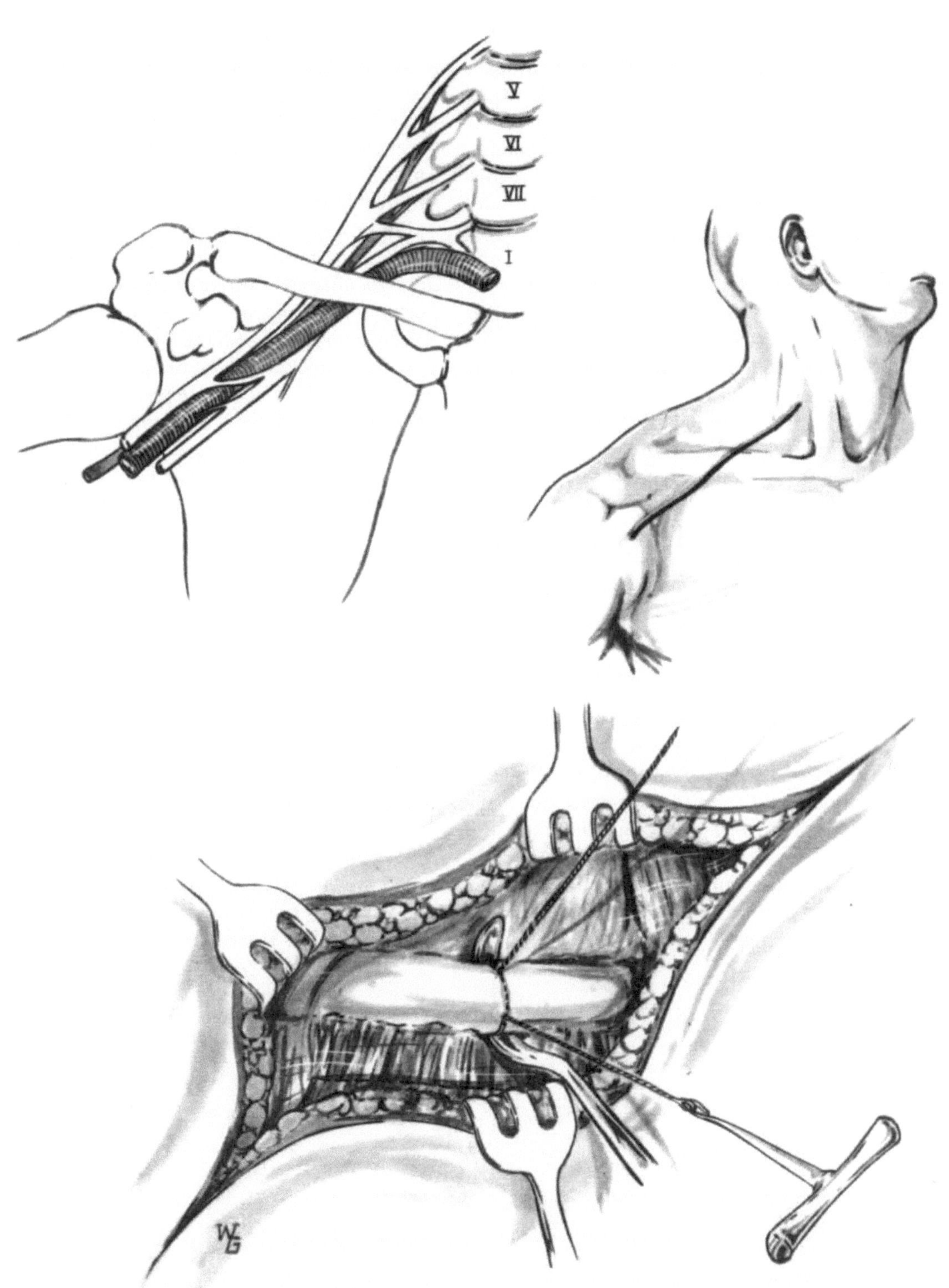
V
VI
VII
I
WG

Transklavikuläre Freilegung des Plexus brachialis II

Die beiden Teile der durchtrennten Klavikel werden mit Einzinkerhaken nach oben verlagert. Darunter erscheint der Plexus. Leitgebilde sind der N. suprascapularis und der M. omohyoideus, die das Operationsfeld etwas oberhalb der Mitte kreuzen. Kleine, den M. deltoides versorgende Gefäße werden koaguliert und ligiert. Palpatorisch stellt man sich nun die 1. Rippe und die A. subclavia dar. Der M. omohyoideus wird notfalls durchtrennt. Von kranial her sind nun die Sekundärstränge zu identifizieren. Es beginnt mit dem lateralen Sekundärstrang, aus dem sich der N. musculocutaneus und die laterale Hälfte des N. medianus ableiten lassen. Danach folgt der hintere Sekundärstrang mit den sich aus ihm entwickelnden Nn. axillaris und radialis. Die Nn. ulnaris und cutaneus antebrachii medialis erscheinen in Fortsetzung des medialen Sekundärstrangs, der neben der A. axillaris liegt.

Derart ideale anatomische Verhältnisse sind oft durch Narbenplatten und Nervenzerreißungen stark verändert. Die Identifizierung geht dann von zentralen Bereichen aus, soweit hier noch klare Verhältnisse vorliegen. Anderenfalls kann die Klärung versagen, dann ist aber auch keine lokale Therapie möglich.

Beim Präparieren von darstellbaren Nervenanteilen (*b*) in die Narbenbezirke hinein erreicht man eine allmähliche Dissektion. Das innere Aufquellen von Nervenstrukturen mit Kochsalzlösung ist zugunsten der mikrochirurgischen Neurolyse aufgegeben worden. Gelegentlich hilft die intraoperative elektrische Reizung der beteiligten neuralen Strukturen und die Beobachtung oder Registrierung des peripheren Effekts bei der Identifizierung weiter.

Zeigt es sich, daß mehr oder weniger lange Narben in den Faszikeln oder Nerven zu isolieren sind, so kommt die plastische Überbrückung mit Transplantaten vom selben Patienten zur Anwendung (Beispiel N. suralis). Der Einsatz der optischen Vergrößerung erleichtert die Unterscheidung von Nervengewebe und Narbe sowie auch die anzuschließende eigentliche interfaszikuläre Naht.

Eine direkte Naht zerrissener Plexusanteile ist in frischen Stadien mitunter möglich; ganz besonders gilt dies im Zusammenhang mit Stich- oder Schnittverletzungen. Die Plexusanteile sind in diesen frühen Phasen auch noch recht mobil, so daß nicht in jedem Fall eine spannungsfreie Naht nur mit Hilfe eines Transplantats möglich ist. Außerdem kann die Freilegung zu dem Kompromiß führen, Nerventeile, die an der Wurzel gerissen sind, zur plastischen Überbrückung lokal geschädigter Strukturen zu verwenden. Für die wurzelgeschädigten Elemente wird dann (meist in einer zweiten Sitzung) die Überbrückungsplastik von den Interkostalnerven her durchgeführt (S. 464).

Der Wundverschluß beginnt mit der Versorgung der durchtrennten Klavikel. Ob hierfür einfache Drahtnähte, eine innere Schienung oder das äußere Anlagern einer AO-Platte benutzt werden, sollte der Erfahrung des Operateurs überlassen bleiben. Es kann durchaus ratsam sein, sich der Hilfe eines versierten Knochenchirurgen zu versichern. Die Naht des Pektoralisansatzes und der schichtweise Weichteilverschluß beenden den Eingriff. Nicht selten empfiehlt es sich, eine große Wundhöhle mit 1–2 *Redon*-Drainagen über 24–36 Stunden abzuleiten.

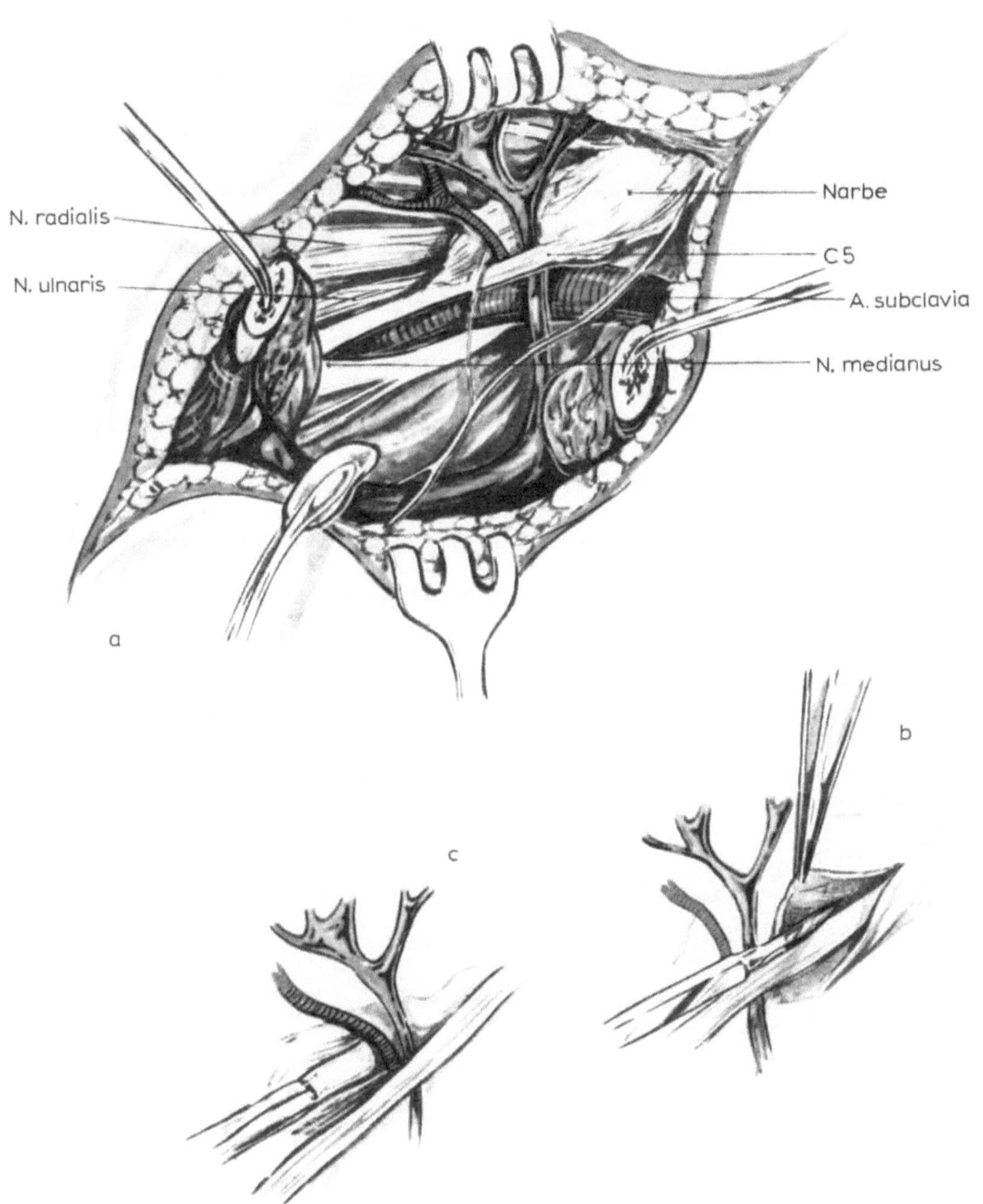
N. radialis
N. ulnaris
Narbe
C5
A. subclavia
N. medianus
a
b
c

Infraklavikuläre Freilegung des Plexus brachialis

Dieser Eingriff wird vor allem in Verbindung mit der Interkostalisüberbrückungsplastik vorgenommen. Dabei gilt es, mit Hilfe von Transplantaten (N. suralis) eine Verbindung zwischen plexusnahen Nervensträngen und mehreren Interkostalnerven herzustellen. Auf diese Weise kann bei einem Teil der plexusgelähmten Patienten eine mehr oder weniger ausgeprägte nützliche Funktion angestrebt werden.

Aus anatomischen Gründen kommen nur die untersten Teile der Sekundärstränge zur Darstellung; um so besser sind aber die abgehenden Nerven des Armes zu identifizieren und zu beurteilen.

Die Lagerung des Patienten erfolgt mit etwas erhöhtem und leicht zur Gegenseite gedrehtem Oberkörper. Man muß sowohl an die Axilla- und Infraklavikularregion als auch an die obere Thoraxseite bequem herankommen; dies ist auch für die Stellmöglichkeit des Operationsmikroskops zu berücksichtigen. Der Arm ist weit abgespreizt.

Der Hautschnitt beginnt in Klavikelmitte und zieht sich über den M. pectoralis major bis an die vordere Begrenzung der Axilla (*a*). Die im Fettgewebe verlaufenden Gefäße werden koaguliert oder ligiert. Im nächsten Schritt gilt es, den Ursprung des M. pectoralis major in 4–5 cm Abstand vom Oberarm zu durchtrennen. In der Regel ist dieser Muskelteil bei länger bestehenden Armplexusparesen im Zuge der Degenerationsvorgänge vernarbt und verhärtet, so daß die Durchtrennung mit dem Skalpell und in kleineren Portionen erfolgt. Diese Vernarbung ist auch die Ursache dafür, daß ein alleiniges Verziehen des Muskels nach medial oder lateral für die genügende Freilegung des unteren Plexus nicht ausreicht. Dieses Verziehen kann natürlich zunächst versucht werden.

Nach dem Präparieren des im Normalfall lokkeren Fettgewebes der oberen Axilla gelangt man auf die eng beieinanderliegenden Nerven sowie auf die Axillargefäße. In Verbindung mit der oben geschilderten Vernarbung kann diese Präparation aber schwierig und langwierig sein. Mitunter ist auch die Verlängerung des Hautschnitts bis zum Übergang vom oberen zum mittleren Oberarmdrittel nötig, um das Gefäß-Nerven-Bündel einwandfrei separieren zu können. Von dort aus wird dann nach zentral in die Narbengebiete hinein präpariert. Palpatorisch gibt die A. axillaris eine zusätzliche Leitschiene ab. Um sie herum sind die Nerven mit einer erheblichen Regelmäßigkeit gelagert. Dies ist in Abbildung *b* gezeigt. Sofort ins Auge fällt dabei die Medianusgabel. Die distal banachbarten Gebilde sind die V. axillaris sowie die zur Axilla gehörenden Lymphknoten. Ihre Differenzierung macht in Narbengebieten besondere Schwierigkeiten. Eine Veneneröffnung muß sofort bemerkt und verschlossen werden (Luftembolie!). Dies gilt auch für die stärkeren einmündenden Venen.

Macht sich die Fortsetzung der Freilegung in Richtung zentraler Plexusanteile nötig, so muß der M. pectoralis minor in seinem sehnigen Teil durchschnitten werden. Danach hat man Übersicht bis unter die Klavikel. Ist eine noch größere Übersicht nötig, so muß das Schlüsselbein durchtrennt werden (S. 458).

Über die Durchführung der Transplantationsanastomose zwischen Plexusanteilen und mehreren Interkostalnerven informiert S. 464.

Die Operation wird mit der Naht der durchtrennten Muskeln beendet. Subkutan- und Hautnähte sorgen für einen dichten Verschluß. Nicht selten erfordert die Hohlraumbildung die Einlage einer *Redon*-Drainage für 24–36 Stunden.

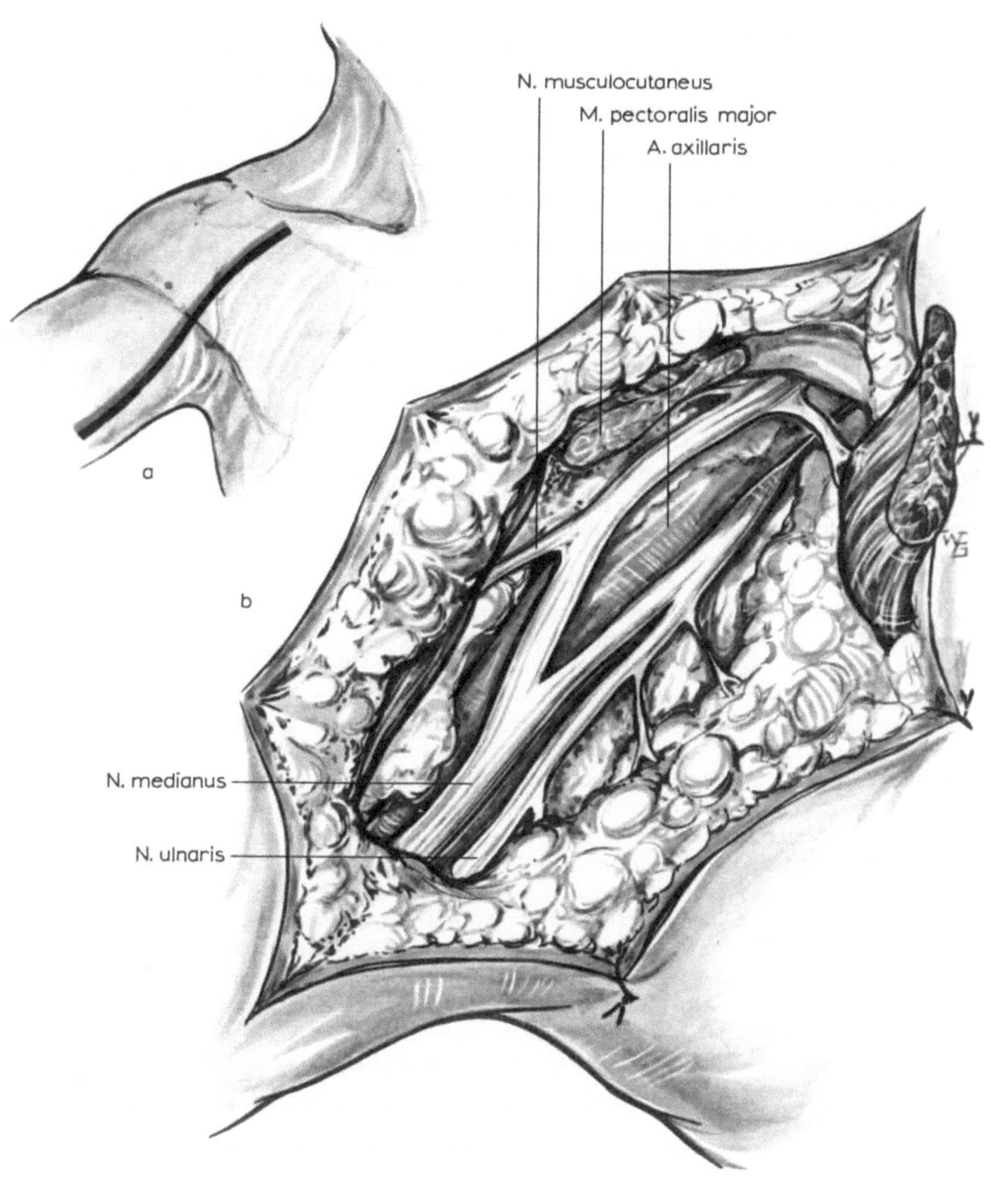
N. musculocutaneus
M. pectoralis major
A. axillaris
a
b
N. medianus
N. ulnaris

Transplantationsanastomosen bei Plexus-brachialis-Lähmungen

Ist durch instrumentelle Untersuchung und klinische Beobachtung erwiesen, daß die Plexusschädigung lokal nicht operabel ist (Beispiel Wurzelausriß), so entsteht die Indikation zur Anastomose von Armnerven mit Interkostalnerven oder dem N. accessorius unter Zwischenschaltung freier Transplantate aus den Nn. surales und anderen Hautnerven. Effektvoraussagen sind nicht möglich.

Zur unteren Plexusfreilegung erfolgt die Lagerung entsprechend den Angaben auf S. 462. Der Arm wird um mindestens 90 Grad abgespreizt, vorausgesetzt, daß die Schrumpfungs- und Vernarbungsvorgänge dies noch zulassen. Mitunter kann auch die kleine untere Plexusfreilegung (*a*) über einen in der Richtung der Hautlinien am Axillaunterrand geführten Hautschnitt ausreichen. Damit läßt sich sowohl die Präparation der wichtigsten Armnerven (Nn. musculocutaneus, radialis, medianus, ulnaris) als auch die Darstellung der Interkostales von einem Schnitt vornehmen. Häufiger wird die ausgedehntere, bis an die Klavikel reichende und den Pektoralis durchtrennende Freilegung verwendet. Die Interkostales werden dann durch zusätzliche kleine Horizontalschnitte über den Interkostalräumen oder einen seitlichen Längsschnitt dargestellt. Hierbei kann unbegrenzt nach den mittleren Interkostalbereichen vorgegangen werden.

Zeitsparend ist der technische Ablauf, wenn der Operateur die Freilegung von Axilla und distalem Plexus vornimmt und die beiden Assistenten in dieser Zeit die Spendernerven entnehmen. Letzteres geschieht über einen kleinen Bogenschnitt hinter dem Außenknöchel des Fußes. Der N. suralis läßt sich unter anderem an seinen beiden Begleitvenen identifizieren. Er wird durchtrennt und angespannt. Der weitere Verlauf des Nervs läßt sich auf diese Weise durch die Haut tasten, so daß er in Abständen von 10 bis 12 cm durch weitere kleine Querschnitte freigelegt und nach oben durchgezogen werden kann. Das Verfahren endet kurz hinter dem Nerveneintritt in die Muskulatur, also vor dem Fibulaköpfchen. Manche Autoren benützen zum Aushülsen einen Stripper, andere befürchten Verletzungen von Anastomosen zum N. fibularis und vermeiden daher das Stripping.

Die Identifizierung der Plexusnerven unterhalb der Sekundärstränge bereitet kaum Schwierigkeiten. Das Ausmaß der möglichen Anastomosen ergibt sich aus den klinischen Ausfällen und der Stärke und Länge der gewonnenen Spendernerven sowie dem Kaliber der freigelegten Interkostalnerven. Letztere verlaufen in der Interkostallinie noch am Rippenunterrand und lassen sich zusammen mit der Arterie durch ein stumpfes Häkchen darstellen (*b*). Nach dem Ablösen der Arterie wird der Interkostalnerv durchtrennt und in interfaszikulärer Technik (S. 86) mit dem Transplantat verbunden (*c*). Eine stumpfe Kornzange sorgt für den subkutanen Kanal von der Thoraxwand zum axillaren Operationsgebiet; das Transplantat wird vorsichtig durchgezogen. Bei der Anastomose mit dem Empfängernerven benutzt man wiederum die interfaszikuläre Nahttechnik. Ob die Begrenzung durch die Stärke der Interkostalnerven bzw. der entnommenen Hautnerven nur eine Pfropfung auf den ausgewählten Armnerven erlaubt oder ob der ganze Querschnitt anastomosiert werden kann, das entscheidet sich immer nur im speziellen Fall. Natürlich strebt man eine sowohl an Zahl der versorgten Nerven als auch an Größe des Querschnitts möglichst große Verbindung an; so erfolgt die Auswahl des oder der Empfängernerven nach dem Grad der Ausfälle, aber auch nach den beruflichen Bedürfnissen des Patienten. Auch hier erfolgt also eine Einzelentscheidung.

Sorgfältige Subkutan- und Hautnähte beenden den Eingriff. Gelegentlich sind Saugdrainagen erforderlich. Der Arm wird nach weicher Unterpolsterung der Axilla mit Binden am Thorax befestigt (*Desault*-Verband).

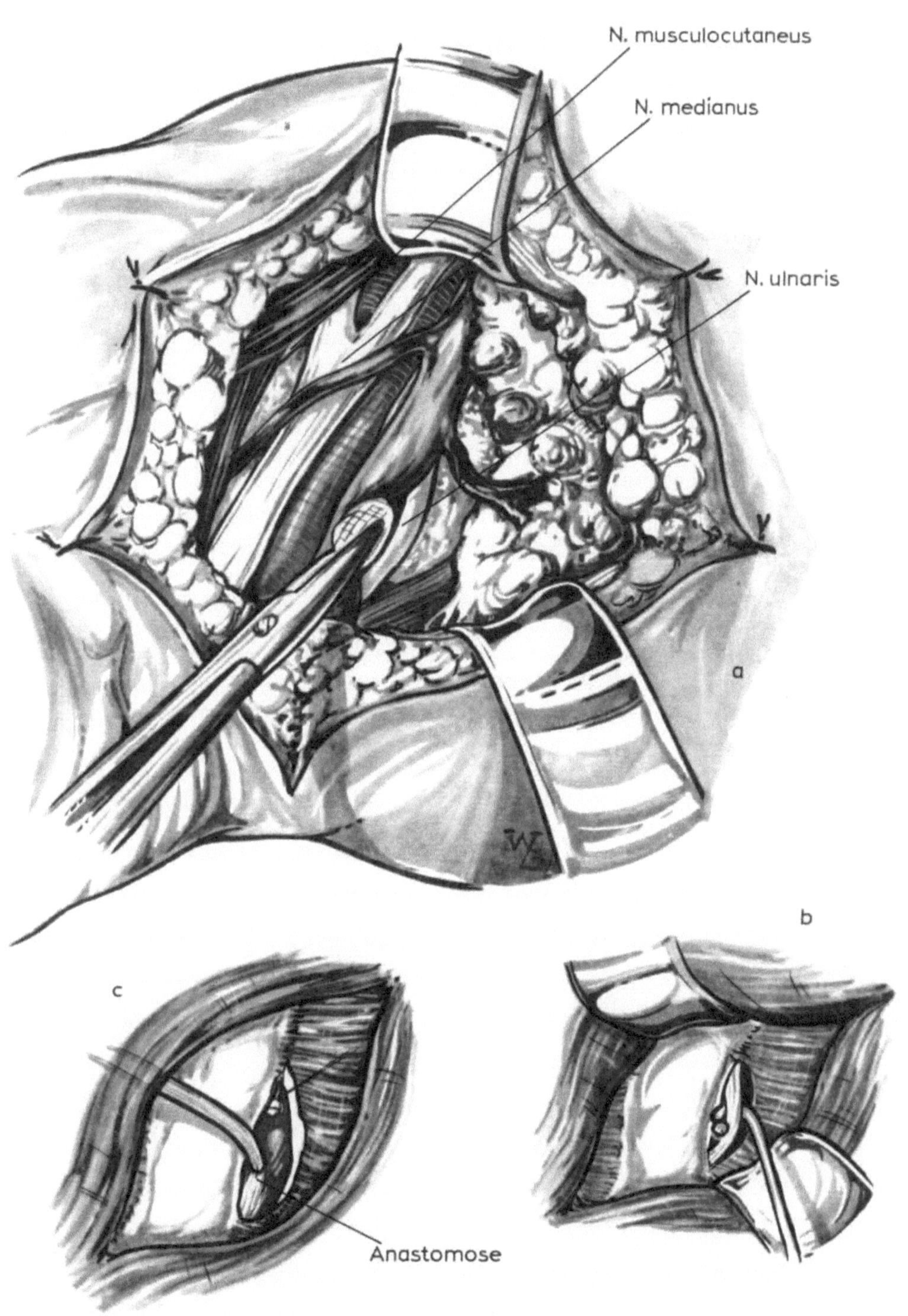
N. musculocutaneus
N. medianus
N. ulnaris
a
b
c
Anastomose

Freilegungen des Nervus accessorius

Die operative Freilegung dieses Nerven, der eigentlich ein Hirnnerv ist, spielt in der primären Nervenchirurgie wegen der erheblichen Ausfälle im Schultergürtelbereich, die durch eine Akzessoriusparese entstehen, eine wichtige Rolle. Aufgrund seiner Lage an der lateralen Halsseite wird er nicht ganz selten bei Biopsien aus dem System der Halslymphknoten verletzt.

Der N. accessorius setzt sich aus kranialen und spinalen Wurzeln (C 1–5) zusammen, begleitet die V. jugularis interna, verläuft unter dem M. sternocleidomastoideus und biegt etwa in seiner Mitte nach hinten ab. In der lockeren Bindegewebeschicht zwischen oberflächlicher und mittlerer Halsfaszie geht sein weiterer Verlauf schräg nach unten zum M. trapecius. Der Kontakt mit den Lymphknoten besteht vor allem im seitlichen Halsdreieck.

Man wird also eine bewußte Freilegung des N. accessorius aus zwei therapeutischen Gründen vornehmen. Zum einen anläßlich einer diagnostischen Lymphknotenbiopsie in verschwartetem Gewebe (Tuberkulose!) und zum anderen beim Versuch der Wiederherstellung einer durchtrennten Nervenkontinuität. Allerdings sollte man keine allzu großen Hoffnungen auf die Renervierung setzen. Daß die Nervenplastik mit allen Voraussetzungen der Mikroneurochirurgie vorzunehmen ist, bedarf keiner Diskussion. Als Hautschnitt wird eine Längsinzision über dem oberen Drittel des seitlichen Halsdreiecks gesetzt. Nach dem stumpfen Abschieben des subkutanen Gewebes lassen sich sowohl der Hinterrand des M. sternocleidomastoideus als auch der Trapeziusvorderrand separieren. Bereits bei der Präparation der oberflächlichen Halsfaszie ist auf Hautäste des zervikalen Plexus zu achten. Zu einem Teil lassen sie sich nicht schonen, sondern müssen durchtrennt werden. Ist ihr eindeutiger Verlauf als Hautast klargestellt, so entsteht auch kein ins Gewicht fallender Schaden.

Anders ist dies mit dem schräg von unten nach oben durch das seitliche Halsdreieck in dieser Lage ziehenden N. occipitalis (*a* 1), der an seinem stärkerem Stamm und an seiner fehlenden Hautastabgabe identifiziert werden kann. Er wird nach stumpfer vorsichtiger Präparation zur Seite und nach oben verlagert. Der nächsttiefere Nerv ist der N. auricularis magnus (*a* 2), der zur Haut der Ohrmuschel zieht. Er muß nicht unbedingt geschont werden, sollte aber nur bei zu fester Verschwartung mit dem umgebenden Narbengewebe durchtrennt werden.

Bei der Anhebung des hinteren Kopfnickerrandes erscheinen die zervikalen Lymphknoten, aus denen eine Biopsie vorgesehen ist bzw. vorgenommen wurde. Die eigentliche operative Schwierigkeit liegt in der zum Teil massiven Vernarbung durch das Grundleiden (*b*). Bei der weiteren Präparation achtet man deshalb auf den schräg von oben kommenden und nach unten–hinten orientierten Akzessorius (*a* 3). Ist eine Durchtrennung zu einem früheren Zeitpunkt erfolgt, so versucht man die Identifizierung unter dem obersten Anteil des M. sternocleidomastoideus sowie am Eintritt in den M. trapecius.

Das weitere Vorgehen bei vorliegender Dehiszenz der beiden Nervenstümpfe kann nur im üblichen Überbrücken mit Hilfe eines Suralistransplantats bestehen (S.464). Gegenüber den allgemeinen Operationsregeln der peripheren Nervenchirurgie ergeben sich keine Besonderheiten, ebensowenig für den Wundverschluß, der in Schichten erfolgt.

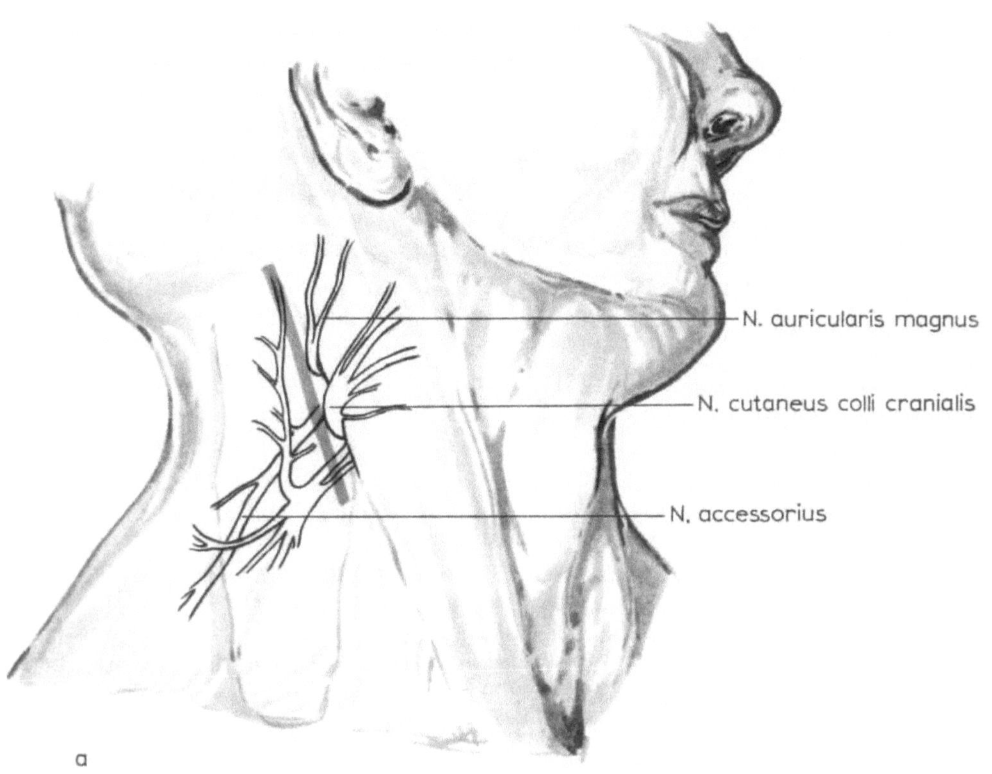
N. auricularis magnus
N. cutaneus colli cranialis
N. accessorius

a

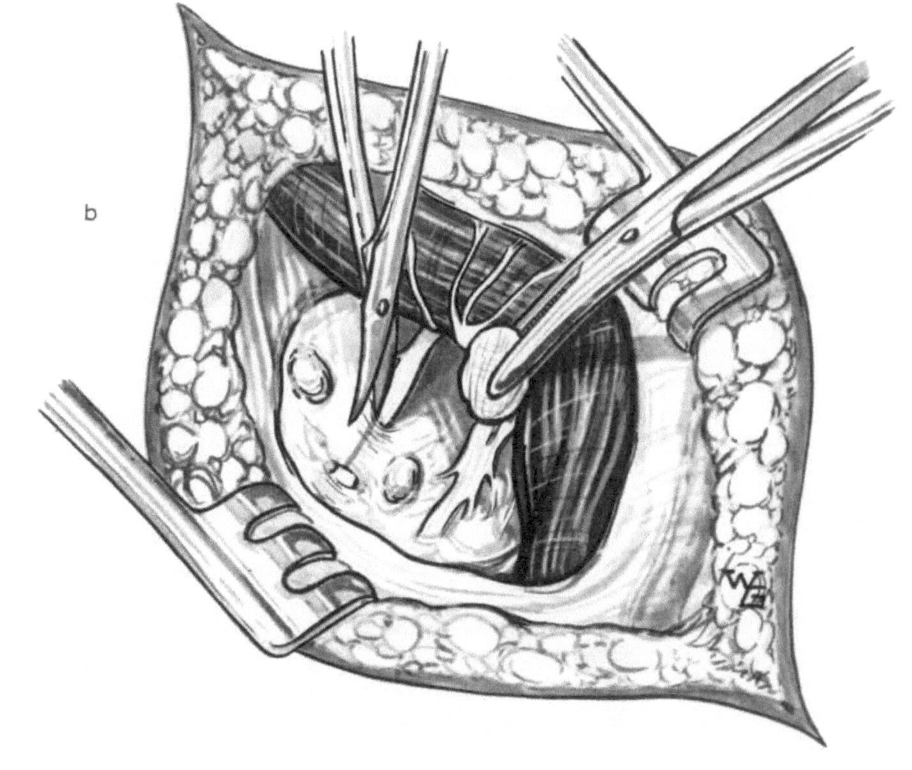

b

Freilegungen des Nervus axillaris

Vom anatomischen Verlauf her kann der Nerv vor allem im Bereich des Humeruskopfes geschädigt werden (Luxationen, subkapitale Fraktur). Er tritt durch die laterale Achsellücke, begleitet von der A. circumflexa humeri posterior. Die seitliche Begrenzung dieser Lücke wird vom Collum chirurgicum (humeri) gebildet; hier kann der Nerv durch Zug oder Druck geschädigt werden. Sein weiterer Weg verläuft entlang der Innenfläche des M. deltoideus; beim Zurücknehmen dieses Muskels muß man daher auf die in ihn eintretenden Nervenäste achten.

Die Freilegung des der Gelenkkapsel anliegenden Nervenabschnitts erfolgt von hinten. Bei kräftig entwickelter Muskulatur ist dies keineswegs ein kleiner Eingriff. Der notwendige Hautschnitt verläuft S-förmig von der Supraskapulargegend nach der hinteren Deltoideskante (*a*). Die Lagerung des Patienten geschieht auf der gesunden Seite; der Arm wird nach vorn–unten gezogen. Nach der Durchtrennung der oberflächlichen Faszie gelangt man auf den M. deltoideus. Seine hintere Kante wird mobilisiert. Darunter erscheint der quer verlaufende M. teres minor und unter dem wiederum in Längsrichtung der M. triceps brachii (*b*). Zwischen dem proximalen und dem langen Kopf des Triceps tritt an der Unterkante des Teres minor der von der Arterie begleitete N. axillaris heraus (*b*). Die Mobilisierung dieses Bezirks legt den der Gelenkkapsel anhaftenden Nervenabschnitt frei. Diese Präparation ist jedoch mit erheblicher Vorsicht durchzuführen, zum einen wegen der zahlreichen abgehenden Nervenäste, zum anderen wegen der mitunter plexusartig verdichteten begleitenden Venen. Letztere sind eine der Ursachen für besonders starke lokale Vernarbungen. Ein Einkerben des bedeckenden M. deltoideus ist nur selten und bei besonders stark entwickelten Muskelpaketen nötig. Es erfolgt in 3–4 cm Abstand vom Skapulaansatz und oberhalb der lateralen Achsellücken.

Die Freilegung von vorn bedient sich eines leicht geschwungenen Hautschnitts nahe dem Vorderrand des M. deltoideus (*c*). Unterhalb der Klavikel und nach Durchtrennen der oberflächlichen Faszie gelangt man auf das Grenzgebiet von M. deltoideus und M. pectoralis major. Zwischen ihnen wird eingegangen, die Muskeln werden jeweils nach außen gezogen. Es tauchen zunächst mehrere Venen auf, von denen die V. cephalica zum Oberarm zieht und als Leitgebilde dient. In der nächsten Schicht wird palpatorisch und dann auch optisch der Puls der A. axillaris ausgemacht. In kleinen Abschnitten werden Arterie und die umgebenden abgehenden Äste präpariert, wobei mehrere in Richtung Oberarm verlaufende Nerven ebenfalls freiwerden. Deren Stamm ist der N. axillaris (*d*). Das Operationsfeld ist recht tief, es kann durchaus 5–6 cm Tiefe erreichen. Nicht selten ziehen arterielle und venöse Gefäße nach dem Schulterbereich, also quer durch das freigelegte Gebiet. Alle Präparationen sind daher mit Zeit und Vorsicht durchzuführen.

Der eigentliche Nerveneingriff besteht fast immer in der äußeren Neurolyse. Sollten Resektionen nötig sein, so muß die Transplantation mit der interfaszikulären Technik angeschlossen werden.

Der Weichteilverschluß bildet keine Schwierigkeiten. Lokale Drainagen sind nur selten nötig. Als Ruhigstellung kommen im wesentlichen Abduktionsschienen infrage.

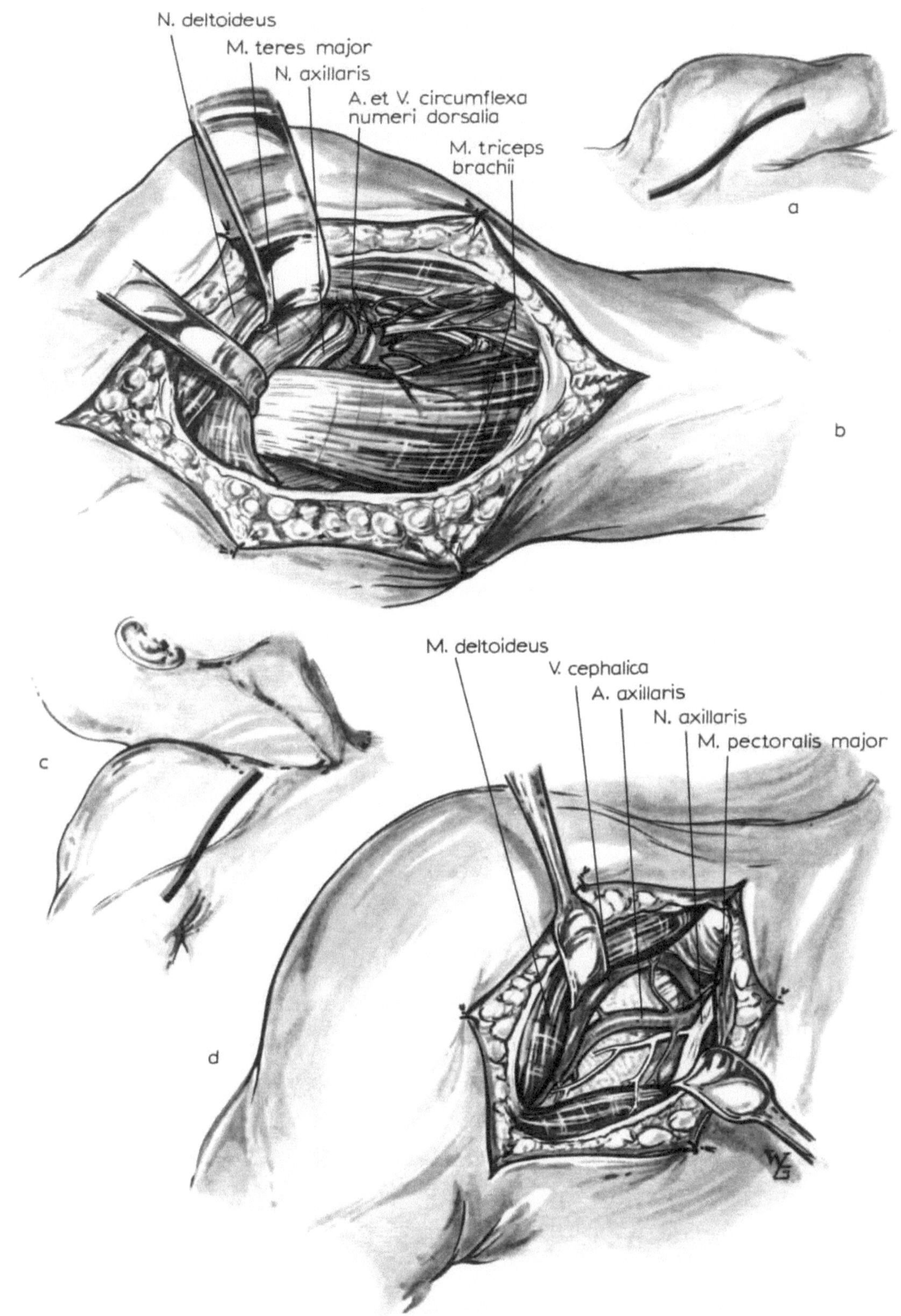
N. deltoideus
M. teres major
N. axillaris
A. et V. circumflexa
numeri dorsalia
M. triceps
brachii
a
b
M. deltoideus
V. cephalica
A. axillaris
N. axillaris
M. pectoralis major
c
d

Freilegungen des Nervus ulnaris

In seinem anatomischen Verlauf folgt der N. ulnaris (*a*) der A. axillaris in den Sulcus bicipitalis, passiert das mediale Septum intermusculare und erreicht auf der Dorsalseite des medialen Epicondylus (humeri) den Sulcus n. ulnaris. Damit ist er an seiner exponiertesten Stelle angekommen (Druck und Zug von innen, Druck von außen). Am Unterarm ist der Leitmuskel der M. flexor carpi ulnaris, es ist also wieder die Beugeseite erreicht. In Unterarmmitte zweigt der Ast nach der Streckseite ab, während der Hauptteil unter der Sehne des M. flexor carpi ulnaris zum Handgelenk zieht (*c*).

Die wichtigsten Freilegungen betreffen die Oberarmmitte, die Ellbogengegend und das distale Unterarmdrittel (*a*). Für die dazwischenliegenden Bereiche verläuft der Hautschnitt als Verbindung benachbarter Inzisionen. In Oberarmmitte liegt der Schnitt zwischen Bizeps und Trizeps. Nach dem medialen Abziehen des Trizeps und der Spaltung der interponierten Faszie gelangt man auf das Gefäß-Nerven-Bündel. Ulnar der tastbaren und sichtbaren A. brachialis findet sich der N. ulnaris (*b*). Meist liegen davor oder dazwischen noch eine bis mehrere Venen. Der nächste nach medial auftauchende Nerv ist der deutlich schmalere N. cutaneus antebrachii medialis. Die ersten Äste des Ulnaris erscheinen erst knapp oberhalb der Strukturen des Ellenbogengelenks.

Die Freilegung in Höhe des Epikondylus ist ausführlich auf S. 472 geschildert.

Jenseits des Epicondylus humeri medialis wird der Hautschnitt so gelegt, daß die laterale Kante des M. flexor carpi ulnaris das Leitgebilde darstellt. Dieser Muskel läßt sich dann nach medial abziehen, so daß der darunterliegende, von der A. ulnaris begleitete N. ulnaris zutage kommt. Auf dieser Strecke gibt der Nerv eine ganze Reihe kleinerer Äste in den benachbarten Muskel ab, so daß die Präparation entsprechend vorsichtig erfolgen muß und das Abziehen des M. flexor carpi ulnaris nur unter mäßigem Zug geschieht. Die Auflage des Nerven wird vom M. flexor digitorum profundus gebildet, die Abpolsterung des Nerven ist also recht gut.

Im distalen Unterarmdrittel (*c*) richtet sich der Hautschnitt wiederum nach der radialen Kante des M. flexor carpi ulnaris, und zwar seines sehnigen Bereichs. Nach Inzision der bedeckenden Faszia antebrachii kommt man bereits auf A. und N. ulnaris. Dies erklärt die leichte Verwundbarkeit durch Stichverletzungen.

Auf die Freilegung im Handgelenkbereich wird auf S. 480 näher eingegangen.

Die allgemeinen Regeln der Nervenbehandlung und Nervennaht einschließlich der interfaszikulären Transplantation, die auf S. 86 dargestellt sind, gelten ohne Einschränkung auch für den N. ulnaris.

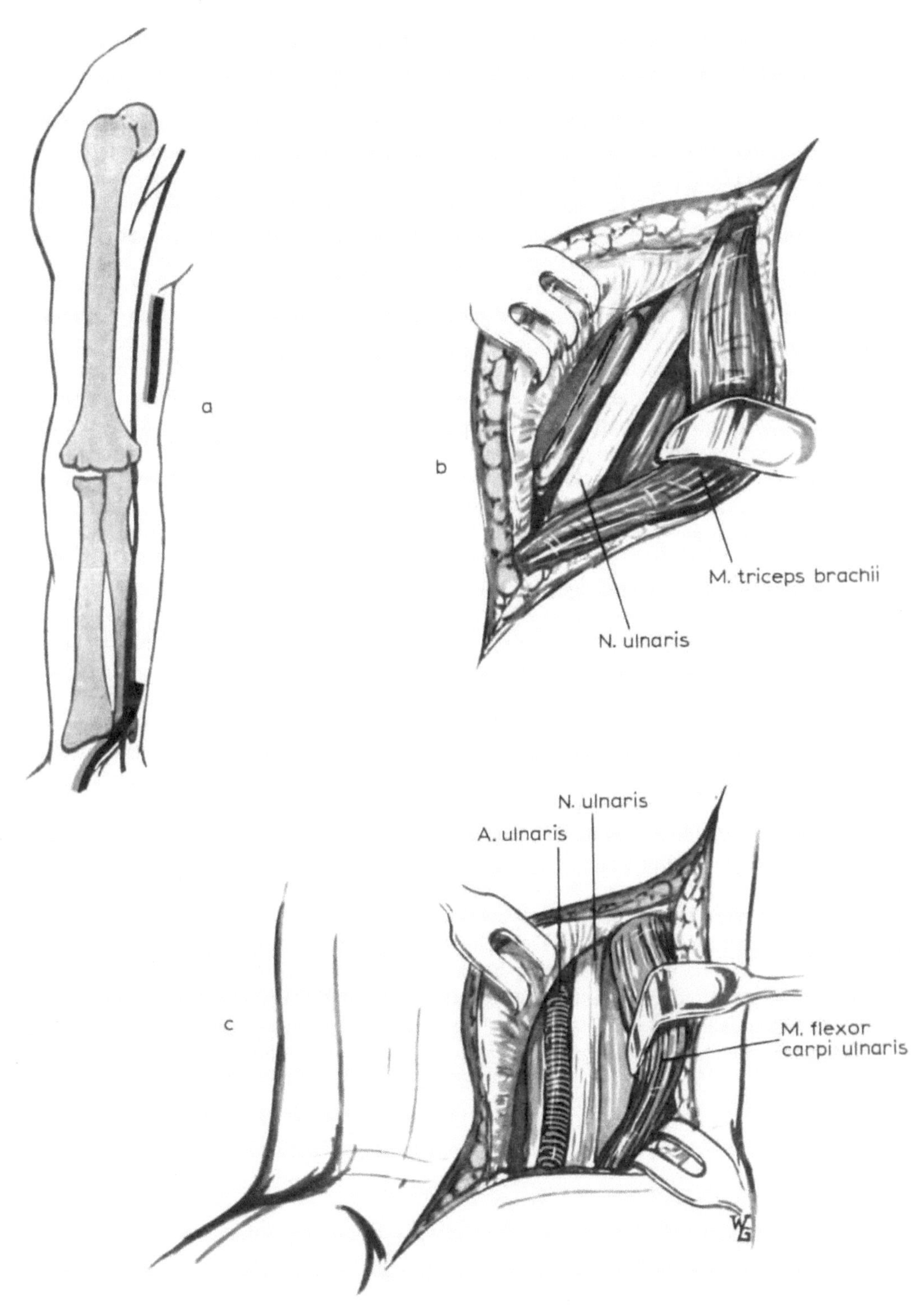
a
b
M. triceps brachii
N. ulnaris
N. ulnaris
A. ulnaris
c
M. flexor
carpi ulnaris
WG

Freilegung und Verlagerung des Nervus ulnaris am Ellbogen

Aufgrund des anatomischen Verlaufs im Sulcus nervi ulnaris am Epicondylus humeri medialis besteht eine anatomische Engstelle für den Nerv, die außerdem noch einer ausreichenden Weichteilbedeckung entbehrt. Dementsprechend kann es hier zu inneren und äußeren Druckschäden des Nervs kommen, deren zeitliche Zusammenhänge kurz, aber auch sehr lang sein können. Normalerweise ist der Nerv durch eine bindegewebige Platte (Lig. collaterale ulnare) abgedeckt und in seinem Kanal fixiert. Dieses sehnenartige Gebilde ist zwischen Olekranon und Epicondylus humeri mediale ausgespannt und hat Verbindungen zum M. triceps. Distal verbindet es außerdem die beiden Ursprünge des M. flexor carpi ulnaris, also des Ulnaris-Leitmuskels. In diesem Kanal können viele Arten von Raumbeengungen den Nerv alterieren (Hämatom bis osteochondrotischer Knochenvorsprung). Das Ligament kann schwach entwickelt sein und dadurch den rezidivierenden Druck der Trizepssehne auf den darunter liegenden Nerv zulassen.

Das operative Ziel muß demzufolge in der Auslösung des Nervs aus dem Kanal und einer angeschlossenen besseren Weichteilbedeckung bestehen. Der Hautschnitt (*a*) folgt dem Nervverlauf und liegt etwas hinter dem Canalis n. ulnaris; er ist bogenförmig. Am Nerveneintritt in den Kanal wird mit der schrittweisen Durchtrennung des Lig. collaterale ulnare begonnen. Auch der Verbindungsbogen der beiden Ursprünge des M. flexor carpi ulnaris wird durchtrennt. Es folgt die Aushülsung aus Fett und Bindegewebe. Neuromartige Verdickungen der Mitte des Nervs werden unter optischer Vergrößerung präpariert, bis der normale Nervenumfang dargestellt ist. Der distale Nervenanteil ist bis in die Muskulatur hinein zu verfolgen, wobei abgehende Äste identifiziert und speziell behandelt werden müssen. Man versucht durch Isolierung in der Längsrichtung derartige kurze Nervenäste, die die Volarverlagerung des Nerven behindern, funktionell zu verlängern. Äste, die die Gelenkkapsel versorgen und die immobil zu sein pflegen, müssen durchtrennt werden. Danach ist der Nerv mühelos nach volar zu verlagern. Es folgt die genaue Überprüfung, daß in seinem neuen Verlauf keine Einengungen oder Knickungen am Eintritt in die Muskulatur entstanden sind. Mußten die ulnaren Flexoren auf einer größeren Strecke von ihrem Ursprung gelöst werden, so erfolgt die Wiedervernähung in genügendem Abstand unter dem Nerv. Schließlich deckt man den bisherigen Nervenkanal durch interponierende Muskelnähte, meist also zwischen M. triceps und M. flexor carpi ulnaris (*c*). Der Nerv selbst wird nicht befestigt. Mit der Naht der bedeckenden Muskulatur und der Hautschichten schließt der Eingriff ab. Auf eine lokale Drainage kann fast immer verzichtet werden.

Einige Autoren belassen den Nerv in seinem Kanal und spalten lediglich das Bindegewebsdach; uns hat sich dieses Vorgehen nicht bewährt. Mitunter ergibt die Präparation der neuromförmigen Verdickung des N. ulnaris unter dem Mikroskop Hinweise für eine echte Neurombildung. Dann schließt sich die innere Neurolyse aller erreichbaren Narbenstränge unter mikrochirurgischen Bedingungen an. Mitunter ist sogar die Resektion des Neuroms nötig, in den seltensten Fällen macht sich sogar wegen der Länge der Resektionsstelle eine Transplantatinterposition nötig.

Das Abmeißeln des Epicondylus humeri ulnaris wird man nur bei extremen Verformungen sowie bei besonders dürftigen Weichteilverhältnissen vornehmen.

Eine Ruhigstellung mit einer dorsalen Oberarm-Unterarm-Gipsschiene für zwei Wochen ist sehr zu empfehlen.

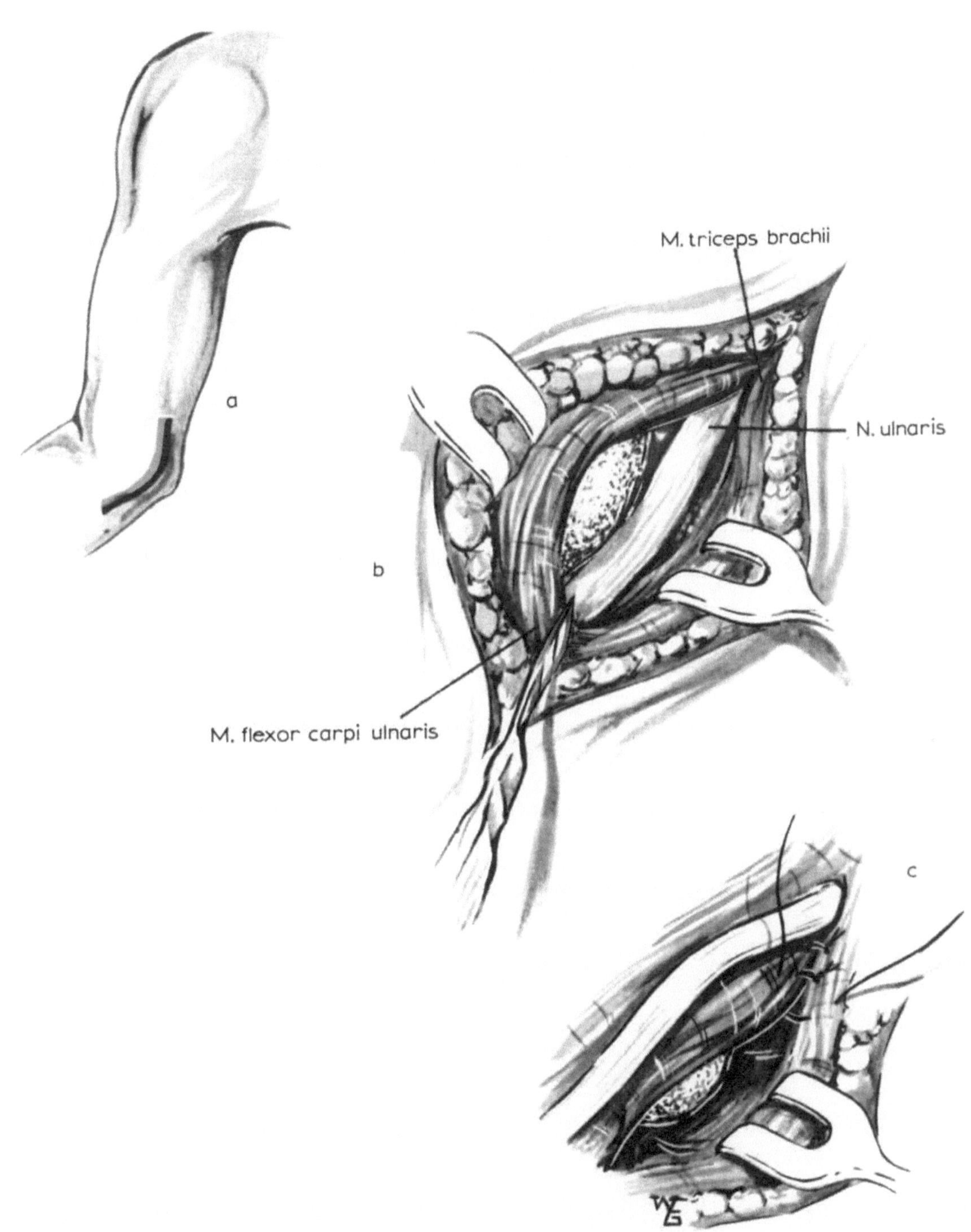

a
M. triceps brachii
N. ulnaris
b
M. flexor carpi ulnaris
c

Freilegungen des Nervus radialis

Die typischen Verletzungsstellen des N. radialis ergeben sich aus den Punkten der größten Annäherung an den Knochen, liegen also in Oberarmmitte und am Radiusköpfchen des Ellbogens. Am Unterarm können scharfe Gewalten und der Druck des M. supinator schädigen.

Das operative Ziel besteht im Aufsuchen des Nerven in der präoperativ bestimmten Verletzungshöhe. Im anatomischen Verlauf (*a*) beschreibt der Radialis einen Schraubengang von der Axilla hinter dem oberen Humerusdrittel herum zur Außenseite des unteren Humerusdrittels; hier erfolgt die Spaltung in oberflächlichen und tiefen Ast. Dessen weiterer Weg geht an der Unterarmoberseite nach der radialen Handgelenkseite. Äste gehen handbreit oberhalb des Ellbogens für Extensoren und M. brachioradialis und im mittleren Unterarmdrittel für weitere Extensoren ab.

Der Schnitt zur Freilegung am Oberarm verläuft auf der Außenseite (*a*); seine Länge wird von der notwendigen Nervenfreilegung und von der Muskelstärke bestimmt. Der im Ellbogen gebeugte Arm des Patienten wird hierfür auf dem Thorax gelagert und die Hand mit gepolsterter Schlinge an der Gegenseite befestigt. Der Operationstisch kann nach der gesunden Seite um die Längsachse gekippt werden. Um den zwischen langem und mittleren Trizepskopf nach der Humerusrückseite ziehenden Radialis zu erreichen, wird der Muskel gespalten und nach hinten verzogen (*b*). Am Knochen stößt man auf den von A. und V. profunda brachii begleiteten Nerv. Je vernarbter die Gegend ist (Beispiel Fraktur), um so schwieriger und zeitaufwendiger wird die Präparation. Man kann gezwungen sein, die Wunde bis in ungeschädigte Bezirke zu erweitern.

Seltener ist die Freilegung durch den Sulcus bicipitalis kurz oberhalb des Ellbogens, die nach suprakondylären Frakturen nötig sein kann. Die Mm. brachialis und brachioradialis müssen verlagert werden, und auf die abgehenden Extensorenäste ist zu achten.

Legt man in Höhe der Teilungsstelle (*c*) an der Außenseite des Ellbogens (*a*) frei, so müssen zunächst die bedeckenden Mm. brachioradialis und extensor carpi radialis longus auseinandergezogen werden. Danach taucht der M. supinator auf, den der tiefe Radialisast passiert. Lateral liegt der M. extensor digitorum (manus). Innerhalb des M. supinator kann der tiefe Ast unter Druck geraten (Supinator-Tunnel-Syndrom); hierbei wird der Muskel gespalten, und zwar in der erwarteten Verlaufsrichtung des Nerven.

Am Unterarm erfolgen Freilegungen im oberen und mitunter im mittleren Drittel, kaum jedoch im unteren Teil. Am Handgelenk steigt die absolute Zahl der Freilegungen (S.480). Zum Aufsuchen des oberflächlichen Radialisastes verfolgt man die Außenkante des Radius, für den tieferen Ast richtet man sich nach der Austrittsstelle am Unterrand des M. supinator und nach dem Graben zwischen Abductor pollicis longus und Extensor pollicis longus. Arterien und Venen begleiten den Nerv. Aufgetretene Vernarbungen können diese Präparationen außerordentlich schwierig gestalten.

Die Maßnahmen am Nerven richten sich nach den auf S. 86 gegebenen allgemeinen Richtlinien. Jede auftretende Spannung wird durch Transplantate überbrückt.

Die Verwendung der optischen Vergrößerung zur Beurteilung des Nervenzustands kann sehr empfohlen werden.

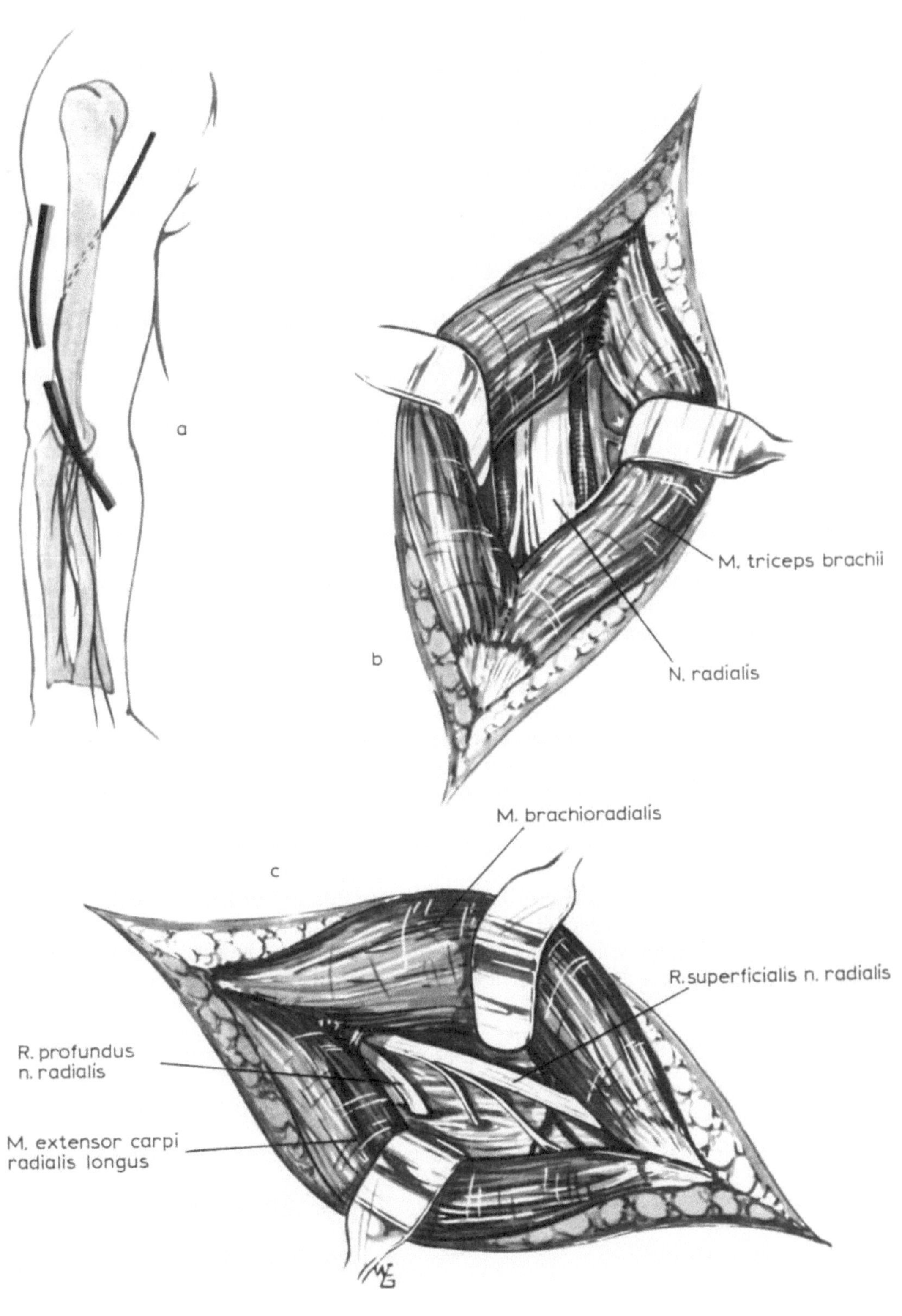
a
b
M. triceps brachii
N. radialis
c
M. brachioradialis
R. superficialis n. radialis
R. profundus
n. radialis
M. extensor carpi
radialis longus

Freilegungen des Nervus medianus

Entsprechend seinem anatomischen Verlauf ist der N. medianus an mehreren Stellen Schädigungen ausgesetzt. Der Handgelenkbereich steht auch zahlenmäßig im Vordergrund (Karpaltunnelsyndrom). Er erfährt eine besondere Schilderung auf S. 480.

Nach der Vereinigung in der Medianusgabel zieht der Nerv zusammen mit dem N. ulnaris im Sulcus bicipitalis medialis nach unten, wandert nach der Medialseite der A. brachialis und passiert das Septum intermusculare brachii mediale. In diesem Septum liegt in selteneren Fällen der phylogenetisch zu erklärende Knochenvorsprung des Processus supracondylaris (humeri); er kann die eigentliche Ursache einer Medianusdruckschädigung sein. In Höhe des Ellbogengelenks überbrückt die Aponeurosis m. bicipitis brachii (Lacertus fibrosus), von der Bizepssehne her kommend, die Nerven und Gefäße. In diesem Gebiet verlassen den N. medianus die Muskeläste zu den wesentlichen von ihm versorgten Unterarmmuskeln. Im weiteren Verlauf liegt der Medianusstamm zwischen den Köpfen des M. pronator teres und dann unter dem M. flexor digitorum profundus. Dieser Kontakt kann sehr eng sein, so daß beim Abziehen oder Präparieren des Muskels sorgfältig auf den darunter haftenden Nerv geachtet werden muß. In dieser Höhe pflegen sich auch die Anastomosen zum N. ulnaris zu finden. Der weitere Verlauf richtet sich in sanftem Bogen nach dem Übergang von mittlerem zum radialen Querschnittdrittel des distalen Unterarms. In Höhe des Handgelenk ist der Verlauf auf S. 481 dargestellt.

Der Hautschnitt zur Freilegung in Oberarmmitte liegt über dem Sulcus bicipitalis medialis (*a*). Nach Fasziendurchtrennung und dem Abziehen des M. triceps brachii nach innen kommt man auf die A. brachialis. Lateral von ihr liegt der N. medianus (*b*), begleitet von Venen. Der nächstgelegene und deutlich dünnere Nerv in medialer Richtung ist der N. cutaneus antebrachii medialis, noch weiter medial taucht der N. ulnaris auf. Falls durch präoperative Röntgenaufnahmen ein Processus supracondylicus gesichert worden ist, so wird er aufgesucht und je nach den lokalen Bedingungen reseziert, beziehungsweise durch Trennung lokaler Faszienpartien für eine Nerventlastung gesorgt.

In Ellbogenhöhe benutzt man einen wellenförmigen Schnitt (*a*), der auch ein gutes kosmetisches Ergebnis hat. Nach der Koagulation bzw. Verdrängung einer Reihe von Venen und Hautnerven können Faszie und Aponeurosis m. bicipitis brachii (Lacertus fibrosus) längs gespalten werden. Darunter liegen Medianus und die ihn begleitenden Gefäße. Der M. pronator teres muß nach medial abgezogen werden. Falls die Arterie den Nerv bedeckt, wird sie vorsichtig gelöst und angehoben (*c*). Auf die Schonung der Muskeläste sei nochmals hingewiesen. In den radialen Wundbereichen kann auch der N. radialis zu Gesicht kommen.

Oberhalb des Handgelenks wird mit einem S-förmigen Schnitt vorgegangen (*a*). Leitschienen für die weitere Präparation sind die Sehnen der Mm. flexor carpi radialis und palmaris longus (*d*). Die Gefäße liegen auch hier dicht am Nerv. Weitere Angaben zur Präparation im Handgelenkbereich bieten S. 480 und 481.

Freilegungen und Transplantationen an den Fingerästen des N. medianus sind von erheblicher praktischer Bedeutung, sollten aber dem besonders erfahrenen Handspezialisten überlassen bleiben. Das technische Vorgehen erfolgt von den Seitenflächen der Finger aus.

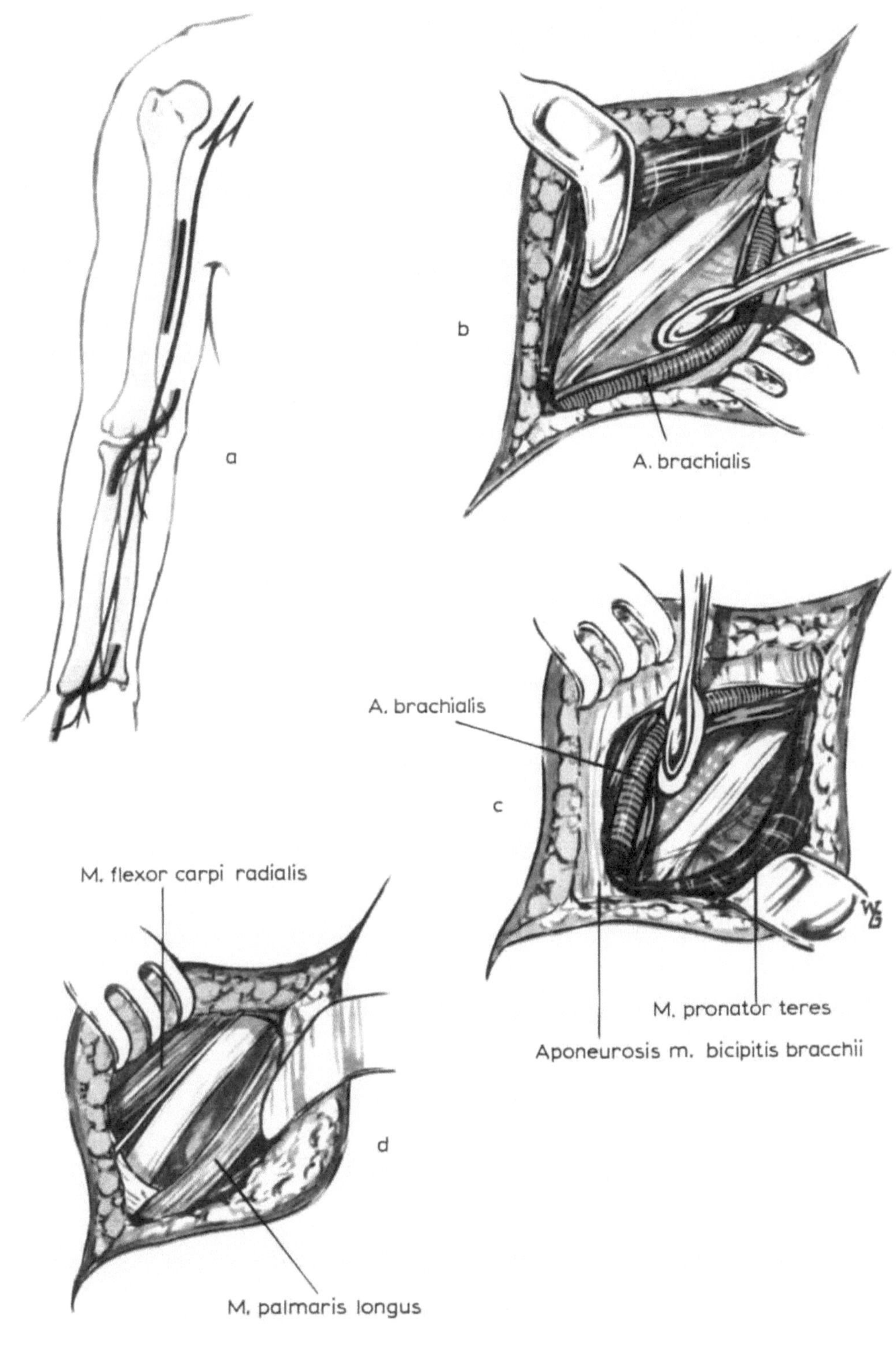

a
b
A. brachialis
A. brachialis
c
M. pronator teres
Aponeurosis m. bicipitis bracchii
M. flexor carpi radialis
d
M. palmaris longus

Freilegung des Nervus medianus im Karpaltunnel

Die anatomische Konstruktion, an der der Nerv eingeengt wird, besteht aus einem festen, von Knochen und Knorpel gebildeten Kanal innerhalb der Karpalknochen und dem bedeckenden Retinaculum flexorum (Lig. carpi transversum). Dieses Ligament reicht vom Skaphoid und Trapezeum zum Pisiforme und Hamatum. Außer dem Medianus passieren auch die Fingerbeuger sowie die Sehne des M. flexor pollicis longus zusammen mit ihren Sehnenscheiden die Engstelle. Leitmuskel innerhalb des Tunnels ist die Zeigefingersehne des M. flexor digitorum superficialis. Die Zusammenballung mobiler Gebilde in diesem starren Kanal und das zusätzliche Hereinpressen von Teilen des Lunatums bringen vielfältige Lageveränderungen dieser Gebilde mit sich. Den R. palmaris gibt der Medianus direkt vor dem Eintritt in den Karpaltunnel ab; er muß beim Präparieren des Retinaculums besonders beachtet werden. Jenseits des Karpaltunnels erfolgt die Aufzweigung für die Hand (*a*).

Als Hautschnitt wird meist eine quere Inzision über der Handgelenkbeugefalte benutzt (*a*). Falls sich eine Erweiterung nötig macht, so empfiehlt sich ein doppelt S-förmiger Schnitt, der an der Innenseite des Daumenballens beginnt, am Handgelenk in quere Richtung umschlägt und dann bogenförmig nach der Ulnarseite des distalen Unterarms läuft (*a*). Danach wird die Sehne des M. palmaris longus (soweit vorhanden) quer durchschnitten (*b*). Das darunterliegende Retinaculum flexorum (Lig. carpi transversum) läßt sich nun einkerben und mit kleinen Messerschnitten unter genauer Beachtung darunterliegender Gebilde vollends durchtrennen. Der Schnitt liegt auf der ulnaren Seite des Bandes, um den R. palmaris des Medianus sicher zu schonen (*c*). Auch die ulnaren Gefäße und die den Medianus begleitenden Arterien und Venen sind zu schonen, nicht zuletzt vor den Zinken der eingesetzten Wundspreizer.

Nach dieser Spaltung liegt der Medianus in seinem Kanal frei, begleitet von den Sehnenscheiden der Flexoren sowie den Gefäßen. Oft weist er eine kolbenförmige Verdickung innerhalb des Kanals oder knapp vor dem Retinaculum auf. Erst die genaue Inspektion, notfalls mit der optischen Vergrößerung, gestattet eine Aussage über weitergehende Vernarbungen oder aber die Bildung eines echten Neuroms. Ist dies der Fall, so muß entweder die innere Neurolyse durch mikrochirurgische Präparation oder aber die Resektion des Neuroms erfolgen; hierbei macht sich stets das Einfügen eines Suralistransplantats notwendig. In der überwiegenden Mehrzahl der Operationen reicht die Befreiung des Nervs aus seiner Fesselung aus.

Der Wundverschluß erfolgt mit besonderer Sorgfalt und unter Einsatz horizontaler U-Nähte, um alle Spannungen abzufangen. Außerdem wird das Handgelenk durch eine dorsale Gipslonguette für 8–10 Tage ruhiggestellt.

Das Karpaltunnelsyndrom tritt recht häufig doppelseitig auf. Es wird jedoch nicht in einer Sitzung doppelseitig operiert. Gar nicht selten pflegt sich nämlich die weniger betroffene Seite von selbst zurückzubilden, sobald erst die Kurierung der anderen Seite erfolgt ist; dies ist möglicherweise Ausdruck der wegfallenden Schonung der operierten Seite, also der Entlastung der überbeanspruchten Gegenseite. Tritt diese Besserung nicht ein oder sind schon ausgeprägtere Muskelatrophien vorhanden, so wird nach 2–3 Monaten auch die Gegenseite operiert.

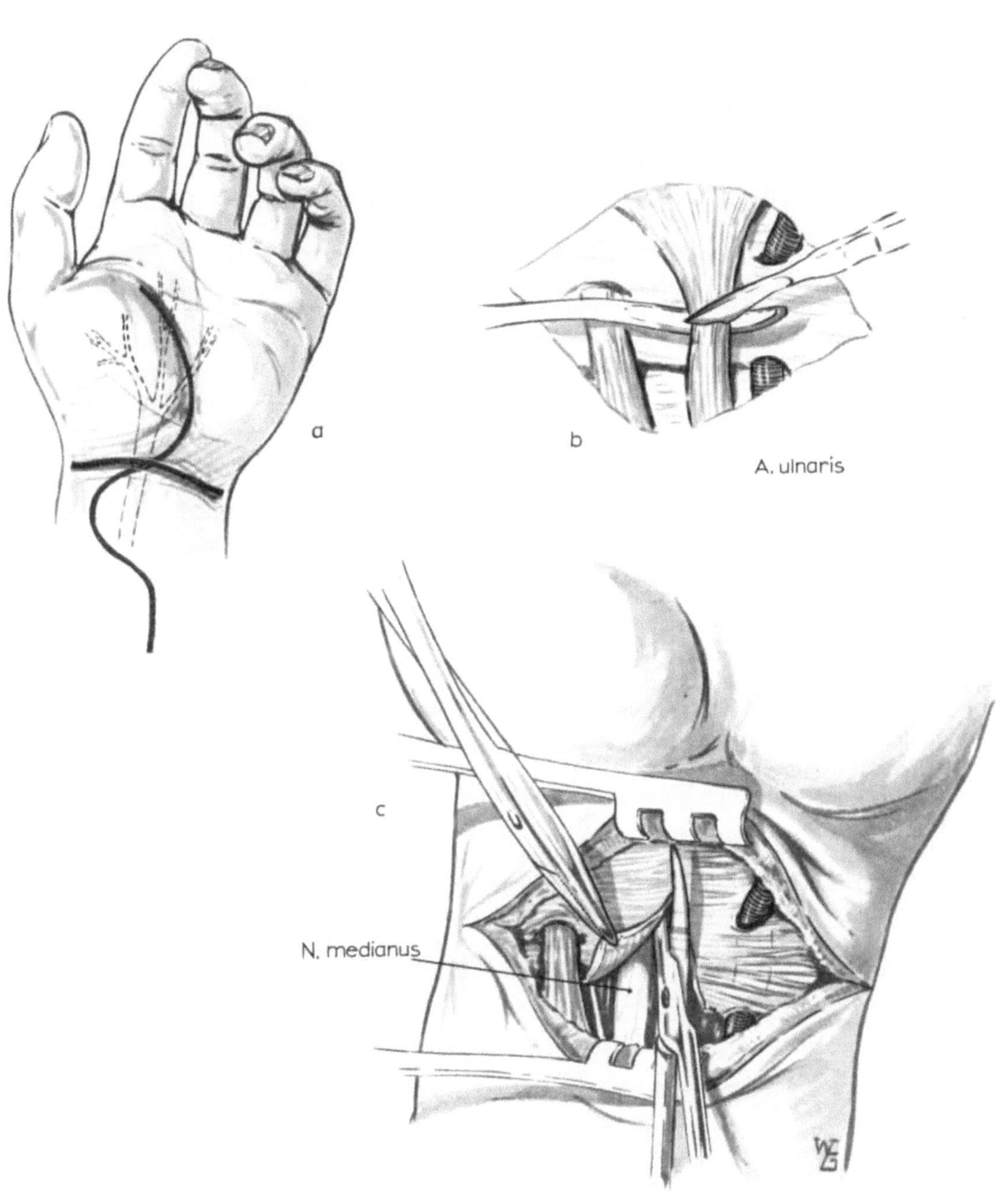
a
b
A. ulnaris
c
N. medianus

Versorgung von Nervenverletzungen am Handgelenk

Die besondere Besprechung dieser Region hat mehrere Ursachen: Verletzungen im Handgelenkbereich nehmen zu; Verletzungen am Handgelenk betreffen gleichzeitig auch Sehnen und Gefäße; tiefreichende Handgelenkverletzungen schädigen meist mehr als einen Nerven. Die anatomische Konstruktion dieser Achillesferse auf dem Weg zur so ungemein wichtigen Hand vereint auf engstem Raum eine Vielzahl wichtigster Strukturen. Durch genaue Anatomiekenntnisse erst wird die erfolgreiche Präparation in diesem Gebiet möglich (*a*). Es ist dementsprechend vom Erstversorger stets zu überlegen, ob er diese zeit- und kenntnisintensive Versorgung selbst durchführen will und kann oder ob er den Patienten zum Spezialisten (Handchirurg, Neurochirurg) überweisen will. Ist letzteres der Fall, so wird in der offenen Wunde nur eine Markierung der Stümpfe vorgenommen und die Haut nach knapper Exzision der Wundränder primär vernäht. Nach 2–3 Wochen versorgt der Spezialist dann die Verletzung unter optimalen Bedingungen. Hierzu gehört außer den genannten Kenntnissen eine spezielle instrumentelle Ausrüstung, die von der Beleuchtung über Instrumentarien für die Sehnennaht bis zur Gefäßnähmaschine und atraumatischen Nahtmaterialien reicht. Unter schwierigen äußeren Umständen versorgte derartige Wunden (schlechte Beleuchtung, fehlende Assistenz, fehlende Ausrüstung) zeigen recht häufig fehlerhafte Anastomosen, zum Beispiel zwischen zentralem Sehnen- und peripherem Nervenstumpf.

Aus Abbildung *a* läßt sich außerdem die unterschiedlich starke Gefährdung der Strukturen durch quer auftreffende Gewalten ersehen. Der N. medianus wird eben durch seine oberflächliche Lage eher und häufiger getroffen als der Ulnaris.

Die Freilegung des Operationsgebiets erfolgt mit einem Querschnitt, der bei Bedarf durch S-förmige anschließende Längsschnitte erweitert wird. Liegt die ursprüngliche Verletzung erst kurze Zeit zurück, so fehlen stärkere Verwachsungen, der Schnitt kann kleiner gewählt werden. Bei Spätzuständen mit ausgedehnten Verwachsungen läßt sich die Identifizierung oft erst mehrere Zentimeter außerhalb des Verletzungsgebiets erreichen, der Schnitt muß entsprechend ausgedehnter sein.

Die Operation, die zumindest in ihrem ersten Stadium, der Exploration, in Blutleere erfolgen sollte, zielt auf die exakte Darstellung der zentralen und peripheren Stümpfe ab. In Abbildung *b* ist eine derartige Reihenfolge dargestellt: Die A. radialis ist mit dem Klammerapparat genäht, die Stümpfe des N. medianus sind durch perineurale Nähte erfaßt, die tiefen Beugersehnen haben eine Versorgung mit Ausziehdrähten nach *Bunnell* erfahren, und der N. ulnaris ist bereits versorgt. In welcher Form am jeweiligen Substrat vorgegangen werden muß, ist stets nur im Einzelfall zu beurteilen. Es kann die im Bild gezeigte direkte Vereinigung der Nervenstümpfe möglich sein, es kann aber häufiger auch die typische interfaszikuläre Nahttechnik (S. 86) notwendig werden. Transplantate sind allerdings nur bei veralteten Verletzungen nötig. Auch über die Möglichkeiten einer durchgängigen und durchgängig bleibenden Anastomose der Gefäße ist nicht generell zu entscheiden. Ihre Erfolgschancen verbessern sich aber mit dem Einsatz der Mikrotechnik.

Die Versorgung der Haut sollte möglichst exakt sein, um Wundheilungsstörungen mit ihren Gefahren für das direkt darunterliegende Operationsgebiet vorzubeugen. Eine Ruhigstellung auf einer passenden Gipsschiene ist für zwei bis drei Wochen nötig.

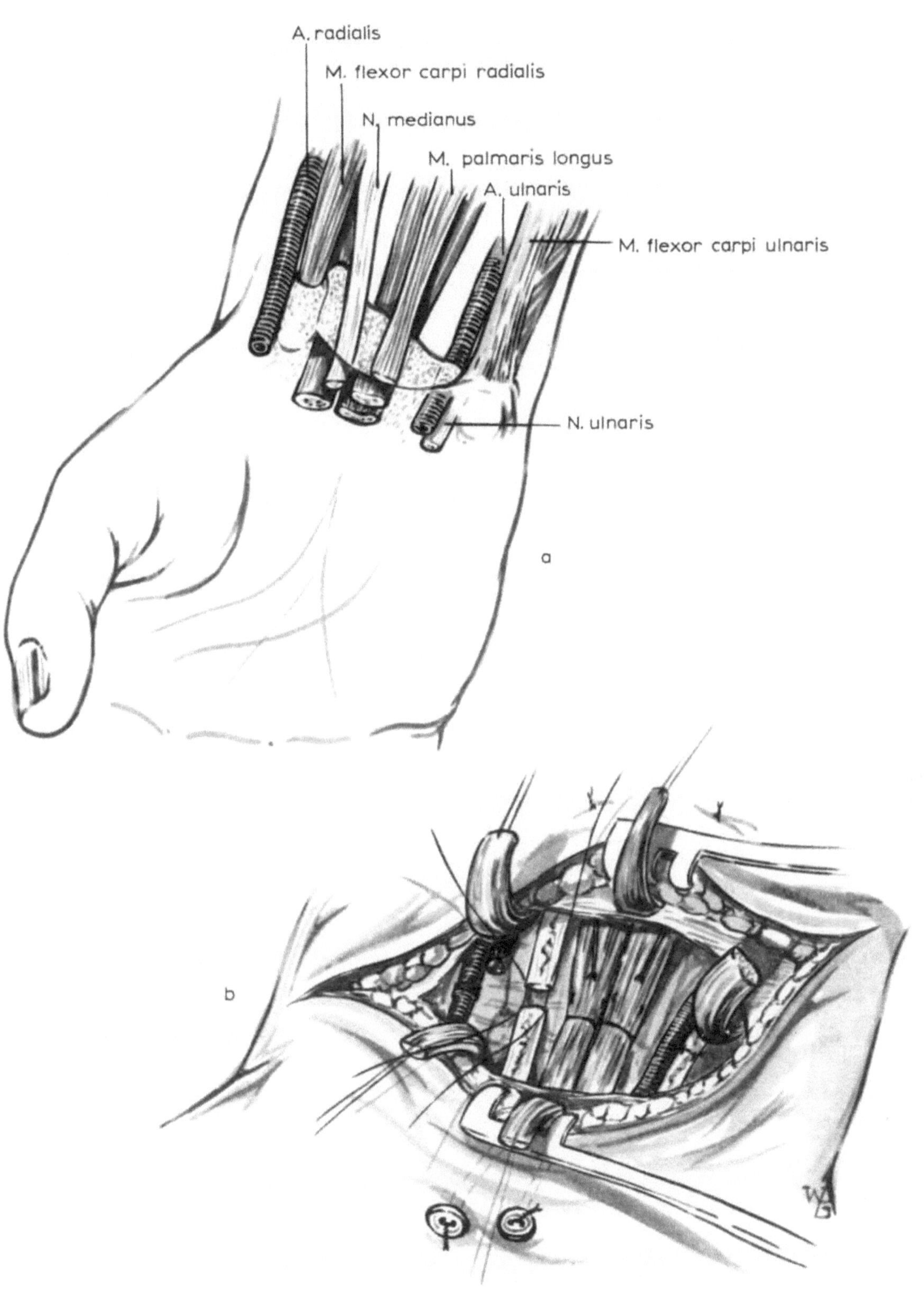
A. radialis
M. flexor carpi radialis
N. medianus
M. palmaris longus
A. ulnaris
M. flexor carpi ulnaris
N. ulnaris
a
b

Freilegung des Nervus cutaneus femoris lateralis

Das Aufsuchen dieses rein sensiblen Nerven geschieht fast ausschließlich im Rahmen der Schmerzbekämpfung. Das typische Bild der Meralgia paraesthetica kann den Patienten derart quälen, daß eine lokale Therapie angesetzt werden muß. Nur zum Teil reichen hier lokale anästhesierende Injektionen aus. Im größeren Teil müssen schließlich doch operative Freilegungen erfolgen.

Das operative Ziel geht auf eine Freilegung und Entlastung des Nerven an seinem Durchtritt im Leistenbandgebiet hin. Der anatomische Verlauf des Nerven (*a*) geht nach dem Verlassen des Psoas und dem Verlauf auf dem M. iliacus zur medialen Begrenzung der Spina iliaca anterior superior (Gefährdung bei Knochenspanentnahmen!). Unter dem nehr oder weniger breitgefächerten Ansatz des Leistenbands und auf oder zwischen den Ursprüngen der Mm. obliquus internus und transversus sowie den verschiedenen und zum Teil kräftig entwickelten Aponeurosen kommt der Nerv mit einem bis zum rechten Winkel reichenden Knick auf die Vorderseite des Oberschenkels. Seine Äste verteilen sich dann auf der Haut des anterolateralen Oberschenkels. Die Winkelstellung verändert sich je nach der Stellung des Beins zum Becken und damit auch der Schmerz.

Die Lagerung des Patienten erfolgt auf dem Rücken; unter das gleichseitige Gesäß kommt ein flaches festes Polster. Den Hautschnitt legt man entweder parallel und in 1–3 cm Abstand unterhalb des Leistenbands oder in Längsrichtung 1 cm einwärts der Spina iliaca anterior superior. Die Schnittlänge ist von der Stärke des bedeckenden Fettgewebes abhängig, das Leistenband muß darstellbar sein. Bei schlanken Menschen genügen 4–5 cm lange Inzisionen. Die Fascia lata wird an der medialen Muskelkante nahe dem Leistenband in Faserrichtung inzidiert. Danach läßt sich der Nerv darstellen. Im nächsten Operationsschritt erfolgt die Präparation nach dem Leistenband zu. Sie besteht in der Neurolyse, wenn es sich um Verwachsungen handelt. Eine Resektion des Nerven wird immer erst in zweiter Linie ins Auge gefaßt. Eine tatsächliche Neurolyse bis unter das Leistenband läßt sich nur durch die schrittweise Eröffnung des Dachs über dem Nerven erreichen. Es erfolgen keine großen und durchgreifenden Schnitte, um nicht in benachbarte Gefäße hineinzuschneiden. Auf untergeschobenen stumpfen Häkchen wird mit kleinen Messern die Entlastung vorgenommen (*b*). Auch nach medial zu wird die Konstruktion des Inguinalbands teils stumpf, teils scharf aufgetrennt, so daß schließlich reichlich Platz für den hindurchziehenden Nerv entsteht. Ist lediglich die Resektion des Nervs angezeigt, so geht man im Sinne der Exhairese vor; das zentrale wie das periphere Ende werden über einem stumpfen Häkchen etwas hervorgezogen und ein 1–2 cm langes Stück des Nervs reseziert (*c*). Die Gesamtkonstruktion des Leistenbands wird dabei nicht durchtrennt.

Der Verschluß der Weichteile pflegt keine Besonderheiten aufzuweisen. Eine lokale Drainage ist überflüssig.

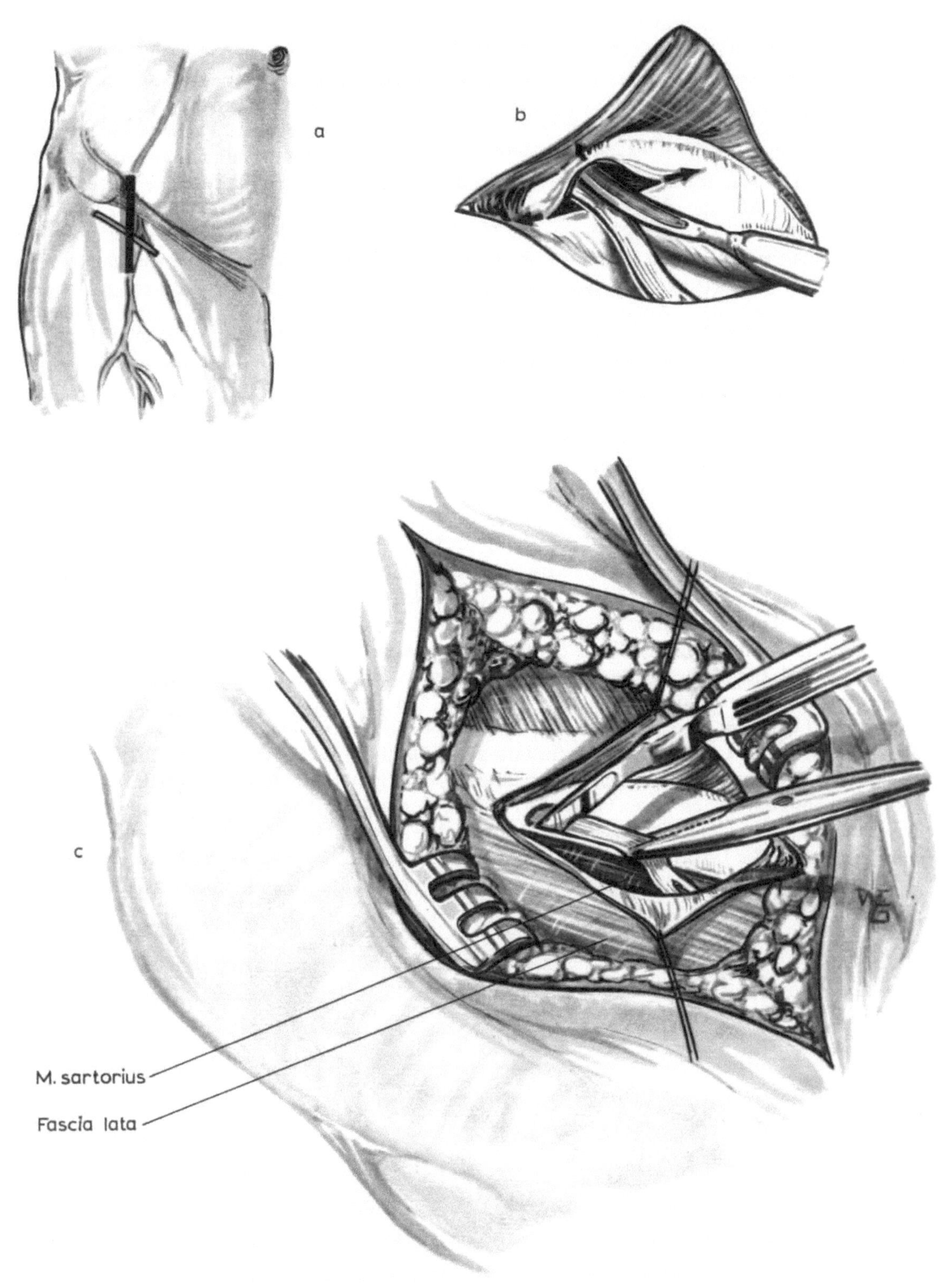
a
b
c
M. sartorius
Fascia lata

Freilegungen des Nervus femoralis

Derartige Operationen sind nicht sehr häufig. Femoralisverletzungen sind meist Komplikationen bei Operationen: Hüftoperationen, Endoprothesen, Gefäßtransplantationen, Hernienoperationen, gynäkologische Eingriffe. Dementsprechend richtet sich die Freilegung nach der voraussichtlichen Verletzungsstelle. Meist ist dies die Leistengegend. Der Hautschnitt (*a*) richtet sich nach dem zeitlichen Abstand der vorausgegangenen Operation. Wird die Parese bald nach einer Herniotomie bemerkt, so wird der Herniotomieschnitt wiedereröffnet und etwas verlängert. In allen übrigen Fällen setzt man von der Mitte des Leistenbands und entlang der medialen Kante des M. sartorius einen senkrechten Schnitt. Nach Durchtrennung der oberflächlichen Faszie bekommt man die Gebilde der Fossa ovalis zu Gesicht. Besonders fällt die sich aufspaltende V. femoralis auf. An der medialen Sartoriuskante inzidiert man die Fascia lata längs, nach oben bis zum Leistenband und nach unten bis zur Kreuzung mit den Femoralgefäßen. Auf die verschiedenen sich aufzweigenden Gefäße ist besonders zu achten.

Danach liegen die Femoralgefäße sowie die inguinalen Lymphknoten frei. Der Femoralnerv befindet sich in der nächsttieferen Schicht, meist von der Arterie überdeckt. Um ihn zu erreichen, wird die auf den Mm. iliacus und psoas liegende Faszienschicht, die ebenfalls zur Fascia lata gehört, längs inzidiert. Der N. femoralis befindet sich in der Senke zwischen diesen beiden Muskeln. Um ihn einzusehen, müssen die Femoralgefäße mit einem stumpfen Haken nach medial verzogen werden, was wegen der zahlreichen abzweigenden Äste sehr vorsichtig erfolgen muß. In der Regel kommt zunächst der aufgeteilte Teil des Femoralis zu Gesicht; danach wird stumpf zum Leistenband präpariert, um den Stamm freizumachen (*c*). Hier liegt die typische Verletzungsstelle bei der Herniotomie. Der Nerv kann durch eine Bruchpfortennaht eingeschnürt, er kann aber auch fast oder völlig durchtrennt sein. Bei letzterem rutscht der zentrale Stumpf nach oben, so daß oberhalb des Leistenbands und extraperitoneal freigelegt werden muß, um den Nerv an der Innenwand des kleinen Beckens auf seinem Weg hinter den Psoas freizumachen. Eine Anastomose unterhalb des Leistenbands hat ihre Schwierigkeiten in der Analyse der bereits aufgeteilten Äste mit der Zuordnung zu den jeweiligen zentralen Strukturen. Außerdem läßt sich mitunter keine direkte Naht mehr durchführen, so daß eine Interpositionsanastomose gemacht werden muß.

Für die Freilegung an der Beckenwand benutzt man einen unteren Wechselschnitt, durch den das Peritoneum abgeschoben und der N. femoralis in seinem freien Verlauf dargestellt wird.

Ist die Schädigung noch zentraler gelegen (Psoashämatom bei Antikoagulantientherapie), so wird in Analogie zur lumbalen Sympathektomie vorgegangen (S. 522). Der Hautschnitt ist dementsprechend größer und liegt pararektal. Das Peritoneum wird mit Bauchtüchern und breiten Spateln nach medial verdrängt, bis der Iliopsoas ausreichend freiliegt und sich der N. femoralis in diesem Abschnitt darstellen läßt. Auch hier sind Neurolysen im Vordergrund; Nerventransplantationen bleiben Ausnahmen.

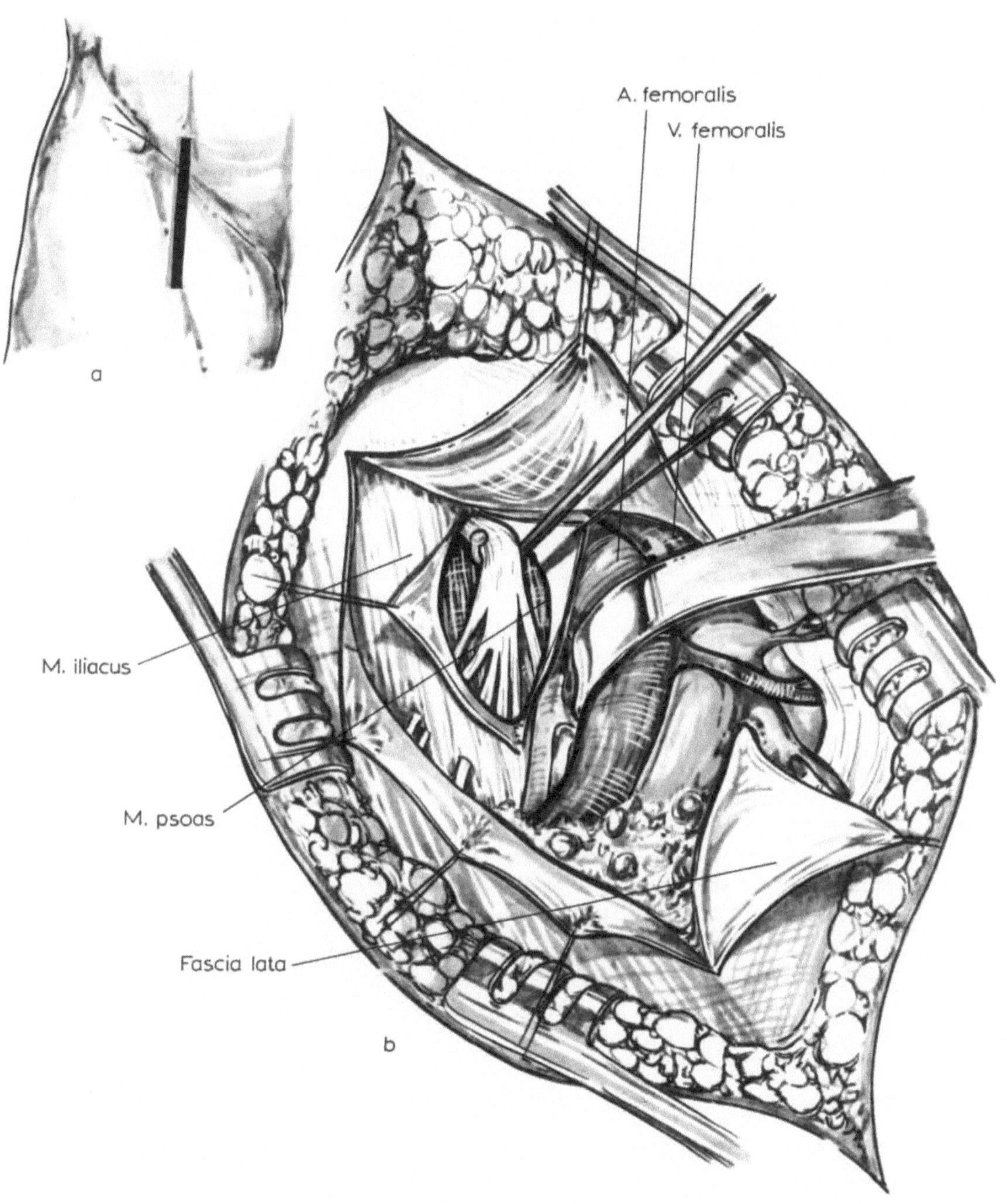

A. femoralis
V. femoralis
a
M. iliacus
M. psoas
Fascia lata
b

Freilegungen des Nervus ischiadicus

Derartige Freilegungen sind nicht häufig, haben nur eine mäßige Prognose, sind aber wegen der Bedeutung des Nervs ins therapeutische Kalkül zu ziehen. Neben Stichverletzungen kommen auch Begleitschädigungen bei Hüftgelenkoperationen (Schenkelhalsnagelung, Osteotomien, Endoprothesen), innere Schädigungen an nahegelegenen Knochen (Os sacrum) sowie Passagestellen mit Faszienrändern und Muskelkanten vor. Bedingt durch die innere funktionelle Gliederung entstehen unterschiedliche klinische Bilder, bei nur wenig voneinander entfernten Schädigungsstellen. Die Freilegung bedarf wegen der Tiefe des Nervs meist einer größeren Strecke, wobei typische Gegenden oberes Oberschenkeldrittel und Hüfte sind.

Bei der oberen Freilegung kommt der Patient in Bauchlage; unter sein Becken wird ein mittelhohes festes Polster gelegt. Bei Verwendung der Seitenlage kommt das Bein nach Art der stabilen Seitenlagerung nach vorn. Der bogenförmige Hautschnitt (*a*) geht von der Verbindungslinie Steißbein–Beckenkamm zur unteren Gesäßfalte. Der M. glutaeus maximus wird in Faserrichtung gespalten (*b*), wobei die zahlreichen schräg und querverlaufenden Gefäße und Nervenäste beachtet werden müssen. Im oberen Wundbereich erscheint der M. piriformis, erkennbar an seinem fast queren Verlauf. Er bedeckt hier den Ischiadikus; mitunter teilt er den Nerv in seine beiden Portionen. Nervenauflage sind die Mm. gemelli und quadratus femoris. Zwischen diesen querverlaufenden Muskeln befinden sich stärkere Gefäßkonvolute, zum Beispiel A. und V. circumflexa humeri dorsalis. Sie sind schrittweise zu präparieren, desgleichen der medial und etwas oberflächlicher als der Ischiadikus verlaufende N. cutaneus femoris posterior. Ausgedehnte lokale Verwachsungen können diesen Operationsakt schwierig gestalten, so daß sich mitunter quere zusätzliche Inzisionen in die betreffenden Muskeln nötig machen.

Innerhalb des Nervs liegen die Fibularisanteile außen, was bei Naht und Transplantation zu berücksichtigen ist. An Maßnahmen kommen am Ischiadikus äußere und innere Neurolyse und die direkte Naht zum Einsatz. Um eine Torquierung des Nervs zu vermeiden, sollte zunächst die Nervrückwand von vorn her genäht werden. Wenn sich eine Transplantation notwendig macht, so entsteht oft ein Mißverhältnis zwischen dem großen Nervenquerschnitt und dem Querschnitt der verfügbaren Nerventransplantate. Ein völliges Ausfüllen des Querschnitts ist daher nur bei kürzeren Defekten möglich.

Unterhalb der Gesäßfalte wird der Ischiadikus durch Längsschnitt in der Mitte der Oberschenkelrückseite freigelegt (*a*). Obere Grenze ist die Gesäßfalte. Der Patient wird auf den Bauch oder mit gestrecktem Bein auf die Seite gelagert. Die obersten Glutäusanteile werden nach außen–oben und der M. biceps femoris nach unten–innen verzogen (*c*). Auf dem Bizeps kommt wieder der N. cutaneus femoris posterior zum Vorschein; er wird sorgfältig geschont. Unter den verzogenen Muskeln liegt der Ischiadikus samt seiner Begleitgefäße frei und kann operativ angegangen werden.

Etwas weiter distal wird als Eintrittspforte der Spalt zwischen der Innenseite des M. biceps femoris und der Außenkante des M. semitendinosus benutzt. Der N. cutaneus femoris posterior liegt dann lateral auf dem Bizeps. In dieser Höhe gehen schon eine ganze Anzahl von Ästen ab; bei einigen Patienten ist die endgültige Teilung in Peroneus und Tibialis erfolgt.

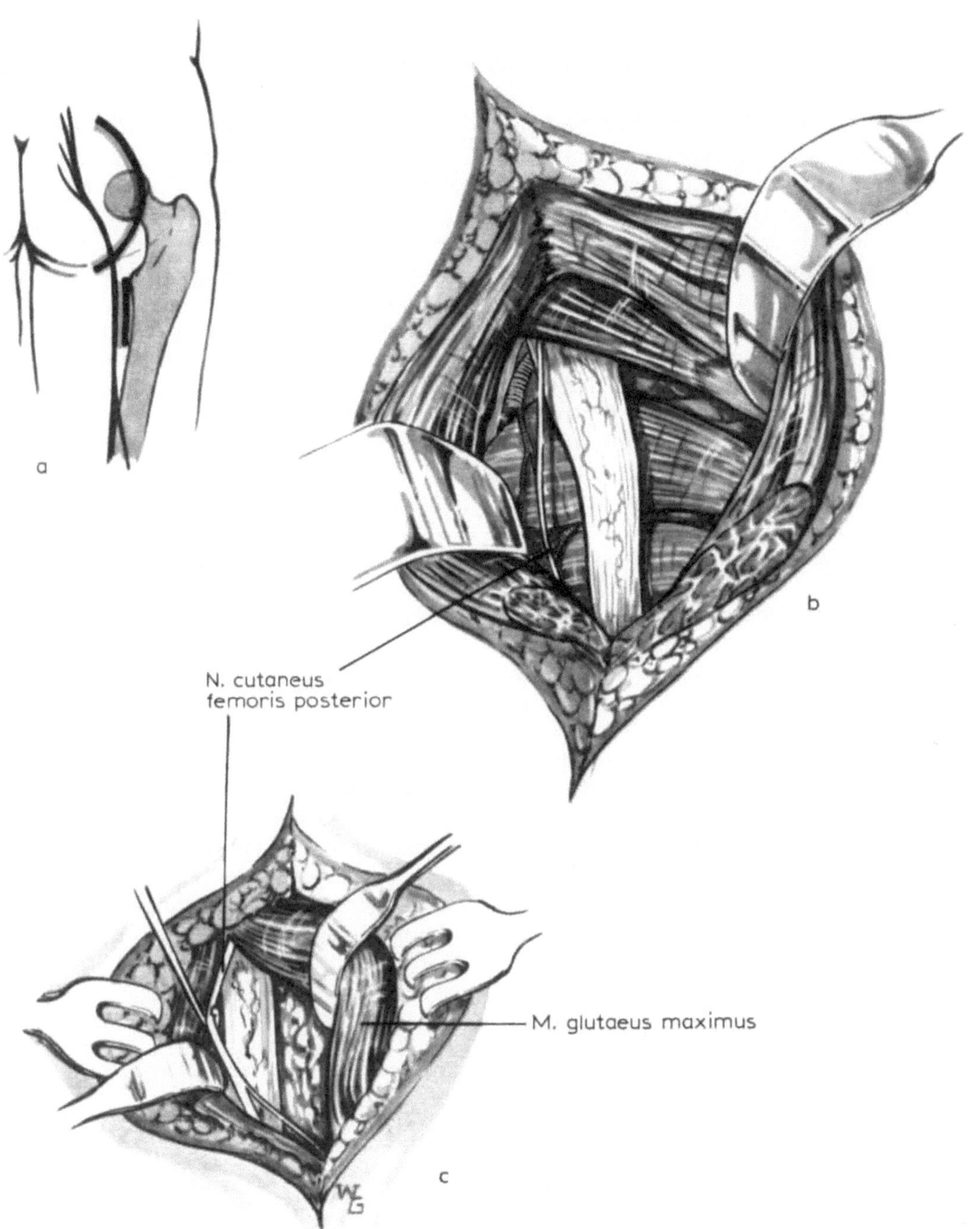
a
b
N. cutaneus
femoris posterior
M. glutaeus maximus
c

Freilegungen des Nervus tibialis

Es kommen Freilegungen in mehreren Höhen infrage: knapp oberhalb der Kniekehle, in Höhe der Kniekehle, über dem größten Wadenumfang und etwas darunter. Bis unterhalb der Kniekehle wird dabei mit Inzisionen in der Mitte des Beins, weiter distal mit medialen Längsinzisionen an der Innenkante von Gastrocnemius und Soleus gearbeitet. Das operative Ziel, die Nervfreilegung bei weitestgehender Schonung umgebender Gefäße und Nerven, kann durch diese Nachbargebilde schwierig zu erreichen sein.

Direkt oberhalb der Kniekehle verläuft der Hautschnitt zwischen den gut sichtbaren Teilen des Biceps femoris und Semitendinosus-Semimembranaceus (*a*). Nach Spalten der oberflächlichen Faszie gelangt man auf die genannten Muskeln und zwischen ihnen hindurch auf den Gefäß-Nerven-Strang (*b*). Während der N. fibularis lateral und am Bizepsinnenrand verläuft, trifft man den N. tibialis in unmittelbarer Verbindung mit den Poplitealgefäßen, insbesondere der Arterie. Jede Präparation hat die zahlreichen schräg nach innen-unten ziehenden Äste des Nerven ebenso zu berücksichtigen wie die multiplen Gefäßaufzweigungen. Insbesondere bei stärkeren Verwachsungen trifft dieser Operationsschritt auf Schwierigkeiten, die durch den Einsatz der optischen Vergrößerung wesentlich erleichtert werden können.

Über der Kniekehle wird ein Z-förmiger Hautschnitt gewählt. Der horizontale Schnitteil verläuft in der Kniegelenkfalte (*a*), die senkrechten Teile oben-innen und unten-außen. Wiederum zwischen Bizeps und Semimembranosus wird die Kniekehlenfaszie in Längsrichtung gespalten, wobei der N. cutaneus femoris posterior identifiziert und nach lateral gedrängt wird. Die Aufteilung innerhalb des Gefäß-Nerven-Bündels entspricht der oben geschilderten suprapoplitealen Verteilung, der Peroneus ist lediglich noch etwas weiter lateral gerückt. Die Präparation hat auf die Gefäße und die Nervenäste größte Rücksicht zu nehmen.

Unterhalb der Kniekehle wird der Hautschnitt median über den beiden Ansätzen des M. gastrocnemius gelegt (*a*). Der Peroneus kommt jetzt nicht mehr zu Gesicht, der Tibialis liegt in unmittelbarer Nachbarschaft der poplitealen Venen und der Arterie. Er zeichnet sich durch den Abgang einer Reihe von Ästen aus.

Ist die Tibialisfreilegung unterhalb der Wadenmitte nötig, so legt man den Hautschnitt nicht in die Mitte, sondern geht an die mediale Begrenzung des M. gastrocnemius, beziehungsweise zwischen Gastrocnemius und Soleus. Danach wird der Gastrocnemius nach hinten weggezogen; die Insertion des M. soleus an der Tibia wird frei. Meist macht sich eine völlige oder weitgehende Ablösung des Soleus an seinem tibialen Ansatz nötig. Direkt darunter, also in unmittelbarer Nähe der Tibia, verlaufen der N. tibialis und seine Begleitgefäße. Bei diesem Zugang bekommt man die in die Muskulatur eintretenden Äste des Nervs und der Gefäße gut zu Gesicht, so daß deren Schonung leichter möglich ist. Die Identifizierung der jeweiligen Strukturen kann durch lokale Verwachsungen, z. B. mit dem Periost der Tibia, sehr erschwert sein; man präpariert dann proximal und distal von intakten Nervenbereichen aus auf den verschwarteten Bezirk zu. Optische Vergrößerung und Mikroinstrumente sind dann eine wesentliche Hilfe.

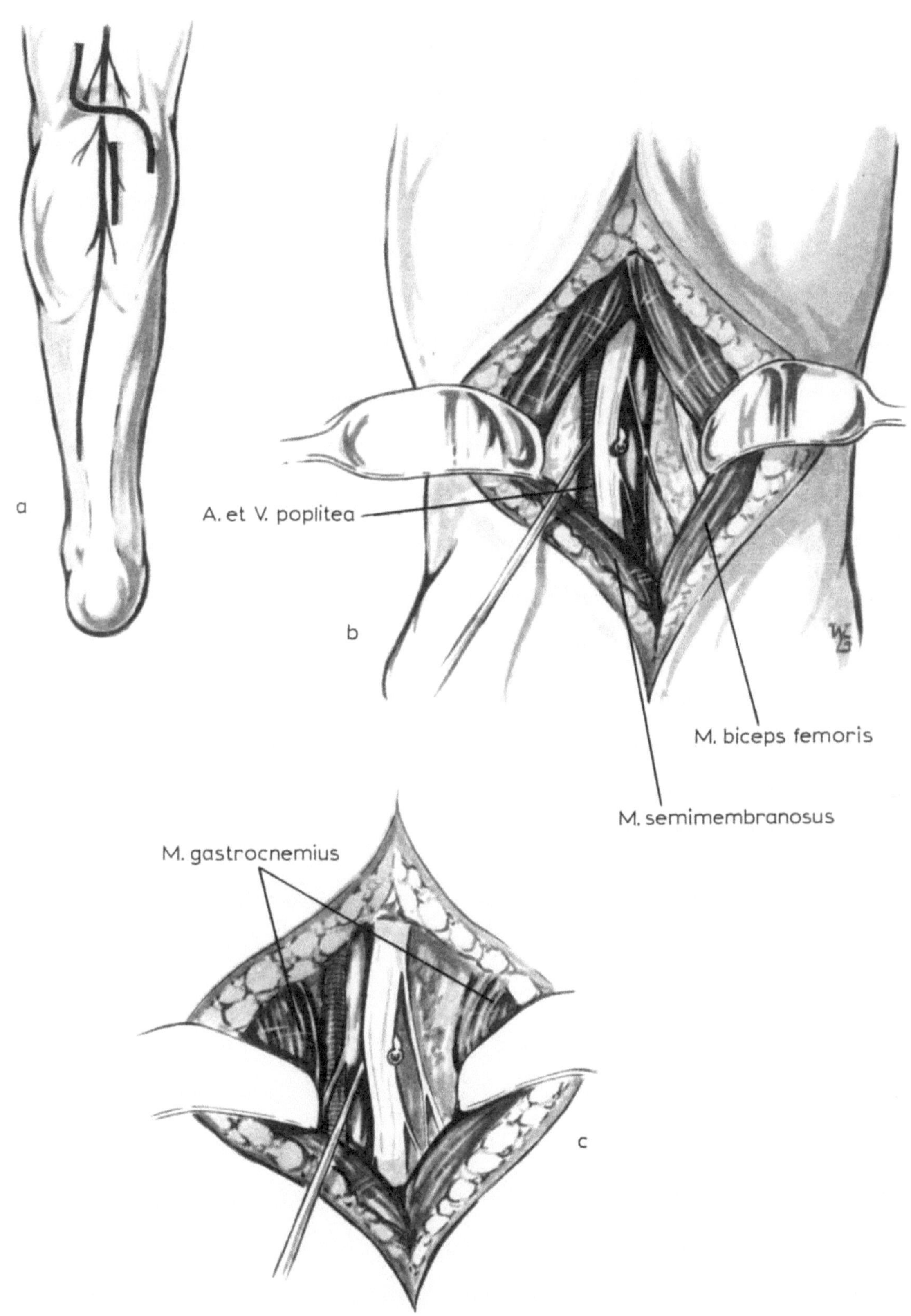
a
A. et V. poplitea
b
M. biceps femoris
M. semimembranosus
M. gastrocnemius
c

Freilegungen des Nervus peroneus

Verletzungen des Peroneus erfolgen an Prädilektionsstellen, die sich aus dem anatomischen Verlauf ergeben. Erste Stelle nimmt der Bogen um das Fibulaköpfchen ein (Schnittverletzung an Glas und Metallkanten, stumpfe Prellungen). Die übrigen Bezirke werden durch indirekte Traumen getroffen; ihre Freilegungen sind gegenüber dem Fibulaköpfchenbereich erheblich seltener.

Der Hautschnitt oberhalb des Knies liegt median (*a*) und spaltet auch die Faszie in Längsrichtung. Zwischen den Mm. biceps femoris und semimembranosus–semitendinosus geht man in die Tiefe und gelangt auf den Gefäß-Nerven-Strang. Während der Tibialis eng mit den Poplitealgefäßen verbunden ist, liegt der Peroneus schon etwas lateraler (*b*). Die Präparation erfolgt wegen der abgehenden Nervenäste und der benachbarten Gefäße sehr vorsichtig.

Über der Kniekehle erfolgt ein Z-förmiger Hautschnitt, der oben–innen beginnt, horizontal über die Kniekehlenfalte zieht und fibular–unten endet. Die Faszie wird in Längsrichtung gespalten, wobei der N. cutaneus femoris posterior geschont werden muß. Man inzidiert medial von ihm. Zwischen den Muskelansätzen wird in die Tiefe eingegangen und der Nerv als am weitesten laterales Gebilde der Gefäße und Nerven identifiziert.

Die Freilegung am Fibulaköpfchen erfolgt von einem bogenförmigen Schnitt hinter dem Knochenvorsprung aus (*a*). Falls nötig, kann dieser Schnitt mit einer Gegenkrümmung nach lateral–unten fortgesetzt werden. Nach der ebenfalls queren Inzision der Faszie liegen die den Nerv bedeckenden Muskeln frei: M. peroneus longus, M. gastrocnemius und M. soleus. Am seitlichen Rand des Soleus erscheint der Nerv im oberen hinteren Winkel der Operationswunde, verläuft bogenförmig um das Fibulaköpfchen herum und teilt sich in mehrere Äste auf. Teils gehen diese Äste zum Gelenk, teils als oberflächlicher bzw. tiefer Ast nach distal (*c*). Besondere Obacht muß man bei stärkeren Verwachsungen der Inzision des M. peroneus longus schenken. Hier kann es rasch zu einer zusätzlichen Schädigung eines der Peroneusäste kommen. Auch in diesem Gebiet geht man bei starken Verschwielungen mit einer Freilegung entfernterer und nichtverwachsener Nervenanteile vor.

Das Vorgehen am Nerv selbst entspricht den allgemeinen Regeln der mikrochirurgischen Nervbehandlung, also externe oder interne Neurolyse, direkte Naht sowie Naht unter Zwischenschalten eines Suralistransplantats.

Das Aufsuchen des tiefen Astes des N. peroneus kann auch am distalen Unterschenkeldrittel nötig werden. Der Hautschnitt liegt zwischen der sichtbaren Kante des M. tibialis anterior und dem M. extensor hallucis longus. Man kann sich den genauen Verlauf der Furche beim wachen Patienten durch entsprechende aktive Bewegungen sichtbar machen lassen und danach markieren, falls die bedeckenden Weichteile nicht zu adipös sind. Nach der Längsspaltung der Faszie werden die genannten Muskeln vorsichtig voneinander separiert, bis der Nerv und seine Begleitgefäße auftauchen. Die Vielzahl abgehender Gefäße zwingt zu einem besonders vorsichtigen Vorgehen.

Das operative Ziel besteht in der Lösung des Nervs aus den posttraumatischen Verwachsungen mit dem Periost der Tibia. Die umgebenden Venen pflegen die Verwachsungen und deren Präparation noch zusätzlich zu erschweren.

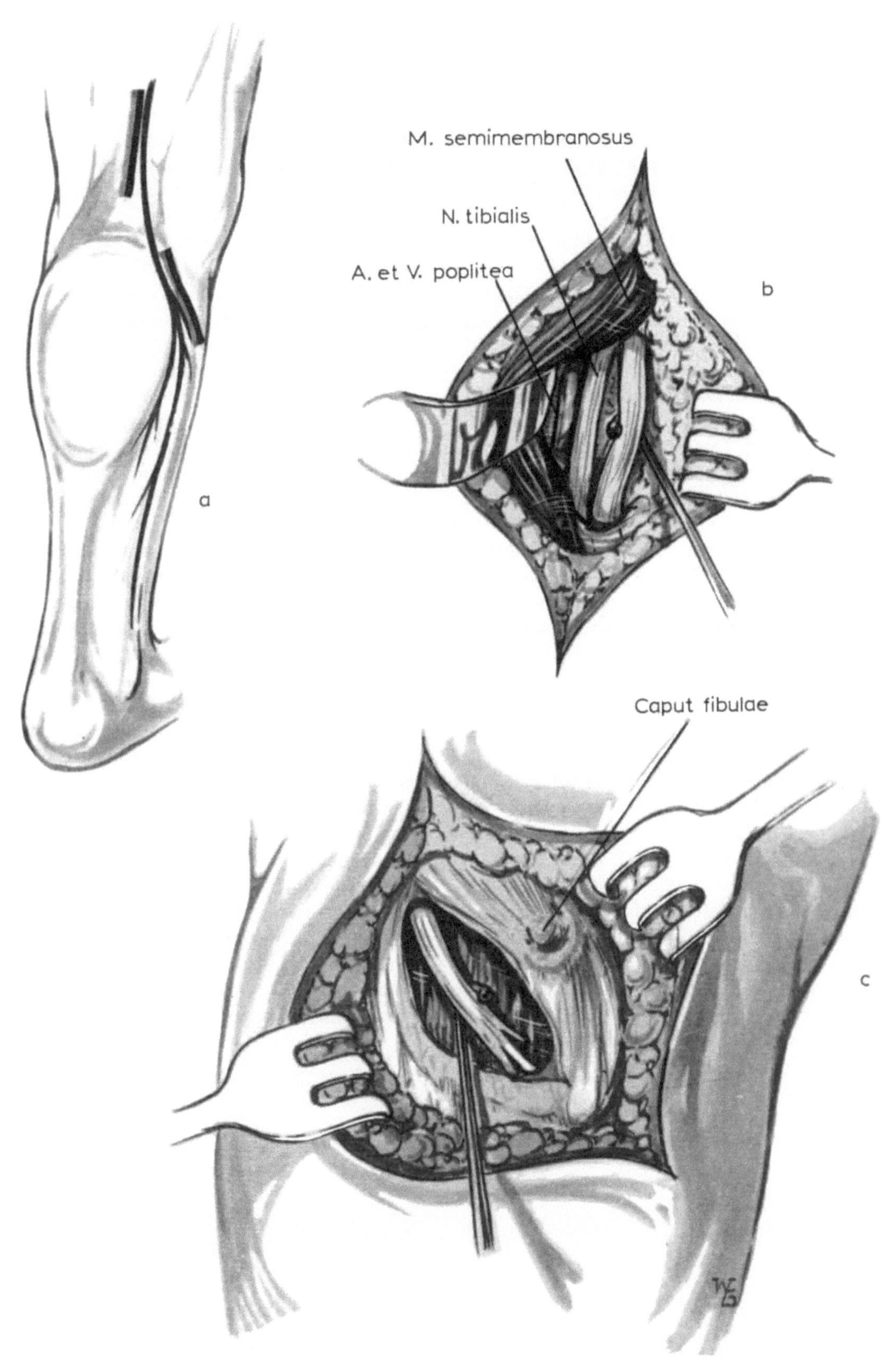
M. semimembranosus
N. tibialis
A. et V. poplitea
b
a
Caput fibulae
c

Muskelersatzplastiken bei Radialislähmungen

Diese vor allem mit den Namen von *Perthes* und *Sudeck* verbundene Operationsmethode wird auch heute noch verwendet, um die Fallhand rasch zu bessern, ohne daß der Effekt einer doch noch wiederkehrenden Funktion des N. radialis beeinträchtigt wird. Es gibt zahlreiche Modifikationen, wobei wir die Vollplastik mit Arthrodesen und Tenodesen nur bei Schwerarbeitern und bei Rezidiven vornehmen, meist also nur die Verpflanzung der Handbeuger auf die Daumen- und Fingerstrecker ausführen.

Hand und beide Seiten des Unterarms werden nach kompletter Desinfektion auf einem Beistelltischchen gelagert. Die Betäubung kann allgemein oder lokal erfolgen (Beispiel subaxilläre Leitungsanästhesie S.68). Der erste Hautschnitt liegt auf der Beugeseite des distalen Unterarmdrittels, leicht gegen die Ulnarseite verschoben. Danach werden die Mm. flexor carpi radialis, palmaris longus und flexor carpi ulnaris identifiziert und an ihren sehnigen Enden aus umgebenden zarten Bindegewebsauflagerungen befreit. Knapp vor ihren Ansätzen werden die Sehnen der beiden Flexoren auf untergeschobener Rinnensonde durchtrennt, der M. palmaris longus aber belassen *(links)*. Mit schlanken stumpfen gebogenen Klemmen läßt sich nun beiderseits ein subkutaner Kanal zur Unterarmstreckseite herstellen. Die Sehnenenden werden mit Perlonfäden angeschlungenen und angrenzende Sehnen-Muskel-Bezirke mobilisiert. Nun wird der Unterarm gewendet und ein nach radial versetzter Längsschnitt über seinem distalen Drittel angelegt, der bis in Handwurzelhöhe reicht. Aufzusuchen sind die Mm. abductor pollicis longus und extensor pollicis brevis auf der einen sowie extensores digitorum manus und pollicis longus auf der anderen Seite *(rechts)*. An der Perlonschlinge wird nun die Sehne des M. flexor carpi radialis durch den subkutanen Tunnel gezogen und mit dem Daumenabduktor und -extensor vernäht *(rechts)*. Hierfür wird eine Inzision durch den sehnigen Teil des Empfängermuskels gemacht, die Spendersehne durchgezogen und mit Einzelknopfnähten an den Inzisionsrändern verankert. Das gleiche Verfahren geschieht mit der Sehne des ulnaren Handflexors durch den ulnaren Subkutantunnel zu den Fingerstreckern. Günstigerweise wird der M. extensor pollicis longus proximal des Handgelenks erreicht, da er hier die gleiche Muskelloge wie der Extensor digitorum benutzt.

Nach der Wundnaht erfolgt die Fixierung des erreichten Ergebnisses mit einer volaren Gipsschiene in Überstreckung. Das Ausmaß der Überstreckung, auf das schon beim Vernähen der Sehnenstümpfe geachtet wird, beträgt etwa 170 Grad. Dieser Winkel sollte während der Wundnaht- und Verbandphase durch präzise Assistenz eingehalten werden. Nach der Wundheilung kann mit Übungen auf der Schiene begonnen werden; Fingerübungen sind schon vorausgegangen. Nach Abnahme des Gipsverbands (4. Woche) ist noch bis zu einer Dauer von 3 Monaten eine Nachtschiene zu empfehlen. Die Hinweise an den Patienten, welche Bewegungen unweigerlich zur Überdehnung der angelegten Plastik und damit zum Rezidiv führen, können nicht deutlich genug sein.

Gesondert erwähnt sei noch die sogenannte Einsehnen-Plastik nach *K.H. Bauer*. Hier wird der M. flexor carpi ulnaris durch volaren Schnitt freigelegt und nach der Streckseite geführt, um ihn auf die Fingerstrecksehnen aufzunähen. Der Daumen wird also zunächst nicht versorgt. Dies kann aber, falls nötig, in einer zweiten Sitzung mit dem M. flexor carpi radialis nachgeholt werden.

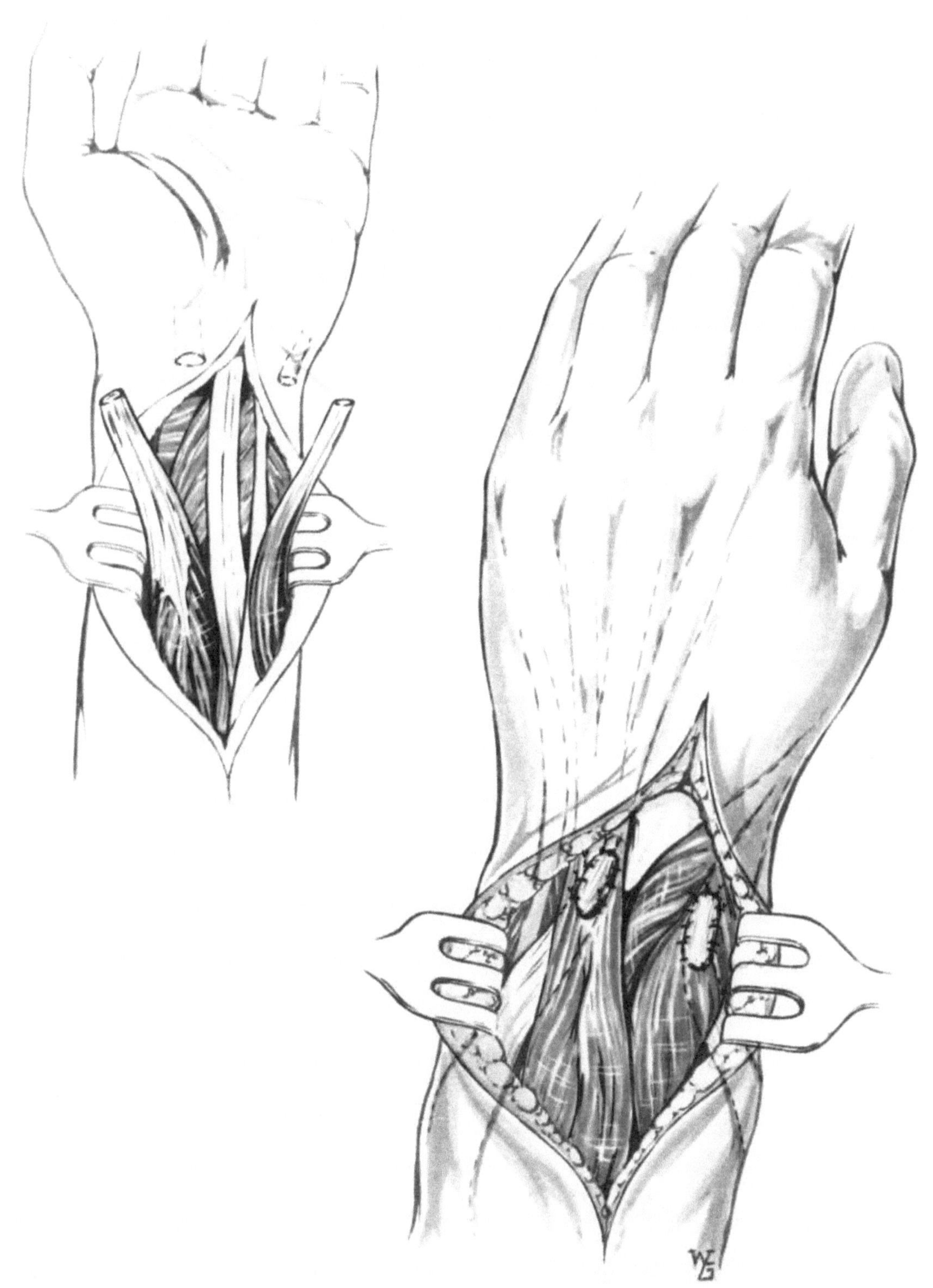

Fesselungsoperationen bei der Serratuslähmung

Neben einfachen passiven Fesselungen des abstehenden Schulterblatts mit Drähten, Faszien- oder Fadenzügeln an Rippen oder Wirbelanteilen, haben kombinierte aktiv-passive Fesselungen eine weitere Verbreitung gefunden. Es werden gestielte Muskelanteile eingesetzt. Bekannt ist das von *Max Lange* ausgearbeitete Verfahren mit Anteilen des M. latissimus dorsi. Es können auch die Mm. teres major oder pectoralis major benutzt werden.

Im folgenden wird die Latissimus-dorsi-Plastik geschildert. Der Patient kommt mit etwas abgespreiztem Arm in Bauchlage. Der Hautschnitt zieht sich bogenförmig neben dem äußeren Schulterblattrand bis zur Schulterblattspitze *(oben links)*. Danach kann der Ansatz des M. latissimus dorsi an der Crista tuberculi minoris unterfahren und in seinen medialen zwei Dritteln abgetrennt werden. Teils stumpf, teils scharf wird nun der mobilisierte Sehnenteil in den Muskel hinein verfolgt und schließlich angeschlungen *(oben rechts)*. Die Skelettierung der Unterkante des Schulterblatts schließt sich an. Hierzu müssen der M. trapezius im Faserverlauf getrennt und der M. infraspinatus subperiostal zur Seite geschoben werden. Das Abschieben der entsprechenden Anteile der Mm. subscapularis und teres major schließt sich an. Schließlich ist das Schulterblatt in seinem unteren Teil freibeweglich.

Im nächsten Schritt werden Teile der 9. und 10. Rippe subperiostal freigelegt und ausprobiert, ob sich die Skapulaspitze mit diesen freigelegten Rippenbezirken gut zur Deckung bringen läßt. Notfalls kann ein zusätzliches Einkerben des Unterrands des M. rhomboides major nötig sein. Einwärts der randständigen Verstärkung der Schulterblattspitze setzt man zwei Bohrlöcher. Durch das mediane Loch kommt eine Faszienschlinge, deren Material aus der Oberschenkelfaszie des Patienten entnommen wurde. Zum Knoten der um die Rippe herum und durch das Skapulaloch verlaufenden Faszienschlinge wird das Schulterblatt in die Nähe des knöchernen Thorax gedrückt; es soll aber noch eine kleine Bewegungsfreiheit bestehenbleiben. Nähte und Knoten sichern die Schlinge *(unten rechts)*. Nun wird die mit dem kräftigen Faden angeschlungene Latissimus-dorsi-Sehne von innen nach außen durch das laterale Bohrloch in der Skapula gezogen und auf der Rückseite des Muskels verankert *(unten links)*. Diese Vernähung muß mit Sorgfalt und einer großen Zahl von Einzelknopfnähten erfolgen. Wiederum ist darauf zu achten, daß die passive und die jetzt durchgeführte aktive Fesselung in ihrem Effekt übereinstimmen und nicht etwa die eine zugunsten der anderen stärker belastet wird.

Die große Wunde macht nicht selten die Einlage einer oder mehrerer *Redon*-Drainagen nötig. Die Fixierung des Arms erfolgt für 4 Wochen im großen Gipsverband (Fechterstellung) und für weitere 3–4 Wochen auf einer Abduktionsschiene. Die Übungsbehandlung beginnt nach 2 Wochen und wird auf der Abduktionsschiene verstärkt.

Bei Verwendung des M. teres major erfolgt die Freilegung des Spendermuskels vom axillären Hautschnitt aus; in zwei Teile längsgeteilt, zieht man ihn nach einem zweiten, an der lateralen Thoraxwand gesetzten Schnitt und befestigt die Sehnenenden an den Rippen 5 und 6 subperiostal. Auf die beiden Schlaufen wird die paretische Serratusmuskulatur genäht.

Setzt man den M. pectoralis major als Spendermuskel ein, so erfolgt seine Ablösung am Humerus, die parathorakale Unterführung und die Verankerung mit der Skapulaspitze.

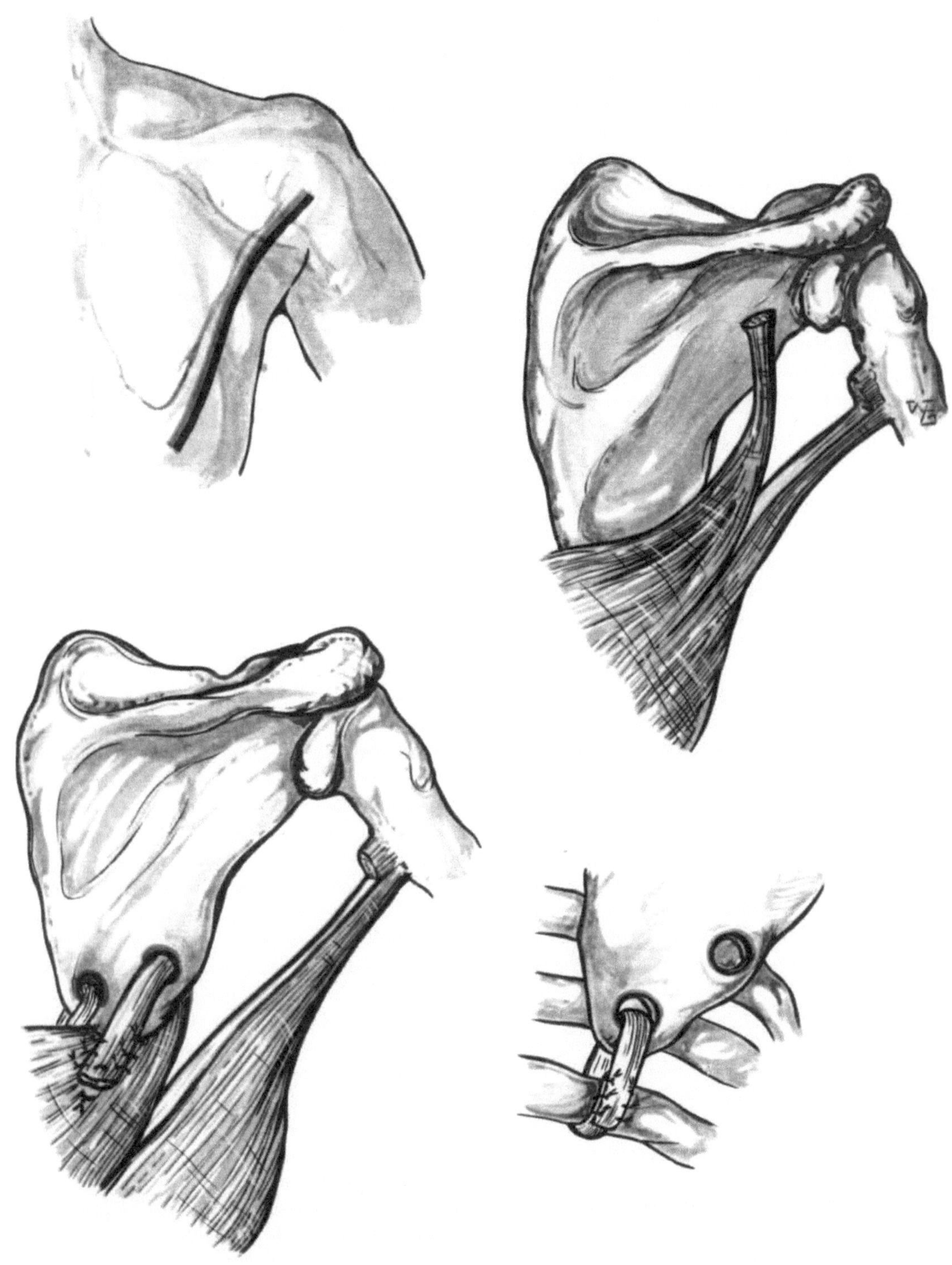

XIII Schmerzoperationen – Sympathikusoperationen

Blockade der hinteren Wurzeln durch intrathekale Injektion von Neurolytika (Chemische Rhizolyse)

Für etliche Schmerzpatienten sind größere operative Eingriffe aus allgemein-körperlichen Gründen nicht mehr durchführbar. Für sie braucht man eine Methode mit geringer allgemeiner Belastung: die intrathekale Injektion von Alkohol oder Phenol zur Paralysierung der Hinterwurzeln. Auch dieses Verfahren ist nicht ohne Versager und pflegt nur über einige Monate Erfolg zu versprechen. Darauf muß der Patient vorbereitet sein. Benutzt werden absoluter Alkohol (0,2 bis 1,0 ml pro Segment) oder Phenol (5–10% in Glyzerin oder 7,5–15% in Pantopaque gelöst), wiederum mit 0,5–1 ml pro Segment. Die Substanzen unterscheiden sich im spezifischen Gewicht; der hypobare Alkohol steigt nach oben, die auszuschaltenden Strukturen müssen im höchsten Punkt der Behandlungszone liegen. Beim Phenol sind die Verhältnisse genau entgegengesetzt. Außerdem verteilt sich der Alkohol, verglichen mit der Phenolmischung, rascher, er wirkt also auch nur kürzere Zeit in hoher Konzentration.

Geschildert wird die subarachnoidale Injektion von Phenol; bei Verwendung von Alkohol muß entgegengesetzt gelagert werden. Verwendet wird eine Mischung von 5–7,5% Phenol in Glyzerin, die man sich in einer Menge von 4–5 ml bereitstellt. Der Unerfahrene benutzt die Mischung von 10% Phenol in Pantopaque, um sich anhand der Röntgenbilder über die Ausbreitung des Neurolytikums zu unterrichten. Als Spritze nimmt man eine dichte und gut graduierte Ausführung (Tuberkulinspritze), als Kanüle ein kräftiges und kurzangeschliffenes Modell. Gelagert wird am besten auf dem Operationstisch, fixiert mit Riemen, Gurten und breiten Heftpflasterstreifen. Für gute Polsterung ist Sorge zu tragen, da der Patient, der oft abgemagert ist, bis zu einer Stunde ruhig in der unbequemen Lage verbringen muß (*oben* und *Mitte*).

Neurologisch ist die für die Ausschaltung nötige Segmenthöhe festgelegt worden; dieser Punkt kommt auf die tiefste Körperposition. In Seitenlage oder sitzender Position wird vorher der Spinalraum punktiert und die Lage der Nadel überprüft. Dann kippt man den Patienten um 45 Grad nach hinten, damit das Neurolytikum im wesentlichen auf die Hinterwurzeln wirkt *(unten)*. Die Phenolmischung wird langsam (0,1 ml pro Minute) injiziert; insgesamt benötigt man 0,5–1 ml. Regelmäßig wird die eintretende Hypästhesie in ihrer Ausdehnung kontrolliert; die Anästhesie bestätigt den endgültigen Effekt. Danach kann das nächste Segment ausgeschaltet werden. Insgesamt muß der Kranke eine Stunde auf dem Operationstisch und weitere 5–6 Stunden in Seitenlage in seinem Bett verbringen. Danach kann die Mobilisierung gestattet werden.

Durch vorangehende Spinalanästhesie kann man sich ein Bild über die Wirksamkeit der chemischen Rhizolyse machen. Mitunter reicht diese Prokainblockade sogar für eine mehrwöchige Schmerzbefreiung aus.

Doppelseitige Ausschaltungen sollten nur für die Bezirke unterhalb L 5 in einer Sitzung durchgeführt werden. Der Patient wird hierfür in eine nach hinten gekippte sitzende Position gebracht. Betreffs kalkulierbarer Komplikationen ist an das Mitausschalten von Vorderwurzeln zu denken. Im Thoraxbereich kann damit eine Ateminsuffizienz bedrohlich verstärkt, lumbosakral die Sphinkterkontrolle von Blase und Mastdarm zerstört werden. Bereits bestehende Querschnittlähmungen machen den Ablauf natürlich einfacher.

Im Durchschnitt rechnet man mit einer Wirkungsdauer derartiger chemischer Rhizolysen von 4–5 Monaten. Dies ist in die Therapieplanung einzubeziehen. Früher eintretende Schmerzrezidive können durchaus auf einem Übergreifen des Grundleidens auf nicht ausgeschaltete Bezirke beruhen.

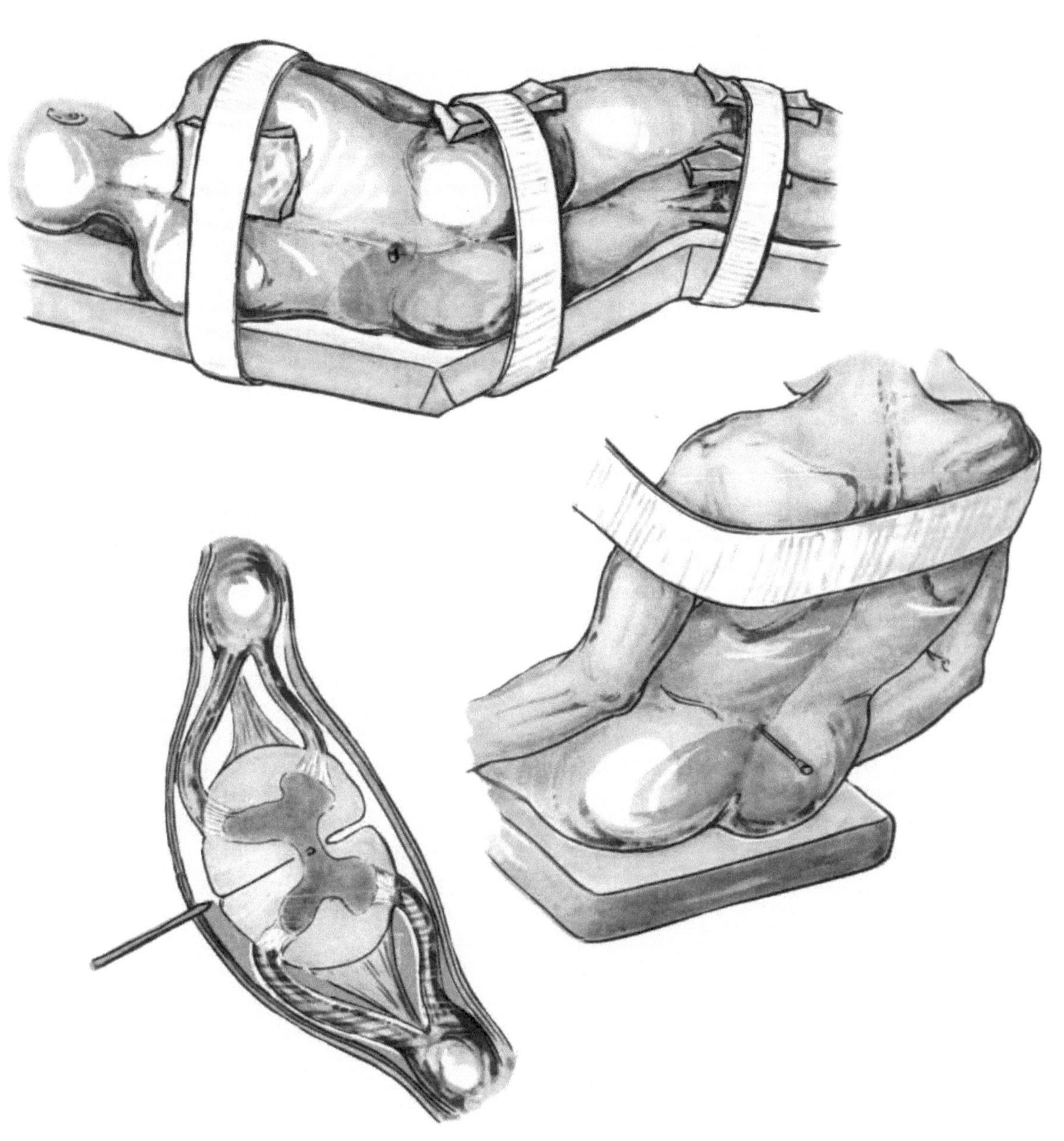

Perkutane lumbale Radikotomie (Facet Coagulation)

Unter den Ursachen des chronischen Kreuzschmerzes spielen die Facetten der kleinen Wirbelgelenke eine besondere Rolle. Sie werden durch Äste der Hinterwurzeln der lumbalen Spinalwurzeln versorgt. Durch chirurgische Eingriffe versucht man diese Äste zu unterbrechen, neuerdings mit Hilfe der perkutanen Methode.

Die Gelenkäste der Hinterwurzeln *(oben)* zweigen in Höhe der Ligg. intertransversaria ab, ziehen nach innen–unten und halten die Höhe des Gelenkspalts ein, projizieren also nicht tiefer. Gelenknerven L 4/5 gehören also zum in Höhe L 4/5 austretenden Spinalnerven. Möglich ist lediglich, daß einige Äste der Gelenknerven bis zum nächsttieferen kleinen Wirbelgelenk (oberer Anteil) ziehen. Daher die Empfehlung des Ausschaltens zweier Segmenthöhen.

Der Patient wird auf dem Bauch gelagert. Unter Bildwandlerkontrolle sticht man von der Mitte oder lateral auf das betroffene kleine Wirbelgelenk ein. Zielpunkt ist der Winkel zwischen Gelenk- und Querfortsatz, der im Durchschnitt 6 cm neben der Mittellinie liegt. Der Lumbalraum muß gemieden werden (Röntgenkontrollen in beiden Ebenen!). Zunächst wird mit rasch wirkendem Lokalanästhetikum (Beispiel Lidokain 1%) geblockt. Im gleichen Arbeitsgang werden die Nadeln für drei benachbarte Segmente eingestochen *(unten)*. Nun wird der Mandrin gegen eine Stimulationssonde ausgetauscht und mit 35–75 Hz gereizt. Inaktive Elektrode ist eine in der Nähe eingestochene Kanüle. Entscheidend am Ergebnis der Stimulation ist das Ausbleiben von Kontraktionen der Beine sowie von radikulären Parästhesien bei Reizleistungen unter 2 V. Anderenfalls ist die Nadelspitze zu korrigieren, meist zurückzuziehen. Reaktionen benachbarter Rückenmuskeln sind leicht erklärlich. Nach der Sondenspitzenlagesicherung durch Röntgen und Stimulation kann die isolierte Koagulationssonde in die Kanüle eingeführt werden. Ihre blanke Spitze sollte nicht größer als 1–1,5 mm sein. Stimulations- und Koagulationssonde können auch kombiniert gebaut werden. Die Koagulation erfolgt mit einem temperaturgesteuerten Gerät und einer Sondenspitzentemperatur bis 80 Grad für 70–80 Sekunden. Die exakte Größe des Koagulationsbezirks ist in Vorversuchen zu klären (Hühnereiweiß, Fleischstückchen). In allen drei Etagen ist erst zu stimulieren und dann zu koagulieren.

Komplikationen können von seiten des Spinalnerven eintreten; sie sind dann allerdings auf insuffiziente Stimulationen oder zu ausgedehnte Koagulationen zurückzuführen, also auf technische Fehler bei der Durchführung des Eingriffs. Die versehentliche Punktion des Liquorraums in einer seiner Partien ist eine Rarität und durch sorgfältige Aspirationsproben auszuschließen, beziehungsweise zu korrigieren.

Sinngemäß läßt sich das Verfahren auch auf andere Wirbelhöhen übertragen, wie etwa den Zervikal- und Thorakalbereich.

Eine bewußte Erweiterung ist die Punktion der Spinalwurzel mit anschließender Kontrastfüllung. Im Lumbalbereich wird hierbei in einem Winkel von 45 Grad von kranial her eingestochen; sakral geht der Weg etwas schräg von unten durch die Sakrallöcher. Hier erfolgt keine Koagulation, sondern die diagnostische Vorarbeit für eine spätere operative Freilegung.

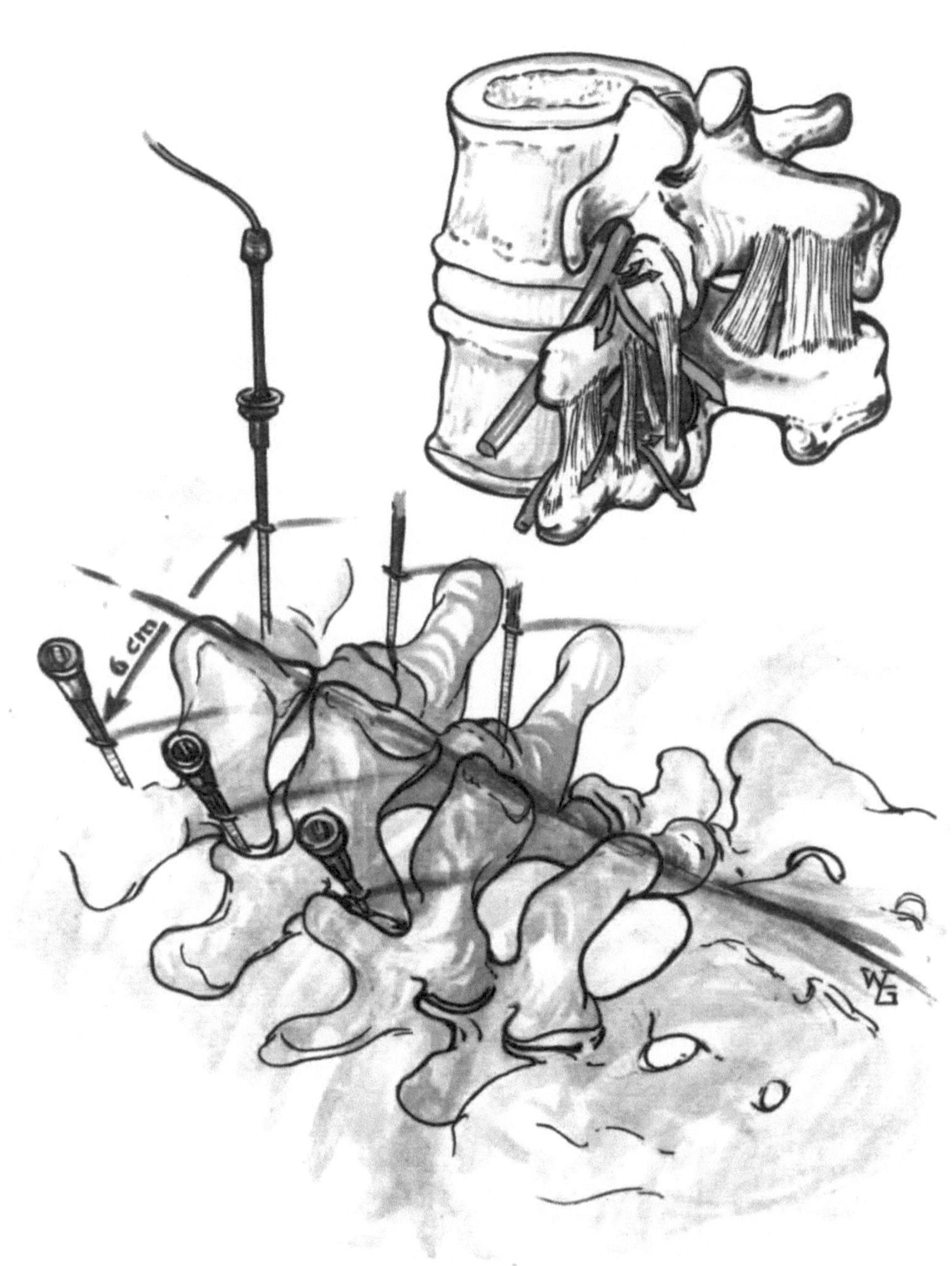
6 cm
WG

Chronische intermittierende Stimulation der Hinterstränge (Dorsal Column Stimulation)

Mit der Aufstellung der Gate-Control-Theorie (*Melzack* und *Wall*) ist der Stimulation von Faserzügen aus Betafasern verstärkte Aufmerksamkeit zugewendet worden. Als günstige Lokalisation haben sich hierfür die Rückenmarkhinterstränge erwiesen. Sie werden freigelegt und mit einer Elektrode versehen, die drahtlos transkutan mit Impulsen gespeist wird. Die Auswahl geeigneter Patienten ist die schwierigste Aufgabe innerhalb der operativen Schmerzbehandlung, was auch auf die Hinterstrangstimulation zutrifft. Andererseits ist diese Methode das einzige operative Schmerzverfahren, das nicht mit der Zerstörung schmerzleitender Strukturen arbeitet.

Bei der Lagerung des Patienten ist zu berücksichtigen, daß sowohl in der vorher bestimmten Höhe eine Laminektomie durchführbar sein muß als auch auf der vorderen Thoraxseite eine Inzision zum subkutanen Einlegen des Empfängers notwendig ist. Es bietet sich daher die sitzende Position des Kranken an, am besten mit scharfer Fixierung des Kopfes im Bügel. Zu desinfizieren sind sowohl der Rückenbezirk als auch die Schultergegend und die gleichseitige Thoraxvorderwand (meist rechts).

Zunächst werden über der durch neurologische Methoden bestimmten Wirbelhöhe eine Längsinzision angelegt, Faszie und Muskulatur gespalten und eine typische Laminektomie über einen bis zwei Dornfortsätze angeschlossen. Danach inzidiert man knapp oberhalb der Klavikel in Knochenrichtung auf 8–10 cm Länge. Mit stumpfen Instrumenten und dem Finger wird eine taschenuhrgroße subdermale Tasche gebildet, die distal der Klavikelmitte liegt *(oben rechts)*. Zwischen der Haut und dem einzulegenden Empfänger soll sich möglichst wenig Fettgewebe befinden, um die transkutane Impulsübertragung nicht zu erschweren. Nach dem Einlegen des Empfängers in die subdermale Tasche ist das Verbindungskabel über die seitliche Halsgegend hinweg zur Laminektomiewunde zu verlegen *(oben links)*. Dies geschieht in einem stumpf gebohrten subkutanen Tunnel, der schließlich in die paraspinalen Muskeln hineingeht. Um das Kabel vor Beschädigungen oder unbeabsichtigten Knickbildungen zu schützen, wird es in ein kräftiges Drain eingefädelt, das vorher durch den Tunnel gezogen wurde.

Die nächste Operationsphase verankert die Stimulationselektroden über einem oder beiden Hintersträngen. Bei seitlicher Anlage wird homolateral zum Schmerz vorgegangen. Die Durainzision liegt dementsprechend entweder median oder nach der Seite versetzt. Sie ist nur minimal länger als die Flächenelektrode. An den vier Ecken und zusätzlich an den Längsseiten der Elektrode werden feine Nähte befestigt und von innen her durch die Dura gestochen *(unten links)*. Auf diese Weise wird die Elektrode gut über den Hintersträngen verankert. Danach wird die Dura so dicht wie möglich vernäht *(unten rechts)*. Wert sollte auf die subarachnoidale Lage der Elektrode gelegt werden, da bei epiarachnoidaler Lage über die Bildung isolierender Narbenplatten berichtet wurde. Andererseits nähen einige Autoren die Elektroden auf die Dura, vermeiden also deren Eröffnung bewußt; dieses Vorgehen vereinfacht den Eingriff.

Muskel- und Weichteile sind exakt zu vernähen, um postoperativen Liquorfisteln vorzubeugen. Über die prophylaktische Gabe von Antibiotika besteht keine Einigkeit. In Anbetracht der Implantation eines Fremdkörpers wird man zu dieser Prophylaxe allerdings neigen.

Die Neurostimulatoren können auch an anderen Strukturen, die Bedeutung für Schmerzleitung und -perzeption haben, angelegt werden. Dies reicht von transkutan bis zur Stimulation im Thalamus.

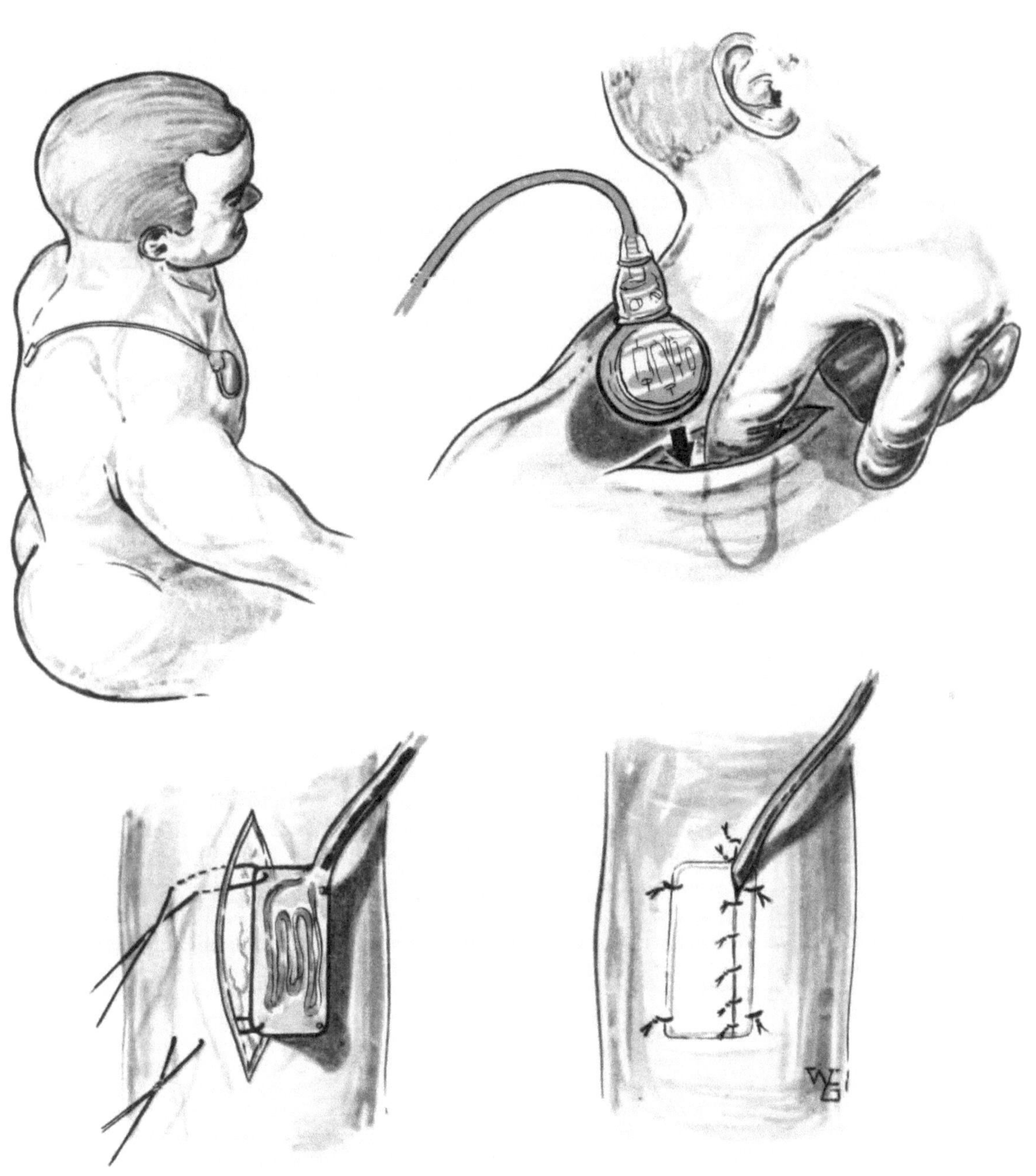

Selektive Radicellotomia posterior

Mit dem Ausbau der Mikroneurochirurgie und der Neurostimulation wurde auch eine verfeinerte Beurteilung der kleinen Wurzeln, aus denen sich die motorischen und sensiblen Rückenmarkwurzeln zusammensetzen, möglich. Die Analyse der Gefäßverhältnisse sowie der Verteilung der verschiedenen Faserqualitäten am Eintritt in das Mark haben die Kenntnisse, die für selektive Ausschaltungen nötig sind, verbessert. Diese anatomischen Verhältnisse der Nervenfasern und Gefäße zeigt die obere Abbildung. Von Bedeutung ist die mikrochirurgische Darstellung von direkten Anastomosen zwischen benachbarten Wurzeln kurz nach dem Abgang der kleinen Wurzeln aus dem Mark; sie erklären an einem weiteren Punkt die Überlappung spinaler Segmente.

Das Ziel der Operation besteht in der weitgehend isolierten Ausschaltung einzelner Teile von hinteren Spinalwurzeln. Anstelle der kompletten Durchtrennung werden nur noch die unmittelbar beteiligten kleinen Wurzeln inzidiert. Dies setzt die intraoperative Stimulation voraus, verlangt also eine entsprechende Ausrüstung.

Die Höhe des auszuschaltenden Segments wird durch sorgfältige neurologische Untersuchungen bestimmt. Eine unverrückbare Markierung erfolgt durch das Einschlagen einer Kanüle in den entsprechenden Dornfortsatz oder die Injektion einer kleinen Menge Methylenblau in das ausgewählte Lig. interspinale.

Als Lagerung bieten sich sitzende Position (Halsmark und oberes Brustmark) oder die Seitenlage an. Die Operation wird zumindest in Allgemeinbetäubung begonnen, jedoch muß der Anästhesist darauf vorbereitet sein, den Patienten innerhalb einiger Minuten soweit zu erwecken, daß er Angaben über Stimulationseffekte machen kann. Hierfür ist entweder die Extubation nötig oder die vorherige Einstudierung eindeutiger Handbewegungen als Antwortmöglichkeit für den Patienten. Es kann durchaus möglich sein, daß die Operation nach der Radizellotomie in Lokalanästhesie beendet wird.

Der Hautschnitt richtet sich in seiner Höhe nach der präoperativen Markierung. Er wird median oder leicht bogenförmig paramedian gelegt. Faszie und Muskulatur werden gespalten. Es kann eine etwas erweiterte Hemilaminektomie ausreichen; meist ist aber die typische Laminektomie nötig. Die Dura wird längs inzidiert. Unter dem Operationsmikroskop erfolgt nun die vorsichtige Separierung der hinteren Grundwurzeln. Unter der optischen Vergrößerung sind die begleitenden und kreuzenden Gefäße gut auszumachen und in der Mehrzahl durch Abdrängen zu schonen; zum kleinen Teil wird bipolar koaguliert. Schließlich sind die meist 6–8 Grundwurzeln sowie die Anastomosen mit anderen Segmenten gut zu überschauen. Durch Neurostimulation beim erweckten Patienten läßt sich nun eine möglichst exakte Differenzierung auf den Schmerzbezirk erreichen. Die Radizellen werden dementsprechend nach bipolarer Koagulation durchtrennt oder es wird am Übergang von den Grundwurzeln zum Mark inzidiert *(Mitte)*. Damit sollen speziell die Schmerzfasern vom Typ A delta und C getroffen werden *(unten)*. Diese Inzision setzt direkt im Winkel zwischen eintretender Hinterwurzel und Lateralseite des Marks an und durchtrennt mit 1–2 mm Tiefe und einem Winkel von 45 Grad nach der medial angrenzenden Fläche des Marks die Verbindungen zu den Strängen von *Goll* und *Burdach*. Das Berührungsgefühl soll auf diese Weise wenigstens zum Teil erhalten bleiben.

Die Beendigung der Operation mit Duraschluß, Naht der Muskulatur und Hautnaht bietet keine Besonderheiten, so daß nicht näher darauf einzugehen ist.

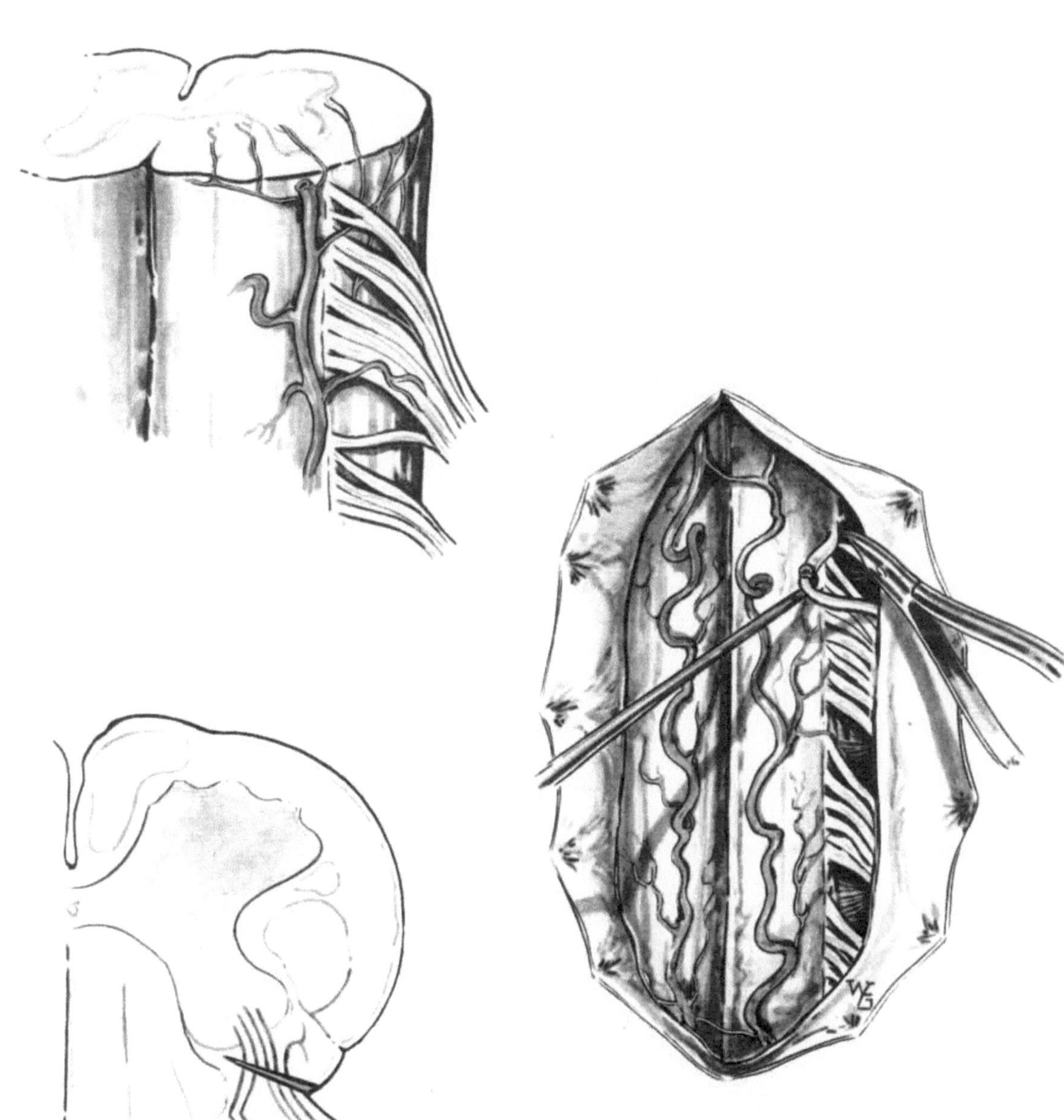

Radikulotomie (Spinale posteriore Rhizotomie)

Dieses seit Jahrzehnten bekannte Verfahren hat in Häufigkeit der Anwendung und Indikationsbreite mehrfach Schwankungen durchgemacht. Es zielt auf eine isolierte Unterbrechung der Hinterwurzeln am Rückenmark, also noch im Bereich der peripheren Leitung, vor der Umschaltung auf den spinalen Teil. Man kann intra- oder extradurale Durchschneidungen vornehmen. In Voruntersuchungen sollten die genaue Höhe der Ausschaltung und der mögliche Effekt geprüft werden *(links)*. Da die beiden benachbarten Wurzeln eines Segments zur Mitversorgung beitragen, ist auf eine Strecke von drei Segmenten zu testen, sei es durch röntgenkontrollierte Punktion des Wurzelaustrittgebiets und Ausschaltung mit 1–2 ml eines rasch wirkenden Lokalanästhetikums oder durch die Elektrostimulation.

Die Betäubung des Kranken erfolgt meist in Form der Allgemeinanästhesie; ein Wecken des Patienten zur Prüfung des Durchschneidungseffekts ist jedoch sehr förderlich. Der intubierte Patient muß dabei entsprechende eindeutige Zeichen machen können; anderenfalls wird extubiert und in Lokalanästhesie zu Ende operiert.

Für zervikale und hochthorakale Segmente wird am sitzenden, sonst auf die Seite gelagerten Patienten operiert. Die Hautinzision erfolgt in der Mitte oder leicht bogenförmig paravertebral über der festgelegten Höhe. Die Markierung des röntgenologisch bestimmten Dornfortsatzes sollte mit eingeschlagener Kanüle oder mit injiziertem Methylenblau erfolgen, damit jeglicher Zweifel entfällt. Beim einseitigen Vorgehen wird hemilaminektomiert, doppelseitige Operationen erfordern die Laminektomie *(rechts)*. Der kleinste Eingriff besteht im Wegnehmen der das Ganglion bedeckenden Teile der kleinen Wirbelgelenke und des Intervertebralkanals mit Hilfe der Knochenfräse. Der sensible Ganglionteil wird danach unter dem Mikroskop von der motorischen Wurzel abpräpariert und zwischen Klipps durchtrennt. Die begleitenden Gefäße werden separiert und geschont. Danach kann das Ganglion entfernt werden.

Geht man intraspinal und extradural vor, so muß eine Identifizierung der motorischen von den sensiblen Wurzelanteilen erfolgen, wobei der Hinweis auf das im allgemeinen stärkere Kaliber der sensiblen Wurzel gegenüber ihrer motorischen Begleiterin keine sehr sichere Grundlage bildet. Vorzuziehen ist daher die Differenzierung mit bipolarer Stimulation (60 Hz, 1–2 V). Periphere motorische Effekte belegen die motorische Wurzel; dadurch lassen sich die sensiblen Anteile abgrenzen.

Die intraspinal-intradurale Methode *(unten)* ermöglicht eine sichere Differenzierung der beiden Wurzelanteile entsprechend ihrer Lage zum Lig. denticulatum. Eine genaue Beurteilung der Wurzeln und der zu schonenden Begleitgefäße erlaubt das Operationsmikroskop. Unter guter Sicht und optimaler Beleuchtung kann dann die Hinterwurzeldurchtrennung erfolgen.

Eine Verfeinerung der Methode besteht im Einsatz der intraoperativen Elektromyografie. Der erfahrene EMG-Spezialist kann aus seinen unter minutiösen Reizungen an den motorischen Teilen der Wurzel abgeleiteten Kurven exakte Hinweise über die beteiligten Muskeln oder Muskelteile geben. Er wird auch motorische Effekte unter etwas stärkeren Reizungen in die Beurteilung einbeziehen.

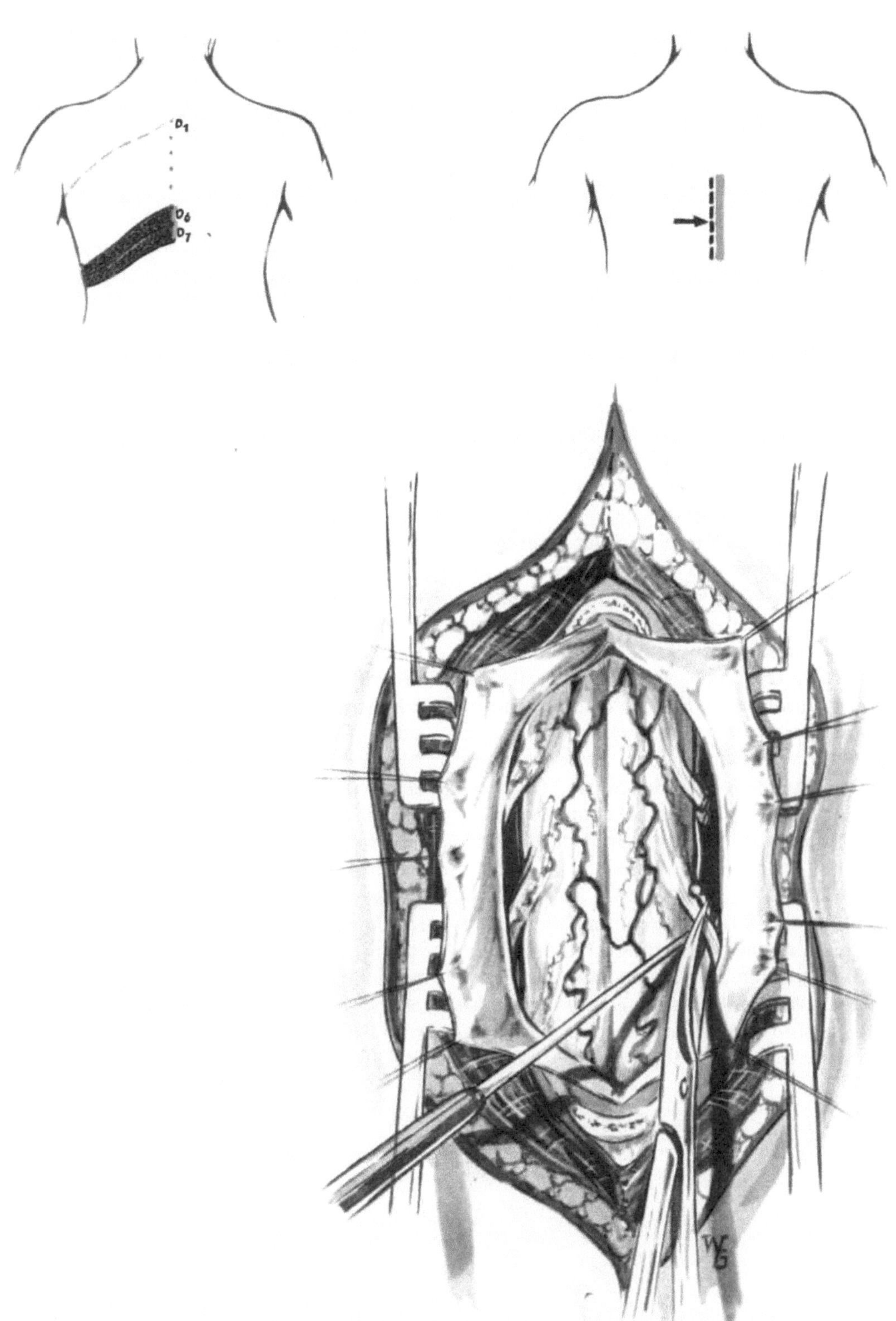
D_1
D_6
D_7

Durchtrennung des Vorderseitenstrangs (Chordotomie)

Die Methode beruht auf der neurophysiologischen Analyse der Funktion des Vorderseitenstrangs, dessen Fasern vor dem Zentralkanal vom Hinterhorn herüberkreuzen, während ein kleinerer Teil ipselateral weiterzieht. Bei der Schichtung liegen die kranial eintretenden Fasern am weitesten innen, und die tieferfolgenden Fasern lagern sich außen an. Um zervikale Faserteile zu erreichen, muß man tiefer inzidieren und darüberliegende Faserbezirke distalerer Körperregionen mit durchschneiden. Die Fasern aus sakralen und kaudalen Regionen werden außerdem nach lateral gedrängt und kommen immer mehr in die Ebene der Ligg. denticulata; im oberen Halsmarkbereich befinden sie sich sogar hinter dieser Ebene. Die angegebenen Felderungen sind Annäherungswerte (*a*). Stimulationen bei Operationen können deutliche Abweichungen von diesen Maßen zeigen und manchen Versager bei dieser Operation erklären.

Das operative Ziel besteht in der Durchtrennung des zuzuordnenden Querschnitts des Tractus spinothalamicus. Beim Einsatz der offenen Operation, also nach vorheriger Laminektomie, müssen die bedeckenden Traktusteile mitdurchtrennt werden. Die Höhe des Eingriffs ergibt sich aus der Lokalisation des Schmerzgebiets. Für die untere Extremität und den Beckenbereich handelt es sich meist um das obere Brustmark und für die Arme um das obere Halsmark. Mit ansteigender Höhe innerhalb des Rückenmarks steigen auch Komplikationsrate und Grad der Gefährdung.

Der Patient wird meist sitzend gelagert, die Rückenstütze ist kurzzuhalten, um die ausreichend große Laminektomie durchführen zu können. Der Hautschnitt sitzt median oder leicht gebogen paravertebral. Faszie und paravertebrale Muskulatur sind neben den vorgesehenen Dornfortsätzen (meist zwei) abzuschieben und die Dornfortsätze zu entfernen. Der Spinalkanal kann eröffnet werden. Die Dura wird längs und ausreichend lang geöffnet, das separierte Zackenbändchen abgetrennt und mit feiner Klemme nach außen gezogen. Es entsteht eine minimal zu haltende Drehung des Rückenmarks. Unmittelbar am Ansatz des Lig. denticulatum sticht man eine feine Kanüle durch das Markgewebe bis in 3 mm Tiefe (*b*) und lädt damit die wesentlichen Teile des Tractus spinothalamicus auf. Statt einer feinen Kanüle kann auch ein feines gerades Fissurenhäkchen benutzt werden; durch seinen Handgriff läßt es sich gut führen. Benutzt man die optische Vergrößerung, so macht sich der Vorderseitenstrang durch seine hellere Farbe bemerkbar. Auf der Nadel oder dem Häkchen wird der Traktus mit feinstem Messer durchtrennt (*c*). Das Inzisionsgebiet klafft dann leicht.

Duraverschluß, Muskelnaht und Hautnähte beschließen den Eingriff; nur mitunter ist eine *Redon*-Drainage nötig.

Ist die Chordotomie doppelseitig durchzuführen, so werden um 2–3 Segmente unterschiedliche Höhen ausgewählt, um Querschnittlähmungen möglichst vorzubeugen. Komplikationen sind oft auf den durch das Grundleiden bedingten schlechten Allgemeinzustand des Patienten zurückzuführen. Spezifische Komplikationen sind Blasen-Mastdarm-Störungen, Paresen sowie nach zervikaler Operation auch Ateminsuffizienzen.

Eine Modifikation der zervikalen Chordotomie geht von vorn vor. Entsprechend dem *Cloward*-schen Operationsverfahren (S. 426) wird die Duravorderseite freigelegt und unter dem Mikroskop inzidiert. Danach läßt sich der Vorderseitenstrang identifizieren und durchtrennen. Das Loch in den benachbarten Wirbeln wird durch einen Knochenpflock verbolzt. Bevorzugte Operationshöhen sind HW 5–6 und 6–7; es kann aber bis zum 2. Halswirbel hinaufgegangen werden.

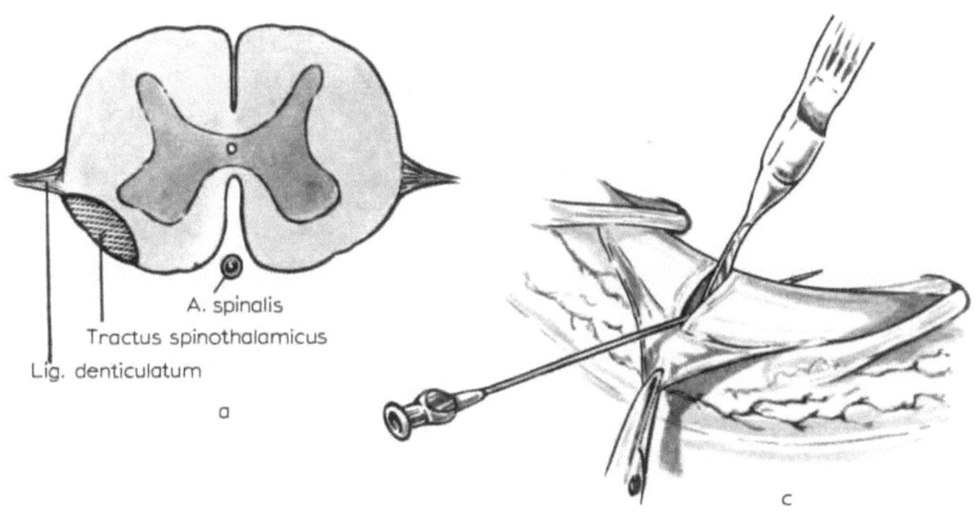
A. spinalis
Tractus spinothalamicus
Lig. denticulatum
a
c

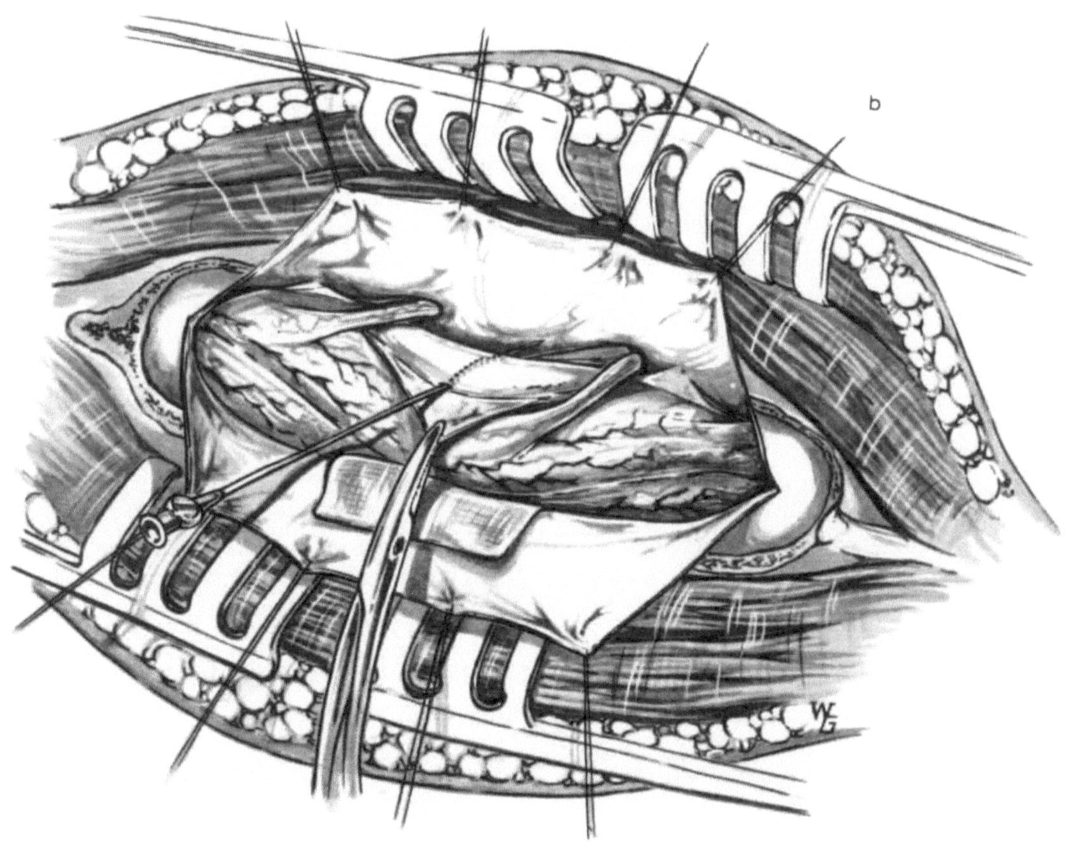
b

Trennungen von Faserzügen innerhalb des Rükkenmarks können auch in Längsrichtung erfolgen. Einsatzgebiete sind dabei sowohl therapieresistente Schmerzzustände als auch ausgeprägte Spastik der Extremitäten. Die Spaltungen sind in Sagittal- oder/und querer Richtung durchführbar (kommissurale bzw. longitudinale Myelotomie). Das operative Ziel ist die Unterbrechung schmerzleitender Bahnen bzw. spinaler Reflexbögen durch ausreichend lange Längstrennungen. Als minimale Länge hat hierfür die Höhe von drei Segmenten zu gelten, entsprechend der bekannten Überlappung. Die Kreuzung der Schmerzfasern eines peripheren Segments geht über 3–4 Segmente.

Der Patient wird auf dem Bauch oder auf der Seite gelagert, je nach den Notwendigkeiten des Grundleidens und der Anästhesie. Die Höhenbestimmung für die Myelotomie erfolgt durch genaue neurologische Analyse der Schmerzzonen und Schmerzgebiete. Bei Spastikzuständen der Beine handelt es sich meist um den Abschnitt L 1–S 1 sowie einseitig weiter bis S 5. Die Laminektomie erfolgt über den zugeordneten Brust- oder Lendenwirbeln, bei der Spastik also Th 11 bis L 1. Eine Ausdehnung bis in den Halsmarkbereich ist möglich, aber mit einer größeren Gefährdung verbunden. Die Längsinzision der Dura folgt und danach die laterale oder mediale Inzision des Marks. Man kann auch T-förmig vorgehen. Die longitudinale Inzision des Myelons erfordert die Ablösung der beteiligten Zackenbändchen und deren sanftes Vorziehen, um eine leichte Rotation des Marks zu erreichen (*a*). Man kann in dieser Phase noch eine zusätzliche neurophysiologische Höhenkontrolle durch Anwendung der Neurostimulation durchführen. Optisch ist im Lumbo-Sakral-Bereich die erste Sakralwurzel besonders kräftig ausgebildet, so daß sie als Leitelement dienen kann. Unmittelbar hinter oder bei breiterem Ansatz auch innerhalb der Ligg. denticulata wird mit einem abgewinkelten Spezialmesser das Mark inzidiert (*b*). Die vorherige genaue Inspektion der Markoberfläche in diesem Gebiet mit der optischen Vergrößerung kann nicht genug empfohlen werden. Lästige Blutungen, aber auch umschriebene zusätzliche Markschäden lassen sich vermeiden. Bei übersichtlichen Verhältnissen geht die Inzision bis zur Gegenseite, anderenfalls wird von der Gegenseite aus zur Mitte inzidiert. Diese doppelseitige quere Durchtrennung wird nicht über die Segmenthöhe S 1 hinaus durchgeführt.

Die kommissurale Myelotomie bestimmt unter optischer Vergrößerung die dorsale Mittellinie des Rückenmarks anhand der medianen Venen sowie der arachnoidalen Maschen, die in den Mittelspalt hineinziehen. Unter dem Mikroskop läßt sich auch entscheiden, welche Venen koaguliert und welche auspräpariert und verlagert werden können. Mit feinsten Messer wird danach das Rückenmark in sagittaler Richtung bis zur oder nahe an die Vorderseite getrennt (*c* und *a*). Auf keinen Fall dürfen die vor oder auch in der medianen vorderen Rückenmarkfurche verlaufenden Gefäße verletzt werden (A. spinalis anterior).

Eine Kombination ist das Vorgehen der T-förmigen Inzision, meist als Abwandlung der longitudinalen Myelotomie betrachtet. Hierbei wird im hinteren Medianspalt bis auf den Zentralkanal inzidiert und durch diesen Zugang mit rechtwinklig abgeknickten Messern quer zur Seite geschnitten (*e*). Da das Vorgehen doppelseitig erfolgt, ist das Ergebnis eine T-förmige Durchtrennung.

Postoperative Komplikationen bestehen in häufigen Motilitätsstörungen des Darms sowie seltenen Inkontinenzerscheinungen. Zusätzliche Paresen werden kaum beobachtet.

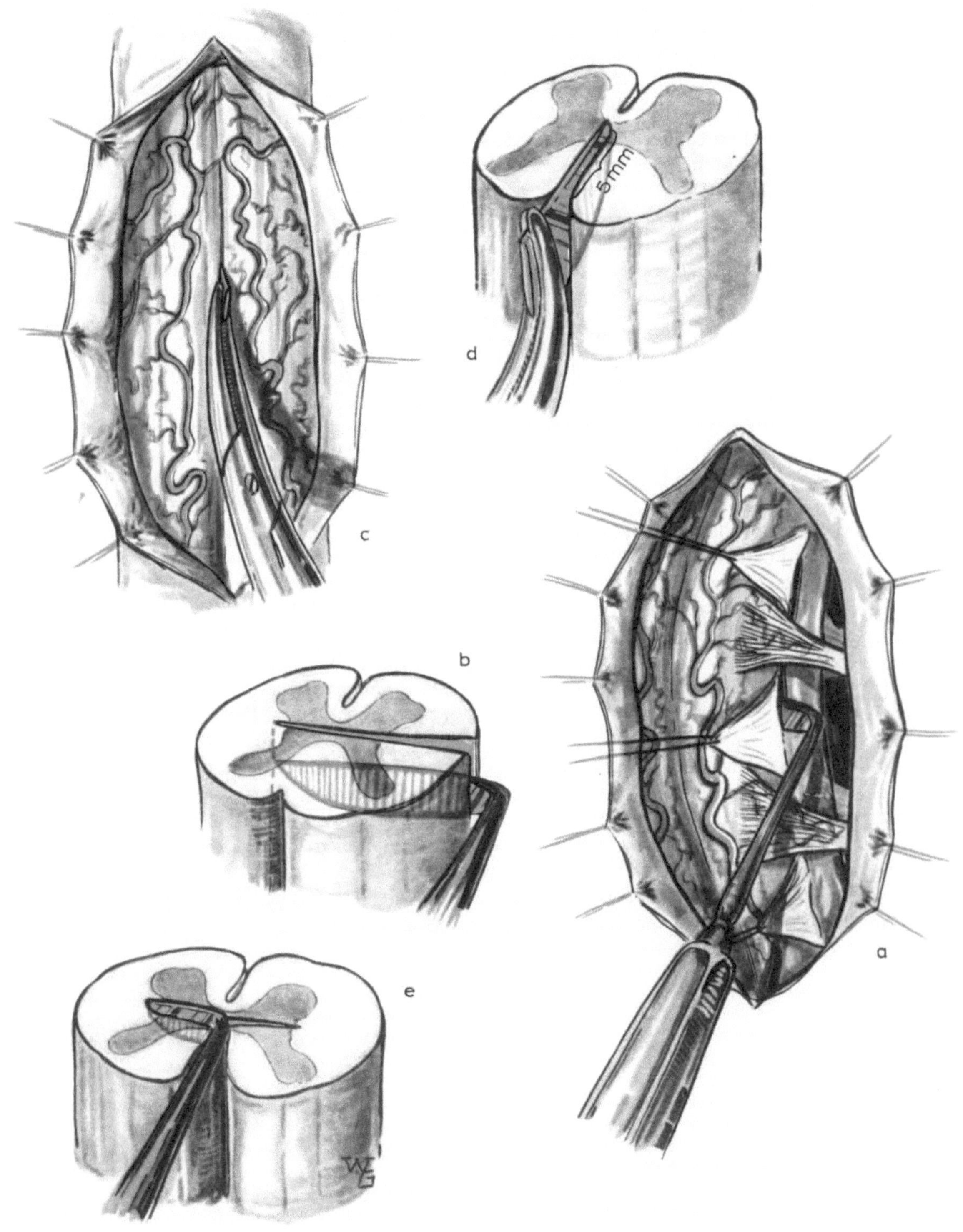

d
5mm
c
b
a
e

Durchtrennung der Cauda equina

Dieser Eingriff wird in seltenen Fällen zur Unterbrechung massiver Spasmen der Beine eingesetzt, wenn die weniger eingreifenden Verfahren (Beispiel Myelotomie) nicht ausgereicht haben. Er besteht in der kompletten Durchtrennung aller efferenten und afferenten Wurzeln unterhalb des Conus medullaris. Theoretisch müßte also die Kontinenz für Stuhl und Harn bestehen bleiben. In der Praxis zeigen sich jedoch immer einmal wieder Inkontinenzen. Dies kann allein schon dadurch hervorgerufen sein, daß die Schädigung des Konus-Kauda-Gebietes durch das Grundleiden sehr ausgeprägt ist. Bereits der geringe unter der Operation auftretende Zug am Konus reicht dann für die endgültige Dekompensation. Man wird dementsprechend strenge Maßstäbe für die Auswahl der Patienten zu diesem Eingriff aufstellen. Bestehende Inkontinenz, Fehlschlagen anderer Eingriffe, begrenzte Überlebenszeit, Allgemeinzustände u.ä. spielen hierbei eine wichtige Rolle. Eine genaue Prüfung der Blasenkontinenz ist auf jeden Fall angezeigt. Gar nicht selten stellt sich heraus, daß die präoperative Urinkontinenz nur noch relativ ist, daß sich Überlaufmechanismen herausgebildet haben oder daß bereits erhebliche Schrumpfungen der Blase eingetreten sind. Der Patient muß auf die möglichen Nebenwirkungen und auf die Möglichkeit des Versagens der Operation aufmerksam gemacht werden.

Ziel der Operation sind die Spinalwurzeln des Kaudabereichs in deutlichem Abstand vom Konus. Präoperativ wird durch Röntgenmaßnahmen die Höhe des 1. Lendenwirbelkörpers markiert. Der Patient kann seitlich oder auf den Bauch gelagert werden; hierfür sind allgemeine Gesichtspunkte (Versteifungen, Dekubitalulzera) und anästhesiologische Notwendigkeiten (Ateminsuffizienz, Gefahr kardialer Zwischenfälle) von Bedeutung.

Der Hautschnitt wird zwischen Th 12 und L 3 median geführt. Bei vorgeschädigten Haut- und Weichteilverhältnissen empfiehlt sich die paravertebrale, leicht bogenförmige Inzision. Nach Inzision der Faszie können die Muskeln abgelöst, zur Seite abgedrängt und die Dornfortsätze L 1 und L 2 abgetragen werden. Die Laminektomie schließt sich an. Die Dura wird längs inzidiert und durch Nähte hochgezogen, so daß das Kaudagebiet gut zu übersehen ist. Danach erfolgt die exakte Höhenbestimmung des Conus medullaris, vor allem in seinen untersten Ausläufen. Der Zug am Mark sollte so gering wie möglich gehalten werden. Es kann daher für diesen Schritt die optische Vergrößerung mit Hilfe des Mikroskops von Vorteil sein.

Im nächsten Operationsschritt lassen sich dann die Kaudafasern auf einer untergeschobenen gebogenen Myrthenblattsonde mit einem scharfen Messer durchtrennen. Der Abstand zum Konus beträgt 1–1,5 cm. Blutungen können nur aus kleinen, die Fasern begleitenden Gefäßen auftreten; sie stehen nach Betupfen mit Wasserstoffperoxid, nur selten ist die bipolare Koagulation nötig. Die abschließende Inspektion muß mit absoluter Sicherheit bestätigen, daß keine Faser undurchtrennt geblieben ist.

Danach können Dura, Muskulatur und Haut wieder verschlossen werden. Wegen der lokalen Minderdurchblutung und der potentiell größeren Infektionsgefährdung der querschnittgelähmten Patienten ist auf das Vermeiden von Hämatomen oder intramuskulären Hohlräumen sowie auf eine exakte Hautnaht besonderer Wert zu legen. Eine Saugdrainage wird sich meist umgehen lassen.

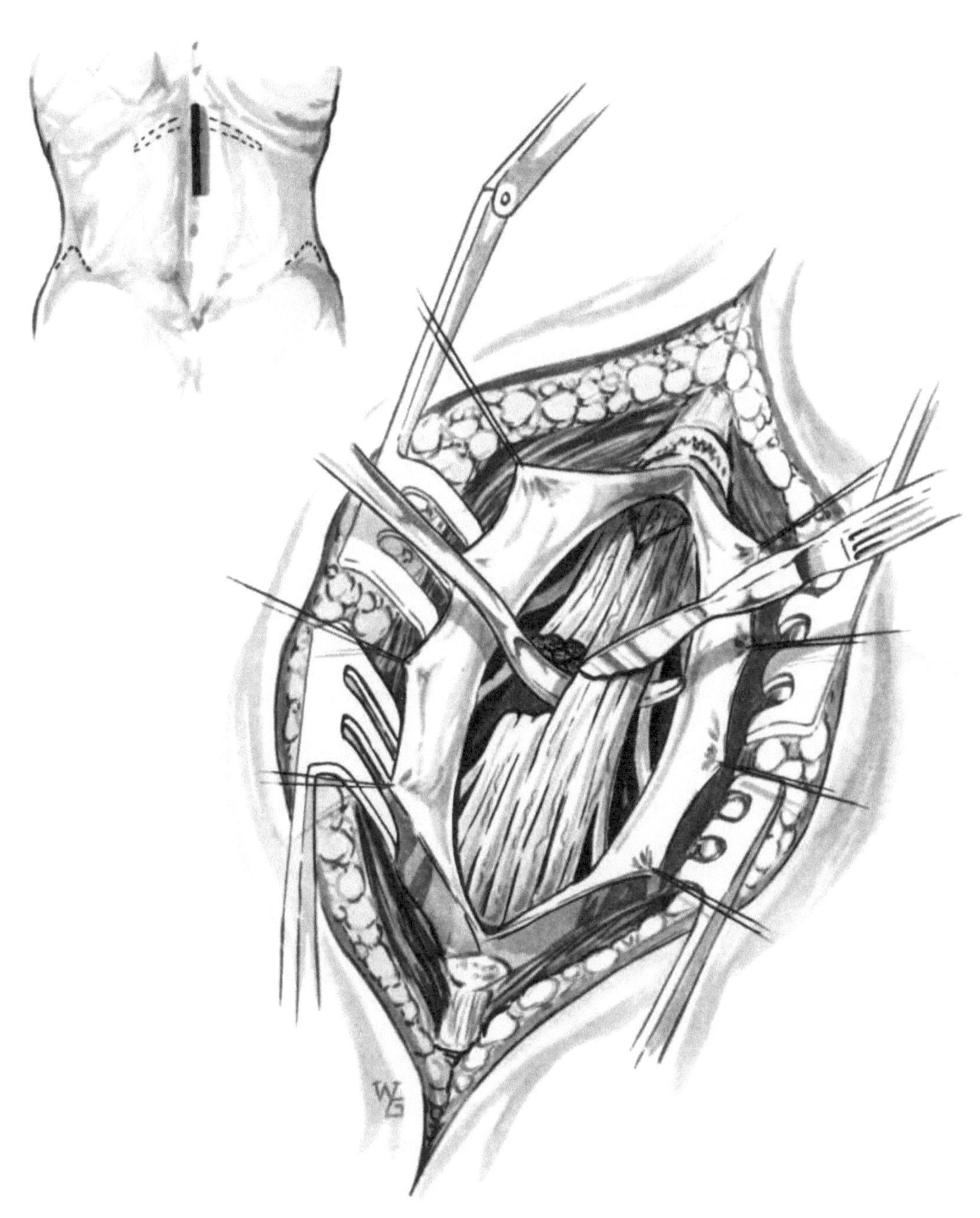

Blockade des Ganglion stellatum

Die zervikale Grenzstrangblockade ist ein Standardeingriff. Über den zu wählenden Zugangsweg bestehen unterschiedliche Meinungen. Französische Zentren bevorzugen die seitlich-horizontale Punktion (*a* links), bei der die 9–10 cm lange Nadel zwei Querfinger oberhalb der Klavikel am äußeren Kopfnickerrand eingestochen und bis auf die Seitenfläche des 1. Brustwirbels geführt wird (nach *Leriche-Fontaine*). Einige amerikanische Autoren punktieren von hinten, während sich in unserem Sprachraum die Punktion von vorn (nach *Herget*) durchgesetzt hat. Sie wird im folgenden dargestellt. Ihr Ziel ist die vorübergehende Lähmung des zervikalen Sympathikus durch örtliche Umspritzung mit Lokalanästhetika. Anatomischer Zielpunkt ist die Stelle des engen Kontakts zwischen Halssympathikus und Halsgefäßen einerseits und 1. Brustwirbel sowie dem Köpfchen der 1. Rippe andererseits (*b*). Die Gefäßpunktion ist zu vermeiden, der Knochenkontakt aber zu erreichen.

Sehr wichtig ist die richtige Lagerung des Patienten. Er wird auf einer festen Unterlage mit nach hinten abgebogenem Kopf gelagert; unter den Nacken kommt eine feste Rolle, bzw. das Kopfteil des Untersuchungstisches wird nach unten geklappt. Mit dem Zeigefinger der Gegenhand wird nach dem Karotispuls getastet. Danach kann der Einstichpunkt markiert werden: Mitte der Strecke zwischen Unterrand des Krikoidknorpels und Oberrand des Sternums in der Inzisur und hiervon lotrecht nach lateral bis zum Rand des Kopfnickers (*a*). Nach Hautdesinfektion wird die 8–10 cm lange und nicht zu dünne Kanüle senkrecht zum Hautniveau eingestochen und langsam in die Tiefe geschoben (*c*). Die Gefäße sind nach lateral verdrängt, die Wirbelsäule ist tastbar. In 5–6 cm Tiefe erreicht man den knöchernen Widerstand des Köpfchens der 1. Rippe, bei schlanken Patienten kann dies schon eher der Fall sein. Fehlt der knöcherne Widerstand, so wird mit geänderter Nadelrichtung erneut punktiert. Vom Rippenköpfchen geht man 2–3 mm zurück, prüft durch sorgfältige Aspiration die Nadellage außerhalb von Gefäßen oder Liquorraum und injiziert dann 20 ml Lokalanästhetikum (Prokain 1%) ohne Adrenalinzusatz, und zwar langsam. Die Kanüle wird entfernt und der Patientenkopf in entspannte Stellung gebracht. Danach wird auf das bei richtiger Nadellage auftretende *Horner*sche Syndrom und subjektive Wärmeangaben des Patienten sowie Hautrötungen untersucht.

Komplikationen sind beim Erfahrenen sehr selten. Lokale Infektionen sind durch steriles Arbeiten zu vermeiden, Punktionen von Gefäßen oder Liquorraum durch sorgfältiges Aspirieren auszuschließen. Bedrohliche Symptome entstehen, wenn das Lokalanästhetikum doch in eine Halsarterie eindringt; die Injektion wird sofort abgebrochen, und Steroide werden gegeben. Eine Umspülung des Halsmarks mit dem Lokalanästhetikum würde eine hohe Querschnittssymptomatik mit Atemdepression bedeuten. Sehr selten kommt es zum Pneumothorax, wobei sowohl direkte Pleuraverletzungen als auch reflektorische Mechanismen mit gegenseitigem Pneumothorax eintreten können. Im gleichen Arbeitsgang wird nie die doppelseitige Blockade vorgenommen.

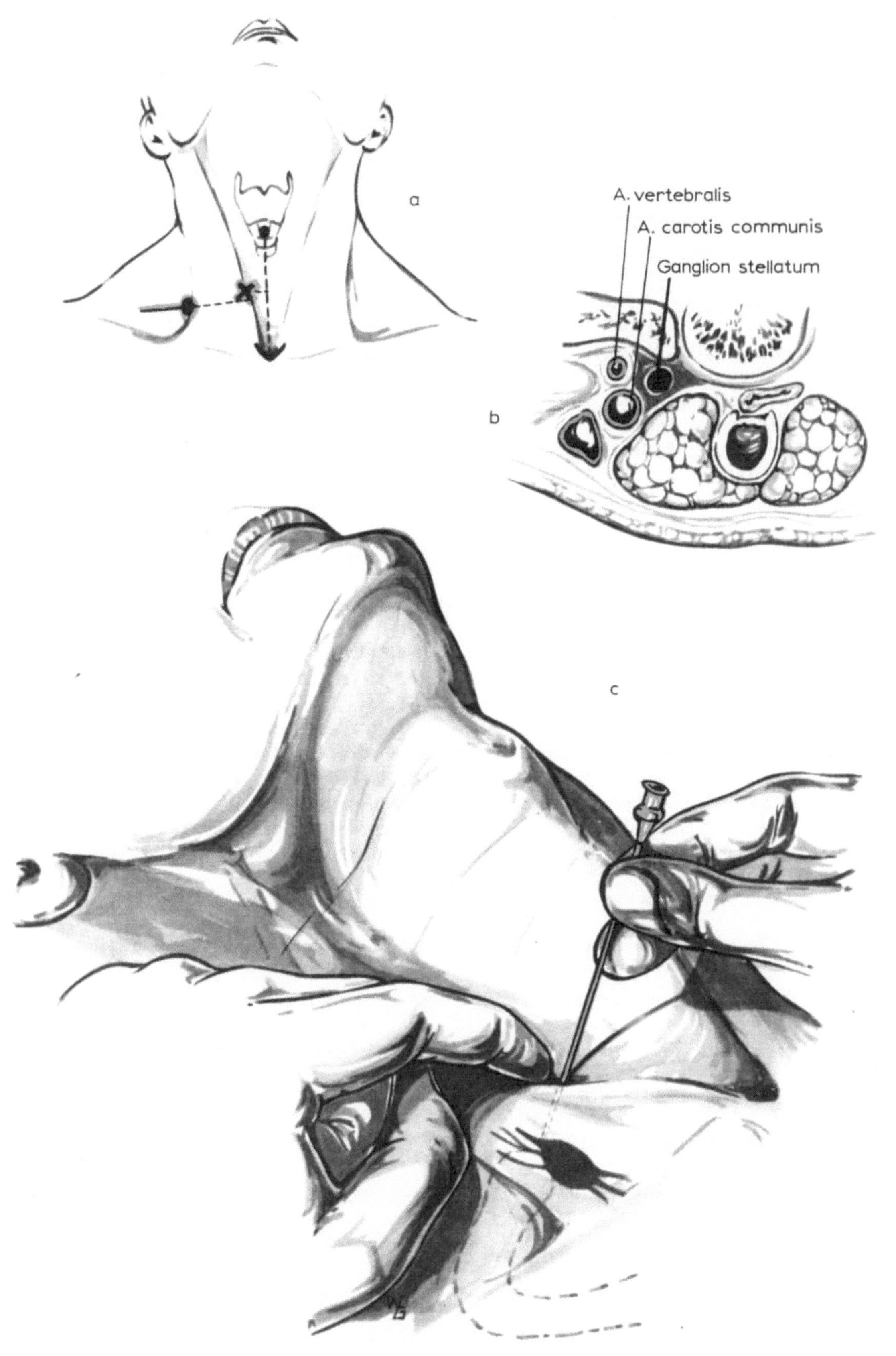
a
A. vertebralis
A. carotis communis
Ganglion stellatum
b
c

Zervikale Sympathektomie

Indikationen für Exstirpationen im zervikalen Grenzstrang sind begrenzt. Zu nennen sind die Kausalgie, der Morbus *Raynaud* und die Hyperhidrose sowie einige Durchblutungsstörungen. Operatives Ziel ist die engumgrenzte Resektion am zervikalen Grenzstrang.

Der Hautschnitt verläuft über der Mitte oder am Hinterrand des Kopfnickermuskels, ist 8 bis 10 cm lang und endet kaudal am Unterrand der Klavikel *(rechts)*. Damit wird der Zugang zum seitlichen Halsdreieck möglich. Im nächsten Schritt ist das Platysma in Längsrichtung zu trennen und sind die zarten Verbindungen des Kopfnickers mit seiner Umgebung zu lösen. Der Muskel wird nach vorn herumgezogen. Es kann auch zwischen den beiden Teilen des Muskels eingegangen werden. Der darunterliegende querverlaufende M. omohyoideus wird nach oben abgedrängt oder, falls nötig, durchtrennt. In vorsichtigen Schritten erfolgt die weitere stumpfe Präparation. Am unteren Wundpol kommen die Subklaviagefäße ins Gesichtsfeld *(unten)*. Aus der schließlich gut zu übersehenden Subklavia gehen die A. vertebralis und der Truncus thyreocervicalis nach kranial ab. Die Vertebralis stellt die Leitschiene zum Aufsuchen des zervikalen Sympathikus. Der Truncus thyreocervicalis überlagert das Operationsgebiet und läßt sich meist erst nach Ligatur und Durchtrennung der kaudalen Schilddrüsenarterie verlagern. Mitunter muß auch der M. scalenus anterior nach lateral aus dem Operationsgebiet gezogen werden, wobei speziell auf den N. phrenicus zu achten ist. Danach besteht Übersicht über die A. vertebralis. Zum Teil um sie und zum Teil auch unter ihr sind die Auftreibungen des zervikalen Grenzstrangs sichtbar. Sie können von unterschiedlicher Zahl und Größe sein, so daß die Orientierung nicht immer leichtfällt. Ein eigentliches Sternganglion kann durchaus fehlen. Die Entscheidung über das Ausmaß der anzuschließenden Resektion des Sympathikusgewebes wird unterschiedlich gehandhabt. Während einige Autoren alles erreichbare Grenzstranggewebe entfernen, also so radikal wie möglich sind, bevorzugen wir die Entfernung des unteren Teils des Ganglion stellatum und des anschließenden 2. Thorakalganglions, um das *Horner*sche Syndrom möglichst zu vermeiden.

Die Präparation kann insbesondere bei vorangegangenen Injektionsserien schwierig und anatomisch unübersichtlich werden. Es sind dann sowohl Verziehungen der benachbarten Gebilde als auch regelrechte Narbenplatten und -bezirke zu sehen. Man tut in Anbetracht der unmittelbaren Nachbarschaft von Zervikalnerven, des Phrenikus, der Vertebralis sowie der Karotis, gut daran, seine Präparationen auf ein geringeres Maß zu beschränken. Der Schaden übersteigt sonst den Therapieeffekt bei weitem.

In Anbetracht der Tiefe des Operationsfeldes empfiehlt sich des öfteren das Einlegen einer *Redon*-Drainage für 24–36 Stunden. Der eigentliche Wundverschluß geschieht in Schichten, wobei weder der durchtrennte M. omohyoideus noch das Platysma vernäht zu werden brauchen.

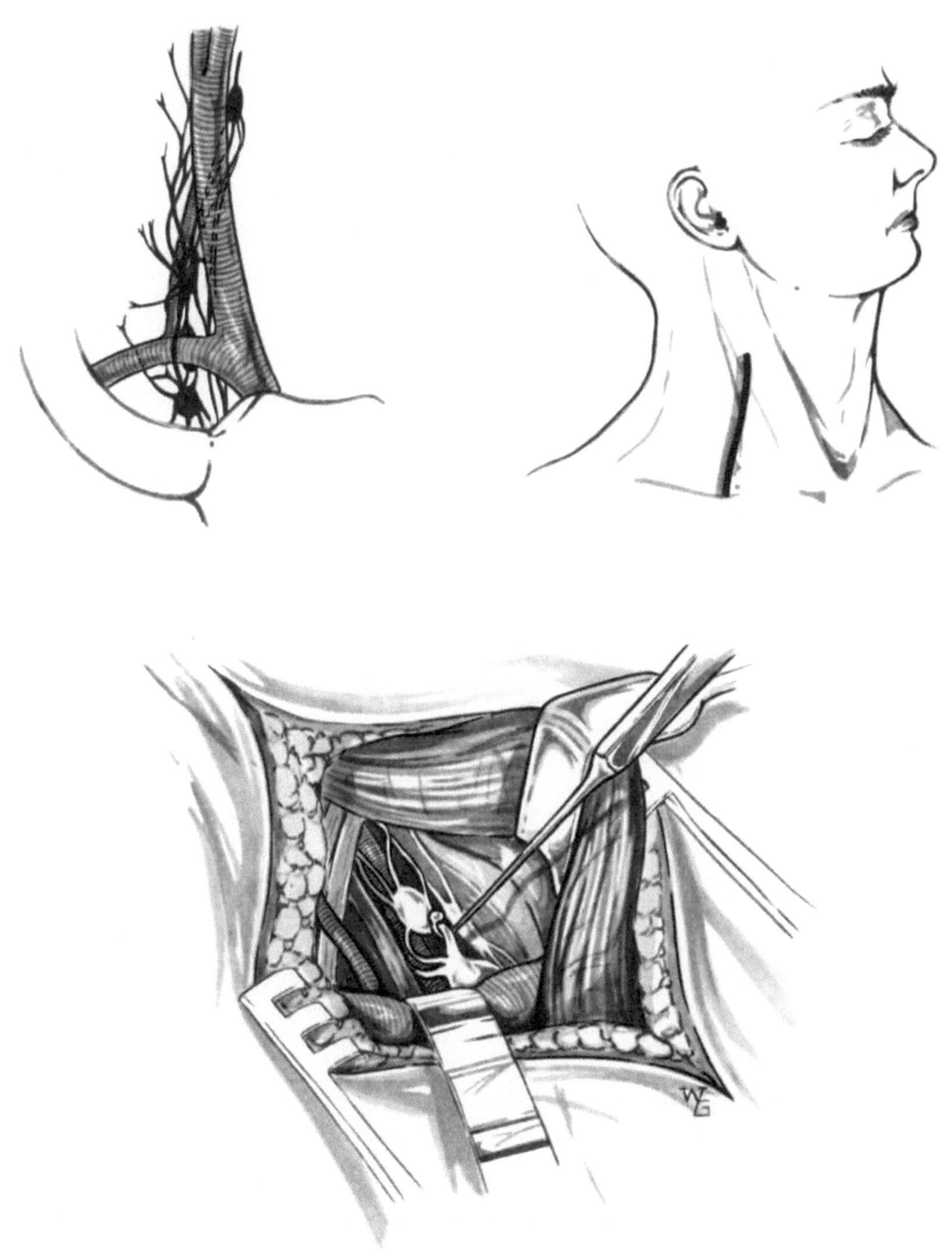

Thorakale Sympathektomie

Der Zugang zum thorakalen Grenzstrang kann in üblicher operativer Art oder mit Hilfe der Endoskopie erfolgen. Letzteres ist ein Spezialverfahren, das der Thoraxchirurg einsetzt. Verschwartungen der Pleura können den Einsatz dieser sehr schonenden Methode vereiteln. Bei den nichtendoskopischen Operationen benutzt man eine kleinere Rippenresektion, um an den Grenzstrang heranzukommen. Nach dem Öffnen des Mediastinums von hinten werden die Thorakalganglien 1–3 reseziert. Indikationen sind bestimmte Durchblutungsstörungen, Armkausalgien und die Hyperhidrose.

Der Patient kann sitzend oder auf dem Bauch gelagert werden. Die Hautinzision *(oben)* beginnt in Höhe des 6. Halswirbelkörpers und reicht bis zum 3.–4. Brustwirbeldornfortsatz; sie kann median oder für das einseitige Vorgehen paramedian gelegt werden. Nach Fasziendurchtrennung sind die Muskelansätze abzulösen und die Rückenstrecker nach lateral zu drängen. Der Wundsperrer hat auf der medianen Seite scharfe Zinken, um einen festen Halt zu gewährleisten. Die Querfortsätze des 2. und 3. Brustwirbels werden abgeknabbert und das Periost über den beiden Rippen auf 6–7 cm Länge inzidiert. Mit dem Rippenraspatorium erfolgt die sorgfältige Ablösung der Weichteile *(Mitte)* und die anschließende Resektion 4–5 cm langer Rippenstücke. Dabei kann von medial nach lateral oder umgekehrt vorgegangen werden.

Die Identifizierung des Grenzstrangs bedarf einer exakten Präparation des lockeren Gewebes, das die hinteren Mediastinalanteile umhüllt. Man richtet sich nach der Seitenfläche der Wirbel und nach der Pleura; in dem Winkel pflegt der Grenzstrang zu verlaufen, überkreuzt von den Interkostalnerven und -gefäßen. Letztere bilden die zweite Orientierungsmöglichkeit.

Mit einem feinen Nervenhäkchen lassen sich die Anteile des Sympathikus darstellen *(unten)*. Insbesondere das Einmünden der prä- und postganglionären Fasern jeder Wirbelhöhe wird deutlich. Die Durchtrennung des Sympathikus erfolgt auf jeden Fall erst nach sicherer Differenzierung der zugehörigen Interkostalgebilde. Mit feinen Scheren werden die Verbindungsfasern gekappt und allmählich eine nach unten gerichtete stückchenweise Resektion des Grenzstrangs angeschlossen. Zur Dokumentation und im Sinne der Rezidivverhinderung können an das obere und das untere Resektionsende Klipps angesetzt werden. Auch ein Vernähen des Resektionsstumpfes in die umgebende Muskulatur wird als Rezidivschutz angesehen. Mit der Verwendung der optischen Vergrößerung erleichtert man sich die Identifikation der einzelnen Gebilde in Höhe der Spinalwurzeln deutlich. Die Verwendung feiner Instrumente ist sehr zu empfehlen.

Beim schichtweisen Wundverschluß achtet man besonders auf eine gute Adaptierung der Muskeln gegen die knöcherne Mittellinie. Gegen Ende der Operation muß überprüft werden, ob es nicht zu einer unbemerkten Eröffnung der Pleura gekommen ist. Sollte dies der Fall sein, so macht sich die Drainagebehandlung des Pneumothorax erforderlich.

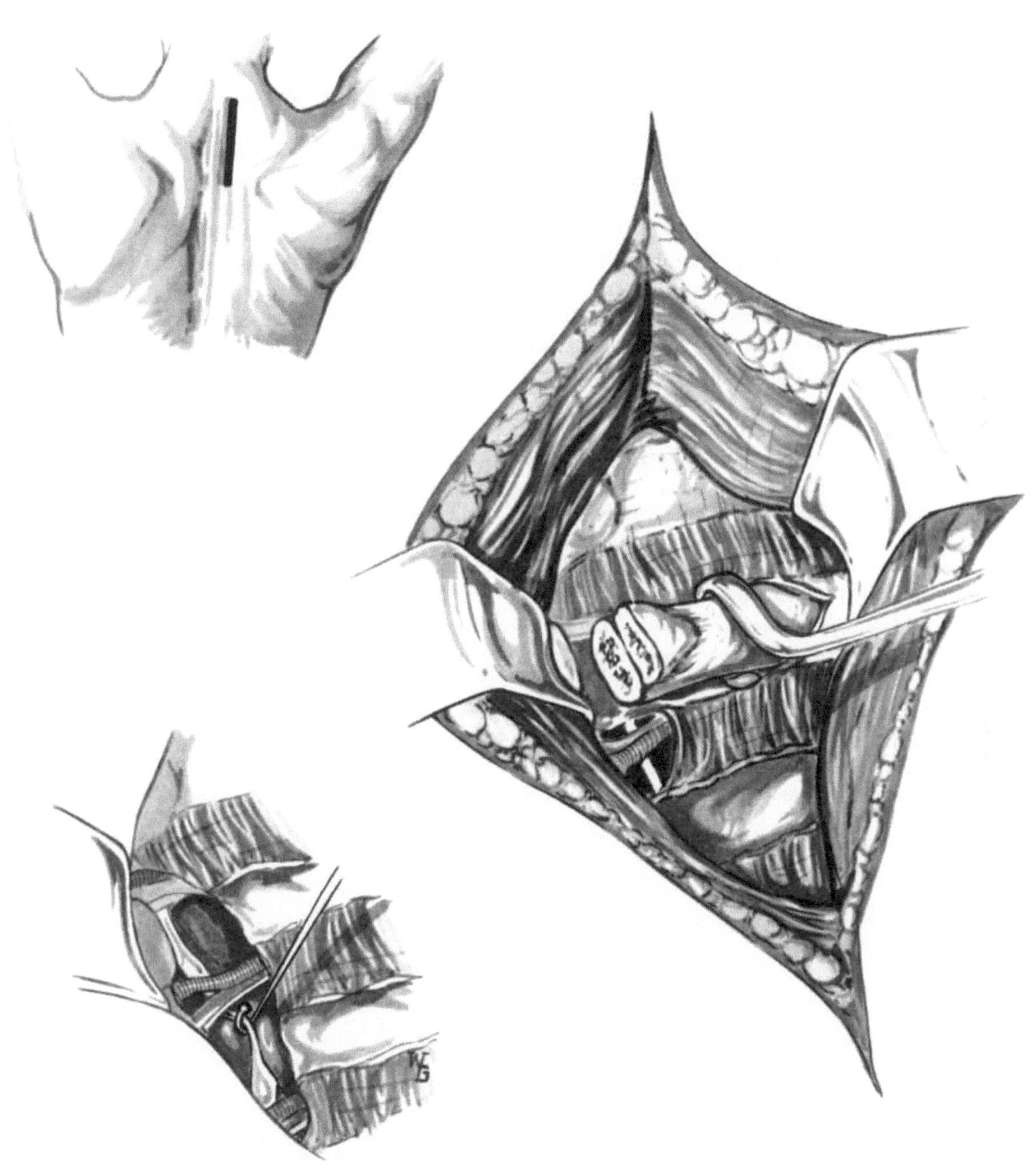

Blockade des lumbalen Grenzstrangs

Auch für den lumbalen Grenzstrang sind bewährte Blockademethoden seit langem bekannt. Sie dienen der vorübergehenden Lähmung des lumbalen Sympathikus durch Injektion eines Lokalanästhetikums. Der angepeilte Grenzstrang befindet sich nahe der vorderen Seitenkante der Lendenwirbel und wird zweckmäßig mit Hilfe dieses Knochenkontaktes aufgesucht *(Mitte)*. Dabei ist eine direkt von hinten kommende Punktion wegen der anatomischen Konstruktion des Wirbels nicht möglich. Der Winkel, unter dem eingestochen wird, muß die Querfortsätze umgehen. Die Einstichstelle liegt folgerichtig 6–7 cm neben der Rückenmitte *(Mitte)* in Höhe des 2. Lendenwirbels *(oben)*. Der Patient wird auf dem Bauch gelagert. Die Unterlage muß hart sein, ein federndes Bett ist ungeeignet. Nach Hautdesinfektion wird die Injektionsstelle markiert und durch ein kleines Depot anästhesiert. Die 10–12 cm lange und nicht zu dünne Nadel sticht man in einem Winkel von 45 Grad zur Rückenauflageebene ein und führt sie bis zum Knochenkontakt, der in 7–8 cm erscheinen muß. Der Einstichwinkel richtet sich also nicht nach der Hautebene an der Punktionsstelle, da sich sonst die individuellen und zum Teil sehr ausgeprägten Differenzen in Breite und Profil des Rückens auswirken. Nachdem die tastend vorgeschobene Nadelspitze den Knochen erreicht hat, tastet man sich noch einige Millimeter nach vorn, bis der Knochenkontakt aufhört *(unten)*. Danach wird sorgfältig auf Blut und Liquor aspiriert. Bei negativer Aspirationsprobe werden 30 ml Prokain 1%ig injiziert, die Nadel entfernt und der Patient bequemer gelagert. Adrenalin wird dem Anästhetikum nicht zugesetzt. Die Beurteilung des positiven Blockadeeffekts kann sich zum Teil auf Rötung und Erwärmung peripherer Gefäßbezirke stützen, im wesentlichen jedoch auf die Angaben des Patienten über Wärmegefühle.

Doppelseitige Ausschaltungen in einem Arbeitsgang sind möglich.

Sollte eine Bauchlagerung aus allgemeinen oder lokalen Gründen nicht möglich sein, so kann der Erfahrene auch in Patientenseitenlage punktieren; die Orientierung ist aber nicht so sicher wie bei der Bauchlage.

Komplikationen werden bei Punktionen der großen Gefäße beschrieben; durch sorgfältige Aspirationsproben sind sie aber in sehr engen Grenzen zu halten. Auch die Punktion des Liquorraums ist bei dieser Vorprobe ein sehr seltenes Ereignis. Nach Korrektur der Nadelspitze kann dann doch injiziert werden. Verletzungen von Ureter oder intraperitonealen Strukturen sind nur bei völligem Abweichen von der vorgeschriebenen Punktionsrichtung auf die Wirbelsäule denkbar, sollten also ausgeschlossen sein. Schließlich sind gelegentlich Kanülenbrüche durch plötzliche Bewegungen des Patienten vorgekommen. Die abgebrochenen Teile müssen operativ entfernt werden, um die mitunter sehr ausgedehnten Wanderungen dieser Kanülenstücke zu vermeiden. Das Auffinden derartiger Bruchstücke in der kräftigen Rückenmuskulatur kann erhebliche Schwierigkeiten bereiten.

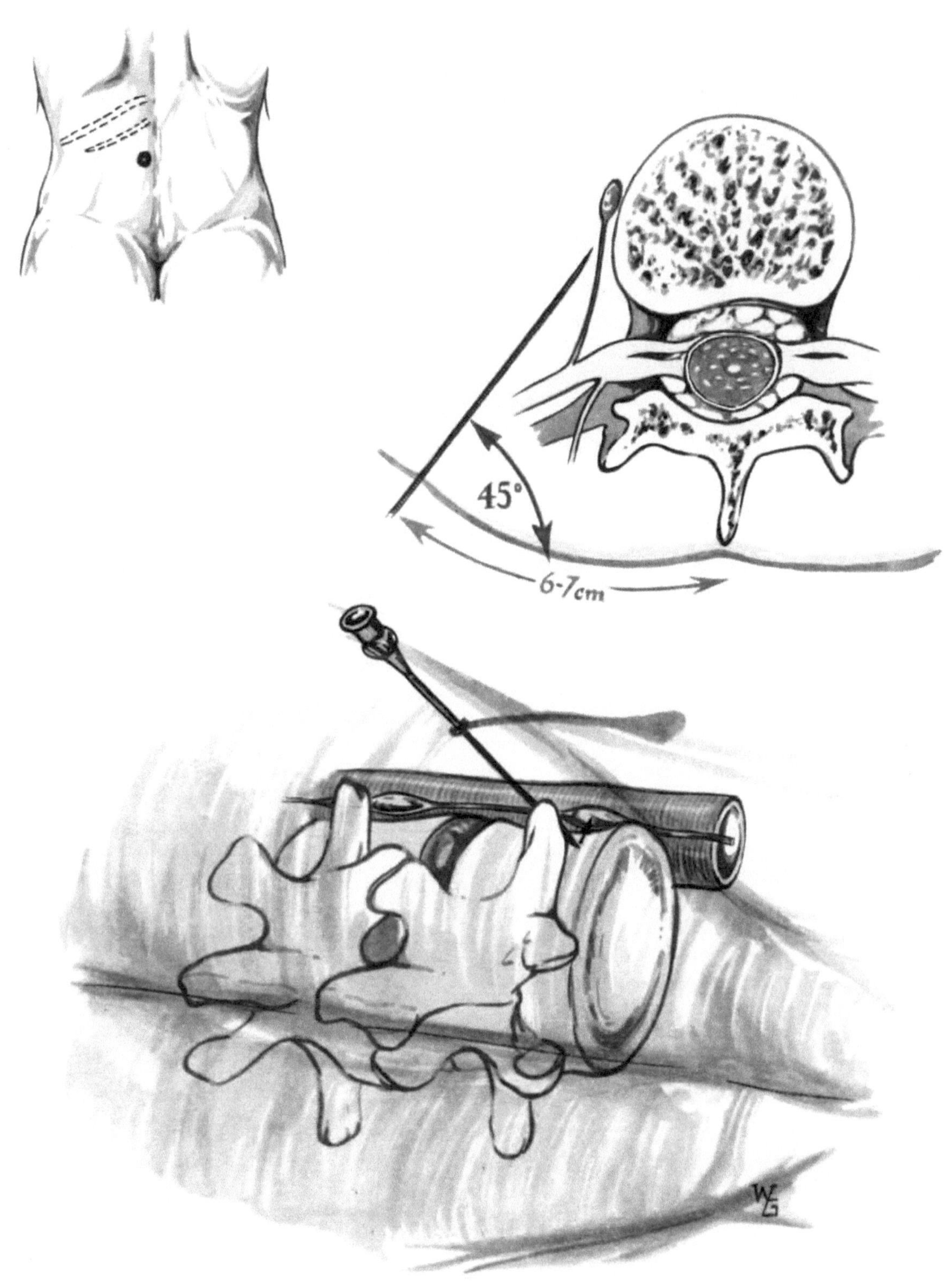
45°
6-7cm

Lumbale Sympathektomie

Die derzeit nur noch selten eingesetzte Operation hat Indikationen bei Kausalgien und rekonstruktiv nicht behandelbaren peripheren Durchblutungsstörungen. Der Grenzstrang ist extraperitoneal freizulegen, und die Ganglien 2–5 sind zu resezieren. Man beginnt mit einem nicht zu kurzen Pararektalschnitt *(oben)*. Die den M. rectus versorgenden Gefäße werden einzeln verschlossen. Der Peritonealsack ist mit der Hand und großen Präpariertupfern zur Seite zu schieben, um einen Zugang zwischen der inneren Bauchwand und dem Peritoneum herzustellen. In der ersten Phase sollte man die unteren Peritonealbezirke, also den zum kleinen Becken gerichteten Teil, abschieben, da hier die Verbindungen deutlich lockerer sind. Nach dem Abschieben wird der Raumgewinn durch das Einlegen von Bauchtüchern und darübergesetzte breite Spatel gesichert *(Mitte)*. Beim Abschieben an der Bauchraumhinterwand sollte besonders auf die Vasa spermatica geachtet werden, die eine enge Beziehung zum M. psoas und zum Ureter haben. Hier müssen Verletzungen unbedingt vermieden werden. Ist es dagegen zu einer Eröffnung des Peritoneums gekommen, so repariert eine fortlaufende Naht den Schaden gewöhnlich schnell. Die Phase des langsamen Abschiebens des Peritonealsacks endet erst nach dem Erreichen der lateralen Wirbelsäulenkante. Leitgebilde sind der 3. Lendenwirbelkörper und die Teilungsstelle der Iliakalgefäße. Je nach der freigelegten Seite sind die Aorta (links) oder die V. cava inferior (rechts) etwas aus ihrer Lage zu verdrängen, um klare Übersicht zu erhalten.

Im nächsten Schritt wird mit feinen Präpariertupfern eine Identifizierung der paravertebralen Gebilde vorgenommen. Die nicht selten prall gefüllten Vv. lumbales *(unten)* stellen das Leitgebilde, können aber auch durch erhebliche Blutungen zur Verzögerung des operativen Ablaufs beitragen. Die Elektrokoagulation erfolgt mit dem Bipolator, um Verletzungen der Nachbarschaft zu vermeiden. Erst wenn das lockere Bindegewebe soweit abgeschoben ist, wie in Abbildung *c* gezeigt wird, kann der Grenzstrang exakt identifiziert werden. Vorher verläßt man sich auf den tastenden Finger, um die deutlich härteren Sympathikusganglien in diesem weichen Gewebe zu lokalisieren. Die wichtigsten Verwechslungsmöglichkeiten bilden der N. genitofemoralis, der 1 cm weiter lateral verläuft, sowie der lumbale Lymphstrang. Letzterer wird vornehmlich durch seine deutlich weichere Konsistenz vom Grenzstrang abgesetzt. Auf Grund der Form und der Farbe kann sich die Unterscheidung unsicher gestalten.

Mit der Resektion der Grenzstrangstrecke zwischen den Lumbalganglien 5–2 schließt der Eingriff ab. Wiederum sollte man sich durch Anwendung der optischen Vergrößerung eine verbesserte Differenzierung der prä- und postganglionären Sympathikusfasern von den Spinalnerven ermöglichen, damit die Radikalität so hoch wie möglich und die Schonung der übrigen Strukturen so groß wie möglich ist. Schwierigkeiten kann die Höhenbestimmung der freigelegten Ganglien machen. Eigentlich bietet nur die Gabelung der großen Gefäße in die Iliakalgefäße einen einigermaßen sicheren lokalen Höhenhinweis. Gelegentlich gelingt auch die tastmäßige Sicherung der untersten Rippe. Das zum jeweiligen Wirbelkörper gehörige Ganglion pflegt an der Wirbeloberkante zu liegen. Die Klippmarkierung der beiden verbliebenen Sympathikusenden dient der postoperativen Dokumentation sowie der Rezidivverhinderung. Die histologische Untersuchung des entfernten Materials sichert die Diagnose des Vorliegens von Sympathikusgewebe.

Der schichtweise Verschluß der Weichteile und der Haut bietet keine Besonderheiten. Eine Drainage entfällt.

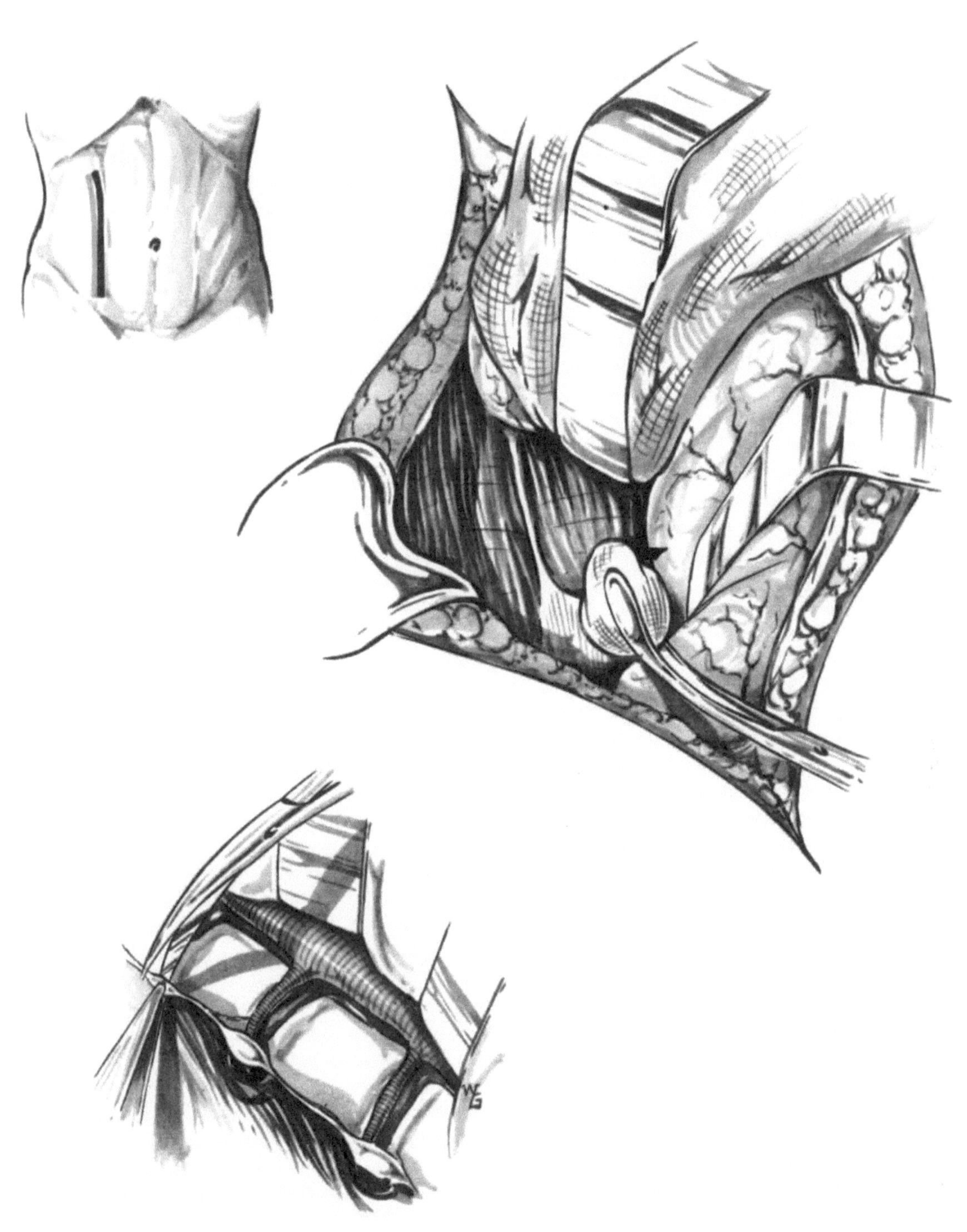

XIV Stereotaktische Operationen

Prinzip der Stereotaxie und das Stereotaxieinstrumentarium nach *Riechert-Wolff-Mundinger*

Mit der Einbeziehung der stereotaktischen Operationsmethoden in den Atlas besteht nicht die Absicht, eine umfassende Schilderung des Verfahrens zu geben. Hierzu bedarf es einer Spezialausbildung. Es soll aber auch der nicht mit der Stereotaxie arbeitende Operateur über Prinzipien und Grundregeln informiert werden. Schließlich existieren einige Verfahren im Rahmen der Schmerzbekämpfung, die stereotaktisch, aber mit weniger aufwendiger Technik arbeiten.

Das allgemeine Grundprinzip der Stereotaxie besteht in der Vorausberechnung von Zielpunkten in der Tiefe des Hirns, die dann mit vorausberechneten Winkeln und genau festgelegter Tiefe durch dünne Sonden ohne Schädigung darüberliegender Strukturen erreichbar werden. Die für diesen Zweck entwickelten Geräte haben unterschiedlichste Konstruktionsprinzipien und arbeiten bei den technisch aufwendigen und daher teuren Modellen mit einer Genauigkeit von $^1/_{10}$ Millimeter. Ein derartiges Gerät wird daher im folgenden geschildert, das Stereotaxiegerät von *Riechert-Wolff-Mundinger*.

Um eine mathematisch exakte Konstruktion in den drei Ebenen des Raums aufbauen zu können, bedarf es der festen Verbindung des Schädels mit einem angeschraubten Basisring, auf dem sowohl die röntgenologischen Messungen als auch die zu führenden Instrumente aufgebaut werden können. Derartige Basisringe (die durchaus auch rechteckig sein können) werden zunächst provisorisch auf dem Nasenrücken und im äußeren Gehörgang befestigt, damit eine ausreichende Rektangularität in beiden Ebenen eingestellt werden kann. Danach wird eine feste Verbindung zwischen Ring und Schädel durch das Einschrauben von vier bis sechs spitzen Dornen hergestellt *(oben)*. Die entsprechenden Gebiete sind vorher durch Lokalanästhesie zu betäuben. Dieses feste System nimmt den eigentlichen Zielbügel, auf dem die Sonde dann geführt wird, auf.

Die mehr oder weniger großen Röntgenverzeichnungen werden mit Hilfe eines in der Mittelebene fixierten exakten Maßstabs eliminiert *(oben)*. Im nächsten Schritt muß für ein rechtwinkliges Verhältnis zwischen dem Grundring und den Röntgenebenen gesorgt werden. Hierzu dienen die optischen Einrichtungen, die am Grundring angebracht werden *(unten)*. Ein Lichtstrahl, der dem Röntgenstrahl parallel verläuft, ermöglicht diese exakte Ausrichtung *(unten)*. Die anschließende Herstellung einer mathematischen Korrelation zwischen dem Zielpunkt und dem Grundring erfolgt auf den Röntgenbildern. Je nach der Lage der Zielgebiete kommen für diese Berechnungen knöcherne Strukturen oder Teile des kontrastgefüllten Ventrikelsystems infrage. Am einfachsten ist die Berechnung der Abstände eines intrakraniellen Metallsplitters von der jeweils zum Röntgenbild senkrechten Mittelachse des Rings. Hier bedarf es nur der späteren Eliminierung der Röntgenverzeichnung und der Einstellung des Stereotaxiegeräts. Selbst nicht schattengebende Zielpunkte müssen mit Hilfe der Lage benachbarter und schattengebender Strukturen ermittelt werden. Fast immer handelt es sich hierbei um das Ventrikelsystem, selten um angiografisch dargestellte Hirngefäße. Die Kontrastfüllung des Ventrikels erfolgt meist mit Luft (SOP oder LP). Gelingt die Ventrikelluftfüllung auf diesem Wege nicht, so wird die angenäherte Lage der Foramina interventricularia berechnet, um eine stereotaktische Punktion des 3. Ventrikels vorzunehmen. Durch einen eingeführten Plastschlauch kann dann ein positives Kontrastmittel eingegeben werden. Auf den erhaltenen Röntgenbildern stellen sich die gewünschten Konturen des 3. Ventrikels dar, begleitet vom Röntgenschatten des Grundrings. Wiederum besteht die Möglichkeit der mathematisch exakten und jederzeit kontrollierbaren Korrelation zwischen Zielgebiet und Grundring.

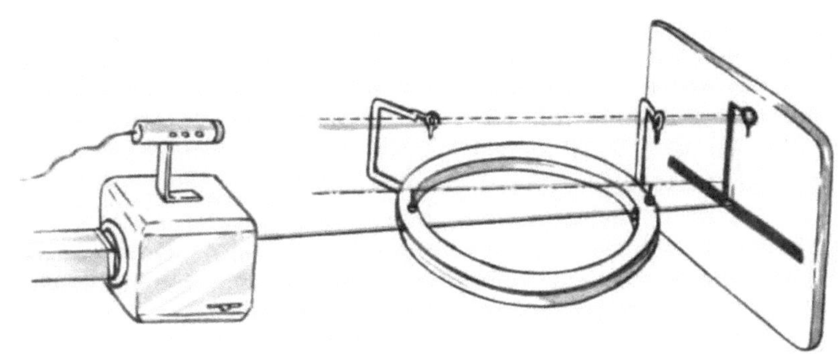

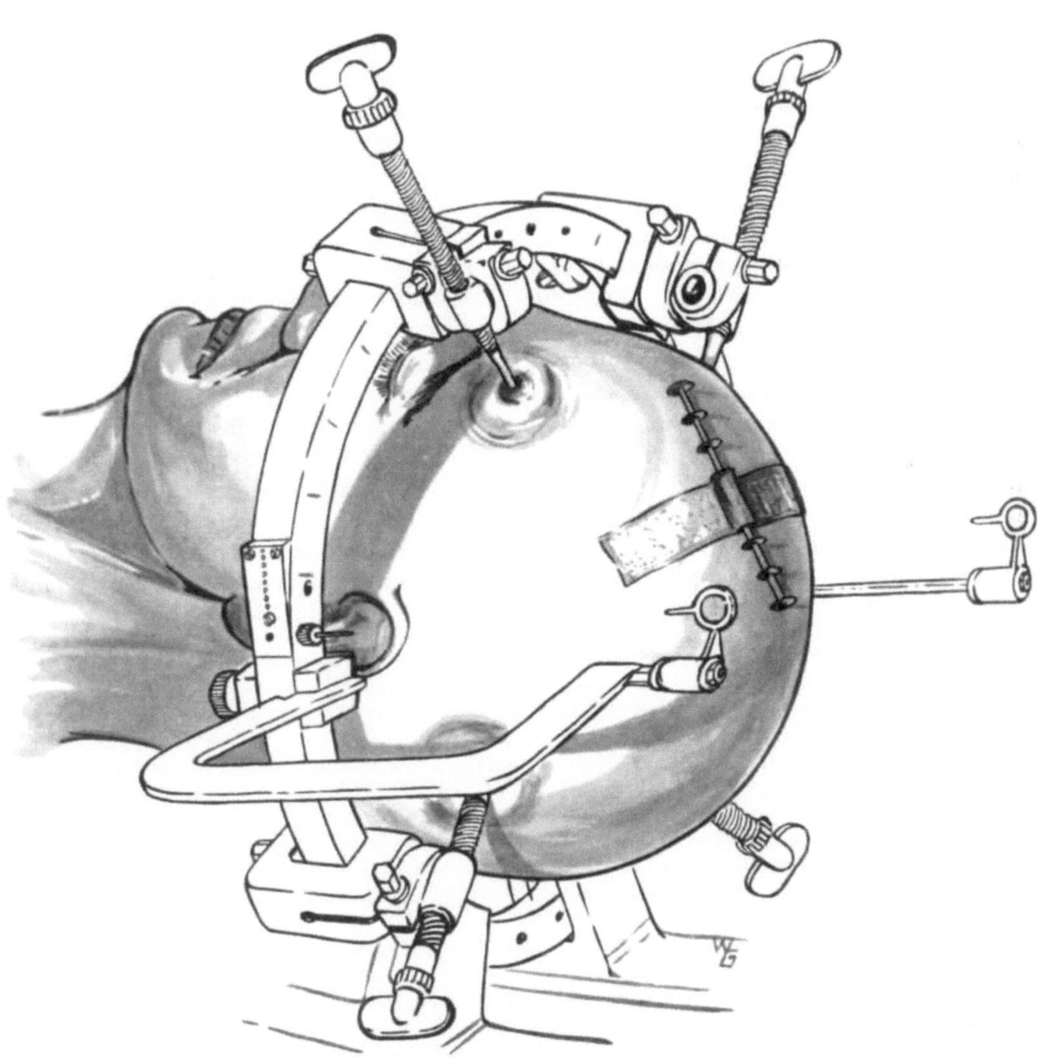

Stereotaktische Operationen bei extrapyramidalen Hyperkinesen

Am Beispiel einer typischen Operationsindikation zur Stereotaxie ist das weitere Vorgehen erläutert: Die stereotaktische Löschung von Tremor und Rigor im Rahmen des *Parkinson*-Syndroms. Anatomische Werke haben für die tiefgelegenen Strukturen des menschlichen Hirns (Beispiele Thalamuskerne, Kleinhirnkerne) genaue Berechnungen über die Abstände der verschiedenen Kerngebiete zum Ventrikelsystem zur Verfügung gestellt. Anhand derartiger Tafeln oder Tabellen läßt sich für das gewünschte Zielgebiet ein Index der Abstände für alle drei Ebenen ablesen.

Um genaue Einstellungen zu bekommen, müssen am Kontrastbild des Ventrikelsystems Fixpunkte festgelegt werden. Praktisch alle Spezialeinrichtungen verwenden hierfür die Commissura posterior. Der vordere Bezugspunkt ist entweder die Commissura anterior oder die Unterkante des Foramen interventriculare *(Monroi)*. Zwischen den beiden Punkten läßt sich eine Linie ziehen, auf der die senkrechte Ebene errichtet werden kann. Für das Vorgehen nach *Riechert-Wolff-Mundinger* nimmt man die Verbindung Foramen *Monroi* – Commissura posterior (FM-CP) (*a*). Die Kreuzung des in der Mitte dieser Linie errichteten Lotes mit der Unterkante des Seitenventrikels ergibt dann die sogenannte Thalamushöhe.

Der entsprechende Wert für die noch ausstehende Frontalebene richtet sich nach der Kontur des 3. Ventrikels; es läßt sich damit die Ventrikelbreite feststellen. Von ihr aus rechnen alle angeschlossenen seitlichen Werte.

Der nächste Schritt bestimmt zunächst einmal die Korrelationen zwischen den beim Patienten gemessenen Grundwerten, also die Abstände FM–CP, Thalamushöhe und Breite des 1.–3. Ventrikels, und den sogenannten Normalwerten, also Messungen an einer Vielzahl nicht oder kaum veränderter Gehirne. Damit wird es möglich, die individuellen Schwankungsbreiten der einzelnen Patienten einzuengen und den Optimalwerten zu nähern. Auf diesen tatsächlichen Werten des jeweiligen Patienten läßt sich nun die dreidimensionale Konstruktion der Zielpunktkoordinaten errichten. Sie wird in das rechtwinklige System des Grundrings eingepaßt, so daß nun die genauen Winkel und die Abstände, unter denen die Sonde in das Gehirn eingeführt werden muß, in bezug zum Grundring festliegen. Diese Winkel können an dem außen am Kopf des Patienten befestigten Grundring direkt eingestellt werden: Die Sondenstrecke liegt fest.

Die plastische Darstellung der Abbildung *b* macht deutlich, daß diese Sondenführung nicht nur auf den Zielpunkt ausgerichtet sein kann, sondern auch die zu durchdringenden darüberliegenden Strukturen zu berücksichtigen hat. Sowohl die innere Kapsel als auch das Ventrikelinnere wird man nicht ohne Not penetrieren. Da bei einigen Operationsindikationen mehr als ein Zielpunkt angepeilt wird, versucht man zwischen diesen Punkten eine Verbindung herzustellen, um auf diese Weise mit nur einem Einstich durch das Hirn auszukommen. Diese Gesichtspunkte sind bestimmend für die Winkelrichtung, unter der in den Schädel eingedrungen wird.

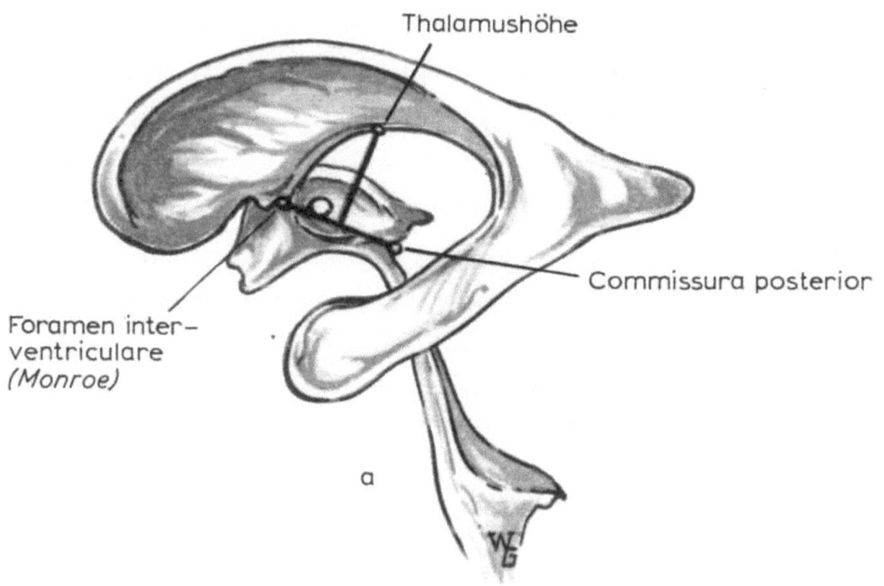
Thalamushöhe
Commissura posterior
Foramen inter-
ventriculare
(Monroe)
a

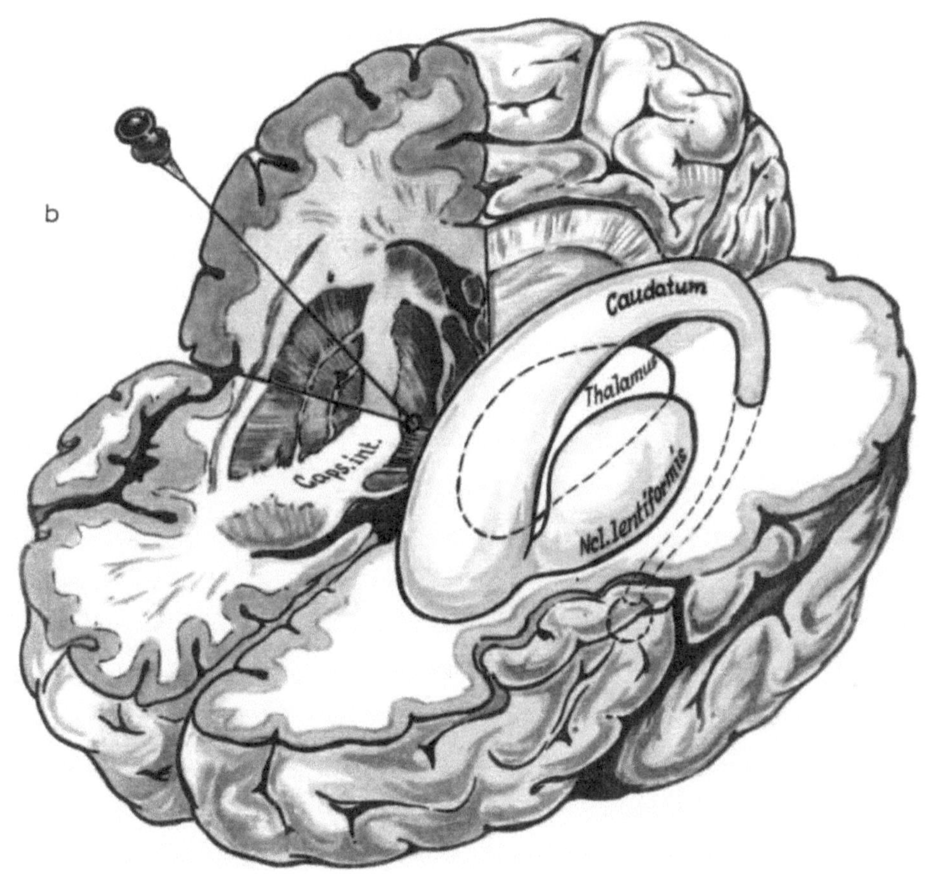
b
Caudatum
Thalamus
Caps. int.
Ncl. lentiformis

Stereotaktische Zielpunktbestimmung

Da der Zielpunkt in seinem Verhältnis zum Grundring berechnet worden ist, können die nächsten Schritte an einem dem Grundring völlig gleichenden sogenannten Phantomring vorgenommen werden. Dies hat den Vorteil, daß eine Reihe von Manipulationen nicht unmittelbar am Patienten stattfindet. Innerhalb des Phantomrings befindet sich ein dreidimensionales System von Meßschiebern, die nach den vorher berechneten Abständen vom Mittelpunkt des Ringes eingestellt werden. Der Zielpunkt ist schließlich innerhalb des Phantomrings eindeutig festgelegt.

Nun kann der halbkreisförmige Zielbügel am Phantomring verschraubt werden. Auf ihm befindet sich eine U-förmige Führung, die nach beiden Seiten verschoben werden kann. Diese Führung trägt die eigentliche Sondenhalterung, die wiederum in der sagittalen Richtung abgewinkelt werden kann. Unter Einhaltung der vorher festgelegten Eindringstelle am Schädel wird nun der simulierte Zielpunkt optisch anvisiert. Danach legt man die Sonde in die Führung ein und bringt sie in Kontakt mit dem simulierten Zielpunkt. Eindringtiefe und alle Winkel liegen somit fest. Der Zielbügel kann abgeschraubt und zum Grundring, der sich am Kopf des Patienten befindet, übertragen werden. Weitere Berechnungen sind nicht mehr nötig.

Am vorher festgelegten Eindringpunkt setzt der Operateur eine örtliche Betäubung von 8 bis 10 ml eines schnellwirkenden Lokalanästhetikums. Anschließend wird die Haut längs inzidiert *(oben)* und durch einen Wundsperrer gespreizt. Nur selten sind zusätzliche Blutstillungen nötig. In die U-förmige Führung auf dem Zielbügel wird ein Bohraggregat eingesetzt, dessen Antrieb pneumatisch oder elektrisch erfolgt *(Mitte)*. Prinzipiell kann natürlich auch mit einem Handbohrer gearbeitet werden. Das apparativ aufwendigere Verfahren der maschinellen Bohrung in der Zielbügelführung gewährleistet aber, daß das Bohrloch exakt mit dem Sondenverlauf übereinstimmt und dadurch sehr klein gehalten werden kann (5–6 mm Durchmesser).

Nach dem Entfernen des Bohraggregats liegt die Dura frei. Mitunter macht sich eine kleine lokale Blutstillung des Knochenkanals mit Hilfe von Wachs nötig. Nach oberflächlicher Koagulation der Dura ist alles für die Einführung der Sonde bereit *(unten)*.

Das geschilderte Vorgehen mit Hilfe eines Phantoms, an dem der Zielpunkt simuliert wird, ist durch den Einsatz der elektronischen Datenverarbeitung zum Teil zu vereinfachen und zu verbessern. Durch große Mengen gespeicherter Daten, die bei stereotaktischen Operationen gewonnen wurden, ergibt sich die Möglichkeit, den Zielpunkt mathematisch zu simulieren. Auf dem gleichen Wege erfolgt dann auch die Festlegung der Winkel und der Eindringtiefe der zu verwendenden Sonde.

Da das Gerät nach *Riechert-Wolff-Mundinger* auch auf derartig genaue Winkeleinstellungen eingerichtet ist, läßt sich mit ihm diese Computermethode ebenfalls durchführen.

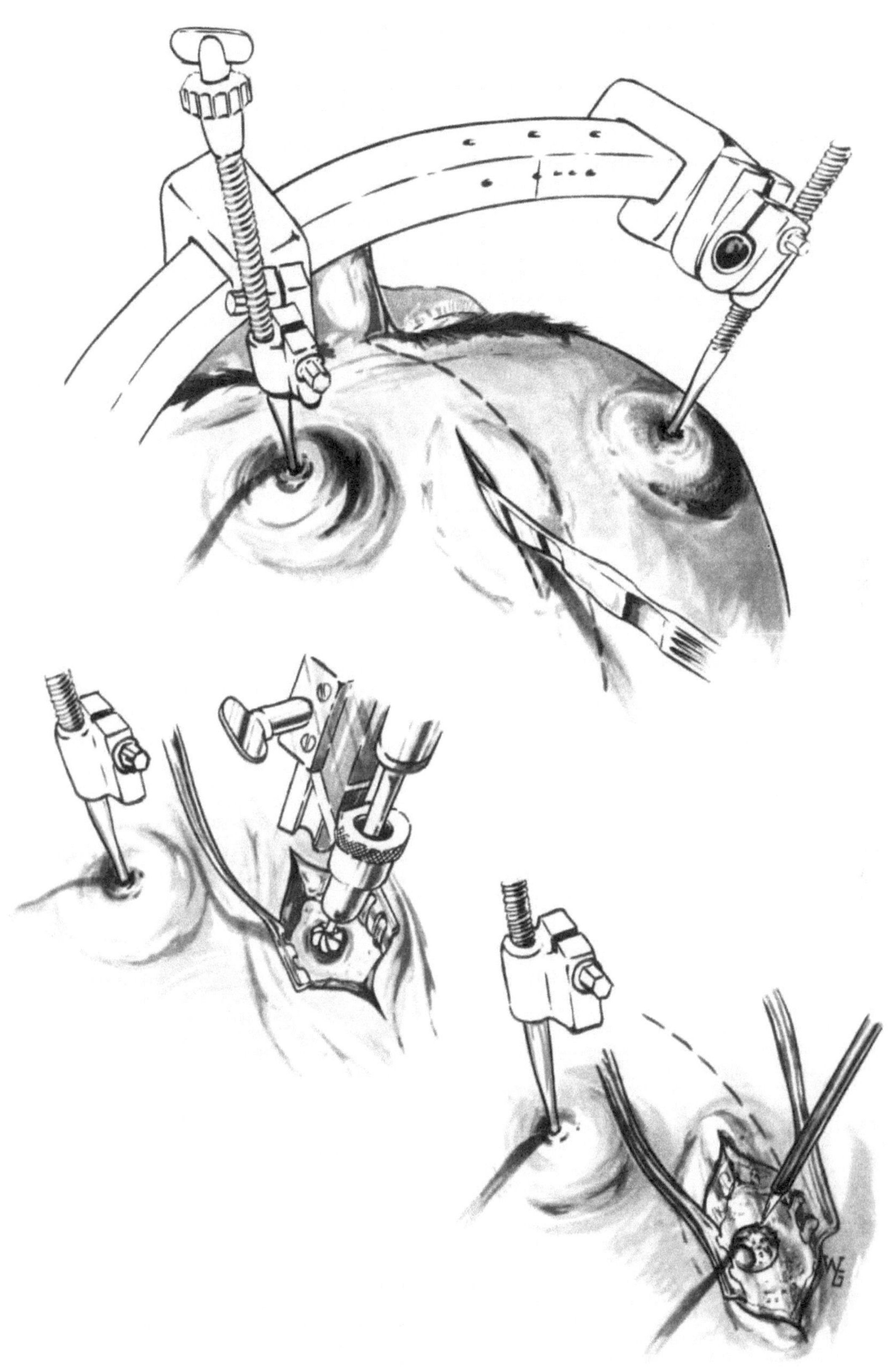

Stimulation und stereotaktische Ausschaltung im Zielpunkt

Mit der Duraperforation durch den hülsengeführten scharfen Trokar beginnt der intrazerebrale Eingriff. Läsionen von Rindengefäßen können bipolare Koagulationen erforderlich machen. Der Trokar wird gegen die Stimulations-Koagulations-Sonde ausgetauscht; sie wird langsam tastend ins Ziel geführt. Durch Röntgenaufnahmen in beiden Ebenen wird die Lage im berechneten Zielpunkt kontrolliert. Nun ist zu entscheiden, ob die anvisierte Struktur auch der tatsächlich gewünschten Kerngegend entspricht. Schließlich gibt es individuelle Schwankungen und pathologische Verschiebungen der intrazerebralen Strukturen. Die Kontrolle erfolgt durch die Beurteilung der Effekte elektrischer Reizungen im Zielgebiet auf motorische, sensible und psychische Funktionen des Kranken. Und hierfür ist der vollwache, also lokalanästhesierte Patient nötig. Eine detaillierte Beschreibung der jeweiligen Reizeffekte kann hier nicht gegeben werden. Sie differieren von Kern zu Kern, aber in Grenzen auch von Patient zu Patient.

Bei Epilepsieoperationen wird auf dem gleichen Wege das Subkortikoelektroenzephalogramm geschrieben. Hierfür kann die speziell präparierte Koagulationssonde verwendet werden; als effektiver erweist sich aber das parallele Einlegen einer Vielfach-Ableitsonde.

Hat die Elektrostimulation den Operateur von der gewünschten Lage der Sondenspitze überzeugt, so werden die Vorbereitungen für die Ausschaltungen im Zielpunkt getroffen. Anderenfalls muß durch Korrekturen der Sondenspitze versucht werden, die Lage zu optimieren; gelingt dies nicht, so muß der Eingriff abgebrochen und zu einem späteren Zeitpunkt wiederholt werden. Eine Gewebedestruktion wird jedenfalls erst nach erwünschtem Stimulationseffekt durchgeführt.

Die Gewebsausschaltung im Zielpunkt gelingt auf verschiedene Weise: Elektrokoagulation, Vereisung, Bestrahlung, Verätzung. Weite Verbreitung haben nur die beiden erstgenannten Methoden erreicht, insbesondere nach Einführung der Temperatursteuerung an der Sondenspitze. Sie gestattet eine allmähliche Härtung des Gewebes, vermeidet damit also die explosionshafte Verschmorung im Zielgebiet, wie sie die ungesteuerte Elektrokoagulation als schwerwiegenden Nachteil aufweist (Gefäßarrosionen).

Die Gewebsdestruktion mit Hilfe der Bestrahlung wirkt entweder von außen oder direkt im Zielpunkt ein. Bei äußeren Strahlenquellen erfolgt die Bündelung der Strahlen im Zielpunkt mit Hilfe der Stereotaxie; bei internen Bestrahlungen wird die Strahlenquelle in Form radioaktiver Seeds oder radioaktiv zu ladender Sondenspitzen direkt ins Zielgebiet eingebracht. Die vorausberechnete notwendige Strahlendosis wird durch entsprechende Dimensionierung der Strahlenseeds oder durch die Zeit, die die Strahlensonde im Zielgebiet verbleibt, exakt limitiert.

Nach der erfolgten Ausschaltung im Zielgebiet ist der stereotaktische Eingriff im wesentlichen beendet. Die Sonde wird entfernt, die kleine Inzision vernäht und das Gerät vom Kopf des Patienten abgeschraubt.

Die Schilderung dürfte den apparativen Aufwand verständlich gemacht haben und auch die geringe Belastung für den Patienten erklären.

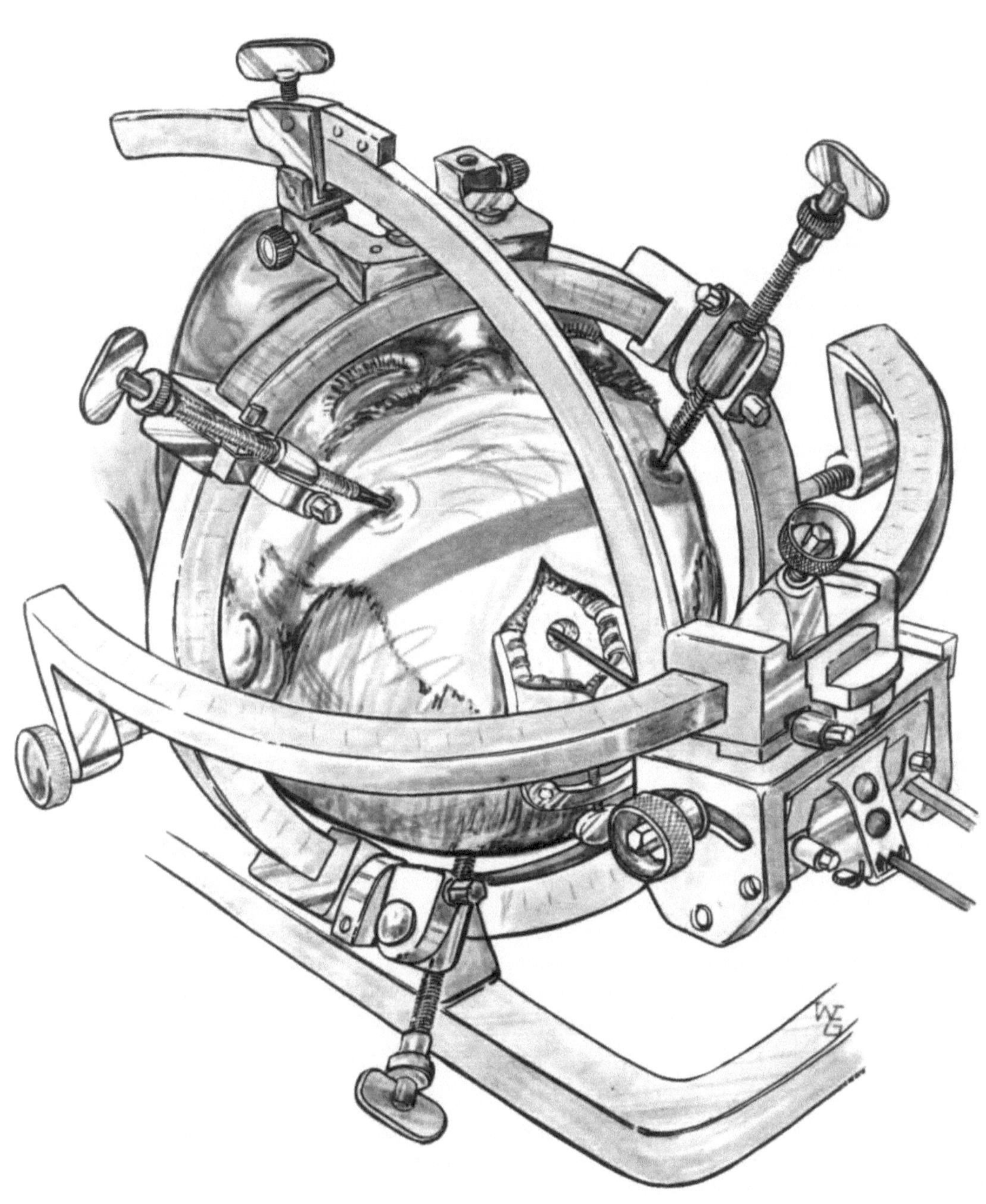

Stereotaktische Operationen bei der Trigeminusneuralgie

Hierbei sind generell drei Zugänge zu unterscheiden: Die perkutane Koagulation des Ganglion semilunare *(Gasser)*, die perkutane Durchtrennung des Tractus spinalis n. trigemini (*a*) sowie die zentrale Ausschaltung an den spezifischen oder unspezifischen Thalamusregionen.

Stereotaktische Koagulationen des Ganglion semilunare: Das jeweils benutzte Stereotaxiegerät wird am Schädel befestigt, möglichst mit scharfen Dornen. Aufgrund der guten Darstellbarkeit benachbarter Knochenstrukturen können aber auch pelottengestützte Geräte verwendet werden. Nach der Methode von *Härtel* soll mit einer ausgesuchten passenden Lumbalkanüle das Foramen ovale erreicht werden. Hierfür werden in den zwei zueinander senkrecht stehenden Ebenen Röntgenaufnahmen gemacht und die Lage des Foramen ovale innerhalb des Stereotaxiegeräts bestimmt. In der Elektrodenführung wird nun nach Lokalanästhesie des Einstichpunkts neben dem Mundwinkel die Kanüle eingeführt und an das Foramen herangebracht. Durch den subjektiven Effekt sowie durch Elektrostimulation läßt sich eine genaue Angabe über die Lage der durch die Kanüle ins Ziel gebrachten Elektrode innerhalb des Ganglion machen. Ist der gewünschte Punkt erreicht, so kann sich die Ausschaltung durch gestufte Elektrokoagulationen anschließen. Intermittierende Gaben eines Kurznarkotikums sind hierbei nötig. Die Elektrokoagulation wird beendet, sobald ein ausreichender Effekt eingetreten ist. Dann können Elektrode und Gerät entfernt werden. Ebenso wie die perkutane Punktion ohne Gerät hat die Methode ihre Anhänger. Man sollte sie bei schwierigen anatomischen Verhältnissen (Basisasymmetrien), nach vorangegangenen Eingriffen in und am Ganglion sowie zum Erlernen der Punktionsmethode nutzen.

Stereotaktische Traktotomie: Hierfür eignen sich einige der bekannten Hirnstereotaxiegeräte ebenso wie einige spezielle Konstruktionen. Die Schwierigkeit liegt in der genügend exakten Bestimmung des Zielpunkts. Hierfür ist die Röntgenkontrastdarstellung der Medullarückseite notwendig. Dazu kann Luft ausreichen; meist kommen jedoch positive Kontrastmittel zum Einsatz. Auf den Bildern wird der Zielpunkt in Korrelation zum sichtbaren Obex gesetzt (*a*). Bei einer eingeführten Methode erfolgt die Medullapunktion 8 mm unterhalb des Obex, geht im schrägen Winkel nach oben (*b*) und schaltet den Traktus in der Ebene 2–3 mm unterhalb des Obex aus (*c*) *(Fox)*. Begleitende Elektrostimulationen sichern das Verfahren.

Stereotaktische Thalamotomien: Prinzipiell können Schmerzstereotaxien an den sensorischen Kernen, an den Kernen des intralaminären Systems sowie an den frontalen Verbindungskernen angreifen. Bei den kortikalen für die Schmerzempfindung zuständigen Kernen handelt es sich vornehmlich um das Ventrokaudalisgebiet (VPI der amerikanischen Nomenklatur). Die Kerne der subkortikalen Schmerzleitung sind hauptsächlich der Nucleus limitans, das Centre médian und die intralaminären Kerne, also Abschnitte der Schmerzgefühlleitung. Mit der Ausschaltung in den frontothalamischen Bahnen wird die Vermittlung des Schmerzerlebnisses unterbrochen, die emotionelle Färbung des Schmerzes entfällt. Wie alle anderen Schmerzoperationen zeigen auch die Kernausschaltungen Rezidive der Schmerzzustände; man kann auf keinen Fall von einem absolut sicheren und rezidivfreien Verfahren sprechen.

Mit der stereotaktischen Methode können Elektrodenspitzen, über die Elektrostimulationen vermittelt werden, gezielt in die ausgewählten Thalamuskerne eingeführt werden. Das weitere Verfahren entspricht dem der S. 532.

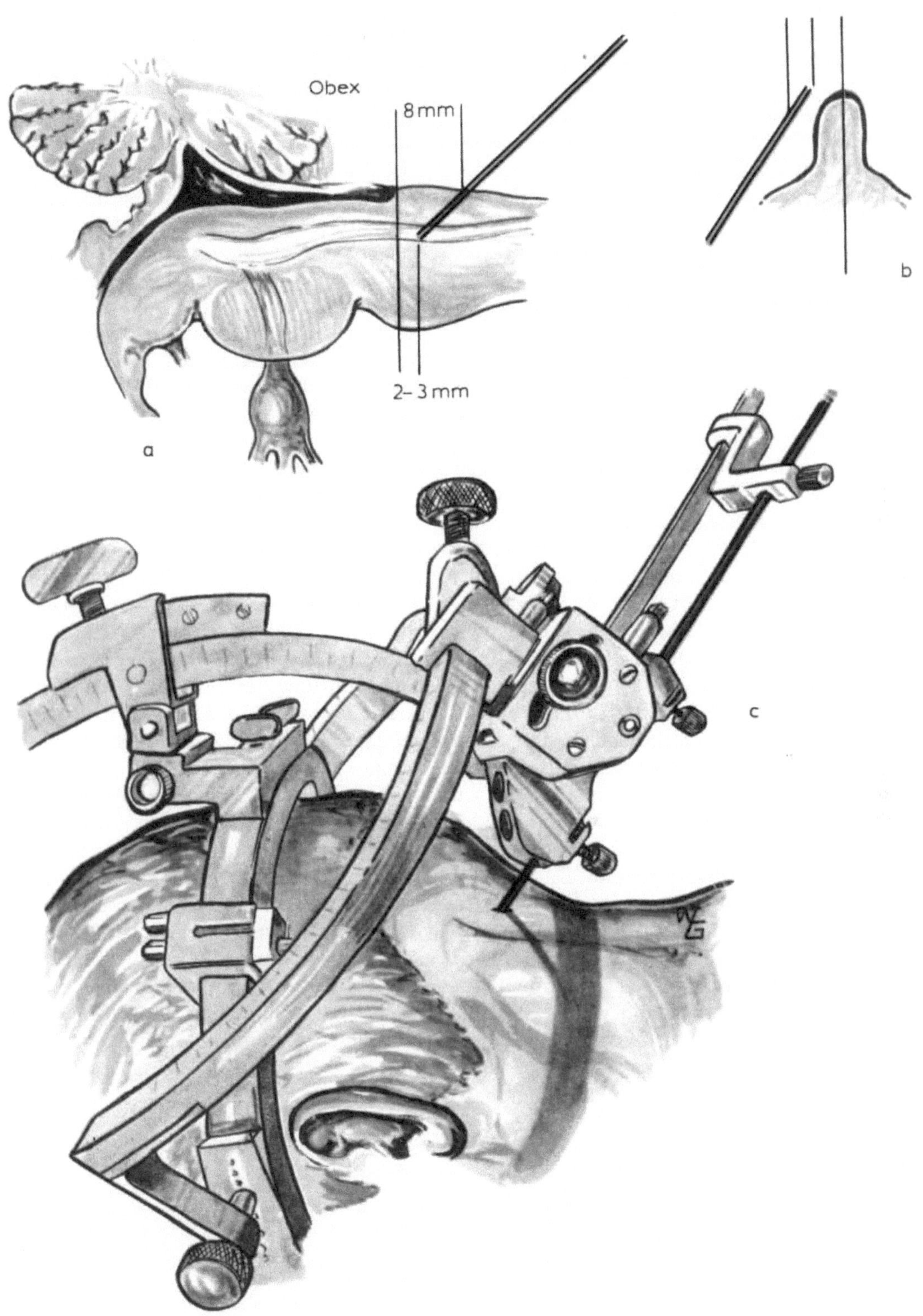

Obex
8 mm
2–3 mm
a
b
c

Perkutane gezielte zervikale Chordotomie

Nach den positiven Ergebnissen der offenen zervikalen Chordotomie (S. 508) wurden auch stereotaktische Verfahren ausgearbeitet, deren Problem die Darstellbarkeit benachbarter Röntgenstrukturen war.

Ziel der Operation ist die Ausschaltung umschriebener Querschnitte des Tractus spinothalamicus im Zervikalmark durch Elektrokoagulation oder Kryotechnik. Notwendig ist ein brauchbares Stimulationsgerät. Die Richtung der einzuführenden Nadel wird von den verschiedenen Zentren unterschiedlich gewählt: von lateral, von hinten sowie von der kontralateralen Vorderseite.

Laterale Technik: Der Kopf des Patienten wird im Stereotaxiering oder in einer Plastmulde befestigt; auch der Körper ist durch Gurte und Heftpflasterstreifen gegen unwillkürliche Bewegungen des nur örtlich betäubten Patienten zu sichern. Alle Röntgenaufnahmen müssen orthograd erfolgen. Auf der dem Schmerz gegenübergelegenen Seite wird 1 cm unter und hinter der Mastoidspitze und 10–11 mm hinter dem Hinterrand des 2. Halswirbelkörpers *(oben)* eingestochen. Im seitlichen Bild geht die Nadel etwas näher dem Dornfortsatz des 2. Halswirbels durch den Interspinalspalt *(Mitte)*. Die Nadel passiert die Dura; der Liquorabfluß wird durch Mandrin oder Zweiwegehahn unterbrochen. Man kann die Nadel sowohl freihändig als auch im Mikromanipulator führen. Exakt ist die Führung im scharf fixierten Stereotaxiegerät. Durch Luft oder positive Kontrastmittel werden Markkontur und Lig. denticulata sichtbar gemacht. Darauf läßt sich der exakte Einstichpunkt in den vorderen seitlichen Markquadranten ablesen. Entscheidend ist die neurophysiologische Kontrolle durch Rheometrie und/oder Elektrostimulation (kontralaterales Temperatur- und Kribbelgefühl bei 50–100 Hz und 0,1–0,25 V). Motorische Effekte dürfen bei exakter Lage nur im gleichseitigen Arm und bei niedrigen Frequenzen sichtbar werden. Einige Autoren arbeiten mit der Ableitung evozierter Potentiale.

Nach Bestätigung der exakten Sondenspitzenlage kann koaguliert werden, wobei die notwendigen elektrischen Parameter bei den Koagulatoren differieren; die Ausschaltungsgröße ist in Vorversuchen mit Hühnereiweiß oder Fleisch zu bestimmen. Beim Patienten wird keine primär festgelegte Koagulationsgröße, sondern ein stufenweises Ausschalten nach dem klinischen Effekt benutzt.

Ventrale Technik: Weder in der Vorbereitung noch in der technischen Ausrüstung bestehen Unterschiede zum lateralen Verfahren. Der Punktionsweg geht durch den schmerzseitigen zervikalen Intervertebralraum 5–6 oder 6–7 *(unten)*. Starke osteochondrotische Veränderungen können das Verfahren vereiteln. Der Zielpunkt im Mark der Gegenseite liegt für proximale Schmerzzustände 3–4 mm neben der Mittellinie und für kaudale Schmerzen um weitere 3–4 mm nach lateral. Der Kanülenverlauf wird röntgenologisch kontrolliert. Aus dem ventralen Subduralraum kann etwas Blut sickern; nach Tieferführung der Nadel in den Vorderseitenstrang hört dies auf. Das weitere technische Vorgehen entspricht der oben gegebenen Schilderung.

Das bilaterale Vorgehen verlangt einen Zwischenraum von etwa einer Woche und sollte außerdem in verschiedenen Höhen erfolgen. Es kann angezeigt sein, zunächst von lateral in Höhe C 2 auszuschalten und dann 2–3 Segmente tiefer das ventrale Verfahren einzusetzen.

Die postoperative Kontrolle erstreckt sich vor allem auf die Atmung und nicht selten auftretende Hypotoniezustände. Nicht selten ist auch das Einlegen eines Blasenkatheters nötig.

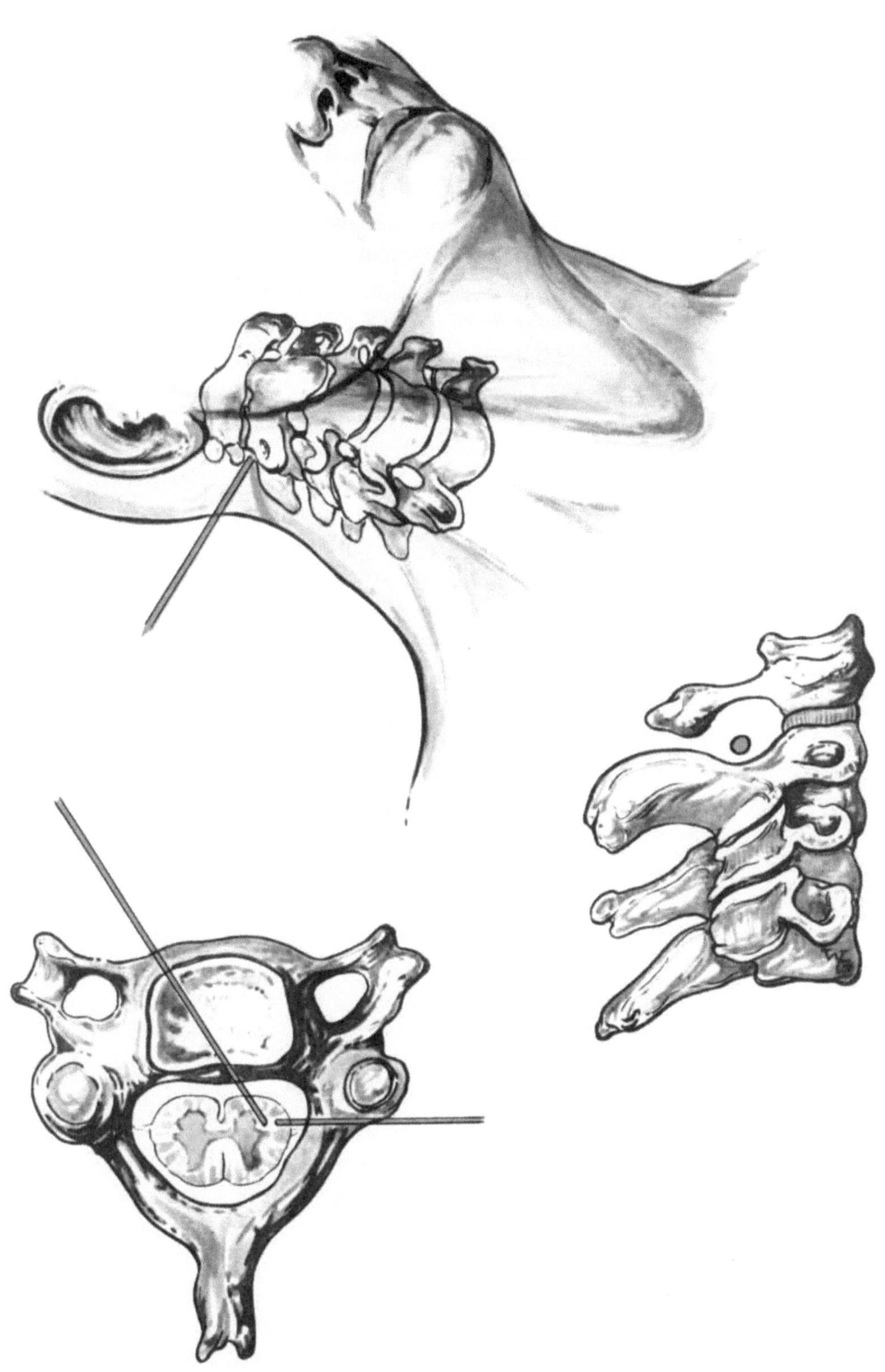

XV Epilepsieoperationen

Eingriffe bei der posttraumatischen Epilepsie

Der Nachweis einer posttraumatischen Hirnnarbe als möglicher Ursache einer posttraumatischen Epilepsie (EEG, Angiografie, Subdurografie, evtl. PEG) kann die Indikation zur Operation abgeben.

Die anatomischen Verhältnisse zeigen immer wieder, daß es im Verletzungsgebiet zu einer mehr oder weniger ausgedehnten Zerreißung der Dura gekommen ist, so daß Vernarbungen zwischen Hirngewebe und Knocheninnenseite oder sogar Subkutis-Galea entstehen (*a*). Die bindegewebigen Narben gehen in unterschiedlicher Gestalt bis ins Marklager hinein und bilden die als Epilepsieursache mit angeschuldigte Verbindung zwischen den Kreisläufen von Carotis externa und Carotis interna. Das Ziel der Operation besteht in der möglichst schonenden, aber radikalen Entfernung aller narbigen Bezirke und der Wiederherstellung des physiologischen Schichtenaufbaus zwischen Hirn und Haut.

Die Lagerung des Patienten richtet sich nach der Lokalisation der narbigen Veränderungen. Meist handelt es sich um Rückenlage mit mehr oder weniger starker Anhebung der gleichseitigen Schulter. Danach wird nach bogenförmigem Hautschnitt in typischer Weise osteoplastisch trepaniert. Der Knochendeckel kann bereits Verwachsungsstränge mit dem Hirn aufweisen. Die freigelegte Dura pflegt in ihrem Zentrum einen narbigen Bezirk aufzuweisen, der mehr oder weniger scharf in die umgebende normale Dura übergeht. Knapp außerhalb der veränderten Duragrenze wird nun eine Exzision des Narbenrings vorgenommen, bis man auf das normale Hirn kommt (*b*). Nun wird an der meist gut tast- und sichtbaren Narbenwand in die Tiefe präpariert. Man benutzt hierfür einen feinen Sauger, mit dem durch eine kleinere Öffnung in der benachbarten Pia eingegangen und das weichere Gewebe abgezogen wird. Für alle deutlicher vernarbten Bezirke braucht man schlanke stumpfe Elevatorien, die bipolare Koagulationspinzette und kleine Scheren. Die benachbarten Gefäße, die in die Narbe einziehen, sind zu koagulieren; mitunter ist auch ein Klipp nötig. Man geht so weit in die Tiefe, bis wirklich der Grund der Narbe erreicht ist. Anderenfalls kann es erneut zur fortschreitenden Narbenbildung und damit auch zum erneuten Auftreten des Krampfleidens kommen. Der besondere Wert wird auf die möglichst schonende Behandlung der umgebenden Arachnoidea gelegt. Außerdem ist die spannungslose und dichte abschließende Duranaht von erheblicher Bedeutung. Auf keinen Fall darf eine Naht unter Spannung vorgenommen werden; vielmehr ist in diesen Fällen das Einsetzen einer Plastik nötig, wobei einige Autoren unbedingt an der Verwendung von Galea oder Oberschenkelfaszie des Patienten festhalten, die Mehrzahl der Operateure jedoch auch von der lyophilisierten Dura gute Ergebnisse gesehen hat.

Auch der Verschluß der Knochenlücke ist bei einem Teil der Patienten, nämlich denen mit einer mehr als ein 5-Mark-Stück großen Knochenöffnung, notwendig. Es kann eine unmittelbare Versorgung mit Rippenstückchen möglich sein. In der Mehrzahl werden jedoch Kunststoffplastiken vorgenommen, wobei wir hierbei den vorgefertigten und bei der Operation endgültig passend gemachten Platten den Vorzug geben. Die bei der Sofortplastik (S. 292) auftretenden Temperaturen sollten bei dem vorliegenden Grundleiden nicht noch zusätzlich auf das Hirngewebe einwirken. Dies bedeutet nicht, daß die Sofortplastik in der Hand des Erfahrenen nicht vergleichbar gute und schonende Ergebnisse haben kann.

Der Hautverschluß erfolgt nach den üblichen Regeln. Bei ihm ist sorgfältig zu prüfen, ob eine subgaleale Drainage für 24–48 Stunden nötig ist.

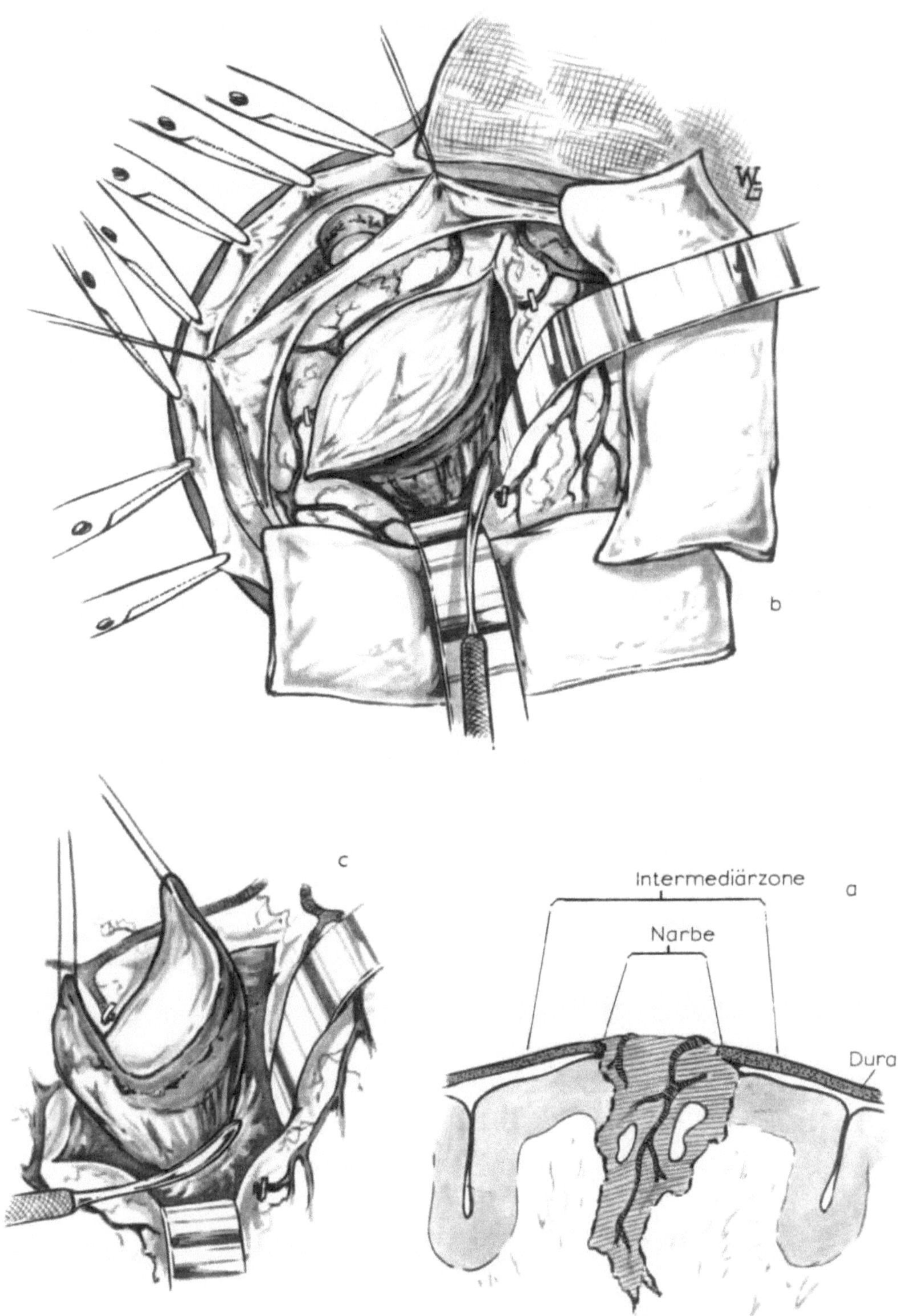
b
c
Intermediärzone
a
Narbe
Dura

Ventrikelapertur

Nicht selten bilden sich in der Phase nach einer Hirnkontusion intrazerebrale Zysten (*a*), die porenzephalen Höhlen. Sie entsprechen zugrunde gegangenem Hirngewebe und sind mit einer liquorähnlichen Flüssigkeit gefüllt. In der Umgebung dieser Höhlen kommt es in unregelmäßigen Abständen zu Druckschwankungen und Beeinträchtigungen der lokalen und regionalen Durchblutung. Dies ist der Grund für die gewünschte Beseitigung dieser Zysten.

Das operative Ziel besteht in der Herstellung einer direkten und anhaltenden Verbindung zwischen der Zyste und dem Liquorsystem; an erster Stelle stehen hier die Ventrikel.

Die Lagerung des Patienten richtet sich nach der Lokalisation der Zyste, die durch instrumentelle Diagnostik (CT, Angiografie, evtl. Direktpunktion und Kontrastfüllung) in ihrer Lage bestimmt wurde. Über dem Bezirk wird bogenförmig inzidiert und eine osteoplastische Trepanation in typischer Weise angelegt. Nach bogenförmiger Umschneidung der Dura wird die Stelle der Hirnoberfläche aufgesucht, der die Zyste am nächsten kommt. Hier ist zunächst mit einer *Cushing*-Kanüle zu punktieren. Anschließend kann die nur teilweise entlastete Zyste freigelegt werden. Das Hirn wird oberflächlich bipolar koaguliert und längs inzidiert oder eine 2–3 cm große Kortexexzision vorgenommen. Entscheidend für die Form dieses Rindeneingriffs ist die physiologische Bedeutung dieser Region und der Zustand des Hirngewebes im Gefolge des Traumas. Auf jeden Fall muß sich ein ausreichender Einblick in die porenzephale Höhle ergeben (*b*). Ihre Wand wird noch nach Fremdkörpern abgesucht. Mit Hilfe der präoperativen Untersuchungsergebnisse und notfalls einiger weniger Punktionen mit der *Cushing*-Kanüle lassen sich jetzt die günstigsten Verbindungen zum Ventrikelsystem ausloten. Man sollte die Stelle finden, die weniger als 3 cm Abstand zwischen Innenwand der Zyste und nächstgelegenem Ventrikelabschnitt aufweist. Hier wird mit bipolarer Koagulation und schlanken stumpfen Elevatorien für eine mindestens fingerstarke Verbindung gesorgt (*c*). Der endgültige Zustand besteht aus einer gut kommunizierenden Aneinanderreihung von Zyste und größerem Ventrikelabschnitt. Die Blutstillung muß besonders sorgfältig erfolgen, zum einen, um blutbedingte Allgemeinreaktionen zu vermeiden, und zum anderen, um die Gefahr des raschen Verschlusses der Apertur durch Koagula auszuschließen.

Die Verbindung zum Liquorraum kann natürlich auch in eine Zisterne gelegt werden, also in den extrazerebralen Liquorraum. Man sollte dabei aber berücksichtigen, daß derartige Verbindungen eine größere Neigung zum Wiederverschluß haben.

Die Einlage von Gummilaschen, Kunststoffschläuchen oder ähnlichen Leitschienen können das Offenbleiben einer Ventrikelapertur nicht gewährleisten; mitunter hat man den Eindruck, daß diese Fremdkörper sogar die Wiedervernarbung fördern. Man läßt sie deshalb besser fort. Der Verschluß der Dura sollte betont sorgfältig erfolgen, um eine rasche Verklebung dieser Barriere zu erreichen und eventuellen entzündlichen Komplikationen soweit als möglich vorzubeugen.

Der Verschluß von Knochen und Haut ergibt keine Besonderheiten.

Durch Liquordruckmessungen im geschlossenen und im offenen System sowie durch Isotopenuntersuchungen werden Angaben über die Liquordruckverhältnisse gewonnen, die dann Aussagen über die Notwendigkeit der zusätzlichen Anlage eines atrioventrikulären Shunts zulassen. Auch die Wahl des notwendigen Druckgradienten des Ventils wird klar.

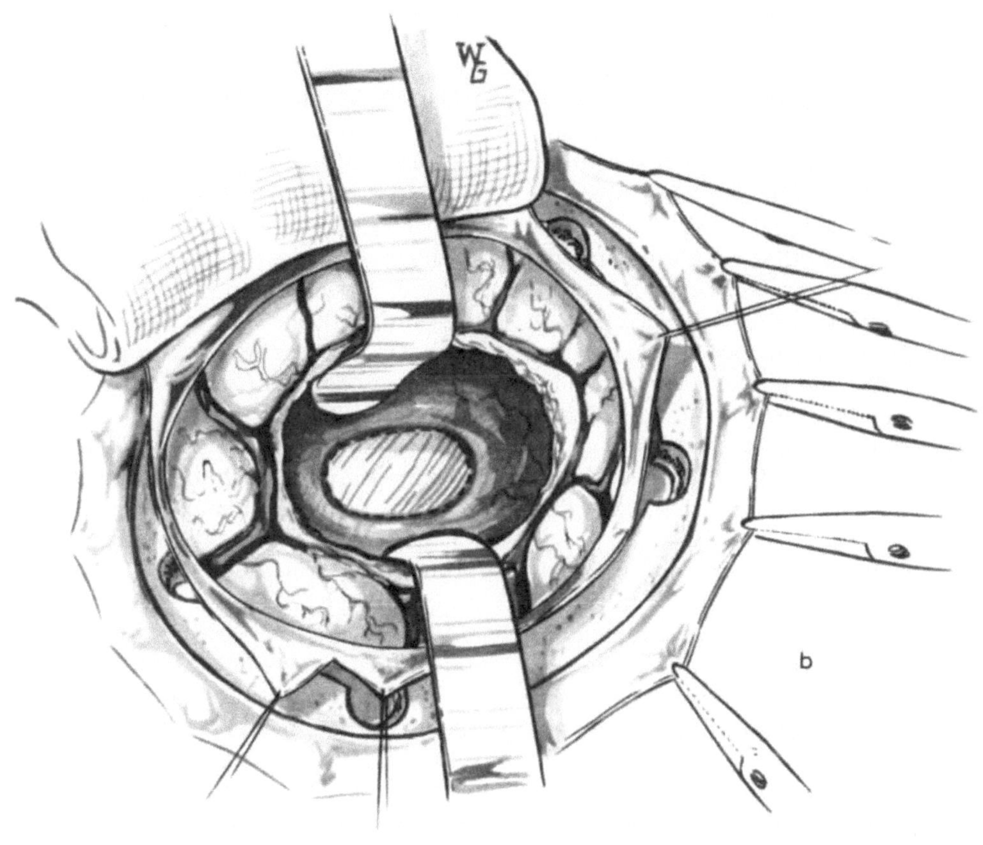
b

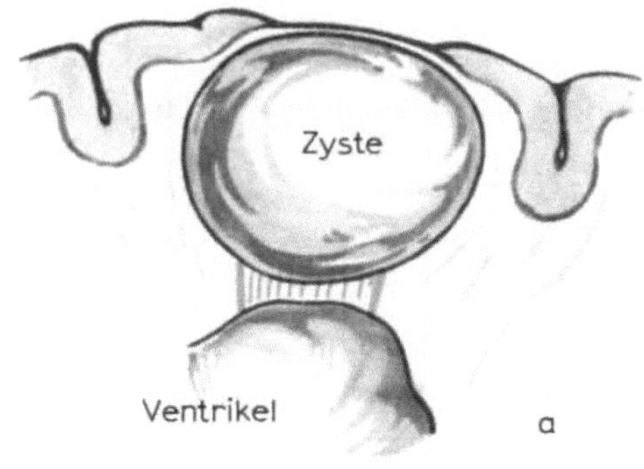
Zyste
Ventrikel
a

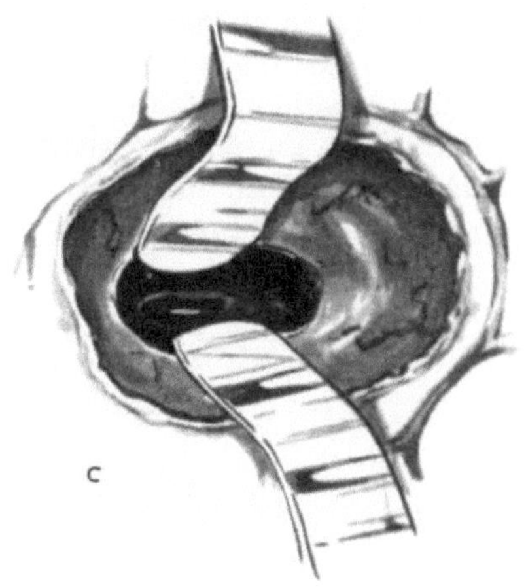
c

Elektrokortikografie und Exzision epileptogener Hirnareale

Mit der Einführung der Elektrokortikografie, also der direkten Ableitung der Aktionspotentiale von der Hirnoberfläche, gelang eine wesentliche Verbesserung der intraoperativen Lokalisation von Krampfbezirken. Auch heute noch wird die Methode mitunter eingesetzt. Ihr Prinzip besteht in der Fixierung mehrerer Elektrodenpaare (meist 2–4) auf ausgewählten Hirnwindungen und der Ableitung mit und ohne Stimulierungen *(links)*. Für die Zeit der Ableitungen muß der Patient attent sein. Mit der Aufarbeitung der erhaltenen Kurven lassen sich Aussagen über die Abgrenzung epileptogener Bezirke machen, so daß nach oberflächlicher bipolarer Koagulation die allmähliche Absaugung des entsprechenden Rindengebiets erfolgt *(rechts)*. Auf die Beachtung der normalen Funktionsverteilung der Hirnrinde (Beispiel Sprachzentren) ist großer Wert zu legen. Sie kann eine Exzision unmöglich machen.

Mit dem Ausbau der stereotaktischen Verfahren (S. 550) sind auch die lokalisierbaren Epilepsien in den Behandlungskreis aufgenommen und Kombinationen zwischen stereotaktischem und konventionell chirurgischem Vorgehen ausgearbeitet worden. Es wird die Sonderform der Subkortiko-Elektroenzephalografie (SEEG) verwendet. Hier entfällt die primäre große Trepanation; sie wird durch die stereotaktische Einführung einer Mehr- bis Vielzahl dünner Sonden ersetzt, über die man für Wochen und Monate Ableitungen vornimmt, die der Fokuslokalisierung der oberflächlichen und der tiefen Bezirke dient. Nach deren Abschluß kann das Herdgebiet stereotaktisch oder in offener Manier operativ angegangen und exstirpiert werden.

Ein Kombinationsverfahren besteht in der stereotaktischen Einführung vieler Elektroden in genau gleichen Abständen, von denen jede einzelne während ihres langsamen Vorschiebens in die Tiefe der Potentialableitung dient. Es entsteht schließlich eine Aufreihung unterschiedlich tief eingestochener Elektroden, die entsprechend tiefe Stichkanüle hinterlassen. Die anschließende osteoplastische Trepanation des Gebiets richtet sich in der Größe nach dem Umkreis der Elektroden mit positivem Ableitungsergebnis. Nach der Duraeröffnung sind die sichtbaren Elektrodenkanüle bis an ihr jeweiliges Ende zu verfolgen, so daß ein streng umgrenzter Rinden- und Markbezirk zutage kommt, der entfernt wird. In dieser Form ist der Eingriff an eine spezielle und umfangreiche Einrichtung gebunden, die außerdem über große Erfahrungen in der neurophysiologischen Beurteilung des erhaltenen Kurvenmaterials verfügt.

Auch ohne stereotaktische Hilfsmittel sind die rindennahen und durch die Elektrokortikografie abgrenzbaren Herde anzugehen sowie die Resektionen bei der Temporallappenepilepsie durchzuführen. Hierfür wird von einem bogenförmigen Hautschnitt in der vorderen Temporalregion und angeschlossener osteoplastischer Trepanation aus der vordere und mittlere Schläfenlappen der betroffenen Seite freigelegt. Nach der bipolaren Koagulation der vorderen Brückenvenen ist en bloc ein Gewebsstück zu resezieren, das 6–7 cm lang ist, auf der dominanten Seite die vorderen Anteile der oberen Schläfenwindung unversehrt läßt und Unkus, den überwiegenden Teil der Amygdala und die vorderen 2–3 cm des Hippokampus mit einbezieht *(unten)*. Hiermit wird der entscheidende Eingriff ins limbische System vorgenommen, den man heutzutage als eigentliche Ursache des Effekts der Temporallappenresektion betrachtet. Intraoperative Elektrokortikografien machen sich dabei nicht notwendig, was sowohl die Operation in Allgemeinbetäubung zuläßt als auch die Operationszeit abkürzt.

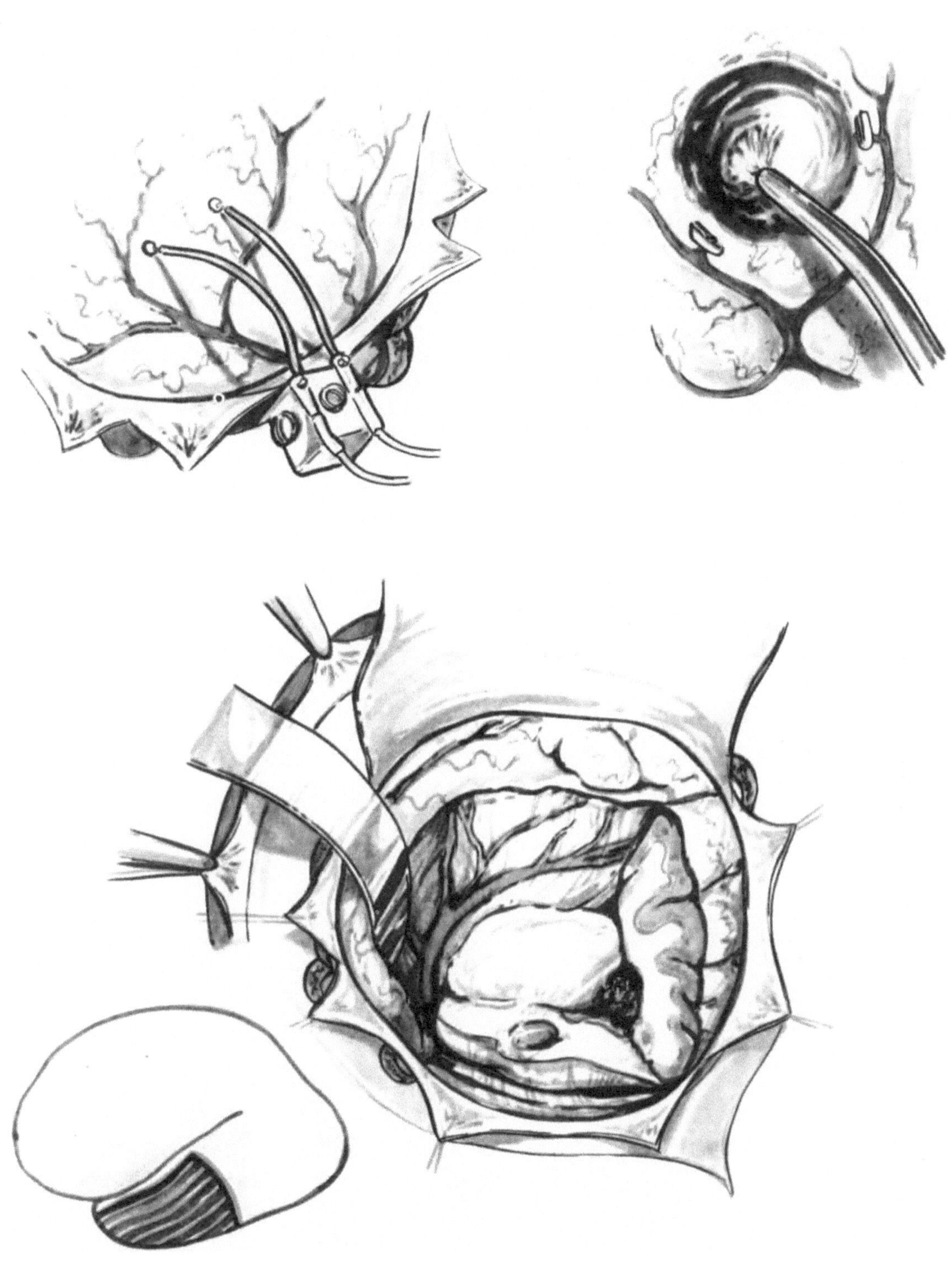

Hemisphärektomie I

Dieser außergewöhnlich große Hirneingriff wird in Ausnahmefällen bei Gliomen und mit sehr strenger Indikation bei unbeherrschbaren Epilepsien im Kindes- und Jugendalter eingesetzt. Pathologisch-anatomische Grundlage dieser Epilepsieformen ist dann in der überwiegenden Zahl eine frühkindliche Hirnschädigung, vornehmlich als Hemenkephalie. Die nachfolgenden Schrumpfungsvorgänge führen zu einer erheblichen Verlagerung der normalen Strukturen, insbesondere erweitern sich die Liquorräume.

Das Operationsziel besteht in der kompletten Entfernung einer Großhirnhemisphäre, meist unter Belassen der Stammganglien. Nur in Ausnahmen werden Teile des Thalamus mitreseziert.

Die Lagerung des Patienten erfolgt auf dem Rücken mit stark nach der Seite gedrehtem Kopf. Die Seitdrehung läßt sich durch Unterpolstern der gleichseitigen Schulter und Längskippung des Operationstisches zur Gegenseite unterstützen. Möglich ist auch die Lagerung in halbsitzender Position mit nach der Gegenseite geneigtem und zur Operationsseite gedrehtem Kopf. Hier macht sich aber die scharfe Einspannung in einen Kopfhalter unbedingt notwendig, um die Stabilität während des Operierens zu gewährleisten.

Der Hautschnitt wird entsprechend der Größe der Trepanation von basal-okzipital über parietal-parasagittal bis nach temporal-basal geführt *(oben)*. Es kann sich auch das Aufsetzen einer senkrechten Inzision im Mittelpunkt des Inzisionsbogens notwendig machen.

Die osteoplastische Trepanation nutzt die große Ausdehnung der Hautinzision; immerhin müssen sowohl die hinteren Anteile der frontalen Schädelbasis, die medialen Teile der mittleren Schädelgrube und die parasagittalen Gebiete des Okzipitallappens darstellbar sein.

Die Stielung der Dura erfolgt gegen den Sinus sagittalis hin. Im gleichen Operationsschritt werden die Brückenvenen des parasagittalen Bereichs durch bipolare Koagulation verschlossen *(Mitte)*. Schließlich liegt die Mantelkante frei.

Danach wird der Stamm der A. carotis interna am Optikus dargestellt und bis zu seiner Aufzweigung verfolgt. Nach dem Abgang der A. chorioidea wird die A. cerebri media bipolar koaguliert und abgeklippt, für die A. cerebri anterior geschieht das gleiche Vorgehen nach dem Abgang der A. calloso-marginalis am vorderen Balkenende *(unten)*. Anschließend können die Gefäße distal der Klippung durchtrennt werden.

Im nächsten Schritt ist an der temporalen Basis die *Labbé*sche Vene zu koagulieren und anschließend zu durchschneiden. Meist finden sich in der Umgebung noch eine Anzahl mehr oder weniger großer Brückenvenen, die ebenfalls in der beschriebenen Weise versorgt werden. Zu diesem Zeitpunkt sind die frontalen und die temporalen Hemisphärenabschnitte aus der Versorgung ausgeschaltet.

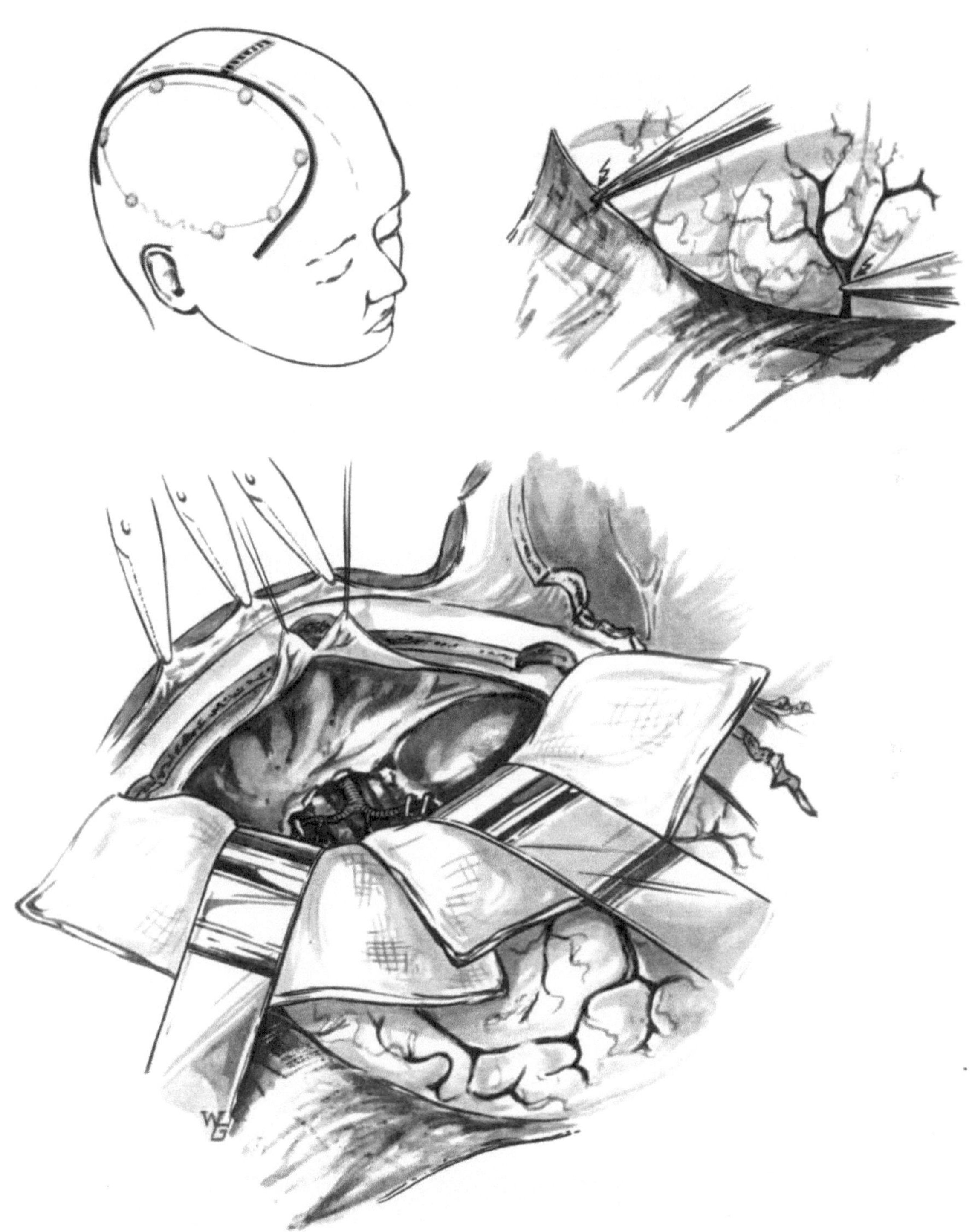

Hemisphärektomie II

Durch allmähliches und vorsichtiges Abdrängen kommt man in den Interhemisphärenspalt und kann den Balken von vorn nach hinten durchtrennen *(oben)*. Die Inzisionslinie wird außerhalb der Mitte gelegt; sie kann bis an die Außenkante des Balkens verlagert werden, meist wird man aber ein medialeres Vorgehen bevorzugen. Vor dem Ansatz des Skalpells empfiehlt es sich, die bipolare Koagulation vorzunehmen, um oberflächliche Gefäße zu versorgen. Das gleiche benötigt man beim Erreichen der Ventrikelwand. Hier können auch Klipps notwendig werden.

Nach der Balkenspaltung schließt sich die Versorgung der hinteren arteriellen Gefäße an. Hierzu muß im temporookzipitalen Übergangsbereich das Hirn von der Basis abgehoben werden. Danach können die A. cerebri posterior und der unmittelbar benachbarte N. oculomotorius eingesehen werden *(unten)*. Die Arterie wird nach bipolarer Koagulation und dem Ansetzen von Klipps durchtrennt. Weitere kleine Brückenvenen, die von der Gegend des Tentoriumschlitzes zur Hemisphäre ziehen, sind bipolar zu verschließen. Zum jetzigen Zeitpunkt hängt die Hemisphäre nur noch an den Stammganglien.

Transventrikulär stellt man den Übergang zu den Stammganglien aufgrund der Form sowie des Tastbefundes fest. Nach bipolarer Koagulation kann auch hier inzidiert werden, so daß jetzt die Hemisphäre en bloc herausgenommen werden kann. Dies sollte in einzelnen Etappen erfolgen, um einzelne Brückengefäße rechtzeitig zu erkennen und vor dem Zerreißen nach Koagulation durchtrennen zu können.

Mitunter macht sich noch die zusätzliche Versorgung des Plexus chorioideus und seiner Versorgungsgefäße durch Bipolator und Klipps notwendig. Auch im Bereich des Sinus cavernosus können noch einzelne Koagulationen notwendig werden. Ähnliches gilt von Verbindungen zu den Sinus petrosus sowie transversus.

Der nun erreichte Hohlraum zeigt die glatten Flächen der Falx, des Tentoriums sowie der Schädelbasis. An Hirnteilen finden sich die Stammganglien, das durchtrennte Corpus callosum und die unter der Falx erscheinenden Anteile der gegenseitigen Hemisphäreninnenfläche. Hinzu kommen noch die Nerven und Gefäße auf der Schädelbasis.

Im anschließenden Operationsschnitt wird sorgfältig nach kleinen und kleinsten Blutungsquellen gesucht. Die versorgten größeren Gefäße werden nochmals auf die Sicherheit der Verschlüsse geprüft. Danach kann die große Höhle mit *Ringer*-Lösung aufgefüllt und der Duraverschluß angeschlossen werden. Randständige und zentrale Hochnähte sorgen für ein Hintanhalten epiduraler Hämatome. Die zentralen Hochnähte zieht man durch korrespondierende kleine Bohrungen im wiedereingesetzten Knochendeckel. Der Verschluß von Knochenebene und Weichteilen zeigt keine Besonderheiten.

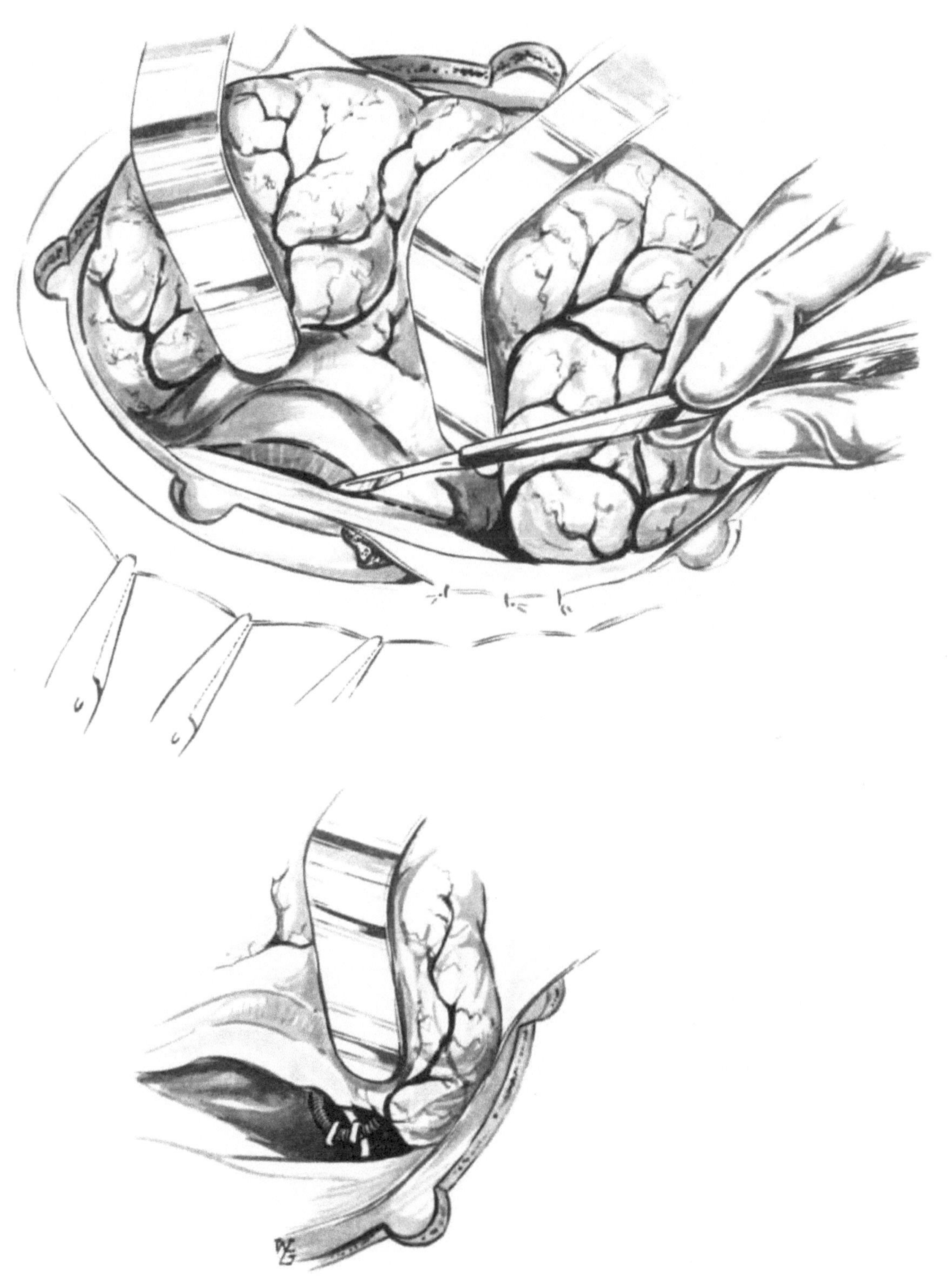

Prinzipien stereotaktischer Eingriffe bei Epilepsien

Hierbei sind zwei Wege angewendet worden: die stereotaktische elektrophysiologische Ortung eines Krampfherdes mit angeschlossener Ausschaltung sowie die primäre Durchtrennung von tiefen Strukturen, die bei der Bahnung des epileptischen Geschehens eine Rolle spielen. Zu diesen Ausbreitungswegen zerebraler Krampfanfälle hat *Jinnai* ein Schema erarbeitet (*a*), aus dem sich die Impulsausbreitung von der motorischen Rinde zum homolateralen Nucleus lenticularis und zum Thalamus und deren Weiterleitung über die Substantia nigra zu den Vorderhornzellen ergibt. Daraus konnten spezielle Knotenpunkte, die sich für die stereotaktische Ausschaltung besonders eignen, abgeleitet werden, so zum Beispiel das *Forel*sche Feld. In stärkerem Maße kommen inzwischen zerebellare Zielpunkte hinzu. Es ist jedoch keine Angabe über den oder die optimalen Ausschaltungspunkte möglich.

Chirurgisch umschriebenere Ergebnisse liegen für die Sonderform der psychomotorischen Epilepsie vor. Sie beziehen sich vor allem auf Eingriffe innerhalb des limbischen Systems (*b*), ausgehend von der Annahme, daß der Durchbruch zur Generalisierung an der Grenze des Limbikus eintrete. Einige Autoren legen diese Pforte allerdings in den Medialkern des Thalamus.

Zu den ersten benutzten Zielpunkten zählt die Fornix, die etwas hinter der Ebene der vorderen Kommissur durchtrennt wird. Damit werden Efferenzen, die via Corpora mamillaria zum vorderen Thalamus, via Ganglion habenulae zum Pons und via Area praeoptica sowie medial forebrain bundle zum Boden des 3. Ventrikels gehen, unterbrochen. Beim Einhalten eines zeitlichen Abstands kann das Verfahren doppelseitig durchgeführt werden, ohne daß ein *Klüver-Bucy*-Syndrom beobachtet wird.

Die alleinige Ausschaltung in der Amygdala erfolgt 5 mm hinter der vorderen Kommissur, 15 mm unter der Interkommissurenlinie und 18 mm seitlich der Medianebene und erfordert eine besonders exakte elektrophysiologische Zielpunktkontrolle (inspiratorische Atemhemmung, gleichseitige Pupillenerweiterung, Weckeffekte, typische Tiefen-EEG-Potentiale). Amygdalotomie und Fornikotomie bzw. Amygdalotomie und Thalamotomie können kombiniert werden.

Die Bedeutung des Zingulums war schon durch die offenen Eingriffe bekannt geworden. Stereotaktisch wird 1,8 mm lateral des Interhemisphärenspalt der Gyrus cinguli vor seinem Knie auf einer Länge von 15–19 mm ausgeschaltet.

Auf Kombinationen zwischen offenem und stereotaktischem Vorgehen bei der Temporallappenepilepsie wurde auf S. 544 eingegangen. Stereotaktisch wird durch rasterförmig eingestochene Elektroden der eigentliche Krampfherd lokalisiert und entlang der sichtbaren Stichkanäle die beteiligte Struktur reseziert.

Von grundlegender Bedeutung haben sich die verlängerten und die chronischen Tiefenableitungen des EEG aus dem Hirn erwiesen. Sowohl eine Auskunft über die Lokalisation des oder der Krampfherde als auch über bevorzugte Entladungsbahnen und -muster läßt sich auf diese Weise erhalten. Dementsprechend kann die Entscheidung über einen oder einige stereotaktische Koagulationen oder aber das offene Vorgehen getroffen werden. Auch die Ablehnung eines operativen Eingriffs läßt sich durch diese Methode auf feste Füße stellen.

Diese Ausführungen können nur in Übersichtsform gegeben werden, um klarzustellen, daß die Durchführung derartiger stereotaktischer Epilepsieeingriffe große Erfahrung und eine umfassende neurophysiologische Ausrüstung voraussetzen.

Katz, E.L.: Late results of radical excision of craniopharyngiomas in children, J. Neurosurg. **42** (1975) 86
Matson, D.D., Crigler, J.F.: Management of craniopharyngiomas in childhood, J. Neurosurg. **30** (1969) 377–390
Tekeuchi, J., Mori, K., Moritake, K., Tani, F., Waga, S.: Teratomas in the suprasellar region: Report of five cases, Surg. Neurol. **3** (1975) 247–255
Verbiest, H.: A short review of the collaboration between the Utrecht departments of oto-rhinolaryngology and of neurosurgery and a contribution to some macrosurgical aspects of transsphenoidal hypophysectomy, ORL **35** (1973) 241–247

VI Operationen bei zerebralen Gefäßprozessen

Binkley, F.M., Wylie, E.J.: A new technique for obliteration of cerebrovascular arteriovenous fistulae, Arch. Surg. **106** (1973) 524–527
Cotsou, S., Schliack, H.: Über die Therapie der intrakraniellen sackförmigen Aneurysmen. Ein Bericht über 200 Fälle, Fortschr. Neurol. Psychiat. **40** (1972) 113 bis 135
Drake, C.: The surgical treatment of aneurysms of the basilar artery, J. Neurosurg. **24** (1968) 436–446
–: Ligation of the vertebral (unilateral or bilateral) or basilar artery in the treatment of large intracranial aneurysms, J. Neurosurg. **43** (1975) 255–274
–: Treatment of aneurysms of the posterior cranial fossa, Progr. neurol. Surg. **9** (1978) 122–194
Fein, J.M., Reichmann, O.H.: Microvascular anastomoses for cerebral ischemia, Springer, New York–Heidelberg–Berlin 1978
Hamby, W.B.: Intracranial surgery for aneurysms, Progr. neurol. Surg. **3** (1969) 1–65
Hammon, W.M., Kempe, L.G.: The posterior fossa approach to aneurysms of the vertebral and basilar arteries, J. Neurosurg. **37** (1972) 339–347
Hugosson, R.: The value of reinforcing intracranial aneurysms with plastic coating, Acta Chir. Scand. **141** (1975) 182–186
Karkesselian, A., Werner, A.: Sur la tactique opératoire dans les cas d'anévrismes artério-veneux de la fosse postérieure, Schweiz. med. Wochenschr. **105** (1975) 643–646
Kothandaram, P., Dawson, B.H., Kruyt, R.C.: Carotid-ophthalmic aneurysms. A study of 19 patients, J. Neurosurg. **34** (1971) 544–548
Luessenhop, A.J.: Intravascular approach in neurosurgical management, Progr. neurol. Surg. **9** (1978) 267
Mingrino, S.: Supratentorial arteriovenous malformations of the brain, Adv. techn. Stand. Neurosurg. **5** (1978) 93–123
Pia, H.W., Fontana, H.: Aneurysms of the posterior cerebral artery, Acta Neurochir. **38** (1977) 13–35
Sachs, E.: The fate of muscle and cotton wrapped about intracranial carotid arteries and neurysms, Acta Neurochir. **26** (1972) 121–137
Schmiedek, P., Gratzl, O., Spetzler, R.F.: Microsurgery for stroke, Springer, New York–Heidelberg–Berlin 1977
Spetzler, R., Chater, N.: Microvascular bypass surgery, J. Neurosurg. **45** (1976) 508–513
Vollmar, J.: Chirurgische Behandlungsmöglichkeiten bei zerebrovaskulärer Insuffizienz, Dt. med. Wochenschr. **9** (1974) 465–468
Yasargil, M.G., Fox, J.L., Ray, M.W.: The operative approach to aneurysms of the anterior communicating artery, Adv. techn. Stand. Neurosurg. **2** (1975) 113–170
–, *Smith, R.D., Gasser, C.:* Microsurgery of the aneurysms of the internal carotid artery and its branches, Progr. neurol. Surg. **9** (1978) 58–121
Yonekawa, X., Yasargil, M.G.: Extra-intracranial arterial anastomosis: Clinical and technical aspects. Results. Adv. techn. Stand. Neurosurg. **4** (1976) 47–78

VII Operationen im Kleinhirnbereich

Cabral, R., King, T.T., Scott, D.F.: Incidence of postoperative epilepsy after a transtentorial approach to acoustic nerve tumours, J. Neurol., Neurosurg. & Psychiat. **39** (1976) 663–665
Fisch, U.: Otoneurosurgical approach to acoustic neurinomas, Progr. neurol. Surg. **9** (1978) 318–336
Friedrich, H., Seeger, W.: Mikrochirurgie der präpontinen Tumoren, Neurochirurgia **19** (1976) 246–259
Gardner, G., Cocke, E.W., Robertson, J.T., Trumbull, M.L., Palmer, R.E.: Combined approach surgery for removal of glomus jugulare tumors, Laryngoscope **87** (1977) 665–688
Glasscock, M.E., Hays, J.W.: The translabyrinthine removal of acoustic and other cerebellopontine angle tumors, Ann. Oto-Rhino-Laryngol. **82** (1973) 415
–, *Hays, J.W., Murphy, J.P.:* Complications in acoustic neuroma surgery, Ann. Oto-Rhino-Laryngol. **84** (1975) 530–541
Grand, W., Bakay, L.: Posterior fossa meningiomas. A report of 30 cases, Acta Neurochir. **32** (1975) 219–233
Hullay, J., Tomits, G.H., Gombi, R., Velok, G.: Experiences with radically operated acoustic tumours, Acta Neurochir. **32** (1975) 69–72
MacCarty, C.S.: Acoustic neuroma and the suboccipital approach, Mayo Clin. Proc. **50** (1975) 15–16
Maddox, H.E.: The lateral approach to acoustic tumors, Laryngoscope **87** (1977) 1572–1578
Montgomery, W.W.: Surgery for acoustic neurinoma, Ann. Oto-Rhinolaryngol. **82** (1973) 428–445
Morrison, A.W., King, T.T.: Experiences with a translabyrinthine-transtentorial approach to the cerebellopontine angle. Technical note, J. Neurosurg. **38** (1973) 382–390
Ojemann, R.C., Crowell, R.C.: Acoustic neuromas treated by microsurgical suboccipital operations, Progr. neurol. Surg. **9** (1978) 337–373
Pulec, J.L., Indications for surgery in Ménière's disease, Laryngoscope **87** (1977) 542–556
Rhoton, A.L.: Microsurgery of the internal acoustic meatus, Surg. Neurol. **2** (1974) 311–318
Smith, M.F.W., Miller, R.N., Cox, D.J.: Suboccipital microsurgical removal of acoustic neurinomas of all sizes, Ann. Oto-Rhino-Laryngol. **82** (1973) 407–514

VIII Operationen beim Schädel-Hirntrauma und seinen Folgen

Bonnal, J., Buduba, C.: Surgery of the central third of the superior sagittal sinus, Acta Neurochir. **30** (1974) 207
Brunon, J., Duquesnel, J., Fischer, G.: Embolisation libre percutaneé avec conservation du flux carotidien d'une fistule carotido-caverneuse traumatique, Neuro-Chirurgie **23** (1977) 453–462

Dietz, H.: Die frontobasale Schädelhirnverletzung, Springer, Berlin–Heidelberg–New York 1970

Kretschmer, H.: Neurotraumatologie, Thieme, Stuttgart 1978

Lehnhardt, E.: Die Dekompression des Nervus opticus bei Fraktur der Rhinobasis, HNO **21** (1973) 158–160

Nadell, J., Kline, D.G.: Primary reconstruction of depressed frontal skull fractures including those involving the sinus, orbit, and cribriform plate, J. Neurosurg. **41** (1974) 200–207

Parkinson, D., Downs, A.R., Whytehead, L.L., Syslak, W.B.: Carotid cavernous fistula: Direct repair with preservation of carotid, Surgery **76** (1974) 882–889

Reding, R., Lang, G. (Herausgeb.): Schädel-Hirn-Trauma – Kombinationsverletzungen-Interdisziplinäre Zusammenarbeit, Barth, Leipzig 1976

Rish, B.L.: The repair of dural venous sinus wounds by autogenous venorrhaphy, J. Neurosurg. **35** (1971) 392

Stachnik, H.: Die wachsende Schädelfraktur des Kindesalters, Chirurg. Praxis **15** (1971) 543–545

Steinke, H.-J.: Duratransplantate, Anwendung und Einheilung, Zbl. Chirurgie **99** (1974) 1601–1613

Usbeck, W.: Zur Problematik der Mißerfolge bei der Diagnostik und Therapie epiduraler Blutungen, Zbl. Chirurgie **96** (1971) 817–820

Venes, J.L., Collins, W.F.: Bifrontal decompressive craniectomy in the management of head trauma, J. Neurosurg. **42** (1975) 429–433

IX Operationen beim Hydrozephalus

Bushe, K.-A., Glees, P. (Herausgeb.): Chirurgie des Gehirns und Rückenmarks im Kindes- und Jugendalter, Hippokrates, Stuttgart 1968

Gerlach, J., Jensen, H.-P., Koos, W., Kraus, H. (Herausgeb.): Pädiatrische Neurochirurgie, Thieme, Stuttgart 1967

Hakim, S., Duran de la Roche, E., Burton, J.D.: A critical analysis of valve shunts used in the treatment of hydrocephalus, Develop. Med. Child. Neurol. **15** (1973) 230–255

Oelsnitz, G. von der, Rehbein, F.: Neuer Weg zur Liquorableitung bei angeborenem Hydrocephalus. Retrosternale Ventriculo-Jejunostomie nach dem Roux-Y-Verfahren, Z. Kinderchir. **9** (1971) 301–309

Pertuiset, B., Effenterre, R. van, Horn, Y.: Temporary external valve drainage in hydrocephalus with increased ventricular fluid pressure, Acta Neurochir. **33** (1976) 173–181

X Operationen an den Hirnnerven

Anderl, H.: Reconstruction of the face through cross-face-nerve transplantation in facial paralysis, Chir. plast. **2** (1973) 17–46

Arseni, G., Maretsis, M.: The surgical treatment of spasmodic torticollis, Neurochirurgia **14** (1971) 177–180

Glasscock, M.E.: Vestibular nerve section, Arch. Otolaryngol. **97** (1973) 112–114

Hamby, W.B., Schiffer, S.: Spasmodic torticollis: Results after cervical rhizotomy in 50 cases, J. Neurosurg. **31** (1969) 323–326

Jannetta, P.J., Abbasy, M., Maroon, J.C., Ramos, F.M., Albin, M.S.: Etiology and definitive microsurgical treatment of hemifacial spasm. Operative techniques and results in 47 patients, J. Neurosurg. **47** (1977) 321 bis 328

Jenkner, F.L.: Nervenblockaden. Indikationen und Technik, Springer, Wien–New York 1972

Laha, R.K., Jannetta, P.J.: Glossopharyngeal neuralgia, J. Neurosurg. **47** (1977) 316–320

Miehlke, A.: Die Chirurgie des Nervus facialis, Urban & Schwarzenberg, München–Berlin 1960

Mühlbauer, W.D., Segeth, H., Viessmann, A.: Restoration of lid function in facial palsy with permanent magnets, Chir. plast. **1** (1973) 295–304

Oppenheimer, R.P.: Combined otologic-surgical approach to the facial nerve in selected cases of parotid surgery, Eye-Ear-Nose-Throat-Monthly, April 1974

Soyka, D. (Herausgeb.): Der Gesichtsschmerz, Schattauer, Stuttgart–New York 1973

Stricker, M., Lalardrie, J.-P.: La réanimation de la face paralysée. Les transpositions musculaires, Ann. Chirurgie Plast. **18** (1973) 213–222

Yamamoto, E., Fisch, U.: Experimente on facial nerve suturing, ORL **36** (1974) 193–204

XI Operationen an Wirbelsäule und Rückenmark

Brunon, J., Goutelle, A., Felman, D., Bret, P., Ravon, R.: Résultats et indications de l'ostéosynthèse postérieure par plaques métalliques dans les fractures du rachis, Neuro-Chirurgie **19** (1973) 199–213

Cloward, R.B.: The treatment of ruptured intervertebral discs by vertebral body fusion, J. Neurosurg. **10** (1953) 154–168

–: Anterior approach for removal of ruptured cervical discs, J. Neurosurg. **15** (1958) 602–617

–: Treatment of acute fractures and fracture dislocations of the cervical spine by vertebral body fusion, J. Neurosurg. **18** (1961) 201–209

Graham, C.E.: Back ache and sciatica. A report of 90 patients treated by intradiscal injection of chymopapain, Med. J. Aust. **1** (1974) 5–8

Guidetti, B.: Removal of extramedullary benign spinal cord tumours, Adv. techn. Stand. Neurosurg. **1** (1974) 173–197

Hakuba, A.: Trans-unco-discal approach. A combined anterior and lateral approach to cervical discs, J. Neurosurg. **45** (1976) 284–291

Herrmann, H.-D.: Metal plate fixation after anterior fusion of unstable fracture dislocations of the cervical spine, Acta Neurochir. **32** (1975) 101–111

Kehr, P., Lang, G., Jung, F.M.: Uncusektomie und Uncoforaminektomie nach Jung, Langenbecks Arch. Chirurgie **341** (1976) 111–125

Macnab, J.: Backache, Williams & Wilkins, Baltimore 1977

Nittner, K.: Raumbeengende Prozesse im Spinalkanal (einschließlich Angiome und Parasiten). In: Handbuch der Neurochirurgie (Herausgeb. Krenkel-Olivecrona-Tönnis), VII/2, Springer, Berlin–Heidelberg–New York 1972

Pia, H.W.: Diagnosis and treatment of spinal angiomas, Acta Neurochir. **28** (1973) 1–12

Rhoton, A.L.: Microsurgery of Arnold-Chiari malformation in adults with and without hydromyelia, J. Neurosurg. **45** (1976) 473–483

Riley, L.H.: Surgical approaches to the anterior structures of the cervical spine, Clin. Orthop. **91** (1973) 16–20

Verbiest, H.: A lateral approach to the cervical spine: Techniques and indications, J. Neurosurg. **28** (1968) 191–203

Wilson, D.H., Campbell, D.D.: Anterior cervical discectomy without bone graft, report of 71 cases, J. Neurosurg. **47** (1977) 551–555

Yasargil, M.G.: Surgery of vascular lesions of the spinal cord with the microsurgical technique, Clin. Neurosurg. **17** (1970) 257–265

XII Operationen am peripheren Nervensystem

Clemens, R.: Operative oder konservative Behandlung bei Verletzungen peripherer Nerven? Dtsch. med. Wochenschr. **103** (1978) 10–12

Curtis, R.M., Eversmann, W.W.: Internal neurolysis as an adjunct th the treatment of the carpal-tunnel syndrome, J. Bone & Joint Surg. **55–A** (1973) 733–740

Hill, H.L., Vasconez, L.O., Jurkiewicz, M.J.: Method for obtaining a sural nerve graft, Plast. & reconst. Surg. **61** (1978) 177–179

Levinthal, R., Brown, W.J., Rand, R.W.: Comparison of fascicular, interfascicular, and epineural suture techniques in the repair of simple nerve lacerations, J. Neurosurg. **47** (1977) 744–750

–, –, –: Fascicular nerve allograft evaluation, J. Neurosurg. **48** (1978) 423–427

Lusskin, R., Campbell, J.B., Thompson, W.A.L.: Posttraumatic lesions of the brachial plexus. Treatment by transclavicular exploration and neurolysis or autograft reconstruction, J. Bone & Joint Surg. **55–A** (1973) 1159–1176

Orgel, H.G., Terzis, J.K.: Epineurial vs. perineurial repair. An ultrastructural and electrophysiological study of nerve regeneration, Plast. & reconstr. Surg. **60** (1977) 80–91

Pritchard, D.J., Linscheid, R.L., Svien, H.J.: Intra-articular median nerve entrapment with dislocation of the elbow, Clin. Orthop. **90** (1973) 100–103

Samii, M.: Modern aspects of peripheral and cranial nerve surgery, Adv. techn. Stand. Neurosurg. **2** (1975) 3–85 (Literatur)

Taleisnik, J.: The palmar cutaneous branch of the median nerve and the approach to the carpal tunnel, J. Bone & Joint Surg. **55–A** (1973) 1212–1217

Vasconez, L.O., Mathes, S.J., Grau, G.: Direct fascicular repair and interfascicular nerve grafting of median and ulnar nerves in the rhesus monkey, Plast. & reconstr. Surg. **58** (1976) 482–489

XIII Schmerzoperationen

Buker, R.H., Cox, W.A., Scully, T.J., Seitter, G., Pauling, F.W.: Causalgia and transthoracic sympathectomy, Am. J. Surg. **124** (1972) 724–727

Cloward, R.B.: Hyperhidrosis, J. Neurosurg. **30** (1969) 545–551

Fox, J.L.: Percutaneous trigeminal tractotomy for facial pain, Acta Neurochir. **29** (1973) 83–88

Goldhahn, W.-E.: Schmerz. Pathophysiologie und operative Therapie, Barth, Leipzig 1975 (Literatur)

Grunert, V., Kraus, H., Sunder-Plassmann, M., Gersting, G.F.: Die kommissurale Myelotomie: Indikation und Ergebnis, Wiener klin. Wochenschr. **82** (1970) 865–868

Hosobuchi, Y., Adams, J.E., Weinstein, P.R.: Preliminary percutaneous dorsal column stimulation prior to permanent implantation, J. Neurosurg. **37** (1972) 242–245

Janzen, R., Keidel, W.D., Herz, A., Steichele, C. (Herausgeb.): Schmerz. Grundlagen-Pharmakologie-Therapie, Thieme, Stuttgart 1972

Killian, H. (Herausgeb.): Lokalanästhesie und Lokalanästhetika zu operativen, diagnostischen und therapeutischen Zwecken, 2. Aufl., Thieme, Stuttgart 1973

Krainick, J.-U., Thoden, U., Riechert, T., Tenschert, G.: Elektrische Hinterstrangreizung bei chronischen Schmerzen, Neurochirurgia **17** (1974) 162–170

Mansuy, L., Sindou, M., Fischer, G., Brunon, J.: La cordotomie spino-thalamique dans les douleurs cancéreuses, Neuro-Chirurgie **22** (1976) 437–444

Martins, L.F., Umbach, W.: Simple determination of the foramen in trigeminus coagulation, Neurochirurgia **18** (1975) 163–166

Moyes, P.D.: Longitudinal myelotomy for spasticity, J. Neurosurg. **31** (1969) 615–619

Shealy, C.N.: Percutaneous radiofrequency denervation of spinal facets, J. Neurosurg. **43** (1975) 448–451

–, *Mortimer, J.T., Hagfors, N.R.:* Dorsal column electroanalgesia, J. Neurosurg. **32** (1970) 560–564

Sindou, M., Fischer, G., Goutelle, A., Mansuy, L.: La radicellotomie postérieure sélective, Neuro-Chirurgie **20** (1974) 391–408

Sourek, K.: Commissural myelotomy, J. Neurosurg. **31** 524–527

XIV Stereotaktische Operationen

Goldhahn, W.-E.: Stereotaktische Neurochirurgie. Indikationen-Technik-Ergebnisse, Barth, Leipzig 1977 (Literatur)

Leksell, L.: Stereotaxis and radiosurgery. An operative system, Thomas, Springfield (Ill.) 1971

Lorenz, R.: Methods of percutaneous spino-thalamic tract section, Adv. techn. Stand. Neurosurg. **3** (1976) 123

Müke, R.: Schmerzausschaltung durch perkutane zervikale Chordotomie, Dt. med. Wochenschr. **97** (1972) 1169–1171

Mullan, S.: Percutaneous cordotomy, J. Neurosurg. **35** (1971) 360–366

Nádvorník, P.: Stereotaktická neurochirurgia, Vydavatelstvo Osveta, Bratislava 1977 (Literatur)

Rosomoff, H.L.: Bilateral percutaneous cervical radiofrequency cordotomy, J. Neurosurg. **31** (1969) 41–46

Schaltenbrand, G., Wahren, W.: Atlas for stereotaxy of the human brain, 2. Aufl., Thieme, Stuttgart 1977

Siegfried, J., Vosmansky, M.: Technique of the controlled thermocoagulation of trigeminal ganglion and spinal route, Adv. techn. Stand. Neurosurg. **2** (1975) 199–209

Sweet, W.H., Wepsic, J.G.: Controlled thermocoagulation of trigeminal ganglion and rootlets for differential destruction of pain fibers, J. Neurosurg. **40** (1974) 143

XV Epilepsieoperationen

Gillingham, F.J., Hitchcock, E.R., Nádvorník, P. (Ed.): Stereotactic treatment of epilepsy, Acta Neurochir. Suppl. **23**, Springer, Wien–New York 1976 (Literatur)

Goldring, S.: A method for surgical management of focal epilepsy, especially as it relates to children, J. Neurosurg. **49** (1978) 344–356

Heppner, F. (Herausgeb.): Limbisches System und Epilepsie, Huber, Bern 1973 (Literatur)

Sachverzeichnis

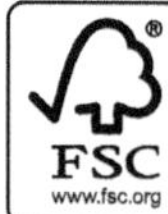

MIX
Papier aus verantwortungsvollen Quellen
Paper from responsible sources
FSC® C105338

If you have any concerns about our products,
you can contact us on
ProductSafety@springernature.com

In case Publisher is established outside the EU,
the EU authorized representative is:
Springer Nature Customer Service Center GmbH
Europaplatz 3, 69115 Heidelberg, Germany

Printed by Libri Plureos GmbH
in Hamburg, Germany